颅脑肿瘤外科学

第2版

主编　赵继宗　江　涛

编　　者（以姓氏笔画为序）

丁　函　于圣平　于春江　万经海　马　杰　马文斌　马顺昌　王　裕
王　磊　王永志　王吉光（中国香港）　　王江飞　王洪军　王嘉炜
尤永平　方陆雄　艾　林　田永吉　田继辉　田燕刚　史中华　代从新
白彩珍　冯　华　冯恩山　宁晓红　吕中强　乔　慧　刘　帅　刘　幸
刘　健　刘佰运　刘彦伟　刘献志　江　涛　江　滨　孙时斌　孙崇然
李　飞　李　刚　李少武　李文斌　李学军　李春德　李桂林　李储忠
杨学军　吴　震　邱晓光　余亚雄　余新光　宋　烨　宋茂民　张　伟
张　忠　张　谦　张亚卓　张军霞　张明山　张建民　张越琦　陈　凌
陈　谦　陈雨佳　陈宝师　陈绪珠　陈谦学　范梓文　周大彪　周建新
屈　延　赵　刚　赵　阳　赵　萌　赵　耀　赵世光　赵继宗　钟　平
姜　涛　洪　涛　宫　剑　桂松柏　贾　旺　陶荣杰　曹　勇　康春生
康德智　梁宇超　梁庭毓　董金千　焦玉明　游　赣　漆松涛　樊　星
滕　雷　潘亚文　衡立君　Clark C. Chen（美国）　　Deliang Guo（美国）
Nicholas R. Metrus（美国）　　Sanjay Dhawan（美国）
W. K. Alfred Yung（美国）　　Wenbo Zhang（美国）　　Zhiyi Sha（美国）

主编助理　王永志

人民卫生出版社

图书在版编目（CIP）数据

颅脑肿瘤外科学/赵继宗,江涛主编. —2版. —
北京:人民卫生出版社,2020
　　ISBN 978-7-117-29995-4

　　Ⅰ.①颅… 　Ⅱ.①赵…②江… 　Ⅲ.①颅内肿瘤-外
科学②脑肿瘤-外科学 　Ⅳ.①R739.41

　　中国版本图书馆 CIP 数据核字(2020)第 083599 号

人卫智网	www.ipmph.com	医学教育、学术、考试、健康，购书智慧智能综合服务平台
人卫官网	www.pmph.com	人卫官方资讯发布平台

颅脑肿瘤外科学
第 2 版

主　　编：赵继宗　江　涛
出版发行：人民卫生出版社(中继线 010-59780011)
地　　址：北京市朝阳区潘家园南里 19 号
邮　　编：100021
E - mail：pmph @ pmph. com
购书热线：010-59787592　010-59787584　010-65264830
印　　刷：北京盛通印刷股份有限公司
经　　销：新华书店
开　　本：889×1194　1/16　　印张：42
字　　数：1331 千字
版　　次：2004 年 9 月第 1 版　　2020 年 10 月第 2 版
　　　　　2020 年 10 月第 2 版第 1 次印刷(总第 3 次印刷)
标准书号：ISBN 978-7-117-29995-4
定　　价：450.00 元
打击盗版举报电话：010-59787491　E-mail：WQ @ pmph.com
质量问题联系电话：010-59787234　E-mail：zhiliang @ pmph.com

第 2 版前言

《颅脑肿瘤外科学》第 1 版于 2004 年出版，代表了当时颅脑肿瘤的最新诊疗技术和理念，得到了广大同行读者的肯定，不胜荣幸。近十五年来，神经肿瘤的临床与基础研究又取得了显著进展，微创神经外科手术相关技术得到了快速发展，因此迫切地需要对书稿进行再版修订，以体现该学科的发展与变化，展示我国神经外科这一领域的学术进步与发展水平。此次再版，增补修订，使内容更加充实，谨献给诸位同仁。

2016 年 WHO 公布了新版《神经系统肿瘤的病理学分类》，打破了完全基于组织形态学分类的百年神经肿瘤诊断原则，里程碑式地将肿瘤分子遗传学特征纳入病理学分类，建立了"组织学病理诊断 + 基因特征"的"整合诊断 (integrated diagnosis)"新模式，这一重大变化势必对神经肿瘤的诊疗模式带来重大影响。此外，近十余年来，随着微创神经外科理念的广泛接受与不断深入发展，相关的诊疗技术手段不断提高和成熟，如脑功能影像、分子影像等多模态影像融合应用于精准诊断与术前评估，唤醒麻醉、术中直接电刺激，以及术中磁共振技术辅助手术，神经内镜设备及技术的快速进步与成熟，这些进展与知识更新深刻地改变了神经外科医师对颅脑肿瘤的治疗理念。

本书读者定位除了神经外科医师以外，还可作为相关研究人员、研究生的参考工具书。因此，内容上除了要求广度，还要有一定深度。我们邀请了国内外在神经肿瘤领域业绩出色的专家重新书写或修改了部分章节。在章节设置上，为使全书内容更加有层次，本次修订将本书设置为四个部分：第一篇颅脑肿瘤总论，主要体现新概念及新技术的发展，尤其是 WHO 神经肿瘤理论研究进展及病理学分类体系新变化，以及功能影像、术中实时影像及神经内镜等新技术的发展与临床应用。第二篇颅脑肿瘤各论，章节设置上综合考虑了病理学分类、外科相关的特殊部位肿瘤以及遗传综合征相关性肿瘤进行设置。第三篇是特殊部位颅脑肿瘤的外科治疗专题，主要讲述颅底肿瘤与脑室肿瘤的外科处理技术。第四篇，也是本版修订力度比较大的部分，主要以专题的形式，讲述一些当前临床关切的问题，如肿瘤相关性癫痫、胶质瘤假性进展、恶性神经肿瘤的随访与复发处理等，尤其是针对当前临床试验性治疗的广泛开展情况，增加了临床试验及相关的伦理问题专题。

我们深知，先进诊疗理念与技术的形成，除了个人的努力外，更离不开病人的奉献与支持，离不开同道们的帮助与鼓励，知识应当属于全人类。我们有责任和义务不断认真总结经验，与时俱进，让同道们分享经验，共同铭记教训，让后人少走弯路，让更多的病人受益，这正是我们再版修订此书的初衷。

由于医学科技发展迅猛，在写作过程中，我们深感写作的速度跟不上理论和技术更新。再者由于本书为国内外众多学者共同撰稿，不同作者的阐述偏重和风格不尽相同，不同章节内容难免存在重复或逻辑不够统一的问题。因此，全书不免会有缺陷和不足，如果能够得到读者们的指导与指正，我们会感到十分荣幸，以便再版时完善。

赵继宗

中国科学院院士

国家神经系统疾病临床研究中心主任

首都医科大学神经外科学院院长

首都医科大学附属北京天坛医院教授

2019 年 5 月

第 1 版前言

《颅脑肿瘤外科学》历经近五年的编写终于出版面世。本书旨在系统地介绍近年颅脑肿瘤外科的新进展，从而进一步展示我国神经外科在这一领域的学术水平。

1998 年受人民卫生出版社之约，组织以首都医科大学附属北京天坛医院和国内部分知名神经外科专家组建的团队编写此书。2000 年，各位编者的初稿业已完成。审阅初稿的过程正值世纪之交，社会进步、经济发展，医学领域发生着巨大改变。首先，医疗模式由单一的生物学模式向"社会—心理—生物"模式转化，从而促使神经外科的治疗理念发生了深刻变化，更加强调对病人的人文关怀，要求神经外科医师能够尽量应用循证医学，在手术前针对每个病人的具体情况进行认真地评估。其次，大量涌现的先进医疗设备器械和神经外科技术，特别是微创神经外科技术在我国得到迅速发展，需要总结我们的经验和规范操作技术。另外，2000 年 WHO 公布了新的《神经系统肿瘤的病理学分类》，本书的初稿未能涉及。为尽量减少出版后的缺憾，对初稿中凡此种种不尽人意之处做了较大修改。改动原稿时，参照 WHO 新的《神经系统肿瘤的病理学分类》，调整了全书的章节编排；增加了微创神经外科学和循证医学的内容；尝试在全书中体现 21 世纪新的"社会—心理—生物学"医学理念和模式。同时，又增加了大量的影像学资料和说明性的绘图，力求反映国内、外颅脑肿瘤外科学的新动态。

本书的章节编排上采纳著名神经病理学专家徐庆中教授的意见：书的前半部分依照病理学分类排序，后半部分依据颅脑肿瘤部位分类。书中还介绍了颅脑肿瘤的基础研究和胶质瘤的基因治疗，尽管某些观点和技术还不成熟且尚无定论，想必对神经外科研究生教育有所补益。书中尽量选用近年首都医科大学附属北京天坛医院的临床资料，以反映出 20 世纪末和 21 世纪初国内颅脑外科学水平。当前国际神经外科学已经进入微创阶段，本书在总结我们经验的基础上，还介绍了诸如神经导航、微骨孔手术入路等先进的微创手术技术，虽然尚未在国内普遍开展，但相信随着我国经济的飞速发展，这些技术会很快在全国普及。

为了保持每位编者的写作风格和他们所撰写专题的完整性，在统编全书时未做大的改动，故而通观全书，有些内容难免重复，甚至有些观点也不尽一致，这些留给读者思考和评说。

在本书编写过程中，首都医科大学附属宣武医院、友谊医院和海军总医院的同仁们，无私地为本书提供了 PET、头颅 X 线平片、内放射治疗等影像学资料。同时，人民卫生出版社陈懿编审从本书的立项和整个编写过程中，不断给予支持和鼓励。首都医科大学附属北京天坛医院神经外科柴女士为本书绘制了大量插图，在此一并表示感谢！另外需要说明，书中的许多附图是参考或模仿国外的资料，分别注明了出处。

王忠诚院士为本书作序，不仅为本书增光，也是对我工作的鞭策和鼓励。由于本人才疏学浅，加之颅脑肿瘤外科学日新月异的变化，书中必有不少缺憾，甚至不足，敬侯全国各位同道赐教，以便再版时修正。

赵继宗
2003-10-10

目　录

第二篇　颅脑肿瘤各论

第三篇　特殊部位颅脑肿瘤的外科治疗

第四篇　临床相关问题

第一篇

颅脑肿瘤总论

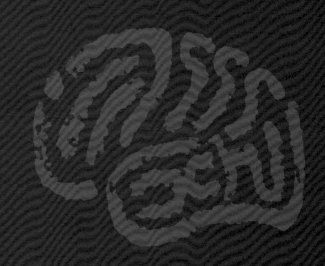

第一章

绪　论

颅脑肿瘤包括颅脑原发性肿瘤和由身体其他部位转移来的继发性肿瘤。颅脑肿瘤与身体其他部位的肿瘤有所不同，有其特有的解剖和生理特征，譬如，处于相对"免疫特许"的脑内；包围在血脑屏障（blood brain barrier，BBB）中；极为少见的神经系统外转移等，致使颅脑肿瘤外科治疗和药物治疗十分困难。

近年，神经系统肿瘤的发病率有所升高，可能与以下因素相关：①环境因素及人口老龄化，使人群肿瘤总体发病率升高；②医疗水平提高，肿瘤病人寿命得以延长，从而有足够的时间形成症状性病灶；③神经影像学的进步提高了无症状肿瘤检出率等。

颅脑肿瘤分为良性和恶性。恶性肿瘤以胶质瘤最为常见，占原发性中枢神经系统肿瘤近一半，其他恶性肿瘤有脑淋巴瘤、脑转移瘤、颅内生殖细胞瘤等。良性肿瘤中脑膜瘤最常见，约占所有颅内肿瘤的20%～32%，其他良性肿瘤包括垂体腺瘤、前庭神经鞘瘤等。

近年来，我国神经外科在肿瘤的临床诊疗和相关转化研究方面取得了长足进步。在脑科学研究中，利用神经外科开颅手术优势，建立标准化肿瘤组织库，促进分子病理的相关研究及临床转化，逐步实现分子标记物的脑肿瘤治疗的个体化、联合化、系统化。随着现代神经影像和导航技术的发展，不仅使颅脑手术中病人的脑功能得到了更好的保护，还为人体脑环路（brain circuits）的研究提供了宝贵资料。

第一节　颅脑肿瘤的现代诊断技术

颅脑肿瘤的早期诊断非常重要。恶性颅脑肿瘤若得不到及时诊治，病人大多在半年或更短时间内死亡。例如，原发性颅内淋巴瘤（primary intracranial lymphoma，PCNSL）与其他大多数颅内肿瘤不同，不适于根治性外科切除，甚至局部肿瘤切除术都会对预后造成负面影响，而化疗或化疗联合放射治疗可明显延长病人生存时间，甚至达到治愈目的。因此，早期准确诊断颅内良、恶性肿瘤并选择正确的治疗方法尤为重要。

在经典神经外科时期（1900—1950年），颅脑肿瘤的诊断技术有气脑造影、脑室造影和脑血管造影等。20世纪70年代，CT、MRI、ECT、脑血管造影（DSA）相继问世，极大提高了颅脑肿瘤的诊断水平。21世纪初，功能磁共振（functional MRI，fMRI）、脑磁图、PET和神经电生理等技术，不仅进一步提升了颅脑肿瘤定位和定性诊断水平，而且为手术中判断和保护重要脑功能区、有效降低术后并发症提供了可靠保障。

一、功能磁共振

功能磁共振（functional magnetic resonance imaging，fMRI）是一种无创非放射性观察大脑活动的技术。运用磁共振成像技术显示大脑肢体运动区、语言区和视放射区等脑功能活动的形态学表现，获取信号改变，是研究人体脑功能活动的重大突破，已被广泛用于神经科学及认知科学领域的研究。

fMRI有多种技术手段，包括弥散加权成像（diffusion-weight imaging，DWI），血氧水平依赖（blood oxygen level dependent，BOLD），弥散张量成像（diffusion tensor imaging，DTI）和磁共振波谱分析（magnetic resonance spectroscopy，MRS）等。fMRI主要用于大脑皮质的功能解剖定位，大脑皮质功能区的神经传导联系，大脑皮质的血流循环特征，以及脑功能活动的生理学变化。fMRI在神经外科临床应用中也存在一些局限性，诸如,病人必须充分合作;要求配备相关计算机统计学分析软件;检查者应具备丰富的神经解剖和生理学基础等。

作为一种非创伤性检查,fMRI对手术前评价大脑皮质认知和运动功能区累及情况,避免手术中重要神经功能受损提供了有价值的信息。fMRI可作为临床的常规检查手段。

二、脑磁图

脑磁图(magnetoencephalography,MEG)通过无创性探测成组锥体细胞同时兴奋时细胞内电流产生的磁场,可以反映脑瞬时功能变化,并能对磁场发生源进行精确定位,具有极高的时间分辨率和空间分辨率。

颅脑肿瘤病人手术前行脑磁图检查,对肿瘤附近的感觉、运动、语言和视听中枢定位,从而避免在手术中损伤这些重要的功能区。颅脑肿瘤有癫痫发作症状,脑磁图可定位癫痫灶,手术中在神经导航引导下,可将肿瘤和癫痫灶一并处理。

三、正电子发射计算机断层扫描

正电子发射计算机断层扫描(positron emission tomography,PET)是将含有正电子核素(如^{15}O、^{11}C、^{13}N、^{18}F等)的药物注入或吸入人体,随着血液循环,放射性核素贮存在人体组织中。当放射性核素衰变发出的正电子,与人体组织中的负电子发生湮灭时发出两个光子,用探测技术探测到光子,获得方向和位置的信息,经过计算机处理,即可获得被检查器官的三维图像。

PET对颅脑肿瘤的定性、鉴别肿瘤复发抑或放射性坏死有应用价值。良性或低度恶性颅脑肿瘤PET表现为低代谢区,高度恶性肿瘤则表现为高代谢区。用磷酸脱氧葡萄糖(fluorodeoxyglucose,FDG)行PET扫描,Ⅳ级胶质瘤摄取FDG高,病人的存活率低;而低级别胶质瘤摄取FDG低,病人生存期比较长。另外,CT和MRI尚不能较好地区分放射性坏死与肿瘤复发,FDG-PET显像和单光子发射计算机扫描(single-photon-emissionco mputedtomograph spect,SPECT)有助于鉴别放射性坏死和肿瘤复发。多发脑转移瘤全身PET扫描可以发现颅内多发病灶的部位和原发病灶以及其他部位的转移灶。

第二节 颅脑肿瘤精准治疗

如何精准诊治颅脑肿瘤仍是全球神经肿瘤学者聚焦的重大命题,也是我国神经外科发展的阶段性目标。2016年WHO发布了中枢神经系统肿瘤新分类,首次在常规组织学特征基础上增加了分子分型定义肿瘤分类诊断,从而更精确提示病人的特征和预后。近年来,随着对颅脑肿瘤生物学行为认知的深入,治疗模式已发生转变,向精准诊治方向发展。精准诊治颅脑肿瘤要求,第一,根据不同颅脑肿瘤生物学行为和循证医学研究结果,为每例病人制订个体化的治疗方案。第二,进一步提高生存率和局控率的基础上,推广神经导航、唤醒脑手术、电生理检测,乃至术中荧光等新技术,从而降低近、远期治疗相关并发症,改善病人预后和生活质量。第三,利用开颅脑手术直接面对大脑这一得天独厚的优势,建立标准化的肿瘤组织库,促进分子病理的相关研究及临床转化,从而实现分子标记物的脑肿瘤治疗的个体化、联合化、系统化。

一、应用循证医学确定治疗方法

循证医学的思想起源可追溯到19世纪中叶或更早,但"循证医学"这一概念是在20世纪80年代提出的,1992年David Sack-ett等进行了定义。循证医学即"以证据为基础的医学(evidence based medicine,EBM)",其核心思想要求医疗决策,即医师处置病人、专家制定治疗指南、政府制订医疗卫生政策时,均应在现有最可靠的临床研究基础上作出。目的是要把新研究成果与医疗实践相结合,以最有效的证据剔除无效的、昂贵的和危险的医疗决策,适应当前的医疗市场。循证医学的基本要素是医师的工作能力、有说服力的临床实验证据以及病人自身的价值和意愿。

确定病人的颅脑肿瘤诊断后如何处理和治疗,以传统经验为主的临床医学模式对待病人往往是不充分、不系统的,其结果是一些从理论上推断可能有效而实际无效甚至对病人有害的治疗方法长期、广泛地被应用。相反,一些真正有效的疗法,因为不被临床医师所了解而长期无法在临床推广采用。例如,伽马刀(γ刀)的出现为许多患前庭神经鞘瘤和垂体腺瘤的病人带来了福音,但是伽马刀(γ刀)应用的扩大化和不规范也给病人造成了伤害。PET、脑磁图为临床提供了更丰富、更准确的诊断依据,但过度使用则是对医疗资源的一种浪费。

大脑是生命中枢,任何轻微的损伤都会严重影响病人的生存质量,有时甚至危及生命。因此,为病人提供现有的最佳治疗尤为重要。同时,神经外科学基础研究和临床技术不断发展,选用哪种方法治疗脑胶质瘤以及脑干肿瘤、颅底肿瘤等对病人更有利也需要循证医学的证据。

开展循证医学研究包括5个步骤:①确定和归纳临床实践中需要解决的问题;②高效率寻求解决问题的科学依据,可通过检索文献获得;③大样本的随机对照试验(randomized controlled trial,RCT),这是一项前瞻性、双盲试验,以评价结果;④将评价结果用于指导临床实践;⑤对进行的临床实践作出后效评价。比如,在神经外科临床工作中,面对一例丘脑胶质瘤病人,应选择怎样的治疗呢? 此时,治疗方式的选择成为需要解决的问题。通过计算机在 Medline 等所有数据库进行检索,力争检索到所有文献,包括肿瘤的自然史、手术治疗、化疗、放射治疗及综合治疗等方面的研究报告。对于从不同角度阐述的同一研究的文章数据进行合并,去除可能存在错误的研究结果,如缺乏重复性或因选择偏倚造成的假阳性结果,尽量选择随机对照、双盲的研究结果,对这些结果进行系统评价和定量统计合并,即 Meta 分析。之后将研究结果与病人的具体情况及医师自己的经验相结合,选择最佳方案对病人进行治疗。最后对疗效包括生存率、平均生存期、并发症、病人生存质量、治疗费用等进行评价。

二、微创神经外科技术

当今,外科手术仍是治疗颅内肿瘤的主要方法,以达到降低颅内压和解除肿瘤对脑神经压迫的目的。微骨窗入路(keyhole approach),神经导航(neuronavigation),开放 MRI 下手术,以及局部麻醉状态下手术等微创神经外科(minimally invasive neurosurgery)技术,充分利用脑的正常沟、裂切除肿瘤,最小程度干扰正常脑神经组织,采取规避措施,降低神经正常生理功能损害,已成为现代神经外科手术的发展方向。

微骨窗入路工作通道切除脑室内较小肿瘤,比显微手术创伤小,术后病人痛苦小。

开放 MRI 手术中实时扫描、神经导航系统、脑功能图(如脑磁图、MEG)、乃至"唤醒手术(awake surgery)"和功能区电刺激等技术,为术中寻找和切除肿瘤,尤其是处理脑深部肿瘤,特别是胶质瘤,以及保护脑组织提供了保障。术者容易辨认肿瘤的边界,达到肿瘤的"影像学全切"。如果在大脑功能区,可以通过刺激皮质而和清醒的病人对话交流,了解手术切除肿瘤区域的安全性。功能 MRI 和 PET 研究逐渐认识到,解剖上的语言区和运动区并不可靠,而且每个人功能区的范围和大小也不尽相同。所以,术中的功能监测很有必要,颅脑手术的"禁区"逐渐缩小。

神经内镜(neuroendoscopy)手术已成为现代微创神经外科技术主要发展方向之一。绝大多数垂体腺瘤,颅底中线区斜坡脊索瘤,脑膜瘤、颅咽管瘤等采用内镜下经鼻手术切除肿瘤。

三、手术中脑功能保护

1. **建立智能化、数字化手术室**　21 世纪初,继完成现代手术室革新,建立了洁净手术室后,智能化、数字化成为现代手术室第二次革新。智能化的无菌手术室,将影像(高分辨的 MRI 等)、神经监测和手术设备置在一个手术间内,术者可实时了解肿瘤切除情况。数字化对所有图像、影像与手术影像记录集中管理。手术中可以随时进行各种影像学检查,并显示在超大屏幕上,更新了传统手术理念,将微创神经外科技术提升到一个崭新阶段。

2. **颅脑肿瘤手术脑功能定位**　PET、三维 CT 造影、脑磁图和功能 MRI 影像学资料,为颅脑肿瘤周围功能区体感、运动、语言等中枢定位提供了可靠保障,颅脑肿瘤定位和定性诊断的准确性达到了前所未有的水平。功能 MR 等影像通过神经导航、脑血流和神经电生理的监测技术,精确显示颅脑肿瘤与脑功能区的相互关系,在规避脑功能损伤的前提下,增加肿瘤全切概率。

四、放射治疗

1. 常规放射治疗　是颅内肿瘤主要的辅助治疗措施。近年研究表明,生殖细胞瘤和淋巴瘤对放射线高度敏感,经活检病理学确诊后,放射治疗可列为首选。中度敏感肿瘤有髓母细胞瘤、室管膜瘤、多形性胶质母细胞瘤、生长激素垂体腺瘤和转移瘤;垂体腺瘤、颅咽管瘤、脊索瘤、星形细胞瘤和少枝胶质细胞瘤等对放射线低度敏感。

高能线形能量转换(linear energy transfer,LET)射线治疗。放射线应用于肿瘤治疗一百多年来,虽然有了很大进展,但肿瘤周围的正常脑组织,仍受到相当高的照射剂量。更有效的放射治疗源,新的粒子束被临床应用,如快中子、质子、γ介子以及氦、碳、氧等重粒子,适用颅底肉瘤肿瘤、视网膜恶性黑色素瘤和生长缓慢的颅内肿瘤。

硼中子俘获治疗(boron neutron capture therapy,BNCT)对治疗高度恶性的颅脑肿瘤有一定疗效,临床研究主要是多形性胶质母细胞瘤和未分化星形细胞瘤。

2. 间质内放射治疗　间质内放射治疗(interstitial radiation therapy)是将放射范围小的液体同位素(如^{32}P、^{198}Au等)注入瘤腔内,或将颗粒状同位素植入瘤体内,依靠γ或β射线的电离辐射作用杀伤肿瘤细胞,适用于不宜手术、外放射治疗不敏感或失败的单一病灶囊性颅咽管瘤、胶样囊肿和原发或复发恶性胶质瘤。目前,间质内放射治疗还缺乏大规模的循证医学证据,更多的是小样本、单中心报道。

3. 立体定向放射[伽马刀(γ刀)、X刀]治疗　利用立体定向原理选择照射靶点,将大剂量管束电离射线单次集中精确地照射靶点,使肿瘤细胞及周围毛细血管局灶变性坏死,肿瘤不再继续生长,并被胶质瘢痕化所代替,影像学检查仍可见到病变。立体定向放射治疗的持续作用时间可长达2年,如病例选择不当,会造成严重的放射性脑病和神经功能障碍,因此必须认真进行术前评估。立体定向放射对于边界清楚、直径≤3cm的良性肿瘤效果尤佳,对周围的正常脑组织损伤最小。治疗更大的病变,由于解剖和放射生物学的限制,必须减小放射剂量;另外多处大剂量放射线重叠,立体定向的准确性会偏离。

一些手术危险较大、术后并发症多的手术,如岩斜脑膜瘤和前庭神经鞘瘤等,为避免脑神经的损伤,不必勉强全切除肿瘤,残存的肿瘤手术后再采用伽马刀(γ刀)治疗,这样可以保障病人的生活质量。

五、化学药物治疗

对许多新研制的化疗药物疗效尚难确定,有待临床证实。用于颅脑肿瘤的化学药物,应是毒性低、小分子、高脂溶性并易通过血脑屏障。亚硝基脲类,如卡氮芥(BCNU)和环己亚硝脲(CCNU);其他类有VP26、VP16及顺铂等。这类药物大多作用于肿瘤细胞的去氧核糖核酸聚合酶,抑制核糖核酸或去氧核糖核酸的合成,对增殖细胞的各期都有作用,对生殖细胞瘤和髓母细胞瘤效果较好,胶质瘤则差。

脑胶质瘤的化疗药物以替莫唑胺(temozolomide,TMZ)为主,新型口服烷化剂可有效延长病人生存期。肿瘤间质内应用替莫唑胺缓释剂(P-TMZ),保留了TMZ的抑瘤活性,对人脑胶质瘤具有高稳定性和长时程的抑瘤效应。

六、肿瘤的特异性免疫治疗

肿瘤特异性抗原(tumor specific antigen,TSA)研究的突破和分子生物学的应用,掀开了肿瘤的特异性免疫治疗新的一页。选择高特异性抗原可有效地抑制肿瘤生长。然而抗原的特异性越高,应用范围越小。2013年肿瘤免疫治疗有了重要突破,发现肿瘤的一个新特点——免疫逃逸(immune evasion)。将嵌合抗原受体导入T细胞(CAR-T)中,产生肿瘤特异的T细胞;一旦T细胞表达这种特异性受体,便可用单个融合分子与抗原进行特异性结合从而激活T细胞。理想的目标抗原只在肿瘤细胞表达,并且对肿瘤细胞的存活有重要意义。因此,寻找颅内肿瘤特异性抗原靶点对彻底战胜肿瘤尤为重要,肿瘤的特异性免疫治疗,可能是治疗甚至治愈颅脑肿瘤新的研究方向。

第三节 九种主要颅脑肿瘤临床进展

一、胶质瘤

胶质瘤(glioma)是最常见的原发性颅内恶性肿瘤,发病率为5/10万~8/10万,5年病死率在全身肿瘤中仅次于胰腺癌和肺癌,位列第三位。胶质瘤生存期短、复发率和死亡率高,尤其是恶性程度最高的胶质母细胞瘤(glioblastoma multiforme,GBM)。近年,对胶质瘤大规模、高通量、多维基因组学技术研究,以及大样本临床随访数据库不断完善,胶质瘤精准医疗研究取得长足进步。2018年我国胶质瘤研究取得了新的成果,主要是胶质瘤影像特征的纹理分析和深度学习、非编码RNA调控机制、脑肿瘤定向化疗的可视化、胶质瘤干细胞等,尤其在胶质瘤复发与进展机制与临床转化研究方面取得了重大进展,受到国际同行的高度肯定和关注。

1. **胶质瘤复发与恶性进展机制与临床转化方面重大进展** 初次治疗后复发与恶性进展是胶质瘤的典型特征。对于原发性胶质瘤,目前美国的NCCN指南和中国的脑胶质瘤协作组(CGCG)指南均给出了分子诊疗方案或临床治疗选择。但对于复发胶质瘤,尚缺乏临床可用的预测性分子标记物,特别是在临床药物选择方面进展缓慢。通过对复发胶质瘤多维组学数据的深入挖掘,发现了全新突METex14,即MET第14号外显子跳跃突变,该基因变异和PTPRZ1-MET(ZM)融合基因能够持续性激活MET下游STAT3通路,促进脑胶质瘤恶性进展,导致病人预后变差。以ZM融合基因为治疗靶点,设计和开发了全新靶向药物伯瑞替尼,目前Ⅱ期临床试验效果良好。

2. **胶质瘤影像特征的纹理分析和深度学习** 胶质瘤的无创性诊断主要依靠CT、MRI检查等。利用影像组学纹理特征提取、机器学习和深度学习等人工智能方法,通过目的性地提取人眼不能直接识别的海量图像信息,从而实现脑胶质瘤的无创性精准诊断与肿瘤进展信息。我国学者通过提取低级别脑胶质瘤病人的MRI纹理特征,并应用机器学习和深度学习方法进行分析建模,实现了对低级别胶质瘤病人的关键分子病理特征(如IDH突变、1p/19q状态)和生存预后的有效预测。

3. **非编码RNA调控网络及机制研究新进展** 胶质母细胞瘤中通过对mRNA-miRNA的分析发现了间质型特征性ceRNA网络micNET,通过抑制网络中的间充质标记基因,可以逆转间充质亚型。micNETs可能成为胶质瘤新的治疗靶点。这些研究成果有助于从表观遗传调控角度深刻理解胶质瘤的进化过程与机制。

4. **脑胶质瘤靶向化疗的可视化** 血脑屏障使多数化疗药物不能有效地进入脑内,严重降低胶质瘤化疗效果。通过合适的药物载体突破血脑屏障,实现了胶质瘤靶向化疗的可视化。

5. **靶向脑胶质瘤干细胞治疗** 胶质瘤干细胞与肿瘤发生、持续生长和复发密切关联。靶向胶质瘤干细胞治疗在恶性脑瘤领域取得重要进展。胶质瘤的肿瘤干细胞有一种含量高且活性强的受体型酪氨酸激酶BMX,导致肿瘤干细胞对脑的破坏性生长,而脑的正常神经干细胞几乎不表达BMX,提示BMX具有胶质瘤肿瘤干细胞特异性;应用伊布替尼能特异性杀伤胶质瘤干细胞,并与常规放射治疗协同,有效提高了抗肿瘤疗效。

二、原发性中枢神经系统淋巴瘤

原发性中枢神经系统淋巴瘤(primary central nervous system lymphoma,PCNSL)是指排除了系统淋巴瘤,病变局限于大脑、小脑、脑干和脑膜等中枢神经系统部位,是临床少见的非霍奇金淋巴瘤。其发病机制不明,由于脑内并无淋巴结等相关组织,目前对原发性脑淋巴瘤的发生存在争论。多数学者认为,肿瘤细胞来自血管周围的未分化多潜能间叶细胞,依据是病变区域可见瘤细胞聚集在血管周围排成血管细胞套。也有学者认为,原发性脑淋巴瘤起源于多能干细胞,常离心性播散,从血管周围浸润进入相邻的脑实质,肿瘤也可侵透血管壁进入管腔内,从而造成血脑屏障的破坏。近年研究结果表明,染色体的6q的缺失及p53、BCL-6、EBER-1均与发生有关。

PCNSL临床表现不典型,影像学表现多样性及实验室检查无特异性,与颅内其他肿瘤容易混淆,术前诊断十分困难,往往误诊为胶质瘤、转移瘤、脑膜瘤、多发性脑脓肿、多发性硬化等。近年对PCNSL的术前正确诊断率较前有所提高,典型的CT表现为平扫时深部脑白质可见等密度或稍高密度结节或肿块,且密度均匀,边界清楚,周围有轻、中度水肿环。MRI信号有一定特异性,T1WI呈等或稍低信号,T2WI呈稍低或等信号,DWI为高信号,增强表现为"握拳状"或"团块状"样强化,病灶周围水肿轻,占位效应小,肿瘤的占位程度与肿瘤大小不成比例,即瘤体较大,而瘤周水肿范围相对较小和占位效应较轻。新近研究指出:PCNSL是一种乏血管的肿瘤,在PWI图像上表现为低灌注,rCBV及rCBF值下降,这对鉴别诊断非常有帮助。最终依靠病理免疫组化和分子生物学确诊。

通过立体定向穿刺活检技术,获得病理学诊断是PCNSL确诊的主要手段。PCNSL的治疗方法有手术、化疗、放射治疗、免疫靶向治疗等。国际多中心研究,手术并不能给病人带来良好的生存效益,仅作为获取组织取得病理诊断和缓解颅内高压,赢得随后的放、化疗时间从而延长生存期的方法。由于PCNSL对放、化疗十分敏感,目前推荐的标准治疗方案为以大剂量甲氨蝶呤(HD-MTX)为基础的化疗方案+放射治疗。摒弃了既往先放射治疗,然后化疗的治疗策略。利妥昔单抗(美罗华)是治疗周围性淋巴瘤常见的药物,现在国外在PCNSL中应用,效果有待评估。另外通过静脉或颅内动脉给药开放血-脑脊液屏障后再化疗,可提高脑内药物浓度5~40倍,国外报道用该疗法治疗PCNSL五年生存率比一般化疗和放射治疗提高4倍,中位生存期为40.7个月。目前比较热门的为放射治疗+自体干细胞移植的治疗,给众多病人带来了希望。

三、垂体腺瘤

垂体腺瘤(pituitary tumor)是起源于垂体腺前叶的良性颅内内分泌肿瘤,发病率仅次于胶质瘤和脑膜瘤,占颅内肿瘤的10%~15%。近20年来,随着神经影像学、神经内分泌学的发展,垂体腺瘤的临床病例明显增多,无症状的病例亦有增多趋势。任何年龄段都可发生垂体腺瘤,30~40岁和60~70岁是两个发病高峰年龄段。病理类型以泌乳素(prolactin,PRL)、生长激素(growth Hormone,GH)、促肾上腺皮质激素(adrenocorticotropin,ACTH)及无功能垂体腺瘤最常见。有功能的分泌性垂体腺瘤多见于年轻人,无功能腺瘤多见于中老年人。垂体腺瘤在儿童少见,仅占儿童颅内肿瘤的2%。女性(尤其是绝经前)发病率明显高于男性,可能与垂体腺瘤容易引起女性病人内分泌症状(如月经失调、溢乳)等有关。

神经内镜经鼻腔蝶窦入路手术切除垂体腺瘤获得广泛应用。神经导航系统下切除垂体腺瘤,可以准确定位鞍底、颈内动脉和海绵窦等重要结构,实时了解肿瘤切除程度,保障最大限度切除肿瘤而不损伤正常组织。神经导航系统手术中定位,扩大经蝶手术治疗范围,如蝶窦发育不良;再次经蝶手术;切除向鞍上、鞍旁、前颅底等方向不规则生长大型/侵袭性生长的垂体腺瘤。

2012年中国垂体腺瘤协作组成立,汇集来自神经外科、内分泌科、放射治疗、妇科内分泌、神经影像学、神经病理科、肿瘤分子生物学、流行病学和统计学等多学科临床及科研人员,规范垂体腺瘤诊治行为,普及垂体腺瘤相关知识,开展多中心前瞻性的临床研究。2013年协作组修订《中国肢端肥大症诊治指南(2013版)》,2014年修订《中国垂体催乳素腺瘤诊治共识》。库欣病遗传发生机制研究成果:肿瘤内普遍发生的USP8基因突变,最终导致了ACTH过度分泌引发库欣病,2015年在 *Cell Research* 发表。针对散发性垂体腺瘤遗传易感基因的研究成果发表在 *Nature Genetics*。垂体腺瘤侵袭机制的研究,主要关注腺瘤细胞染色体异常、癌基因/抑癌基因影响以及增殖/侵袭性的分子标志物。在侵袭性垂体腺瘤中7号染色体明显增加,可能提示基因的异常活化或缺失等分子水平的变化,但未能发现侵袭性及非侵袭性腺瘤间存在有统计学意义的组型差异。

药物治疗垂体腺瘤目的:①降低分泌性肿瘤异常升高的激素水平;②改善病人临床症状;③缩小肿瘤体积。溴隐亭仍是垂体PRL腺瘤最为常用的多巴胺受体激动剂。新型长效多巴胺受体激动剂,如:卡麦角林、奎那角林等显著改善药物疗效及耐受性。垂体GH腺瘤药物包括生长抑素类似物、多巴胺受体激动剂,以及GH受体拮抗剂。生长抑素类似物包括奥曲肽及兰瑞肽两类;新型生长抑素类似物如帕西瑞肽等,具有更广泛药物作用靶点和更高效的受体亲和性,从而显著降低药物耐药性,改善疗效。垂体腺瘤药物研究方向:①延长药物的作用时效;②提升药物的治疗效率,降低耐药性;③新型药物及治疗靶点。

四、脑转移瘤

脑转移瘤是指源于中枢神经系统以外的肿瘤细胞,转移到脑组织进一步发展形成的恶性肿瘤。脑转移瘤形成的相关分子机制,包括肿瘤微环境学说、应激状态与肥大细胞学说以及转移干细胞学说。不同肿瘤发生脑转移率各不相同,最常见于小细胞肺癌和非小细胞肺癌、乳腺癌和恶性黑色素瘤。

增强 MRI 对脑转移瘤的早期诊断非常有价值。转移瘤可引起非神经组织毛细血管增生,这种毛细血管无血脑屏障,因而增强 MRI 可见强化,并能发现平扫下被大片水肿掩盖的病灶。

手术治疗可以解除肿瘤对脑组织的压迫(特别是单个伴明显水肿者),减轻颅内高压,改善神经功能状态,明确肿瘤病理类型,为后续治疗创造条件。术后放射治疗,在此基础上配合化疗,并且要兼顾原发肿瘤的治疗。

许多回顾性研究证明,单纯外科手术后的生存率高于单纯放射治疗,若术后结合放射治疗,则生存率明显提高。

近年,化疗已逐渐成为脑转移瘤治疗的有效手段,尤其在治疗复发的脑转移病人。既往认为,化疗药物难于透过血脑屏障进入肿瘤细胞,加之脑转移灶固有的化疗耐药性等原因,影响化疗疗效。但药物动力学显示,脑转移瘤在形成转移灶的过程中,并没有形成完整的血脑屏障。因此,化疗对脑部转移瘤可能有效,所选择敏感药物应兼顾脑和系统肿瘤,具有易于通过血脑屏障的特点。

放射治疗是多发脑转移瘤的标准治疗方式,对脑转移瘤病人手术后,全脑放射治疗可明显提高生存时间。全脑放射治疗的并发症较多,如急性和迟发性不良反应等,调强放射治疗(intensity modulated radiation therapy,IMRT)可以集中剂量在肿瘤靶区,最大限度地保护病灶周围的正常组织和器官,在治疗单个脑转移瘤的效果是肯定的。伽马刀(γ刀)治疗创伤小、住院时间短等优点逐步被病人所接受。伽马刀(γ刀)术后可能出现的并发症是脑水肿加重(与容积效应和治疗剂量有关),经脱水和激素等治疗多可以控制。射波刀(cyber knife)作为一种新型放射外科手段,治疗脑转移瘤的效果亦不错。

随着对肿瘤形成和转移的分子生物学研究,将分子靶向治疗作为恶性肿瘤的治疗策略。肿瘤分子靶向治疗是指"针对参与肿瘤发生、发展过程的细胞信号传导和其他生物学途径的治疗手段"。随着吉非替尼(gefitinib)、厄洛替尼(erlotinib)、贝伐珠单抗(bevacizumab)以及 lapatinib(拉帕替尼)等分子靶向药物的使用,探索单纯靶向药物治疗非小细胞肺癌和乳腺癌脑转移,初步取得较好效果。国内已分别开展吉非替尼联合放射治疗、厄洛替尼联合放射治疗研究,治疗既往多程治疗后的非小细胞肺癌脑转移病人,显示出良好的治疗效果。

五、前庭神经鞘瘤

前庭神经鞘瘤(vestibular schwannoma,VS)又称听神经瘤(acoustic neuroma),是起源于神经膜细胞的良性肿瘤,占颅内肿瘤的 8.43%,发病高峰在 30~50 岁,多见于听神经的前庭支。极少数情况下,肿瘤直接来源于第八对脑神经的听支。

手术全切除可以获得治愈,由于肿瘤位于桥小脑角区,有许多重要的结构及神经,治疗时常面临着两难选择,既要尽可能地全切肿瘤,又要最大限度减少对病人神经功能的损害。当前神经电生理监测下显微外科手术模式,从追求前庭神经鞘瘤高全切率、低病死率,转向注重神经功能保护及提高病人预后生活质量。

神经内镜下乙状窦后微骨窗入路(keyhole approach)在直径 2cm 左右颅窗中进行,取得高效治疗效果。优点是:①手术切口小,出血量少,减少横窦乙状窦的暴露,开关颅时间短,缩短手术时间;②神经内镜可以直接解剖 CPA 蛛网膜释放脑脊液,便于术中操作,减少术后并发症。神经内镜下乙状窦后微骨窗入路限于切除较小的前庭神经鞘瘤,桥小脑区域狭小,血管神经密集,易引起牵拉损伤,医师一手持镜,单手操作,影响手术的连贯性。

立体定向放射设备 X 刀、伽马刀(γ刀)、质子刀等治疗前庭神经鞘瘤,中长期随访肿瘤生长控制率可达 90%,前庭神经保存率 38%~71%,面神经保存率Ⅰ~Ⅱ级(按 House-Brack-man 分级)为 90%~100%。立体定向放射外科治疗对于早期的听力等神经功能保存、疗效,明显优于显微外科手术。立体定向放射治疗大型肿瘤的治疗效果不确切,对肿瘤伴囊性变效果不佳,治疗过程中可能对面神经、小脑甚至脑干产生影响。放射治疗后会使肿瘤与周围组织粘连,增加再次手术的难度。因此需严格掌握放射治疗指征。

待解决问题:①前庭神经鞘瘤的早期诊断。如何实现症状前诊断仍是一个难题。随着分子生物学发展,特别是前庭神经鞘瘤的基因定位,及各种相关蛋白的深入研究,为解决前庭神经鞘瘤早期诊断问题指出方向。②立体定向放射治疗前庭神经鞘瘤的指征把握,大型肿瘤放射治疗效果不确切。③普及神经电生理检测技术,提高神经电生理检测水平,提升面神经甚至听神经功能保留率。④逐步推广神经内镜下切除肿瘤技术。

六、脑膜瘤

脑膜瘤(meningioma)中 75%~80% 属良性肿瘤。

术前 CTA、MRA 和 DSA 影像学评估,了解肿瘤的血供情况,对富血肿瘤术前栓塞,可减少出血,保障手术安全性;术中导航、术中 MRI 对准确定位以及最大程度全切除肿瘤,减少肿瘤复发有重要意义;术中电生理监测、激光刀、超声吸引的应用,能够更好分离术中受累的神经血管,对保证肿瘤切除的安全性、有效性提供保证。

脑膜瘤基础研究较其他颅内肿瘤研究进展缓慢。研究发现,除传统的病毒感染、放射照射、外伤、遗传因素外,内源性因素如激素及相关受体对脑膜瘤生长有很大影响。雌激素受体、孕酮受体、生长因子受体、雄激素受体在脑膜瘤中表达阳性率均较高,可为手术不能完全切除的脑膜瘤提供新的药物治疗靶点。

七、颅咽管瘤

颅咽管瘤(craniopharyngioma)是鞍区最常见肿瘤之一,也是儿童最常见的鞍区肿瘤,主要分为釉质型和鳞皮型两类。

颅咽管瘤属于良性肿瘤,理论上讲手术切除后可以治愈。但由于肿瘤位于鞍区,与下丘脑、颈内动脉、垂体柄、视神经等关系密切,肿瘤存在严重的炎症反应,导致组织间粘连严重;加之釉质型颅咽管瘤往往伴随大片钙化,限制了肿瘤的全切除。有时肿瘤全切除后,由于肿瘤周围神经和血管受累,导致术后严重并发症。

颅咽管瘤基础研究进展缓慢。目前已经明确,釉质型颅咽管瘤发病机制可能与 wnt 通路过度激活有关。国外学者利用转基因技术,突变 wnt 通路关键基因,使小鼠长出釉质型颅咽管瘤,是近年颅咽管瘤基础研究最大突破。鳞皮型肿瘤只占所有颅咽管瘤的 10%,研究进展更为缓慢。我国学者提出垂体柄四分段法,基于生长方式的颅咽管瘤分型,对不同类型颅咽管瘤个体化治疗,使颅咽管瘤整块全切除成为可能。

八、脊索瘤

脊索瘤(chordoma)是来源于胚胎发育残留脊索细胞的低中度恶性肿瘤。发病率很低,仅占颅内肿瘤的 0.2%。颅内脊索瘤大部分位于硬脑膜外,偶尔也发生在硬脑膜下。脊索瘤对放、化疗敏感程度一般。病人 5 年和 10 年生存率分别为 67.6% 和 39.9%。

肿瘤对放射治疗和化疗敏感性一般,手术切除依然是脊索瘤治疗的主要手段。颅底脊索瘤周围结构复杂很难完全切除。术后伽马刀(γ 刀)治疗病人的 5 年和 10 年生存率分别为 80% 和 53%。重粒子放射治疗比伽马刀(γ 刀)治疗更有效。应用重粒子放射治疗的病人,5 年肿瘤控制率能达到 68%~85%,复发率为 15%~31%。质子放射治疗结合手术治疗原发性脊索瘤的肿瘤控制率更高。

随着分子靶向治疗技术的应用,如血小板源性生长因子受体病(一种络氨酸激酶受体),一项多中心临床二期研究发现,络氨酸激酶抑制剂(甲磺酸伊马替尼)可降低脊索瘤在 MRI 的强化效应,降低肿瘤在 PET 中的葡萄糖水平。分子靶向治疗,有可能成为未来治疗脊索瘤的重要手段。

九、血管网状细胞瘤

血管网状细胞瘤亦称血管母细胞瘤（hemangioblastoma），是中枢神经系统较少见的良性肿瘤。占全部中枢神经系统肿瘤1.5%~2%，多发于40~50岁人群。可伴有其他脏器肿瘤或囊肿，称von Hippel-Lindau病（VHL病）。

VHL病是由vhl肿瘤抑制基因的突变引起，该基因位于染色体3p25-26。该基因突变可引起中枢神经系统血管网织细胞瘤和内淋巴囊肿瘤；其他脏器病变包括肾囊肿、肾癌、胰腺囊肿、胰腺神经内分泌肿瘤、嗜铬细胞瘤、性腺囊腺瘤等。有学者提出，对于VHL病病人家族成员，若存在vhl基因突变，则需要进一步检查相关脏器是否存在病变，以便早期诊断和治疗。

对VHL基因在血管网状细胞瘤形成过程中的确切作用仍不明确。研究比较多的是缺氧诱导因子-1（HIF-1）通路。VHL基因突变后，造成降解HIF-α功能的损失，HIF-α表达上升，HIF-1转录激活靶基因大量表达，而这些基因的表达可能是血管形成的关键因素。另有研究表明，pVHL和HIF在某些VHL病肿瘤，如嗜铬细胞瘤也是正常的。因此，也有学者认为，VHL基因突变在这些相关肿瘤的形成过程中可能仅仅起协同或催化作用。

血管网织细胞瘤主要依靠手术治疗。手术完全切除瘤结节或实体，是防止肿瘤复发的关键。供应肿瘤增粗的软脑膜血管可作为术中定位的标志。术前对血供丰富的肿瘤，可先行栓塞阻断其血供，再开颅手术治疗。

本病为良性病变，生长缓慢。有学者认为，手术时机不宜过早，可在病人出现症状时再行手术治疗。病变位于延髓中线深部肿瘤，手术风险极大，并发症多。病变位于脊髓者，多数伴有脊髓空洞。

传统外照射和立体定向放射治疗，可作为手术的辅助手段或重要功能区病变的替代治疗。近年研究，对放射治疗血管网状细胞瘤的疗效提出质疑，尽管表现出较好的短期控制率，但长期控制率并不理想。考虑血管网状细胞瘤暂停式生长模式，这种短期结果可能由于肿瘤处于静歇期，而不是实际的治疗效果。

迄今尚无治疗该病特效药物。贝伐珠单抗和雷珠单抗开始应用于治疗视网膜血管网织细胞瘤。沙利度胺可控制脑脊髓血管网织细胞瘤。本病研究方向是早发现VHL病人，早期干预。术后随访及时发现复发并予以治疗。

第四节 百年神经外科发展史的启示

1. 神经外科学源于脑功能发现 百年神经外科发展史是一部由脑功能发现不断推动发展的历史。1861年法国外科医师、神经病学家布罗卡（P P Broca，1824—1880）治疗一例脑外伤后失去语言功能的病人，病人去世后经尸检发现左侧大脑半球额下回损伤，布罗卡将此部位定为运动性言语中枢。10年后，法国韦尼克（C Wernick，1824—1880）见到一例左侧大脑半球损伤病人无法理解他人语言，即"感觉性失语"症状，发现左侧大脑半球颞上回后部为听觉中枢。1890年英国外科医师霍斯利（V Horsley，1857—1916）等电刺激猩猩大脑半球中央区，绘制了大脑皮质肢体运动定位图。1909年德国神经科医师布罗德曼（K Brodmann，1868—1918），根据大脑皮质不同区域的细胞筑构，将人脑皮质分为52区，现仍被广为采用。1931年加拿大神经外科医师潘菲尔德（W G Penfied，1891—1976）在癫痫病人颅脑手术中，采用电刺激脑皮质方法研究颞叶功能，1950年与拉斯穆森（T B Rasmussen，1910—2002）共同绘制出人体感觉区和运动区大脑皮质功能定位图。20世纪前半叶，脑功能发现为神经外科学的建立奠定了理论基础。

20世纪下半叶，脑功能成像技术为探索人脑功能开拓了新途径。应用血氧水平提供脑功能磁共振（fMR）、磁共振频谱技术（MRS）以及正电子发射计算机断层显像（PET-CT）、单光子发射计算机断层成像术（single-photon emission computed tomography，SPECT）等活体人脑功能成像应运而生，影像形式由平面到断层，由静态到动态，由单纯的解剖形态到形态与功能融合影像。通过测量和分析脑高级活动时多个激活脑区时空特性,获得人脑活动许多新认识,脑功能研究跳出神经生理或某一学科范畴。在神经外科开颅手术中,应用大脑中语言区研究的新发现,不仅更好地保护病人语言功能,同时在人体进一步验证这些新发现。

2. **技术发明推进神经外科学发展** 技术发明是神经外科学发展的推手。1895 年伦琴(W C Röntgen,1845—1923)发现 X 线,临床应用 X 线技术标志以人体解剖结构和形态学为基础的医学影像技术诞生,1919 年美国神经外科丹迪(W E Dandy,1886—1946)发明气脑造影,1927 年葡萄牙神经外科医师莫尼兹(E Moniz,1874—1955)发明颈动脉血管造影,以及 1929 年发明脑电图等,成为经典神经外科时期脑和脊髓疾患重要诊断手段。

1967 年 Housfield 发明 CT,连同 1980 年磁共振扫描技术,成为 20 世纪医学领域划时代的里程碑,为包括神经外科学在内的医学发展做出卓越的贡献。

在一系列脑认知发现和技术发明推进下,百年神经外科学从经典阶段、显微阶段进入微创阶段,实现了从脑解剖结构保护到脑功能保护飞跃。没有科学发明和技术进步就没有今天的神经外科学。

第五节 展 望

进入 21 世纪,微创神经外科使颅脑肿瘤诊断和治疗水平提高到一个新高度。然而,目前颅脑肿瘤的诊治水平,还未能够达到人们对治疗效果的期盼。比如,神经外科最常见的恶性胶质瘤,治疗效果尚没有突破性的进展;某些颅底肿瘤手术后严重的并发症,影响病人的正常生活与工作。当然,这也给很多新治疗思路和技术提供了一个充足的发展空间。

随着 CT、CTA、MRI、MRA、DSA 影像技术的发展与融合,借助于计算机工作站强大的图像处理功能,术前的手术模拟将成为可能。由立体眼镜、电子操作笔、操纵杆及计算机操作平台组成,其人机对话界面简洁清晰,操作方便。可使术者在虚拟的三维结构中进行多角度、多种方法的模拟手术操作,锻炼单手操作技巧及手眼协调能力。有助于提高手术技巧,发现手术难点,剔除不佳入路,选取最佳手术方案。开颅机器人的研发成功,将在最小组织损伤下完成颅脑手术的切除。

神经外科领域未来 3~5 年,与全身其他部位肿瘤一样,治愈颅脑肿瘤的根本手段不能仅依靠外科手术,有待于肿瘤基础研究的突破。肿瘤的形成是多基因、多步骤和多阶段过程。采用单纯转入一个基因治疗颅脑肿瘤的方法很难奏效。随着国际人类基因组计划及颅脑肿瘤大数据库不断完善;基因表达机制的阐明;纳米技术将化疗药物顺利通过血脑屏障,并在脑瘤中保持有效的高浓度;应用免疫、基因、光疗及中药等,将开拓出临床医学崭新的一章——分子外科。分子外科作为微创外科重要组成部分,必将为治疗颅内肿瘤带来希望。

已在多种体部肿瘤肿大放异彩的免疫治疗(PD-1/PDL-1),是否也能在脑胶质瘤治疗中实现突破,也是备受关注的研究热点。

脑科学研究对脑认知功能环路新发现、3D 打印、脑机接口、大数据、人工智能技术等重大突破,都将推动包括颅脑肿瘤学在内的神经外科学的发展。

(赵继宗)

参 考 文 献

[1] 赵继宗.神经外科学手册[M].8 版.南京:凤凰科学技术出版社,2017.

[2] 赵继宗.神经外科手术精要与并发症[M].2 版.北京:北京大学医学出版社,2017.

[3] 赵继宗.神经外科学学科发展报告[M].北京:中国科学技术出版社,2016.

[4] Zhen-Yu Zhang, Ying Mao. TERT promoter mutations contribute to IDH mutations in predicting differential responses to adjuvant therapies in WHO grade Ⅱ and Ⅲ diffuse gliomas[J]. Oncotarget,2015,6(28):24871-24883.

[5] Wierinckx A,Gérald Raverot,Nazaret N,et al. Proliferation markers of human pituitary tumors:Contribution of a genome-wide transcriptome approach[J]. Molecular and Cellular Endocrinology,2010,326(1-2):30-39.

［6］ McCutcheon IE. Pituitary adenomas:Surgery and radiotherapy in the age of molecular diagnostics and pathology［J］. Curr Probl Cancer,2013,37(1):6-37.

［7］ Hanahan D. Hallmarks of cancer:the next generation［J］. Cell,2011,144:646-674.

［8］ Couzin-Frankel J. Breakthrough of the year 2013. Cancer immunotherapy［J］. Science,2013,342(616s):1432-1433.

［9］ Stupp R,Mirimanoff RO. Radiotherapy plus concomitant and adjuvant temozolomide for glioblastoma［J］. New Engl J Med, 2005,352(10):987-996.

第二章

颅脑肿瘤流行病学概况

在现代人类疾病谱中,颅脑肿瘤虽然不是多发病、常见病,但也并非罕见,在神经系统疾病死因构成中占第二位,仅次于脑血管病。15 岁以下儿童原发性脑肿瘤占儿童癌症死因的第二位,仅次于白血病。在我国,2015 年约有 101 600 名新发中枢神经系统肿瘤(包括脑肿瘤和中枢神经系统其他部位肿瘤)病例,约有 61 000 例病人死于中枢神经系统肿瘤。在美国,2017 年约有 23 610 名新发中枢神经系统肿瘤病例,约18 028 例病人死于中枢神经系统肿瘤。脑肿瘤病死率高,预后多不良,是最为严重的致死、致残的疾病之一。从时间趋势来看,全世界近年来脑肿瘤的发病率与死亡率呈增加趋势。脑肿瘤发病机制复杂,病因迄今不明,危险因素众多,临床上的诊断和治疗难度比较大,一直受到神经科临床、病理及流行病学专家的关注。

肿瘤流行病学研究始于 20 世纪 50 年代,已有近 70 年的历史。目前已有的文献,包括相关的出院资料分析、流行病学调查和疾病监测结果对脑肿瘤的流行病学和特征进行了描述,但由于各研究对脑肿瘤的定义与分类,以及所选用的诊断标准及确认病例的研究方法不尽相同,不同时间、不同地区之间脑肿瘤的流行病学资料差异甚大;并且真正意义的高水平人群基础的研究资料不多,也降低了其准确性和可比性。不过基于已有的资料,有关脑肿瘤的流行病学特征仍可基本显现。

第一节 脑肿瘤定义、诊断分类与流行病学调查方法

出于不同的研究目的,采用的研究方法不同。群体生命统计研究有利于监测不同时间、不同地区之间脑肿瘤发病率、死亡率的流行病学规律。而对脑肿瘤及亚型频率的调查、诊断方法、治疗效果及预后影响因素等临床流行病学研究则有助于脑肿瘤诊断、治疗水平及转归预后的提高。无论是群体还是临床流行病学,诊断标准及病例确认均成为脑肿瘤流行病学研究中的难题。

一、群体流行病学研究中脑肿瘤的定义与诊断分类

按 Walker 的建议,脑肿瘤是位于颅内肿瘤的统称,包括良性与恶性、原发与继发的任何肿瘤,它可起源或分布于大脑半球、基底核、脑干、小脑、脑室及颅内其他部位(垂体、松果体、脑膜、脑神经颅内部分或颅内血管),也包括鞍内、鞍旁的肿瘤病变。随着颅脑 CT 和 MRI 诊断技术的广泛应用,Walker 的观点已普遍为神经流行病学专家认同和采用。基于 WHO 的 ICD-9 和 ICD-10 医院或地区的生命统计正是此类定义的具体体现。

二、临床流行病学研究中脑肿瘤的定义与诊断分类

病理诊断是临床研究中的金标准。从组织病理学观点看,脑组织是一种多相性异质性器官,其构成既有神经元成分,又有胶质结构、脑膜组织及神经内分泌成分,每种成分均可发生肿瘤。关于脑肿瘤的病理诊断分类,脑肿瘤的病理学专家争论已久,目前大多数学者赞成按脑肿瘤的临床特点、组织病理学及生物学特性进行分类。随着研究证实分子标志物对脑胶质瘤的个体化治疗及临床预后判断具有重要意义,2016 年 WHO 新版中枢神经系统肿瘤分类标准要求进一步进行组织和分子病理学诊断,确定病理分级和

分子亚型。脑肿瘤组织学类型高度复杂的,涉及超过 100 种不同的组织学类型。但毫无疑问使不同资料之间难以相互比较,也给脑肿瘤流行病学研究带来难度。鉴于病理分类方法的复杂性,为了尽可能达到资料的可比性,近年来流行病学专家喜欢采用较粗的组织学分类,一些流行病学调查资料即为以此分类法所获的结果。美国监测、流行病学和终末结果登记(survillance,epidemiology,and end results program,SEER)计划数据将原发性中枢神经系统(CNS)肿瘤分为星形细胞瘤、其他胶质瘤、髓母细胞瘤/原始神经外胚层肿瘤(PNET)、室管膜瘤和其他 CNS 肿瘤五大类。鉴于病理起源不同,而将 CNS 淋巴瘤和生殖细胞肿瘤并入全身相同病理组织起源肿瘤的登记。相反,美国中央脑肿瘤登记(central brain tumor registry of the United States,CBTRUS)研究基于肿瘤位置相关会议共识包括了原发性中枢神经系统淋巴瘤和其他造血组织学起源的中枢神经系统肿瘤,以及鼻腔嗅觉肿瘤。不过,两项研究均不包括其他恶性肿瘤导致的脑转移瘤。

三、理想的脑肿瘤流行病学研究方法

因脑肿瘤的发病率、死亡率不高,需要的样本量大,耗人耗时耗资,故而以社区人群为基础的逐户家访调查方法不可取。而且脑肿瘤所表现的神经功能缺损症状亦为其他神经疾病所通有,不可能在现场中确定,因而极少采用。多数研究依靠医院出院病例资料,其优点是对病例个体采集的病史较详细,有进一步的体检和辅助检查资料,如做过手术和病理检查,其诊断准确性较高,但其结果缺乏代表性。近年来神经流行病学专家多采取以一定地理界限人群为基础的中心医院或肿瘤登记中心的资料来研究脑肿瘤的流行病学特征,且要求所有脑肿瘤病例需要有 CT、MRI 或手术病理证实。此法既兼顾临床流行病学的优点相对可靠,又兼顾群体流行病学的优点人群代表性,是目前公认可行的理想脑肿瘤流行病学研究方法。

总之,理想脑肿瘤流行病学研究方法需具备以下几个基本条件:①需要有确定的人群基础;②要有一个统一有效的筛查和确定病例的科学方法;③需要有精确先进的诊断依据。理想的脑肿瘤流行病学研究,不仅可用于不同时间、不同地区之间脑肿瘤发病率、死亡率的比较,也可以用于医院间肿瘤及亚型的诊断方法、治疗效果及预后等临床医疗质量的绩效比较。在美国,基于上述标准的人群基础肿瘤组织学监测有两项计划,一个是 SEER 计划,另一个是 CBTRUS 研究。从历史上看,SEER 计划组织学数据最初主要以恶性 CNS 肿瘤及其分组为主。直到 2004 年,SEER 计划才在其数据库中开始包括良性 CNS 肿瘤,并使用 5 岁年龄组对良性和恶性肿瘤进行更详细的组织学分类。之后发起 CBTRUS 研究基于全国监测数据每年都会发表关于原发性脑和其他中枢神经系统肿瘤的报告。

第二节 脑肿瘤的人群流行特征

一、成人脑肿瘤的发病率

原发性脑瘤年平均发病率为(4.9~14.7)/10 万人口,即平均每年每 10 万人口约有 10 名新脑瘤病例发生。以原发性脑和中枢神经系统恶性肿瘤统计,用世界标准人群标化,2008 年估计全球的年龄标化发病率为男性大约为 3.8/10 万人,女性为 3.1/10 万人;发达国家的发病率相对较高,男性为 5.8/10 万人,女性为 4.4/10 万人;而在不发达国家的发病率男性为 3.2/10 万人,女性为 2.8/10 万人。以人群为基础的研究表明,良性脑膜瘤的年发病率为 2.3/10 万。我国似无如此高的发病率,1992 年在上海曾有一居民调查,发病率为 1.34/10 万。

1. 地区与种(民)族间差异 脑瘤的分布存在地区与种族(民族)差别,虽然这种差别与社会(医疗条件)及人为(研究方法)因素的影响有一定的关系,许多作者仍试图搜集比较相近似的流行病学资料。一般认为,与发展中国家相比,工业化高度发达国家,脑肿瘤的发病率较高。在美国,2010—2014 年原发性脑和中枢神经系统肿瘤的发病率大约为 22.7/10 万;其中原发性恶性脑和中枢神经系统肿瘤的发病率大约为 7.2/10 万,非恶性脑和中枢神经系统肿瘤的发病率大约为 15.5/10 万。在西欧、北美洲和澳大利亚,

男性原发性颅内肿瘤(包括脑膜瘤)年发病率为(6~11)/10万,女性为(4~11)/10万。按胶质瘤组织学类型进行分类,表2-0-1列出不同地区、不同组织学类型胶质瘤的发生率。在发展中国家,相对较低的发病率可能与病例检出低有关,但也不能排除脑肿瘤发生本身存在种族差异所造成。根据美国 SEER 计划(1975—1991年)所观察到的各种(民)族间分布结果,表明美国白人脑瘤发病率最高,黑人次之,中国人与日本人近似,阿拉斯加人最低。对在华盛顿特区的武装部队病理研究所(AFIP)1971—1985年间登记的8 947 例原发性中枢神经系统肿瘤的种族分析表明,白人脑胶质瘤的发病率是黑人的两倍。美国中央脑肿瘤登记(CBTRUS)研究数据表明,白人的胶质母细胞瘤、其他胶质瘤和生殖细胞瘤的发病率是黑人的两倍,而脑膜瘤、淋巴瘤、垂体瘤和颅咽管瘤的发病率白人和黑人之间并没有什么不同。日本熊本地区原发性颅内肿瘤的人群研究表明,日本人的脑胶质瘤发病率大约是美国人的一半。Parkin 等分析五大洲各国癌症登记资料后指出:脑瘤发病率以北欧斯堪的纳维亚国家最高,以色列人次之(且出生于以色列本土的犹太人高于非本土出生的以色列人),再次为欧洲、北美和大洋州白人,亚洲的日本和印度最低。移民到美国的日本人和移民到以色列的犹太人,脑瘤发病率比未移民者高。这或提示脑瘤与环境危险因素的暴露有关(表2-2-1)。

表 2-2-1   全年龄组不同地区和组织学类型胶质瘤病人年龄调整发病率

组织学类型	区域(组织)	年份	发病率/(1/10 万)	95%CI
毛细胞性星形细胞瘤 ICD-O-3 形态代码 9421	奥地利(ABTR)	2005	0.57	0.43~0.75
	韩国	2005	0.18	
	美国(CBTRUS)	2006—2010	0.33	0.32~0.34
	韩国	2005	0.23	
	美国(CBTRUS)	2006—2010	0.56	0.55~0.58
间变性星形细胞瘤 ICD-O-3 形态代码 9401	奥地利(ABTR)	2005	0.44	0.33~0.58
	韩国	2005	0.13	
	美国(CBTRUS)	2006—2010	0.37	0.36~0.38
胶质母细胞瘤 ICD-O-3 形态学代码 9440-9442	澳大利亚	2000—2008	3.40	
	英格兰	1999—2003	2.05	
	韩国	2005	0.59	
	美国(CBTRUS)	2006—2010	3.19	3.16~3.21
	希腊	2005—2007	3.69	
少突胶质细胞瘤 ICD-O-3 形态代码 9450	奥地利(ABTR)	2005	0.20	0.13~0.30
	英格兰	1999—2003	0.21	
	韩国	2005	0.10	
	美国(CBTRUS)	2006—2010	0.27	0.26~0.28
间变性少突胶质细胞瘤 ICD-O-3 形态代码 9451,9460	英格兰	1999—2003	0.09	
	韩国	2005	0.06	
	美国(CBTRUS)	2006—2010	0.11	0.10~0.11
少突星形细胞瘤 ICD-O-3 形态代码 9382	奥地利(ABTR)	2005	0.27	0.19~0.39
	英格兰	1999—2003	0.10	
	韩国	2005	0.03	
	美国(CBTRUS)	2006—2010	0.20	0.20~0.21

续表

组织学类型	区域(组织)	年份	发病率/(1/10万)	95%CI
星形细胞肿瘤	奥地利[a](ABTR)	2005	5.33	4.93~5.75
ICD-O-3 形态代码 9380-9382,9384,	英格兰	1999—2003	3.48	
9400-9442	欧洲(RARECARE)	1995—2002	4.80	
少突胶质细胞肿瘤	奥地利[b](ABTR)	2005	0.70	0.55~0.86
	欧洲[c](RARECARE)	1995—2002	0.40	
所有脑胶质瘤[d]	芬兰	2000—2002	4.67	4.20~5.20
ICD-O-3 形态学代码 9380-9480	希腊	2005—2007	5.73	

注:ABTR. 奥地利脑肿瘤登记;CBTRUS. 美国中央脑肿瘤登记;RARECARE. 欧洲罕见癌症监测(欧盟)

[a]ICD-O-3 形态代码 9381,9384,9400-9401,9410-9411,9420-9421,9424-9425 和 9440-9442

[b]ICD-3 形态编码 9382 和 9450-9451

[c]CD-O-3 形态学代码 9450-9451

[d]在这一计算中包含了室管膜瘤(ICD-O-3 形态学代码 9383,9391-9394)

本资料摘自 Ostrom QT,et al. The epidemiology of glioma in adults:A state of the science review. Neuro-Oncol,2014,16:897.

2. **年龄与性别分布**　2008—2012 年的 SEER 计划数据显示,良性中枢神经系统肿瘤的发病率随着年龄的增长而稳步增加,而恶性 CNS 肿瘤相对随年龄增长缓慢(图 2-2-1)。但不同组织类型的脑瘤好发于不同的年龄组。如室管膜瘤、髓母细胞瘤、畸胎瘤、松果体瘤及颅咽管瘤等好发于儿童或青少年,高峰在 1~10 岁。而前庭神经鞘瘤、脑膜瘤等好发于中老年,儿童少见。脑瘤发病率的性别差异不显著,男性略大于女性。一个有趣的现象是,男女性别差异与脑瘤类型有一定关系:脑胶质瘤男多于女,大约为 1.5:1~2.2:1,而脑膜瘤女性多于男性,男:女约为 0.5:1~0.9:1。

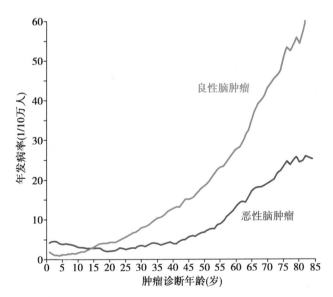

图 2-2-1　2008—2012 年美国 SEER(18)不同诊断年龄良性与恶性中枢神经系统肿瘤的发病率,按每 2 年动态平均数回归

注:本资料摘自 Walker D, Bendel A, Stiller C, et al. Central nervous system tumors. In:Bleyer A. et al. (eds.), Cancer in adolescents and young adults,padiatric oncology. Springer International Publishing AG,2017:338.

3. **时间的变化趋势**　在 20 世纪 80、90 年代,脑肿瘤发病率每年大约以 1%~2% 的增速上升。这种增加可能是由于高分辨率神经影像学的引入,极大地改善了神经系统疾病的临床诊断水平。美国全国癌症登记数据显示:从 1973 年以后脑肿瘤发病率每年约增加 1.2%,死亡率每年约增加 7%,其增加主要发生在 65 岁以上的老年人,从 1980 年后老年人脑瘤发病率每年增加 2.5%,1986—1988 年,65~74 岁老人脑瘤死亡率约增加 50%,而在 75~84 岁组则增加了 200%,65 岁以下脑瘤发病率每年仅增 0.7%,同时死亡率下降 0.5%。1950—1980 年欧洲多数国家已显示出类似的增加趋势。

对脑瘤发病率增长趋势的原因争议颇多,到底是真实的增加,还是其他人为因素造成的假象?大多数研究者认为,这 20 多年间脑瘤发病率的增长与医疗条件的进步(神经科专科医生的增加,CT 与 MRI 诊断技术的应用)、社会医疗保险制度的改善(特别是老年人就医机会的增加)以及医疗记录和登记制

度的逐步完善等有关。北欧国家的一项研究表明,发病率的增加仅限于 20 世纪 70 年代末和 80 年代初,这与先进的诊断方法出现和应用相巧合,并且这种增加主要局限于最老的年龄组。来自人群基础的荷兰

癌症登记的数据显示,儿童和成人胶质瘤的发生率趋于平稳。在成人胶质瘤中,高级别星形细胞瘤的发病率明显增加,同时伴有低级别星形细胞瘤、恶性肿瘤分级不确定的星形细胞瘤,以及组织学亚型不确定的胶质瘤发病率降低,可能在某种程度上平衡或抑制了这种上升势头。因此,这些时间趋势可以通过检测和诊断精度的提高得到部分的解释。分析 1985—1999 年间,来自美国的 CBRUTUS 研究的六个癌症合作中心登记数据,霍夫曼等人证实了类似的结果。

但也有资料指出,某些脑瘤确实有增加。美国一项基于人群的研究显示,淋巴瘤和室管膜瘤呈上升趋势,但胶质母细胞瘤、星形细胞瘤或少突胶质细胞瘤的发病率没有升高。Ahsan 等分析美国 SEER 计划的监测资料(1981—1990 年),按组织学分型计算脑瘤的年龄与性别的专率,用回归分析估计不同时期的年龄标化率,结果发现男性淋巴肉瘤在各年龄组均增加,1989—1990 年与 1981—1982 年相比,其标化率之比为 5.6:1,女性肉瘤与男、女两性多型性胶质母细胞瘤也有增加,但主要发生在老年组。Werner 等报告一组 Florida 资料,将所有经过 CT 扫描的脑瘤病人,按组织学分类分别计算 1981—1984 年和 1986—1989 年的发病率,计算发病率密度比(incidence density ratio,IDR)。结果显示,20~64 岁脑瘤发病率由 5.7/10 万(1981—1984 年)增至 5.9/10 万(1986—1989 年),其 IDR 为 1.05($P>0.05$),65 岁以上者有 14.8/10 万增为 18.3/10 万,其 IDR 为 1.23($P<0.001$),若以组织学分型计算,其发病率密度比星形细胞瘤为 0.92($P>0.05$),分化不良的星形细胞瘤为 2.7($P<0.05$),胶质母细胞瘤为 13.2($P<0.05$),淋巴瘤为 3.56($P<0.05$)。作者认为 Florida 人老年脑瘤发病率在增加,这些增加与 CT 检查确定病例无关。增加的脑瘤主要是分化不良的星形细胞瘤、胶质母细胞瘤与淋巴瘤。总之,脑瘤发病率的时间增加趋势还不能完全归因于人为因素,也可能与环境致癌物质的增加有关,应继续予以严密关注。

二、儿童脑肿瘤的发病率

儿童和成人的中枢神经系统肿瘤存在明显差异,包括在所有癌症中的比例、其细胞来源、分类方案、病理亚型的比例和解剖部位。儿童脑肿瘤并非罕见,其发病率和死亡率在儿童全身肿瘤中占第二位,仅次于儿童白血病,占全部肿瘤的 20%~25%(而成人脑肿瘤占全身肿瘤比率小于 2%)。国内白氏报告为 19%,与日本 Mori 的 18.6% 相近。儿童脑肿瘤与成人脑肿瘤各有其特点,其好发部位、肿瘤类型及其预后对临床医生及流行病学家均有研究价值。儿童脑肿瘤发病率为(1.0~5.0)/10 万,多数报告在(2.0~2.5)/10 万,远低于成人脑肿瘤。造成影响儿童脑肿瘤发病率结果不同的原因,除前述影响成人脑肿瘤发病结果的因素外,还有年龄界限的不同,大多数作者界定在 15 岁或 14 岁以下,但亦有统计 0~18 岁者,其发病率为 4.03/10 万(男 4.2/10 万、女 3.7/10 万)高于其他报告。儿童脑瘤男女差别不大,男性稍多,男女比为 1.1:1~1.5:1。此外,儿童脑肿瘤发病上升也比较明显。对瑞典儿童癌症发病率趋势研究表明,在 1960—1998 年期间,低级别胶质瘤/星形细胞瘤发病率显著上升了 2.10%(95% CI,1.41~2.80),而良性脑肿瘤发病率显著上升了 3.77%(95% CI,2.47~5.10)。

三、脑肿瘤的死亡率

死亡率与大多数地理区域的发病率相似。在北美洲、西欧和澳大利亚,包括脑膜瘤在内的所有组织学类型脑肿瘤的年死亡率男性为(4~7)/10 万人,女性为(3~5)/10 万人。以原发性恶性脑肿瘤统计,全球原发性恶性脑肿瘤的年龄标化死亡率男性大约为 2.8/10 万人,女性为 2/10 万人。与发病率一样,发达国家脑瘤死亡率更高,男性为 4.1/10 万人,女性为 2.7/10 万人;而不发达国家脑瘤死亡率男性为 2.2/10 万人,女性为 1.6/10 万人。美国原发恶性脑肿瘤的死亡率男性为 5.6/10 万人,女性为 3.7/10 万人。在我国,2012 年中枢神经系统脑肿瘤的死亡率为 3.96/10 万人,其中男性为 4.30/10 万人,女性为 3.60/10 万人。

国际上相关报告,多是依据各国生命统计或死亡证明书,而早期研究的脑肿瘤死亡证明书的准确性也很有问题。1962 年 Goldbery 与 Kurland 就分析了 27 个国家的脑肿瘤死亡率,指出各国间差别很大。1972 年世界卫生组织报告 41 个国家和地区的脑肿瘤死亡率,年平均死亡率为 30/100 万,但差别范围甚大

（3.8/100 万~55.6/100 万）。其中北欧国家最高，如丹麦高达 55.6/100 万；北美与欧洲次之，如美国为 37.6/100 万，澳大利亚为 35.1/100 万；亚洲偏低，如香港为 15.3/100 万，日本为 3.8/100 万，日本为何如此低的原因尚不清楚。1983 年 Bahemuka 分析由 WHO 提供的 30 个国家、1967—1973 年原发性脑肿瘤的死亡率资料，其中 25 个国家与 Goldbery 和 Kurland 的报道（1951—1958 年）相同，作者将两个时段的死亡率经年龄性别标化后进行比较，结果表明：从 1958—1973 年，脑肿瘤死亡率在增长，但各个国家增长的速度不一。大洋洲的澳大利亚和新西兰，北美的美国和加拿大及西欧的英国等国家，脑肿瘤死亡增长相对缓慢；而日本和墨西哥等国家增长较快。不知这是否与在这前后两个时间内，各国社会服务条件与医疗技术水平的差异有关。北欧各国社会与医疗服务水平前后两个时期均较高，脑瘤死亡率仍在增长，但较平缓（增长 30%~60%）。

四、脑肿瘤的患病率

目前，人群脑肿瘤的患病率资料普遍缺乏。1980 年，北京市神经外科研究所对北京西长安街地区居民进行系统的神经流行病学调查，没有发现有当年新发脑肿瘤病人，仅发现 2 例脑肿瘤存活病人，患病率为 18.3/10 万；中国六城区居民神经系统疾病流行病学调查发现脑肿瘤存活者 20 例，患病率为 32/10 万。根据中国五个区域中心的脑肿瘤登记研究，2006 年我国原发性脑肿瘤年龄标化患病率为 22.52/10 万人 [95% CI,（13.22~31.82)/10 万]，男性为 17.64/10 万人[95% CI,（9.41~25.87)/10 万]，女性为 27.94/10 万人[95% CI,（17.58~38.30)/10 万]。据此推算，我国每年有 304 954 例原发性脑肿瘤存活病人。遗憾的是，目前我国缺乏脑肿瘤监测登记的系统资料，以上数字仅限于局部地区，很难真实代表全国脑肿瘤的患病情况。

根据美国中央脑肿瘤登记（CBTRUS）研究，2004 年原发性脑肿瘤的发病率数据（18.1/10 万人）和 1985—2005 年脑肿瘤的生存数据（2、5、10 和 20 年生存率分别为 62%、54%、45% 和 30%），推算出美国 2004、2010 年原发性脑肿瘤的患病率分别为 209/10 万人和 221.8/10 万人，据此估计美国 2004、2010 年原发性脑肿瘤的患病人数分别为 612 770 人和 688 096 人。2004 年，美国女性原发性脑肿瘤的患病率为 264.8/10 万人，高于男性的 158.7/10 万人；而原发性恶性脑肿瘤的患病率为 42.5/10 万人，低于非恶性脑肿瘤的患病率 166.5/10 万人。应当说明的是，这并非严格意义的患病率调查数据，恐难准确体现真实的人群患病数据。

第三节 脑肿瘤的临床流行特征

一、不同亚型脑肿瘤的相对频率

无论是神经科临床学家、病理学家或是流行病学家，均非常重视不同类型脑瘤的相对发生频率，因肿瘤类型与病人年龄、性别、种族及地区存在一定相关性，由此可进一步探索或找出脑瘤的病因。在脑肿瘤中，以胶质瘤最多见，约占 40%~60%，脑膜瘤次之，约占 20%，再次为垂体腺瘤，约占 15%，神经鞘瘤又次之，约占 5%~10%，但亦有报告脑膜瘤高于神经胶质瘤者，这可能与病例资料来源不同有关。根据 2010—2014 年美国中央脑肿瘤登记（CBTRUS）研究数据分析，胶质瘤大约占到全部脑肿瘤的 27%，而在全部恶性脑肿瘤中占到 80%。在病理分型当中胶质母细胞肿瘤恶性度最高，占到整个胶质瘤的 56%；其次才是低级别胶质瘤或非胶质母细胞肿瘤，占到整个胶质瘤的 30%（图 2-3-1）。表 2-3-1 所列为不同时期中外作者报告的结果。

来自几个国家癌症登记处的数据，都支持儿童与成人脑肿瘤的流行病学存在差异。例如，在瑞典，髓母细胞瘤（23.5%）和低级别胶质瘤（31.7%）是年龄在 15 岁以下的儿童肿瘤中最常见的类型，与成人病人相比有很大差异；而高级别胶质瘤（30.5%）和脑膜瘤（29.4%）是成人最常见的原发性肿瘤类型（来自瑞典癌症登记的数据）。而来自美国的 CBTRUS 数据也支持这些差异。

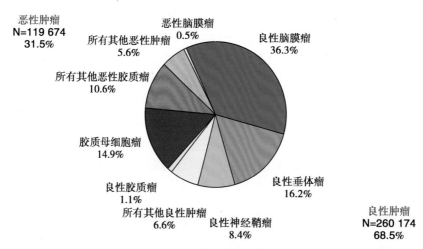

图 2-3-1　原发性脑肿瘤和其他中枢神经系统肿瘤分布（*N*=379 848）（摘自美国 CBTRUS 研究统计报告：NPCR 和 SEER 计划，2010—2014）

注：本资料摘自 Ostrom QT, Gittleman H, Liao P, et al. CBTRUS statistical report: Primary brain and other nervous system tumors diagnosed in the United States in 2010—2014. Neuro-Oncology, 2017: 19(S5): v9.

表 2-3-1　不同类型脑瘤的相对频率

作者	时间（总例数）	胶质瘤		脑膜瘤		垂体瘤		其他		备注
		例数	比例/%	例数	比例/%	例数	比例/%	例数	比例/%	
罗麟	1955—1984（9 063）	3 694	40.3	1 595	17.6	1 121	12.4	2 698	39.7	全部手术病例证实
Huang 等	1955—1981（22 457）	9 623	42.9	3 724	16.58	2 137	9.52	6 973	31.3	全国十地，大部分病理证实
Kepes 等	1975—1982（1 012）	322	32	222	21.9	167	16.5	711	29.7	中国台湾两医院，部分病理证实
Schoenberg 等	1935—1964（2 362）	1 600	68.1	402	17.0	180	7.6	170	7.2	美国 Connecticut 组织学证实肿瘤登记
Walker 等	1973—1974（13 720）	7 940	57.8	2 680	19.5	1 970	14.4	1 130	8.3	全美 166 所医院部分病理证实
Preston-Martin 等	1972—1985（8 612）	4 318	50.1	2 413	28.0	—	—	1 881	21.9	美国 Los Angeles 部分病理证实
Preston-Martin 等	1982—1990（3 575）	1 870	52.3	835	23.4	—	—	870	24.3	澳大利亚 Victoria 市部分病理证实

注：括号内为报告的病例数；本资料摘自程学铭. 颅内肿瘤的流行病学与发病因素. 见：王忠诚. 神经外科学. 北京：人民卫生出版社，1973：217.

大约 50% 的儿科中枢神经系统肿瘤是胶质瘤，以毛细胞星形细胞瘤为主。年龄分布分析表明，原始神经外胚层肿瘤（PNET）和室管膜瘤主要发生在小于 10 岁的儿童。我国儿童脑肿瘤亦以胶质瘤多见，占 70%，高于日本而低于美国。胶质瘤中以星形细胞瘤频率最高，其他类型肿瘤发病频率顺位并不相同，但髓母细胞瘤、室管膜细胞瘤亦为常见类型。脑膜瘤、垂体瘤、神经鞘膜瘤均少见，而胚胎期发育异常的脑瘤如颅咽管瘤、上皮样瘤、畸胎瘤等亦较常见。表 2-3-2 为东西方儿童脑瘤各类型相对频率的比较，其中颅咽管瘤在中国与日本多见，而西方却极少见，这是一个有趣的现象。儿童脑瘤好发于幕下，占 45%~70%，多沿脑中线部位生长，小脑半球、第四脑室、小脑蚓部为多发部位。不同于成人和其他儿童肿瘤，儿童脑膜瘤比较罕见，在婴儿中就更为罕见。

表 2-3-2 儿童原发性脑瘤的相对频率

作者	星形细胞瘤/%	髓母细胞瘤/%	胶质母细胞瘤/%	室管膜细胞瘤/%	颅咽管细胞瘤/%	其他/%
白广民	19.6	7.6	6.6	25.3	17.5	23.1
Mori 等	19.7	16.6	4.7	6.6	12.5	39.9
Schoenberg 等	20.6	24.2	20.3	6.5	5.6	22.8
Farwell 等	22.2	29.6	3.7	16.9	—	27.6
Farkin 等(白人)	49.3	22.9	—	9.6	—	18.2
Farkin 等(黑人)	41.0	22.7	—	9.5	—	26.8
日本(全国登记)	20.8	13.8	3.9	7.0	10.5	44.0

注:本资料摘自程学铭.颅内肿瘤的流行病学与发病因素.见:王忠诚.神经外科学.北京:人民卫生出版社,1973:219.

二、不同亚型脑肿瘤的生存率

除了毛细胞星形细胞瘤,脑胶质瘤病人的存活率仍然很差(表 2-3-3;图 2-3-2)。美国癌症协会(ACS)网站 2008 年数据,5 年和 10 年的生存率分别为 29.1%和 25.3%,不同年龄和组织学类型的脑肿瘤的生存比率差别很大。例如,多形性胶质母细胞瘤(GBM)病人的 5 年生存率为 3.3%,而低级别胶质瘤,如毛细胞星形细胞瘤、少突胶质细胞瘤和室管膜瘤病人,5 年生存率>70%;而未做特别说明的星形细胞瘤、间变性星形细胞瘤、恶性胶质瘤和淋巴瘤 5 年生存率<40%。总体而言,对于大多数组织学类型的肿瘤,5 年生存率随年龄而降低。然而,在儿童和老年人中有一些组织学类型的肿瘤生存预后比较差(如胶质母细胞瘤和室管膜瘤)。图 2-3-3 显示了 2000—2010 年间美国不同诊断年龄各中枢神经系统肿瘤的 5 年相对生存率。与年轻或老年病人比较,有几个中枢神经系统癌症,包括胶质母细胞瘤和间变性星形细胞瘤,室管膜瘤,髓母细胞瘤/PNET,鞍区肿瘤,在 15~40 岁年龄组的生存率相对较好。随着年龄的增长,低级别星形细胞瘤、原发性中枢神经系统淋巴瘤和脑膜瘤的生存率逐渐下降。而生殖细胞肿瘤的存活率相对独立于年龄,在儿童和 15~40 岁年龄组相对比较好。

表 2-3-3 全年龄组不同地区和组织学类型胶质瘤病人的 5 年生存率

组织学类型	区域(组织)	年份	生存率/%	95%CI
毛细胞性星形细胞瘤 ICD-O-3 形态代码 9421	美国(CBTRUS)	1995—2010	94.4	93.4~95.2
	英国和爱尔兰(EURECARE)	1995—2002	80.6	68.4~88.6
	北欧(EURECARE)	1995—2002	81.9	68.4~90.3
	中欧(EURECARE)	1995—2002	79.7	62.6~89.9
	东欧(EURECARE)	1995—2002	57.3	33.5~75.8
	南欧(EURECARE)	1995—2002	97.3	74.7~100.0
未特指的星形细胞瘤 ICD-O-3 形态代码 9440,9410,9420	美国(CBTRUS)	1995—2010	47.3	45.8~48.7
	韩国	1994—2004	51.6	
	英国和爱尔兰(EURECARE)	1995—2002	39.0	34.7~43.3
	北欧(EURECARE)	1995—2002	49.4	42.7~55.8
	中欧(EURECARE)	1995—2002	35.4	29.9~40.9
	东欧(EURECARE)	1995—2002	28.0	22.5~33.8
	南欧(EURECARE)	1995—2002	42.6	33.9~51.1

续表

组织学类型	区域(组织)	年份	生存率/%	95%CI
间变性星形细胞瘤 ICD-O-3 形态代码 9401	美国(CBTRUS)	1995—2010	26.5	24.8~28.2
	韩国	1994—2004	25.2	
	英国和爱尔兰(EURECARE)	1995—2002	17.6	13.5~22.2
	北欧(EURECARE)	1995—2002	10.8	7.8~14.4
	中欧(EURECARE)	1995—2002	28.8	19.3~39.0
	东欧(EURECARE)	1995—2002	11.7	7.1~17.4
	南欧(EURECARE)	1995—2002	18.1	11.8~25.4
胶质母细胞瘤 ICD-O-3 形态学代码 9440-9442	美国(CBTRUS)	1995—2010	4.7	4.4~5.0
	韩国	1994—2004	8.9	
	美国	1997—2000	0.1	
	英国和爱尔兰(EURECARE)	1995—2002	2.2	1.6~2.9
	北欧(EURECARE)	1995—2002	1.9	1.2~2.9
	中欧(EURECARE)	1995—2002	4.4	3.2~5.9
	东欧(EURECARE)	1995—2002	2.2	1.0~4.4
	南欧(EURECARE)	1995—2002	2.8	1.8~4.3
少突胶质细胞瘤 ICD-O-3 形态代码 9450	美国(CBTRUS)	1995—2010	79.1	77.4~80.7
	韩国	1994—2004	73.5	
	英国和爱尔兰(EURECARE)	1995—2002	65.8	57.5~73.0
	北欧(EURECARE)	1995—2002	74.1	64.4~81.8
	中欧(EURECARE)	1995—2002	75.5	61.8~85.2
	东欧(EURECARE)	1995—2002	47.8	32.4~62.0
	南欧(EURECARE)	1995—2002	63.8	51.4~74.1
间变性少突胶质细胞瘤 ICD-O-3 形态代码 9451,9460	美国(CBTRUS)	1995—2010	50.7	47.5~53.8
	韩国	1994—2004	50.4	
	英国和爱尔兰(EURECARE)	1995—2002	35.5	24.4~46.9
	北欧(EURECARE)	1995—2002	35.1	21.2~49.5
	中欧(EURECARE)	1995—2002	29.7	13.4~48.3
	东欧(EURECARE)	1995—2002	6.1	1.3~16.6
	南欧(EURECARE)	1995—2002	33.3	14.7~53.6
少突星形细胞瘤 ICD-O-3 形态代码 9382	美国(CBTRUS)	1995—2010	61.0	58.3~63.6
	英格兰和威尔士	1971—1995	39.0	
星形细胞肿瘤 ICD-O-3 形态代码 9380-9382,9384,9400-9442 和位置编码 C71,C72.0,C72.8-C72.9	英格兰和威尔士	1971—1995	10.0	
	欧洲(RARECARE)	1995—2002	15.0	
少突胶质细胞肿瘤 ICD-O-3 形态代码 9450-9451,9460 和位置 编码 C71,C72.0,C72.8-C72.9	英格兰和威尔士	1971—1995	39.6	
	欧洲(RARECARE)	1995—2002	55.0	

注:CBTRUS.美国中央脑肿瘤登记;EUROCARE.欧洲癌症登记基础的癌症病人生存与照护研究;RARECARE.欧洲罕见癌症监测(欧盟)。

本资料摘自 Ostrom QT,et al. The epidemiology of glioma in adults:A state of the science review. Neuro. Oncol,2014,16;899.

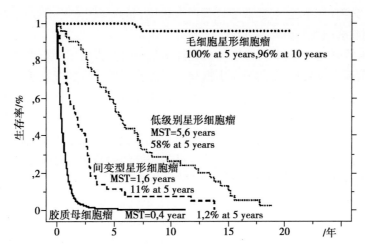

图 2-3-2　星形细胞脑肿瘤生存状态（MST 为平均生存时间）

注：本资料摘自 Ohgaki H. Epidemiology of brain tumors. M. In：Verma（ed.），Methods of Molecular Biology，Cancer Epidemiology，vol. 472. Totowa，NJ：Humana Press，2009：326.

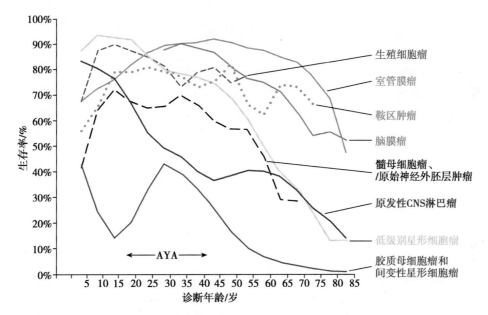

图 2-3-3　不同年龄和解剖部位侵袭性别的中枢神经系统肿瘤病人的 5 年相对生存率（2000—2010 年美国 SEER 18 数据；曲线是两个 5 年动态平均值；未显示不到 10 例的年龄组；AVA 为 15~40 岁年龄组）

注：本资料摘自 Walker D，Bendel A，Stiller C，et al. Central nervous system tumors. In：Bleyer A. et al.（eds.），Cancer in adolescents and young adults，padiatric oncology. Springer International Publishing AG，2017：373.

　　小儿脑肿瘤的预后与肿瘤性质及部位有关，小脑良性星形细胞瘤预后最佳，脑干部位肿瘤最差，大脑半球部位肿瘤居中，有的可存活较长时间。白氏随访 475 例小儿脑瘤，5 年存活率星形细胞瘤为 49.4%，颅咽管瘤为 60%，胆脂瘤为 90%，而髓母细胞瘤仅为 23.8%，多形胶质母细胞瘤无 1 例存活超过 5 年。有学者分析 1973—1980 年美国 SEER 计划的肿瘤监测资料，以年龄、肿瘤组织类型及部位为变动函数，发现 5 年存活率为 50%，小脑星形细胞瘤存活率最高，分化不良的星形细胞瘤和脑干肿瘤存活时间最短。髓母细胞瘤存活率与年龄有关，诊断年龄愈大愈好。

　　可能是由于一些方法学问题，不同种族/族裔的脑肿瘤的生存状况不同。美国 SEER 计划数据分析表明，非洲裔美国人比白人的生存状况要差，但是这些结果并没有调整其他重要的预后因素（例如，诊断年龄、治疗模式和肿瘤组织学)。不过,与非西班牙裔白人相比,非裔美国人死于原发性恶性脑肿瘤的风险调整后仍高 13%,低级别肿瘤的死亡风险高 40%。

虽然以人口为基础的研究结果相对稀缺,但是有许多临床研究报告了中枢神经系统肿瘤的生存状况。从不同年龄和时期的国际比较来看,总的来说中枢神经系统肿瘤的生存状况在美国可能好于英国和南欧。而在北欧国家,特别的高中枢神经系统肿瘤生存率可能是由于包含了较高比例的非恶性肿瘤而表现出的假象。在东欧,其生存率略低于其他地区。在 20 世纪 80 年代和 90 年代,来自中国和泰国癌症机构登记的 34 岁以下的儿童和年轻人的 5 年生存率在 9%~44%。结果表明,发展中国家脑肿瘤的存活率明显低于发达国家。然而与发达国家相比,在发展中国家治疗设备较好的治疗中心脑肿瘤病人的生存率并不低。

美国国家癌症研究所的 SEER 计划 1973—2001 年间的数据显示,最初诊断为幕上低级别胶质瘤病人的 5 年、10 年、15 年和 20 年累积生存率分别为 59.9%、42.6%、41.9% 和 26%。而胶质母细胞瘤 5 年生存率<3%。而来自同一癌症登记处的数据显示,美国成人胶质瘤的存活率在 1971—1975 和 1986—1990 之间提高了 16%。根据德国一家机构回顾性统计分析,从 1965—1974 年间到 1986—1995 年间,接受手术的胶质瘤病人的手术后生存期没有显著差异,表明现代诊断方法和外科手术的引入并没有成功改善胶质瘤病人的预后。不过有研究表明,与 1981 年前诊断的病人相比,在 1982 年后确诊后的欧洲各国诊断的胶质瘤患儿的存活率明显得到改善。

第四节　脑肿瘤的环境和外源性的危险因素

脑瘤的病因仍不清楚,发病机制亦十分复杂,既有遗传易感因素的作用,又有外源环境因素的诱发或促成作用。一般认为,单纯一个因素不能致病,常由多种因素协同或诱发而成。人们通过不懈的探索,成功注意到一些可能与脑肿瘤相关的危险因素。表 2-4-1 列举了确切和可疑的脑肿瘤环境和外源性的危险因素相关研究证据。

表 2-4-1　确切和可疑的脑肿瘤环境和外源性的危险因素

危险因素	肿瘤类型	研究方法/主要研究结果
风险升高证据		
电离辐射-治疗	胶质瘤、胚胎肿瘤与脑膜瘤	儿童癌症幸存者的病例对照研究:随着儿童癌症放射治疗剂量增加,儿童胶质瘤/PNET 和脑膜瘤的风险增加
电离辐射-儿童 CT 扫描	脑/中枢神经系统肿瘤	英国回顾性队列研究:每 mGY 电离辐射升高脑肿瘤增加的超额相对风险(ERR)= 0.023(95% CI 0.010,0.049)
		澳大利亚记录连锁研究:脑 CT 扫描后,脑肿瘤增加的 ERR = 2.44(95% CI 2.12,2.81);脑外其他 CT 扫描后,脑肿瘤增加的 ERR = 1.51(95% CI 1.19,1.91)
		德国队列研究:CT 离子辐射暴露组对非暴露组的标化发病率比 SIR = 1.35(95% CI 0.54,2.78)
		法国队列研究:当排除扫描后 2 年的肿瘤而不调整易感因素时,每 mGY 升高的脑肿瘤增加的 ERR 为 0.022(95% CI -0.016,0.061),但在排除肿瘤扫描 3 年后并调整易感因素时为零
		104 例接受分流装置的儿童队列研究:10 年随访中未发现肿瘤
电离辐射-自然背景	儿童脑/中枢神经系统肿瘤	瑞士国家队列:每毫西弗累积剂量的增加,儿童脑肿瘤增加风险比(HR)= 1.04(95% CI 1,1.08)
		其他儿童肿瘤研究结果并不显著,但与来自高剂量和高剂量率研究所预测的风险一致
	成人脑肿瘤	老年人丹麦队列研究:累积住宅氡每增加 1 000Bq/M³-年,成人脑肿瘤发病增加相对风险(IRR)= 1.37(95% CI 1.03,1.82)

续表

危险因素	肿瘤类型	研究方法/主要研究结果
N-亚硝基化合物	儿童脑肿瘤	6 项研究的 Meta 分析:妊娠期间母体腌制肉类摄入,儿童脑肿瘤增加相对风险(RR) = 1.68(95% CI 1.30,2.17)。稍后对七个国家的 1 218 个病例进行的国际研究发现,腌制肉类摄入增加星形细胞瘤和室管膜瘤的风险相似,但与髓母细胞瘤没有关联
	成人胶质瘤	9 项研究的 Meta 分析:腌肉摄入增加成人胶质瘤的 RR = 1.48(95% CI 1.20,1.83)。随后对六个国家的 1 185 个病例进行的国际研究发现,随着非腌制肉类消费量的增加,成人胶质瘤风险中度增加,但与腌肉没有任何关联
杀虫剂	儿童脑肿瘤	5 项室内杀虫剂暴露研究的 Meta 分析:儿童脑肿瘤增加的 RR = 1.11(95% CI 0.87,1.42),无显著性 16 项病例对照研究和 5 项父母职业暴露队列研究的 Meta 分析:儿童脑肿瘤增加风险分别为 RR = 1.30(95% CI 1.11,1.53)和 RR = 1.53(95% CI 1.20,1.95)。在病例对照研究中,荟萃 6 项研究,母亲暴露杀虫剂,儿童脑肿瘤增加 RR = 1.39(95% CI 1.10,1.75);荟萃 13 项研究,父亲暴露杀虫剂,儿童脑肿瘤增加 RR = 1.19(95% CI 1.03,1.38);荟萃 5 项研究,星形细胞瘤增加 RR = 1.44(95% CI 95%,1.05,1.98);荟萃 4 项研究,胚胎肿瘤增加 RR = 1.18(95% CI 0.81,1.70),但没有统计学意义
其他父母职业暴露	儿童脑肿瘤	3 项病例对照研究的汇总分析。对于受孕时间的父亲暴露,多环芳烃暴露增加儿童脑肿瘤比值比(OR) = 1.22(95% CI 0.98,1.52),石棉暴露增加儿童脑肿瘤的 OR = 1.12(95% CI 0.95,1.32),和金属暴露增加儿童脑肿瘤风险 OR = 1.18(95% CI 0.96,1.46),但均没有统计显著性
氨甲蝶呤	脑膜瘤	英国儿童癌症幸存者的病例对照研究:鞘内剂量超过 $70mg/m^2$ 氨甲蝶呤,未经调整的脑膜瘤风险增加 RR = 6.4(95% CI 1.7,23.5);调整辐射暴露后,RR = 35.6(95% CI 4.8,599)
人类免疫缺陷病毒(HIV)/获得性免疫缺陷综合征(AIDS)	淋巴瘤	0.5%艾滋病病人患有大脑原发性非霍奇金淋巴瘤(NHL)。HIV 阳性血清中的高危人群在高活性抗逆转录病毒疗法治疗发生淋巴瘤的风险大幅下降;来自北美洲、欧洲和澳大利亚近 48 000 艾滋病毒阳性人群淋巴瘤的调整发病率从 1992—1996 年的每年每 1 000 人的 1.7 人降低至 1997—1999 年的每年每 1 000 人的 0.7 人
出生体重与胎儿生长率	儿童中枢神经系统肿瘤	英国和美国病例对照研究:出生体重每增加 0.5kg,在英国儿童肿瘤国际分类(ICCC-3)中第三组所有肿瘤风险增加的 OR = 1.07(95% CI 1.04,1.10),在美国的 OR = 1.05(95% CI 1.01,1.08) 瑞典国家队列研究:胎儿生长率每 1 个标准差的增长,儿童脑肿瘤风险增加的 IRR = 1.04(95% CI 1.01,1.08),其中毛细胞星形细胞瘤发病风险增加的 IRR = 1.05(95% CI 1,1.12)
成人身高	成人胶质瘤	15 项研究的 Meta 分析:与 170~174cm 男性比较,190cm 以上男性脑胶质瘤风险增加的 RR = 1.70(95% CI 1.11,2.61);与 160~164cm 女性比较,175cm 女性脑胶质瘤风险增加的 RR = 1.06(95% CI 0.70,1.62),但不具有显著性

续表

危险因素	肿瘤类型	研究方法/主要研究结果
高体重指数	成人胶质瘤	9 项研究的荟萃分析:女性肥胖或超重胶质瘤增加的 RR = 1.17(95% CI 1.03,1.32),但男性不显著,肥胖或超重胶质瘤增加的 RR = 0.96(95% CI 0.76,1.23)
		7 项研究的荟萃分析:肥胖或超重不会增加胶质瘤的风险,没有显著影响,但未单独分析男性和女性
	脑膜瘤	11 项研究的荟萃分析:男性肥胖脑膜瘤增加的 RR = 1.78(95% CI 1.22,2.61),女性肥胖脑膜瘤增加的 RR = 1.48(95% CI 1.28,1.71)
		9 项研究的荟萃分析:肥胖者脑膜瘤增加的 RR = 1.54(95% CI 1.32,1.79),超重者脑膜瘤增加的 RR = 1.21(95% CI 1.01,1.43)
风险降低证据		
产前维生素和叶酸补充剂	儿童脑肿瘤	许多研究发现了产前维生素和叶酸补充剂对儿童脑肿瘤保护性关系
过敏史/遗传过敏性疾病	成人胶质瘤	八项研究的荟萃分析:过敏降低胶质瘤的 OR = 0.61(95% CI 0.55,0.67);哮喘降低胶质瘤的 OR = 0.68(95% CI 0.58,0.80);湿疹降低胶质瘤的 OR = 0.69(95% CI 0.58,0.82)
		11 项研究的荟萃分析:变态反应降低胶质瘤的 OR = 0.60(95% CI 0.52,0.69);哮喘降低胶质瘤的 OR = 0.70(95% CI 0.62,0.79);湿疹降低胶质瘤的 OR = 0.69(95% CI 0.62,0.62);枯草/花粉热降低胶质瘤的 OR = 0.78(95% CI 0.70,0.87)
		3 项研究合并分析:在美国白人中,遗传过敏性疾病降低胶质瘤的 OR = 0.47(95% CI 0.41,0.55);在亚裔美国人中,遗传过敏性疾病降低胶质瘤的 OR = 0.32(95% CI 0.14,0.75);在非裔美国黑人中,遗传过敏性疾病降低胶质瘤的 OR = 0.96(95% CI 0.50,1.84),在西班牙裔美国人中降低胶质瘤的 OR = 0.81(95% CI 0.42,1.57),但不具有显著性
	少突胶质细胞瘤(包括间变性少突胶质细胞瘤)	7 项研究的汇总分析:哮喘和(或)过敏症降低少突胶质细胞瘤的 OR = 0.7(95% CI 0.6,1.0);哮喘降低少突胶质细胞瘤的 OR = 0.4(95% CI 0.2,0.7)
	脑膜瘤	7 项研究的荟萃分析:湿疹降低脑膜瘤的 OR = 0.75(95% CI 0.65,0.87);哮喘降低脑膜瘤的 OR = 0.88(95% CI 0.75,1.04),但无显著性;干草热降低脑膜瘤的 OR = 0.90(95% CI 0.79,1.03)
		美国四个地区的病例对照研究:过敏症降低脑膜瘤的 OR = 0.6(95% CI 0.5,0.7);哮喘降低脑膜瘤的 OR = 0.7(95% CI 0.5,0.9)
		来自五个国家的 INTERPHONE 研究:过敏症降低脑膜瘤的 OR = 0.77(95% CI 0.63,0.93);哮喘降低脑膜瘤的 OR = 0.78(95% CI 0.59,1.03),但无显著性
高水平的体力活动	成人胶质瘤	5 项研究的 Meta 分析:与低体力活动相比,高体力活动者降低胶质瘤的 RR = 0.86(95% CI 0.76,0.97)
	脑膜瘤	4 项研究的 Meta 分析:与低体力活动相比,高体力活动者降低脑膜瘤的 RR = 0.73(95% CI 0.61,0.88)
糖尿病史	成人胶质瘤	7 项研究的汇总分析:糖尿病降低胶质瘤的 OR = 0.58(95% CI 0.40,0.84)
		上述 7 项研究加其他 10 研究的 Meta 分析:糖尿病降低胶质瘤的 OR = 0.79(95% CI 0.67,0.93)

续表

危险因素	肿瘤类型	研究方法/主要研究结果
雌性生殖激素	成人胶质瘤	11 项研究的荟萃分析:与月经初潮年龄最小相比,月经初潮年龄最大者胶质瘤增加的 RR=1.40(95% CI 1.05,1.87);口服避孕药的使用可降低胶质瘤的 RR=0.71(95% CI 0.60,0.83) 3 项研究的汇总分析:与月经初潮年龄<12 者相比,月经初潮年龄>15 者胶质瘤增加的 OR=2(95% CI 1.47,2.71);口服避孕药的使用可降低胶质瘤的 OR=0.61(95% CI 0.50,0.74),并且药物应用期间趋势性检验 $P<0.0001$

很少或没有证据表明风险升高或减少或相互矛盾的证据

危险因素	肿瘤类型	研究方法/主要研究结果
非电离辐射	儿童脑肿瘤	13 个住宅磁场暴露研究的 Meta 分析:测量或计算的暴露在 0.3μT 或 0.4μT 以上住宅磁场的儿童脑肿瘤增加的 OR=1.68(95% CI 0.83,3.43),但并不具有显著性;低住宅磁场暴露的 OR 值就更低,更不具有显著性 对极低频磁场暴露的 10 项研究的汇总分析:没有统计显著性结果,也没有剂量反应的证据 四个国家儿童和青少年使用手机的 CEFLAO 研究:与不使用手机儿童和青少年相比,经常使用者脑肿瘤增加的 OR=1.36(95% CI 0.92,2.02);与不使用手机者相比,经常使用超过 5 年以上者脑肿瘤增加的 OR=1.26(95% CI 0.70,2.28),均不具有显著性
	成人脑肿瘤	47 个职业暴露电磁场研究的 Meta 分析:脑肿瘤增加的 RR=1.14(95% CI 1.07,1.22)
	成人胶质瘤	职业性电磁场暴露 22 项研究的 Meta 分析:脑胶质瘤增加的 RR=1.18(95% CI 1.10,1.26) 七个国家职业性极低频磁场暴露的 INTEROCC 研究:与累积暴露、平均暴露和最大暴露工种或暴露时间无关,没有剂量反应的证据;与诊断前 1~4 年极低频磁场累积暴露第二十五百分位以下者相比,第九十百分位数以上者胶质瘤增加的 OR=1.67(95% CI 1.36,2.07),线性趋势检验 $P<0.0001$ 移动电话使用的 17 项研究的 Meta 分析:与不经常使用手机者相比,经常使用者胶质瘤增加的 OR=0.99(95% CI 0.84,1.17),与不经常使用手机者相比,长期使用者胶质瘤增加的 OR=1.26(95% CI 0.86,1.84),均没有显著性
	脑膜瘤	七个国家职业性极低频磁场暴露 INTEROCC 研究:与累积暴露、平均暴露或最大暴露工种无关;与<5 年的暴露者相比,暴露≥25 年者脑膜瘤增加的 OR=1.30(95% CI 1.03,1.64);对诊断前 1~4 年极低频磁场累积暴露线性趋势检验,$P=0.02$ 移动电话使用的 15 项研究的 Meta 分析:与不经常使用手机者相比,经常使用者脑膜瘤增加的 OR=0.91(95% CI 0.78,1.05),与不经常使用手机者相比,长期使用者脑膜瘤增加的 OR=1.02(95% CI 0.74,1.40),均没有显著性
吸烟	儿童脑肿瘤	17 项研究的 Meta 分析:孕前母亲吸烟儿童脑肿瘤发生的 RR=0.93(95% CI 0.85,1.00),孕前父亲吸烟儿童脑肿瘤发生的 RR=1.09(95% CI 1.00,1.20),孕期母亲吸烟儿童脑肿瘤发生的 RR=0.96(95% CI 0.86,1.07),孕期父亲吸烟儿童脑肿瘤发生的 RR=1.09(95% CI 0.97,1.22),均没有显著性
	成人胶质瘤	17 项研究的 Meta 分析:与不吸烟比较,吸烟者脑胶质瘤发生的 RR=1.06(95% CI 0.97,1.15),但不具显著性
	脑膜瘤	9 项研究的 Meta 分析:与不吸烟比较,吸烟者脑膜瘤发生的 RR=0.95(95% CI 0.87,1.05),但不具显著性

续表

危险因素	肿瘤类型	研究方法/主要研究结果
酒精	成人脑肿瘤	12 项研究的 Meta 分析：与不饮酒者相比，饮酒者脑肿瘤发生的 RR = 0.97(95% CI 0.82,1.15)，但不具显著性
咖啡	成人胶质瘤	6 项研究的 Meta 分析：与不饮咖啡者相比，饮咖啡者胶质瘤发生的 RR = 1.01(95% CI 0.83,1.22)，但不具显著性
茶	成人胶质瘤	3 项研究的 Meta 分析：与从不饮茶或偶尔饮茶者相比，经常饮茶者胶质瘤减少的 RR = 0.86(95% CI 0.78,0.94)，但与饮茶最少者相比，饮茶最多者胶质瘤发生的 RR = 0.88(95% CI 0.69,1.12)，但不具显著性
暴露常见的感染	儿童脑肿瘤	一些研究表明儿童早期感染暴露有保护作用，但在儿童后期的感染暴露可使儿童脑肿瘤的风险升高
	少突胶质细胞瘤(包括间变性少突胶质细胞瘤)	7 项研究的汇总分析：感染水痘者少突胶质细胞瘤降低的 OR = 0.6 (95% CI 0.4,0.8)
	脑膜瘤	美国四个地区的病例对照研究：感染水痘者脑膜瘤降低的 OR = 0.6 (95% CI 0.5,0.8)
抗炎药	成人脑肿瘤	10 项研究的荟萃分析：与不使用者相比，服用非甾体类抗炎药(NSAIDs)者脑肿瘤发生的 RR = 1.01(95% CI 0.89,1.15)
	成人胶质瘤	近期关于抗组胺药使用对胶质瘤影响的研究结果并不一致
SV40	室管膜瘤,脉络丛肿瘤	丹麦全国发病率研究：未发现与受 SV40 污染的脊髓灰质炎病毒疫苗相关的室管膜瘤、脉络丛肿瘤发病率增加的证据

注：本资料摘自 Walker D,Bendel A,Stiller C,et al. Central nervous system tumors. In：Bleyer A. et al. (eds.),Cancer in adolescents and young adults,padiatric oncology. Springer International Publishing AG,2017:344-349.

一、电离辐射

电离辐射是中枢神经系统肿瘤唯一确切的环境风险因素。日本在二战时长崎、广岛遭到原子弹侵袭后，脑肿瘤发病率与死亡率均增加。某些脑肿瘤与头颈部 X 线照射的相关性已为多数学者认定。癌症的放射治疗(RT)，包括治疗儿童白血病的照射治疗，增加了年轻人中枢神经系统肿瘤的风险。电离辐射引起的主要脑肿瘤类型是脑膜瘤和高级别星形细胞瘤。也有证据支持与包括 CT 扫描诊断性成像相关的辐射增加中枢神经系统肿瘤。有报告儿童头癣头皮照射后经长期观察，其神经鞘膜瘤的相对危险性(RR)增加 18.8 倍，脑膜瘤增加 9.5 倍，胶质瘤增加 2.6 倍，且有剂量效应关系。Modan 等报告 10 902 例接受过头癣照射治疗的以色列儿童，经与非照射儿童组配对比较，结果显示照射组脑膜瘤发生率 4 倍于对照组，其他类型脑肿瘤的 RR 为 7:1。文献还有报告口腔满口 X 线照射与脑膜瘤或胶质瘤的发病呈正相关，母亲有头、胸及子宫照射史的儿童脑瘤危险性增加。但以上均为回顾性调查，回忆的完整性与确切性会存在很大偏差。Ryan 等认为，回忆法不可靠，王氏在一项中国 27 000 名 X 线医学工作者的队列研究中并未证明脑肿瘤发病率增加。总之可以认为，大剂量多次放射线照射可以诱发脑肿瘤，特别是神经鞘瘤与脑膜瘤，但医疗职业性因素(包括口腔科)及环境中小剂量放射性因素可致脑肿瘤的证据并不充足。

二、非电离辐射

暴露于非电离辐射,特别是射频(RF)暴露或在极低频范围内电磁场(electromagnetic fields)暴露,是否导致原发性脑肿瘤的发生仍未确定。近几十年,不少研究者越来越注意到低频非离子化电磁场的作用,例如高压电线、家用电器(频率 50~60Hz,包括电吹风、卷发器、电视机、电子钟、烤箱、电褥子等)、手机、微波投射及射频讯号(频率 0.5MHz~100GHz)等可能与脑瘤、血癌和淋巴系统肿瘤的发生有关。美国 Colorado

有 2 篇独立研究指出,居住在靠近高压输电线(网)的儿童脑肿瘤发病率 2.3 倍于远离电磁场的距离,与来自瑞典的报告结果类似。由于研究并没有确切掌握研究对象个体暴露情况,所以研究结果难以令人信服。来自美国的 Seattle 和中国台湾省林氏的有关研究并不支持上述结果,前者是以人群为基础的病例对照研究,没有发现 20 岁以下的儿童脑肿瘤,与居住在热电厂附近或使用家用电器有关;而后者对暴露于电磁场的居民进行研究,也未发现在电线或电站 50m 内儿童的脑肿瘤增加。芬兰、丹麦均有报告同样不支持脑肿瘤与电磁场的相关性。另有一篇文献(Savitz 等)称妇女孕期睡用电热褥(毯)者,其子女脑肿瘤的危险性增加,但也遭到怀疑或否定。总之,迄今为止上述所观察到的只是现象,尚未得到科学验证和重复证明,将低频电磁场作用作为脑瘤的病因尚缺乏依据。

特别令人感兴趣的是胶质瘤、脑膜瘤和蜂窝电话使用之间的可疑相关性。最近的研究主要集中在手机上,是因为这些射频暴露普遍存在的,并且发生在头部并邻近大脑附近。由于脑肿瘤的发病率相对低,研究多采用病例对照研究设计,但是相关研究都存在暴露准确评估缺陷,因为依赖于病例和对照个人回忆,他们手机使用的射频暴露情况。INTERPHONE 研究是由国际癌症研究机构,组织 13 个欧盟国家的调查,使用统一的病例和对照研究方案以及相同的问卷来收集数据。2000—2003 年间,该研究招募了 2 708 名胶质瘤病人和 2 409 名脑膜瘤病人,以及与病例相匹配的同一人群对照。结果显示,经常使用手机者胶质瘤和脑膜瘤风险降低的 OR 值分别为 0.81(95% CI 0.70~0.94)和 0.79(95% CI 0.68~0.91),作者认为可能是受方法学限制、偏倚所致。而使用电话 10 年以上者胶质瘤和脑膜瘤风险并没有增加,OR 值分别为 0.98(95% CI 0.76~1.26)和 0.83(95% CI 0.61~1.14)。对累积手机电话数和累积手机电话使用时间按 10 分位数分为 10 组,除个别组外,与不使用者相比脑肿瘤发生的 OR 均小于 1,并且没有统计学差异。当累积使用时间超过 1 640 小时,脑胶质瘤风险增加的 OR 为 1.40(95% CI 1.03~1.89),而脑膜瘤发生的 OR 为 1.15(95% CI 0.81~1.62);但此累积使用时间似乎难以令人信服。有趣的是,颞叶脑胶质瘤发生的 OR 值大于非颞叶部位脑肿瘤的发生,同样胶质瘤发生在手机使用同侧的 OR 值也要大于对侧。然而英国研究显示,在 1985—2003 年间手机的使用增加并没有导致英国 1998—2007 年间脑肿瘤发病率的显著变化。

三、亚硝基类化合物

由于 N-亚硝基类化合物广泛存在于食品工业和化学工业的产品中,其与脑瘤的关系日益受到流行病学家的重视。人类可在胃中将食品或药品中含有亚硝酸盐和酰胺转化为亚硝酰胺和亚硝胺。煎、烤、腌、熏制的熟肉(鱼)和奶制品中均含较高水平的亚硝酸盐——致癌物亚硝(酰)胺的前置物。至于这些在胃中形成的亚硝基物质如何进入脑内并发生致癌作用仍不清楚。自 N-亚硝基化合物(NOCS)被发现是有效的实验致癌物以来,一系列流行病学研究成功验证了暴露于 N-亚硝基化合物及其前体可导致人类脑肿瘤的假说。Boeing 等发现腌熏炸烤的肉制品(火腿、猪肉肠)的成人消费量与胶质瘤的危险性呈正相关,Burch 等发现腌制和烟熏的鱼消耗量与成人脑瘤有关,Preston-Martin、Kuijetx、Sarasus、Bunin 等报告妇女孕期熟肉制品摄入量与其子女儿童脑瘤的危险性呈正相关。但持反对观点者认为这些病例对照研究缺乏人群代表性。但亦有研究未观察到儿童脑瘤与儿童消耗熟肉的相关性。

总之,对亚硝基类物质致癌的假设,分析流行病学研究的结果并非一致。目前美国熟肉制品中亚硝酸盐含量一直在减少,而脑瘤的发病率仍在增加,对此不好解释。亚硝基类化合物作为脑瘤的病因尚缺乏令人信服的证据,但认为某些个别亚硝基类化合物如羟基亚硝脲(alkylnitrosoureas)在参与脑瘤的发病机制中起重要作用。

四、其他化学物质和金属

人们早已注意到接触氯乙烯的塑料与橡胶工人脑瘤发病率增加,暴露于有机溶剂(包括氯化碳氢化合物)的职业工人的脑瘤危险性增加。另一些有机物如四氯化碳、四氯乙烯、三氯乙烯及氯甲烷等与脑瘤(星形细胞瘤)的发病有关。但这些研究均系从职业工人中调查得到的结果,须做进一步大样本前瞻性研究予以证实。环境流行病学证实,受到氯乙烷之类的氯源或硝酸盐/亚硝酸盐等污染物污染的饮用水可增加脑肿瘤的风险。对美国 76 个县的居民(非职业工人)的调查发现,脑瘤死亡率与饮水中甲烷的浓度呈正比。烟草烟雾是环境中 N-亚硝基化合物(NOCS)和多环芳烃(PAHs)的有效来源,但很少有证据表明父母或病人吸烟与中枢神经系统肿瘤有关。有证据表明,父母接触农药是儿童中枢神经系统肿瘤的危险因素,但在其他父母职业的研究中几乎没有一致性。

一项职业研究报告了"金属"暴露引起胶质瘤的风险,尤其是低级别胶质瘤的风险增加。镉是一种Ⅰ型致癌物,与人类肺、肾、膀胱、乳腺、肝和胃癌相关,是引起脑肿瘤的首位可疑金属。它通常用于生产普通消费品,可以在环境中找到。个人接触的主要来源是职业、吸烟和饮食。多项研究支持镉的致癌作用,并证明了其对提高血脑屏障通透性的影响。然而,仅有一项流行病学研究(413 877 名芬兰妇女的职业队列研究)报告镉和脑肿瘤之间存在较弱的关联,但此研究忽视了控制烟草烟雾和饮食中镉的影响。铅也广泛存在于环境中,并且被归类为可能的人类致癌物。大多数人群铅暴露研究证实了其对染色体毒性,干扰 DNA 损伤修复,导致体外致突变性增加。尽管不是所有研究,但在大多数职业铅暴露的病例对照研究中,证实了高水平铅暴露能增加脑肿瘤的风险。铅增加脑膜瘤风险在多项研究中得到一致的证实,并且统计上具有显著性。

五、病毒或细菌

许多病毒或细菌可侵入中枢神经系统引致某些急慢性神经系统疾病。许多病毒均已在动物实验中诱发脑瘤成功,且主要为胶质瘤。在诱发脑瘤成功后病毒本身消失不见。2018 年还有人从人类脉络丛乳头瘤、室管膜细胞瘤、胶质母细胞瘤、少枝细胞胶质瘤及脑膜瘤中分离出 DNA 病毒(JC 病毒、BK 病毒和猿猴病毒 40),并在动物中诱导脑肿瘤的发生。病毒作为脑肿瘤的病因尚缺乏有力证据。但有人发现中枢神经肉瘤(少见的颅内肿瘤,仅占脑瘤的 1%)与 AIDS 病毒有关,认为病毒感染仍可能为一潜在的致病因素。约 0.5% 的 AIDS 病病人会患上脑原发性非霍奇金淋巴瘤(NHL),55% 的 15~49 岁脑部 NHL 与 HIV 感染相关。对北美洲、欧洲和澳大利亚存在免疫缺陷病毒(HIV)阳性近 48 000 人的人群癌症发病率分析,年调整的脑 NHL 发病率从 1992—1996 年间的每年每 1 000 人中 1.7 人发病,下降到 1997—1999 年间的每年每 1 000 人中 0.7 人发病,提示高活性抗逆转录病毒疗法的引入大大降低了脑 NHL 的风险。另外,在星形细胞瘤和脑膜瘤病人血浆中,发现鼠弓形体原虫和弓形体虫的抗体,推断农民或农村儿童接触病畜发病,可能是受到这些生物学因素的影响,但也有人认为,这与输入受污染血制品有关。总之,脑瘤的生物学病因尚未证明,但某些可以侵犯人类中枢神经组织的病毒,作为可能的致癌物值得进一步深入研究。

六、颅脑损伤与癫痫

Preston-Martin 等注意到有颅脑外伤史和癫痫史者,脑胶质母细胞瘤与脑膜瘤发病率增加。在一组313 例脑膜瘤病例中,33% 有颅脑外伤史。Walsh 等也观察到脑膜瘤与脑外伤的相关性,并认为其是脑外伤的晚发并发症。另外,拳击者患脑膜瘤的相对危险性也高于常人。颅脑外伤后脑瘤发生的机制可能是外伤破坏了脑结构和血脑屏障或是外伤损伤修复过程中细胞增生受到其他致病因素的影响,但这些都是所观察到的表面现象和推测。近代城市交通事故增多,颅脑损伤病人增加,但脑瘤病人并未因此增多。至于癫痫史与脑瘤的关系更不能确定。癫痫可能并不是后发脑瘤的病因,而只是当年脑瘤未能诊断出来的症状。

七、胎儿生长速度、体重和身高

有证据表明,出生体重增加或胎儿生长率与所有脑肿瘤和毛细胞星形细胞瘤的风险增加有关。成人身高和肥胖与脑肿瘤的风险增加相关。

八、保护因素

许多研究已经发现产前维生素或叶酸补充剂能保护儿童免患脑肿瘤,尽管关于特定的补充剂研究结果并非完全一致。越来越多的证据表明过敏症、哮喘或湿疹,或某些常见的病毒感染对脑胶质瘤和脑膜瘤有保护作用。这可能表明免疫因素在中枢神经系统肿瘤病因学中的作用。目前仍然不清楚是否是过敏导致不发生肿瘤,还是抑制免疫的胶质瘤抑制了过敏。同样受女性生殖激素的保护,使得女性脑胶质瘤发病率低于男性。高水平的体力活动和糖尿病对脑肿瘤具有一定的保护作用。

第五节　脑肿瘤的遗传易感因素

关于脑瘤的遗传说,目前比较公认的看法是,某些少见的神经系统肿瘤如多发性神经纤维瘤、颅内错构瘤、成血管细胞瘤等与遗传有关,某些罕见遗传性综合征亦与脑瘤有显著相关性(表2-5-1)。在Ⅰ型神经纤维瘤病人中5%~10%,合并有视神经胶质瘤或其他星形细胞瘤,十分罕见的Ⅱ型神经纤维瘤病可并发单个或双侧前庭神经鞘瘤,从细胞生物学研究中可见,这些疾病遗传基因的改变。脑瘤的家族聚集性非常少见,各家研究结果也不一致,文献中有12对双生子同患脑瘤的报告,但毕竟病例太少。有人对100例脑膜瘤病人的家族成员5 362人进行调查随访,其中1 290人因病死亡,7例证实为胶质瘤,1例为脑膜瘤,5例疑为胶质瘤,而与此对照的100名正常人家族中2 228人中无一例因脑瘤死亡,表明脑瘤与遗传有一定关系。

表 2-5-1　与中枢神经系统肿瘤相关的综合征

综　合　征	基　　因	相关的中枢神经系统肿瘤
共济失调毛细血管扩张症(ataxia-telangiectasia)	ATM 基因	髓母细胞瘤
体质错配修复缺陷综合征(constitutional mismatch repair deficiency syndrome)	MSH2、MSH6、MLH1、PMS2 基因	星形细胞瘤 胶质母细胞瘤 中枢神经系统原始神经外胚层肿瘤 髓母细胞瘤
家族性腺瘤性息肉病(familial adenomatous polyposis)	APC 基因	星形细胞瘤 髓母细胞瘤 室管膜瘤 松果体母细胞瘤
卡尔尼配合物(Carney complex)	PRKAR1A 基因	神经鞘瘤(砂粒性黑色素瘤)
考登综合征(Cowden syndrome)	PTEN 基因	小脑发育不良性神经节细胞瘤 脑膜瘤
DICER1 综合征(DICER1 syndrome)	DICER1 基因	中枢神经系统原始神经外胚层肿瘤(特别是髓质上皮瘤) 松果体母细胞瘤 垂体母细胞瘤
范康尼贫血(Fanconi anemia)	FANCD1/BRCA2,FANC-N,或 PALB2 基因	中枢神经系统原始神经外胚层肿瘤 髓母细胞瘤
遗传性视网膜母细胞瘤(hereditary retinoblastoma)	RB1 基因	松果体母细胞瘤
李-佛美尼综合征(Li-Fraumeni syndrome)	TP53 基因	星形细胞瘤 高级别胶质瘤(弥漫性星形细胞瘤、间变性星形细胞瘤、胶质母细胞瘤) 脉络丛肿瘤 中枢神经系统原始神经外胚层肿瘤 髓母细胞瘤
神经纤维瘤病1型(neurofibromatosis type 1)	NF1	胶质瘤(脑干、神经轴) 毛细胞型星形细胞瘤/视神经胶质瘤 弥漫性星形细胞瘤 胶质母细胞瘤 恶性周围神经鞘膜瘤 神经纤维瘤

续表

综 合 征	基 因	相关的中枢神经系统肿瘤
神经纤维瘤病 2 型(neurofibromatosis type 2)	NF2	胶质瘤 星形细胞瘤 室管膜瘤 脑膜瘤 神经纤维瘤 神经鞘瘤 前庭神经鞘瘤
痣样基底细胞癌综合征(nevoid basal cell carcinoma syndrome)	PTCH/SUFU 基因	星形细胞瘤 颅咽管瘤 髓母细胞瘤(促纤维增生性亚型) 脑膜瘤 少突胶质细胞瘤
横纹肌样肿瘤倾向综合征(rhabdoid tumor predisposition syndrome)	SMARCB1 基因	非典型畸胎样/横纹肌样瘤 恶性周围神经鞘膜瘤
鲁宾斯坦-泰比综合征(Rubinstein-Taybi syndrome)	CREBBP 基因	髓母细胞瘤
神经鞘瘤病(schwannomatosis)	SMARCB1 基因	神经鞘瘤
结节性硬化症(tuberous sclerosis complex)	TSC 基因	室管膜下巨细胞星形细胞瘤
希佩尔-林道综合征(Von Hippel-Lindau syndrome)	VHL 基因	血管网状细胞瘤(颅内、脊髓)

注:本资料摘自 Walker D,Bendel A,Stiller C,et al. Central nervous system tumors. In:Bleyer A. et al. (eds.),Cancer in adolescents and young adults,padiatric oncology. Springer International Publishing AG,2017:352.

虽然罕见的遗传突变引起的与脑瘤风险增高有关的遗传综合征只占少数病例,但为识别胶质瘤发生的候选基因和途径提供了重要的信息。与神经胶质瘤或髓母细胞瘤有关的综合征(基因名称/染色体定位)有神经纤维瘤病 1 型(NF1/17q11)和神经纤维瘤病 2 型(NF2/22q12)、结节硬化 1 型(TSC1/9q34)和结节硬化 2 型(TSC2/16P13)、视网膜母细胞瘤(RB1/13q14)、利-弗劳梅尼(Li-Fraumeni)综合征(TP53/17p13)、特科特 Turcot 综合征和多发性肉瘤(腺瘤性息肉病大肠杆菌基因 APC/5q21;人 mut-L 同源基因 1 hMLH1/3p21.3;hMSH2/2p22-21;减数分裂后的分离增加的 2 个基因 PMS2/7p22 和磷酸酶和张力素同源基因 PTEN/10q23.3)。在散发性胶质瘤中许多常见基因及相关通路中较为常见的变异体作用至今尚不清楚。

直到 2009 年,对胶质瘤的全基因组关联研究(GWAS)发现一些可重现的结果。到 2013 年底,在 5 个 GWAS 研究中已鉴定出 8 个独立重要的生殖系的单核苷酸多态性(SNP);其中有一些似乎可增加胶质瘤的风险,而另一些则增加特定组织学或分子亚型胶质瘤的风险。随着 GWAS 研究的广泛开展,对最近全基因组复杂性状分析表明,四分之一的胶质瘤风险与常见的 SNP 相关。这些 SNP 存在功能性变异体连锁不平衡,在胶质母细胞瘤和非胶质母细胞瘤中的比例均非常相似。

另外,有一些"先天性"肿瘤如颅咽管瘤、畸胎瘤、皮样囊肿及上皮样囊肿、脊索瘤等,占颅内肿瘤相当大的比例,这些肿瘤是因胚胎发育异常而成的,对这些"先天性"脑瘤的研究将对临床及流行病学有重要意义。

第六节 脑肿瘤的预后影响因素

目前研究人员试图识别和理解影响生存或对治疗反应的病人特征或肿瘤标志物。在临床试验和登记研究中,诊断年龄,组织学类型、级别和分子亚型,肿瘤位置,切除范围,放射治疗,以及一些化疗方案已被证实为影响脑肿瘤预后的相关因素。同样,诊断时 Karnofsky 状态评分和其他精神和生理功能方面的表现评分,也能很好地预测了胶质母细胞瘤和间变型星形细胞瘤病人的生存率。对英国和威尔士癌症登记的30 000 名病人的研究表明,高社会经济状况与成人神经胶质瘤病人的长期存活相关。

在替莫唑胺治疗出现前,胶质母细胞瘤病人的中位生存期为 6~7 个月,并且在 20 年内都没有改善。经过替莫唑胺治疗,胶质母细胞瘤病人平均生存期被提高到 12~14 个月。一项新诊断的胶质母细胞瘤病人的大规模前瞻性试验表明,胶质母细胞瘤肿瘤样品中 O^6-甲基鸟嘌呤 DNA 甲基转移酶(MGMT)启动子的甲基化显著改善了病人的预后,尤其是在先前接受替莫唑胺治疗的病人中。MGMT 启动子甲基化与Ⅲ~Ⅳ级星形细胞瘤和少突胶质细胞瘤病人生存率的提高有关。甲基化与未甲基化病例的比较,2 年无进展生存率为 53% 比 16%,2 年总生存率为 69% 比 39%。研究发现,MGMT 启动子的 DNA 甲基化可导致 MGMT 基因的表观遗传沉默,使肿瘤细胞对烷化剂的敏感性更高,从而提高高级别胶质瘤病人的总体生存率。一项荟萃分析表明,有 MGMT 基因的表观遗传沉默的病人总的生存率好于没有的病人,危险比 HR 为 0.44(95% CI 0.33~0.57)。进一步做敏感性分析,在单纯手术病人,有 MGMT 基因的表观遗传沉默的病人对没有的病人生存率的危险比 HR 为 1.07(95% CI 0.72~1.59);在手术辅助化疗病人,有 MGMT 基因的表观遗传沉默的病人对没有的病人生存率的危险比 HR 为 0.19(95% CI 0.05~0.77);在手术辅助放疗、化疗病人,有 MGMT 基因的表观遗传沉默的病人对没有的病人生存率的危险比 HR 为 0.4(95% CI 0.28~0.58);在手术辅助放疗病人,有 MGMT 基因的表观遗传沉默的病人对没有的病人生存率的危险比 HR 为 0.74(95% CI 0.8~0.95)。研究证实,MGMT 启动子甲基化不仅能预测Ⅲ~Ⅳ级星形细胞瘤对治疗的应答反应,还能减少胶质母细胞瘤复发。

有研究对 404 例Ⅱ~Ⅳ型胶质瘤(星形细胞瘤、少突胶质细胞瘤和少突星形细胞瘤)病人的异柠檬酸脱氢酶 1(IDH1)基因突变分析,发现 IDH1 突变率在Ⅱ级和Ⅲ级胶质瘤分别为 77% 和 55%。按肿瘤分级分析,在Ⅱ级胶质瘤病人中,有无 IDH1 突变病人的中位总生存期分别为 150.9 个月和 60.1 个月($P=0.01$);在Ⅲ级胶质瘤病人中,有无 IDH1 突变病人的中位总生存期分别为 81.1 个月和 19.4 个月($P<0.001$);在Ⅳ级胶质瘤病人中,有无 IDH1 突变病人的中位总生存期分别为 27.4 个月和 14 个月($P<0.01$)。然而,有研究对 139 例Ⅱ级胶质瘤病人进行了肿瘤蛋白 53(TP53)突变、异柠檬酸脱氢酶 1 突变(IDH1)、染色体 1p/19q 联合缺失和 MGMT 启动子甲基化的分析发现,在调整分析后只有 IDH1 突变与总死亡率降低有关(相对危险度 0.3,$P=0.022$)。

此外,许多其他遗传突变和分子病理标记物,包括 NFKBIA 缺失或低 NFKBIA 表达、ANXA7 缺失、表皮生长因子受体(EGFR)的扩增/过度表达、肿瘤蛋白 53(TP53)突变、染色体 1p/19q 联合缺失状态(LOH)、磷酸酶和张力蛋白同源物(PTEN)缺失、血小板衍生生长因子受体 α(PDGFRA)扩增、端粒替代延长(ALT)表型、干细胞标志物巢蛋白和 CD133 的表达和 CD147 过表达、α 地中海贫血伴智力低下综合征 X 连锁基因(ATRX)突变、端粒酶逆转录酶(TERT)启动子突变、人组蛋白 H3.3(H3F3A)K27M 突变、BRAF 基因突变、PTPRZ1-MET 基因融合、miR-181d 和室管膜瘤 RELA 基因融合等,也都发现可能与胶质瘤病人的预后相关。这些分子标志物,对脑胶质瘤的个体化治疗及临床预后判断具有重要意义。

第七节　小结与展望

总之,脑瘤发病率与死亡率的地区差异,早期与各地医疗技术、诊断水平及研究方法的不同有关。而增长的脑瘤发病率趋势,可能与 20 世纪 70 年代中期后 CT 与 MR 影像技术应用有关,也可能与人群暴露于恶化的环境危险因素有关。脑肿瘤发病总的来说男性高于女性,但在不同脑肿瘤亚型上表现出性别差异倾向,如胶质瘤男性高于女性,脑膜瘤女性高于男性,可能与性激素有关。在众多危险因素中,目前比较确定的脑肿瘤危险因素包括电离辐射和遗传。同样,目前原发性恶性脑肿瘤总体预后不好。相对发达国家,我国脑肿瘤的流行病学数据相当缺乏。因此,建议从国家层面上开始启动比较理想的脑肿瘤登记机制,以促进我国脑肿瘤流行病学研究。

（江　滨）

参 考 文 献

[1] 程学铭. 颅内肿瘤的流行病学与发病因素. 见:王忠诚主编. 神经外科学[M]. 北京:人民卫生出版社,1973. 1-6.

[2] 王忠诚. 神经外科学[M]. 武汉:湖北科学技术出版社,1998:800.

[3] 罗麟. 颅内肿瘤 9 063 例分析[J]. 中华神经外科杂志,1985,1(1):9-14.

[4] 王忠诚,程学铭,李世绰,等. 中国六城市居民神经系统疾病的流行病学调查[J]. 中华神经外科杂志,1985,1(1):2-8.

[5] Walker D,Bendel A,Stiller C,et al. Central nervous system tumors. In:Bleyer A. et al. (eds.),Cancer in adolescents and young adults,padiatric oncology[M]. Springer International Publishing AG,2017.

[6] Ostrom Q T.,Gittleman H,Liao P,et al. CBTRUS Statistical Report:Primary brain and other central nervous system tumors dsiagnosed in the United States in 2010-2014[J]. Neuro. Oncol,2017:19(S5):v1-v88.

[7] Ohgaki H. Epidemiology of brain tumors. M. In:Verma(ed.),Methods of Molecular Biology,Cancer Epidemiology,vol. 472 [M]. Totowa,NJ:Humana Press,2009.

[8] Chen W,Zheng R,Baade P D,et al. Cancer statistics in China,2015[J]. Cancer J Clin,2016,66(2):115-132.

[9] Chen W,Zheng R,Zuo T,et al. National cancer incidence and mortality in China[J]. Chin J Cancer Res,2016,28(1):1-11.

[10] Jiang T,Tang G,Lin Y,et al. Prevalence estimates for primary brain tumors in China:a multi-center cross-sectional study[J]. Chin Med J,2011,124(17):2578-2583.

[11] Porter KR,McCarthy BJ,Freels S,et al. Prevalence estimates for primary brain tumors in the United States by age,gender,behavior,and histology[J]. Neuro-Oncology,2010,12(6):520-527.

[12] Amirian E S,Zhou R,Olson S H,et al. Approaching a scientific consensus on the association between allergies and glioma risk:A report from the glioma international case-control study. Cancer Epidemiol[J]. Biomarkers Prev,2016,25(2):282-290.

[13] Amirian ES,Scheurer ME,Zhou R,et al. History of chickenpox in glioma risk:a report from the glioma international case-control study(GICC)[J]. Cancer Med,2016,5(6):1352-1358.

[14] Andersson U,Wibom C,Cederquist K,et al. Germline rearrangements in families with strong family history of glioma and malignant melanoma colon,and breast cancer[J]. Neuro. Oncol,2014,16(10):1333-1340.

[15] Bainbridge MN,Armstrong GN,Gramatges MM,et al. Germline mutations in shelterin complex genes are associated with familial glioma[J]. J. Natl. Cancer Inst,2015,107(1):2-5.

[16] Benke G,Turner MC,Fleming S,et al. Occupational solvent exposure and risk of glioma in the INTEROCC study[J]. Br. J. Cancer,2017,117(11):1246-1254.

[17] Benson VS,Pirie K,Schuz J,et al. Mobile phone use and risk of brain neoplasms and other cancers:Prospective study[J]. Int. J. Epidemiol,2013,42(3):792-802.

[18] Braganza MZ,Kitahara CM,Berrington de Gonzalez A,et al. Ionizing radiation and the risk of brain and central nervous system tumors:a systematic review[J]. Neuro. Oncol,2012,14(11):1316-1324.

[19] Chapman S,Azizi L,Luo Q,et al. Has the incidence of brain cancer risen in Australia since the introduction of mobile phones 29 years ago? [J]. Cancer Epidemiol,2016,42:199-205.

[20] Deltour I,Auvinen A,Feycgting M,et al. Mobile phone use and incidence of glioma in the Nordic countries 1979-2008:consistency check[J]. Epidemiology,2012,23(2):301-307.

[21] De Vocht F,Burstyn I,Cherrie JW. Time trends(1998-2007)in brain cancer incidence rates in relation to mobile phone use in England[J]. Bioelectromagnetics,2011,32(5):334-339.

[22] Frei P,Poulsen A H,Johansen C,et al. Use of mobile phones and risk of brain tumours:update of Danish cohort study[J]. BMJ,2011,343:d6387.

[23] Grayson J K. Radiation exposure,socioeconomic status,and brain tumor risk in the US Air Force:a nested case-control study [J]. Am J Epidemiol,1996,143:480-486.

[24] Cardis E,Deltour I,Vrijheid M,et al. INTERPHONE Study Group. Brain tumour risk in relation to mobile telephone use:results of the INTERPHONE international case-control study[J]. Int. J. Epidemiol,2010,39:675-694.

[25] Inskip P D,Sigurdson AJ,Veiga L,et al. Radiation-related new primary solid cancers in the childhood cancer survivor study:Comparative radiation dose response and modification of treatment effects[J]. Int. J. Radiat. Oncol. Biol. Phys,2016,94:800-807.

[26] Johansen C,Schüz J,Andreasen A S,et al. Study designs may influence results:the problems with questionnaire-based case-

control studies on the epidemiology of glioma[J]. Br. J. Cancer,2017,116:841-848.

[27] Kinnersley B,Mitchell J S,Gousias K,et al. Quantifying the heritability of glioma using genome-wide complex trait analysis [J]. Sci. Rep,2015,5:17267.

[28] Little M P,Raiaraman P,Curtis R E,et al. Mobile phone use and glioma risk:comparison of epidemiological study results with incidence trends in the United States[J]. Bmj,2012,344:e1147-e1147.

[29] Louis L M,Lerro C C,Friesen M C,et al. A prospective study of cancer risk among Agricultural Health Study farm spouses associated with personal use of organochlorine insecticides[J]. Environ. Heal,2017,16:95.

[30] Marsh G M,Youk A O,Buchanich J M,et al. Long-Term Health Experience of Jet Engine Manufacturing Workers:Ⅵ:incidence of malignant central nervous system neoplasms in relation to estimated workplace exposures[J]. J. Occup. Environ. Med,2013,55:654-675.

[31] Melin B S,Barnholtz-Sloan J S,Wrensch M R,et al. Genome-wide association study of glioma subtypes identifies specific differences in genetic susceptibility to glioblastoma and non-glioblastoma tumors[J]. Nat. Genet,2017,49:789-794.

[32] Neglia J P,Robison L L,Stovall M,et al. New primary neoplasms of the central nervous system in survivors of childhood cancer:A report from the childhood cancer survivor study[J]. J. Natl. Cancer Inst,2006,98:1528-1537.

[33] Ostrom Q T,Bauchet L,Davis F G,et al. The epidemiology of glioma in adults:A state of the science review[J]. Neuro. Oncol,2014,16:896-913.

[34] Parent M E,Turner M C,Lavoué J,et al. Lifetime occupational exposure to metals and welding fumes,and risk of glioma:a 7-country population-based case-control study[J]. Environ. Heal,2017,16:90.

[35] Ruder AM,Carreón T,Buffer MA,et al. Exposure to farm crops,livestock,and farm tasks and risk of glioma[J]. Am. J. Epidemiol,2009,169:1479-1491.

[36] Sadetzki S,Chetrit A,Freedman L,et al. Long-term follow-up for brain tumor development after childhood exposure to ionizing radiation for tinea capitis[J]. Radiat,2005,163:424-432.

[37] Shete S,Lau CC,Houlston RS,et al. Genome-wide high-density SNP linkage search for glioma susceptibility loci:Results from the gliogene consortium[J]. Cancer Res,2011,71:7568-7575.

[38] Stupp R,Mason WP,van den Bent MJ,et al. Radiotherapy plus Concomitant and Adjuvant Temozolomide for Glioblastoma[J]. N. Engl. J. Med,2005,352:987-996.

第三章

颅脑肿瘤病理学

第一节 颅脑肿瘤病理学基础

颅脑肿瘤是指发生于颅内任何组织的异常生长现象,包括神经上皮组织肿瘤、脑神经肿瘤、脑膜来源的肿瘤、淋巴和造血系统肿瘤、生殖细胞肿瘤、鞍区肿瘤以及颅内转移性肿瘤。

一、颅脑肿瘤发病部位的特点

从颅内肿瘤发生的具体部位分析,大部分肿瘤位于幕上,而近1/3发生在幕下。从肿瘤的好发部位看以大脑的额、颞、顶为首位,以下依次为鞍区、桥小脑角、小脑蚓部和第四脑室。脑膜瘤多发生在大脑凸面;大脑各叶的脑实质内主要为胶质瘤;胼胝体可发生星形细胞瘤和少突胶质细胞瘤;透明隔可发生室管膜瘤及中枢神经细胞瘤;侧脑室部位常发生脑膜瘤,而第三脑室和第四脑室则以颅咽管瘤和室管膜瘤为主。松果体区以生殖细胞肿瘤最常见,其次为畸胎瘤和表皮样囊肿;基底核区以星形细胞瘤最多见;垂体部位则主要为垂体腺瘤;蝶鞍部常见的肿瘤还有颅咽管瘤、脊索瘤和脑膜瘤;矢状窦旁及蝶骨嵴也是脑膜瘤的好发部位;脑干部位以星形细胞瘤及胶质母细胞瘤最多见;发生在小脑的肿瘤则主要为髓母细胞瘤、星形细胞瘤及血管网状细胞瘤;桥小脑角区以前庭神经鞘瘤为主,其次为脑膜瘤、表皮样囊肿及皮样囊肿。斜坡主要为脊索瘤;枕骨大孔区则主要发生脑膜瘤。

二、颅脑肿瘤组织形态特点

在颅脑肿瘤的病理诊断中,肿瘤实质细胞的改变及间质的改变都非常重要。细胞学的变化包括细胞的类型、核浆比例、胞核的形态、细胞的排列及与周围的关系;而间质则主要是血管和结缔组织的变化,它们的变化在一定程度上说明了肿瘤的生物学特征。一般来说偏于良性的肿瘤其形态接近正常,间质变化不大;而肿瘤恶性程度越高间质反应越明显。

肿瘤组织结构形式包括以下类型。

1. 由大细胞构成的肿瘤,如巨细胞多形性胶质母细胞瘤,细胞体积大而形态怪异,胞核异形性明显。

2. 由空泡样细胞构成的肿瘤,最明显的是少突胶质细胞瘤,细胞质呈空泡或蜂窝状胞核多位于中央。

3. 有腺腔结构的肿瘤,如垂体腺瘤也可有腺样结构呈乳头状排列,间质中可见薄壁血窦。

4. 有特征性结构的肿瘤,如由瘤细胞环绕排列形成的菊形团,真菊形团的中心为空腔没有明确结构,常见于视网膜母细胞瘤及室管膜瘤,假菊形团通常又分为两种即纤维心菊形团及血管心菊形团,前者的菊形团中心有神经原纤维及胶质纤维,多见于髓母细胞瘤及神经母细胞瘤,而后者的菊形团中央为血管结构,瘤细胞在血管周围呈放射状分布,多见于星形细胞瘤及室管膜瘤。

5. 由圆形或类圆形细胞构成的肿瘤,如少突胶质细胞瘤的细胞呈圆形,细胞质较空,胞核位于中央呈煎蛋状。

6. 有漩涡结构形成的肿瘤。最典型的为脑膜瘤,瘤细胞围绕着一个中心呈同心圆状排列,漩涡中心的瘤细胞可以发生钙化,这种结构又称为脑膜瘤的砂粒小体;此外神经鞘瘤、神经纤维瘤及纤维肉瘤中均可有漩涡结构形成。

7. 有栅栏样排列的肿瘤。栅栏状排列的特点为瘤细胞呈平等排列,细胞核有规律地横向列队,此形态多见 Antoni/A 型的神经鞘瘤,此外也可见于毛细胞型星形细胞瘤,在胶质母细胞瘤坏死区的边缘也出现假栅栏状排列。

8. 肿瘤间质结构的变化。生长活跃的胶质瘤可见血管内皮细胞不同程度增生、肿胀甚至闭塞管腔,血管外膜细胞增生与肿瘤细胞混杂在一起。有些肿瘤的间质可见毛细血管增多并扩张甚至呈海绵状血管瘤样改变。除此之外在某些肿瘤中常可见到钙化灶如少突胶质细胞瘤、脑膜瘤、星形细胞瘤及颅咽管瘤等。恶性肿瘤的间质还常可出现变性、坏死和出血。在胶质瘤、神经母细胞瘤及生殖细胞瘤中还可见到反应性的淋巴细胞、单核细胞的浸润。

三、颅脑肿瘤的生物学特性

对颅脑肿瘤良恶性的区分从病理学角度看通常以肿瘤包膜的完整性、细胞的分化程度、细胞排列的规则、胞核的异形性、细胞核/浆的比例,肿瘤的生长速度、生长方式以及手术后的复发情况等作为指标,其中恶性肿瘤最重要的生物学行为是侵袭特性及转移性。中枢神经系统的大部分肿瘤为侵袭性生长,部分为扩张性生长,也有的肿瘤两种生长方式兼有。神经上皮来源的肿瘤如星形细胞瘤、少突胶质细胞瘤、室管膜瘤、多形性胶质母细胞瘤及髓母细胞瘤等均为侵袭性生长;而以膨胀性生长兼有侵袭的肿瘤则主要有室管膜瘤、脉络丛乳头瘤、血管网状细胞瘤及部分垂体瘤和脑膜瘤;包膜完整界限清楚的肿瘤主要有神经鞘瘤、颅咽管瘤、表皮样囊肿、皮样囊肿及部分垂体腺瘤和脑膜瘤;脑内弥漫性生长的肿瘤有弥漫性胶质瘤及弥漫性脑膜肉瘤。

四、颅脑肿瘤导致颅内其他的病理变化

由颅骨构成的颅腔是一个密闭的腔隙,当颅内发生占位性病变时颅内压出现不同程度的增高。颅压增高的早期脑沟、脑裂、脑室及蛛网膜下腔等腔隙的脑脊液能发挥一定代偿作用,但当病变发展到相当程度时这种代偿能力消失,脑组织发生移位,并向颅内腔隙或颅外腔隙疝出形成脑疝。

由于肿瘤对邻近脑组织和血管的长期压迫及肿瘤挤压而引起的局部脑缺血可导致灶状的髓鞘破坏及神经轴索肿胀或脱失。另外,由于肿瘤对邻近脑组织的刺激还可引起肿瘤周围脑组织内星形细胞及小胶质细胞增生。电镜下常可见到星形细胞增生并出现 Rosenthal 纤维增多的特征性表现。肿瘤组织内及其邻近组织发生的不同程度钙化也是一种常见的病理变化,常见于少突胶质细胞瘤及颅咽管瘤。

肿瘤对邻近血管的侵蚀或肿瘤组织内部血管的发育不良,如薄壁血窦的增生或瘤内血管的高度屈曲扩张,均易导致破裂出血引起肿瘤卒中,这种情况往往可引起颅内压突然的增高。

颅内肿瘤引起的脑水肿也是重要并发症之一,包括细胞毒性水肿和血管源性水肿。脑水肿是造成颅压增高的重要因素,越是生长活跃的肿瘤,脑水肿就越明显,如多形性胶质母细胞瘤、转移癌等。除脑水肿之外,发生在脑室系统的肿瘤还可引起脑积水,如侧脑室内的室管膜瘤可引起一侧脑室扩大,而导水管的肿瘤可造成第三脑室及双侧侧脑室的扩大。脑积水也是造成颅压增高的另外一个重要原因。

第二节　中枢神经系统肿瘤的分类

过去的一个世纪中,神经系统肿瘤的分类很大程度上基于肿瘤组织学发生的概念,肿瘤根据微观中的相似和不同之处来假定其细胞起源和分化水平。这些组织学的特征主要依赖于光学显微镜下的 HE 染色、免疫组织化学染色显示相关蛋白质和部分超微结构特征。比如,WHO 2007 版中将星形细胞表型的肿瘤与少突细胞表型的肿瘤区别开来,而不论这些不同的星形细胞肿瘤临床上是否相似或不同。随着测序技术和生物信息方法的完善,关于这些肿瘤发生的遗传学基础逐步阐明,这些都有助于针对肿瘤的分类。2016 版《中枢神经系统肿瘤 WHO 分类》将分子标志物加入到肿瘤分类中来,建立了基于肿瘤表型和基因型的诊断标准,进入"整合"诊断时代(表 3-2-1)。

表 3-2-1 中枢神经系统肿瘤分类及 ICD-O 编码

肿 瘤 分 类	ICD-O 编码
弥漫型星形细胞和少突胶质细胞肿瘤	
弥漫型星形细胞瘤,IDH 突变型	9400/3
肥胖细胞型星形细胞瘤,IDH 突变型	9411/3
弥漫型星形细胞瘤,IDH 野生型	9400/3
弥漫型星形细胞瘤,NOS	9400/3
间变性星形细胞瘤,IDH 突变型	9401/3
间变性星形细胞瘤,IDH 野生型	9401/3
间变性星形细胞瘤,NOS	9401/3
胶质母细胞瘤,IDH 野生型	9440/3
巨细胞型胶质母细胞瘤	9441/3
胶质肉瘤	9442/3
上皮样胶质母细胞瘤	9440/3
胶质母细胞瘤,IDH 突变型	9445/3
胶质母细胞瘤,NOS	9440/3
弥漫中线胶质瘤,H3 K27M 突变型	9385/3
少突胶质细胞瘤,IDH 突变和 1p/19q 联合缺失型	9450/3
少突胶质细胞瘤,NOS	9450/3
间变性少突胶质细胞瘤,IDH 突变和 1p/19q 联合缺失型	9451/3
间变性少突胶质细胞瘤,NOS	9451/3
少突星形细胞瘤,NOS	9382/3
间变性少突星形细胞瘤,NOS	9382/3
其他星形细胞肿瘤	
毛细胞型星形细胞瘤	9421/1
毛黏液样型星形细胞瘤	9425/3
室管膜下巨细胞型星形细胞瘤	9384/1
多形性黄色星形细胞瘤	9424/3
间变性多形性黄色星形细胞瘤	9424/3
室管膜肿瘤	
室管膜下瘤	9383/1
黏液乳头型室管膜瘤	9394/1
室管膜瘤	9391/3
乳头型室管膜瘤	9393/3
透明细胞型室管膜瘤	9391/3
伸长细胞型室管膜瘤	9391/3
室管膜瘤,RELA 融合基因阳性	9396/3
间变性室管膜瘤	9392/3

续表

肿 瘤 分 类	ICD-O 编码
其他胶质瘤	
第三脑室脊索样型胶质瘤	9444/1
血管中心型胶质瘤	9431/1
星形母细胞瘤	9430/3
脉络丛肿瘤	
脉络丛乳头状	9390/0
不典型性脉络丛乳头状瘤	9390/1
脉络丛乳头状癌	9390/3
神经元和混合性神经元-胶质肿瘤	
胚胎发育不良性神经上皮肿瘤	9413/0
神经节细胞瘤	9492/0
节细胞胶质瘤	9505/1
间变性神经节细胞胶质瘤	9505/3
发育不良性小脑神经节细胞瘤	9493/0
婴儿多纤维性星形细胞瘤和节细胞胶质瘤	9412/1
乳头状胶质神经元肿瘤	9509/1
玫瑰花结样胶质神经元肿瘤	9509/1
弥漫性软脑膜胶质神经元肿瘤	
中枢神经细胞瘤	9506/1
脑室外神经细胞瘤	9506/1
小脑脂肪神经细胞	9506/1
副神经节瘤	8693/1
松果体区肿瘤	
松果体细胞瘤	9361/1
中度分化的松果体实质瘤	9362/3
松果体母细胞瘤	9362/3
松果体区乳头状瘤	9395/3
胚胎性肿瘤	
髓母细胞瘤,遗传学分类	
髓母细胞瘤,WNT 激活	9475/3
髓母细胞瘤,SHH 激活伴 TP53 突变型	9476/3
髓母细胞瘤,SHH 激活伴 TP53 野生型	9471/3
髓母细胞瘤,非 WNT/非 SHH	9477/3
髓母细胞瘤,group3	
髓母细胞瘤,group4	

续表

肿 瘤 分 类	ICD-O 编码
髓母细胞瘤,组织学分类	
髓母细胞瘤,经典型	9470/3
髓母细胞瘤,多纤维性/结节增生	9471/3
髓母细胞瘤伴广泛小结节型	9471/3
髓母细胞瘤,大细胞型/间变型	9474/3
髓母细胞瘤,NOS	9470/3
胚胎性肿瘤伴多层菊形团,C19MC 变异	9478/3
胚胎性肿瘤伴多层菊形团,NOS	9478/3
髓上皮瘤	9501/3
中枢神经系统神经母细胞瘤	9500/3
中枢神经系统节细胞神经母细胞瘤	9490/3
中枢神经系统胚胎性肿瘤,NOS	9473/3
非典型畸胎样/横纹肌样肿瘤(AT/RT)	9508/3
中枢神经系统胚胎性肿瘤伴横纹肌样特征	9508/3
颅内和椎旁神经肿瘤	
施旺细胞瘤	9560/0
细胞型施旺细胞瘤	9560/0
丛状型施旺细胞瘤	9560/0
黑色素型施旺细胞瘤	9560/1
神经纤维瘤	9540/0
不典型神经纤维瘤	9540/0
丛状型神经纤维瘤	9550/0
神经束膜瘤	9571/0
混合型神经鞘肿瘤	9540/3
恶性周围神经鞘瘤(MPNST)	
上皮样 MPNST	9540/3
MPNST 伴神经束膜分化	9540/3
脑膜肿瘤	
脑膜瘤	9530/0
脑膜上皮型脑膜瘤	9531/0
纤维型脑膜瘤	9532/0
过渡型脑膜瘤	9537/0
砂粒型脑膜瘤	9533/0
血管瘤型脑膜瘤	9534/0
微囊型脑膜瘤	9530/0
分泌型脑膜瘤	9530/0

续表

肿 瘤 分 类	ICD-O 编码
淋巴细胞丰富型脑膜瘤	9530/0
化生型脑膜瘤	9530/0
脊索样型脑膜瘤	9538/1
透明细胞型脑膜瘤	9538/1
非典型性脑膜瘤	9539/1
乳头型脑膜瘤	9538/3
横纹肌样型脑膜瘤	9538/3
间变型(恶性)脑膜瘤	9530/3
间质,非脑膜上皮性肿瘤	8815/0
孤立性纤维性肿瘤/血管外皮细胞瘤	
1 级	
2 级	8815/1
3 级	8815/3
血管母细胞瘤	9161/1
血管瘤	9120/0
上皮样血管内皮细胞瘤	9133/3
血管肉瘤	9120/3
卡波西肉瘤	9140/3
尤文肉瘤/原始神经外胚层肿瘤	9364/3
脂肪瘤	8850/0
血管脂肪瘤	8861/0
冬眠瘤	8880/0
脂肪肉瘤	8850/3
硬纤维型(韧带样型)纤维瘤病	8821/1
肌纤维母细胞瘤	8825/0
炎症性肌纤维母细胞瘤	8825/1
良性纤维组织细胞瘤	8830/0
纤维肉瘤	8810/3
未分化多形性肉瘤/恶性纤维组织细胞瘤	8802/3
平滑肌瘤	8890/0
平滑肌肉瘤	8890/3
横纹肌瘤	8900/0
横纹肌肉瘤	8900/3
软骨瘤	9220/0
软骨肉瘤	9220/3
骨瘤	9180/0

续表

肿 瘤 分 类	ICD-O 编码
骨软骨瘤	9210/0
骨肉瘤	9180/3
黑色素细胞肿瘤	
脑膜黑色素细胞增生症	8728/0
脑膜黑素细胞瘤	8728/1
脑膜黑色素瘤	8720/3
脑膜黑素瘤病	8728/3
淋巴瘤	
中枢神经系统弥漫大 B 细胞淋巴瘤	9680/3
免疫缺陷相关的中枢神经系统淋巴瘤	
AIDS 相关弥漫大 B 细胞淋巴瘤	
EBV 病毒阳性弥漫大 B 细胞淋巴瘤,NOS	
淋巴瘤样肉芽肿病	9766/1
血管内大 B 细胞淋巴瘤	9712/3
中枢神经系统低级别 B 细胞淋巴瘤	
中枢神经系统 T 细胞及 NK/T 细胞淋巴瘤	
间变性大细胞淋巴瘤,ALK 阳性	9714/3
间变性大细胞淋巴瘤,ALK 阴性	9702/3
硬脑膜黏膜相关淋巴组织淋巴瘤	9699/3
组织细胞肿瘤	
朗格汉斯细胞组织细胞增生症	9751/3
脂质肉芽肿病	9750/1
Rosai-Dorfman 病	9755/3
青少年黄肉芽肿	
组织细胞肉瘤	
生殖细胞肿瘤	
生殖细胞瘤	9064/3
胚胎性癌	9070/3
卵黄囊肿瘤	9071/3
绒毛膜癌	9100/3
畸胎瘤	9080/1
成熟型畸胎瘤	9080/0
未成熟型畸胎瘤	9080/3
畸胎瘤恶变	9084/3
混合性生殖细胞瘤	9085/3

续表

肿 瘤 分 类	ICD-O 编码
鞍区肿瘤	
颅咽管瘤	9350/1
釉质型颅咽管瘤	9351/1
乳头型颅咽管瘤	9352/1
鞍区颗粒细胞肿瘤	9582/0
垂体细胞瘤	9432/1
梭形细胞嗜酸细胞瘤	8290/0
转移瘤	

注:形态学编码依据肿瘤性疾病的国际分类(ICD-O),/0 表示良性肿瘤;/1 表示非特定性、交界性或行为不确定的病变;/2 表示原位癌和Ⅲ级上皮内瘤样病变;/3 表示恶性肿瘤。

第三节 常见颅脑肿瘤病理学特点

一、胶质瘤

胶质瘤是一组具有胶质细胞表型特征的神经上皮肿瘤的总称,是最常见的颅内原发性肿瘤。2016 版《中枢神经系统肿瘤 WHO 分类》(修订版),首次整合了肿瘤的组织学特征和分子表型,提出了新的肿瘤分类标准。这一标准是目前胶质瘤诊断及分级的重要依据。

1. **弥漫型星形细胞瘤,IDH 突变型** 是以 IDH1 或 IDH2 基因突变为特征,可伴有 TP53 及 ATRX 基因突变。细胞分化程度高,生长缓慢。可发生于中枢神经系统任何部位,额叶多见;肿瘤具有恶变潜能,可进展成 IDH 突变型间变性星形细胞瘤,甚或 IDH 突变型胶质母细胞瘤。肿瘤大体边界不清,位于灰质或白质内,可见大小不等的囊腔、颗粒样区域及软硬度不同的区域。光学显微镜下肿瘤由分化好的纤维性星形细胞组成,细胞密度中等,核不典型,核分裂象少或缺如。间质疏松,常伴微囊形成。Ki-67 增殖指数常小于 4%。

肥胖细胞型星形细胞瘤,IDH 突变型:是弥漫型星形细胞瘤,IDH 突变型的一个亚型,以含有大量肥胖性星形细胞为特点,且肥胖性星形细胞含量大于 20%。光学显微镜下肿瘤细胞呈多角形,细胞质丰富、嗜酸性、毛玻璃样,核常偏位,染色质簇状,偶见核仁。血管周围淋巴细胞套常见。

2. **弥漫型星形细胞瘤,IDH 野生型** 具备弥漫型星形细胞瘤的形态学特征,但无 IDH 基因突变的一类肿瘤。这类肿瘤罕见,被认为是一种暂定的亚型。

3. **间变性星形细胞瘤,IDH 突变型** 具备间变性特征的星形细胞瘤,增生活跃,伴 IDH1 或 IDH2 基因突变。这类肿瘤可进展为 IDH 突变型胶质母细胞瘤。肿瘤大体边界常较清,部分呈颗粒状,不透明,较软,囊变少见。光学显微镜下区域性或弥漫性细胞密度增高是重要的诊断标准。若细胞密度较低,但出现大量核分裂象,也可诊断为间变性星形细胞瘤。核的异型性更为明显,但无微血管增生和坏死。

4. **间变性星形细胞瘤,IDH 野生型** 具备间变性星形细胞瘤的形态学特征,但无 IDH 基因突变的一类肿瘤,较少见,约占所有间变性星形细胞瘤的 20%。这类肿瘤恶性程度高于 IDH 突变型的间变性星形细胞瘤,与 IDH 野生型的胶质母细胞瘤相似。

5. **弥漫型星形细胞瘤,NOS 和间变性星形细胞瘤,NOS** 具备弥漫型或间变性星形细胞瘤的形态学特征,但缺乏 IDH 基因突变信息的一类肿瘤。

6. **胶质母细胞瘤**

(1) 胶质母细胞瘤,IDH 野生型:是恶性程度最高的星形细胞肿瘤,由分化差的肿瘤性星形细胞组成,无 IDH 基因突变,占所有胶质母细胞瘤的 90%。主要见于成人,男性多发。这类肿瘤为原发性,多位于幕上,可累及周围及远处脑组织。肿瘤大体界限不清,切面颜色不一,呈灰色或灰白色,坏死区呈黄色,伴出血时呈现红色或棕色。坏死物液化后可形成含浑浊液体的大囊腔。光学显微镜下肿瘤由分化差的肿瘤性星形细胞组成,细胞密度高,核异型性明显,核分裂象多见,并见大量病理性核分裂象。明显的微血管增生和(或)坏死是诊断的基本要点。检测 MGMT 启动子区甲基化、EGFRvⅢ重排、TERT 启动子区突变(C228T 和 C250T)、7 号/10 号染色体相关基因(MET、PTEN 等)及融合基因(FGFR1-TACC1、FGFR3-TACC3)有助于病人预后的评估及靶向药物的选择。

巨细胞型胶质母细胞瘤是 IDH 野生型胶质母细胞瘤的一个罕见亚型。肿瘤主要由含怪异形核的细胞及多核巨细胞组成,偶可见丰富的网状纤维。AURKB 表达及 TP53 突变常见,EGFR 基因扩增少见。此亚型病人预后好于其他胶质母细胞瘤病人。胶质肉瘤是 IDH 野生型胶质母细胞瘤的一个亚型,具有胶质和间叶组织双向分化的特点。此亚型常与胶质母细胞瘤有关,也可由室管膜和少突胶质细胞瘤转化而来。主要见于成人,可原发或继发,预后较差。因含大量结缔组织,肿瘤质地较硬、界限清楚。上皮样胶质母细胞瘤是 IDH 野生型胶质母细胞瘤的一个亚型,好发于小儿及青年人,常见于大脑和间脑,预后差。肿瘤含有密集排列的上皮样细胞,部分横纹肌样细胞,核分裂活跃,微血管增生,以及坏死。与其他胶质母细胞瘤相比,BRAF V600E 突变率较高(约 50%)。

(2)胶质母细胞瘤,IDH 突变型:伴有 IDH1 或 IDH2 基因突变的一类胶质母细胞瘤,由弥散型星形细胞瘤或间变性星形细胞瘤发展而来,占所有胶质母细胞瘤的 10%。组织学特征与 IDH 野生型胶质母细胞瘤相似,但坏死范围更小。胶质母细胞瘤,NOS 是缺乏 IDH 突变信息的一类胶质母细胞瘤。

7. 弥漫中线胶质瘤,H3K27M 突变型 是位于中线的高级别星形细胞性肿瘤,伴有 H3F3A 或 HIST1H3B/C 基因 K27M 突变。主要发生于儿童,也可见于成人。最常见的发病部位包括脑干、丘脑和脊髓,预后差,2 年生存率小于 10%。肿瘤由大小一致的小细胞或大的多形性细胞组成,多数细胞呈星形细胞形态,少数呈少突胶质细胞形态。约 75% 病例既可见核分裂象,也可见坏死和微血管增生。

8. 少突胶质细胞瘤,IDH 突变和 1p/19q 联合缺失型 是一种弥漫浸润、生长缓慢的胶质瘤,伴 IDH 基因突变和 1p/19q 联合缺失。主要发生于成年人,多数位于大脑半球,尤其是额叶。肿瘤界限清楚,呈灰粉色,质软。钙化、囊变、瘤内出血常见。光学显微镜下肿瘤细胞呈中等密度,大小较一致,核圆,核周空晕。其他特征包括微钙化、黏液/囊性变和致密分枝状毛细血管网。Ki-67 增殖指数<5%。

9. 间变性少突胶质细胞瘤,IDH 突变和 1p/19q 联合缺失型 具备间变性少突胶质细胞瘤的组织学特征,伴 IDH 基因突变和 1p/19q 联合缺失。肿瘤大体可见坏死区,镜下肿瘤细胞具备少突胶质细胞的特征,并见间变性特征,包括细胞密度高、细胞异型性明显、核分裂象增多、微血管增生及坏死。

10. 少突胶质细胞瘤,NOS 和间变性少突胶质细胞瘤,NOS 具备间变性少突胶质细胞瘤的组织学特征,但缺乏 IDH 基因突变和染色体 1p/19q 缺失状态信息的一类肿瘤。

11. 少突星形细胞瘤 由少突胶质细胞瘤和星形细胞瘤两种成分组成,且分子表型不明确的一类肿瘤。WHO 分类不推荐此类诊断,依据 IDH 基因突变和 1p/19q 联合缺失状态,大多数星形细胞瘤可以归入星形细胞瘤或少突胶质细胞瘤的范畴。依据组织学特点和增殖活性,又可分为少突星形细胞瘤,NOS 和间变性少突星形细胞瘤,NOS。

12. 其他星形细胞肿瘤 毛细胞型星形细胞瘤是一种界限清楚,生长缓慢的星形细胞瘤,多见于儿童和年轻人,常呈囊性,具有双相组织学特点:含 Rosenthal 纤维的密集的双极细胞区,和含微囊和嗜酸性颗粒小体/透明滴的疏松的多极性细胞区,蛛网膜下腔浸润是常见的特点。BRAF V600E 突变和 KIAA1549-BRAF 融合基因多见。毛黏液样型星形细胞瘤是一种毛细胞样肿瘤,具有明显的黏液样基质和以血管为中心的形态单一的双极性肿瘤细胞,通常没有 Rosenthal 纤维和嗜伊红颗粒小体。常见 KIAA1549-BRAF 融合基因。室管膜下巨细胞型星形细胞瘤是一种良性、生长缓慢的肿瘤,典型部位是侧脑室壁,由大的节细胞样星形细胞构成,与结节硬化症密切相关。肿瘤界限清楚,成簇状生长和血管周围假栅栏状排列是常见的特点,TSC1 突变、TSC2 突变是其主要遗传学特征。多形性黄色星形细胞瘤和间变性多形性黄色星形细胞瘤是一种预后相对较好的星形细胞肿瘤,常发生于儿童和年轻人,好发于大脑半球的浅表部位,常侵及脑膜。典型的组织学特征包括表达 GFAP 的多形性细胞和脂质化细胞,这些细胞常被网状纤维和嗜酸性颗粒小体包绕。根据核分裂象,可将肿瘤分为多形性黄色星形细胞瘤(WHO Ⅱ级,<5/10HPF)和间变性多形性黄色星形细胞瘤(WHO Ⅲ级,≥5/10HPF)。其中,间变性肿瘤可伴坏死。

二、脑膜瘤

脑膜瘤(meningioma)的发病率仅次于胶质瘤,占颅内肿瘤的第二位。女性发病略高于男性,中位年龄为 65 岁。脑膜瘤起源于蛛网膜颗粒,大多数发生在幕上,其好发部位为大脑凸面、矢状窦旁、蝶骨嵴、大脑镰、鞍结节、小脑天幕、桥小脑角、嗅沟、颅底等。临床表现依肿瘤所在颅内不同部位而异。脑膜瘤境界清楚,包膜相对完整,部分肿瘤边缘的瘤细胞可向邻近组织呈侵袭性生长。肿瘤大体标本形态不规则,多呈分叶状或有结节,切面呈均质状硬度不等,部分病例可以有钙化或骨化,或切面有大量异常血管。脑膜瘤浸润脑组织的特点是肿瘤细胞以不规则舌状突入、浸润周围脑组织为特点,在脑组织和肿瘤之间无软脑膜。浸润常引起在肿瘤周围组织中残存的星形细胞增生,这些细胞胶质纤维酸性蛋白(GFAP)阳性。脑组织浸润可发生在组织学良性肿瘤、非典型或间变型(恶性)脑膜瘤。具有脑浸润的特征、组织学上良性和具有非典型性的脑膜瘤均可复发,而且死亡率跟非典型脑膜瘤基本相同。

光学显微镜下脑膜瘤的组织学分类繁杂,但在实际工作中,在一个肿瘤组织内可以有不同的成分,在各个类型之间又有一些过渡的形式,因此要根据具体情况分析以哪一种成分为主,而将其归类为哪一类型。大部分亚型临床生物学行为相同,但有部分组织学类型因其具有易复发、高侵袭性及易转移的特点被列为 WHO Ⅱ级或 Ⅲ级。

1. **上皮型脑膜瘤**(meningothelial meningioma) 常见的经典型,瘤细胞分叶状排列,间隔少许胶原纤维。像正常蛛网膜帽细胞一样,瘤细胞大小一致,核卵圆形,染色质稀薄,有的核中心透明,有时形成核内包涵体。漩涡结构和砂粒体少见。

2. **纤维型脑膜瘤**(fibrous meningioma) 单纯的纤维型脑膜瘤少见。肿瘤由梭形细胞平行、席纹状或束状交叉排列在富于胶原纤维的基质内,漩涡状结构和砂粒体结构不常见。瘤细胞核具有内皮细胞型脑膜瘤细胞的特点。肿瘤细胞形成宽的束状结构,在束内有多少不等的胶原纤维,在有些肿瘤中胶原的量可以非常多。

3. **过渡型脑膜瘤**(transitional meningioma) 该亚型常见,具有脑膜内皮细胞型和纤维型脑膜瘤间的过渡特点。瘤细胞排列成分叶状和束状结构并存,伴有大量紧密排列的漩涡状或砂粒体结构。

4. **砂粒体型脑膜瘤**(psammomatous meningioma) 该亚型脑膜瘤富含砂粒体。砂粒体多融合形成不规则钙化,少数情况下形成骨化小体。组织病理学为过渡型脑膜瘤漩涡状结构特点。

5. **血管瘤型脑膜瘤**(angiomatous meningioma) 该型脑膜瘤特征是大量血管分布于肿瘤细胞之间,血管腔小至中等,管壁薄或厚,大部分小血管壁透明变性。中等到显著变性的不典型核常见,但大部分肿瘤的组织学及临床过程为良性。

6. **微囊型脑膜瘤**(microcystic meningioma) 该亚型以胞突细长、背景疏松、黏液状、似有许多小囊为特点,多形细胞多见。但微囊型脑膜瘤是典型的良性肿瘤,与血管瘤型脑膜瘤相同,可伴有周围脑组织的水肿。

7. **分泌型脑膜瘤**(secretory meningioma) 该亚型的特点是灶性上皮细胞分化,上皮内微腺腔内含 PAS 染色阳性的,嗜伊红物质,该结构称为"假砂粒体"。免疫组织化学标记表达 CEA 和一组上皮和分泌性标记物,周围瘤细胞 CEA 和角蛋白均阳性。这些瘤细胞可能与血液中 CEA 升高有关。肿瘤周围脑水肿可较明显。

8. **富于淋巴浆细胞型脑膜瘤**(lymphoplasmacyte-rich meningioma) 此亚型的特点为丰富的慢性炎细胞浸润,经常覆盖于内皮细胞之上,是一类罕见的亚型,同时因其不同于临床病理学上的实体瘤,它的存在一直存在争议,其生物学行为更类似于感染的过程。已有文献报道部分病例可出现血液系统的异常,如高球蛋白血症、顽固的缺铁性贫血。

9. **化生型脑膜瘤**(metaplastic meningioma) 该型脑膜瘤含局灶或广泛分布间叶组织成分,包括骨、软骨、脂肪、黏液样或黄色瘤组织,单一或混合存在。该亚型的临床意义还不清楚。在实际工作中骨化的脑膜瘤需要与存在骨侵犯的脑膜瘤相鉴别。

10. 脊索样型脑膜瘤(chordoid meningioma) 组织学类似脊索瘤的脑膜瘤,黏液背景,瘤细胞嗜伊红,空泡状,排列成束状或小梁状。典型的脑膜瘤区域与脊索样区相混,单纯表现为脊索瘤样结构的病例罕见。慢性炎细胞的浸润常呈斑片状,也可以很显著。脊索样脑膜瘤可以长得很大,小脑幕上的肿瘤在次全切除术后的复发率高(WHO Ⅱ级)。

11. 透明细胞型脑膜瘤(clear cell meningioma) 这类脑膜瘤瘤细胞多角形,细胞质透明,富含糖原,在血管周及间质中有多少不均的胶原蛋白。该亚型少见,由于糖原的累积使细胞透明,PAS 染色呈强阳性。典型的脑膜瘤特点不明显,可见模糊的漩涡状结构,没有砂粒体结构。肿瘤好发于小脑桥脑角和马尾。透明细胞型脑膜瘤临床生物学行为较具侵袭性,易复发,可见脑脊液播散(WHO Ⅱ级)。

12. 非典型脑膜瘤(atypical meningioma) 该亚型肿瘤核分裂活性增高或伴有三个或更多的如下特点:细胞密度高,小细胞大核,核浆比例增高,核仁明显,无定型或片状生长方式以及局部"海绵状"或"地图样"坏死。核分裂活性增高的定义为:核分裂象增多到>4/10HPF。上述标准与该型脑膜瘤的高复发率有关。非典型脑膜瘤 MB-1 标记指数中等,组织学相当于 WHO Ⅱ级。

13. 乳头状脑膜瘤(papillary meningioma) 该肿瘤罕见,肿瘤中大部分成分为血管周围假菊形团结构。假菊形团结构的出现通常在一定程度上增加肿瘤的复发概率。该肿瘤好发于年轻人,包括儿童。75%的病例发生局部侵犯和脑组织浸润,55%复发,20%发生转移(主要是肺),大约一半的病人死亡。由于肿瘤的侵袭性生物学行为,此亚型定为 WHO Ⅲ级。

14. 横纹肌样型脑膜瘤(rhabdoid meningioma) 该肿瘤少见,主要由片状横纹肌样细胞构成,圆胖形瘤细胞伴有偏位核,染色质空,核仁明显,细胞质内可见明显的嗜伊红包涵体,既可以是漩涡状的,也可以是质密蜡样的。横纹肌样细胞明显增多提示肿瘤复发率高。大部分肿瘤具有高度增生活性和其他恶性特征。有些甚至在横纹肌细胞的基础上出现乳头状结构。该肿瘤临床经过具有侵袭性,相当于 WHO Ⅲ级。少部分脑膜瘤只在局部有横纹肌样细胞特点,缺乏其他组织学恶性特征,其生物学行为待定。

15. 间变型(恶性)脑膜瘤[anaplastic(malignant)meningioma] 该肿瘤所表现的组织学恶性特点远比非典型脑膜瘤多。这些特点包括明显的恶性细胞学特点:癌样、黑色素瘤或高级别肉瘤,或高核分裂指数(>20/10HPF),大部分肿瘤还表现出广泛坏死及 Ki-67 增值指数>20%。此型脑膜瘤相当于 WHO Ⅲ级,常为致死性的。

16. 其他形态学亚型(other morphologic variations) 形态学分类标准适用于绝大部分脑膜瘤,但一些罕见病例很难把他们准确分类。包括:脑膜瘤伴嗜酸细胞样、黏液样、硬化型、漩涡硬化型、表达 GFAP 型及"具有颗粒纤维丝状包涵物的特征"等。

虽然在光学显微镜下,将脑膜瘤的组织结构特点分为很多种类型,但由于该肿瘤起源于蛛网膜颗粒细胞,所以在电镜下该肿瘤又具有一些共同的特点:丰富的中间丝(波形蛋白)、胞突并指交叉复合物(特别在脑膜瘤亚型)和细胞间桥粒连接。

三、垂体腺瘤

垂体腺瘤(pituitary adenoma)是颅内常见的肿瘤之一,由垂体前叶发生,男女比例差异不大,好发部位主要位于蝶鞍内,有时向鞍外扩展。临床表现除占位体征外还根据产生不同激素的肿瘤引起不同的症状,共有的症状为视力视野障碍、头痛;生长激素腺瘤在青年人多表现为巨人症,成年人则表现为肢端肥大症;促乳激素腺瘤在女性多表现为闭经、乳汁分泌,男性则表现为性功能低下,占位体征及高泌乳素血症;促肾上腺皮质激素腺瘤可表现为向心性肥胖,面如满月甚至有高血压、糖尿病及骨质疏松等库欣(Cushing)综合征。大体标本肿瘤为暗红色,有包膜,切面软韧不均。光学显微镜下大多数垂体肿瘤是由单一细胞形态增殖所组成,核是较一致的圆形,染色质纤细,核仁不明显,中等量细胞质。瘤细胞的嗜色性质与肿瘤的类型有关,生长激素细胞腺瘤常为嗜酸细胞性,促肾上腺皮质激素细胞腺瘤常为嗜碱细胞性,促性腺激素细胞腺瘤和促甲状腺激素细胞腺瘤常为嫌色细胞性。一般在大多数腺瘤核分裂是不常见的。Ki-67 抗原(克隆 MB-1)标记指数通常不足 3%。

2017 版 WHO 垂体腺瘤分型改变了主要根据肿瘤细胞分泌激素的不同对垂体腺瘤进行分类的方法，转变为利用腺垂体细胞谱系特异性转录因子表达的不同确认肿瘤细胞的可能来源，结合激素表达情况进行分类并将其重新命名（表 3-3-1）。首先通过垂体激素和转录因子免疫组化表达确认肿瘤细胞的来源，然后应用低分子量角蛋白（low molecular weight cytokeratin, LMWCK）染色的不同形式对肿瘤进一步分类，弱化了电镜超微结构在分类中的作用。其中，快速生长、影像学可见侵袭、Ki-67 增殖指数高的垂体腺瘤易于复发，传统治疗效果较差，定义为高风险垂体腺瘤。

表 3-3-1　2017 版 WHO 垂体腺瘤的分型

垂体腺瘤的类型	免 疫 表 型	转录因子及其他相关因子
生长激素细胞腺瘤		
致密颗粒型生长激素细胞腺瘤	GH±PRL±α 亚单位 LMWCK（核周或弥漫分布）	PIT1
稀疏颗粒型生长激素细胞腺瘤	GH±PRL LMWCK（点状分布、可见纤维小体）	PIT1
泌乳素-生长激素细胞腺瘤	GH+PRL（同细胞可见 2 种激素）±α 亚单位	PIT1, ERα
泌乳素-生长激素混合性细胞腺瘤	GH+PRL（分泌不同激素的细胞混合）±α 亚单位	PIT1, ERα
泌乳素细胞腺瘤		
稀疏颗粒型泌乳素细胞腺瘤	PRL	PIT1, ERα
致密颗粒型泌乳素细胞腺瘤	PRL	PIT1, ERα
嗜酸性干细胞腺瘤	PRL, GH（局灶且不稳定） LMCK（不稳定的纤维小体）	PIT1, ERα
促甲状腺激素细胞腺瘤	β-TSH, α 亚单位	PIT1, GATA2
促肾上腺皮质激素细胞腺瘤		
致密颗粒型促肾上腺皮质激素细胞腺瘤	ACTH, LMWCK（弥漫分布）	TPIT
稀疏颗粒型促肾上腺皮质激素细胞腺瘤	ACTH, LMWCK（弥漫分布）	TPIT
Crooke 细胞腺瘤	ACTH, LMWCK（环状分布）	TPIT
促性腺激素细胞腺瘤		
稀疏颗粒型促性腺激素腺瘤	β-FSH, β-LH, α 亚单位（不同组合）	SF1, GATA2, ERα（多变）
零细胞腺瘤	无	无
多激素胞腺瘤		
PIT1 阳性的多激素细胞腺瘤	GH, PRL, β-TSH±α 亚单位	PIT1
不常见的多激素细胞腺瘤	不同组合	其他多种转录因子
双激素细胞腺瘤		
同时具有两种不同激素细胞腺瘤	PRL, ACTH	PIT1 和 TPIT

注：GH. 生长激素；PRL. 泌乳素；ACTH. 促肾上腺皮质激素；LMWCK. 低分子量角蛋白；TSH. 促甲状腺激素；FSH. 卵泡刺激素；LH. 黄体生成素；PIT1. 垂体特异转录因子 1；ERα. 雌激素受体 α；GATA2. 锌指转录调控蛋白 GATA 家族 2；TPIT. T-box 转录因子 19；SF1. 类固醇生成因子 1

四、髓母细胞瘤

髓母细胞瘤（medulloblastoma）是一种恶性的，常见于儿童小脑的侵袭性胚胎性肿瘤，男性多于女性，中位发病年龄为 9 岁，发病高峰年龄为 3~7 岁，约 77% 发生在小于 19 岁的青少年，大多数通过脑脊液途径播散,组织学相当于 WHO Ⅳ级。至少 75% 儿童髓母细胞瘤起源于蚓部并突入第四脑室,随着年龄增长,越来越多的病例累及小脑半球。病人临床常出现共济失调、步态不稳,由于脑脊液循环受阻,出现高颅压症状,包括嗜睡、头痛和晨起呕吐。肿瘤大体标本表现为粉色或灰色的团块,小的坏死灶明显,但广泛的坏死少见。发生在小脑半球的髓母细胞瘤质地较硬,界限清晰,播散的髓母细胞瘤可见不连续的肿瘤结节。光学显微镜下肿瘤由高密度细胞构成,瘤细胞核圆到卵圆形或雪茄烟样,染色质多,细胞质不明显。在 <40% 的病例可以见到成神经细胞(homer wright)菊形团,常伴有明显的核多形性和高核分裂活性。电镜下超微结构显示瘤细胞密集呈镶嵌状分布,在成神经细胞的分化区,细胞有纤细的神经样细胞质突起,也可见到致密芯小泡和突触,在胶质分化区可见到丰富的中丝。

目前,根据遗传学的差异可将髓母细胞瘤进一步分为 WNT 激活型、SHH 激活伴 TP53 突变型、SHH 激活伴 TP53 野生型、非 WNT/非 SHH 型(group 3 和 group 4),根据组织学形态可分为经典型、促纤维增生/结节型、伴有广泛结节型和大细胞/间变型髓母细胞瘤。这些遗传学和组织学亚型在预后和治疗方面存在明显差异(表 3-3-2)。

表 3-3-2　遗传学和组织学亚型髓母细胞瘤在预后和治疗方面差异

遗传分型	组织分型	预后	年龄	男女比例	常见遗传变异
WNT 激活型	经典型	低风险	儿童	1:2	CTNNB1 突变
	大细胞/间变型(少见)	临床意义不明确			DDX3X 突变
					TP53 突变
SHH 激活型					
TP53 野生	经典型	中度风险	婴儿,成人	1:1	PTCH1 突变
	大细胞/间变型	临床意义不明确			SMO 突变(成人)
	促纤维增生/结节型	婴儿:低风险			SUFU 突变(婴儿)
	伴有广泛结节型	婴儿:低风险			TERT 启动子区突变
TP53 突变	经典型	极高风险	儿童	1:1	TP53 突变
	大细胞/间变型	高风险			
	促纤维增生/结节型(极少见)	临床意义不明确			
非 WNT/非 SHH 型					
Group 3	经典型	中度风险	婴儿,儿童	2:1	PVT1-MYC
	大细胞/间变型	高风险			GFI1/GFI1B 结构变异
Group 4	经典型	中度风险	各年龄组	3:1	KDM6A
	大细胞/间变型(少见)	临床意义不明确			GFI1/GFI1B 结构变异

五、室管膜瘤

室管膜瘤(ependymoma)是一种生长缓慢的肿瘤,发生于儿童和年轻人,起源于脑室壁或脊髓导水管,由肿瘤性室管膜细胞构成。瘤细胞脱落后可经脑脊液转移并在脑室其他部位和蛛网膜下腔种植。大体标本肿瘤为红色结节分叶状,切面为灰红色,可以有出血、坏死及囊性变。肿瘤界限清楚,细胞密度适中,核形态单一,呈圆形或卵圆形,染色质呈胡椒盐状,核分裂象罕见。血管周围假菊形团和室管膜周围菊形团是室管膜瘤的关键特征。根据形态特征可分为三个亚型:乳头型室管膜瘤、透明细胞型室管膜瘤和伸长细胞型室管膜瘤。

室管膜瘤,RELA 融合基因阳性是一类 RELA 融合基因阳性的幕上室管膜瘤,组织形态与室管膜瘤类似,但预后较其他类型室管膜瘤差。

六、生殖细胞瘤

生殖细胞瘤(germinoma)是最常见的中枢神经系统生殖细胞肿瘤,发病男性多于女性,发病年龄多见为儿童及青少年,肿瘤好发部位主要位于松果体区及第三脑室部位。大体标本可见肿瘤为灰红色,质软呈侵袭性生长,切面可见囊性变及钙化斑。光学显微镜下肿瘤细胞排列呈片状、小叶状或间质促纤维反应性增生成条索状或梁状。在迅速固定的标本中肿瘤细胞核呈圆形、泡状、位于中央,核仁明显,细胞膜不连续,细胞质相对丰富,由于糖原的聚集常使细胞透明。生殖细胞瘤中核分裂易见,但坏死少见。细胞膜及高尔基体 KIT 标记强阳性以及细胞核 OCT4、NANOG 阳性是生殖细胞瘤有意义的免疫组化特征。

（刘幸 李桂林）

参 考 文 献

[1] Louis DN,Perry A,Reifenberger G,et al. The 2016 World Health Organization Classification of Tumors of the Central Nervous System:a summary[J]. Acta Neuropathol,2016,131:803-820.

[2] 中国脑胶质瘤协作组,中国脑胶质瘤基因组图谱计划. 中国脑胶质瘤分子诊疗指南[J]. 中华神经外科杂志,2014,30(5):435-444.

[3] Ostrom QT. ,Gittleman H,Liao P,et al. CBTRUS Statistical Report:Primary brain and other central nervous system tumors dsiagnosed in the United States in 2010-2014[J]. Neuro Oncol,2017:19(S5):v1-v88.

[4] Mete O,Lopes M B. Overview of the 2017 WHO Classification of Pituitary Tumors[J]. Endocrine pathology,2017,28(3):228-243.

[5] Malzkorn B,Reifenberger G. Practical implications of integrated glioma classification according to the World Health Organization classification of tumors of the central nervous system 2016[J]. Curr Opin Oncol,2016,28(6):494-501.

第四章

发生机制及分子遗传学进展

第一节 脑胶质瘤

胶质瘤是中枢神经系统中最常见的恶性肿瘤,2007 年 WHO 根据胶质瘤的组织学特征将其分为 I ~ IV、分级和治疗主要基于形态学标准,组织形态学分类一度成为临床上胶质瘤诊断的金标准。但胶质瘤组织形态类型繁多,各类型的临床表现、分子标志物、治疗策略、预后不尽相同,不同观察者对肿瘤分级也存在主观性。近年来随着分子遗传学的发展,全基因组分子图谱揭示了不同类型胶质瘤的遗传学和分子生物学特征,而且某些分子变化与治疗反应和预后有关。分子标记物的出现对经典形态学诊断价值提出了挑战。2016 年《WHO 中枢神经系统肿瘤分类(第 4 版修订版)》根据组织学形态和分子遗传学特征,在经典的组织病理学诊断基础上,将分子标志物纳入胶质瘤的分类中,引入分子分型。结合组织形态学、WHO 分级和生物标志三个层次对胶质瘤做出综合诊断。肿瘤分子遗传学特点利于提高对胶质瘤发病机制的理解,利于临床医生对胶质瘤的临床表现和预后评估作出精准判断,促进胶质瘤治疗水平的提高。

2016 年《WHO 中枢神经系统肿瘤分类(修订版)》,最大变化是引入胶质瘤分子遗传学特征。根据分子遗传学特点新定义的肿瘤实体,包括胶质母细胞瘤异柠檬酸脱氢酶(IDH)野生型、胶质母细胞瘤 IDH 突变型、弥漫性中线胶质瘤 H3. K27M 突变型、间变性多形性黄色瘤型星形细胞瘤(aPXA)、室管膜瘤 RELA 融合基因阳性型。新定义的肿瘤亚型包括上皮样型胶质母细胞瘤。新描述的肿瘤组织学形态包括伴原始神经元成分的胶质母细胞瘤。由于没有区别于其他胶质瘤的特殊基因学表型,在 2016 年修订版中删除了大脑胶质瘤病、原浆型和纤维型星形细胞瘤、富于细胞型室管膜瘤、原始神经外胚层肿瘤(PNET)。

一、弥漫性胶质瘤

弥漫性胶质瘤是基于表型和基因型的分类方法,包括 WHO II 级和 III 级星形细胞瘤、WHO II 级和 III 级少突胶质细胞瘤、WHO IV 级胶质母细胞瘤以及儿童相关的弥漫性胶质瘤。以前大多数星形细胞瘤归于一类,现在将所有弥漫性浸润性生长的胶质瘤,包括星形细胞瘤和少突胶质细胞瘤都被分在一组,这种分类方法不仅基于其生长方式和行为表现,更多的基于遗传学特征 IDH1 和 IDH2 基因共同的驱动突变。从发病学的角度来看,这提供了基于表型和基因型的动态分类。从预后的角度来看,它们具有相似预后标记物。从病人管理的角度来看,新的分类利于指导生物学和基因相似的实体肿瘤的治疗。

(一)弥漫性星形细胞瘤

WHO II 级弥漫性星形细胞瘤和 WHO III 级间变性星形细胞瘤分为 IDH 突变型、IDH 野生型和 NOS 型。对于 II 级和 III 级肿瘤绝大多数都属于 IDH 突变类型。IDH 是胶质瘤发病过程中突变最早的基因,IDH 突变的星形胶质细胞瘤常伴有 TP53 和 ATRX 基因的突变。ATRX 编码染色体重组调节因子,它的突变致使端粒功能障碍和广泛的基因组失稳。如果免疫组织化学显示 IDH1 R132H 蛋白突变阴性以及基因测序 IDH1 位点 132 和 IDH2 位点 172 基因突变为阴性,或者单纯基因测序结果为阴性,则该病变诊断为 IDH 野生型。如果 IDH 检测没法实现或者完成不好(如免疫组织化学显示阴性但缺乏基因测序),诊断分别为弥漫型星形细胞瘤,NOS 或者间变性星形细胞瘤,NOS。

(二)胶质母细胞瘤

胶质母细胞瘤是弥漫性肿瘤中恶性度最高的肿瘤,WHO IV 级。对 IDH 进行全面评价将胶质母细胞瘤分为:①胶质母细胞瘤,IDH-野生型(约占90%的病人),主要发生于55岁以上的病人。②胶质母细胞瘤,IDH-突变型(约占10%的病人),常见于相对年轻的病人,具有弥漫型低级别胶质瘤病史。其基因图谱伴有TP53和ATRX基因突变及G-CIMP,但其DNA甲基化水平较低。③胶质母细胞瘤,NOS,特指那些未能对IDH进行全面评价的胶质母细胞瘤。55岁以上的胶质母细胞瘤病人若R132H IDH1免疫组化染色为阴性则无需行IDH基因测序。

1. **上皮样胶质母细胞瘤**　分子遗传学属胶质母细胞瘤IDH野生型,缺乏传统成人IDH野生型胶质母细胞瘤的相关分子特性,例如EGFR的扩增和10号染色体的缺失,其常有ODZ3半合子的缺失。约50%的上皮样型胶质母细胞瘤存在BRAF V600E突变。一系列横纹肌样的胶质母细胞瘤缺乏INI1的表达,从而有别于同样具有上皮样表现的其他肿瘤。

2. **具有原始神经元成分的胶质母细胞瘤**　具有界限清楚的结节,包含原始细胞并具有神经分化作用。分子遗传学特点,大于40%的病人在原始神经元成分中具有MYC或MYCN基因扩增。近50%的病人在不同肿瘤成分中均存在第10号染色体长臂缺失。其中1/4病人具有较低级别胶质瘤的病史,该亚组的R132H IDH1在神经胶质和原始神经成分均具有免疫活性。

3. **具有小细胞胶质母细胞瘤/星形细胞瘤和颗粒细胞胶质母细胞瘤/星形细胞**　前者以统一的小细胞为特征,且常具有EGFR的扩增,后者具有巨噬细胞样的颗粒,富含溶酶体的肿瘤细胞。

(三) 少突胶质细胞瘤

少突胶质细胞瘤伴有IDH基因突变和染色体1p和19q共缺失。儿童组织学与少突胶质细胞瘤相似的肿瘤,常无IDH基因家族突变和1p19q联合缺失。1p/19分子标志物是临床上实施PVC方案的指标。1p19q联合缺失病人生存期较长,预后良好。95%以上的少突胶质瘤存在TERT基因突变,TERT基因突变致端粒酶活性不减弱,端粒不缩短,细胞不断进行分裂,促进肿瘤进展。约2/3的病人伴有转录抑制因子Capicua(CIC)突变,CIC可以通过非依赖性EGFR途径广泛激活基因表达。约1/3的病人伴有FUBR1突变,通过编码上游的结合蛋白,调节MYC的表达。转录因子TF12突变,最终导致MYC信号通路的激活。

(四) 少突星形细胞瘤

几乎所有组织学特征显示,星形和少突两种成分的肿瘤应用基因检测后,均可分类至星形细胞瘤或少突胶质细胞瘤中的一种。文献极少报道,具有明确少突胶质细胞瘤和星形细胞瘤表型和基因型成分的"真的"少突星形细胞瘤。进一步报道证实,这些肿瘤获得作为下一版WHO分类部分的评估之前,均应包含在先前的少突星形细胞瘤NOS或间变型少突星形细胞瘤NOS中。

(五) 弥漫性中线胶质瘤H3. K27M突变型

是一种好发于儿童的高级别胶质瘤,位于中线结构(如丘脑、脑干和脊髓),且呈弥漫型生长。以编码组蛋白H3的H3F3A或HISTlH3B/C基因突变,其中K27M突变为主要特征,通过破坏PRC2的募集和抑制组蛋白-赖氨酸-N甲基转移酶EZH2的活性使细胞内三甲基化的H3K27减少。H3. K27M基因突变可影响TP53信号转导通路,导致TP53基因突变,或PPM1D基因突变,偶可导致ATRX基因失活。常伴有PDGFRA,MYC,MYCN,CDK4,CDK6等原癌基因的增殖。这些肿瘤分子表型的鉴别提供了一种对抗这些突变效果治疗方法的理论基础。

二、其他星形细胞肿瘤

2016年《WHO中枢神经系统肿瘤分类》将毛细胞型星形细胞瘤、毛细胞黏液样型星形细胞瘤、室管膜下巨细胞型星形细胞瘤和多形性黄色瘤型星形细胞瘤单独归为一类,这些类型与IDH基因突变无关联性,即归为其他星形细胞肿瘤。BRAF基因编码一种丝/苏氨酸特异性激酶,KIAA1549-BRAF是因BRAF基因的串联重复导致的融合基因,其在毛细胞型星形细胞瘤中发生率高达50%~70%,被认为是毛细胞型星形细胞瘤的诊断标志物。BRAF-V600E突变在多形性黄色瘤型星形细胞瘤(WHO Ⅱ级和Ⅲ级)检出率高达50%~65%,在其他类型胶质瘤如弥漫性胶质瘤中少见。

三、室管膜瘤

2016年修订版定义具有明确分子遗传学特征的室管膜瘤RELA融合基因阳性型为新的肿瘤实体,此型多见于儿童。儿童有 2/3 的幕上室管膜瘤有基因重排现象：RELA 基因和 C11orf95 融合，致使 NF-κB 转录异常，核因子 NF-κB 信号转导通路激活，使 LICAM 蛋白和 CCDN l 蛋白表达上调，从而引起肿瘤发生。免疫组化染色发现具有特异性的 LICAM 表达，但尚有待进一步的阐明。

（康春生）

第二节　髓母细胞瘤

髓母细胞瘤（medulloblastoma）是中枢神经系统最为恶性的神经上皮肿瘤之一，因其形态与胚胎期的髓母细胞很相似，故髓母细胞瘤的名称由此而来。髓母细胞在人胚胎中仅存在于下髓帆，与髓母细胞瘤好发于小脑蚓部的特征相吻合，年发病率约为 0.5/10 万，14 岁以下儿童多见，发病高峰为 0~9 岁，其次发生于青年人，成年人少见。男性发病率高于女性。临床上，髓母细胞瘤为高度恶性肿瘤（WHO Ⅳ 级），具有不良的生物学行为，极易侵袭和转移，肿瘤细胞可以沿脑脊液播散，累及侧脑室及三脑室；也可沿硬脊膜下腔播散，侵犯脊髓，造成神经根压迫症状。

一、发病机制

目前根据某些肿瘤的发病特点、病理以及一些基础实验研究，提出几种学说。

1. 遗传学说　在神经外科领域中，某些肿瘤具有明显的家族倾向性，如视网膜母细胞瘤、血管网织细胞瘤、多发性神经纤维瘤等。一般认为它们均为常染色体显性遗传性肿瘤，外显率很高。细胞及分子生物学研究表明，26%~45% 髓母细胞瘤中有 17 号染色体短臂（17p）的丢失，然而，尽管在 17p 上有抑癌基因 p53，进一步研究表明髓母细胞瘤与 p53 基因的突变或丢失无明显相关性，与髓母细胞瘤相关的癌基因及抑癌基因的改变仍不明确。

2. 病毒学说　实验研究表明一些病毒包括 DNA 病毒和 RNA 病毒，若接种于动物脑内可诱发脑瘤。

3. 理化学说　物理因素中被确认的具有致肿瘤可能的是放射线，已有许多关于头颅放疗后引起颅内肿瘤的报道。在化学因素中，多环芳香碳氢化合物和硝酸化合物，如甲基胆蒽苯并比、甲基亚硝脲亚硝基哌啶在一些动物实验中都可诱发脑瘤。

4. 免疫抑制学说　器官移植免疫抑制剂的应用，会增加颅内或外周肿瘤发生的风险。

5. 胚胎残余学说　颅咽管瘤上皮样及皮样囊肿、畸胎瘤、脊索瘤明显发生于残留于脑内的胚胎组织，这些残余组织具有增殖分化的潜力，在一定条件下可发展为肿瘤。

二、分子亚群

组织学形态显示，髓母细胞瘤肿瘤组织由高密度的未分化细胞构成，胞核呈圆形、卵圆形或"雪茄"样，核质比高，染色质浓染，胞质不明显；肿瘤细胞呈 Hoilier-Wright"菊形团"样或"栅栏"样排列。除经典型外，还有促纤维增生型，广泛结节型、间变型和大细胞型共 5 种病理学亚型。组织学类型与新近发表的髓母细胞瘤的分子分型有一定对应关系，预后也有所不同。依据 WHO 第 4 版神经系统肿瘤髓母细胞瘤分型标准，不同病理类型与病人预后存在相关性。其中促纤维增生型组病人临床生存期最长，而间变型和大细胞型组预后较差。有研究也表示，儿童和成人不同病理结果的预后很相似。

随着临床研究的进步，临床工作者们发现组织病理学亚型与临床表现难以完全对应，更重要的是，单纯组织学病理难以很好地预测临床预后，在 2010 年波士顿的一次共识会议上，来自世界各地的专家达成共识，将髓母细胞瘤按分子分型分成四个亚群，即 WNT，SHH，Group3 和 Group4 四个亚群。这四个亚群是根据整合基因组学研究的结果来确定的，具有明确的临床、组织病理学、遗传、转录和预后特征（表 4-2-1）。

（一）WNT 型髓母细胞瘤

这是最罕见的亚群，约占所有髓母细胞瘤的 10%。主要发生于儿童和青少年，婴儿病例未见报道。WNT 型髓母细胞瘤可能起源于胚胎脑干背部神经前体细胞，伴 WNT 信号通路过度表达及 CTNNB1 的激活突变，该亚型病人组织病理学类型多为经典型，少数为大细胞型。该亚型病人经常出现 6 号染色体单倍型是这个亚群的特征。TP53、DDX3X 和 SMARCA4 突变在 WNT 肿瘤病人中也有报道。WNT 型髓母细胞瘤很少发生转移,与其他亚群相比预后较好。

表 4-2-1　髓母细胞瘤的分子分型

分子亚型	病理亚型	驱动基因
WNT	经典型(大部分)	CTNNB1
	大细胞/间变型(极少)	DDX3X
		CDH1
		TP53
		SMARCA4
		CREBBP
SHH TP53 突变型	经典型	TERT
	大细胞/间变型	PTCH1
	促纤维组织增生型/结节型(极少)	TP53
		DDX3X
		PTEN
SHH TP53 野生型	经典型	TP53
	大细胞/间变型	SMO
	促纤维组织增生型/结节型	GLI2
	广泛结节型	MYCN
		SUFU
GROUP3	经典型	MYCN
	大细胞/间变型	MYC
		SMARCA4
		KDM6A
		CTNNB1
		CREBBP
GROUP4	经典型	OTX2
	大细胞/间变型	KDM6A
		MYCN
		CDK6

(二) SHH 型髓母细胞瘤

SHH 型肿瘤大约占髓母细胞瘤的 30%,呈现典型的双模态年龄分布特征,在婴儿期和青春期发病率最高,主要发生于小于 3 岁的婴儿以及大于 16 岁的较年轻的成年人。该亚型病人组织病理学类型多为促纤维增生型,其次是广泛结节型。有证据表明,SHH 型髓母细胞瘤来源于小脑室颗粒外颗粒层前体细胞。SHH 信号通路的过度激活是该亚群的特征,通常是由于肿瘤抑制基因 PTCH1、SMO 和 SUFU 的突变,或 GLI2 或 MYCN 的扩增。TP53 突变可在 20% 左右的 SHH 髓母细胞瘤病人中发现。SHH 型髓母细胞瘤病人预后较差,大约 20% 的 SHH 型肿瘤病人在诊断时出现转移。

(三) Group3 型髓母细胞瘤

Group3 型髓母细胞瘤约占所有髓母细胞瘤病人的 25%,组织病理学多为大细胞型。该型肿瘤几乎只发生在婴儿和儿童,且男性病人明显多于女性病人。本亚群极具侵袭性,目前尚未发现一种过度表达的表达通路,但在这些肿瘤中,MYC 基因经常出现高表达。此外,OTX2 基因的高表达、SMARCA4 基因的突变、GFI1 基因和 GFI1B 基因的增强激活等都是常见的基因改变。本型病人预后最差,有 40%~45% 的病人在诊断时出现软脑膜扩散。

(四) Group4 型髓母细胞瘤

Group4 型髓母细胞瘤约占所有髓母细胞瘤病人的 35%,几乎影响所有年龄组的病人。虽然这一亚群是最常见的,但其潜在的发病机制尚不清楚,而且起源细胞尚未被确认。在几乎所有 Group4 型肿瘤中都可以发现同染色体 17q,KDM6A 基因,MYCN 基因和 CDK6 基因在这个亚组中也经常检测到细胞遗传学改变。Group4 型肿瘤在诊断时经常出现转移,但总体预后仍处于中间状态。

三、危险分层

传统上将髓母细胞瘤病人分为两组,即平均风险组和高风险组,区分这两个分组的条件有三个:确诊年龄、存在或不存在播散(基于磁共振成像和脑脊液分析)、手术后肿瘤的残余程度。平均风险组病人年龄大于 3 岁,目前未发现转移(影像学扫描未见宏观转移,脑脊液未见肿瘤细胞),残余肿瘤大小 < 1.5cm^2。高风险组病人年龄小于 3 岁,出现转移或术后肿瘤大小 > 1.5cm^2。

2015 年在海德堡召开的一次共识会议上,基于分子分型和预后标准提出了一种针对 3~17 岁病人的新的风险分层方案。将病人精细化分类成四个风险组,主要以结果为定义,并考虑了疾病的异质性和分子亚群信息。该方案将病人定义为高风险(< 50% 生存率)、中风险(50%~75% 生存率)、标准风险(75%~90% 生存率)和低风险(> 90% 生存率)。转移型 Group3 型髓母细胞瘤病人以及出现 TP53 突变的 SHH 型髓母细胞瘤病人预后较差,应被认为风险很高。高危病人为转移性或 MYCN 扩增性 SHH 型髓母细胞瘤病人和 Group4 型髓母细胞瘤病人。无 MYCN 扩增、无 TP53 突变的 SHH 型髓母细胞瘤、无 MYC 扩增的 Group3 型髓母细胞瘤和无 11 号染色体丢失的 Group4 型髓母细胞瘤均被视为标准风险。低风险的是非转移性 WNT 型髓母细胞瘤病人以及非转移性 Group4 型髓母细胞瘤和全染色体 11 缺失病人。

新的病人风险分层允许对预后良好的病人进行治疗降级评估,并提高在高风险和非常高风险组的病人中识别和测试新的合理的靶向治疗的能力。

四、生物信息治疗策略

髓母细胞瘤内存在的肿瘤细胞的异质性使分子分层试验能够进行的基础。

分子亚群和改进了的风险分层为开发适应风险的治疗方案和针对特定病人肿瘤内分子事件的新型靶向治疗提供了基础(图 4-2-1)。许多临床前和临床试验正在进行中,以开发和测试小分子抑制剂、基于抗体的疗法和利用这些肿瘤中的分子弱点的免疫疗法。

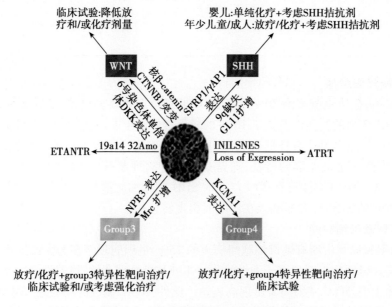

图 4-2-1 髓母细胞瘤个体化治疗趋势

(一) WNT 型髓母细胞瘤

在一些活跃的 Ⅱ 期和 Ⅲ 期临床研究中引入的一个关键策略是降低 WNT 型髓母细胞瘤的一线治疗措

施。鉴于这些病人的总体生存率（>90%）非常好，这些研究旨在减少这些病人中与治疗相关的发病率，并取得良好的生物学结果。

（二）SHH 型髓母细胞瘤

大量的临床前研究证实了 hedgehog 信号通路在髓母细胞瘤发生中的激活，并证明了 hedgehog 通路抑制剂在治疗髓母细胞瘤中的疗效。Vismodegib 和 sonidegib 是最早进入髓母细胞瘤早期临床试验的靶向治疗药物。靶向 Hedgehog 信号通路下游成分的替代药物包括三氧化二砷和伊曲康唑，它们是 GLI 转录因子的抑制剂，可能对不依赖 SHH-PTCH1-SMO 的 Hedgehog 激活子亚群有效。

进一步的临床前工作已经确定，可能在这个亚组中代表可攻击目标的其他途径。例如，在 SHH 髓母细胞瘤的功能性基因组小鼠模型中，PI3K 通路插入的克隆体富集了转移群体，表明该通路可能是 SHH 髓母细胞瘤转移的重要途径。在 SHH 髓母细胞瘤的一个亚型中观察到复发性 TP53 突变，这可能是克服这些突变相关的辐射抗性的另一个靶向途径。

（三）Group3 型髓母细胞瘤和 Group4 型髓母细胞瘤

现有临床试验，Group3 和 Group4 肿瘤目前缺乏特定的靶向治疗。Group4 髓母细胞瘤目前预后最差，需要优先考虑新的治疗。

Group3 和 Group4 肿瘤在激活信号通路上表现出异质性，MYC 扩增是 Group 肿瘤中最常见的细胞遗传学改变。在 3 组 MYC 驱动的髓母细胞瘤中，有希望的临床前药物包括使用 PI3K 和组蛋白去乙酰化酶抑制剂以及 betl-brol-modomain 抑制剂的联合治疗。表观遗传改变在这些亚群中很常见，这意味着表观遗传靶向可能是进一步临床前研究的一个有希望的领域。

（宫剑　余亚雄）

第三节　垂体腺瘤

一、概述

垂体腺瘤是发病率仅次于脑胶质瘤和脑膜瘤的第三大颅脑肿瘤，在人群中发病率高达 17%。垂体腺瘤起源于垂体前叶的激素分泌细胞，根据肿瘤的激素分泌功能，可分为 7 种亚型，即泌乳素（PRL）型，生长激素（GH）型，促肾上腺皮质激素（ACTH）型，促甲状腺激素（TSH）型，性激素（GT）型，混合型（分泌两种或两种以上的激素）和裸细胞腺瘤（不分泌激素）。

垂体腺瘤的发病机制仍不清楚。长期以来一直存在分歧，多数学者认为，垂体腺瘤是下丘脑调节功能异常造成的。对垂体腺瘤的发病机制有两种假说，一是，垂体细胞自身缺陷机制，即单克隆起源学说。例如临床发现肢端肥大症者对 TRH 兴奋或 GHRH 刺激有异常的 GH 升高反应，肿瘤切除后 GH 很快下降至正常水平且很少复发，提示腺瘤细胞上有非特异下丘脑激素受体的存在。又如在侵袭性恶性 PRL 瘤中有 Rb 基因的变异等。这些都说明垂体腺瘤的发生缘于垂体自身病变或基因缺陷。二是，下丘脑调控失常机制，即肿瘤是下丘脑、垂体功能失调的表现形式之一，下丘脑的促激素和垂体内的旁分泌因子可能在垂体腺瘤形成的促进阶段起作用。例如 GHRH 有刺激 GH 分泌和细胞有丝分裂的作用，分泌 GHRH 异位肿瘤的肢端肥大症病人可同时引起垂体 GH 瘤；移植入 GHRH 基因的动物可促其 GH 细胞增生，进而诱发垂体腺瘤。此外，抑制因素的衰退对肿瘤发生也起促进作用。如库欣病病人肾上腺切除后部分病人可发生 ACTH 瘤；又如部分原发性甲状腺功能减低的病人可发生 TSH 瘤，都说明缺乏正常的负反馈机制对垂体腺瘤的发生是在促发阶段起作用。

随着现代内分泌学、病理学、放射医学及分子生物学的迅速发展，对垂体腺瘤的认识已经达到分子和基因水平。目前认为，垂体腺瘤的发生发展是一个多步骤、多因子参与的复杂过程，众多基因、蛋白质参与了垂体腺瘤的发病过程，包括：细胞生长因子的改变，细胞周期调节机制的失控，体内激素水平的失常，垂体内部微环境改变，生殖系突变（germline mutation）或体细胞突变（somatic mutation）。

近年来，得益于二代测序技术的飞速发展，垂体腺瘤致病突变基因的研究有了实质性的突破：发现了一系列导致垂体腺瘤发生的重要基因,使得我们对于该类肿瘤发病机制的理解上了一个新台阶。本节主要围绕垂体腺瘤的生殖系和体细胞突变,结合近期的研究成果系统的阐述垂体腺瘤可能的发病机制及分子研究进展。

二、生殖系突变

生殖系突变是指生殖细胞(精子、卵子等细胞)中携带的基因突变,此类突变可以遗传给下一代,从而导致下一代体内各个细胞均携带此突变。该类突变往往可以导致家族性疾病的发生,是家族性垂体腺瘤发病的主要因素之一。此外,该类突变也是散发性垂体腺瘤的易感因素之一。

(一) 家族性垂体腺瘤的致病基因

家族性垂体腺瘤(familial pituitary adneoma)约占所有垂体腺瘤的5%~7%,根据其临床表现可以分为两类:家族性单纯性垂体腺瘤:该类病人临床仅有垂体腺瘤表现,无其他器质性疾病;家族性综合征性垂体腺瘤:该类病人有数个临床症状,涉及多脏器/系统,呈现综合征型表现,而垂体腺瘤仅为多个症状之一。

1. 家族性单纯性垂体腺瘤(familial isolated pituitary adenoma,FIPA)　FIPA定义为在有血缘关系的一个家族中,两名或者两名以上的家族成员患有垂体腺瘤且不具有综合征临床表现的病人。目前已知的可导致FIPA的基因有:AIP、GPR101和CDH23。需要注意的是,并非所有FIPA都有明确的致病基因,其可能的原因包括垂体腺瘤有着较低的外显率(即突变基因携带者其发生肿瘤的概率)以及新生突变(de novo mutation,即父母的生殖细胞在减数分裂过程中发生并遗传给下一代的突变,父母除生殖细胞外不携带该突变)。

(1) AIP基因:FIPA病人中,携带AIP基因突变的约占17%~20%,而在散发性垂体腺瘤中这一频率下降至3.6%。约50%携带AIP突变的垂体腺瘤先证者,发病时并没有明显的家族史,究其原因可能与该基因的低外显率有关。已有研究证实,约5个携带AIP突变的垂体腺瘤潜在病人中,仅有1人最终发病。该类肿瘤亦有其他临床特征:以GH和PRL亚型居多,约40%病人表现为巨人症;发病年龄常发生在20~30岁之间,部分病人甚至青少年时期已发病;肿瘤多巨大,具有明显的侵袭性;肿瘤对于药物敏感性差。基于以上这些临床特性,该类病人往往需要反复手术以及术后放疗。

该基因突变可导致AIP蛋白的减少。AIP蛋白是一种抑癌蛋白,其在人垂体腺瘤GH和PRL分泌细胞中高表达,且与多种热休克蛋白共同作为分子伴侣,调控多个通路中的关键分子,其中包括磷酸二酯酶4A,Gαi-2蛋白。此二者可进一步调控cAMP通路,而cAMP通路被认为是GH型垂体腺瘤发生的一个重要机制。此外,AIP介导的Gαi-2表达改变,还被认为与该肿瘤对生长抑素类似物耐药有关。

(2) GPR101基因:X染色体相关巨人症(X-linked acrogigantism,XLAG)是一类新发现的GH过度分泌性疾病。其临床特点以散发性婴幼儿GH分泌增多,最终导致巨人症为特征。此类病人的治疗十分棘手,其特点包括:①病人发病早,往往在5岁前即有GH的过度分泌,手术困难;②垂体病灶多以增生为主而非垂体肿瘤,难以在术中明确病变部位与正常垂体组织的分界;③对多巴胺受体拮抗剂和生长抑素类似物多呈部分或完全耐药;④手术或者放疗常常导致垂体功能低下,严重影响病人今后的发育。目前对于该类疾病的治疗以控制激素水平为主:可应用GH受体拮抗剂培维索孟结合生长抑素类似物(或多巴胺受体拮抗剂)控制病人IGF-1和GH的过度分泌。

近年的研究发现,该类病人在X染色体上的Xq26.3区域有新生(de novo)的基因区域微重复(microduplication),虽然该区域中有4个基因,只有GPR101 mRNA在垂体组织中呈高表达。此外,GPR101蛋白为一种寡G蛋白偶联受体(orphan Gs protein-coupled receptor),过度表达该蛋白后,细胞内的cAMP水平明显上升,推测与GH型垂体腺瘤的发生可能有关。然而内源性GPR101蛋白的功能,以及该蛋白导致GH型垂体腺瘤发生的直接机制仍有待进一步研究。

(3) CDH23基因:近期有研究表明,在12例家族性垂体腺瘤家系中,通过全外显子测序,发现有4例家系中的病人均携带CDH23基因突变,突变频率33%,且垂体腺瘤表型与CDH23基因型呈共分离现象。随后的在125例散发性垂体腺瘤的基因筛查中,也发现了15例(12%)病人携带CDH23基因突变。提示该基因不仅是家族性垂体腺瘤的一个致病基因,也是散发性垂体腺瘤的易感基因。分析上述病例临床数据,可以发现 CDH23 突变可以导致 GH 型,PRL 型,无功能型等多个亚型的垂体腺瘤。且突变病人其肿瘤的直径和侵袭性相对较小,预后相对较好;而在发病年龄,病程等指标上与对照组并无显著差异。

CDH23 是钙粘连蛋白家族的成员之一,主要位于细胞膜中。该分子的胞外段由 27 个相似的结构域组成。需要注意的是,上述发现的各个突变位点,均位于不同的碱基位点,最终导致不同的氨基酸改变。但这些氨基酸均在各自外显结构域的保守区域附近,提示他们可能导致类似的生物学功能——改变 CDH23 蛋白的活性,从而促使垂体腺瘤的发生。此外,CDH23 与 PCDH15 密切相关,可通过形成异二聚体而发挥功能。后者在大样本 GWAS 研究中已发现与散发性垂体腺瘤的易感性相关。然而 CDH23 突变促使垂体腺瘤发生的直接机制与具体通路依然有待进一步的研究。

（4）致病基因未知的家族性垂体腺瘤:目前仍有近 50% 的家族性垂体腺瘤,其致病突变基因仍旧未明确。且由于 AIP 和 GPR101 均好发于青少年人群中,致病基因未知的家族性垂体腺瘤多发病于 30 岁以后,故巨人症的表现相对罕见,而肢端肥大症则在这些病人中相对常见。该类肿瘤以 GH 型垂体腺瘤最为常见,其次是 PRL 型。有报道显示约 60% 的家系中,病人获得的均为同一种垂体腺瘤亚型。此外,对于该类家系进行研究时,需注意由于垂体腺瘤在散发人群中的发病率较高(1∶1 000),部分家族中存在两名或以上成员均患有垂体腺瘤的单纯巧合情况。

2. **家族性综合征性垂体腺瘤**（syndromic pituitary adenomas） 家族性综合征性垂体腺瘤的特征如下:①发病率较低;②临床表现除垂体腺瘤外,还包括全身多个脏器症状,多为内分泌或其他腺体的肿瘤,故预后相对较差;③不同基因导致的综合征临床表型相差甚远。表 4-3-1 中列出了常见的几种家族性综合征性垂体腺瘤的遗传特征及临床表现。

表 4-3-1　几种家族性综合征性垂体腺瘤的遗传特征及临床表现

综合征名称	突变基因	遗传类型	综合征外显率	垂体腺瘤外显率	主要临床表现
黏液瘤综合征（carney complex）	PRKAR1A	常染色体显性	高,大于 95%	约 80% 病人有 GH 过度分泌	皮肤色素沉着;黏液瘤;甲状腺、睾丸和肾上腺肿瘤
麦克恩·奥尔布赖特综合征（McCune-Albright sydrome）	GNAS	嵌合突变	高	10%～20%	多发性骨纤维性发育不良,牛奶咖啡斑,垂体腺瘤多为 GH 或 PRL 型,可致早熟
多发性内分泌腺瘤综合征 I 型	MEN1	常染色体显性	高,大于 95%	30%～40%	胰腺、垂体以及甲状旁腺的肿瘤,其中垂体腺瘤以 PRL 型多见;也可有其他腺体肿瘤
多发性内分泌腺瘤综合征 IV 型	CDKN1B	常染色体显性	未知	较高 具体未知	与多发性内分泌腺瘤综合征 I 型相似,但垂体腺瘤以 GH 型多见
I 型神经纤维瘤病	NF1	常染色体显性	高,大于 95%	很低	牛奶咖啡斑,虹膜色素缺陷瘤,神经纤维瘤,视神经胶质瘤。垂体腺瘤只是可能的表型之一,尚无直接证据证实 NF1 基因突变可导致垂体腺瘤发生
3P 综合征	SDH 家族基因	常染色体显性	各家族成员外显率不尽相同,从很低至 80% 均有	很低	副神经节瘤,铬细胞瘤,垂体腺瘤

（二）散发性垂体腺瘤的易感位点与分子

目前对易感位点探索主要方法是,基于大样本对比正常人群与病例组之间血 DNA 中的突变和单核苷酸多态性(single nucleotide polymorphism,SNP)。2015 年,华山医院垂体腺瘤团队对于 3 313 例垂体腺瘤病人和 6 408 例正常人群的外周血 DNA 进行了 SNP 的筛查,在国际上首次揭示了 10p12.31,10q21.1 和 13q12.13 三个基因位点与中国人垂体腺瘤发病密切相关。这三个位点对应的可能相关的基因分别为 NEBL,PCDH15 和 CDK8。

其中 PCDH15 与家族性垂体腺瘤中发现的 CDH23 基因在蛋白功能层面密切相关,两者通过形成异二聚体,在听力传导的过程中起到重要作用。然而这两者与垂体腺瘤的关系尚无其他相关研究。值得注意的是,有研究显示在小鼠胚胎发育时期的 Rathke's 囊中也发现了 pcdh15 的高表达,而 Rathke's 囊最终发育为腺垂体,提示 PCDH15 可能在垂体腺瘤的形成中发挥了重要作用。

CDK8 作为细胞周期蛋白家族的成员之一,已发现与多种肿瘤相关,如黑色素瘤,结肠癌等。CDK8 编码的蛋白可与 E2F1 结合,从而调控 β-catenin 通路的活性,导致垂体腺瘤的发生。其他的与散发性垂体腺瘤发生相关的基因和蛋白质包括如下。

1. **Retinoblastoma(Rb) 与红细胞酯酶 D(ESD)**　磷酸化的视网膜母细胞瘤蛋白(Rb 蛋白)是一个关键的下游效应器,其编码产物可与细胞核中转录因子 EF 结合,启动细胞分裂周期在 G1/S 调控点,调节细胞分化,在敲除 Rb 基因的杂合子小鼠中几乎 100% 有垂体腺瘤发生。另外即使明显的 Rb 启动子或者其蛋白结合点甲基化后,有些肿瘤仍可表达 Rb 蛋白,提示 Rb 的功能改变亦在垂体腺瘤的发生机制中扮演重要角色。而 ESD 则是其重要的调控蛋白质,研究发现其可与端粒及 RB 蛋白形成紧密结构。

2. **神经肽 Y(NPY)**　神经肽 Y 是 Tatemoto 首先分离提纯的由 36 个氨基酸组成的多肽。在下丘脑神经核团中合成,通过垂体门脉系统与垂体细胞结合,直接调控垂体激素的分泌水平。Dumont 等研究发现 PRL 型瘤及裸细胞腺瘤中 NPY 含量增高,说明不同种类的垂体腺瘤受 NPY 的调控作用程度不一致。而 Silva 等用免疫组化方法研究后,提出 NPY 能在垂体细胞与膜结合刺激因子 GTP 结合蛋白结合造成 GSP 基因突变,从而使腺苷酸环化酶活性和环磷酸腺苷(cAMP)合成增加,导致细胞生长分化而形成肿瘤。

3. **垂体腺瘤转化基因(PTTG)**　PTTG 基因位于 5q33,编码蛋白质含 199 个氨基酸,其功能是调节碱性成纤维因子的分泌和抑制染色单体的分离。PTTG 至少通过 3 条途径影响肿瘤的发生:①PTTG 与成纤维细胞生长因子(bFGF)形成正反馈通路,刺激肿瘤血管生成,促使垂体腺瘤侵袭周围组织;②PTTG 可激活 c-myc 等原癌基因;③过度表达 PTTG 会导致非整倍染色体的出现,并可活化 P53 基因引起细胞凋亡。有实验证明在易发生垂体腺瘤的 Rb 转基因小鼠中若敲除 PTTG 可减慢垂体腺瘤生长速度。

4. **嘌呤结合因子(nm23)**　nm23 基因存在两种亚型——H1 和 H2。Takino 等发现侵袭性垂体腺瘤病人的 nm23 H1 亚型表达减少,并与海绵窦侵袭呈高度负相关,但 RT-PCR 及 DNA 测序均未发现异常的 nm23 基因结构,推测其表达异常发生在转录调节水平。

5. **磷酸化的磷酸酶和张力蛋白同源物基因(phosphatase and tensin homologue,PTEN)**　PTEN 编码蛋白质可通过拮抗酪氨酸激酶等磷酸化酶活性而抑制肿瘤的发生发展。PTEN 基因突变已在垂体腺瘤及多种恶性肿瘤中发现。PTEN 蛋白抗肿瘤的机制主要包括:对肿瘤细胞周期、细胞凋亡、肿瘤侵袭力、肿瘤血管生成的影响。PTEN 基因的失活与垂体腺瘤的侵袭性相关,导致对细胞迁移抑制作用减少,肿瘤的侵袭性增加。

6. **野生型 p53 基因**　p53 基因是迄今发现与人类肿瘤相关性最高的基因之一,被认为与 50% 的肿瘤有关。野生型 p53 基因的突变或失活是多种肿瘤发生、发展过程中的重要因素,并可能与肿瘤的进展、转移及病人的预后有关。研究显示在侵袭性垂体腺瘤中野生型 p53 异常聚集,其检出率显著性增高,提示野生型 p53 基因异常表达是侵袭性垂体腺瘤的生物学标志,与垂体腺瘤的侵袭性有关。

7. **基质金属蛋白酶(matrix metalloproteinase,MMP)**　MMPs 属钙锌依赖性蛋白酶家族,具有降解基底膜和 ECM 的能力,在维持 ECM 动态平衡过程中发挥重要作用,与 MMPs 抑制因子(TIMPs)共同调节基底膜和 ECM 的完整性。MMPs 活性增加可促进 ECM 降解,破坏基底膜,并通过改建 ECM 促进肿瘤新生血管的形成,从而促进肿瘤浸润和转移;TIMPs 能特异性地与激活状态的 MMPs 结合并抑制其活性。最近两项研究显示侵袭性垂体腺瘤中 MMP-9 活性与侵袭性密切相关,MMP-2 的表达也显著性高于非侵袭性者。在正常垂体组织及非侵袭性垂体腺瘤中 TIMP-2,3 的表达显著高于侵袭性者,提示与垂体腺瘤的侵袭性具有负相关性。

8. **其他**　如 survivin 基因、Hst 基因、Pit21 基因、Ki-67、erbB-2、ER 基因等,均可能参与垂体腺瘤的发病,但具体机制尚待进一步的研究。

三、体细胞突变

垂体腺瘤为一种良性肿瘤,目前对于该类肿瘤的测序发现,其携带的体细胞突变数量约为 2~20 个不等,远远少于一般的恶性肿瘤(往往为数十个甚至上百个突变)。在垂体腺瘤测序研究中,鲜有高频重复出现的体细胞突变。目前已知的主要突变基因仅有 GNAS,USP8,USP48 和 BRAF。

(一) GNAS 基因

GH 型垂体腺瘤中约 40% 的肿瘤携带有 GNAS 基因的杂合突变,突变后的 GNAS 基因又被称为 gsp 癌基因。该突变导致的氨基酸改变集中在 201~227 位氨基酸中,该区域与 GNAS 基因编码的 Gsα 蛋白的 GTP 酶活性息息相关。突变可导致 Gsα 蛋白功能增强(gain-of-function),使得腺苷酸环化酶活性时间延长,增加了 cAMP 的合成,最终导致细胞的增殖和 GH 的过度分泌,致使 GH 型垂体腺瘤发生。此外,GNAS 还是一个印记基因,即发现的 GNAS 突变多位于母本等位基因(maternal allele),且有研究显示父本等位基因上的 GNAS 突变仅能部分导致 GH 型垂体腺瘤的发生。

携带有 GNAS 基因突变的 GH 型垂体腺瘤,研究显示其对于生长抑素类似物的药物敏感性有显著增高,然而另一部分研究未发现显著差异。目前尚未发现其他与 GH 型垂体腺瘤相关的高频体细胞突变。

(二) USP8、USP48 和 BRAF 基因

在 ACTH 型垂体腺瘤中,近年发现了一个新的功能增强型突变基因——USP8 基因,其发生频率为 32%~60%。虽然在腺垂体的所有分泌细胞类型中检测到了 USP8 蛋白的表达,USP8 基因突变仅在 ACTH 型垂体腺瘤中存在,在 GH、PRL 和裸细胞腺瘤中均未发现。

USP8 突变已被证实通过 EGFR 通路,介导 ACTH 型垂体腺瘤的发生:生理状况下,USP8 蛋白可将 EGFR 去泛素化,减少降解并促进其返回细胞表面再次激活下游通路。而已有报道显示 EGFR 在 ACTH 型垂体腺瘤中呈高表达,其下游通路可介导 POMC(ACTH 的前体)的表达水平,从而促进 ACTH 的分泌。EGFR 的蛋白水平与垂体腺瘤的侵袭性密切相关。而在 USP8 突变的肿瘤中,所有发现的突变位点均集中在与 14-3-3 蛋白结合的功能结构域中,导致 14-3-3 无法与 USP8 结合,使得 USP8 蛋白降解为具有更高去泛素化酶活性的蛋白片段(cleaved USP8),抑制了 EGFR 的泛素化降解通路,上调 EGFR 通路的活性,最终导致了 POMC 的过度表达,促使 ACTH 型垂体腺瘤的发生(图 4-3-1)。USP8 突变的肿瘤

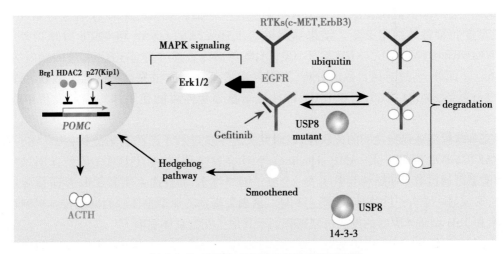

图 4-3-1　USP8 突变致垂体腺瘤的机制图

临床表现为:①在女性病人中更多见(67% vs. 38%);②肿瘤体积更小;③ACTH 的分泌能力更强;④预后更好。

然而 USP8 突变仅占 32%~60%,那 USP8 野生型的肿瘤中是否也有主效突变基因? 为此上海华山医院团队对于 USP8 野生型的 ACTH 型垂体腺瘤进行了深入的测序研究,新发现了另外两个频发体细胞突变——USP48 和 BRAF 突变基因。在大样本研究中,共纳入了 169 例 ACTH 型垂体腺瘤,其中 USP8 突变型 78 例,野生型 91 例。各基因突变频率见表 4-3-2。

表 4-3-2　ACTH 型垂体腺瘤中 USP8、USP48 和 BRAF 基因的突变频率和频数

	USP8 野生型(91 例)	USP8 突变型(78 例)
USP48 突变病例数	21(23.1%)	1(1.2%)
BRAF 突变病例数	15(16.5%)	4(5.1%)

未发现任何一例样本同时携带 USP48 和 BRAF 突变。从表 4-3-2 可以看出,USP8、USP48 和 BRAF 三者突变基本呈相互独立状态,提示三个基因中任何一者突变均可单独导致 ACTH 型垂体腺瘤的发生。进一步研究发现,USP48 通过与 RelA 结合,调控 NF-κB 通路;BRAF 通过调控 ERK1/2 磷酸化水平,调节 POMC 转录,最终导致 ACTH 型垂体腺瘤的形成(图 4-3-2)。这一发现从基因突变层面,解释了大部分 ACTH 垂体腺瘤的发病机制,为诊断和靶向治疗该类肿瘤提供了新的方向。

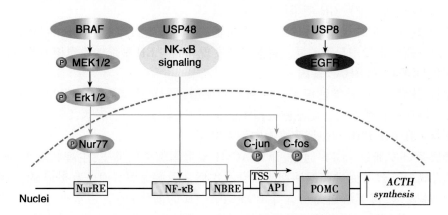

图 4-3-2　USP8,USP48 和 BRAF 基因突变致垂体腺瘤的分子机制图

(三) 其他低频体细胞突变

GH 和 ACTH 型垂体腺瘤中已经发现了各自的高频主效基因。而对于其他各亚型,尚无明确的致病突变基因。上海华山医院团队对 125 例涵盖所有 7 种临床亚型的垂体腺瘤进行全外显子测序,寻找各个亚型的特征性体细胞突变。结果显示除了上述发现的 GNAS 和 USP8 等基因外,还发现了 KIF5A,MEN1,GRB10,NR3C1,TRIP12,SP100,IARS 等多个在 2 个样本内出现过的频发突变(recurrent mutations)。此外,通过对拷贝数的分析,发现黏连蛋白复合物相关成员的拷贝数在多个样本中均增加,这些成员包括 SYCP1,SYCP2 和 RAD21L1,提示黏连蛋白可能在垂体腺瘤的发生中起到一定的作用。

为了研究垂体腺瘤各亚型之间的关联性,该研究又进一步进行了通路富集分析:共发现了 Raf/MEK/ERK,PI3K/AKT/mTOR,insulin 及 cAMP signalings 等 47 条富集通路,ACTH 型、GH 型、PRL 型、多激素混合型和无功能型可通过若干通路相互串联成一个分子网络体系,而性激素型和 TSH 型垂体腺瘤则通过其他通路相连,形成另一个分子网络体系(图 4-3-3)。该现象提示各亚型垂体腺瘤的遗传学机制存在一定的共性;性激素和 TSH 型垂体腺瘤的发病机制则有别于其他各亚型垂体腺瘤。

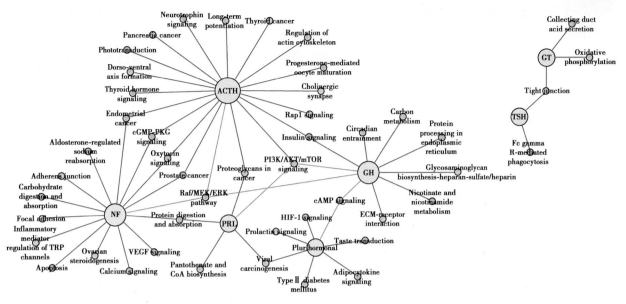

图 4-3-3　各亚型垂体腺瘤通路富集分析的网络图

（赵耀　贾旺）

第四节　肿瘤干细胞与脑肿瘤

一、概述

（一）肿瘤干细胞及脑肿瘤干细胞定义

肿瘤在发生发展中演变呈现出不同的细胞组成结构，由多种表型和功能异质的肿瘤细胞组成，其中有一小部分肿瘤细胞具有干细胞样起始肿瘤的能力，被称为肿瘤干细胞（cancer stem cells，CSCs）。CSCs 即为肿瘤中具有自我更新能力并且能产生异质性肿瘤的细胞，其具有移植成瘤活性，并且后代具有不同程度的自我更新能力。CSCs 可分为恶变前肿瘤干细胞和癌症干细胞。前者可以产生肿瘤性克隆，这些克隆可能会随着时间的推移发展成癌症干细胞，但它们没有直接产生肿瘤的能力。而后者将无限繁殖恶性克隆，具有自我更新能力并且能产生异质性肿瘤。"肿瘤干细胞理论"提出了一种肿瘤中的等级关系，某些特定的细胞亚群可以自我更新，广泛增殖，建立和维持肿瘤克隆，而其余的细胞亚群则不能。

1963 年，Bruce 和 Van Der Gaag 首次证实，小鼠淋巴瘤中小部分细胞能够在脾中形成集落。早期在小鼠骨髓瘤和急性髓性白血病（acute myeloid leukemia，AML）中的研究也提示有 CSCs 的存在，直到 1997 年，通过将 AML 中 $CD34^+CD38^-$ 细胞亚群移植到免疫缺陷（NOD/SCID）的小鼠中，人类 CSCs 才首次得到证实。自从这一发现以来，在多种人类癌症中陆续发现 CSCs，包括乳腺癌（$CD44^+CD24^{-/low}$ 细胞）、脑肿瘤（$CD133^+$ 细胞）及前列腺肿瘤（$CD44^+CD24^-$ 细胞）等。肿瘤干细胞具有顽强的抵抗力和增殖力，可以自我复制出新生肿瘤细胞，这可能就是肿瘤发生和复发的原因。

脑肿瘤由肿瘤细胞及间质细胞等细胞成分构成，能够通过不断分裂产生子代细胞。在脑肿瘤组织中，其中一部分细胞有无限的自我更新和多向分化潜能并且能够移植成瘤，这些细胞即为脑肿瘤干细胞（brain tumor stem cells，BTSCs）。人们对于 BTSCs 的认识是在曲折中前行的，最初认为大脑中不存在干细胞，直到 1992 年，Reynolds 等分离出神经干细胞，最早证实了神经干细胞的存在。Steindler 等人首次报道了脑肿瘤中存在干细胞样细胞，他们从术后神经胶质瘤标本中获得神经球形成细胞。随后，Hemmati 和 Galli 等人从病人脑肿瘤标本中分离出原代肿瘤细胞，在神经干细胞生长条件下进行培养，形成的肿瘤细胞球上表达神经干细胞标记，如 MSI1、Bmi1 和 Sox2，并且可以分化成不同的肿瘤细胞亚群。此外，从肿瘤细胞球体解离的细胞在动物体内能够形成高度浸润性的神经胶质瘤。

（二）脑肿瘤干细胞起源假说

关于 BTSCs 的起源,目前存在很多假说,这里我们介绍几种公认的权威假说。

有一批专家学者认为,BTSCs 来源于神经干细胞(neural stem cells,NSCs)。最有说服力的证据是两者有很多的相似性,但是,诱导神经干细胞的转化机制仍不十分清楚。例如,室管膜瘤,被证实来源于拥有放射性胶质细胞表型和分子特征的肿瘤干细胞。放射性胶质细胞拥有对称分裂和不对称分裂的能力,能够生理性地黏附于顶膜。分裂之后,只有黏附于顶膜的细胞维持干细胞的特性,其他的会分化为其他细胞。这暗示了顶膜可以激活放射性胶质细胞的增殖信号。最终,这些细胞有可能由于畸形分裂变为恶性细胞。致癌的放射性胶质细胞产生的另一个原因可能是位于顶膜下的黏附连接的破坏。这已经在小鼠中通过敲除 αE-catenin 得到验证,造成了细胞极性的缺失和干细胞增殖加强。总之,畸形分裂或者黏附连接的破坏可能是神经干细胞致癌转变的初步阶段。另外一个支持脑肿瘤干细胞来源于 NSCs 的证据是,大量的脑肿瘤在脑室下区(subventricular zone,SVZ)中发展而来,SVZ 是 NSCs 的聚集地。

另一种假说认为获得自我更新能力的祖细胞是 BTSCs 的一个重要来源。祖细胞是一种分化潜能弱于 NSCs 的未分化的多能或专能干细胞,增殖能力较弱。因此,为了获得致癌能力,祖细胞必须重新获得自我更新的能力,例如,激活 Sry 相关转录因子 Sox2 的表达。Sox2 先前已经被认为在维持 NSCs 干细胞状态上具有重要作用,Sox2 阳性的海马祖细胞具有自我更新的能力。此外,Wang 团队发现早期胶质瘤细胞来源于祖细胞的可能性大于 NSCs。

多个证据证明已经分化的细胞可以逆转化为 BTSCs,诱导肿瘤的产生。Sox2,Oct4,c-myc 和 Klf4 分子的激活可以诱导鼠胚胎的成鼠的成纤维细胞逆转化为多能的胚胎干细胞。这就产生了一个疑问,是否这个机制也可用于致癌的转变? 有文献报道,p16(INK4a) 和 p19(ARF) 的缺失以及表皮生长因子受体的激活能使星形胶质细胞去分化成为高级别胶质瘤。事实上,以上现象经常在侵袭性的胶质母细胞瘤及髓母细胞瘤中发现。这些观察支持了 CSCs 来源于分化细胞的假说。

（三）脑肿瘤干细胞的分子标记

BTSCs 的存在使得脑肿瘤的临床治疗变得更加困难,是临床上治疗脑肿瘤的巨大挑战。因此,寻求有效安全的分子靶点,对于特异性分离或杀死 BTSCs 具有重大意义。这里介绍几种公认的分子标记。

1. CD133　CD133 也称为 Prominin-1,是一种五次跨膜的细胞表面蛋白,分子量大小约为 120kDa。最初被认为是一种造血干细胞标志物,后来被发现是人类正常 NSCs 的标志物。Singh 团队从脑肿瘤细胞中分离出 CD133$^+$ 的细胞,并且发现 CD133$^+$ 的细胞具有增殖、分化和自我更新的能力。因此,他们认为 CD133 是 BTSCs 的表面标志。随着研究的深入,Wang 和 Joo 等发现从胶质母细胞瘤中分离出来的 CD133$^+$ 和 CD133$^-$ 的细胞均能在小鼠体内形成肿瘤。因此,CD133 作为 BTSCs 的标志物开始受到质疑。

2. CD44　CD44 是一种跨膜的糖蛋白受体,是各种干细胞的标志物。作为细胞外基质的组成部分,CD44 是公认的黏附分子,被认为是干细胞归巢的重要分子。除了黏附作用,CD44 本身也可以作为一种细胞内信号分子,CD44 的 C 端结构域(C-terminal intracellular domain,ICD)可以和 c-Src 相互作用。Alexander Pietras 团队发现 CD44 通过它的 ICD 在多种组织和癌症的干细胞中发挥重要作用。Daniel V. Brown 团队也发现 CD44$^+$ 的细胞具有更强的侵袭性。

3. A2B5　A2B5 抗原被认为是神经祖细胞的标志物,分离出来的 A2B5$^+$ 的肿瘤细胞呈现一种典型的祖细胞的形态,这表明它们处于不成熟的状态。Tchoghandjian 团队发现从人类 GBM 分离出来的 A2B5$^+$ 的细胞具有神经球样、自我更新、不对称分裂的特性,并且具有多能性分化的特点。有文献报道,1 000 个 A2B5$^+$ 的细胞就能在小鼠体内产生肿瘤,并且 A2B5$^+$/CD133$^+$ 的细胞和 A2B5$^+$/CD133$^-$ 的细胞均能展现出增殖和迁移的特性。SUN 团队证实 A2B5$^+$ 的细胞在体外展现了显著的迁移和侵袭特性,这符合 BTSCs 的特性。因此,A2B5 可以认为是 BTSCs 的标志物。

4. CD15　CD15(白细胞分化抗原 15)是三糖-3-岩藻糖基-N-乙酰乳糖胺或 FAL,也被认为是 leX 抗原,在许多类型的多能干细胞中高度表达。CD15 被认为是 NSCs 的一种特殊的标志物,近来被认为是髓母细胞瘤肿瘤生成细胞的标志物。Mao 团队证实 CD15 在胶质瘤和室管膜瘤形成的神经球上都有表达,并且在已分化的肿瘤球中显著降低。CD15$^+$ 细胞显示出相对于 CD15$^-$ 细胞至少 100 倍的致瘤性、自我更新能力及多向分化潜能。因此,CD15 在临床治疗中可作为靶点。

二、脑肿瘤干细胞调节机制

(一) 脑肿瘤干细胞信号通路

BTSCs 是一个特殊的亚群,不仅是肿瘤细胞再生的来源,也是肿瘤复发、迁移、进展及耐受性的关键。一些关键信号通路,包括 Wnt/β-catenin,STAT3 和 TGF-β 等已经被证实维持 BTSCs 的生长。这里,我们介绍几种 BTSCs 的关键信号通路。

1. **Notch 通路** Notch 家族蛋白(Notch1,2,3,4)是调节细胞增殖、分化和凋亡的跨膜受体蛋白。Notch 受体和五种配体(Delta-like 1,3,4 和 Jagged-1,2)相互作用,在胚胎神经系统发育及成人中枢系统中发挥重要作用。在胚胎中枢神经系统发育过程中,Notch 信号提高神经干细胞的生存能力和自我更新能力,在成人脑可塑性上也发挥了重大作用。病理上,Notch 信号调节 BTSCs 的生长发育。Fan 团队使用 γ-分泌酶抑制剂抑制 Notch 信号引起了髓母细胞瘤干细胞的凋亡和分化,减慢了肿瘤的进展。Wang 团队发现 Notch 信号也是胶质瘤激活的主要通路,并且证明了 Notch 提高了胶质瘤的耐受性。另外,与 Notch 相互作用的蛋白,包括 Delta/Notch 样表皮生长因子相关受体(DNER),Notch 配体 Delta 样受体(DLLR),CXCL4,干扰素调节因子 7 等,全都调节胶质母细胞瘤和胶质瘤干细胞(glioma stem cells,GSCs)的生长活性。

2. **PI3K/Akt 通路** 酪氨酸激酶受体(RTKs)在被表皮生长因子(EGF)和碱性成纤维细胞生长因子(bFGF)激活之后促进了信号传导。EGF 和 bFGF 是两种培养 GSCs 的分裂原。RTK 最典型的下游信号通路是 Akt 通路,是 PI3K/Akt/mTOR 通路的重要组成部分。Akt 的过度激活致使 PTEN 和致癌 ras 的缺失以及 PI3K 的突变,促进细胞的生存和生长。下调 Akt 的靶点,BCL-2 家族成员 BAD,caspase-9,HDM2,Forkhead 转录因子等,都影响了细胞的生存。将 Akt 和 c-myc 转到初级星形胶质细胞中,增加了几种干细胞标志物的表达。直接抑制 Akt 破坏了 GSC 的生存,增加了凋亡,减少了神经球的形成,降低了侵袭和迁移。

3. **Hedgehog 通路** 在中枢神经系统发育过程中,Sonic Hedgehog-Gli 信号涉及细胞分化和背侧大脑结构的发育。在成人中,这条信号通路调节神经干细胞的生长发育,但是也促进了肿瘤的进展和迁移。在 GSCs 中,Hedgehog-Gli 信号增加了干性基因(CD133、Olig2、Oct4 等)的表达,促进了它们的自我更新能力,支持胶质瘤的生长和生存。抑制 Hedgehog 通路对 GSCs 有很多影响,包括对肿瘤自我更新及迁移能力的抑制,诱导肿瘤细胞凋亡,增强 TMZ 的疗效和减慢小鼠肿瘤的生长速度。尽管 Hedgehog 拮抗剂在胶质瘤病人早期临床试验中效果并不好,但是 Hedgehog 通路抑制剂(GDC-0449)在髓母细胞瘤病人的应用中展现了对肿瘤及其症状的抑制作用。

4. **STAT3 通路** 信号传导和转录激活因子 3(STAT3)与神经干细胞和星形胶质细胞的发生发展息息相关,兼具致癌和抑癌的作用。STAT3 可以被睫状神经营养因子(CNTF)家族细胞因子受体激活,然后激活 JAK 细胞因子酪氨酸激酶受体。STAT3 信号通路与 GSCs 的生存、增殖和多能性相关,在肿瘤体内生长中扮演重要角色。抑制 STAT3 通过诱导 G1 停滞,cyclin D1 下调和 p21WAF1/CIP1 上调调节细胞周期。STAT3 抑制也降低了 CD133 和 c-myc 在 GSCs 的表达引起了细胞凋亡。另外,STAT3 的磷酸化可能是干扰素(IFN)治疗肿瘤干细胞的机制。

5. **Wnt/β-catenin 通路** Wnt/β-catenin 通路是在众多生物体中高度保守的信号通路,它参与到胚胎发育、自我更新以及干细胞的调节维持。Wnt 通路存在于髓母细胞瘤和高级别胶质瘤中,β-catenin 是 GBM 的阴性预后因子,相比较于 Ki67、p53 和 EGFR 更有预见性。Wnt 黏附到 Frizzleds 细胞表面受体和 LRPs 细胞表面受体,通过 β-catenin 蛋白传导信号。Wnt 信号被激活后,使 β-catenin 磷酸化并大量累积,而后 β-catenin 进入细胞核内与转录因子 Tcf/Lef-1 结合,在辅助激活因子作用下与靶基因结合,发挥后续调控效应。胶质瘤细胞体内实验显示靶向 Wnt 可减少颅内肿瘤的形成。Wnt/β-catenin 通路中的效应蛋白 FoxG1 和 FoxM1 与肿瘤分级和侵袭性有关。去除 FOXM1 会破坏 Wnt/FOXM1/β-catenin 复合物和 β-catenin 的核定位,而以上又调节胶质瘤干细胞的自我更新和致瘤性。

(二) 脑肿瘤干细胞的转录因子

除了信号通路将细胞外信号导入细胞外,细胞内转录因子在 BTSCs 调节中也起着不可或缺的作用。

这些因子包括 Sox2、Oct4、Nanog、c-myc、Olig2 和 Bmi1。它们参与到 BTSCs 的存活、维护、自我更新和增殖。

1. Oct4、Sox2 和 Nanog　Oct4 与 Sox2 和 Nanog 相互作用,在胚胎干细胞中调节自我更新和分化的模式。Takahashi 和 Yamanaka 将 Oct4 和 Sox2(含 Klf4 和 c-myc)转入小鼠胚胎成纤维细胞中,诱导其形成多能干细胞。Oct4 在人脑胶质瘤中高表达,与肿瘤分级相关。Oct4 也促进了集落形成,抑制胶质瘤细胞分化,这可能是通过上调磷酸化的 STAT3 实现的。Oct4 和 Sox2 在 GSCs 中表达升高,并促进其致瘤活性。ID4 抑制 miR-9 介导的对 Sox2 的抑制,从而提高 Sox2 的活性,进而维持 GSCs 的生长,增强 GSCs 对化疗的耐受性。通过 siRNA 或白藜芦醇抑制 Nanog,可以降低 GSCs 的自我更新和致瘤性。在 GSCs 中,Nanog 的表达量较高,与 CD133 阳性细胞共同表达,在分化标志物 GFAP 富集的区域表达较少。Nanog 与 Hedgehog-gli1 通路相互作用调节 GSCs 原位异种移植瘤的增殖、神经球形成和肿瘤促成。

2. c-myc　早在 30 多年前,有学者就发现了 c-myc 基因的高频率改变是导致大量癌症病人死亡的驱动性基因变异。c-myc 利用 Oct4、Sox2 和 Klf 4 诱导多能性,提升了人成纤维细胞的细胞重编程效率。c-myc 含量与胶质瘤的分级密切相关,相对于非 GSCs,c-myc 在 GSCs 中表达量显著提高。c-myc 不仅促进 GSCs 的增殖,也是 GSC 特异性生存因子。以流式细胞实验为基础,c-myc 在近半数的 CD133$^+$ 原代人 GBM 标本细胞中高表达,然而在 CD133$^-$ 组表达显著降低。c-myc 基因敲除的 GSCs 增殖减缓,通过细胞周期调控因子 p21WAF1/CIP 1 上调和 cyclinD 1 下调导致细胞周期停滞在 G(0)/G(1)期。此外,注射 c-myc 活性受限的 GSCs 到免疫缺陷小鼠的大脑中不会形成肿瘤,说明 c-myc 对维持 GSCs 致瘤潜能的重要性。另外,表达 c-myc 和 Akt 的 p53-/-的星形胶质细胞的在体内具有致瘤作用。

3. Olig2　Olig2 是一种中枢神经系统特有的转录因子,具有基本的螺旋-环-螺旋(bhlh)结构,在少突胶质细胞系以及其他多潜能神经元/胶质祖细胞中起作用。人脑肿瘤中,Olig2 在星形细胞瘤、少突胶质细胞瘤和少星形细胞瘤等弥漫性胶质瘤中高表达。从小鼠中提取胚胎神经干/祖细胞神经球,经颈植入小鼠,其胶质瘤形成率为 100%。然而,当神经球缺失 Olig2 时,这些老鼠不会得肿瘤。在人类新鲜 GBM 标本的切片中,至少 85% 的 Ki 67$^+$ 胶质瘤祖细胞表达 Olig2。在 CD 133$^-$ 的 GBM 中,几乎所有细胞(98%)Olig2 均为阳性。特别是在 GSCs,L1CAM 的敲除下调了 Olig2 和上调了 p21WAF1/CIP 1,诱导细胞凋亡,抑制 GSCs 生长和神经球形成。在有关的体内实验中,类似的效应也得到了证实。这表明 Olig2 可以通过多种途径控制 GSC 的增殖,包括细胞黏附以及细胞周期的进展。此外,Olig2 表达并不仅限于干细胞样胶质瘤细胞表型,也在多能祖细胞中表现。这些研究支持 Olig2 在维持胶质瘤的干细胞和肿瘤生长能力方面起着重要作用。

4. Bmi1　Bmi1 是一种具有表观遗传沉默作用的多梳组蛋白,能够充当表观基因沉默器来调节胚胎发育过程中的干细胞功能。Bmi1 是在未分化神经干细胞和高级别胶质瘤中发现的多梳抑制复合体 1 的组成部分,其高表达与胶质瘤病人较低的生存率密切相关。Bmi1 在 GSCs 中富集,并且是他们自我更新必需的转录因子。通过敲除 Bmi1,DNA 损伤反应受损,从而增加了 GSCs 对放疗的敏感性。miR-128 负调节 Bmi1,抑制 GSC 自我更新。Bmi1 的减少,与 H3K27 甲基化和 Akt 激活降低相一致。除了在 GSCs 有这些发现,Bmi1 在髓母细胞瘤干细胞的维持中是不可或缺的。

(三) 脑肿瘤干细胞的表观遗传

表观遗传不改变基因序列来控制基因表达。越来越多的证据表明表观遗传在控制细胞状态上起到了关键作用。在肿瘤干细胞中研究最多的表观遗传的机制有 DNA 甲基化,通过组蛋白甲基化和调节性非编码 RNA 进行染色体重排。

1. DNA 甲基化　DNA 甲基化在 GBM 中的作用最初是由大量的个体基因座的报告建立的,高甲基化和低甲基化可以控制个体基因座的转录,但是在我们对 GBM 中 DNA 甲基化的了解最重要的进展是发现异柠檬酸脱氢酶 1(IDH1)突变足以建立胶质细胞瘤-CpG 岛甲基化子表型(G-CIMP),这与前神经元型 GBM 亚型相关。这种高甲基化表型导致 DNA 甲基化在全基因组范围的稳定修饰,改变了转录表达和肿瘤的分化类型。尤其在 GSC 中,CD133 启动子的 DNA 甲基化可能会抑制 CD133 的转录。MicroRNA-211 的异常 DNA 甲基化上调了 MMP-9 的表达,增强了 GSC 对放疗和化疗的抵抗力。

2. 组蛋白甲基化　在 CSCs 中,组蛋白甲基化转移酶和组蛋白去甲基化酶相互作用控制组蛋白甲基化,来决定细胞的命运。组蛋白甲基化可以通过 H3K4(组蛋白 3 的第 4 位赖氨酸)的甲基化打开染色质促进转录,或者通过 H3K27(组蛋白 3 的第 27 位赖氨酸)的甲基化关闭染色质抑制转录。在 GSCs 中,低氧诱导甲基化转移酶 MLL1,以调节 $HIF2\alpha$ 的表达和 GSCs 的致瘤潜能。后续的报道中,MLL 也直接激活 GSCs 中的 homeobox 基因 HOXA10,HOXA10 也会进一步促进 GSCs 的致瘤潜能。组蛋白甲基化的转录抑制作用通过多梳基因实现,例如 EZH2 和 Bmi1。GSCs 中 BMP 通路的 EZH2 的沉默抑制了它们的分化能力,EZH2 的抑制和 BMP 通路的过度激活造成了 GSCs 自我更新能力的丧失和致瘤能力的降低。Bmi1 是上述的多梳抑制复合物 1 的关键组成部分,在 GBM 中上调,在 GSC 中显著富集,但在正常星形胶质细胞中没有表达。抑制 GSCs 中的 Bmi1,能够抑制它在体内和体外的生长。在 Bmi1 敲除鼠中,恶性胶质瘤的形成受到抑制。相对于组蛋白的甲基化,组蛋白的去甲基化研究较少。JMJD3 是一种 H3K27 去甲基化酶,研究发现它在 GBM 中有下调,这可能有利于神经胶质瘤的发生。

3. **调节性非编码 RNA** 调节性的非编码 RNA 在很多生物过程中都发挥重要作用,包括神经系统的发育和胶质母细胞瘤的成瘤。虽然调节性非编码 RNA 种类众多,但是只有 MicroRNA 在调节脑肿瘤干细胞的生物学行为中有明确的作用。MicroRNA(miRNA)是一种长约 19~22 个核苷酸的内源性单链非编码 RNA,通过结合到目的基因的 3' 非翻译区(3' untranslated region,3' UTR)下调基因的表达和抑制翻译。在过去的几十年里,关于 miRNA 的研究呈爆炸式增长,几乎涉及生物学各个领域,包括 GSCs 领域。人们已经发现了 miRNA 在 GBM 的起始、进展、耐药中发挥重要作用。在胶质瘤中,miRNA 调节神经干细胞的通路已经被发现。miRNA-128、miRNA-124、miRNA-146a 和 miRNA-34a 调节胶质瘤干细胞的干细胞表型,可能与胶质瘤成瘤有关。有研究报道,miRNA 与胶质瘤的化疗与放疗的耐受性有关。

上述研究可以看出,细胞的表观遗传与它的微环境及遗传物质密切相关,共同决定细胞的命运及治疗反应。一些表观遗传调控因子作为 CSCs 的潜在治疗靶点,对病人的痊愈有极大的益处。

(四) 脑肿瘤干细胞的微环境

BTSCs 存在于有特殊结构和功能的微环境中。这种微环境由一些类型的细胞、细胞外基质及促进肿瘤干细胞自我更新和增殖的分泌因子组成。神经干细胞的维持和自我更新是由细胞黏附和血管壁龛(niche)调节的,所以 CSCs 通常位于肿瘤血管附近。Nestin 和 CD133 双阳性的髓母细胞瘤位于毛细血管附近,尤其是那些微血管密度高的部位。$CD133^+$ 的细胞从内皮细胞获得分泌因子,促进 GSCs 自我更新和维持未分化状态。将内皮细胞与 $CD133^+$ 的细胞共植入免疫缺陷的小鼠大脑内,可以加速肿瘤的生长,进一步强调了内皮细胞促进肿瘤生长的重要性。

脑肿瘤干细胞不是肿瘤微环境的被动接受者,因为它们可以反过来通过分泌促血管生成生长因子和物理刺激来促进血管生成。病人来源的 GSCs 与非 GSCs 相比产生更高水平的血管内皮生长因子(vascular endothelial growth factor,VEGF),通常上调 10~20 倍。GSCs 也能诱导内皮细胞的迁移和成管,GSCs 中 VEGF 的过表达可诱导富血管的 GBM 的恶性进展。高 GSCs 培养与低 GSCs 培养相比可促进内皮祖细胞增殖、招募和代谢。

为了进一步解释 GSCs 和内皮细胞的复杂关系,最近的研究证实内皮细胞可能的肿瘤起源。GBM 中的一部分内皮细胞与肿瘤细胞有同源性的体细胞突变,例如 EGFR 和 7 号染色体的扩增。GBM 中有 20%~90% 的内皮细胞存在与肿瘤细胞同源性的基因突变,进一步支持了血管内皮有恶性起源的假说。在内皮培养基中培养 GSCs 表达与内皮细胞相同的标志物,这些细胞有分化为成熟内皮细胞的能力。总的来说,这些研究表明 GSCs 与血管周围 niche 有密切的相互作用,相互影响,相互促进。

三、不同脑肿瘤干细胞及其临床前景

(一) 神经胶质瘤

神经胶质瘤是大脑中最常见的原发性恶性肿瘤,病人生存率低,预后差。而在这其中以胶质母细胞瘤最为显著。虽然近年临床治疗手段飞速发展,但经传统放化疗后胶质母细胞瘤的中位生存期仍保持在 12~15 个月左右。神经胶质瘤术后易复发,而且对化、放疗具有耐受性,研究表明这可能与神经胶质瘤干细胞(GSCs)的存在有关。

　　GSCs 是神经胶质瘤组织中的一个细胞亚群,具有高度的自我更新能力,并且可以分化形成异质性胶质瘤细胞。GSCs 的分离和富集借助流式细胞术进行,CD133 是最常用的细胞表面标志物,但其他新兴标志物如整合素 α6、CD15 和 CD44 也被提出可以作为标志物进行应用。GSCs 受 6 种主要机制调节,包括内源性机制,如遗传学机制,表观遗传学机制和代谢机制,以及 niche 因素、细胞微环境和宿主免疫系统的外源性机制。

　　1. 遗传学和表观遗传学机制　通过基因组技术的进步,我们可以对神经胶质瘤中存在的基因突变和结构变异进行分析。常见的改变包括 EGFR、IDH1、PDGFRA、HDM2、PIK3CA、TERT 启动子以及肿瘤抑制因子 PTEN、TP53 等的突变或缺失。神经胶质瘤存在显著的瘤间异质性,在转录和表观遗传水平上进一步得到体现。GSCs 干细胞状态的表观遗传在很大程度上受转录和染色质调节水平的影响。研究表明,POU3F2、Sox2、SALL2 和 Olig2 是维持 GSCs 肿瘤形成能力所需的主要转录因子。除转录因子外,核小体结构调节剂、H3K27 甲基化酶、EZH2 等因子也起到了调节 GSCs 的作用。

　　2. 代谢机制　GSCs 存在于不同的肿瘤微环境中,葡萄糖和氧气的物质供应受限。在这样的条件下,包括 GSCs 在内的肿瘤细胞表现出 Warburg 效应,糖酵解增强,引起乳酸积累,以维持持续的 ATP 产生和大分子合成。GSCs 在代谢途径中表现出可塑性,用于响应代谢限制,并且可能转向使用戊糖磷酸酯代谢。在诸如低葡萄糖的营养缺乏条件下,GSCs 通过优先上调高亲和力 GLUT3 转运蛋白,能够比 NSTCs 优先摄取葡萄糖。与正常神经干细胞和正常祖细胞相比,GSCs 在低氧和酸性条件下的耐受性以及 HIF-2α 信号传导的加强促进了自身更新和增殖。

　　3. niche 因素　niche 因素是影响 GSCs 生物学行为的重要因素,通过 Notch,BMP,NF-κB 和 Wnt 等信号通路传导激活 GSCs,特异性维持肿瘤生长。Notch 通路在神经发育过程中起到抑制神经元分化和维持神经干细胞状态的作用。异常 Notch 通路激活可以刺激星形胶质细胞呈现干细胞状态,增强其增殖能力。使用 γ-分泌酶抑制剂处理 GSCs 也进一步证实了 GSCs 对 Notch 信号传导的依赖性。BMP 能够诱导神经干细胞分化为星形胶质细胞,是一种分化诱导因子。尽管在原发性 GBM 组织中存在 BMP 的表达,但 GSCs 可以通过募集转录阻遏物 EZH2 和分泌 BMP 拮抗剂,抵抗 BMP 的诱导分化作用。近年来,BMP 作为特异性靶标用于 GBM 治疗的研究正在进行。

　　NF-κB 通路通过内皮细胞应激反应转录机制成为维持 GBM 细胞存活和特性的重要通路。A20 蛋白是 NF-κB 途径的中间因子,在 GSCs 中过表达。Wnt 信号通路在 GSCs 中高度活跃,对维持其干细胞表型至关重要。基因组学和生物学分析鉴定 PLAGL2 在胶质瘤中大量表达,通过调节 Wnt/β-catenin 信号传导功能抑制 GSCs 分化。

　　4. 免疫机制　脑肿瘤呈现免疫抑制的特点,有证据表明 GSCs 可直接调节免疫系统。在共培养实验中,GSCs 诱导产生调节性 T 细胞,并通过 PD1 和可溶性半乳糖凝集素-3 诱导 CD8⁺T 细胞凋亡。脑肿瘤的免疫治疗展现出良好的前景,信号通路抑制剂和抗血管生成剂在脑肿瘤治疗中获得了初步成功。脑肿瘤的免疫治疗包括细胞治疗(过继性 T 细胞转移和 CAR-T 细胞),抗肿瘤疫苗和靶向免疫检查点的免疫调节疗法(PD1,PD 配体 1 抗体和 CD⁺淋巴细胞相关蛋白 4 抗体)。目前的抗肿瘤疫苗研究主要集中在肿瘤特异性抗原(如 EGFRvⅢ)和肿瘤细胞裂解物上。有证据表明与分化的肿瘤细胞相比,GSCs 裂解物在产生树突细胞(DC)疫苗方面更有效。

　　5. 细胞微环境　位于血管周围 niche 的 GSCs 与血管内皮细胞紧密连接,允许内皮细胞 Notch 配体与 GSCs Notch 受体结合,激活 Notch 信号,促进 GSCs 的自我更新。GSCs 通过表达高水平的 VEGF,驱动新血管生成。基于 GSCs 这一特点,人源化单克隆抗体 bevacizumab 被开发用于靶向封闭 VEGF 以抑制血管生成,这被用于治疗复发性 GBM。当 VEGF 途径被抑制时,癌细胞通常激活其他的血管生成途径来应对这一情况。

　　(二) 髓母细胞瘤

　　髓母细胞瘤是常见的儿童恶性肿瘤,占儿童颅内肿瘤 15%～20%。髓母细胞瘤多起源于小脑蚓部,引发髓母细胞瘤的小脑前体细胞主要包括围绕第四脑室的脑室区(VZ)干细胞,外生发层(EGL)祖细胞。基于组织病理学特征和形态异质性,髓母细胞瘤可以分为经典肿瘤和四种变体:增生/结节型髓母细胞瘤,具有广泛结节的髓母细胞瘤,间变型髓母细胞瘤和大细胞型髓母细胞瘤。通过最新的微阵列和基因组测序技术,髓母细胞瘤被分为四个亚型:Wnt 亚型、Shh 亚型、Group3 亚型、Group4 亚型。每种亚型在预后和治疗反应方面都不同。

髓母细胞瘤干细胞(MSCs)是指髓母细胞瘤中含有的干细胞样肿瘤细胞,由 Singh 和 Hemmati 等首次在髓母细胞瘤中发现,MSCs 在体外具有显著的增殖、自我更新和分化能力。MSCs 较为明确的分子标记主要有 CD133、CD15、Sox2,研究发现髓母细胞瘤的复发可能与 CD15$^+$、Sox2$^+$ 的 MSCs 密切相关。CD133 是 MSCs 的经典标志物,而 CD15 作为 MSCs 新兴的标志物则存在争议。虽然 CD15$^+$ 细胞表现出更强的增殖能力和显著升高的 Shh 表达水平,然而在体外克隆培养时,CD15$^+$ 细胞不形成神经球。

MSCs 在髓母细胞瘤的抗药性、侵袭性、转移和复发中发挥重要作用,这与 Shh 信号通路、myc 家族、Notch 通路、Wnt 通路以及 MicroRNA 密切相关。研究表明,Shh 通路的激活能提升 CD15$^+$MSCs 的增殖能力。Shh 通路最主要的转录因子 Gli 1/2 和干细胞相关因子 Nanog、MYCN 以及 Bmi-1 共同作用,促进 MSCs 的自我更新。多梳蛋白家族 Bmi-1 对于维持 MSCs 细胞干性起关键作用,其通过抑制 p16Ink4a 和 p19Arf 衰老途径来促进 MSCs 自我更新,与髓母细胞瘤病人不良预后有关。Group3 亚型髓母细胞瘤以 c-myc 和 LCA 的高表达为特征。Notch 通路的主要效应因子 HES 1,在 CD133$^+$髓母细胞瘤细胞表达呈指数上升。当使用 Notch 途径 γ-分泌酶抑制剂时,CD133$^+$ MSCs 细胞大量减少,表明 Notch 通路在 MSCs 自我更新中起着重要作用。Wnt 通路通过激活 CTNNB1 突变(编码 β-catenin)以及 APC 和 Axin 中的失活突变,调节髓母细胞瘤的增殖。此外,某些 miRNA 参与调节 MSCs 的自我更新,如 miR-199B-5p 以及 miR-34a 等。MSCs 特异性信号传导通路作为靶向治疗干预的位点,展现出良好的临床应用前景。

(三) 垂体腺瘤

近年来,从小鼠和人类垂体腺瘤中分离出特定的 CSCs。配制含有成纤维细胞生长因子(FGF)和表皮生长因子(EGF)的培养基,不加入血清,将垂体腺瘤解离成单细胞悬浮液体外培养,会有肿瘤球出现。当在培养基中补充加入血清和下丘脑刺激因子时,则细胞发生分化。研究表明,肿瘤球体中包含的未分化细胞具有移植成瘤特性,并且与分化细胞相比具有更强的抗化疗药物能力。以上证据支持垂体腺瘤干细胞(pituitary adenoma stem cells,PTSCs)的存在。PTSCs 具有干性相关的标志物,如巢蛋白(Nestin)、Sox2、SCA1 和 CD133 等。

垂体腺瘤与干细胞的存在关系密切。通过对成造釉细胞型颅咽管瘤(ameloblastocytic craniopharyngioma,ACP)的研究发现,突变的垂体干细胞能够通过旁分泌活动促进垂体肿瘤的发生。在大多数 ACP 样本中已经鉴定出 CTNNB1(编码 β-catenin)的基因突变,这些突变会干扰 β-catenin 的降解,从而导致 Wnt/β-catenin 通路的过度激活,促进垂体腺瘤的增殖。研究发现,垂体中混合型神经节细胞瘤-腺瘤、垂体腺瘤伴 Rathke 囊肿中同时存在节细胞和室管膜瘤细胞等多种成分,这证明了 PTSCs 在垂体腺瘤起源中扮演了重要角色。研究发现 Nestin$^+$PTSCs 可以形成垂体腺瘤。加强对于 PTSCs 的研究,并在临床治疗中加以应用,对于提升垂体瘤的治疗水平,改善病人预后有重要意义。

(四) 临床前景

虽然围绕脑肿瘤的治疗策略有着不断地丰富和改进,包括传统手术切除联合放化学治疗、抗血管生成治疗以及免疫治疗等,但长期以来在临床实践中未能取得令人十分满意的效果,其主要原因之一是无法完全清除 BTSCs 细胞。BTSCs 的存在使脑肿瘤极易局部复发、脑内播散转移以及抵抗放化疗,因此对 BTSTs 在脑肿瘤发生、发展、侵袭及耐药等恶性生物学进展中关键作用及机制的深入研究,将为治疗脑肿瘤及评估病人预后提供新的切入点,具有重要的临床意义。目前 BTSCs 临床应用主要体现在以下两个方面:

BTSCs 的存在是脑肿瘤病人不良预后的主要原因,因此检测脑肿瘤中 BTSCs 标志物的表达水平可以作为评估脑肿瘤病人预后的一种辅助手段。同时与传统病理分级方法相结合,能够进一步提高脑肿瘤临床诊断与病人预后评估的准确性。例如,在髓母细胞瘤病人中,c-myc 比例高的病人肿瘤细胞中 MSCs 较多,通常具有较高的复发风险和较差的预后。

另外,BTSCs 是脑肿瘤的起始细胞,具有无限自我更新的能力,并且与脑肿瘤侵袭迁移、耐受放化疗密切相关,因此 BTSCs 的残留被认为是脑肿瘤术后复发的重要原因之一。通过特异性阻断脑肿瘤干细胞相关的信号通路、转录因子等，能够有效抑制脑肿瘤的恶性生物学进展。例如，GSCs 通过表达高亲和力葡萄糖转运蛋白（GLUT3），重新编码其代谢机制并优先吸收葡萄糖，因此 GLUT3 可能是潜在的选择性抑制 GSCs 的有效治疗靶标。可以预计，靶向肿瘤干细胞及其信号通路关键因子的治疗方法研究将成为脑肿瘤治疗研究的热点。

肿瘤干细胞的基础研究可以为治疗脑肿瘤提供新的特异性靶点，从而增加脑肿瘤对化疗药物治疗的敏感性同时减少化疗药物对人体正常组织的药物损害，改善脑肿瘤病人的生存预后。随着脑肿瘤干细胞分离、鉴定及体外培养技术的不断成熟，除了传统的治疗方法，一些新型技术如基因调控、纳米材料等都可以应用进来，这将为基于肿瘤干细胞的脑肿瘤临床治疗带来更为广阔的前景。

（李　刚）

第五节　脑胶质瘤复发进化理论

一、复发胶质瘤

手术或放射治疗、化学治疗之后，几乎所有恶性胶质瘤病人的脑肿瘤都会复发，并通常伴随着肿瘤进展及疾病恶化。低级别胶质瘤病人（或Ⅲ级）复发时存在两种可能：一种复发后仍然是低级别胶质瘤，但另外一些病人肿瘤复发时会进展为高级别胶质母细胞瘤（Ⅳ级）。根据近期文献报道，这种肿瘤进展机制非常复杂，可能与若干临床因素以及分子变异密切相关，其病人中的发生比例尚无定论，可能从 17%~73% 不等，治疗后的复发时间也根据病人情况不同从 2~10 年不等。不同于低级别脑胶质瘤，原发的高级别胶质母细胞瘤在标准的替莫唑胺化学疗法之后，绝大多数在 6~9 个月内复发，复发肿瘤的病理学分型一般仍为高级别胶质母细胞瘤，但截止到目前，复发高级别脑胶质瘤尚无标准治疗方案。

复发脑胶质瘤的主要治疗手段与原发类似，主要是手术切除、放疗和烷化类药物化疗。然而，胶质瘤复发时很多病人已不适合再次手术切除。临床资料显示，若原发瘤均位于易切除部位，则手术尽可能地清除绝大部分肿瘤，术后有更好的预后，推迟复发时间。对于放疗而言，相关临床实验表明，放疗可推迟肿瘤的复发时间，但对整体生存期并无明显改善。若病人在原发肿瘤治疗中已接受烷化类药物治疗，则肿瘤复发时就会有抗药性，因为复发的肿瘤细胞很可能是在药物选择压力下演化而来的抗药细胞。这就是本节将着重介绍的内容：脑胶质瘤是如何在治疗选择压力下复发和进展的。

二、胶质瘤进化的分子遗传学

（一）低级别胶质瘤演化

正如前述，低级别胶质瘤在接受标准治疗之后普遍复发。最近，对原发低级别胶质瘤和从同一病人切除的复发肿瘤的外显子组进行测序发现，在 43% 的病例中，初始肿瘤中至少有一半的突变在复发时未被发现，这说明对很大一部分病人来说，驱动复发增长的基因组同原发肿瘤相比已经发生显著改变。同样地，基因组的甲基化水平变化也出现相当程度的改变。这些事实说明，同样的治疗方案，即使对原发低级别起作用，对复发肿瘤很可能会失效。

有些基因变异不止存在于初始肿瘤而且也存在于复发肿瘤，如 IDH 突变，TERT 启动子突变，1p19q 共缺失等。这类变异很少在演化过程中丢失，说明它们很可能是很早发生的突变。在复发和进展过程中新获得的基因变异可能是驱动其进展的重要因素。研究表明，驱动脑胶质瘤进展的基因变异主要集中在 RB、MYC、Akt-mTOR 和 RTK-RAS-PI3K 信号通路。伴随着基因组层面的变异，上述通路的基因表达和 DNA 甲基化水平也发生相应的改变。另一种重要的与低级别胶质瘤恶性进展相关的变异是 MET 14 外显子跳跃。这种变异通常与 MET 基因融合同时出现，在继发胶质母细胞瘤中的频率约占（14%），远高于原发胶质母细胞瘤和低级别胶质瘤。携带该变异的癌细胞数量在低级别胶质瘤时期含量很少，但在复发时迅速增长，说明可能具有选择优势。

（二）原发高级别胶质瘤演化

与低级别胶质瘤相比,原发高级别胶质母细胞瘤的复发率更高。大规模测序分析表明,复发高级别胶质母细胞瘤与原发肿瘤的分子遗传学特征相似度非常低,约有63%的病例甚至出现了基于表达谱的亚型的转变,因此初始肿瘤的分子特征对复发肿瘤的治疗指导意义不大。

高级别胶质瘤的进化路径根据IDH突变情况有所差异。IDH突变型高级别胶质瘤中,IDH、TP53、AT-RX等突变发生在早期,而受体酪氨酸激酶如EGFR、PDGFRA等的变异在晚期出现,复发时可能丢失,也可能获得新的突变。有证据表明一定数量的病人在复发时出现TGFB通路的激活。在IDH野生型高级别胶质瘤中,最早出现的变异很可能是PDGFA突变、TERT启动子突变或者PTEN的单拷贝缺失。同时,在高级别胶质瘤的复发过程中观察到克隆替换的现象,涉及很多重要的驱动基因主要包括TP53、ATRX、PDGFRA等。上述基因在初始肿瘤中发生突变,但复发时原来的突变位点恢复正常,而新的位点产生突变。这种趋同进化的现象说明癌细胞基因组的不稳定性以及癌细胞种类的多样性。

（三）复发肿瘤抗药机制

除上述提到的信号通路的突变外,在替莫唑胺化学疗法作用下,部分复发脑胶质瘤会携带大量的体细胞突变,即超突变现象。最新研究显示,复发脑胶质瘤的超突变率约为17%,且均携带超过500个编码区域的体细胞突变(由全外显子测序数据得出)。研究还发现复发脑胶质瘤所携带的超突变具有特定的模式规律:[C->T]C,即CC位置容易突变为TC。将这一模式规律与相关临床信息进行分析,发现复发脑胶质瘤这一特定模式的超突变与病人服用大量烷化剂药物有关。与此同时,这些肿瘤在位于DNA错配修复信号传导通路(DNA mismatch repair pathway)上的基因通常还存在丢失功能的严重突变。在这个信号传导通路中的基因包括但不限于MSH6、MSH2、MSH4、MSH5、PMS1、PMS2、MLH1和MLH3。

MGMT启动子甲基化的脑胶质母细胞瘤病人更倾向于从替莫唑胺治疗中获益。启动子甲基化引起MGMT表达沉默,从而阻断对替莫唑胺引起的DNA损伤的修复。Wang等在复发胶质母细胞瘤中发现了一类涉及MGMT的基因融合,包括NFYC-MGMT、BTRC-MGMT等。融合基因使用新的启动子而不破坏MGMT的功能域,引起MGMT的高表达,从而促进MGMT的耐药性。目前,更多的MGMT融合被发现,如GLRX-MGMT等,MGMT融合是脑胶质瘤对替莫唑胺耐药的另一种机制。

三、胶质瘤的异质性

（一）多病灶胶质瘤

新诊断胶质母细胞瘤中约有10%~20%的是多病灶胶质母细胞瘤。多病灶胶质母细胞瘤的生存期比单病灶胶质母细胞瘤更差。多病灶胶质母细胞瘤富集PIK3CA突变,不存在IDH1、ATRX或PDGFRA突变,其亚型通常为间质型。未发现G-CIMP型的多病灶胶质母细胞瘤。近期研究发现,取自同一病人但不同病灶的胶质母细胞瘤突变图谱的相似度极低。尽管如此,细胞实验表明抑制PI3K通路似乎可以对这类肿瘤的癌细胞有更好的抑制效果。

（二）单灶肿瘤异质性

相对多灶肿瘤,单灶胶质瘤有更高的同源性,但通过多点采样或者单细胞测序的策略,多项研究表明胶质瘤异质性水平非常高。例如,低级别胶质瘤和胶质母细胞瘤的不同解剖学部位的基因表达呈现不同的特征,在基因表达上属于不同的亚型。再如,PDGFRA、PTEN等驱动基因的突变仅在一部分瘤块中检出,而在另外一些瘤块中为野生型。单细胞转录组研究表明,同一肿瘤的不同细胞可能属于不同的亚型;不同细胞表达不同的受体酪氨酸激酶。部分细胞的干性相关基因表达较高,可能是引起胶质瘤复发和进展的源头。

（三）异质性与靶向治疗

上述胶质瘤基因组的研究表明胶质瘤基因组演化过程异常复杂、多变,合理的治疗策略需要充分考虑胶质瘤的异质性和演化途径。在常规化疗失效后,一些实验性治疗手段会根据不同胶质瘤病人的基因组特性设计相应的靶向治疗方案。通常情况下,靶向药物只针对肿瘤中携带特定靶点的肿瘤细胞起效。反之,由于肿瘤的异质性及病人个体差异,携带特定靶点的肿瘤病人并不是100%对该靶向药物有效。此外,对于携带多个靶点的肿瘤而言,如何在此之中选择最有效的靶向药物也是一个研究难点。为了解决这些问题,人们利用病人肿瘤细胞系(patient derived cell,PDC)或是动物移植模型(patient derived xenograft,PDX)开展了大量的药物筛选研究。其中具有代表性的大规模药物筛选研究包括 CCLE(cancer cell line encyclopedia),CTRP(cancer therapeutic response portal),GDSC(genomics of drug sensitivity in cancer)和 CancerSCAN,各研究具体规模统计见表 4-5-1。

表 4-5-1   大规模药物筛选研究 *

研究简称	CCLE	CTRP. v2	GDSC	CancerSCAN
发表年份	2012	2015	2016	2018
发表期刊	*Nature*	*Cancer Discovery*	*Cell*	*Nature Genetics*
主要研究机构	Broad Institute	Broad Institute	Sanger Institute	Samsung Medical Center
细胞系数量	479	860	1 001	462
药物数量	24	481	265	60
脑胶质瘤细胞系数量	43	41	51	125

* 统计数据基于所标识的文献,最新数据请查阅相关网站

由于复发脑胶质瘤较原发瘤具有更高的异质性,目前尚无可广泛用于治疗复发脑胶质瘤的靶向药物。据文献记载,目前正在开展的针对复发脑胶质瘤靶向治疗的临床试验主要集中在以下靶点:MET,VEGF,EGFR,PI3K,PDGFR,PARP,SRC,KIT 和 EPHA2 等。

四、肿瘤演化模型

如果把癌症细胞当成肿瘤群体中的一个个体,肿瘤发展过程实际可以理解为一个群体的进化过程,只是这个过程不涉及有性生殖,因此肿瘤过程也经常被描述为克隆演化过程。经典的肿瘤理论认为肿瘤是由于基因突变的不断积累导致的。突变的积累过程可以用四个著名的肿瘤演化模型概括:线性演化,分支演化,中性演化和间断演化。

在线性进化模型中,新的驱动突变可以为相应的肿瘤细胞提供强大的选择优势,进而在克隆复制过程中战胜其他不具备该突变的早期癌细胞群体。这个模型假定新的驱动突变可以导致肿瘤在各个生长阶段产生一个优势克隆,这样突变一个个呈线性模式逐渐积累(图 4-5-1A)。在复发脑胶质瘤的研究中,如果一个病人原发肿瘤的所有基因突变都可以在复发肿瘤中发现,那么这个病人的胶质瘤符合线性进化模型的假设。这种情况一般发生在实施肿瘤不完整切除术的病人中,复发的肿瘤继承自未切除的原发肿瘤。

然而,线形进化在胶质瘤中并不常见。相反的,当前数据显示大部分胶质瘤符合分支进化模型。尤其是远隔复发的肿瘤,当肿瘤的复发病灶不同于原发肿瘤病灶时,复发的肿瘤与原发的肿瘤似乎来自不同的克隆谱系。与线形进化相比,大量突变在复发中缺失。同时,很多新的突变取而代之,有时这种替代甚至发生在同一个基因的不同位点。分支进化过程中,不存在可以压倒所有其他克隆的驱动突变。

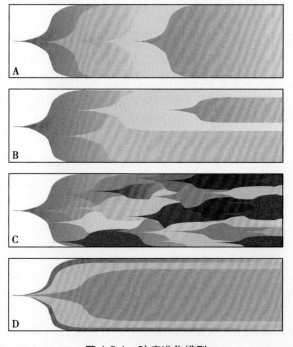

图 4-5-1   肿瘤进化模型
A. 线性演化;B. 分支演化;C. 中性演化;D. 间断演化

即便有些突变可以增加细胞的选择优势,这种优势不足以支撑该细胞群体成为唯一一个细胞群体。因此,分支模型允许多个大小相当的克隆群体同时存在于肿瘤当中(图4-5-1B)。分支模型暗示肿瘤克隆之间可能存在某种协作互助的关系。

中性进化是分支进化的极端情况,其进一步假设肿瘤进化过程中的大部分突变不会促成很强势的优势克隆。该模型假设随机突变随着时间累积,导致遗传和广泛的肿瘤细胞异质性出现。重要的是,这个模型认为异质性是肿瘤进展的副产物,并且没有功能性的协作关系。由这个模型产生的肿瘤谱系树将由许多中间节点和高度分支的结构组成,没有任何已扩展的单个分类子群(图4-5-1C)。

线性、渐变和中性模型通常假设随着时间的推移,肿瘤细胞逐渐演化成癌症的形态。然而,最近的证据表明,在一些癌症中,在肿瘤进展的最早阶段,可能在短时间内发生大量基因组突变。在该模型中,肿瘤异质性在肿瘤演化的最早阶段非常高,之后一个或几个显性克隆稳定地扩张进而形成肿瘤块。由此产生的系统发育树是由于缺乏中间态的肿瘤群体而导致只有一个长的根节点和一个或几个优势克隆(图4-5-1D)。该模型也被称为肿瘤演化的"大爆炸"模型。由此模型推断出取自不同位置的肿瘤应该有很多共享的亚克隆结构。这一点在单灶胶质瘤样本中得到了证实,然而对于一些多灶胶质瘤,不同病灶的肿瘤几乎没有任何共享的亚克隆,证明有些肿瘤进化过程可能存在多个"平行宇宙"。

肿瘤进化理论的研究还处于起步阶段,但这些研究对于理解肿瘤异质性产生,肿瘤精准化医疗具有重要意义。

[王吉光(中国香港)]

参 考 文 献

[1] 王保成,马杰.髓母细胞瘤分子分型和临床治疗的研究进展[J].中华神经外科杂志,2015,31(8):857.

[2] Schottenfeld D. An epidemiologic perspective on the stem cell hypothesis in human carcinogenesis[J]. Cancer Epidemiology,2017,50(Pt A):132-136.

[3] Venkatesh V,Nataraj R,Thangaraj G S,et al. Targeting Notch signalling pathway of cancer stem cells. 2018,5(2):5.

[4] Vescovi A L,Galli R,Reynolds B A. Brain tumour stem cells[J]. Nat Rev Cancer,2006(6):425-436.

[5] Mete O,Lopes M B. Overview of the 2017 WHO Classification of Pituitary Tumors[J]. Endocrine pathology,2017,28(3):228-243.

[6] Ma Z Y,Song Z J,Chen J H,et al. Recurrent gain-of-function USP8 mutations in Cushing's disease[J]. Cell research,2015,25(3):306-317.

[7] Song Z J,Reitman Z J,Ma Z Y,et al. The genome-wide mutational landscape of pituitary adenomas[J]. Cell research,2016,26(11):1255-1259.

[8] Archer T C. Medulloblastoma:Molecular Classification-Based Personal Therapeutics[J]. Neurotherapeutics,2017,14(2):265-273.

[9] Annett S,Robson T. Targeting cancer stem cells in the clinic:Current status and perspectives[J]. Pharmacol Ther,2018,187:13-30.

[10] Reifenberger G,Wirsching HG,Knobbe-Thomsen CB,et al. Advances in the molecular genetics of gliomas-implications for classification and therapy[J]. Nat Rev Clin Oncol,2017,14(7):434-452.

[11] Malzkorn B,Reifenberger G. Practical implications of integrated glioma classification according to the World Health Organization classification of tumors of the central nervous system 2016[J]. Curr Opin Oncol,2016,28(6):494-501.

[12] Suzuki H,Aoki K,Chiba K,et al. Mutational landscape and clonal architecture in grade Ⅱ and Ⅲ gliomas[J]. Nat Genet,2015,47(5):458-468.

[13] Ceccarelli M,Barthel F P,Malta T M,et al. Molecular profiling reveals biologically discrete subsets and pathways of progression in diffuse glioma[J]. Cell,2016,164(3):550-563.

[14] Johnson B,Mazor T,Hong C,et al. Mutational analysis reveals the origin and therapy-driven evolution of recurrent glioma[J]. Science,2013,343(6167):189-193.

[15] Bao Z,Chen H,Yang M,et al. RNA-seq of 272 gliomas revealed a novel recurrent PTPRZ1-MET fusion transcript in secondary glioblastomas[J]. Genome Res,2014,24:1765-1773.

［16］ Wang J,Cazzato E,Ladewig E,et al. Clonal evolution of glioblastoma under therapy［J］. Nature Genet,2016,48(7):768-776.

［17］ Barretina J,Caponigro G,Stransky N,et al. The Cancer Cell Line Encyclopedia enables predictive modelling of anticancer drug sensitivity［J］. Nature,2012,483:603-607.

［18］ Iorio F,Knijnenburg T,Vis D,et al. A landscape of pharmacogenomic interactions in cancer［J］. Cell,2016,166(3):740-754.

［19］ Davis A,Gao R,Navin N. Tumor evolution:Linear,branching,neutral or punctuated? ［J］. Biochim Biophys Acta Rev Cancer,2017,1867(2):151-161.

第五章

颅脑肿瘤的影像学诊断与评估

脑肿瘤的生长部位、生长方式对于临床手术治疗方案选择、疗效评估是直接的影响因素。借助于现代的影像技术及设备,术前对脑肿瘤进行常规的定位、定性形态学诊断外,对其生物行为学特征进行分析,即临床普遍认可的功能影像学研究,也已经在脑肿瘤诊治中发挥重要作用。

脑肿瘤的异质性、增殖性和沿纤维束侵袭性生长的生物学行为及病理生理学特性是神经科综合治疗的重要基础。脑胶质瘤是发病率最高的原发性颅脑肿瘤,其细胞的高度增殖性,不同的生长方式及不确定的边界,造成手术不易全切,治疗效果差;肿瘤细胞具有高度的侵袭性,造成胶质瘤易复发、易恶变等临床预后较差的特征。在肿瘤的临床诊治中,肿瘤的病理学分级可以作为一个关键因素,在对肿瘤采取干预性治疗前对其选取治疗方法、其病程预后及临床治疗的疗效进行评估具有指导意义。

相对脑肿瘤的临床诊断,除了综合临床症状、体征及流行病学信息外,神经影像学诊断是一项重要指标。

神经影像常规检查目前主要包括计算机断层成像(computor tomography,CT)和磁共振成像(magnetic resonance imaging,MRI)。这两种成像方法可以相对清晰精确地显示颅脑解剖结构特征及颅脑肿瘤病变形态学特征,如部位、大小、周边水肿状态、病变区域内组织均匀性、占位效应、血-脑脊液屏障破坏程度及病变造成的其他合并征象等。

CT 是利用精确准直的 X 线束穿透人体组织后,不同组织密度 X 射线的吸收率差异,应用计算机进行数字化信息重建获取的影像,具有扫描时间快,图像清晰,高密度分辨率等特点。目前,CT 是神经系统疾病常规的检查手段。高新工业技术及计算机高性能的临床应用等,减少了 X 射线对人体的伤害效应。多层面扫描机数据采集技术可以应用计算机进行数据后重建,获得不同方位的重建图像。快速成像及重建技术,可以进行脑组织功能性分析,如 CT 血管成像及 CT 灌注成像。

MRI 是利用人体组织水分子的氢核的一些磁性特征进行组织成分的成像显示技术。磁共振成像扫描及重建系统的优化,以及超高磁场扫描仪的临床应用可以产生高空间分辨及高时间分辨图像,并大大缩短成像时间。高磁场及超高磁场的临床应用,计算机的发展及生物物理材料的研发,使磁共振在成像扫描、数据重建、后处理功能等方面有了极大提升,如高磁场区的均匀性,射频设备完善,线圈材料的安全性,后处理及图像重建系统的优化等。目前临床允许进行病人诊断扫描的磁共振扫描仪的磁场强度达 3.0T,在图像的空间分辨率及时间分辨率都明显提高。特别是在磁共振功能研究方面,超高磁场强度使微弱的功能信号差异能清晰分辨出来,为中枢神经系统功能研究及临床疾病的功能状况诊断提供了硬件支持。图像的优质及医疗费用的降低,使磁共振扫描检查已经在临床普及,广泛被临床医生及病人接受,如何利用磁共振扫描获取的强大的数据信息资源,为各类疾病提供更多更全面更准确的诊断及预后评估经验方法。

MRI 图像信息优于 CT。CT 主要显示脑肿瘤病变组织与正常脑组织的密度差值,特征性密度表现如钙化、出血及囊性变等,病变累及的部位,水肿状况及占位效应等;传统 MRI 主要表现肿瘤、坏死、水肿组织等的不同信号强度差异及占位效应,并且可以显示病灶的侵袭范围。功能磁共振成像不仅表现出脑肿瘤的形态学特征,还可以揭示肿瘤组织功能状况及代谢状况。

脑肿瘤常规的磁共振扫描,获取 T1 加权像、T2 加权像、FLAIR 像及进行磁共振对比剂的强化扫描。脑肿瘤根据其生物学行为特征,如生长方式、侵袭程度、生长速度等,可发生各脑叶脑回,表现为肿瘤的边界形态不一;肿瘤的实质呈现为长 T1、长 T2 信号影,信号可以不均匀;周边水肿影表现视肿瘤发生程度而轻重不一;肿瘤对血-脑脊液屏障破坏程度不同而出现的增强扫描征象不一;占位征象可表现为局部脑组织肿胀、邻近脑组织正常结构受压移位、脑沟脑池变浅或消失。

正电子发射计算机断层扫描(positron emission tomography,PET)等分子显像技术的出现,可以提供病灶详尽的功能与代谢等分子信息,结合 CT 和 MRI 提供的病灶精确解剖定位,新近出现的 PET-CT 和 PET-MRI 技术在颅脑肿瘤的诊断和治疗方面均显示出独特的优越性。而且,脑磁图技术在颅脑肿瘤病人的术前重要脑功能与癫痫定位方面也具有一定的临床应用价值。

(李少武)

第一节 常用诊断影像

影像学在颅脑肿瘤的应用主要包括诊断和鉴别诊断、治疗效果的评估、肿瘤分子、基因表达的判断、病人预后的分析等几个方面。成像设备主要是 CT、MRI 及 PET,其中以 MRI 的应用最为广泛。CT 在颅脑肿瘤的评价优势是能清晰显示病变内的出血、钙化及对颅骨的破坏等,成像方式有 CT 平扫、增强扫描及CTA。MRI 成像模式除了自身固有的多方向(矢状位、冠状位及轴位)成像优点外,还具有多序列(T1WI、T2WI、FLAIR 等)、多模式(DWI、GRE、PWI、MRS 及 fMRI 等)成像的特点,这些检查为多角度、多层面显示病变的形态学、病理生理学(代谢、血流动力学)特点提供了丰富的视角。

对颅脑肿瘤的 MRI 成像,基本的扫描包括 T1WI、T2WI、FLAIR 及增强扫描,即常规 MRI 检查,主要给出病变的定性信息,如病变的位置、形态、信号高低、边界、内部的坏死、囊变及强化情况等,还有病变周围的水肿、邻近结构的继发性变化等。

胶质瘤作为最常见脑原发性肿瘤,MRI 的影像评价应用广泛。对于胶质瘤治疗后的第一个广泛应用的评价标准是 Macdonald 标准,该标准将影像学表现和临床指标相结合,将反应结果分为 4 类:完全反应、部分反应、稳定状态和进展。这种方法有一定的局限性,如对无强化的病灶评价不足,因此,产生了 RANO 标准。

脑肿瘤手术后影像学复查,主张手术后 72 小时内行脑常规 MRI 检查,包括平扫 T1WI、T2WI、FLAIR 及增强扫描,所得结果作为术后的基线资料,以便与后续的影像检查结果相比较,MRI 检查对病变的生物学改变缺乏敏感性和特异性,因而需要结合其他的成像模式进一步区分。脑胶质瘤治疗后的反应包括:真进展、假性进展、真反应、假反应及混合反应。上述分类主要根据病变在增强扫描的表现而定,具体来说,若增强面积增大,则视为进展;反之,强化面积减小时视为反应。从病理角度讲,分为肿瘤坏死(特别是放疗后)、复发及混合等几种情况。

PWI 有三种:动态磁敏感对比增强、动态对比增强和动脉自旋标记。临床最为关注的是确定是否有复发,而 PWI 的指标之一,rCBV,对肿瘤的复发较为可靠。在增强图像上,强化面积增大的部分在 PWI 上表现为rCBV 升高,则为肿瘤复发,即真进展;相应的,在增强检查后表现为强化面积增大的区域 rCBV 没有升高,则为假性进展。胶质瘤治疗前后的 PWI 均示 rCBV 升高,则提示病人预后较差。

MRS 在脑胶质瘤的应用主要包括肿瘤的诊断和分级、预后判断和治疗后评价等几个方面。具体来说,高级别胶质瘤的 Cho/NAA 比值高于低级别胶质瘤,NAA/Cr 比值低于低级别胶质瘤。Cho/NAA 比值升高提示病人的总生存期下降。

复发胶质瘤(真性进展)的 Cho/Cr 和 Cho/NAA 比值高于放射性坏死(假性进展),而 NAA/Cr 比值正好相反。

fMRI 主要用于肿瘤术前计划的制定,特别是当胶质瘤邻近脑功能区时,该检查能显示病变与功能区的关系(图 5-1-1)。

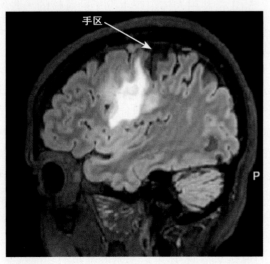

图 5-1-1 fMRI 示病变位于手感觉-运动功能区的前下方
引自:Advanced magnetic resonance imaging in glioblastoma:a review. Chin Clin Oncol,2017,6(4):40

DTI 是在 DWI 基础上进一步发展而来的成像模式,脑胶质瘤对白质纤维束的影响有四种情况:破坏、浸润、水肿和移位(图 5-1-2)。

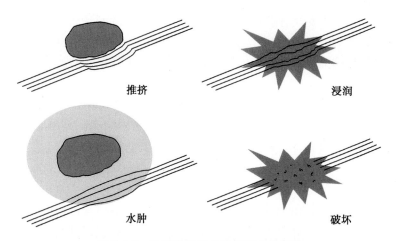

图 5-1-2 脑胶质瘤对白质纤维束的影响

引自:Diffusion tensor imaging of cerebral white matter:a pictorial review of physics,fiber tract anatomy,and tumor imaging patterns. AJNR Am J Neuroradiol,2004,25(3):356-369.

除这些高级 MRI 成像模式的单独应用外,近来将这几种高级 MRI 成像模式组合应用,形成多模态成像模式。常规 MRI 扫描结合 DTI,能反映少枝胶质细胞瘤的 IDH 和 1p/19q 基因的表达状态。常规 MRI 定量分析有助于实现对胶质瘤分子表达状态的判断。此外,一些新的 MRI 成像模式,如氨基质子转移(amide proton transfer,APT)成像也能对胶质瘤的某些分子表达状态进行判断。

目前对医学影像的解读主要依靠专业人员的视觉评价,结果往往是描述性、主观和非定量的。因此,客观、定量评价医学图像具有迫切的现实需求。另一方面,随着医学成像设备硬件和软件的改进、医院数字化的发展、电子病历的使用、PACS 系统的便捷和数学算法的进步以及计算机能力的提高,使高通量提取数字信息成为可能,影像组学应运而生。借助计算机视觉,在像素水平将图像转化为大量量化的数据,再进行分类和分析。影像组学特别适于评价高级别胶质瘤,用于病变诊断、预后判断和疗效评估等方面。

(陈绪珠)

第二节　功能定位影像

临床神经外科对神经影像诊断的要求很明确,常规磁共振图像诊断首先是定位诊断,即诊断胶质瘤要考虑肿瘤的大小、范围、肿瘤与周围重要结构(包括重要动脉、皮质静脉、皮质功能区及神经纤维束等)的毗邻关系及形态学征象等。对制定胶质瘤手术计划起重要作用。

随着功能神经外科的发展,对神经影像学提出功能状况的信息诊断,如肿瘤生长代谢状态,肿瘤血供状态及肿瘤对周边脑组织侵袭程度等,这对病人手术预后及综合治疗疗效评估起着关键作用。对于胶质瘤术前影像学信息要求,在肿瘤定位、边界范围确定、病理性质初步评估等方面做得全面准确,这对影像学专科是一种挑战。随着科学技术的发展,生物探测技术及计算机成像技术的发展,中枢神经系统肿瘤影像诊断学正发生着日新月异的变化,诊断准确度越来越高,由既往单纯形态学水平,深入到灌注、功能和代谢等分子水平。广义的功能磁共振成像技术包括,动态磁敏感对比成像(dynamic susceptibility contrast MRI,DSC-MRI)、动态对比增强成像(dynamic contrast enhanced MRI,DCE-MRI)、磁共振弥散加权成像(diffusion weighted imaging,DWI)与弥散张量成像(diffusion tensor imaging,DTI)、磁共振波谱成像(magnetic resonance spectroscopy,MRS)、磁敏感加权成像(susceptibility weighted imaging,

SWI)、血氧水平依赖性功能磁共振成像(blood level oxygenation dependent,BOLD)等新技术在脑肿瘤的诊断和治疗方面得到了部分应用。这些新技术可提供肿瘤的血流动力学、代谢,神经纤维组织受累状况和皮质功能区等功能信息。研究显示,功能磁共振信息对于肿瘤的病理生理学特征,如肿瘤细胞的增殖性、侵袭性、变异性、恶性程度及肿瘤再生血管化能力等有一定对应性。由此对于胶质瘤的鉴别诊断、性质判定、确定手术边界、预后估计、监测治疗疗效及明确有无复发等具有重要意义,成为形态成像诊断的一个重要补充。脑肿瘤病人的脑网络变化研究是目前神经外科领域的热点,对脑损伤机制及修复机制的研究提供循证医学依据。

　　脑肿瘤累及脑功能区,造成病人相关神经功能的损伤,在制定手术治疗方案时,需要关注肿瘤病变与邻近脑功能区组织的形态学关系,对影像学提出高标准需求,应用功能磁共振成像技术及后处理分析方法,可以满足神经外科临床要求(图5-2-1)。

一、血氧水平依赖性功能磁共振成像

　　脑功能磁共振的成像基础是利用神经元兴奋活动与血流动力学间存在的密切关系,快速显示兴奋的神经元与非兴奋神经元间的信号差异。研究表明:生理刺激后神经元活动增强,神经血管调节机制,使激活区域血管床的血流量、血流容积及耗氧量均增加。局部大脑氧代谢率($CMRO_2$)有轻度的恒定增加(小于平均值的5%),而局部区域内大脑血流量(rCBF)增加平均值约30%。血氧水平依赖性功能磁共振成像(BOLD)效应也是基于$CMRO_2$与rCBF增加值间的差异,而且fMRI获取的信号值的增加量与rCBF的增加值呈直线正相关。脱氧血红蛋白为顺磁性物质,产生局部梯度磁场使质子快速去相位,具有缩短T2的作用。当其浓度降低时可使磁化率诱导地失相位作用下降,因此在脑激活区局部T2去相位作用减弱,相应区域信号T2信号强度增强。经过后处理可将这种代表神经元兴奋活动的信号提取出来,显示出明确可靠的信号变化,从而获得激活脑区的功能成像图。1990年Ogawa等首先报道了这种T2血氧效应,这种利用内源性血红蛋白作为对比剂,通过血氧饱和度的对比变化而成像的方法称为血氧水平依赖功能磁共振

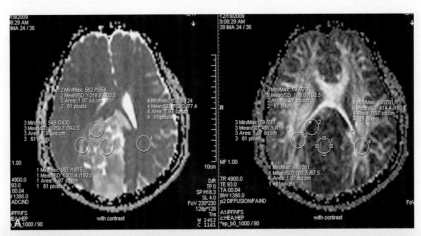

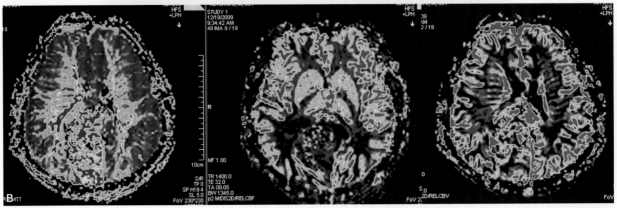

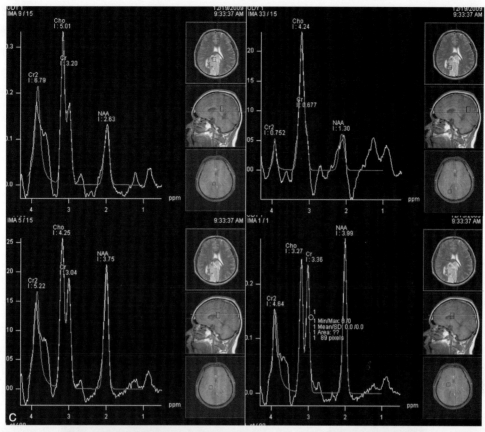

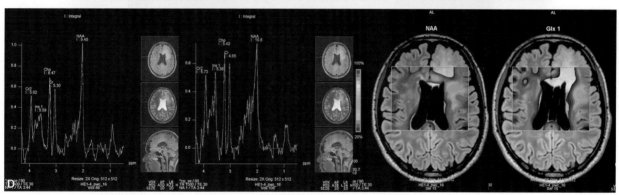

图 5-2-1　脑胶质瘤的功能影像学评估

采用磁共振功能成像技术(MRS、DSC 及 DTI 技术),对脑胶质瘤术前进行扫描,数据分析结果结合术后分子病理进行相关性分析,获得不同级别胶质瘤的生物行为学特征,为病人的个体化治疗提供循证医学依据

A. 高级别胶质瘤 DTI 扫描后进行 ADC 及 FA 值的测量;B. 高级别胶质瘤 PWI 扫描,进行 rCBV、rCBF 及 MTT 至测量;C. 高级别胶质瘤的 MRS 分析;D. 低级别胶质瘤的 MRS 分析

成像(BOLD-fMRI)。

BOLD 功能磁共振成像技术的发展和应用为术前活体、无创和个体化的显示脑功能区与病变的位置关系,优化手术方案提供了可视化工具。术前进行的脑功能定位成像分析,可以在制定手术方案及术中快速确定切除范围等方面提供直观依据。

二、弥散张量成像(DTI)

磁共振弥散张量成像(DTI)技术是在弥散加权成像技术基础上,更进一步揭示水分子在脑组织间隙内的各向异性特征。采用多达 256 个方向的数据采集。其利用成像平面内水分子弥散的各向异性形成图像对比,示踪神经纤维束的走行,以评估组织结构的完整性和连通性。通常采用部分各向异性(fractional anisotropy,FA)描述水分子在弥散主向量轴上的运动强度。FA 值能较全面反映组织中水分子的弥散运动,对于肿瘤组织病理生理学特征提出评价方法。通过计算机继续数据重建,可以获得模拟神经纤维束走行图像,可以进一步揭示肿瘤组织与邻近神经纤维束的形态学相邻关系,提出手术切除程度的评估依据。结合弥散张量成像,数据后处理重建可以显示脑白质纤维示踪结构图,采用颜色标记编码方向,图像的亮度代表弥散各向异性程度。将上述数据导入神经导航设备,进行图像融合,可以为脑肿瘤的精准手术提供标准。

三、计算机导航技术

多模态神经影像学信息,如常规脑肿瘤形态学信息,肿瘤密度、肿瘤信号、周边水肿、邻近脑组织结构和血管分布等。另外,功能影像学信息,如邻近躯体运动感觉功能区、邻近神经纤维束走行,肿瘤内部代谢分布,肿瘤组织与周边脑组织血流灌注状况等,运营计算机进行术前的图像信息融合,多角度多层面进行演示,预测术中可能发生的危险因素,提高手术的成功率,降低术后并发症发生(图5-2-2~图 5-2-4)。

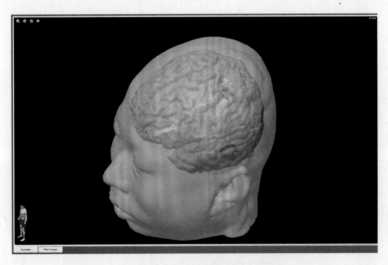

图 5-2-2　语言区胶质瘤功能影像
中央前回旁脑胶质瘤术前 fMRI(BOLD 及 DTI)扫描,结合导航技术重建邻近手指运动功能区定位及重建皮质脊髓束的三维图像融合

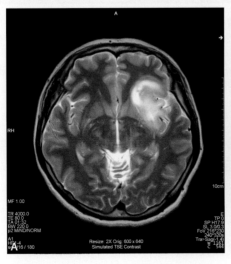
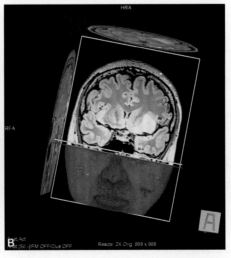

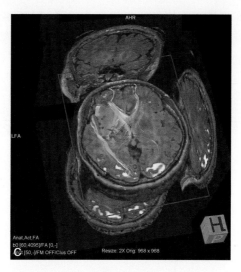

图 5-2-3 视路胶质瘤导航融合图

语言功能区(Broca 区)旁胶质瘤术前 fMRI(BOLD 及 DTI)扫描,结合导航技术重建邻近命名性语言功能区定位及重建邻近神经纤维束的三维图像融合

A. 左侧额颞叶胶质瘤 T$_2$ 像,紧邻 Broca 区;B. 磁共振 BOLD 命名功能任务态扫描定位 Broca 区;C. DTI 重建邻近神经纤维束

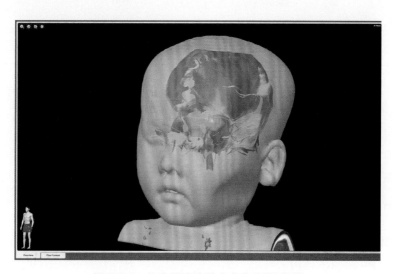

图 5-2-4 儿童视路胶质瘤术前 fMRI 扫描

对肿瘤周边视交叉、双侧颈内动脉及邻近神经纤维束重建并三维图像融合

(李少武)

第三节 分子显像技术

一、概述

分子显像技术是将分子生物学技术和医学成像技术相互融合而形成的新的分支学科。分子显像技术包含了核医学分子显像、磁共振分子显像、超声分子显像和光学分子显像。其中,核医学分子显像无疑是当今最成熟的分子显像技术,它主要包括代谢显像、多肽类药物显像、受体显像、基因显像、放射免疫显像、凋亡显像等,本节主要介绍该技术在脑肿瘤中的应用。

正电子发射计算机断层扫描(positron emission tomography,PET)是将含有正电子核素(如 ^{15}O、^{11}C、^{13}N、^{18}F 等)的药物注入或吸入人体,随着血液循环,放射性核素贮存在人体组织器官中。当放射性核素衰变发出的正电子,与人体组织中的电子发生湮灭辐射时发出两个光子,用探测装置测量上述光子对,获得方向和位置的信息,经过计算机处理获得空间分辨率与灵敏度较高的三维图像,并准确测定局部组织器官的放射性浓度,以评估活体组织器官的代谢功能。正电子核素半衰期很短,可在短时间内重复检查。PET 常用放射性核素及特性见表 5-3-1。

表 5-3-1　PET 常用放射性核素及特性

放射性核素	半衰期	平均正电子能量(KeV)	正电子百分比
碳-11(^{11}C)	20.4 分钟	386	100
氮-13(^{13}N)	9.97 分钟	492	100
氟-18(^{18}F)	109.8 分钟	250	97
铜-60(^{60}Cu)	23.7 分钟	970	93
铜-62(^{62}Cu)	9.7 分钟	1 319	98
铜-64(^{64}Cu)	12.7 小时	278	18
镓-68(^{68}Ga)	67.7 分钟	830	89
溴-76(^{76}Br)	16.2 小时	1 180	55
钇-86(^{86}Y)	14.7 小时	660	32
锆-89(^{89}Zr)	3.3 天	396	23
碘-124(^{124}I)	4.2 天	820	23

自 20 世纪 80 年代 PET 用于脑肿瘤成像以来,历经 30 余年。良性或低度恶性脑肿瘤在 PET 的表现为低代谢区,高度恶性脑肿瘤则表现为高代谢区。2-脱氧-2-^{18}F-氟-D-葡萄糖(2-deoxy-2-[^{18}F]fluoro-D-glucose,^{18}F-FDG)是临床用于肿瘤的主要分子成像示踪剂,但是由于^{18}F-FDG 在脑灰质的本底摄取较高,使其在脑肿瘤成像方面有一定的局限性。近年来,随着氨基酸代谢显像、核苷酸代谢显像、胆碱代谢显像、硝基咪唑类代谢显像等新型 PET 示踪剂的相继开发成功,为临床诊断提供了更多的生物学信息。

二、脑肿瘤的 PET 显像

(一)葡萄糖代谢显像

1. **显像剂**　^{18}F-FDG 是与人体内天然葡萄糖结构类似的放射性核素标记的化合物,是一种能够示踪体内葡萄糖摄取和磷酸化过程的正电子显像剂。

2. **适应证**　适用于高级别胶质瘤、淋巴瘤、转移瘤等肿瘤的诊断、鉴别诊断及预后评估。由于高级别胶质瘤摄取 FDG 高,而低级别胶质瘤摄取 FDG 低,所以 FDG-PET 显像可以预估肿瘤的病理分级。另外,FDG PET 显像在评估放射治疗后的放射性坏死与肿瘤复发方面也有较高的特异性与敏感性。FDG 摄取与肿瘤恶性程度的相关性也普遍适用于其他中枢神经系统肿瘤。脑膜瘤通常是良性的,但部分亚型也有侵袭性和复发性,葡萄糖代谢程度与侵袭行为之间存在正相关。FDG 能准确鉴别中枢神经系统淋巴瘤与弓形虫病等感染性疾病。

(二)氨基酸代谢显像

1. **显像剂**　常用的氨基酸代谢显像剂主要有甲基-^{11}C-L-蛋氨酸(methyl-^{11}C-L-methionine,^{11}C-MET)、O-2-^{18}F 氟乙基-L-酪氨酸(O-2-^{18}F-fluoroethyl-L-tyrosine,^{18}F-FET)、6-^{18}F-氟-3,4-二羟基-L-苯丙氨酸(6-^{18}F-fluoro-3,4-dihydroxy-L-phenylalanine,^{18}F-FDOPA),它们因能参与脑肿瘤的氨基酸转运过程而显像。

2. **适应证**　广泛应用于胶质瘤和脑转移瘤。几乎所有的神经肿瘤,氨基酸显像剂均明显优于^{18}F-FDG。^{11}C-MET 和^{18}F-FET 为脑胶质瘤提供更准确的肿瘤总体积和肿瘤边缘,并在指导肿瘤活检比增强磁共振成像更准确。有研究表明,^{18}F-FET 可以区分高、低级别胶质瘤。^{11}C-MET、^{18}F-FET 和^{18}F FDOPA 也用于监测非强化胶质瘤对治疗的反应,比 MR 成像能更早地检测肿瘤是否复发。有新的数据表明脑转移瘤接受立体定向放射外科治疗后,^{11}C-MET 和 ^{18}F-FET 可以区分肿瘤复发和放射性坏死。

（三）核苷酸代谢显像

1. **显像剂**　3'-脱氧-3'-^{18}F 氟代-L-胸腺嘧啶（3-deoxy-3-^{18}F-fluoro-L-thymidine,^{18}F-FLT）。与 ^{18}F-FDG 不同,^{18}F-FLT 不容易穿过血-脑脊液屏障,因此正常脑实质摄取极低,有利于检测伴有血-脑脊液屏障破坏的原发性或转移性脑肿瘤。

2. **适应证**　^{18}F-FLT 对于高级别胶质瘤的摄取与半定量分析结果有很高的相关性,而在低级别胶质瘤的摄取方面存在显著差异。有研究用 ^{18}F-FLT PET 对未经治疗的高级别胶质瘤进行测量,发现胶质瘤组织增生体积较高,总生存率较低。在对比 ^{18}F-FLT 与 ^{18}F-FDG 二者评价复发胶质瘤时,^{18}F-FLT 的绝对摄取率明显低于 ^{18}F-FDG,但肿瘤摄取与正常脑的比值较高,因此可以作为高级别胶质瘤治疗反应的早期预测指标。此外,^{18}F-FLT 也用来评估淋巴瘤。然而,^{18}F-FLT 多数情况不能可靠地鉴别肿瘤与增殖性非肿瘤性病变。

（四）胆碱代谢显像

1. **显像剂**　^{11}C 胆碱（^{11}C choline,^{11}C-CHO）,CHO 转运蛋白在许多肿瘤中都被上调,CHO 转运蛋白在血-脑脊液屏障处于激活状态,因此允许 ^{11}C-CHO 进入胶质瘤内的 MR 成像的非增强区域而显像。CHO 进入细胞后,胆碱激酶磷酸化,随后进入磷脂代谢途径,因此,^{11}C-CHO 的肿瘤蓄积反映了肿瘤细胞对磷脂合成（包括细胞膜合成）的需求增加。多项研究表明,^{11}C-CHO 在胶质瘤中有摄取,并可能有助于肿瘤分级。

2. **适应证**　在高级别胶质瘤中,^{11}C-CHO 的摄取边界已被证明大于磁共振成像中的增强区域,这表明该示踪剂对胶质瘤内非增强区的可视化是具有优势的。在一项直接比较 ^{11}C-CHO、^{11}C-MET 和 ^{18}F-FDG 在胶质瘤中摄取情况的研究中,^{11}C-CHO 和 ^{11}C-MET 都显示了比 ^{18}F-FDG 更优越的成像特性,但是 ^{11}C-MET 具有更好的成像特性,因为它在正常脑结构（如脉络丛和垂体）中摄取较少。另一项评估 ^{11}C-CHO 和 ^{18}F-FDG 在原发性和转移性脑肿瘤中摄取的研究发现,^{11}C-CHO 在鉴别放射性坏死和肿瘤复发方面优于 ^{18}F-FDG。^{18}F 氟化胆碱（^{18}F-FCHO）是为利用氟-18 的半衰期较碳-11 的半衰期长而研制的,虽然 ^{18}F-FCHO 也显示出作为肿瘤显像剂的前景,但它因为具有不同于 ^{11}C-CHO 的生化和生物分布特性,血-脑脊液屏障的穿透性较差,所以在胶质瘤中的应用受到限制。

（五）乏氧显像

1. **显像剂**　α-（[^{18}F]氟甲基）-2-硝基-1H-咪唑-1-乙醇［氟咪唑］（α-^{18}F-fluoromethyl-2-nitro-1H-imidazole-1-ethanol［fluoromisonidazole］,^{18}F-FMISO）和 $^{60/62/64}$Cu-ATSM。上述两种示踪剂都通过跨细胞膜的被动扩散进入肿瘤细胞,并通过还原作用陷入乏氧细胞内。

2. **适应证**　多种 PET 示踪剂在肿瘤缺氧区积累,其中 ^{18}F-FMISO 和 $^{60/62/64}$Cu-ATSM 均可用于胶质瘤的成像。^{18}F-FMISO 和 $^{60/62/64}$Cu-ATSM 都能穿过血-脑脊液屏障,尽管它们对非增强区域的评价还没有得到严格的评价。对 ^{18}F-FMISO 的研究表明,与低级别胶质瘤相比,高级别胶质瘤（尤其是胶质母细胞瘤）的摄取更高,通常位于肿瘤边缘的乏氧细胞区。另有研究表明,较高的 ^{18}F-FMISO 摄取与较高的血管生成水平和增殖率相关,这反映了肿瘤更具有侵袭性。在脑肿瘤中应用 Cu-ATSM 的研究很少,其理论上的优势在于 Cu-ATSM 具有较高的信号背景比,注射后比 ^{18}F-FMISO 的药代动力学快、成像早（Cu-ATSM 注射后约 30 分钟成像,FMISO 注射后约 2~4 小时成像）,以及适合 PET 扫描灵活应用的不同半衰期的 Cu 放射性核素。最近有研究评估了 ^{62}Cu-ATSM 在胶质瘤中的摄取,发现胶质母细胞瘤的摄取高于低级别胶质瘤,这与 ^{18}F-FMISO 的结果相似,在该研究中,^{62}Cu-ATSM 的摄取也与乏氧诱导因子 1α（HIF-1α）的升高有关,后者是细胞乏氧的标志。^{18}F-FMISO 和 Cu-ATSM 在选择最合适的治疗方案或改善病人预后方面的效用尚有待完善。

（六）乙酸酯代谢显像

1. **显像剂**　^{11}C 乙酸酯（^{11}C-ACE）。^{11}C-ACE 是细胞代谢的一种重要代谢中间体,可以作为能量来源或生物合成的碳源,这取决于其所在细胞类型。

2. **适应证**　^{11}C-ACE 广泛应用于肿瘤代谢成像。在一项比较 ^{11}C-ACE、^{11}C-MET 和 ^{18}F-FDG 在脑胶质瘤病人成像的研究中,^{11}C-ACE 和 ^{11}C-MET 的肿瘤与正常脑摄取比率均高于 ^{18}F-FDG。此外,该研究还观察

到 ^{11}C-ACE 和 ^{18}F-FDG 在高级别胶质瘤中有较高的 SUV 值。然而,其他研究对 ^{11}C-ACE 在胶质瘤分级中的作用有着矛盾的结果。在脑膜瘤显像研究中, ^{11}C-ACE 优于 ^{18}F-FDG,但是, ^{11}C-ACE 的摄取量对鉴别高、低级别脑膜瘤没有帮助。

(七) 生长抑素受体配体代谢显像

1. **显像剂** ^{68}Ga 标记的生长抑素受体配体 DOTA-[Tyr 3]-奥曲肽(^{68}Ga DOTATOC)和 DOTA-[Tyr 3]-octreotate(^{68}Ga DOTATATE)。像大多数肽一样,这些示踪剂不会穿过完整的血-脑脊液屏障。

2. **适应证** ^{68}Ga DOTATOC 和 ^{68}Ga DOTATATE 被广泛应用于类癌和胰岛肿瘤等神经内分泌肿瘤的 PET 和 SPECT 显像。除神经内分泌肿瘤外,约 90% 的脑膜瘤存在生长抑素受体,因此是脑膜瘤的有效显像剂。有证据表明, ^{68}Ga DOTATOC PET 可使脑膜瘤的检出率比单纯 MR 成像提高约 10%。但是,生长抑素受体显像尚不能区分高、低级别脑膜瘤。

(艾林   陈谦)

第四节   脑 磁 图

功能神经影像学的发展日新月异,从早期的脑电图(EEG)及诱发电位到近来的功能磁共振成像 MRI,PET 或 SPECT,从不同的角度探索和研究人脑的功能。脑磁图(magnetoencephalography,MEG)或磁源成像(magnetic source imaging,MSI),由 Cohen 于 1972 年首次报道,从 20 世纪 90 年代起开始应用于功能神经影像学研究,主要利用超导技术制成的高敏感传感器(superconducting quantum interference device,SQUID)可以在颅外及时地探测大脑神经元电活动所产生的磁场,这种电活动不是指细胞外容积电流,而是神经元的内部电流,磁场不受组织导电率的影响,并且把所探测到的磁源重叠到相应的 MRI 图像上,即可确定磁源的位置而又没有 EEG 导电率差别所致的信号失真而导致的定位不准,同时又具有 fMRI、SPECT 和 PET 等不具备的极高的时间分辨率——可达亚毫秒。脑磁图在功能神经影像学领域的应用正在逐渐拓宽。2002 年美国 FDA 批准了脑磁图在临床中的应用,其临床适应证:①致癫痫灶的手术前定位;②重要神经功能的手术前评价,如运动功能、听觉、视觉、感觉功能、语言功能等。2006 年美国临床脑磁图协会(American Clinical MEG Society,ACMEGS)在温哥华的 BIOMAG 会上成立。迄今为止,美国的临床脑磁图中心已经从 2005 年的不到十个发展到现在的三十多个,在美国临床脑磁图协会的组织会员有 25 个(ACMEGS. org)。

一、脑磁图简介

大脑的活动总是伴随着颅内电流的产生,而任何形式的电流均可产生磁场,磁场不受组织导电率的影响,失真很小。20 世纪 60 年代 Baule 和 Mcfee 首先对相对较强的心脏电流的磁源进行了测量(为地球磁场的百万分之几),这迈出了非常重要的第一步——证明了这种测量的可行性。几年后(1970 年)Cohen 等宣布 SQUID 投入应用,他们的研究是在麻省理工学院的磁屏蔽室内进行的,这明显提高了心脏信号的质量。又过了 2 年,还是 Cohen 首先应用 SQUID 测量了颅内电流的磁场,同时也进行了 EEG 的测量,这奠定了脑磁图的基础,这种神经信号不久又得到了证实,一直延续到现在大多数脑磁图研究所依据的中心理论。形成神经磁信号的电流:神经磁信号最有可能是由一列方向相似同时活动的神经元构成,单个神经元电活动的磁场非常小(2×10^{-17} T),至今仍无设备能探测出如此小的磁场。估计 $10^4 \sim 10^5$ 个神经元同时参加了磁场诱发的活动。那么形成磁信号电流是什么性质呢? 脑的电活动主要有 3 个来源:①跨膜电流;②细胞外电流;③细胞内电流信号。细胞膜去极化所致的跨膜电流不能产生磁信号,因为细胞膜内外的电流大小相等方向相反产生净零磁场。细胞内的轴突电流也不是神经磁信号的来源,因为轴突传导非常快,所有轴突同步而产生电流是不现实的。细胞外的容积电流也不是神经磁信号的来源,因为容积电流如果以非球形进行传导时可以产生颅外磁信号,但是当容积电流以球形传导时,垂直与球表面的磁场总和为零,头颅的内表面为近似的圆形,所以我们不能把细胞外电流作为磁源信号。那么磁源信号的来源就只剩下细胞内树突的电流,其原因为:①树突内的电流速度慢,在同一细胞柱的神经元容易产生同步活动;②大脑皮质的锥体细胞有足够的尖状树突并且平行排列,这种同步的电活动可以形成等电流偶极子从而产生在头皮能测到的磁信号。

如要测量颅内的神经磁信号需以下几个条件：①这些电流与头皮垂直或者由于头皮垂直的成分；②距离不是太远（根据 Biot-Savart 法则 $B=\mu_0 Q\sin\theta/4\pi r^2$）；③磁信号足够强（许多神经元同时活动）。所幸的是，大脑的很多活动信号源来自皮质，如听觉、体部感觉及许多病理活动等，与头皮接近易于测量。用超导设备 SQUID 可以测到神经磁信号，但是这种测量应在磁屏蔽室内进行以屏蔽环境噪声。常用的设备是用磁力计（magnetometer）和磁力梯度仪（gradiometer），磁力梯度仪由两个顺序排列反向缠绕的磁场测量器构成，这种构造可以消除外部噪声，因为磁噪声一般距离较远其大小方向比较均一，两个线圈所产生的电流大小相等方向相反而使净电流为零。而距离较近的神经磁源（几个厘米）由于其上方补偿线圈的作用受影响很小，使我们能测量到神经磁信号。理论上讲 magnetometer 需要更好的屏蔽，但比 gradiometer 更可以探测到深部的神经信号。把 SQUID 置于充满液氦的容器中使其温度为绝对温度的 4.2K，这样可使其处于超导状态，在容器的尾部有许多梯度测量仪（可达 300 多个），把这些梯度测量仪放置在被检查者的头部表面记录诱发的或自发的神经磁信号。

信号源的定位：解决脑磁信号定位需要解决两个问题，一个是前向问题，一个是反向问题。前向的问题可以有独到的解决办法，其解决主要借助于长期以来脑电成像（EEG source imaging）问题的研究，在高分辨磁共振应用之前，只能用球型模型。现在多应用高分辨磁共振分割（segmentation）和重建（reconstruction）后计算出的真实元模型（finite element model，FEM）和边界元模型（boundary element model，BEM）。这些基于高分辨 MRI 的方法基本上解决了前向问题。基于反向问题的解决，那就是从体表所测的磁场或电位来评价信号源的构型。这个问题没有独到的解决办法，作为不定数量的等信号源构型或许可以解决所测到的分布。克服这一问题的唯一方法就是假定一个合适的模型信号源，这种模型从生理上足以贴近实际情况，数学上易于控制，计算从信号源到体表面磁场和电位的理论分布。如果实际值与测量值吻合最好，那么即可确定信号源的位置。研究比较早的模型是等电流偶极子（equivalent current density，ECD），电流偶极子可以由电流和一定方向的长度来决定，其电容：$Q=I\lambda$（单位是安培·米）。磁通量（B）为椭圆形与电流方向相垂直，其形成的继发电流在原始电流周围媒介中传播并形成环路，原始电流为细胞内电流由大脑皮质细胞产生，继发电流为细胞外的容积电流，这样的模型叫等电流偶极子模型。这种模型被广泛应用于临床脑磁图。当电流偶极子在具有均一传导性的某一介质扩散时，在任一位置与信号源有关的磁感应 B 是由 Biot-Savart 法则决定的：

$$B=\mu_0 Q\sin\theta/4\pi r^2$$

B 的单位是特斯拉（Tesla，T），r 是从电流源到该位置的距离，单位是米。电容 Q 的单位是安培米。θ 是与偶极轴的角度。μ_0 为一常数值为 $4\pi\times10^{-7}$ 安培/牛顿，代表自由空间的磁导率，实际上与活体组织（如脑、头颅和头皮）的数值相同。一个偶极子的特征可由五个参数来决定：偶极子的大小、方向、三维的位置。人的头颅与球形相仿，应用球形模型即便磁信号不与头颅表面垂直，其与头颅表面成 $10°\sim20°$ 角也可产生足够大的垂直于颅表面的矢量以便于我们测量。除了以上的参数外，我们还用适合度（goodness of fit，g）来描述所测量的信号与由模型预测的信号的相关系数，如果其数值低就提示测量的数值与模型有明显偏差，是信噪比不好。在进行 MEG 分析时一般选适当的 g 值作为标准。

高分辨 MRI 对前向问题的解决也导致反向问题的解决有很多突破性发展，比如说 MNE（minimal norm estimates，最小范数估计）、beamformer 等电流密度模型（current density）或者分布型模型（distributed model）的不断改进。这些方法又衍生出很多有各自优势的反向问题解决方案，比如 sLORETA（standardized low resolution brain electromagnetic tomography），SAM（synthetic aperture magnetometry），MUSIC（multiple signal classification），VB-SCCD（variation based sparse cortical current density），MR-FOCUSS 和 fast-VESTAL。这些方法更能反映脑皮质功能活动的范围而不像 ECD 模型只有位置点的信息。

与 MRI 结构性图像的重叠：在进行 MEG 检查时，把左右外耳道，鼻根部位置及头颅形状的信息输入计算机，同时病人应有 MRI 结构图像，并且 MRI 图像应该是通过层厚 $<1\sim2$mm 的容积扫描而获得，用 MEG 检查时所输入的体表标志进行重建。把病人磁源信号与 MRI 的结构性图像融合，即可获得病人某一

解剖位置的磁源信号。

二、脑磁图在脑瘤病人中的应用

脑磁图在脑瘤病人中的临床应用主要是术前重要脑功能的描绘及癫痫相关脑瘤病人的癫痫定位,另外对胶质瘤病人脑连接的研究也方兴未艾。脑磁图对癫痫相关脑瘤的癫痫定位评价与其他癫痫术前评价方法内容相近,这里不重复描述。

1. 术前语言功能的定侧和描绘　与处理语言功能有关的大脑皮质的描绘对降低手术所致的功能损伤非常重要,手术前的 WADA 试验或手术中或术外语言功能区的刺激都是创伤性的检查,并且有的病人并不适合这样的程序。WADA 试验是借助于用血管内注射异戊巴比妥短暂地麻醉一侧大脑半球来确定语言优势半球,有大脑半球间动脉血交叉流动时就不能提供正确的信息;病人对异戊巴比妥的反应也不尽相同,意识及行为受抑制的水平也可影响检查结果。手术中的语言功能刺激或手术植入电极后的术外刺激是临床常用的方法,但这会延长手术时间,并不适合于所有病人。功能性 MRI 也可用于语言功能区的描绘,其原理是应用皮质神经活动所致脱氧血红蛋白浓度的变化而产生的 BOLD 信号差别,功能 MRI 描绘运动语言中枢较好,对感觉性语言中枢并不尽人意。脑磁图与功能磁共振用不同的机制进行非创伤脑功能描绘,两种方法结合可以互补而获得更准确的定位。

(1) 语言中枢定侧:Papanicolaou 的团队做了开创性的工作,首先通过对正常志愿者进行了一系列的研究,通过这些实验认为 MEG 语言功能的定侧及定位是可行的、可信的,并且具有可重复性。在这些试验的基础上,对临床手术前病人的 WADA 试验结果和脑磁图检查结果进行了相关性研究,一组研究中 26 例拟作癫痫手术的病人术前均进行了 WADA 试验和脑磁图检查,结果发现其中 24 例 WADA 试验和脑磁图检查的定侧相一致,两例不一致,这两例病人的 WADA 试验结果提示可能为双侧,左侧稍强于右侧,而在 MEG 则为左侧优势,而这两例病人在接受 WADA 试验时的行为状态在双侧语言功能的边界上,也许这是导致两者不同的原因。导致两者不同的原因在于:①WADA 试验为接受和表达双向语言活动,而脑磁图检查仅为接受性的(通过听觉或视觉获得词汇的信息)。②在 WADA 试验中语言阻断的研究本身是一种人为的状态,解释时要极为小心。因为有一些区域没有被完全阻断而可以产生部分功能,从而导致一些假象。③脑磁图检查受很多因素的影响,如信号源的深度,激活区域的形状,信噪比,及所用的算法等。脑磁图对感觉性语言中枢似乎比功能磁共振有更大优势,这提示我们颞叶病变的术前语言描绘,用脑磁图更准确有效(图 5-4-1)。但是应用 ECD 描绘运动性语言中枢并不是很理想,很可能是这种模型的问题,锁定运动性语言中枢的活动的时间很困难。Nagarajan 及其团队用听觉动词生成任务 SAM 方法分析研究脑瘤和癫痫病人,发现脑磁图与 WADA 实验的定侧敏感性为 100%,特异性为 93%。

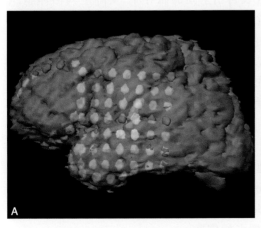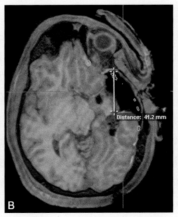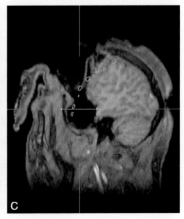

图 5-4-1　患颞叶癫痫的 35 岁男性病人检查图

A. 7×7 颅内格栅电极,侧额叶,额眶部和下颞叶条状电极植入,脑磁图的语言描绘(红色),ECS 确认的语言区(绿色)在颞叶上部部分重叠;B 和 C. 术后术中 MR 图像提示手术切除边界距离颞极 41mm,保留了脑磁图描绘的语言区,病人术后无认知功能损伤

（2）语言中枢的定位：脑磁图检查（单词识别任务）与手术中及手术植入电极后刺激语言功能区的结果，13例脑瘤和癫痫（10例为术中电刺激，3例为术外电刺激）的MSI检查和电刺激描绘的手术病人语言功能的位置都相一致，即便是在由于病变所致的非正常的位置。18例颞叶切除病人的脑磁图和颅内电极植入语言描绘（单词识别任务）对照研究提示，脑磁图提供了独有的信息，两者结合可以更好地描绘这些病人的语言中枢。Tarapore等用物体命名任务和动词产生任务脑磁图与术中电刺激定位进行了对照研究，对一些病人的功能定位提供了有意义的信息，但效果不如经颅磁刺激，这可能与病人检查用的任务（这些任务可能对运动语言中枢描绘更有效，而对感觉性语言中枢效果差一些）和其分析方法有关（只分析了Beta频段）。很多情况下，创伤性语言功能区描绘不可避免，但是病人在不适合皮质电刺激的特殊病人，脑磁图可提供有价值的信息（图5-4-2）。

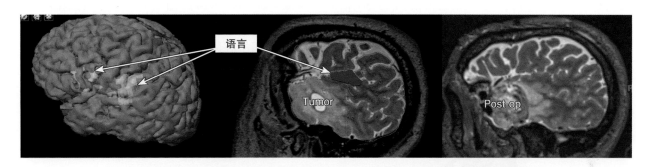

图5-4-2　75岁男性病人在癫痫发作后MRI显示左侧颞叶非强化占位性病变
活检证实间变性星形细胞瘤WHO三级。病人应用脑磁图（红色）和fMRI（粉色）描绘语言中枢，脑磁图提示感觉性语言中枢位于脑瘤的后上方的颞上回，而fMRI没能显示感觉语言中枢。根据脑磁图语言的描绘，病人进行了肉眼肿瘤的全切，保全了脑磁图描绘的语言区，病人没有认知功能损伤

2. 术前感觉运动功能的定位　术中目测大脑运动和感觉功能区往往不太准确，在肿瘤及其他占位性病人尤其如此。术中的准确定位多有赖于皮质电刺激，这种方法要求病人局麻下合作或慢性电记录，并且这一过程较费时。MEG可以非创伤并且较为准确地确定感觉和运动中枢的位置，即便是在占位性病变导致这些中枢移位的病例。MEG比EEG更简单准确。原始的躯体感觉中枢（primary somatosensory center, SI）位于中央后回，其神经元所产生的电流主要为切线方向，脑磁图较为容易探测到SI区的信号。电刺激正中神经后其脑磁图的波峰在20毫秒左右。用气压刺激手指所获得的第一个波峰位于平均位于45毫秒左右。脑磁图可以较准确地确定中央沟的位置（<5mm）。一项研究报道了34例脑肿瘤术前应用脑磁图感觉和运动中枢定位研究，97%（33例）的病人的S1和79%（27例）的运动中枢的位置得到较为准确的定位。加州大学旧金山分校报道66例病人术前脑磁图检查定位的手部体感中枢位置并成功预测手部运动中枢，得到了术中电刺激的证实，这些病人包括脑瘤、癫痫和血管病，作者认为肿瘤的存在与否和肿瘤的位置都没有改变手部感觉和运动中枢的关系。用脑磁图可以指导手术中电刺激，确定运动中枢的位置。虽然有很多作者用脑磁图描绘运动功能，但似乎只描绘感觉功能可以获得足够的信息。

3. 脑瘤病人的大脑连接研究　最近十多年，脑的连接的重要性逐渐被人们认识，从解剖学到功能学的脑连接研究日新月异。显示脑白质和神经束的磁共振弥散成像（diffusion imaging, DI），显示脑血氧和血流动力学特性的任务及静息功能磁共振成像（fMRI）和基于脑电磁活动的EEG/MEG，这些方法的优势各有千秋。DI活体显示神经纤维束；静息fMRI测量脑脱氧血红蛋白间接显示神经活动，时间分辨率低；EEG/MEG有独有的优势，它可以动态直接显示神经活动，其时间分辨率可以达到亚毫秒级，除了空间和时间的信息，脑磁图还可以提供不同频段的脑连接信息。其所用的分析方法包括格兰杰因果关系（Granger's causality），定向连接（directional connectivity），假构一致性（imaginary coherence）等。轴内脑瘤往往导致周围白质的水肿以及破坏相关的神经束，这对其附近的脑功能连接破坏。脑瘤对宽频带和伽马频率的脑功能网络连接的破坏，这提示脑瘤不但在病人局部引起功能破坏，也可引起其他相关区域的功能。通过对脑胶质瘤病人手术后立即和6个月后脑磁图的相位滞后指数（phase lag index, PLI）分析，Douw等发现有频发癫痫的脑瘤病人Theta频段的脑功能连接增加。对79例功能区脑胶质瘤术前脑的功能连接的研究发

现,术前功能连接降低的病人术后新的脑功能损伤程度低,术前功能连接性高的病人术后新的神经损伤较高,这或许可以协助神经外科医生选择手术方式。

三、未来与展望

随着设备的发展和研究的深入及其应用领域不断拓宽,脑磁图在脑肿瘤领域的应用除了可用于语言,感觉及运动,视觉,听觉等功能的手术前定位之外,脑连接的研究近来非常活跃。除了临床应用之外,还有很多从基础到临床的转化性研究,比如阿尔茨海默病的研究、轻度颅脑创伤的研究、创伤后应激障碍(post traumatic stress disorder,PTSD)、疼痛等。期望在不久的将来,这些领域的研究会有大的突破,从而解决这些神经疾病在临床上的瓶颈问题,比如无客观生物标记,无客观临床评价指标等。脑磁图设备的发展近年来也有了较大的进展,比如光泵磁力仪(optically pumped magnetometer,OPM)(图5-4-3),常规的脑磁图技术需要液氦维持探测器的超导状态,而OPM不需用液氦和超低温而是利用激光的探测器,OPM有很好的信噪比,如果解决了屏蔽上问题这种设备有可能制成可穿戴的,用于临床可以摆脱现有脑磁图设备昂贵,笨重,检查时病人不能活动等一系列问题,尤其有利于儿童的检查。可以预见在不远的将来,随着脑磁图硬件和分析方法的发展,其在脑瘤的研究中也会有更广更深的突破,比如在评价脑瘤的生物行为和精准的功能描绘方面。

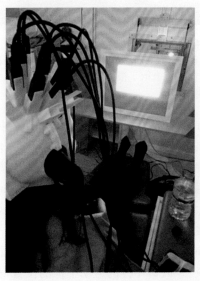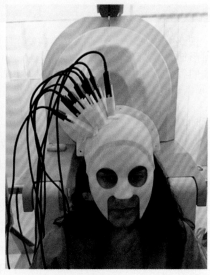

图5-4-3　作者戴着 MEG 8 个通道的头盔
MEG 头盔根据作者磁共振图像三维打印。该项目由 UCL 和 University of Nottingham 合作,应用 QUSPIN 公司制造的 OPM。图像来自 QUSPIN 公司网站(https:// quspin. com/)(已获应用许可)

[Wenbo Zhang(美国)]

参 考 文 献

[1]　Shukla G, Alexander G S, Bakas S, et al. Advanced magnetic resonance imaging in glioblastoma:a review[J]. Chin Clin Oncol, 2017,6(4):40.

[2]　Xiong J, Tan W, Wen J, et al. Combination of diffusion tensor imaging and conventional MRI correlates with isocitrate dehydrogenase 1/2 mutations but not 1p/19q genotyping in oligodendroglial tumours. Eur Radiol,2016,26(6):1705-1715.

[3]　Ellingson B M, Wen P Y, van den Bent M J, et al. Pros and cons of current brain tumor imaging[J]. Neuro Oncol,2014,16 Suppl 7:vii2-11.

[4]　Jenkinson M D, Barone D G, Bryant A, et al. Intraoperative imaging technology to maximise extent of resection for glioma[J]. Cochrane Database Syst Rev,2018,1:CD012788.

[5]　Nowosielski M, Wen P Y. Imaging Criteria in Neuro-oncology[J]. Semin Neurol,2018,38(1):24-31.

［6］ Li Z C,Bai H,Sun Q,et al. Multiregional radiomics features from multiparametric MRI for prediction of MGMT methylation status in glioblastoma multiforme:a multicentre study［J］. Eur Radiol. 2018. doi:10. 1007/s00330-017-5302-1.

［7］ Galldiks N,Law I,Pope W B,et al. The use of amino acid PET and conventional MRI for monitoring of brain tumor therapy ［J］. Neuroimage Clin,2017,13:386-394.

［8］ Huang M X,Huang C W,Robb A,et al. MEG source imaging method using fast L1 minimum-norm and its applications to signals with brain noise and human resting-state source amplitude images［J］. Neuroimage,2014,84:585-604.

［9］ Pahapill P A,Zhang W. Restoration of altered somatosensory cortical representation with spinal cord stimulation therapy in a patient with complex regional pain syndrome:a magnetoencephalography case study［J］. Neuromodulation,2014,17(1):22-6;discussion 6-7.

［10］ Wilson T W,Heinrichs-Graham E,Proskovec A L,et al. Neuroimaging with magnetoencephalography:A dynamic view of brain pathophysiology［J］. Transl Res,2016,175:17-36.

［11］ Boto E,Holmes N,Leggett J,et al. Moving magnetoencephalography towards real-world applications with a wearable system ［J］. Nature,2018,555:657.

第六章

颅脑肿瘤的外科手术治疗

一、颅脑肿瘤手术前准备

颅脑肿瘤的手术前准备主要包括三方面内容：

1. 通过神经系统查体和神经影像学检查,明确颅脑肿瘤的定位和定性诊断。

2. 了解病人的心、肺、肾等器官的功能情况,全面评价病人的身体状况以便于手术方式的选择。同时,治疗如糖尿病等并发疾病,以减少手术并发症的发生,保证病人术后良好康复。

3. 与病人及其家属交流,交代手术目的、治疗方案、预后及治疗中可能发生的意外情况,增进医患双方相互了解和信任。

（一）明确颅脑肿瘤诊断

颅脑肿瘤的诊断包括定位和定性诊断两个方面,肿瘤的定性诊断对制定治疗方案尤为重要。MRI 是当今颅脑肿瘤的基本检查手段。

影像学的不断发展为颅脑肿瘤的及时、准确诊断提供了可靠保证。如今,对于绝大部分颅脑肿瘤而言,术前都能做出较为准确的定位和定性诊断。但仍有少部分病例,其术前的定性诊断比较困难。对这类病例,术前应与放射科共同商讨,从不同的学科进行分析判断,争取得出较为准确的定性诊断。

（二）术前评价（preoperative evaluation）

病人全身状况可直接影响手术预后。术前评价病人全身主要脏器的功能,是颅脑肿瘤手术前准备的重要环节,必须认真细致地完成。

神经外科医师必须具备相关的内科学基本知识,术前对病人身体状况的评价应从询问病史及体检做起。重要的病史对诊断有参考价值。手术前应对病人进行全面查体,系统地检查病人的心血管、肺、肾、代谢及凝血功能。了解各系统的功能状态,不仅对决定病人能否接受手术治疗提供依据,还有助于预测病人术后可能发生的并发症,提前予以预防。

病人术前存在并发症会影响神经系统疾病的治疗;反之,颅脑肿瘤的手术治疗,也会导致既往疾病的加重和发展。术前应对其既往所患疾病,以及治疗用药情况有所了解,还需了解病人以往的手术史及麻醉情况。

1. 对病人主要脏器功能评价　术前对病人的心、肺、肾、代谢及凝血功能的评价,应与麻醉科医师共同商定,遇有问题时,还应请相关科室协助处理。

（1）心血管功能:询问心血管系统的疾病症状,如胸痛、呼吸困难、端坐呼吸、夜间阵发性呼吸困难、心悸、晕厥及水肿。查体时应注意病人的脉搏(次数及节律)、血压、心音及杂音。所有病人术前需要行心电图和 X 线胸片检查,确定心功能有无异常。有高血压、多尿及充血性心力衰竭的病人应检查血电解质,了解病人是否有低钾血症。

（2）肺功能:对病人肺功能的评价应重点观察下述肺部症状,如咳嗽、痰多、呼吸困难、喘息及胸痛。体检时注意病人有无杵状指、发绀及呼吸音异常。慢性支气管炎、肺气肿、哮喘、肺部感染等疾病,均可引起手术后严重肺部并发症。吸烟是引起肺气肿及慢性支气管炎的主要原因,手术后肺部并发症明显高于不吸咽的病人。所以,术前应禁止病人吸烟。如果病人的肺部疾患影响了通气及换气功能,应在手术前予以治疗。

术前应常规给病人做 X 线胸片检查。如果存在疑问,需进一步检查呼气峰流速及肺活量。动脉血气分析对判定肺功能也有很大帮助。颅脑肿瘤同时合并肺部疾病者,手术后应继续相应的治疗。

(3) 肾功能:泌尿系统疾患常见的症状有少尿、多尿、烦渴及排尿困难。血 BUN 和肌酐升高,血电解质和尿液化验异常均提示肾功能障碍,术前应予以纠正,并慎用甘露醇作为脱水剂。

(4) 代谢功能:糖尿病、甲状腺和肝疾病都可引起病人代谢异常。围术期应用类固醇可使糖尿病病人的血糖水平升高,降糖药物难以控制。糖尿病病人容易合并感染,影响伤口愈合。因此,术前控制血糖十分重要。

麻醉药物的毒性反应可造成肝功能损害,导致药代动力学异常,增加术后死亡率和并发症的发生率。术前常规进行肝功能及乙型肝炎表面抗原检查,异常者应给予治疗,并对手术使用过的器械做特殊消毒处理。

(5) 凝血功能:在神经外科手术中,凝血功能障碍并不多见。术前血细胞计数、凝血功能等各项实验室常规检查,可对病人的凝血功能做出判断。出血时间是评价血小板功能及凝血功能的重要指标。肾功能衰竭、肝疾病、接受抗血小板药物或者抗凝治疗等都会造成病人凝血功能异常。

(6) 术前应停用的药物:锂制剂在术前 3 周即应停止使用,因其可加重病人神经肌肉阻滞,并可引发心律不齐。单氧化物酶抑制因子也应在术前 3 周停止使用,因其与麻醉剂的相互作用可引起高血压或高血压危象。三环类抗抑郁药物可以增强肾上腺素及去甲肾上腺素的作用,从而引起心动过速,心律失常以及血压升高。口服降糖药或应用长效胰岛素治疗的糖尿病病人,应在术前 24 小时改用短效胰岛素来代替。糖尿病病人在急诊手术中可以使用 5% 葡萄糖加入适量的胰岛素及氯化钾来保持病人血糖和血钾的稳定。为了保障术中病人的凝血功能,手术前应停止使用抗凝药,如阿司匹林在术前 1~2 周应停用。某些抗生素如新霉素、卡那霉素、链霉素、四环素、多黏菌素 B 也会延长神经肌肉阻滞时间,所以术前也应慎用。

某些药物应在监护下使用,如 β-受体阻滞剂可以阻止心室的不稳定反应;地高辛可与麻醉剂发生协同作用,加强对迷走神经的兴奋作用。

2. **颅脑肿瘤对身体其他系统功能的影响**　颅脑肿瘤可引起病人其他系统的生理功能紊乱,在麻醉及手术过程中出现不良反应。例如颅脑肿瘤引起颅内压增高,病人常有呕吐症状;降颅内压治疗时使用甘露醇等脱水剂,可造成病人脱水、低血压甚至体内水电解质紊乱;应用激素治疗脑肿瘤引起的脑水肿,不仅使病人体内血容量增加,还可引起高血压和血糖升高。以上情况均应给予对症治疗。

垂体腺瘤病人手术前存在着内分泌功能障碍,可表现为甲状腺功能低下和可的松分泌缺乏。甲状腺功能低下使药物代谢减慢,降低心室对低氧的耐受力,继而出现水电解质紊乱,如低血钠、低血糖和低体温。可的松分泌不足可致肌肉无力、体重下降、恶心、呕吐和低血压,继而发展为低血钠、低血钾。垂体腺瘤分泌的促肾上腺皮质激素增多,病人可发生高血压、低血钾、高血糖,骨骼肌无力和血管内容量增加。垂体瘤分泌的生长激素增多,生理功能改变,出现高血压、巨人症和肢端肥大人体形态变化,这些内分泌功能障碍增加麻醉及手术的危险性。

3. **对富于血管的肿瘤术前栓塞**　颈内动脉被肿瘤包裹狭窄时,颈动脉闭塞试验可以了解术中这些动脉是否可以夹闭。术前对富于血管的肿瘤栓塞可减少肿瘤术中出血。对于具备复合手术条件的医疗机构,可以一期完成富血管手术的栓塞和切除。但有些巨大的肿瘤,栓塞后可造成肿瘤内出血和水肿,出现急性颅内压增高,有时甚至需要急诊手术。

(三) 签署手术知情同意书

每位病人对于将在自己身上进行的切口手术的效果和危险性,都会有不同的理解和要求。病人的文化背景,以往的患病经验,意识状态,以及对疾病的焦虑程度等因素,都会影响病人对自身疾病的理解。任何人得知自己患了颅脑肿瘤,心情都是紧张的。循证医学(evidence-based medicine,EBM)要求对病人及其家属的意愿应予以重视,将病人所患颅脑肿瘤有关知识和手术相关问题解释清楚,这是神经外科医师的责任。在文明社会中,每一个社会成员都在职业、社会、家庭、个人隐私等问题上有很大自主权,因而可以自主选择和拒绝对疾病的治疗。同样,病人对自身所患疾病,不论何时作出哪种选择,医师都应尊重病人的意愿。手术知情同意书应视为保护病人权益的法律文件。

医师必须意识到,手术知情同意书存在两个概念:第一是病人有对手术的知情权。病人主动收集与自己疾病有关的信息,医务人员应将这些信息主动告知病人。第二则是家属(病人)有权在获得真实、充分的信息基础上,自主选择治疗方法、医疗机构、医师等。在此知情基础上,如家属(病人)同意手术方可签署手术同意书。在手术前病人或其家属签署书面手术知情同意书,它证明医师得到了病人同意或授权,可为病人进行手术治疗。知情同意必须满足法律需要,在一些危险治疗前,病人事先有权了解潜在的危险和可能造成的损伤。

我国 1999 年 5 月 1 日实行《职业医师法》以后,这一工作更为重要,医师应该认识到,医患之间对手术知情同意书的签署属法律程序,是医师的职责,必须认真严肃地执行。知情同意书的签署应在完成对病人病情的评价后进行。

1. **与手术相关的知情同意书**　当前,我国与手术相关的知情同意书包括"手术知情同意书""麻醉知情同意书"和"输血知情同意书"。除麻醉知情同意书应由麻醉科医师与病人进行签署外,其他由神经外科医师负责处理,医师和家属(病人)双方签字。这项工作应由手术者亲自负责进行。因为术者是整个手术的执行者和指挥者,应能纵观全局,对治疗结果负责。助手对疾病尚未能达到更透彻的理解和认识,病情解释往往欠全面。

2. **手术知情同意书的签署过程**　除急诊手术外,手术知情同意书的签署需待全部检查完备,对病人病情有了初步评价后进行。签署时间可由医师提出,请需要知情的家属全部到场一起交谈。签署知情同意书是医师和病人之间的事,只有病人临危和意识不清时,方可由病人的监护人(父母、子女、配偶)代替病人完成。目前,按我国的习惯,医师交代病情和手术的对象往往是病人家属,而不是直接向病人本人交代。这与欧美国家直接与病人交代病情,由病人本人亲自在手术知情同意书签字不同。医生可根据家属(病人)对疾病的理解程度、文化水平、接受能力、肿瘤的性质和手术预后,因地制宜交代病情。手术知情同意书的签署可分为四个步骤:①向病人(家属)说明其患病情况;②列举治疗该疾病可选择的治疗方法及各自的优点和危险;③说明手术目的和手术风险;④解答病人(家属)问题,医患双方签字。以上均在手术前完成。

二、开颅手术的病人体(头)位

切口手术时病人的体(头)位十分重要,直接影响手术的顺利进行,体(头)位不当时,还会造成术后并发症。术前在研究手术方案时,应结合手术入路和切口部位,确定病人适当的体位。

(一) 手术室的布局

现代神经外科手术需要很多大型的手术器械,诸如手术显微镜、颅钻、神经导航、超声吸引器、麻醉监测仪、呼吸机、脑神经监测和脑电图等。神经外科显微手术又是在显微镜下进行,器械护士、麻醉医师和参观的医师无法直接了解到手术进行的情况,影响手术的配合,为此还需配备与手术显微镜相连的监视器。如此众多的手术器械以及相连的管道与电源线,会占据很大手术室空间和地面。为了不出现人为的干扰,保证手术能安全高效地进行,术者、助手和器械护士,以及呼吸机、相关仪器手术显微镜等手术设备均应有固定的位置。有些设备如各类管道和手术显微镜监视器应装在天花板上,以减少所占据的手术室空间。不同的神经外科手术对手术室布局的要求稍有不同,但保证病人的整个手术过程安全,术者操作方便、快捷是共同的。下面介绍目前较通用的神经外科手术室布局以供参考。

幕上右侧切口手术入路时手术室布局。术者站在病人的头顶部,助手位于术者右侧,器械护士站在手术台右侧,麻醉医师在手术台的左侧。幕上左侧切口手术时,器械护士和麻醉医师站在手术台的位置可调换。

(二) 病人体(头)位摆放一般原则

开颅手术中,病人体(头)位摆放方法应符合以下要求:

1. 一般常采用轻度头高脚低位（20°左右），开颅部位保持基本水平。因颈部和颅内静脉无静脉瓣，颅内静脉压水平高低的主要依据与右心房水平之间的高度有关。头位过高切口时可造成静脉负压，当静脉破裂时形成血栓。头位过低可造成手术中出血增多。

2. 病人气管内插管不扭曲，呼吸道通畅，头部静脉回流不受阻。

3. 避免身体突出部位（如髋、肘关节）的血管神经和皮肤受压、保护好易损伤的眼、耳。

4. 手术医师术中操作舒适，能在直视下分离深部结构。为了满足上述要求，病人的体（头）位摆放应当由手术医师、麻醉医师及手术室工作人员协同完成。另外，术中调整手术床的高度与角度，也可弥补体位摆放的不足。手术医师最好能观察麻醉诱导过程。对延、颈髓病变的病人，麻醉插管时，避免过度牵拉颈部，以免影响病人呼吸。

有人建议手术前一天，对复杂的手术体（头）位可在病房内模拟摆放。医师依照手术体（头）位的要求，将病人身体屈曲度和头位摆放好，并让病人保持 5 分钟，了解病人有何不适，同时检查生命体征和神经系体征，观察不良反应。

病人体位的摆置程序如下：

（1）完成麻醉插管，盖好眼罩。

（2）医师安装头架，翻转病人时须注意气管内插管。

（3）依要求摆好所需体位。

（4）巡回护士协助将病人头固定在适当位置。

（5）巡回护士用约束带固定好病人体位，保护好关节突出部位。

（6）检查气管插管位置是否正常、颈颈静脉是否受压。

（三）切口手术常用体位

1. **仰卧位**　仰卧位（supine position）是颅脑肿瘤手术最常用的体位，适用于额叶、颞叶、顶叶肿瘤、鞍区肿瘤、翼点入路切口等多种手术入路。病人仰卧于手术台上，双臂固定在身体两侧，肘部垫以棉垫，保护尺神经不受压迫。可根据不同手术入路要求，通过调整头架，转动头部角度从 30°~60°。眼睑内涂眼膏封闭，防止角膜干燥和有害光照射。

病人头部应稍高于心脏水平，以防止头部静脉血回流障碍。头部位置应有利于术中通过脑组织自身重力作用自然下垂，加大脑底与颅底的间隙，增大手术空间，减少术中对脑组织牵拉。可根据需要旋转头部，但角度过大时，病人肩下应置一枕垫，以防颈部过度扭转影响静脉回流。麻醉所用的管道不要压迫颈部血管，保障病人呼气道通畅。另外，显微手术时，病人身体上方的手术器械托盘应超过头顶部 40cm，以不妨碍装置手术显微镜为度。安装头架时注意勿使头架压迫双耳。

2. **侧卧位和倾斜侧位**　侧卧位（lateral position）适用颞叶、蝶骨嵴脑膜瘤、桥脑肿瘤时采用颞部入路和枕下入路手术。侧卧位时，需用枕垫将病人胸部略垫高，以减少对病人身体下方腋窝内神经血管的压迫。头部摆放适中位即可。令病人一侧下肢（靠上侧）髋和膝关节屈曲，以避免躯体向一侧倾倒。用约束带将病人上面的手臂，自肩部向下牵拉，并固定在手术床上，这样可获得头部满意的暴露。

行枕下开颅时，还可采用倾斜侧卧位（lateral oblique position）。倾斜侧卧位较单纯侧卧位病人身体向前倾斜，更适用乳突后切口，切除桥小脑角肿瘤。安装头架固定头部时，将病人下颌尽量靠近胸部，颈部屈曲以充分暴露后颈部。这样可使头颅和寰椎后弓间隙变宽，在体胖颈部较短的病人，后颅窝中线入路时尤为重要。

3. **俯卧位**　俯卧位（prone position）用于枕部、颈髓及后颅窝肿瘤开颅手术，如枕大孔区肿瘤，颅颈交界肿瘤的手术都可采用这一体位。使用特殊的架子支撑骨盆和侧胸壁，尽量减小对腹腔的压力，保持膈肌运动，降低下腔静脉的压力，以减少硬脊膜外出血。俯卧位时要避免压迫腹股沟处股神经，防止术后出现股痛等感觉障碍。

有些颅后窝和颅颈交界处手术时，如颈关节不稳定需要用头架牵引固定头部。弯曲颈部使下颌尽量靠胸，最大程度暴露后颈部。病人手臂放在身体两侧，勿压迫上肢的周围神经。用约束带系在肩部两侧并在背部十字交叉,向下牵拉充分显露后颈部术野。

上述原则适用成人。对儿童和婴幼儿,应使用头托。手术时要用泡沫塑料或手术巾衬垫身体,小心勿压迫病人眼球。应用保温毯保持婴幼儿体温。

俯卧位摆置完成后,必须确定病人通气道是否正常。若头颈过于屈曲,使气管插管扭曲,会造成通气困难。使用螺旋弹簧气插管,可防止这种意外发生。另外病人在俯卧位时,低头屈颈,下颌靠近手术床的边缘,要注意勿使下颌受压。通过调整舌与口咽通气道及气管插管的位置,可以预防术后病人舌体下垂性水肿。双眼应涂眼膏后封闭,预防术后球结膜水肿。俯卧位的缺点是胸腔内压力升高,颈部过屈以及不利观察后颅窝侧方。

4. **坐位**   坐位(sitting position)适用于颈部及枕部和枕下中线小脑上手术入路,其优点是,可减少术中出血,尤其在后颅窝富于血运的肿瘤和巨大动静脉畸形切除术中;因病人胸腔不受压,手术中呼吸道保持通畅好;易保持病人头部的中线位置,减少椎动脉扭曲的危险。坐位切口手术的最大缺点是手术中出血后易引起血压降低,手术后颅内血肿率较高;空气易进入静脉或静脉窦内引起空气栓塞,增加了放置中心静脉压管的危险;臂丛神经易受损;手术医师的手臂易疲劳等。

5. **半俯卧位**(semi-prone position)   半俯卧位可用于做大脑后部如三脑室后肿瘤、小脑幕肿瘤以及桥小脑角肿瘤等手术,也适用于后颅窝急诊手术。

摆放好的病人体位很像睡眠状,上面的手臂下垂,前臂弯曲,可靠近下颌,胸前垫一小枕。头部自手术床头伸出,头颈弯曲。病人下面的腿伸直,注意保护腓神经,上面的腿保持屈膝屈髋。体位摆放后检查气管内插管,防止出现梗阻,并保持腹部放松而不影响肺部通气。

有些手术例如经蝶垂体瘤切除术,立体定向手术和颅底手术等,对体位有特殊要求,请参阅相关章节。

三、幕上切口手术入路设计

切口手术入路设计是否合理关系着手术成败。准确的肿瘤定位是选择切口手术入路的前提。传统的切口手术,术前定位依据病人神经系统体征,头颅平片、脑血管造影、气脑造影等。由于颅内占位病变使正常的脑沟回移位,这种定位方法往往不准确。CT 和 MRI 的出现,使颅脑肿瘤的定位十分准确,尤其是加权 MRI 的 T1 像对脑肿瘤定位十分重要。脑血管造影的肿瘤血管染色也有助于脑瘤定位。功能磁共振(functional MRI,fMRI)和脑功能网络在神经外科临床上的应用,为大脑半球肿瘤定位提供了新的途径,使手术入路设计更可靠地避开脑功能区,有效地保证了手术安全。

颅脑肿瘤手术由开、关颅和切除肿瘤两个基本步骤组成。显微神经外科手术切除肿瘤的操作是在手术显微镜下进行的,其优点是对正常脑组织损伤小,无需大骨瓣切口。因此,要求肿瘤定位必需准确,切口手术入路的选择是进行显微手术重要的一步。术者及其他手术组医师需根据病人影像学资料,脑解剖结构和功能区投影,在手术前充分研究,设计最佳的手术入路。

切口手术入路设计的基本要求是:①切口小,尽量藏在发际内,不影响病人美观;②暴露充分,对脑组织损伤小,到达肿瘤路径近捷;③充分利用脑组织自然下垂,尽量利用前、中颅窝底、纵裂等正常解剖间隙进入,暴露所需要的部位。某些特定部位肿瘤如蝶骨嵴脑膜瘤、垂体腺瘤和后颅窝肿瘤,已形成了固定的切口部位,将在本章其他节详细介绍。颅底肿瘤的一些特殊入路将在第二十章中介绍。本节重点介绍大脑半球和深部脑肿瘤定位,手术入路的设计方法。

切口手术入路设计分三步进行:①确定肿瘤在颅内位置和脑肿瘤的表面投影;②设计手术入路;③选择切口部位,头皮切口划线。

第一步,确定肿瘤在颅内位置。方法是在 CT 和 MRI 影像上,确定某些解剖标志为参照物,如外耳道,耳的上、后缘,枕外隆凸,冠状缝,人字缝,以及大脑深部的室间孔(Monro 孔),侧脑室,小脑幕等,计算病变与这些主要参照物的距离。

为定位准确,也可在病人做 MRI 检查时,在病人头皮上放一个或几个码克(Marker)或维生素 E 胶囊作为参照标志(图 6-1-1),尽量使标志靠近病变在头颅投影区,获得 1～2 个平面图像。用这种方法,可使皮瓣设计得既小又精确。

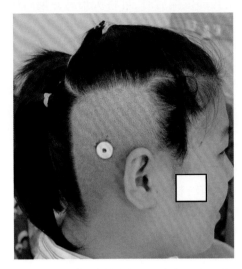

图 6-1-1 Marker 定位

第二步,设计手术入路。根据肿瘤的部位考虑手术入路,根据神经导航作出计划,以解剖为基础,以功能磁共振(functional MRI,fMRI)和脑功能网络做参考选择切口和入路,允许暴露范围最大,脑组织损伤最小。

第三步,选择切口部位和头皮切口设计画线。术前讨论病历时,综合多模态影像以及导航,选择颅骨标本或以医师头部为模特,模拟画出头皮切口线。手术当日,病人麻醉后画头皮切口。画切口前,术者应再次核对病人的 CT、MRI、确认体位和切口侧别无误。为了便于画线,必须掌握颅脑重要解剖结构的体表投影。确定切口前,先标出这些投影作为参照。这里介绍的投影线(taylor-haughton lines)可以根据脑血管造影、CT、MRI 以及 X 线头部平片,在病人头部标出,它们是:

基底线(baseline,Frankfurt plane):通过眶下缘及外耳道上缘。

耳后线(posterior ear line):经乳突垂直于基底线。

髁突线(condylar line):经下颌骨髁突垂直于基底线。

上矢状线:连接眉间与枕外粗隆之间的头部正中线,K 为中点;是上矢状窦的头皮投影,枕部稍偏右侧。

中央沟(central sulcus)线:是中央沟在头颅的投影,为耳后线与上矢状线交点、髁突线与侧裂线的交点,两点连线。

侧裂(sylvian fissure)线:眼外眦与上矢状窦线后 3/4 点连下线为大脑外侧裂投影。

上项线:乳突与枕外粗隆边线,是横窦的头皮投影线。

冠状缝:自眉间沿矢状窦向后 13cm 处(成人)。

角回:位于耳上,优势半球的语言中枢(wernicke's area)

翼点:颧弓上 4cm,额骨颧突后 3cm。

以上这些解剖标志投影可供设计切口时参考。

上述设计手术入路和画线方法主要用于幕上大脑半球深部脑肿瘤,对后颅窝、脑外肿瘤、颅底肿瘤,因肿瘤部位与特定颅脑解剖结构有关,通常选定固定的手术入路,可参考有关章节。

四、幕上开关颅操作技术

开关颅是神经外科手术学重要的基本功。正确的开、关颅操作,是保证顺利切除脑肿瘤的基础,降低术后并发症的重要环节,也是衡量神经外科医师手术技术的标志。良好的开、关颅技巧需反复实践,长期积累,不断总结经验。

严格、规范地进行开关颅操作培训是每一名神经外科医师的必修课。

随着科学技术的不断进步,许多开关颅所需用新的器械不断更新换代,使得传统的开关颅手术的基本操作,逐渐被现代新的开关颅技术所替代。现代开关颅技术缩短了手术时间,减少了对组织的破坏,提高了手术疗效。然而,目前国外普遍采用的开关颅技术,需要有一系列精良的手术器械和材料作为基础,如高速颅钻、钛钢板、人工硬脑膜等,没有这些设备是无法完成的。

传统幕上开颅技术

(一)颅钻孔术

CT 扫描广泛应用,对颅脑损伤合并血肿诊断十分迅速准确,以发现颅内血肿为目的的钻孔探查已很少采用。当前头颅钻孔术,主要用于慢性硬脑膜下血肿引流和侧脑室腹腔分流术。

1. **麻醉** 病人神志清楚合作,可采用局部麻醉,术前给以小剂量镇静药;其他病人包括儿童应采取全身麻醉。头皮切口用 1% 利多卡因(lidocaine)或加 1:2 000 000 的肾上腺素(adrenaline)浸润局麻。

2. 体位 一般采用仰卧位,适用于双侧额部、颞部的钻孔。钻孔部位偏后时,可将头抬高并偏向病变对侧。后颅窝和枕部钻孔应取侧卧位,病变侧位于上方。坐位也可适用枕部或后颅窝钻孔,但临床少见。

3. 备皮 单纯头颅钻孔,围绕切口备皮范围直径5.0cm。如要做双侧钻孔时,先以液体肥皂清洗头皮油污(可手术前一天在病房进行),用消毒治疗巾或纱布擦干。4%碘酒+70%酒精消毒头皮。消毒头皮时,防止消毒液进入眼和外耳道内,尤其是使用碘酒消毒时,应使用酒精脱碘干净。用画线笔或甲紫棉签画出头皮切口。头皮术野用手术膜粘贴,周围铺消毒手术巾。

4. 手术过程

(1) 切口:一般2cm长,可切到颅骨。乳突拉钩挣开切口,仍有出血时,用高频电刀止血,但要注意离开皮缘,以免影响伤口愈合。钻孔前,用骨膜起子将皮缘向两侧推移扩大术野。

(2)钻孔:应用手摇钻钻孔时应分两步进行。首先使用尖颅钻钻孔,钻头与颅骨面垂直,先左右转动摇柄,在外板钻一小孔,然后用力下压颅钻把手,旋转摇柄。当钻头旋入板障时,渗血较多,骨粉减少。此时应减轻压力,放慢手摇转速,穿破颅骨内板后要立即停止。颞鳞部及枕部骨质薄,术者在这些部位钻孔操作时必须特别小心。应用手摇钻钻孔时,术者要使用肩和前臂力量,而不应靠术者身体的重量钻孔。用力过重,会使钻头钻透颅骨内板插入脑内,造成脑损伤。为保证安全,钻头应经常保持锋利。在钻孔过程中,要间断地停止钻孔,确认颅骨是否已被钻透。颅骨被钻穿抵达硬脑膜,术者手中有"涩"感。穿透颅骨后,改为圆锥钻继续扩大骨孔,也可应用一次成型钻钻孔。注意在钻孔时不要使硬脑膜与颅骨剥离,造成硬脑膜表面出血,影响手术进行。骨孔出血可涂以骨蜡。骨孔内硬脑膜出血可使用小功率双极电凝止血。骨孔四周覆盖止血纱布(oxidized cellulose)或吸收性明胶海绵(gelation sponge)止血。

(3) 剪开硬脑膜:用硬脑膜钩挑起硬脑膜外层,尖刀十字切开硬脑膜,注意避免伤及脑皮质血管。尤其是在颅内压增高时更需小心。硬脑膜边缘出血可用双极电凝止血。

(4) 缝合:手术完成后,硬脑膜切口不必缝合,表面敷一块吸收性明胶海绵或止血纱布。分两层间断缝合帽状筋膜和头皮。缝线结必须埋在皮内深层并剪短。头皮间断缝合,缝合具有压迫止血作用,可部分替代电凝止血。用薄层纱布覆盖切口,用绷带包扎全头,或再盖一块纱布,胶布固定。

(5) 术后处理:术后5天拆线,伤口如无渗出不需更换敷料。钻孔术后颅内血肿少见。如伤口缝合过紧,可能出现头皮坏死。

(二) 幕上开颅术

1. 适应证和禁忌证 幕上切口术适用于切除颅内幕上肿瘤或其他病变。手术禁忌证应结合颅内病变性质、病程、年龄,病人全身健康状态综合考虑。严重的全身感染和凝血功能异常不宜手术。病人神经系统状态差并非禁忌证,因为手术切除颅内肿瘤,病因去除后病人可望康复。老年病人切口手术时,应全面考虑病人主要脏器功能状态是否耐受麻醉和手术,具体分析分别对待。对复发肿瘤,再次手术应慎重。

2. 术前用药和麻醉 术前一天可给镇静药物。颅内肿瘤术前24~48小时,成人应用地塞米松4mg,每日2次,可改善神经系统状态,减轻因手术操作引起的术后脑水肿。

幕上切口手术需要气管内插管,全身麻醉,必要时控制低血压。为降低颅内压,减少脑体积,便于手术操作,术中可给予地塞米松和甘露醇静脉滴注。使用甘露醇的缺点是,由于甘露醇的渗透性脱水作用,脑血流量增多;在胶质瘤部分切除时,应用甘露醇后脑体积缩小,误导术者认为已充分减压,实际脑减压并不充分。个别情况下,应用甘露醇,使脑体积回缩过度,撕裂桥静脉,产生急性硬膜下血肿。

3. 病人体(头)位 病人体(头)位对手术至关重要,最好由手术者自己亲自摆置。病人体位的摆置详见本章第二节。

4. 头皮切口 头皮切口的设计对手术成功是十分重要的。切口设计偏差会导致骨窗位置不准确,使脑瘤切除困难。设计头皮切口要保证头皮血液供应,防止术后头皮坏死应尽量设计在发际内,不影响病人头面部的外观。

有些头皮切口是标准的,常用的幕上标准头皮切口有以下六种:额部切口、额颞部切口、顶部切口、顶部过中线切口、颞部切口、枕部切口,分别介绍如下。

(1) 额部切口:可暴露颅前窝底,适用于颅前窝底脑膜瘤和鞍区肿瘤。采用发际内冠状切口。骨瓣可在中线或过中线,后者适用于结扎矢状窦,切开矢状窦和大脑镰。要求骨窗应抵前颅窝底,充分暴露额叶底面和眶顶。

（2）额颞切口:切口起自眉弓正中上方,后方到颧弓水平,暴露蝶骨小翼。钻孔部位选择是暴露的关键。第一个孔应尽可能低靠近颅中窝底。前方的第二孔在蝶骨小翼上,这个孔应在颅前窝底。第三孔位于颅前窝底,保证钻孔位置足够低。皮瓣要大,骨窗的暴露标准以能见到眶顶和前颅窝底为适宜,以减少对脑底的牵拉。这种切口骨窗不能包括颞极在内。

若额窦较大,术中钻孔可能使其开放。单纯额窦开放,黏膜完整无破损时,只需骨蜡封闭破口。若窦黏膜破损开放,需将骨瓣侧的额窦黏膜刮除。骨窗一侧的额窦开放需用骨蜡封闭,然后游离马蹄形帽状筋膜,翻转缝合在前颅窝底的硬脑膜上。术后皮下不要放引流,以防鼻腔内分泌物逆流。为防止术中器械被开放的额窦污染,钻孔时应将位于额窦部位的钻孔放在最后进行。额窦修补结束后,被污染的器械应弃之不再用。

（3）顶部切口:可暴露大脑半球顶部表面。半环形或马蹄形切口,皮瓣基底应窄,切口的长度不超过基底宽度。切口在发际里,有时切口前支可出发际。

顶部近中线切口适用大脑镰旁、矢状窦旁脑膜瘤、胼胝体肿瘤切除术。皮骨瓣应准确地设计在中线上。翻骨瓣时,靠近中线硬脑膜表面静脉易出血。在镰旁和窦旁脑膜瘤切口钻孔时出血较多,可将矢状窦旁的骨孔留在最后钻。翻转骨瓣时,有时骨嵴会刺伤硬脑膜,最好在骨瓣基底两孔之间咬除部分颅骨,这样易于骨瓣翻开。

（4）顶部过中线切口:为充分暴露大脑半球中线结构,皮骨瓣可过中线设计。矢状窦两侧对应钻孔,中间骨桥用咬骨钳咬除,这样可减少矢状窦出血。

（5）颞部切口:暴露颞叶或自中颅窝底入路。切口起自颧弓上,以外耳孔为中心。有时,这种切口可暴露部分顶部。

（6）枕部切口:切口应到中线皮瓣基底位于横窦,并抵颅底部,便于脑叶切除术。骨瓣范围应能暴露小脑幕,否则,切除小脑幕上肿瘤时有困难。

上述六种幕上标准切口不是一成不变的,术者可根据不同病例的病变具体情况灵活运用。设计切口时,皮瓣大小、前后、高低可有所变动。

（三）开、关颅术手术步骤

1. 头皮准备和铺巾　同头颅钻孔术。

2. 切开头皮和止血　术者和助手用手指紧压切口两缘,压迫止血。每次切开的长度不要超过手指能压迫的头皮范围。头皮出血可用头皮夹或止血钳止血。一组止血钳用橡皮圈编扎成一组。切开头皮后,自帽状筋膜下锐性分离并翻开皮瓣。皮瓣及颅骨表面组织出血,可使用高频电刀止血。皮瓣用盐水湿纱布覆盖。

3. 骨瓣切口

（1）用高频电刀沿设计切口的骨瓣处切开颞肌和骨膜。骨瓣与颞肌骨膜相连,可保证骨瓣的血运。

使用电（气）高速颅钻、铣刀完成骨瓣切开。这种切口方法只需钻一孔,使用铣刀沿骨瓣切口切开,方便迅速,骨缝间隙小。但是如颅骨内板与硬脑膜粘连紧时,铣刀会损伤硬脑膜,应特别小心。骨瓣取下后需用湿纱布包裹,妥善保管。另外,如骨瓣切口在矢状窦等重要静脉窦处,应用铣刀切开骨瓣有损伤矢状窦及其引流静脉的危险。这种骨瓣切开术适用于切除大脑半球肿瘤骨瓣切口,微骨孔入路（keyhole approach）,硬脑膜与颅骨粘连不紧者。近中线矢状窦处和横窦处不宜采用此法。在近颅底有骨嵴处,铣刀的硬脑膜防护装置不易通过。当铣刀的刀口较宽,铣下的骨窗较小,需要微钻钻孔,用金属丝将骨瓣固定在骨窗上,以防手术后骨瓣下陷。

（2）靠近矢状窦和脑膜中动脉的骨孔应留在最后钻。这样,即使出现意外大出血,可立刻翻开骨瓣,迅速止血。每个颅骨孔用脑膜剥离器,将硬脑膜与颅骨内面之间剥离开。

（3）用两把骨起子自骨瓣缘撬起,硬脑膜剥离子在颅骨内面与硬脑膜之间小心分离,最后将骨瓣翻开。将骨瓣骨折处不整齐部分咬齐。这种骨瓣切开术速度较慢、且费力。

（4）硬脑膜止血:骨窗四周颅骨缘出血可涂以骨蜡。硬脑膜表层的出血可用双极电凝止血。为防止骨窗周边出血或硬脑膜剥离,可在骨窗四周置放宽度 3mm 条形吸收性明胶海绵,其长度依骨窗长度定。只要将条形吸收性明胶海绵放置骨窗边缘即可,不必向骨窗下方深埋,这样做会使硬脑膜与颅骨内板的剥离出血。

(5) 硬脑膜四周悬吊常用简便的方法是将硬脑膜悬吊在骨窗边缘的骨膜或帽状筋膜上。

骨窗四周悬吊硬脑膜可防止术后发生硬脑膜外血肿。在骨窗边缘装置自动脑牵开器的底座,会造成颅骨与硬脑膜分离,目前已很少使用。切开硬脑膜前,必须将硬脑膜外的出血,包括头皮、骨缘、硬脑膜表面的出血全部止好,防止切开硬脑膜后出血流入脑表面。切开硬脑膜前,更换包裹皮骨瓣的湿纱布,骨窗四周铺盖棉条。

(6) 切开硬脑膜:用硬脑膜钩提起硬脑膜,切开硬脑膜 5mm 长小口,此时应特别小心,尤其是在颅内压增高时,不要伤及脑组织。硬脑膜剪刀为弯头,使用时弯头向上、向内剪开硬脑膜,剪刀下方可置棉条保护脑表面,防止误伤。

硬脑膜切口可根据需要选择不同形状。常用的有马蹄形,硬脑膜基底留在静脉窦,切开时注意防止损伤上矢状窦和桥静脉。"十"字和"井"等形状剪开硬脑膜。凸面脑膜瘤的硬脑膜切口应环绕肿瘤,大于肿瘤的边缘。如肿瘤侵及硬脑膜,应将硬脑膜一并切除。这种切口暴露范围大,不易损伤脑组织。

硬脑膜切口离骨窗距离 0.5cm,以便关颅时缝合。硬脑膜切口出血采用双极电灼止血。不要过多电烧硬脑膜,以免硬脑膜收缩造成缝合困难。剪开硬脑膜后,硬脑膜周围用缝线血管钳重力牵引,或将硬脑膜翻开固定在骨窗外。

(7) 缝合、悬吊硬脑膜:肿瘤切除后,瘤腔充分止血,用可吸收逢线连续缝合硬脑膜,将缝合的最后一针留在骨窗内硬脑膜的最高点,暂缓打结,用注射器向硬脑膜下注满静脉用生理盐水,将硬脑膜下的积气置换出,然后打结。这样,可减少术后颅内积气。

用微型电(气)钻在骨窗四周钻孔,每边两个。此孔既可用于通过金属丝或外科缝线(polyglatin)固定骨瓣,还可用于悬吊硬脑膜。为防止硬脑膜缝合不严密,手术后会发生皮下积液,尤其在后颅窝切口和翼点入路,可在硬脑膜外覆盖一层人工硬脑膜(图6-1-2)。这种人工硬脑膜不需缝合,可被吸收,并能防止脑脊液漏,同时适用颅底手术所致的硬脑膜缺损。

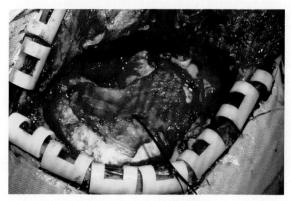

图 6-1-2　人工硬脑膜

(8) 骨瓣复位固定:若骨瓣是游离的,骨瓣复位后,将切口骨窗四周用钛钉固定。另外,在骨瓣中心钻两微孔,将硬脑膜中央部吊起,通过骨瓣孔,在骨瓣外面打结,确保硬脑膜与复位良好,减少硬脑膜外颅骨内面的残腔,预防形成硬脑膜外血肿。切口时的钻孔可用肌肉或切口时保留的骨屑填塞。骨瓣需固定好,避免术后骨瓣松动漂浮(图6-1-3)。

(9) 缝合颞肌、头皮:一般分两层,即帽状筋膜层和头皮层分别缝合。皮下的缝线打结应藏在组织深面,剪短线头,不要高过皮肤,以免术后引起伤口感染。也可使用皮肤缝合器缝合头皮,可节省时间。

4. 切口术后处理　手术结束后拔出气管内插管时,注意避免病人剧咳。应尽快使病人脱离麻醉状态后苏醒,以便及时评价手术引起的神经系统功能缺损。理想的麻醉技术的标准是:手术结束,缝合硬脑膜时,麻醉变浅;缝合头皮时病人出现反应;拔管时病人有咳嗽反射。拔管后病人应仰卧,头稍偏向一侧。

手术后应观察病人脉搏、血压、呼吸、神志和神经系统表现。观察间隔时间,术后早期应 15 分钟一次。几小时后病人恢复良好,可改为半小时至 2 小时观察一次。术后 24 小时后观察间隔可拉长。观察的目的是及早发现术后并发症,如术后颅内血肿、癫痫等。为便于观察,术后尽量不使用镇静药和强止痛药。清洁伤口术后也不必常规使用抗生素预防感染。病人完全清醒后,血压正常时可鼓励病人在床上坐起活动,减少肺炎、深静脉血栓和其他并发症的发生。病人术后在麻醉复苏室或 ICU 观察一天,病情平稳可返回病房。

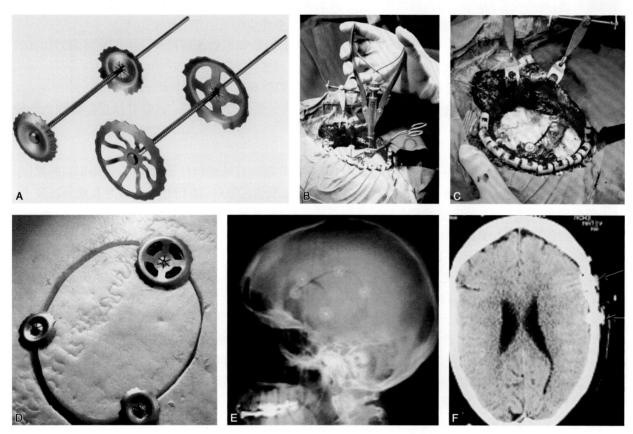

图 6-1-3　常用骨瓣固定装置安装及安装后影像
A. 常用骨瓣固定装置;B~D. 骨瓣固定装置安装;E、F. 骨瓣固定装置安装后影像

五、幕(枕)下开关颅操作技术

幕(枕)下开颅(infratentorial craniectomy,suboccipital craniectomy)用于切除小脑半球肿瘤,松果体区肿瘤,四脑室肿瘤,脑干背侧和侧方肿瘤,桥小脑角肿瘤,颅-颈交界处肿瘤以及斜坡肿瘤。幕下切口术的麻醉要求,病人体(头)位与幕上开颅相同。这里介绍几种常用的幕(枕)下切口术,包括乳突后切口、后颅窝正中切口、拐杖形切口和乳突-乳突切口。这里介绍的切口操作方法是现在国际流行使用的,供我国神经外科医师参考。

(一) 乳突后切口

乳突后切口(retromastoid incision)可经小脑侧方和侧上方,暴露脑干的外侧和脑桥前池内的Ⅴ、Ⅶ、Ⅷ、Ⅸ、Ⅹ脑神经,以及小脑后下动脉(PICA)、小脑前下动脉(AICA)。适用于切除桥小脑角肿瘤,小脑半球外侧肿瘤,还适用于三叉神经痛神经根切断术和面神经抽搐的微血管减压。这一入路对切除小脑下方肿瘤切除则受到限制。

病人取侧卧位,上半身手术床面倾斜10°,身体和头向前倾斜30°。乳突后切口的头架安装位置。

头皮切口与乳突的最内侧隆起平行,上端高出横窦1.0cm,下端达下颌角水平。切开头皮,垂直分离此处的肌肉直抵枕骨,乳突拉钩撑开。注意不要伤及椎动脉和枕静脉丛,在向下分离肌肉时,必须警惕位于茎乳沟内的枕动脉。

手术中需用乳突拉钩牵开头皮和肌肉,使枕大神经被牵拉,术后病人常感枕部不适。在上项线上方加一条水平的切口,使切口呈钩形。枕大神经和枕小神经在皮下间隙内被切开,可避免对此神经的牵拉。术后病人枕部麻痹,一般3~5个月后神经可再生。此间有些病人会出现感觉异常,但一般可以接受。

颅骨切除的范围包括横窦下方、乳突气房和乙状窦内侧、肌肉的外侧。为安全起见,也可以先用电钻将颅骨打薄,再用咬骨钳切除颅骨,应该注意保护横窦和乙状窦。当前,可使用高速颅钻,钻一孔后用铣刀切下骨瓣。靠外侧的乳突用高速磨钻尽量磨除。如乳突气房开放必须用骨蜡严密封闭。

沿骨窗外侧缘剪开硬脑膜。硬脑膜外缘缝合悬吊,用脑板牵开小脑即可探察。使用蛛网膜刀切开蛛网膜,放出脑脊液,自动脑压板牵开,可见展神经、桥脑侧方和基底动脉。

肿瘤切除完毕,彻底止血后缝合硬脑膜,缝合不严时须用筋膜修补,避免手术后皮下积液。

骨瓣复位,钻微孔钢丝或缝线固定。目前,使用钛钉固定更为方便可靠。骨瓣复位后仍存在的骨缺损,可填补肌肉。

(二) 颅后窝中线切口

颅后窝中线切口(midline incision of posterior fossa)是常用的后颅窝切口手术入路,适用小脑蚓部、小脑半球肿瘤和血管畸形,第四脑室室管膜瘤、髓母细胞瘤,松果体区肿瘤,脑干肿瘤,以及环枕畸形减压术。此入路暴露和切除中线如第四脑室和小脑蚓部肿瘤效果很好,其缺点是对小脑侧方暴露不良。后颅窝中线切口,尤其是坐位时,更适用小脑幕下小脑上入路,切除将四叠体和小脑前叶推向前方的第三脑室后部(松果体区)肿瘤。手术方法如下:

1. 病人可取侧卧、俯卧或坐位,以侧位较简便。

2. 麻醉后装头架,摆好头位,头颈前屈,使小脑幕呈垂直位。

3. 枕下正中直切口,切口上端起自枕骨粗隆上 2cm,下端抵颈椎棘突 5~6 水平。用高频电刀切开头皮,严格依颅后窝中线切开颈韧带、颈夹肌,这样切开出血少。用骨膜剥离器向两侧分开肌肉,推到枕骨骨面后,自动牵开器掙开。在枕外隆凸处留下一小块菱形筋膜和肌肉,以便手术结束时缝合,此举有助于防止手术后皮下积液和脑脊液漏等并发症。剥离寰椎和枢椎后弓的筋膜和肌肉,宽度 2.0cm。剥离环枕筋膜时应注意其下方的延髓。术野用高频电刀彻底止血。

4. **钻孔及骨瓣成形** 多使用高速颅钻,钻孔后用铣刀分两块切下枕骨,上自枕骨粗隆、下至枕大孔。用磨钻切开相连骨孔的颅骨,再将中间的骨瓣翘起,暴露不够的部位可用微钻磨除。应用咬骨剪(rongeur)进一步扩大暴露枕大孔。

若不具备高速颅钻,也可钻孔后用咬骨钳咬除枕骨鳞部。是否同时咬除寰椎后弓,可视术前病人有无小脑扁桃体下疝而定。因靠近横窦和窦汇处的颅骨较厚,钻孔时可多钻数孔,以减轻咬骨的负担。骨窗四周出血涂上骨蜡,硬脑膜外出血可铺条形吸收性明胶海绵。

5. **剪开硬脑膜** 硬脑膜切口可呈"Y"形,尽量不要损伤蛛网膜。如颅内压高,可先剪开大池处硬脑膜一小口,放除脑脊液,可防止剪硬脑膜时损伤小脑。剪开硬脑膜后,四周悬吊硬脑膜。

6. 自动牵开器拉开小脑扁桃体,在小脑蚓部或大池处剪开蛛网膜,放除脑脊液,降低颅内压。

7. **颅后窝探查** 观察双侧小脑半球是否对称,皮层颜色有无异常;是否存在小脑扁桃体下疝和小脑蚓部增宽。如是小脑囊性占位,可穿刺抽取囊液。同时还应探查双侧小脑后下动脉的走行,手术操作时不要将其损伤。

8. **缝合硬脑膜** 肿瘤切除后应彻底止血,然后严密缝合硬脑膜,硬脑膜缝合不严,术后会出现枕部皮下积液,病人持续发热,甚至伤口感染。颅后窝的硬脑膜缝合遇到困难时,可用筋膜修补或覆盖人工硬脑膜。缝合硬脑膜后,将开颅时取下的三块骨瓣,用钛钉或缝线连为一体复位固定,恢复颅腔的生理状态。

9. 缝合肌肉和头皮。间断缝合枕下肌肉,肌肉厚时也可分层缝合。枕外隆凸处头皮较薄,必须将肌肉和切口留在枕外隆凸的筋膜缝好,尤其在小儿,缝合不严留下无效腔,会发生术后假性囊肿。应将项筋膜、皮下组织和头皮分三层严密缝合。

(三) 拐杖形皮切口

拐杖形皮切口(hockey-stick incision)适用巨大桥小脑肿瘤、小脑半球病变、小脑扁桃体区和颅颈交界肿瘤;脑干前侧区和椎基底动脉进入硬脑膜处病变。

1. 体位和头皮切口。病人侧卧位,胸部升高 15°,头架固定。头皮切口起自乳突上方,跨过上项线,转向中线并延伸至颈 6。

2. 切开头皮,用高频电刀切开头皮,暴露至筋膜。

3. 在上项线下方切开筋膜。沿中线肌肉间无血管切开,直到枕骨,切口下抵颈 1~2 椎体。

4. 切开骨瓣。应用高速颅钻在枕鳞部钻孔后,铣刀按要求切下骨瓣(3cm×4cm),咬骨剪咬除枕大孔。

5. 用咬骨剪咬除颈 1 椎弓。为切除颈 1 占位或暴露脑干侧前方,可咬除枕骨髁三分之一。操作时需注意静脉丛出血,并注意勿伤及椎动脉大多数情况下,不需要切除枕骨髁。

6. 沿颈 1 经枕大孔至骨窗的顶端剪开硬脑膜。

7. 将硬脑膜向侧方牵拉。使用蛛网膜刀切开颈部蛛网膜,放出枕大池脑脊液。

8. 肿瘤切除后,缝合硬脑膜。

9. 骨瓣复位后固定,分层缝合颈部肌肉、筋膜。

10. 缝合头皮。

(四) 乳突-乳突切口(mastoid-mastoid incision)

利用这一切口开颅,可以同时暴露双侧后颅窝,其范围包括小脑的后上方、小脑的下方和上颈髓。适用于过中线生长的单侧巨大肿瘤,双侧前庭神经鞘瘤,第四脑室侧孔突向一侧或双侧桥小脑角的肿瘤,上蚓部的巨大肿瘤;还可能达到双侧椎动脉,因此也适用第Ⅳ脑室巨大动静脉畸形。但这种切口较复杂,出血较多,不便于切开枕大孔,故一般临床少用。

头皮切口在枕外隆凸上 1~2cm 水平走行,两端至两侧乳突后缘并向下拐至乳突下端,位于颈肌和颅骨膜融合处的上方。头皮切开后,皮瓣翻下。在硬脑膜外方寰枕韧带周围,通常有静脉丛,此处需要小心止血。用刮匙向上及远离脑干的方向分离寰枕筋膜。

为达到小脑上表面,应充分暴露横窦。位于上项线的颅骨很厚,部分病人的横窦在颅骨内板形成骨沟,使用电钻磨薄颅骨,然后用刮匙配合,用咬骨钳去除颅骨较为安全,可避免损伤横窦。也可用高速颅钻切开骨瓣。

六、颅脑肿瘤切除的基本方法

尽管颅脑肿瘤的部位有所不同,肿瘤性质有良性、恶性之分,肿瘤体积有大小之别,但就颅脑肿瘤手术切除的基本技术而言,仍有其共性可循。颅脑肿瘤切除的基本技术,可归纳为分块切除肿瘤和完整切除肿瘤两种。

(一) 分块切除肿瘤

适用肿瘤边界不清的脑内胶质瘤;或肿瘤边界清楚,但瘤体较大无法完整暴露肿瘤全貌者。

开始分离肿瘤时,必须辨认被肿瘤包裹的动脉,将肿瘤与血管分离开。为使肿瘤缩小,先在肿瘤内部切除,可用标本钳或超声吸引器切除肿瘤。待肿瘤体积缩小后,将肿瘤从周围正常脑组织分开,以上操作交替进行。

分离良性肿瘤时,应尽量地保护肿瘤与脑表面血管之间的蛛网膜分界面。若血管环绕肿瘤,应将其分离下来保护好。在重要区域如脑干,肿瘤与脑干之间看不到蛛网膜,为避免术后出现严重并发症,可以留下一小块肿瘤。如果恶性肿瘤侵犯额叶或颞叶,为全切肿瘤可切除部分脑叶。脑神经往往被肿瘤挤扁、拉长变形,使用剥离子垂直于神经的方向分离。神经被损伤后,可缝合或用生物胶粘连。为减少脑神经损伤,术中须应用神经生理监护仪监测。

分离肿瘤时右利手的术者,左手持吸引器,借用吸引器尖端用力推离肿瘤;右手操双极电凝镊,在肿瘤相对应的脑表面垫以棉条保护,并用双极电凝镊分离肿瘤。如术者借用吸引器尖端推肿瘤不满意,再令助手用镊、标本钳等器械协助牵拉肿瘤。

应用显微手术切除脑内较大的胶质瘤或深部肿瘤,可避免损伤重要的神经和血管。先在肿瘤内分块切除,待瘤体缩小后,再瘤外分离。手术显微镜下可较好地分辨肿瘤与脑白质的界线,争取尽量全切除肿瘤。胶质瘤切除后止血困难时,提示可能尚有肿瘤残存,可参考术中病理结果继续切除肿瘤。双极电凝止血是最可靠的止血方法。肿瘤切除后创面渗血可用止血纱布。

（二）完整切除肿瘤

适用于体积较小边界清楚的肿瘤，如大脑凸面脑膜瘤、神经纤维瘤、海绵状血管瘤以及转移瘤。以大脑突面脑膜瘤肿瘤为例，肿瘤位于脑表时，可沿肿瘤四周剪开硬脑膜，并用缝线缝合硬脑膜牵引肿瘤，沿蛛网膜分离肿瘤，结扎肿瘤供应血管。肿瘤表浅时可不使用脑压板。在分离脑瘤过程中，用棉条保护好脑表面，最后将肿瘤完整翻出。如肿瘤深在皮质下，剪开硬脑膜后，可采用导航技术（navigation technique）确定肿瘤的部位，沿脑沟切开脑皮质，直抵肿瘤，脑造瘘口四周衬以棉条，自动脑板挣开，分离肿瘤，最后将其完整取出。

七、脑病变组织活检

早在 20 世纪 50 年代末，脑病变组织活检常用于脑内弥漫性或多发性病变明确诊断。近年来，CT、MRI 和 PET 的应用，必须经脑病变组织活检明确诊断的病例已经明显减少。但是，各种微创（minimally invasive）治疗技术，如 γ-刀、x-刀和内放射治疗颅脑肿瘤，以及化学药物治疗的应用越来越广泛，使肿瘤活检定性诊断有了更广泛的应用价值。应该指出，对颅内病灶性质不能确定的情况下，实施各种治疗前均应行病变组织活检，明确其病理性质。本节介绍脑病变活检的适应证和手术方法。

（一）脑组织活检的适应证

1. 脑内感染灶　脑内感染灶（infections lesion）包括限局性非特异性脑炎和病毒性脑炎。单纯疱疹病毒性脑炎占病毒性脑炎 5%~10%，常累及颞叶和额叶。

为明确中枢神经系统的真菌和细菌性感染，如毛霉菌病，曲霉病，放线菌病，以及十分少见的大脑放线菌病，均需要活检。通过脑脊液检查无法明确诊断的亚急性和慢性炎症中，也可行脑和软脑膜活检。

2. 艾滋病　艾滋病（AIDS）常见的脑内病变包括脑弓形体病，原发性神经系统淋巴瘤、进行性多发脑白质病、隐球菌性脑炎、病毒性脑炎、各种细菌性脑炎和转移瘤等。艾滋病脑内病变通过病史、实验室检查和影像学检查，多数病例可确诊，但仍有一部分病例临床表现类似，占位效应不明显，早期诊断存在困难，必要时需经脑病变组织活检鉴别。有人报告 149 例有神经系统症状的艾滋病，脑局灶病变中，弓形体病占50%，淋巴瘤占 30%，脑白质病占 20%。CT 无法鉴别弓形体病和淋巴瘤。有报告称，艾滋病脑病变活检的阳性率可达 95% 以上。

3. 进行性多发性脑白质病　包括意识变化，失语，视力障碍，偏瘫，或小脑功能不全。这是因为原发性病变，或更为常见的是通常由 JC 试剂引起的反应性乳头状瘤病毒感染（JC 试剂不同于能引起克罗伊茨费尔特-雅各布病（Creutz-feldt-Jakob disease）的慢病毒或朊病毒（prion）。近年来，在艾滋病病人中，该病的发病率和致死率增加了 4 倍以上。目前对该病尚无有效的治疗方法，为明确诊断需要脑病变组织活检明确诊断。

4. 脉管炎　脑血管造影或 MRI 能发现大脑脉管炎（vasculitis）。肉芽肿或孤立（isolated）的脉管炎只能通过活检确诊。

5. 儿童神经退行性疾病　大量的儿童神经系统退行性疾病（pediatric neurodegenerative diseases）可以通过放射学、生化和基因学检查而诊断。但鉴别 Canavan 病和 Alexander 病需要通过活检。

6. 早老性痴呆　阿尔茨海默病（老性痴呆，Alzheimer diseases，AD）是最常见的神经系统退行性疾病。脑组织活检对鉴别 AD 病和其他少见的原发性痴呆有决定意义。

7. 附带活检　利用脑室穿刺插管术，血肿清除术和脑室镜技术获取的脑组织，附带活检（incidental biopsy）对临床诊断也有帮助。例如，在正压性脑积水分流术中，取材活检可能发现阿尔茨海默病的形态特点。脑内血肿清除术的活检标本中，如发现淀粉样病变，即可解释出血原因；如血肿中发现脑瘤组织可确诊为脑瘤卒中。

选取恰当的活检部位，标本还可进行免疫过氧化物酶染色，电镜和微生物学检查，可能的话还可以进行分子生物化学研究。

（二）脑病变组织活检技术

可通过立体定向（导航手术）、钻孔穿刺、脑室镜和切口手术四种外科技术获取脑病变组织标本。术前准备与切口相同。术前应进行血生化,凝血功能,以及心血管、呼吸、肝肾功能检查。

1. **麻醉和术前用药** 通常使用吸入麻醉。如病人合作,也可以采用镇静和局部麻醉进行活检。病人颅内压增高时,可用甘露醇和过度通气。术前应该预防性给予抗癫痫药。如怀疑感染病变,则需在取完活检标本后再给予抗生素药物。

2. **手术技术** 以颞叶病变活检为例。病人取仰卧位,患侧肩部垫枕,头偏向健侧,头部稍高于心脏水平。术野常规备皮消毒后,覆盖手术贴膜。切口从外耳道前 1cm 由颧骨向后上至耳廓上约 1cm 做弧形切口,长约 5cm。

局部麻醉后切开头皮深及骨膜,用自动牵引器牵开。颅骨钻孔,对清醒病人不要用电(气)钻,因为钻孔声响过大会使病人恐惧。钻孔后骨孔扩大直径至 2～2.5cm 大小。十字或弧形剪开硬脑膜。到达病变位置切取 1cm³ 方形组织,标本量应尽量满足各项检查。标本应包括灰质、白质。止血后常规关颅。

软膜表面和标本边沿的神经元会缩小和变性,标本深部的神经元会异常肿胀。标本必须小心处理,由于标本处理不当和组织取材不佳,会给病理诊断带来困难。

用于病毒或细菌培养的组织标本,应该立即保存在无菌容器中,以防污染。

3. **医护人员的防护** 某些中枢神经系统感染,如单纯疱疹病毒,乙型和丙型肝炎,HIV,导致克罗伊茨费尔特-雅各布病(Creutz-feldt-Jakob disease)的试剂和血液感染(blood-borne infections),这些疾病可以通过种植和血液传播。医护人员应注意保护,避免操作中被锐器损伤。如果发生损伤,划破皮肤或黏膜,受伤部位必须进行彻底清洗。

严格执行手术室操作规程和预防措施,活检对医护人员的危险不大。为了降低乙型肝炎的感染,医务人员应该接种乙肝疫苗。

手术后,直接接触病人血液或组织的物品,应该在 121℃ 高压灭菌 1 个小时,或在 5% 次氯酸钠中浸泡 2 小时,重新消毒,也可废弃。手术室地面在常规处理前应使用次氯酸钠消毒。

(三) 术后并发症

脑组织活检术后并发症包括术后血肿,脑水肿,神经系统症状恶化,癫痫,感染,甚至死亡。活检的危险性比切口手术低。

术后血肿会导致病人意识变差,癫痫或出现局部神经系体征。术后血肿可以发生在脑实质内,硬脑膜下或硬脑膜外。术后血肿与病人凝血功能异常,术中操作不当,止血不彻底有关。术后脑水肿可造成病人局部神经系统功能障碍和继发性颅内压增高。术后发生癫痫与术前是否有癫痫有关,发生率为 4%～19%,术前使用抗癫痫药可以预防发作。如果发生术后癫痫,则需行 CT 检查,以除外颅内血肿。

术后可能发生感染,对营养不良或免疫抑制状态的病人(如 AIDS)应特别引起重视。围术期抗生素的使用,苯唑西林(oxacillin)和万古霉素可以减少术后感染的发生率。感染可以发生在头皮、颅骨、硬脑膜外或硬脑膜下。硬脑膜下,蛛网膜下腔或脑实质的感染约占感染总数的一半。金黄色葡萄球菌和表皮葡萄球菌是最常见的致病菌,其他类型细菌感染也可能发生。

由于实验室检查和神经影像学检查的发展,许多颅内疾病都可以做出明确的定性诊断。近几年需应用脑组织活检定性诊断的病例已减少,但是对怀疑感染脑病,AIDS 脑病,脉管炎,儿童神经系退行性病变,不典型痴呆,以及需做放射治疗和化疗的不典型胶质瘤,仍有必要行脑病变组织活检帮助明确诊断。

需要指出的是,脑病变组织活检的技术受所获得病灶标本的部位、实验室技术的制约,其结果与开颅手术所获得的标本病理学检查的质量不能相比,临床医师应根据病人的整体病情,影像学资料,以及病人对治疗的反应,随访病人,随时修正诊断。

(赵继宗 赵萌)

第二节 微创手术技术

一、概论

20 世纪初,以 Cushing 和 Dandy 为代表的神经外科专家建立并发展了经典神经外科学,其诊断依赖于明显的神经功能缺损,在手术中以肉眼下"脑叶解剖"为基础,形成了经典的标准开颅及手术理念。位于脑深部的肿瘤,手术切除往往需要切除一部分脑组织,以获得理想的视野暴露及手术空间,对病人的损伤较大。20世纪50年代后,随着CT、MRI、显微镜及显微器械等现代科学技术在临床医学中的应用,神经外科学的诊断及治疗水平取得了显著提高,以Yasargil为代表的新一批神经外科专家提出并完善了显微神经外科技术,将神经外科学推向了显微神经外科学阶段。在这个阶段中,基于术前影像学对颅内占位的准确定位,以显微神经外科技术为核心,结合术中神经功能监测技术,较大程度上保护了脑和神经的功能,将经典神经外科学的"脑叶手术"推向更为精确的病灶切除术。步入21世纪以来,生命科学、计算机学和材料工程学飞速发展,PET、fMRI、MEG的出现和应用,不仅可在术前对颅内占位进行精确诊断,还可以对脑功能区进行准确定位。同时更高品质的手术器械,如神经导航、神经内镜、脑血流和电生理监测等,为手术实施提供了强有力的保障。高新技术的应用,"社会—心理—生物学"治病理念的转换,以及精益求精的态度,推动着微创神经外科学的建立和发展。

1997年我国刘承基教授创办了《中国微侵袭神经外科杂志》,引进微创外科概念。2003年赵继宗教授主编出版了《微创神经外科学》。

微创神经外科学以显微外科学为基础,秉承在诊断和治疗神经外科疾患时以最小创伤的操作,最大限度保护、恢复脑神经功能和最大限度地为病人解决病痛,减少医源性损伤的理念,具有小型化、闭合化和智能化的特点。微创神经外科学内涵广泛,狭义上讲包括影像引导外科学、微骨窗手术入路、神经内镜辅助手术、血管内介入治疗、立体放射外科、分子神经外科学(神经干细胞和基因治疗等技术)。广义上还包括立体定向活检技术、术中电生理监测技术、术中荧光造影剂辅助手术、术中唤醒、红外线辅助手术和机器人辅助手术等。由此可见,微创神经外科学不是指某一特定的技术,也不可取代显微外科学,而是作为每一位神经外科医师追求的最高理念。

神经外科学早期的脑结构及颅内病变的定位依赖于颅骨表面的解剖标志,这种粗略的定位方法导致手术往往需要很大的皮肤及骨窗切口。1947年Spieel和Wvcis发明了人类的立体定向仪,并利用脑室造影定位技术,成功毁损脑深部结构以治疗精神病。但是受限于脑室造影及X线片技术,早期的有框架导航定位欠准确,且风险较高,因此其应用及发展缓慢。20世纪60、70年代以后,随着CT及MRI在神经外科学中的广泛应用,导航技术迅猛发展,并出现了无框架导航、功能核磁导航及术中导航等技术,大大提高了其在神经外科学中的应用价值。现阶段,导航技术不仅可以在术前对颅内病变及周围重要脑功能区进行定位,指导手术策略的制订,实现精确治疗;还可在术中获得实时影像,实时调整手术进程,从而实现最大限度保护脑功能及最大程度切除病变。此外,导航技术也是微创神经外科学中多种技术,如微骨窗入路、神经内镜、立体定向放射等的重要基础。但是由于手术过程中脑脊液流失、过度通气等原因,脑组织往往会产生漂移,使得导航的指引出现误差,从而导致术中无法准确定位脑功能区的位置。而神经电生理监测技术,可以准确监测手术过程中处于危险状态下的神经系统功能完整性,恰巧弥补这一缺陷。导航技术和神经电生理监测技术的结合,为位于脑功能区及颅内神经附近的病变切除提供了可能,并大大降低了手术的致残率,显著提高了病人术后的生存状态。

微骨窗入路(即锁孔入路,keyhole approach)是微创神经外科学的重要标志之一,由Wilson于1971年首先提出,并认为锁孔可以满足显微神经外科手术的要求,倡导改进传统的开颅手术方法,进一步发挥显微神经外科的优越性。但是直至1990年,随着显微器械的改进及显微手术技术的成熟,Fukushima首次应用锁孔入路经前纵裂成功夹闭前交通动脉动脉瘤,锁孔入路才正式被神经外科专家所接受并逐渐发展成熟。现阶段,微骨窗入路已广泛应用于各种颅内深部病变,并发展出多种入路,如眉弓锁孔入路治疗大脑前、中、后段动脉瘤,眉弓或翼点、颞下、乳突后锁孔入路切除颅底肿瘤。需要指出的是,锁孔是一个概念,而非是解剖定义,锁孔入路的原则是对颅内病变的暴露足够大,微创的理念应该是由内及外的,是以脑和神经的微创为基础和目的,单纯地追求微骨窗开颅是没有意义的,有可能造成颅内占位无法全切,甚至导致严重后果。

神经内镜是微创神经外科学中另一种新兴且应用广泛的技术。神经内镜的应用可追溯至1910年,

Lespinasse 首次使用尿道镜烧灼侧脑室脉络膜丛,从而成功治疗儿童脑积水。随后的 70 年间,内镜制造工艺不断提高,纤维内镜的出现和应用,分辨率和照明条件的提升,3D 立体成像的实现,使得内镜在神经外科中的应用越来越广泛。并于 1994 年由 Bauer 等提出"微创(内镜)神经外科"概念。神经内镜目前包括硬质内镜、纤维内镜、电子内镜和立体内镜,具有照明、手术、冲洗及吸引等多种功能,可放大手术野内解剖结构图像,增强局部光照,从而提高了手术效果。神经内镜可作为单独手术工具,也可配合显微镜使用。神经内镜的独特优点是可完成大脑深部的治疗操作,并避免对大脑重要功能区域造成影响。其与显微手术结合,形成单纯内镜手术、内镜辅助显微神经外科手术和内镜控制显微神经外科手术,不仅使内镜外科更加安全、准确,而且大大拓宽其应用范围。神经内镜现广泛应用于脑积水、颅内肿瘤、颅内血肿及脊柱脊髓病变的治疗,尤其是显著提高了对显微镜下难以到达的脑深部及重要结构处病变的治疗效果,进一步缩小了显微神经外科手术中的禁区范围。

　　近年来,伴随人类基因组计划的实施,细胞和分子生物学的发展,神经干细胞的发现和研究,使得在分子层面治疗神经外科疾病成为可能。多种与基因遗传相关疾病的发现,如 Sandhoff 综合征、莱施-奈恩综合征(Lesch-Nyhan syndrome)、脑海绵状血管瘤、神经纤维瘤病等;以及多种与疾病治疗与预后相关基因的发现,如胶质瘤中的 IDH1/2 突变,TERT 启动子突变、1p19q 染色体杂合性缺失和 MGMT 甲基化,脑膜瘤中 NF2 基因突变等研究,也极大地帮助了微创神经外科的发展。然而,受限于目前研究仍然处于起始阶段,且分子治疗也依赖于外科手术手段来获取组织标本,因此外科手术治疗仍然是多种颅内占位的标准治疗方法。本章将重点介绍和评价微骨窗入路,大脑半球功能区手术,术中实时影像技术,立体定向活检术,神经内镜手术和术中电生理监测技术在微创神经外科手术中的应用及治疗效果,以期推动微创神经外科学在我国的发展和普及,提高我国神经外科手术的整体水平,更好地为脑疾病病人解除病痛。

(周大彪)

二、微骨窗入路

　　微骨窗入路技术是微创神经外科手术的标志之一,其优点是医源性损伤小,术后反应轻,手术效果好。提起微骨窗入路并不陌生,耳后开颅切除前庭神经鞘瘤就有微创的概念。通常,耳后开颅的骨窗 3cm 直径,有时要切除直径超过 3cm 的肿瘤,手术中采取肿瘤分块切除,通过调整手术床和显微镜的角度,获得充分的暴露,这正是微骨窗入路技术的体现。

　　每一种手术入路均会产生相应的组织创伤,在非生理环境下大范围地暴露脑组织是有害的,因此减小切口的骨窗范围、减少脑组织的暴露范围,可降低手术后相应的各种颅内外并发症。随着显微神经外科技术的发展,以及神经影像技术的进步,使得一些颅内小的、深部肿瘤发现率得以提高;对于病变的解剖定位更加准确,使得手术治疗这些病变时采用小切口、小骨窗以及少暴露、少牵涉病变周围正常脑组织成为可能,因此改变了传统开颅切口暴露的要求。1971 年 Wilson 首先提出微骨孔可以满足显微神经外科手术的要求,采用头皮小切口的微骨窗入路治疗颅内深部病变已逐渐被采用。1990 年后,这项技术被欧美神经外科医师所应用,并获得满意的临床效果。

(一) 微骨窗入路的内涵

　　根据每个病人的病变部位和性质,准确地个体化设计切口部位,使手术路径最短并精确地到达病变,术中充分利用脑组织正常解剖间隙,减少对脑的牵拉;经过调整病人头位和手术显微镜角度,以获得足够的手术空间来完成手术,将手术创伤降至最低。采用微骨窗入路时要求考虑备皮范围,切口位置和长度,骨窗位置大小,硬脑膜切开范围,保护蛛网膜和神经血管,经脑室或皮质精确定位手术通路,充分切除病变等,从而做到术后不加重病人的神经功能缺损。

(二) 微骨窗入路

　　采用微骨窗入路显微手术包括,经眉弓切口眶上微骨窗入路切除颅前窝及鞍区病变、夹闭前循环动脉瘤;翼点入路夹闭前循环动脉瘤和基底动脉顶端动脉瘤、切除颅咽管瘤和鞍旁肿瘤;单额微骨孔纵裂入路夹闭前动脉动脉瘤;额顶微骨孔经胼胝体—透明膈间隙—穹窿间入路切除颅咽管瘤、第三脑室内肿瘤,枕后微骨窗入路切除桥小脑角肿瘤、三叉神经减压术等,均取得良好效果。

1. **右眉弓切口眶上微骨窗入路** 右眉弓眶上微骨孔开颅(图6-2-1A)。头皮切口可藏在右眉内,自眶上神经孔向外,长3~4cm(图6-2-1B)。切开头皮和肌肉,暴露颞前线,在颞前线后高速颅钻钻孔(图6-2-1C)。用微钻磨除眶上骨缘,以利于暴露颅前窝底(图6-2-1D)。弧形剪开硬脑膜,翻向眶缘悬吊(图6-2-1E)。放出脑脊液,待脑回缩满意后,自颅前窝底抬起脑组织,探察并处理病变。

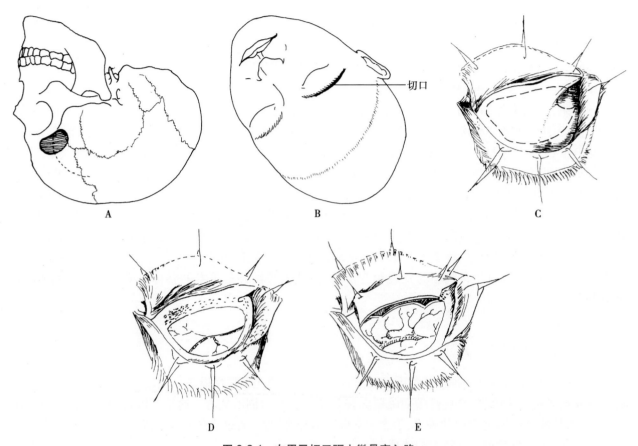

图6-2-1 右眉弓切口眶上微骨窗入路

A.骨窗位置;B.眉弓切口示意图;C.钻孔位置;D.暴露颅前窝底;E.剪开硬脑膜

手术结束后缝合硬脑膜。硬脑膜缺失,可使用人工硬脑膜修补,减少手术后脑脊液漏。缝合肌肉和筋膜,皮肤对合整齐后缝合皮下,即可免缝合皮肤。

开颅时需注意勿伤及眶上神经。

2. **翼点微骨窗入路** 可参考翼点入路。

3. **右额微骨孔纵裂入路** 这一入路适用前交通远端动脉瘤,侧脑室、第三脑室前部、基底节和丘脑的肿瘤。

病人仰卧位(图6-2-2A),胸部抬高15°(图6-2-2B)。头皮切口可隐藏在发际内颅骨钻孔尽量低,在矢状窦钻两孔,用铣刀切下骨瓣(图6-2-3)。剪开硬脑膜并翻向中线(图6-2-4)。如影响入路,可电灼后切断额部的引流静脉(图6-2-5)。安装头架附加环,两个自动牵开器,分别牵开大脑镰和额叶内面(图6-2-6)。手术后缝合硬脑膜(图6-2-7),骨瓣复位固定(图6-2-8)。

(三) 微骨窗入路展望

微骨窗入路的优点:缩小头皮切口和骨窗,减少暴露和干扰正常脑组织范围;手术损伤小,降低了与传统开颅有关的并发症,如术后癫痫、术后血肿等,提高了手术的安全性;缩短了开关颅时间,减少手术出血;保持病人外貌良好;病人术后康复快。尤其适用于脑深部病变,如:颅底肿瘤、鞍区肿瘤、桥小脑角肿瘤、颅内动脉瘤等。但对于巨大颅底肿瘤、动静脉畸形和出血期动脉瘤不宜采用此入路。

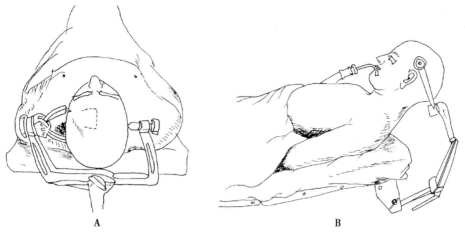

图 6-2-2　病人体位
A. 仰卧位；B. 胸部抬高 15°

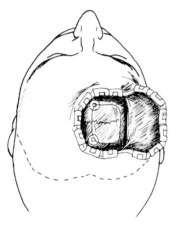

图 6-2-3　钻孔位置

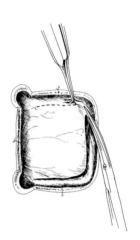

图 6-2-4　剪开硬脑膜

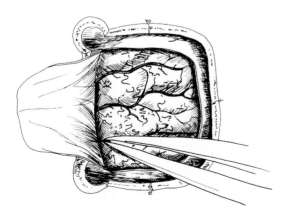

图 6-2-5　处理引流静脉

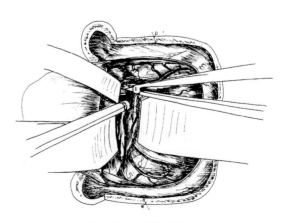

图 6-2-6　沿纵裂进入

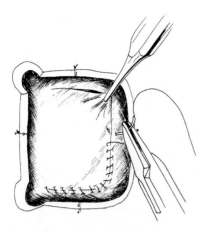

图 6-2-7　缝合硬脑膜

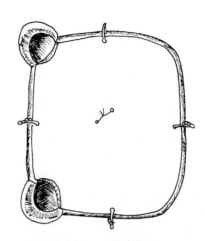

图 6-2-8　骨瓣复位

微骨窗入路是以显微手术技术为基础的,它要求术者必须具备丰富的显微手术经验和扎实的显微手术基本功,能独立处理术中可能发生的意外。选择微骨窗入路还应具备完善的显微手术设备和器械,如可控手术床、高速颅钻、头架和手术显微镜。为适应微骨窗入路操作,还需要特殊的显微剥离子、颅内自动牵开器,这些器械细长,占空间小,使用方便。

近年,微骨窗入路显微手术治疗颅内病变的报道逐渐增多,将显微神经外科提高到一个新阶段,尤其是随着导航、复合手术、3D 打印和神经内镜等技术的发展,个体化设计的微骨窗入路将有更加广泛的应用前景。

(赵继宗　张谦)

三、功能区胶质瘤手术

大脑功能区狭义上指的是与语言、运动、感觉和视觉等功能密切相关的皮质和皮质下结构。广义上除以上区域外,还包括与记忆、社会情感、决策、任务执行等高级认知功能相关的皮质及皮质下结构。目前术中保护的功能区主要是指前者。初级感觉区位于中央沟和中央后沟之间的中央后回。运动区主要包括初级运动区(M1)、运动前区(PMA)和辅助运动区(SMA)。语言相关脑区的分布广泛,且个体间存在较大差异,主要涉及优势半球的额下回后部(Broca 区)、额上回内侧后部(SMA 区)、额上回和额中回的后部(运动前区)、颞叶及颞顶枕交界区。脑内与语言相关的重要白质通路可以分为背侧语音通路和腹侧语义通路。背侧通路主要包括上纵束、弓状束和额斜束。腹侧通路包括下额枕束、下纵束及钩束。现代认知神经科学认为大脑功能区分布是一个高度复杂的网络化结构,各部分之间既相对独立又高度统一。

文献报道,大脑功能区低、高级别胶质瘤分别占 82.6% 和 53.9%。功能区胶质瘤的手术治疗是神经外科临床工作的一个热点与难点问题,目前广大神经外科临床医师已充分认识到术中监测与保护重要功能结构,减少永久性神经功能损伤,提高病人术后生存质量的重要性,手术策略已由 wait and see 转向最大程度的安全切除。

大脑功能定位技术是功能区胶质瘤手术的核心技术,该技术是由术前/术中功能神经影像、术中唤醒麻醉及皮质电刺激和电生理监测等技术综合应用而形成的专门技术。唤醒状态下切除脑功能区胶质瘤手术技术已被国内外神经外科视为最大限度安全切除脑功能区胶质瘤的重要技术。一项荟萃分析,90 项研究共 8 091 例病人,结果提示术中应用皮质电刺激定位的切除程度明显高于不应用电刺激定位(75%/58%),而术后严重迟发神经功能障碍则明显低于不应用电刺激定位(3.4%/8.3%)。近年来随着术前、术中功能可视化技术的应用和进展,医师手术理念由解剖学模式向解剖—功能模式的转变,神经认知科学的进展(大脑可塑性、大脑功能网络等),扩大了功能区胶质瘤的手术指征,极大程度提高脑胶质瘤手术安全性和手术质量。

（一）术前多模态神经影像技术

术前神经影像学检查可以帮助临床医师了解病变侵袭范围及其与周围功能结构的关系，正确判定病变与脑功能区的相对边界，有利于制定个体化最优手术方案。

1. MRI　术前常规行 MRI T1、T2、Flair、MRS 及 T1 增强检查 T1WI、T2WI 及增强 MRI 检查，根据 MRI 上固定的解剖标志可以大致判定中央区。"手结"（hand knob）是中央前回的一部分，位置固定，轴位扫描呈 ω 形，两侧几乎对称出现，具有典型的形态学特征，易于辨认。但大脑结构和生理的个体差异以及病变使重要功能区的解剖结构发生变形和移位，因此常规 MRI 不能准确定位功能区。

2. 血氧水平依赖功能磁共振（BOLD-fMRI）　fMRI 可以无创性地显示肿瘤与功能区的关系，从而有助于选择最佳的手术方案或路径。目前 fMRI 已经广泛用于术前运动、感觉功能皮质、语言优势半球以及语言相关功能区域。

3. 弥散张量成像（DTI）及纤维束追踪　弥散张量成像纤维示踪技术（diffusion tensor imaging，DTI）能够非侵袭证实活体脑内特定的白质纤维束，可以显示投射纤维（皮质脊髓束、皮质脑干束和丘脑辐射），联络纤维（弓状束、上纵束、下纵束、下额枕束、钩束、额斜束）和联合纤维（胼胝体）。BOLD-fMRI 结合 DTI 可在术前明确肿瘤与皮质和皮质下功能区的空间解剖关系，辅助手术计划的制定以及估计病人的预后（图 6-2-9）。

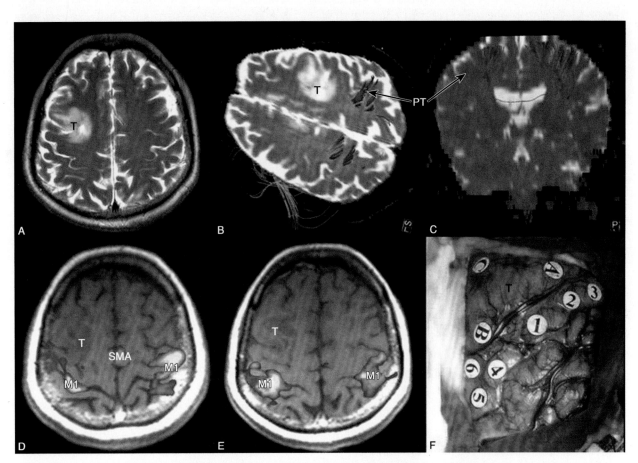

图 6-2-9　术前 BOLD-fMRI、DTT 结合术中电刺激在运动区胶质瘤中的应用

A. T2WI 显示肿瘤（T）位于右额中回；B. 横轴位；C. 冠状位显示锥体束（pyramidal tract，PT）与肿瘤的解剖位置关系，见肿瘤位于锥体束前方，未累及锥体束；D、E. 显示 BOLD-fMRI 提示肿瘤紧邻右侧初级运动皮质即第一运动区（M1）；F. 术中直接皮质电刺激证实肿瘤紧邻右侧初级运动皮质，数字 1、2、3 代表面部运动区，4、5、6 中央前回手区，与 BOLD-fMRI 结果（D、E）相比具有良好的一致性，A~C 代表肿瘤的大致边界

（二）术前神经功能评估

术前应用客观的、被广泛接受的神经心理学量表和神经功能状态评价病人，使医师充分了解肿瘤对病

人的影响程度,为制定手术计划和术后康复方案提供依据。常用的量表包括 KPS 评分、简易精神状况量表(MMSE)、爱丁堡利手检查、西部失语症检查(WAB)中文版、BOLD-fMRI 功能偏侧化指数判定语言优势半球、波士顿失语症严重程度分级、标准的运动功能分级等。

(三) 术前宣教

由神经外科、麻醉科、神经心理学(包括语言治疗师)、神经电生理、神经影像共同参与制订是否需要术中功能监测及手术方案,包括麻醉方式、骨瓣设计、体位、术中监测(皮质脑电、皮质电刺激)等。对于需要术中功能监测的病例,术前神经外科医师详细向病人及家属交待唤醒手术的相关事宜:①全麻唤醒手术的流程。②术中唤醒下功能监测技术对脑功能区定位及保护的重要性。③手术及麻醉的潜在风险和并发症。④手术中可能存在的不适感,如口干、憋尿、寒战、头部不适。⑤根据术中需要完成的任务,给予病人指导和术前模拟练习。对于术中需要语言监测的病人,采用 50 个黑白图画做成幻灯,幻灯片之间间隔 4 秒,手术前晚,在床旁采用术中体位,模拟术中神经心理学检测,给病人播放用于术中评价语言功能的幻灯,剔除病人不能命名的物体。⑥告知病人及家属常见的术后短暂功能障碍。一般最大的风险出现在术后 48 小时内脑肿胀最严重期,在此期间病人在言语理解、感觉、运动功能上可能有明显的障碍。

(四) 麻醉技术

使病人在术中处于安静无痛的清醒状态,也是功能区胶质瘤手术成功的关键,尤其对于语言、感觉等功能监测,更是需要唤醒麻醉以保证病人进行术中测试。现代唤醒开颅技术始于 50 多年前,随着新型麻醉药物的出现,快捷安全的唤醒麻醉已经广泛用于神经外科,尤其是功能区胶质瘤的手术治疗。一般采用麻醉药物静脉靶控输注技术结合局部阻滞麻醉(通气方式推荐使用双管喉罩),可达到满意的镇静镇痛效果,而且易于唤醒病人保持清醒状态配合手术,与术者进行良好沟通。

在局麻下上头架后,用 0.5% 罗哌卡因行头皮神经阻滞,一般选择阻滞的神经有:滑车上神经、眶上神经、颧颞神经、耳颞神经、枕大神经、枕小神经、耳颞神经。切皮前用 0.5% 罗哌卡因行切口浸润麻醉,10 分钟后切皮。打开颅骨后用 1%～2% 利多卡因棉条贴敷硬脑膜表面浸润麻醉 10～15 分钟,此时调整药物唤醒病人。病人清醒后拔出喉罩;评定唤醒程度,再剪开硬脑膜。整个手术过程采用数量化脑电图双频指数(BIS)连续监测评价镇静深度。术中根据监测的需要,或保持清醒状态或加深麻醉。如果由于肿瘤占位效应、病人不能耐受、预计出血较多也可重新置入喉罩,控制呼吸至手术结束。作者提出的唤醒麻醉病人清醒度分级见表 6-2-1,只有病人清醒度为 Ⅰ 级时术中进行语言功能监测获得的数据才确实可靠,Ⅱ～Ⅲ 级可进行运动监测,Ⅳ～Ⅴ 级不能进行功能监测。

表 6-2-1 唤醒麻醉清醒程度分级

分级	反应能力	语言能力	肢体活动	BIS/%	可监测种类
Ⅰ	对正常语调的呼名迅速应答	能准确回答问题	按指令活动上肢或下肢	85～100	语言、运动中枢
Ⅱ	对正常语调的呼名反应迟钝,电刺激后可见肌肉抽动	语速轻度减慢或吐字不很清晰	按指令缓慢活动上肢或下肢	75～85	运动中枢。切除过程可实时监测运动
Ⅲ	仅对大声呼名或轻拍有反应,电刺激后可见肌肉抽动	语速明显缓慢或吐字不清,答非所问	—	65～75	运动中枢。切除过程不能实时监测运动
Ⅳ	对轻拍无反应,嗜睡	—	—	<65	—
Ⅴ	谵妄,意识障碍	—	—	—	—

(五) 切口设计和体位

1. 切口设计 将术前得到的结构和功能图像信息融入神经导航,设计手术切口。作者主张采用大骨瓣开颅,主要基于以下因素:①胶质瘤复发率相当高,小皮瓣与小骨瓣不利于二次复发手术选择切口,作者反对单纯为了追求小切口,不考虑胶质瘤疾病的特殊性;②由于功能区移位与功能区可能发生代偿,骨瓣要充分显露邻近脑组织;③由于语言中枢的个体变异,为了降低术后发生语言障碍的风险,刺激定位必须提示语言功能区和非语言功能区。开颅范围应当包括计划切除的脑区和可能的语言区。④癫痫灶,特别是潜在癫痫灶,常常远离病灶区,所以大骨瓣开颅显露脑组织有助于术中确定癫痫灶。

2. 体位和消毒铺巾　为了便于呼吸道管理,一般采用侧卧位,头架固定,头略后仰(嗅花位),以便再次置入喉罩。选择的体位要最大限度保证病人术中舒适,摆好体位后使用保温毯以减少病人唤醒后出现寒战。于病人肩部上方放置支撑架,铺手术无菌单时要给予病人最大视角,避免幽闭感,并留出术中观察区,利于术中功能监测及呼吸道管理。术中监测人员应能清楚看到病人面部及手部。若需要监测语言命名任务,可在病人视野内放置电脑屏幕,尽量使病人视野中心与屏幕中心重合。

3. 其他事宜　①在术前准备期和术中非任务期可以播放轻音乐,或给以病人充分鼓励,以缓解病人的紧张情绪。②近视病人需要术中执行图片命名任务时,可佩戴眼镜或拉近屏幕距离,确保病人可以看到清晰的图像。③有癫痫病史的病人术前(手术当日)应使用抗癫痫药物。

(六) 术中成像技术

1. 功能神经导航技术　利用术中导航确定中央沟、锥体束等重要解剖结构,有利于缩短术中功能监测的时间。但如何纠正术中脑漂移是神经导航技术亟待解决的问题,神经导航通过融合术中 3D 超声能够有效纠正术中脑漂移。

2. 术中 MRI　术中磁共振可以纠正脑移位,实时更新导航,判断肿瘤是否残留以及显示功能区、纤维束与残留病变之间的位置关系,其有助于提高胶质瘤的切除程度。唤醒麻醉和术中磁共振两种技术的整合,有助于最大程度安全切除肿瘤。但由于手术室需完全屏蔽磁场,并且手术器械、显微镜、监护麻醉等设备兼容均为特殊磁相容材料,手术成本过高,限制了在临床上的广泛应用。

3. 术中超声　术中可调整探头方向,分别进行冠状、矢状、轴位等多平面探测,获得与 CT 或 MRI 相同的平面,进行对比观察。使用高频多普勒超声,还能同时提供病变周围及内部血流情况。超声造影可观察肿瘤血流灌注情况及增强特点,对识别边界有一定帮助。术中超声操作简单,实时性好,能够实时指导术者对病变的定位及其切除程度的判定,易于推广,其缺点是图像易受切面、空气、水肿带等影响。

(七) 术中定位技术

1. 术中癫痫灶定位技术　功能区胶质瘤,尤其是低级别胶质瘤生长缓慢,常常伴有癫痫,癫痫发生率大约 50%~90%,高级别胶质瘤的癫痫发生率约 20%。因此对于伴有癫痫的病人,术中是否应用皮质脑电监测目前有争议。作者建议有条件医院术中应采用该技术一次性手术处理癫痫灶。

2. 术中脑功能区定位技术

(1) 体感诱发电位(somatosensory evoked potential,SSEPs):感觉和运动诱发电位广泛用于术中确定感觉运动区。术中 SSEPs 显示波形在中央前回为 P_{20}-N_{30},在中央后回为 P_{30}-N_{20}。波形分化最好、位相出现倒逆转的两电极间为中央沟所在位置。该技术优点是操作简便、快速、可用于全麻病人术中确定中央前、后回。然而 6%~9% 病例不能精确定位中央沟,如果浸润生长的肿瘤压迫或部分破坏感觉运动区,术中亦难以精确定位中央沟。SSEPs 不能准确定位运动感觉功能区的具体分布,也不能定位皮质下纤维束、语言、记忆或其他高级功能。这些都限制了其在临床上的应用。

(2) 术中皮质和皮质下直接电刺激定位技术:Fritsch 和 Bartholow(1870—1874 年)首先应用电刺激(direct electrical stimulations,DES)研究皮质功能。Cushing 用这种方法确定感觉区和邻近肿瘤的解剖关系。Penfield 和 Boldrey 应用皮质电刺激研究人大脑皮质的运动和感觉代表区,正是他们划时代的工作奠定了术中电刺激定位感觉运动皮质的基础。对于术中清醒病人,可以研究感觉功能(通过病人描述感觉异常)和认知功能如语言(自发言语、物体命名、理解等)、计算、记忆、阅读或书写功能等。

直接电刺激技术原理是通过对皮质和皮质下结构施加适当电流(双相刺激方波),使局部神经元及其传导束的神经组织去极化,引起局部神经组织的兴奋或抑制,在刺激部位产生一局灶短暂的虚拟病变,表现为病人相应功能的兴奋或抑制。刺激运动功能区激发肌肉或肢体运动,感觉功能区可激发感觉异常,认知功能区出现抑制作用(语言、计算等)。术中唤醒下应用 DES 技术能够实时监测大脑皮质和皮质下功能区,该技术准确、可靠、安全,是目前术中大脑皮质和皮质下功能定位的金标准。

直接电刺激方法:①应用双极皮质刺激器(inomed GmbH,Germany),双极宽度5mm,输出波为双相方波脉冲,频率60Hz,单相波宽1mS,输出电流范围2~16mA,采用连续刺激模式(图6-2-10)。②首先确定刺激阈值。用连续刺激模式定位感觉或运动区,通常由1mA起,以0.5~1mA的幅度逐渐增加刺激电流强度,直至诱发出阳性反应或脑电图发现后放电,以此电流确定为最适宜的刺激电流强度(刺激阈值)。一般刺激电流不超过8mA。皮质下刺激采用同一刺激阈值。有序依次刺激每个靶区(术中暴露的皮质,在神经功能导航辅助下),循环重复刺激每个靶区至少3次。运动和感觉任务每次刺激持续时间约为1秒,语言和其他认知任务约为4秒。出现阳性皮质位点作为切除的浅部功能边界。③切除病变同时可根据情况实施皮质下电刺激,定位重要皮质下纤维束作为切除的深部功能边界。④肿瘤切除后,通常再次测试病人运动或语言功能,评价运动和语言通路是否完整。

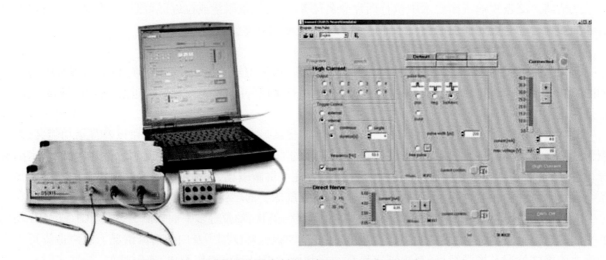

图6-2-10   OSIRIS皮质电刺激设备(inomed GmbH,Germany)

刺激全程中应有神经心理医师密切观察病人的反应,判断病人是否出现阳性反应及相应的阳性反应类型。同一位点3次刺激中出现2次及2次以上的阳性表现被认为是阳性反应区域。观察者还需密切观察病人是否出现癫痫发作,发作时应立即采取措施控制。

术中任务及阳性表现。一般应用运动、感觉、数数、图片命名等任务。根据术前评估也可采用计算、阅读、线段等分等任务。

运动区监测:①运动区阳性表现为对侧肢体或面部相应部位肌肉出现不自主动作,同时可记录到肌电活动;电刺激运动前区或辅助运动区可能引起复杂运动。②运动区皮质下需要监测和保护的重要结构为锥体束。

感觉区监测:感觉区阳性表现为对侧肢体或头面部异常感觉,多表现为麻木感;刺激感觉区有时也可引起肢体运动。

语言区监测:推荐的语言任务有:数数和图片命名。①数数任务:病人在唤醒后电刺激过程中,从1数到10并一直重复。如果病人出现数数中断,停止刺激后又迅速恢复,则定义刺激区为运动性语言中枢或与构音相关肌肉(如舌、喉)运动区。刺激同时让病人伸舌,如果数数中断同时不能伸舌,则该区为运动性语言中枢;反之则为构音相关肌肉运动区。②命名任务:一组常见物体的黑白图片(大于30幅)通过屏幕呈现给病人。电刺激开始后显示一幅新的图片,每幅图片呈现4秒。病人看到幻灯片后立即命名图片,说出"这是一个(物体名称)"。每2次刺激间至少间隔一幅图片。电刺激过程中,病人出现的异常表现均提示该区域为各种相关语言中枢。图片材料推荐选用经过汉语语言标准化的物体图片。③皮质下监测:语言区皮质下需要监测和保护的重要结构有弓状束、枕额下束、扣带下束等。

术中电刺激结果解析判读术中电刺激无外乎有阳性和阴性两种结果。假阳性和假阴性会导致肿瘤残留或长期神经功能障碍。术者需要避免任何假阳性或假阴性结果,提高术中电刺激的特异性和敏感性。假阴性(false negatives)就是术中直接电刺激某一脑区无阳性反应,但是术后却出现持久的功能障碍。文献报道导致假性定位常见原因包括阈下刺激(较低的电流强度、短的刺激时间或通过脑脊液电流分流)、后放电之后的反应不应期和麻醉药物诱导的脑电生理障碍、术者应用刺激和病人开始任务不同步、不恰当的测试任务等。术中严格遵守电刺激的使用规则、根据术前详尽的神经功能和神经心理评价以及功能影像结果制定术中测试任务等可有效避免。假阳性(false positives)就是术中直接电刺激某一脑区出现阳性反应,但是切除该区后没有功能障碍。产生假阳性的原因包括手术时间过长使病人疲劳、刺激诱发了部分癫痫发作、电流扩散等。有一种特殊的假阳性,术中电刺激某一脑区出现明显的语言或运动阳性反应,但切除该区后不出现功能障碍。SMA 胶质瘤切除后出现 SMA 综合征就是很好的例子,这种假阳性作者称之为手术假阳性,可能与大脑的可塑性有关。

术中标记存档:术者用无菌标签标记出现阳性反应的刺激区域位置,同时记录阳性反应表现;阴性反应区域只需要记录位置信息,不需要标记。将标签全部置于皮质和皮质下相应部位后,用相机拍照和导航标注,用以术后分析研究。

语言皮质和皮质下通路功能定位:术中定位语言功能区按以下顺序进行:①首先进行感觉运动区定位,刺激电流以 2mA 起步,每次增加 1~2mA,直到周围肌肉有反应或感觉异常,最大刺激电流强度为 16mA。标记阳性反应位置,记录诱发出面部和手的感觉或运动反应时的电流强度。②语言皮质定位:电流强度以 2mA 开始,以 1mA 逐渐递增。每次刺激时间为 4 秒,最大电刺激电流强度为 16mA。如果术中电刺激情况下病人出现语言异常,则判断此处皮质为语言相关功能区,用数字标签标记,继续检查下一个区域。术中暴露的整个皮质区都需要测试(至少 2 次)。标记出所有的语言区,作为切除的浅部功能边界开始切除。肿瘤切除边界距离最近的语言区一般不小于 1cm。③切除肿瘤和皮质下刺激交替进行。刺激方法和语言判定与皮质电刺激技术相同。当出现语言障碍时应停止切除,由此确定切除的深部功能边界。④肿瘤切除后行术中超声或术中 MRI 判定是否残留,如有残留根据与功能区的关系决定是否继续切除。在切除肿瘤后可再次测试病人的语言功能,以预测术后语言功能。

为了准确解释皮质和皮质下刺激诱导的语言障碍如言语中断、口吃、语音障碍、语义错语和命名不能等,术中必须有语言治疗师或受到语言专科培训的医师进行评价。典型的言语和语言障碍描述如下:失语性中断(aphasic arrest):能正确说出"这是一个",但是不能命名;失语性紊乱(aphasic disturb)能说出"这是一个",但是命名错误。构音障碍(dysarthric utterance)为言语紊乱(speech disturbance)。完全不能发音为言语中断(speech arrest)。言语紊乱和言语中断是由于发音器官受到干扰或抑制。在言语中断的情况下作者刺激皮质同时要求病人左右伸舌,这种情况下病人常常不能完成该动作。因此刺激诱发失语性抑制和中断的部位作为语言部位,

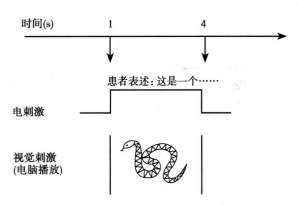

图 6-2-11　术中唤醒麻醉下语言功能定位刺激方案
以时间为基线,在 1~4 秒内同时完成电刺激、视觉刺激及病人在规定时间内表述

刺激诱发言语紊乱和言语抑制的部位作为言语部位,统称为语言相关区(图 6-2-11,表 6-2-2)。

表 6-2-2　唤醒麻醉皮质电刺激下语言功能判断表

序号	病人表述情况		判断结果
	4 秒内	4 秒后	
①	这是一条蛇		非语言区
②	这是一条……	蛇	命名不能
③	这是一条狗		命名错误
④	构音障碍或言语重复		言语紊乱
⑤	不能发音		言语中断

判断标准:①刺激时病人能在4秒内完整准确表述,刺激区为非语言相关区;②表述超过4秒为失语性抑制;③表述命名有误:命名性失语;④刺激后病人构音障碍或乱说,为言语障碍;⑤刺激后病人不能发声。②~⑤均表示刺激区为言语或语言相关区。

直接皮质电刺激功能定位适应证:①病变累及脑功能区或手术切除范围涉及脑功能区皮质及皮质下白质纤维的胶质瘤。年龄超过14周岁者。②无明确的精神病史或严重精神症状者。③意识清醒,认知功能基本正常,并且术前能配合完成指定任务者。④同意接受唤醒手术者。

目前术中直接皮质电刺激能够监测到的主要功能区及部位总结见表6-2-3。

表6-2-3　术中监测主要功能区

功能区	监测部位
优势半球语言和言语	
皮质	额下回后部、颞叶、岛叶
皮质下	弓形束
运动通路	
皮质	中央区皮质
皮质下	放射冠内囊大脑脚
辅助运动区	运动皮质和下行运动通路
岛叶	
优势半球	语言和皮质下运动通路
非优势半球	皮质下运动通路
感觉通路	
皮质	初级感觉皮质
皮质下	丘脑皮质束视放射

直接电刺激功能定位禁忌证:①年龄小于14周岁(相对禁忌)或生理发育迟滞者。②明确精神病史。③认知功能差,术前不能配合完成指定任务者。④严重心、肺、肝、肾功能障碍不能进行手术者。⑤其他不适合接受神经外科开颅手术的禁忌证。⑥拒绝接受唤醒手术者。⑦睡眠呼吸暂停综合征的病人。

术中电刺激诱发癫痫的处理:术中皮质电刺激可以诱发癫痫,发生率为5%~20%,但大多数是局灶性,通常在1~2秒内自行停止,并且不扩散。如果发生癫痫,最好办法是用冰生理盐水或林格液(4℃)快速冲洗受刺激的脑表面,常常在几秒内中止起源于受刺激皮质的癫痫,有助于避免静脉应用抗癫痫药物。如果癫痫持续时间长,应当加深麻醉,同时由于皮质暴露范围大要预防脑膨出。

刺激注意事项:如果出现阳性反应就不要连续刺激该部位,以免诱发癫痫。此外,每次刺激后必须在无刺激情况下测试语言功能,以便证实以前的刺激没有产生功能障碍的延迟效应,导致错误解释刺激结果。因为不管是视觉或是听觉方案,信息加工过程可能在刺激开始之前已经进行,所以刺激应当在刺激方案给出之前进行,这样可能避免假阴性结果。对于认知功能,术中选择测试方案至关重要,应当采用敏感任务。

术中难以定位咽和舌运动区。因此如果观察者术中只进行大致目测并不可靠,必须触摸面部或喉咙感知细微的运动。增加电流不能产生更多的可以觉察到的运动,而且可能诱发癫痫。邻近和远离肿瘤的阻抗不同,邻近肿瘤区阻抗增加,刺激强度需要相对高于邻近正常组织。病变切除后阻抗降低,为了降低产生癫痫的风险,需要降低刺激强度。

冰盐水控制癫痫发作后,不要紧接着重复刺激。一方面是为了避免产生新的癫痫,另一方面是低温可以产生假阴性。进行语言功能定位时,由于需要时间较长,难以区别病人言语变化是因为疲劳产生,还是电刺激的结果。在这种情况下可让病人休息几分钟后再进行测试。

术中皮质电刺激没有出现阳性结果,不能完全排除大脑功能区。事实上麻醉方式不合适、骨瓣太小(暴露大部病变而没有包括邻近的功能区),没有连续刺激暴露的整个皮质表面(因为语言功能区常小于$1cm^2$,马赛克样分布),电刺激参数选择不合适都可能导致阴性刺激结果。因此,如果没有出现阳性结果就开始切除等于没进行刺激,在切除前必须仔细分析出现阴性结果的可能原因。

Penfield 应用皮质电刺激研究人大脑皮质的运动和感觉代表区发现能引出运动的刺激点,80%位于中央前回,20%位于中央后回。但引出颈部、眼睑、眼球、前额运动的刺激点只位于中央前回。另外产生感觉异常的刺激点75%位于中央前回,25%位于中央后回。中央前、后回可以出现比例不等的运动感觉异常,这提示术中一定要耐心细致监测暴露的整个皮质,当刺激出现阳性反应的时候,一定要结合具体解剖标志,判断中央前、后回。

要清醒认识到术中电刺激有以下弊端:一些病人难以耐受唤醒麻醉而无法监测;清醒状态下进行皮质电刺激术中易诱发癫痫;手术时间长,病人易疲劳影响监测结果;术前失语病人术中无法监测语言;执行功能、视觉等高级认知功能需要适当的监测任务,并且测试时间较长。

(八) 功能区胶质瘤手术切除策略

术前利用无创神经功能影像(fMRI 与 DTI),术中成像技术引导下(超声、神经功能导航或术中 MRI)定位病变,在唤醒麻醉下应用皮质电刺激定位功能区,根据病变浅部和深部功能边界,使手术方式个体化,达到最大限度地切除病变,同时最大程度地保护功能区,从而提高术后病人的生存质量,这是当前功能区胶质瘤取得长时间手术治疗效果的有效治疗策略。在保留重要功能结构的前提下,同时注意保护正常过路动脉及脑表面重要引流静脉。通常先切除重要功能区附近肿瘤,切除过程持续监测病人功能状态。根据术前 DTI 显示肿瘤与纤维束的关系,术中在导航引导下进行皮质下电刺激,确定重要皮质下功能结构并予以妥善保护。Duffau 等利用皮质电刺激技术确定皮质及皮质下功能结构,手术治疗 103 例低级别胶质瘤,全切率92%,尽管所有病人均在术后出现一些神经功能障碍,但随访 4 个月只有 4 例出现永久性功能障碍。

Haglund 等应用电刺激证实,切除边缘离最近语言区的距离是决定预后的最重要因素。如果切除边缘距离最近语言区距离>1cm,发生长期语言障碍的风险明显减少。Ojemann 提出安全距离 7~10mm。小于 1cm,则语言缺失的风险明显增高,特别是距离初级语言区 0.7cm 内切除,将可能有 40%的病人出现长期语言缺失。Duffau 等根据皮质电刺激定位语言的皮质及皮质下功能结构,提出"no-margin technique",根据肿瘤的深浅功能边界切除病灶,证实即使紧邻语言、感觉运动功能区切除肿瘤时也不会明显增加功能障碍。

功能区低级胶质瘤术前常常没有功能缺失与大脑功能可塑性有关,功能区胶质瘤手术策略要融合大脑可塑性概念,有助于理解肿瘤和大脑相互之间的动态关系,并用于制定动态手术计划。

(九) 术后评价

术后 24~72 小时内行增强 MRI 检查,评价肿瘤切除程度。分别在术后 1~3 天、1 个月、3 个月、6 个月和 12 个月评价病人的 KPS 评分、语言功能、运动功能及生活质量等。

通过唤醒下直接皮质-皮质下电刺激定位功能区并切除肿瘤的病人,由于术后脑组织水肿、皮质表面静脉引流不畅等原因,部分病人可在术后几天内出现不同程度的暂时性神经功能障碍。对于存在神经功能障碍的病人应进行积极的功能康复和心理辅导,一般多可在 1 周到 3 个月之内得到恢复。

(十) 辅助运动区(SMA)胶质瘤

辅助运动区为低级别胶质瘤的好发部位,最常见的症状是癫痫。其发病特点为发作突然、无先兆、时间短,发作频繁,主要在睡眠中发作,发作时意识清醒,抗癫痫药物难以控制。术后最典型的临床表现为 SMA 综合征,发生率为83%~100%。特点是对侧肢体偏瘫,优势半球伴有语言障碍,但认知能力正常。术后出现的 SMA 综合征可分为三个阶段:①术后立即出现对侧肢体偏瘫,优势半球常伴有言语障碍;②术后数天内,神经系统症状逐渐改善,但对侧肢体自发运动和自发言语减少,完全缓解仍需 4~6 周的时间;③术后长期随访可发现部分病人遗留患侧手部轮替运动障碍。在作者胶质瘤治疗中心,观察到完全切除辅助运动区胶质瘤,产生的 SMA 综合征可在术后数周内恢复。因此累及该区肿瘤可以广泛切除到运动皮质前方的软膜边缘,不用过多考虑持久的语言、运动或感觉障碍。

SMA 大致相当于 Brodmann 6 区的内侧部分。刺激研究结果证实 SMA 位于中央前回的下肢运动区前方,后界为中央前沟,下界为扣带沟,外侧延伸至邻近的半球凸面。其前侧与外侧无明显界线。SMA 与初级运动区、运动前区以及背外侧前额区、小脑、基底节、顶叶感觉区相互连接。它发出的神经纤维也直接投射至脑干和脊髓,控制躯干和远端肢体肌肉。Tanji 将 SMA 分为前后两个部分:SMA 前区和 SMA 固有区。在运动准备早期 SMA 前区激活,而执行运动时激活 SMA 固有区。

SMA 主要参与复杂运动的准备、起动、监测。在动作的准备阶段,SMA 前区参与了动作早期的学习过程。动作开始,SMA 固有区不经过感觉到运动的转换,只通过记忆即可指导熟练完成复杂动作。SMA 与言语的起动、速度控制和发音有关。Chung GH 应用 BOLD-fMRI 研究健康右利手病人的 SMA,发现 SMA 前部参与产词和记忆存储(word generation and working memory),后部参与运动和感觉。

手术在唤醒麻醉下进行,多采用额顶瓣开颅,要暴露出中央前回。但术中很难完全显露中央前回(主要是下肢区域),由于大脑浅静脉、上吻合静脉变异,矢状窦顶部静脉陷窝异常增大及突入上矢状窦蛛网膜颗粒的异常发达,限制剪开接近纵裂处的硬膜,因此也限制了术中直接电刺激判断中央前回下肢支配区域。术中打开硬膜后,首先 B 超定位肿瘤的解剖边界,然后应用皮质电刺激确定中央前后,开始自前向后(从非功能区到功能区)切除肿瘤。在切除至肿瘤的后界及外侧界部分时应特别小心,主要是以下两个原因:中央前沟和锥体束在中线呈 60°夹角,运动区可能达到肿瘤后界;在深约 2.5cm 处锥体束扇形聚合成束,因此损伤后产生对侧偏瘫而不是单瘫(图 6-2-12)。切除邻近中央前回大约 0.5cm 时,应用直接电刺激监测皮质下方的锥体束纤维,如果遇到功能纤维束,则作为切除的深部功能边界,停止切除(图 6-2-13)。文献报道肿瘤切除后界与运动区的距离 > 0.5cm,功能恢复好。<0.5cm 则出现严重的偏瘫,但有不同程度的恢复。

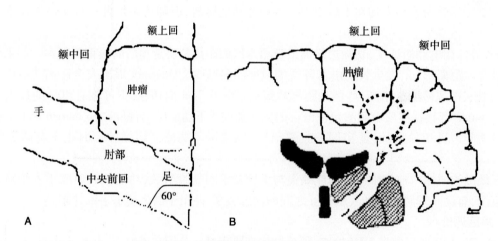

图 6-2-12 切除肿瘤后外侧界可能损伤锥体束
A.上面观肿瘤和皮层关系;B.冠状位显示肿瘤和皮质关系。虚线圆表示肿瘤切除过程中损伤的锥体束

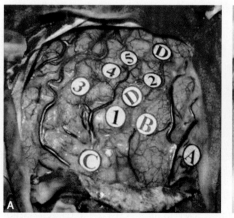
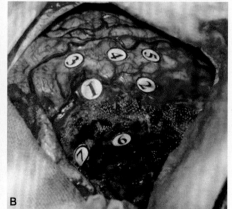

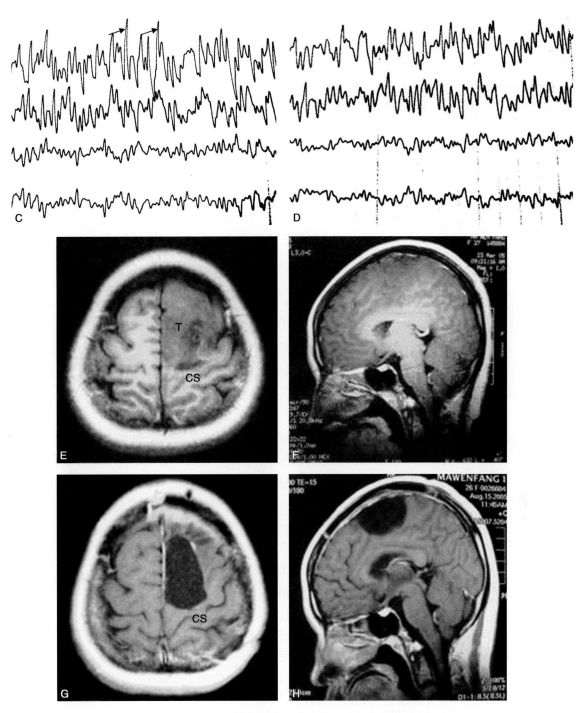

图 6-2-13　手术切除优势半球 SMA 低级别胶质瘤

A. 肿瘤切除前术中照片,标记 A～C 为肿瘤边界,标记 D 为致痫灶,标记 1 为中央前回手区;标记 2 为中央前回面区;标记 3～标记 5 为中央后回面部感觉区;B. 肿瘤切除后术中照片,标记 1 为中央前回手区,标记 2 为中央前回面区,标记 6、标记 7 分别为中央前回皮质下锥体束髋部、下肢区,标记 3～标记 5 为中央后回面部感觉区;C. 切除前皮质脑电监测结果,↗表示棘波;D. 切除后皮质脑电监测显示棘波消失;E～H. 肿瘤切除前后 MRI,T 代表肿瘤,CS 代表中央沟

（张忠　江涛）

四、术中实时影像技术

最大限度地安全切除是脑肿瘤手术的基本原则。临床上不断开展的先进手术辅助技术可以帮助提高肿瘤切除的安全性和范围,如电生理定位、术中 MRI、荧光显影、甚至一些前沿技术应用如混合现实技术、光学活检等。

1. 术中磁共振、CT、超声　神经导航系统已成为现代手术的标准工具。然而,由于术中脑脊液丢失、脑牵拉和肿瘤切除会导致脑组织漂移,术中成像技术是目前解决脑漂移的有效手段。近些年出现的重要术中成像技术包括术中磁共振(iMRI),术中计算机断层扫描(iCT)和术中超声(iUS)均不同程度地提高了手术的精准度。根据临床需求进行个体化影像融合,神经外科才真正步入精准时代。

术中磁共振(iMRI)是在手术过程中使用固定或移动磁体对病人进行磁共振扫描,准确定位病变位置。同时可以发现残余肿瘤、术中的出血及梗死等,保证手术质量。

术中 CT(iCT)是在手术过程中对病人进行断层扫描和重建,利用原始图像或三维重建结果实时指导手术进程,同时扫描数据后处理后同样可以与导航系统整合。相对于术中磁共振来讲更为方便易行,对手术室设置及手术器械要求不高。同时术中 CT 在颅底、脊柱、脊髓手术中更有优势、且对软组织的分辨率高于 B 超。

术中超声(iUS,2D 或 3D)是使用超声波系统探测术中感兴趣的区域重建生成图像用于术中神经导航。1978 年 Reid 首次将超声运用到神经外科手术中并准确地诊断了一例恶性脑肿瘤,之后越来越多被用于神经外科手术。术中实时超声克服了脑组织漂移的影响,弥补了神经导航的不足,主要用途是手术方案制定、显示肿瘤血供灌注情况、评估肿瘤切除范围,特别在切除半球内肿瘤方面更有优势。随着技术的逐渐发展,US 已被用于治疗其他病变(脓肿、血肿、血管瘤等)、引导活体组织检查、超声造影等,但术中超声对操作者的技术水平和图像解释能力要求较高。

2. 术中荧光显影及光动力治疗　术中荧光显影是光动力技术在神经外科手术中的重要应用。特定的荧光剂因不同的机制在肿瘤细胞中富集,经特定波长光源的照射,发出荧光与正常组织背景产生明显差异,以实现对肿瘤组织的定性、定位,辅助实现肿瘤细胞浸润范围可视化。目前临床应用较成熟的显影剂为 5-氨基乙酰丙酸(5-amiolevulinic acid,5-ALA)及荧光素钠(fluorescein sodium,FLS)两类。

5-ALA 是一种内源性非蛋白质氨基酸,是卟啉合成途径中的一种化合物,在细胞内被转化为原卟啉Ⅸ,作为前体参与血色素及血红素的合成,同时原卟啉Ⅸ在波长 405nm 的蓝光激发下,可显示明显的红色荧光。对 5-ALA 的研究发现,肿瘤细胞内富集的 5-ALA 转化为原卟啉Ⅸ后,因催化原卟啉Ⅸ生成血红素的亚铁螯合酶含量及活性显著低于正常组织,肿瘤细胞中将聚集大量原卟啉Ⅸ,使荧光标记肿瘤细胞成为可能。目前,经过多个研究小组的临床试验证实,应用 5-ALA 术中荧光技术可提高恶性胶质瘤全切率及无进展生存期(PFS),但并未改善总生存期(OS)。即便如此,这一恶性胶质瘤手术的重要技术进展还是分别在 2007 年、2011 年及 2017 年得到欧洲、韩国和美国的认可,批准用于成年病人恶性胶质瘤的手术治疗。成为目前恶性胶质瘤术中荧光显影最可靠的技术。

FLS 是一种呈现黄绿色荧光的化合物染料。与 5-ALA 不同,FLS 无需进入细胞发挥作用。高级别胶质瘤组织中血-脑脊液屏障遭到肿瘤病变不同程度的破坏,失去其原有功能,通透性明显增加,FLS 透过血-脑脊液屏障,在肿瘤组织内富集,在波长 560nm 的荧光激发下,实现荧光显影,而由于此染料不能通过正常的血-脑脊液屏障,使临床医师得以在荧光下区分肿瘤及正常脑组织。但同样因其作用机制的局限性,FLS 显影区域与 MRI 增强区域吻合,但对组织内血-脑脊液屏障功能较完善的病变(如低级别胶质瘤)显影较差;同时术中血管出血及脑脊液流出等都会不同程度地造成术野污染,对止血及进一步手术造成困难。

光动力治疗脑肿瘤,1980 年由 Perria 教授报道,使用光敏剂 Photofrin,之后陆续有美国、加拿大、澳大利亚、英国、日本等报道。近来日本的光动力治疗胶质瘤研究效果理想。该研究纳入 13 例新诊断胶质母细胞瘤，切除(5 例全切,8 例次全切)后进行光动力治疗。一年生存期 100%,二年生存期 50%,中位生存期 24.8 个月,显著好于目前的 15 个月。目前光动力治疗胶质瘤国际范围内并没有大范围开展,也没有写进指南。可能与光敏剂治疗的局限性有关。治疗相关的主要不良事件是光敏剂给药后皮肤和视网膜的短暂的过度光敏性,但是其副作用可以通过适当的保护措施避免。

3. 拉曼光谱——光学活检技术　分析脑肿瘤手术后失败的大量研究结果表明,术野残腔周围肿瘤细胞残留是肿瘤复发最常见的原因。因此,需要能够评估手术残腔内是否存在肿瘤残留的技术。无标记成像方法依赖于组织的内在特性,这是最有前途的肿瘤边缘鉴定方法之一。其中,最具代表性的拉曼技术有望提高脑肿瘤手术的精准性。此外,拉曼光谱被广泛认为是病理活检的补充甚至替代技术。

拉曼光谱是一种基于单色光的非弹性散射的光谱技术,单色光通常以激光为光源。非弹性散射意味着在单色光中光子的频率在与样品相互作用时发生变化。激光光子被样品吸收,然后再发射。再发射的光子频率与原始单色光频率比较有上下位移,称为拉曼效应。这一位移提供了关于分子中的振动、旋转和其他低频转换的信息。生物组织的"振动指纹"反映了其核酸、蛋白质和脂质的化学组成,是组织成分振动谱的总和。这一特性使得肿瘤和正常组织之间的化学差异可能产生足够清晰的拉曼光谱,从而能够准确鉴别脑瘤并提高手术效果(1928 年印度科学家拉曼发现了以他名字命名的分子非弹性光散射现象,因此获得诺贝尔物理学奖)。

神经外科手术应用拉曼技术是一项新的创新,也是脑肿瘤外科研究的新方法,其目的是提高肿瘤检测的精准性,更好地表征肿瘤的侵袭和分子特征。目前大多数研究都是使用体外组织进行的,只有有限的经验使用拉曼在体内和原位脑肿瘤检测。最近,一种手持式探针被开发出来,并用于临床试验,将拉曼光谱技术集成到神经外科多模态手术流程中。手持探头直接接触术野腔内的肿瘤和脑组织。通过分析光谱峰值的差异,研究者能够区分正常的大脑组织和肿瘤侵袭的大脑组织,与常规病理 H&E 染色诊断相比,准确率 92%、灵敏度 93%、特异性 91%。除了识别肿瘤,还能描绘瘤-脑界面。由此可见,基于拉曼技术的转化研究表明,这种方法将对提高脑肿瘤手术的精准性起到重要作用。

作者希望未来"肿瘤残留"将成为一种手术策略,而非无可奈何的手术结果。

4. 混合现实技术在神经外科手术中的应用　导航等定位技术在神经外科手术中的应用日益广泛。但术者需要在脑中将导航图像转化成手术场景时的病人信息,这个重建过程需要术者具备丰富的解剖知识、手术经验及空间转化能力。

混合现实技术将重建的虚拟信息整合在现实场景中,呈现出直观的可视化环境,为使用者建立现实世界、虚拟世界之间交互反馈的信息体验。混合现实技术在神经外科应用时不需要医师脑中重建图像,既可直观可视化呈现出全息的病人影像,并可通过放大、旋转图像,为医师提供更多病变细节和周围结构信息,减少了对于手术经验以及空间重建能力的依赖。

应用混合现实技术可呈现出脑肿瘤病变的三维结构,术者根据肿瘤在病人头皮投影可勾画出肿瘤边界,准确地设计手术入路的皮瓣、骨瓣。通过显示肿瘤的形状、边界及与周围神经、血管或颅底结构的毗邻关系,有助于显露和最大程度切除肿瘤,又达到保护重要的血管及神经功能。

需行脑室穿刺术、脑深部病变活检术、脑内血肿清除术病人,传统手术使用对准假想解剖位置进行盲穿,常常因无法成功而反复多次穿刺。混合现实在手术环境中为术者直接呈现病变的全息三维位置,便于术者选择最佳穿刺角度和路径。术者可在直视进行穿刺,提高穿刺成功概率,并可避开病变周围血管和重要组织,减少手术并发症。

对于动脉瘤等脑内血管病变的病人,混合现实技术可重建出动脉瘤形态,与载瘤动脉夹角,周围血管分支及神经结构。术者可据此选择介入治疗的方法和器材。如行开颅动脉瘤夹闭手术,可选择最佳手术入路和安全的夹闭方法。

(余新光　陈凌)

五、立体定向穿刺活检

（一）基本概念

对于病理性质不同的胶质瘤，其相应的治疗策略也不一样。很多脑部病变的治疗也需要以准确的病理诊断为基础。立体定向，开放或内镜操作是获取病理组织的三种最常用的方法，诊断阳性率大于90%。多数文献报道，并发症发生率低于2.5%。仔细地研究病变周围的解剖结构，医师的经验和技能，以及审慎的操作是安全手术的保证。

胶质瘤是中枢神经系统（CNS）最常见的肿瘤，约占新发脑肿瘤的50%。精准的病理诊断对于治疗计划的制定及预后的判断至关重要。缺乏病理诊断，可能让病人遭受本可避免的化疗毒性损害，或者丧失参与临床试验的机会。单凭影像学检查很难做出明确的病理诊断。

活检并发症主要是术后出血和神经功能障碍。病变位于深部灰质、脑干或功能区，则并发症的概率会升高。神经外科医师在处理神经肿瘤时，应了解病变及其周边的相关解剖，分析潜在的获益及风险。本章旨在介绍活检在胶质瘤治疗中的作用，包括适应证、操作技术、结果、挑战及未来的发展方向。

（二）脑肿瘤活检的适应证

为获取精准的病理诊断，鉴别肿瘤及非肿瘤病变，区分良性与恶性病变是活检最常见的适应证。影像学有时很难将胶质瘤与脑转移癌，脑脓肿或脱髓鞘病变区分开来。Vuorinen等人进行了一项随机对照研究，发现在根据MRI表现诊断多形胶质母细胞瘤时，有经验的神经外科医师及神经放射医师的误诊率竟然高达30%。有综述总结了20项关于脑干胶质瘤病理诊断的研究，病人457例影像学表现很相似的病变，病理诊断种类很多，包括：毛细胞星形细胞瘤（WHO Ⅰ级），弥漫星形细胞瘤（WHO Ⅱ级），恶性胶质瘤，转移癌，淋巴瘤，海绵状血管畸形，炎症，胶质增生等。

Rachinger等人对46例行框架式立体定向活检的脑干病变进行评估，发现病理诊断变化也很大，既有肿瘤类病变，也有非肿瘤性病变。对于神经外科医师来讲，最终病理诊断与术前的影像诊断不一致的情况并不少见。Schott等人报道了一例基于临床表现和影像学而诊断为阿尔茨海默病的病例，而组织病理诊断为肿瘤性病变。

脑肿瘤活检另一个适应证是为了招募临床试验的病人。恶性胶质瘤目前可选择的治疗手段有限，预后很差。探索新的药物和治疗模式以及设计良好的临床试验则是当务之急，而对临床试验者的合理入组则是要有明确的病理诊断。要进行预后分析和预测，或者为免疫治疗做准备或制备疫苗，也需要组织标本。通过高端分析平台，如DNA及RNA测序来获得病变的基因组学或表观遗传组学特点，对于肿瘤的个体化治疗非常重要，有可能找到不同的治疗靶点。

（三）脑肿瘤活检的技术

脑肿瘤活检分框架式和无框架及开放式活检三种。近年来，神经内镜技术也开始用于获取脑室内或脑室旁的病变组织。

框架式和无框架的立体定向活检（frame-based and frameless stereotactic biopsy）：框架式活检技术是基于数学的三角测量原理。Brown等人撰文阐述在立体定向框架内任何一点都可以通过计算其与参考框架上的多点之间的距离来确定。具体操作步骤包括：在病人头部安装立体定向框架（通常在局麻下操作），在框架上安装N-形的定位器，然后行神经影像学检查［CT、MRI、正电子放射断层成像（PET）等］。将神经影像的数据转存到计算机专用平台。以轴位影像上可看到的定位器作为定位参考（图6-2-14）。将各种影像融合可以确定最佳的靶点并制定穿刺路径。然后，引领病人进入手术间，将立体定向环固定于框架上，进行活检操作。一般来说，将病变增强的部分或不增强病变的中心部分作为取材区域。

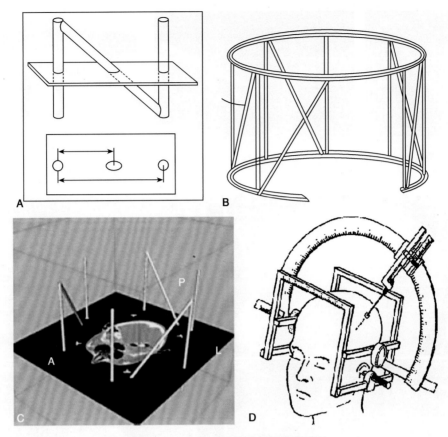

图 6-2-14　框架式立体定向活检的原理
A、B. 先将框架固定于病人头部,再将 N-形定位器固定在立体定向框架上;C. 定位器
的支柱可以在轴位影像清晰显像为点状,从而可以作为靶点定位和最佳导航路径设
计的参考坐标;D. 将立体定向框架安装于病人头部

　　框架立体定向活检是通过固定在病人颅骨上的框架建立一个三维坐标系,然后确定病变在这个坐标系中的空间坐标来进行;而无框架立体定向活检则是通过病人的解剖标识(如眼外眦等)或颜面部的轮廓建立一个基准系统,然后通过确定病变在这个基准系统中的坐标来进行的(图 6-2-15)。影像引导的术中神经导航融合系统可以帮助作者发展这一技术。通过事先在影像上寻找病变并确定其在基准系统中的位置来确定最佳的活检靶点和通路。无框架活检的术前准备时间比框架活检短,也更容易实施。

　　作者比较了框架和无框架这两种立体定向活检的方法,发现二者在诊断的阳性率,活检相关的并发症及死亡率方面没有显著性差异。这两种活检方法的诊断阳性率都在 84%~100%,活检相关的并发症发生率为 1.3%~27.8%,活检相关的死亡率为 1.2%~3.9%。

　　很多神经外科医师认为框架立体定向活检更精准。这种观点基于框架活检的原理,固定在颅骨上的框架是不可移动的,而无框架立体定向活检则是通过病人的皮肤标识点建立一个基准系统,这些标识点相对于皮下结构是有一定的活动度的。据报道,无框架活检的误差距离为 2~8mm。在以下两种情况下,很多医师更倾向于框架立体定向活检:①需要活检的病变更小;②病变位于松果体区,脑干,基底节区,丘脑,颅后窝或深部血管旁。

　　开放式活检(biopsy):通过术中神经导航,行开放式手术,获取组织标本,通常用于以下情况:①病变位于脑部表浅的位置;②病变位于髓质;③需要确切无误地止血(例如诊断不排除血管网织细胞瘤,动静脉畸形或其他血管性病变);④术中可能根据活检组织的冰冻病理情况行手术切除病变(例如有占位效应的脱髓鞘病变)。尽管开放式活检可以取得大量的肿瘤组织,增加了精准诊断的概率,但与立体定向活检相比,活检相关的并发症和死亡率略有增加。开放式活检还可以观察病变周边的脑组织,增进对病变病理的了解。

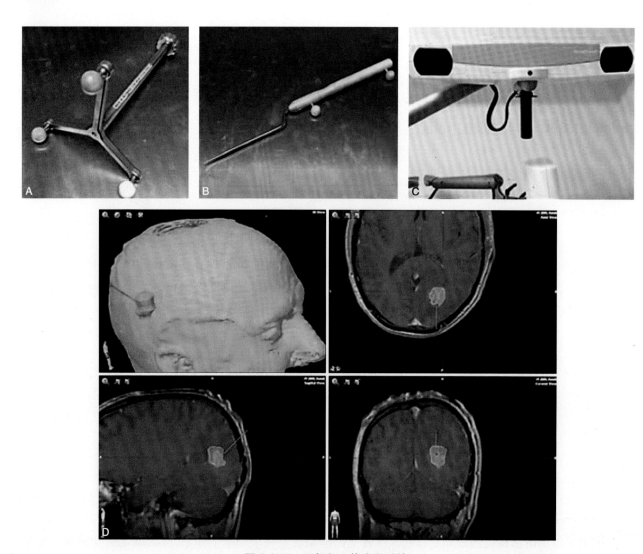

图 6-2-15　无框架立体定向活检

该技术基于术前一些固定参考点的影像学注册,典型的注册点包括三脚架(A),需要固定在病人头部,专用探针(B),用于方便神经导航;三脚架上和探针上的反射球可被照相系统探测到(C);D.可以将病变进行三维重建(图中橙色病变),并在轴位、矢状位及冠状位上设计最佳活检路径(图中紫线)

内镜下活检(endoscopic biopsy):内镜活检适用于脑室内或脑室旁肿瘤。这项技术的优势在于:①可以直视病变;②在取材过程中可以避免血管结构;③便于控制出血;④可在肿瘤的不同部位取材;⑤可以同时行第三脑室底造瘘,缓解脑积水;⑥可以获取脑脊液行肿瘤标志物分析;⑦可以观察病变是否有脑室内或脑池内播散。由于脑室内肿瘤的发病率仅占颅内肿瘤的 2%,大多数神经外科中心对这种方法经验有限。

(四)胶质瘤活检的现状

各类脑活检的死亡率<1%,而围术期的并发症发生率则为 1%~8%。作者的荟萃分析显示,无论是框架式活检还是无框架活检,相关的并发症发生率为 1.2%~3.9%。部分病人的出血风险会增加,例如血小板减少或其他隐匿性凝血功能障碍的病人,这类病人常有近期的化疗或患有恶性血液病。术中出血的概率为 4%~8%,这是立体定向活检最常见也是最严重的并发症之一。一旦出现,需要立刻终止操作,控制血压,矫正凝血参数。如果出现明显的占位效应,则需手术清除血肿。有报道位于对功能区(如脑干)部位的取材并发症发生率更低(1%~2.5%)。

Hall 等人报道,无论是框架式还是无框架立体定向活检的阳性率均>90%,这一点与作者的荟萃分析结构相似,作者统计的活检阳性率是 84%~100%。有必要说明两点,首先,这里强调的是基于所取得的组织标本而得出的诊断的阳性率,并不强调完整准确的诊断。Waters 等人和 Jackson 等人跟踪比较了三个月胶质瘤病人,发现活检与手术切除后病理诊断的错配率为 9%~38%。另外,体积<1cm³ 的病变极少活检。这类病变占本组 267 例连续活检病例中的 7%,其误诊及阴性诊断率高达 23.8%,而体积>1cm³ 的病变,活检误诊及阴性诊断率仅为 5.2%。因此,既往临床研究中的阳性诊断率较高很可能是因为病例选择的是较大的病变。据报道,内镜活检的阳性率为 80%~90%,短时期并发症的发生率为 10%~15%,永久并发症的发生率与其他方法活检的发生率相似。有报道此类活检的一类并发症是恶性肿瘤通过脑脊液播散。

（五）脑肿瘤活检面临的挑战

尽管活检的过程安全性和诊断阳性率较高,但依然面临挑战。

肿瘤异质性的存在是神经肿瘤的一个热点话题,高级别胶质瘤,尤其是胶质母细胞瘤的局部异质性尤其明显。Burger 和 Kleihues 报道了肿瘤病变的个体差异,而多项研究则描述了高级别胶质瘤中肿瘤内部细胞水平和分子水平的异质性。同一肿瘤基于所获得的不同区域组织标本的诊断可能变化很大。这种肿瘤内部的异质性又会造成在细胞水平的差异或把同一个肿瘤归为两种不同的 Verhaak 亚型。Jackson 等报道,63% 的肿瘤最初诊断为 WHO 低级别或中间级别和 60% 的间变星形细胞瘤,手术切除（30 天内）后的病理诊断为恶性程度更高的肿瘤。Muragaki 等报道一组 28 例通过立体定向活检诊断为低级别胶质瘤的病例,诊断的吻合率仅有 36%,28% 活检诊断为 WHO Ⅲ级的肿瘤较实际的级别偏低。这提示对于小的或异质性明显的病变,活检诊断的错配仍是一个较大的挑战。值得注意的是,开放式活检和内镜活检与立体定向活检相比,更容易诊断为较低级别的肿瘤。

颅内肿瘤的活检可能导致灾难性并发症,如出血,神经系统功能障碍,甚至死亡。位于功能区的病变更有可能导致并发症。在这种情况下,很多神经外科医师选择框架式活检,谨慎地选择活检的靶点和路径,获取有限的组织,避免脑损伤。获取较少的组织固然可以降低出血的风险,但也会影响诊断的准确性。

“盲穿”是立体定向的局限性之一,因为穿刺的靶点是基于坐标系的数学计算,穿刺针的定位和活检通路的确定都是由计算机软件决定的,医师不能看到活检区域的组织。“脑组织移位”的现象也可以影响诊断的准确性。冰冻活检无法得出诊断而质疑活检部位的可靠性的现象并不少见。神经外科医师只能作出“有依据的猜测”来决定下一步方案。立体定向活检的“盲穿”性质限制了医师对术中意外事件的反应能力。比如,如果术中出现出血,通常会终止操作,因为不能在直视下控制出血,甚至不能辨别穿刺针外是否有出血。在这种情况下,医师只能依靠在术中及术后反复进行细致的神经系统查体和术后的影像检查,从而导致处理的迟滞和并发症的发生。

（六）未来发展方向

1. 一些新的技术　包括功能和代谢神经影像引导,帮助确定最佳活检靶点;术中组织病理诊断的增强技术;近期开展的术中 MRI 引导的脑组织活检可对靶点提供实时的可视化,以帮助解决诊断误差,功能区结构损伤,围术期出血等现存的挑战。上述方法的联合使用可以减少由于胶质瘤异质性和“盲穿”而导致的并发症,获得最大化的准确诊断。

2. 功能和代谢神经影像的引导　通过选择最佳靶点获取足量的组织,可以克服部分因胶质瘤异质性带来的活检诊断不匹配的困难。术前可以根据不同的影像模式找出生理和代谢明显异常的区域,从而帮助选择活检靶点。可以有效利用不同的影像模式如弥散及灌注 MRI（DWI 及 PWI）,动脉自旋标记（ASL）,波谱成像（MRS）（图 6-2-16）,正电子发射计算机断层扫描（PET）,单光子发射计算机断层显像（SPECT）等,使立体定向活检的准确率接近 100%。还可以将代谢影像整合到神经导航系统,从而有效地用于开放式活检。这种方法可以用于复发的病变,以区分新发的病变和已经治疗过的陈旧病变。对于特定的组织病理与其影像学所显现的生理及代谢异常的区域的相关性研究可能成为此项技术进展的里程碑。

3. 术中组织病理诊断的增强技术　术中组织病理诊断对于胶质瘤的治疗价值重大。通常会利用苏木精和伊红精染色的冰冻或组织涂片来做诊断。近来,一些颇有潜力的新的方法如超速免疫染色,术中流式细胞检测开始用于临床。5-氨基乙酰丙酸（5-ALA）或荧光素诱导的荧光显像是另一类确认组织标本的代表性方法,其肿瘤分辨与肿瘤活检的阳性率相关性达 100%。此类方法亦可用于开放式活检或内镜活检。

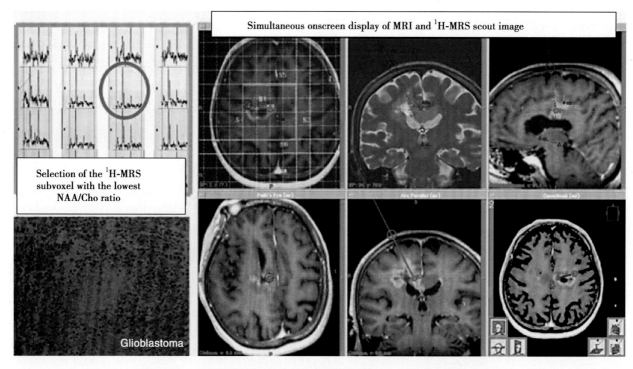

图 6-2-16 基于波谱分析的框架式立体定向活检,用于右侧额顶叶胶质瘤

4. 术中 MRI 引导的活检 由于 MRI 与神经导航兼容技术的发展,目前可以利用术中 MRI 引导和 MRI 实时监测的技术进行的肿瘤活检。其优势有:①可以使病变可视化;②通过调整靶点在异质性明显的肿瘤中获取不同部位的病变组织;③通过导入重要的神经血管结构而避免其受到损伤。值得注意的是,对靶点的辨识可以减少路径的数量和取样量,从而降低手术出血和神经功能障碍的风险。而且,一旦出现术中出血或其他意外事件,实时监测可以让外科医师更快速地采取应对措施。

进行实时 MRI 引导下的立体定向活检应考虑的因素还包括:麻醉的风险,手术环境的清洁(尤其是利用诊断套件进行活检时),如果在扫描过程中出现紧急情况,难以迅速抵达病人,延长了手术时间,增加了操作流程及设备的高昂价格。

(七)结论

对于大多数病例,尤其是高级别胶质瘤,基于立体定向,开放式或内镜活检而获取准确的病理诊断是制定治疗计划,判断预后的基础。对于经验丰富的医师,可以在脑内任何位置安全地获取标本,包括功能区、松果体区、脑干、基底节区、丘脑、颅后窝、深部血管旁等。并发症发生率低于 2.5%。诊断阳性率超过 90%,小的病变阳性率会低一些。作者也要认识到活检的局限性。由于肿瘤内部的异质性,立体定向活检由于取材有限,相对于手术切除,诊断的准确性会低一些。利用功能和代谢神经影像,选择最佳靶点,利用新的术中组织病理诊断的增强辅助技术和术中 MRI 引导的活检有望增强脑肿瘤活检的实用性。

[Sanjay Dhawan,Clark C. Chen(美国)]

六、神经内镜手术

神经内镜技术是现代微侵袭神经外科的重要组成部分,但回顾神经内镜手术的发展,却是一段曲折艰难的历程。早在 1910 年,L'Espinasse 就尝试应用膀胱镜施行脉络丛烧灼术治疗脑积水,但受内镜技术条件和无菌术等诸多条件的限制,效果并不理想。以后的几十年,术野照明不佳、内镜体积庞大的限制制约了内镜技术的发展。直到 20 世纪 60 年代,随着现代光学和光导纤维的发展,Hopkins 和 Storz 使 Hopkins 光学系统应用于内镜,减小内镜体积的同时,极大地提升了内镜照明度和成像清晰度,随后内镜相关器械、设备的改善极大推动了神经内镜手术技术的发展。1992 年,Jankowski 等首次报道了内镜经鼻腔-蝶窦入路切除垂体腺瘤,内镜颅底外科的发展进入了新的时代。

神经内镜视野宽广、成像清晰的特点,使其在神经外科的应用越来越广泛,经鼻颅底内镜手术方面,垂体腺瘤手术越来越精细,颅咽管瘤、鞍结节脑膜瘤等硬膜下肿瘤的切除越来越成熟,侧颅底手术逐步开展;脑室内镜方面,脑积水、蛛网膜囊肿手术理念进一步更新,脑室内肿瘤的切除逐步成熟;脊柱内镜方面,开展脊柱内镜技术的单位日渐增多,应用范围日趋扩大;经颅内镜方面,内镜联合显微镜手术的优势为更多神经外科医师接受,脑出血的内镜治疗日益规范,完全内镜下各种经颅手术入路的探索为内镜技术的应用开辟了新的领域。

(一) 内镜经鼻颅底手术

内镜经鼻颅底手术较传统显微经鼻手术相比,具有视野宽广、显露广泛、病变切除彻底的优势,目前应用范围越来越广泛。大部分垂体腺瘤可以通过内镜经鼻手术切除,即使是蝶窦气化不良、或向侧方广泛生长的垂体腺瘤也不再是手术的绝对禁忌证。对于以颅底脊索瘤为代表的硬膜外起源的肿瘤,内镜经鼻手术创伤小,显露广泛,较开颅手术切除有较大优势。对于颅咽管瘤,尤其是鞍内型和鞍内、鞍上型颅咽管瘤,采用内镜经鼻腔-蝶窦-鞍结节、蝶骨平台入路,术中能够早期辨认垂体柄和肿瘤起源部位,术中利于保护垂体上动脉、下丘脑、视神经等重要结构,也取得了良好的手术效果。并且随着内镜经鼻入路的逐步成熟,近年来,对于部分第三脑室型颅咽管瘤、复发颅咽管瘤、伴有钙化的颅咽管瘤的手术也能取得良好疗效。对于鞍内侵犯较多的鞍结节脑膜瘤,采用内镜经鼻腔-蝶窦-鞍结节、蝶骨平台入路,不需牵拉脑组织,可以切除肿瘤侵及的颅底硬膜和骨质,减少肿瘤复发率。尤其是对于累及视神经管的脑膜瘤,内镜经鼻入路的视角更好,切除更彻底。

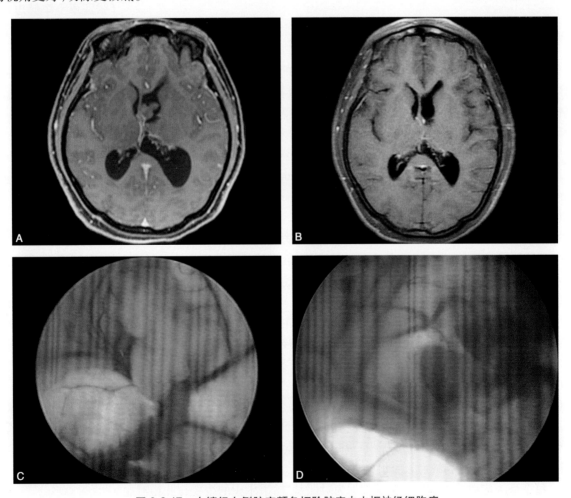

图 6-2-17　内镜经左侧脑室额角切除脑室内中枢神经细胞瘤
A. 术前轴位增强 MRI,肿瘤位于左侧脑室额角;B. 术后轴位增强 MRI,肿瘤全切除;C. 术中见肿瘤位于侧脑室额角,堵塞室间孔;D. 肿瘤切除,解除室间孔梗阻

（二）脑室内镜手术

脑室内的脑脊液环境是内镜的良好光学通道,利用脑室的空间切除脑室内病变是神经内镜应用的传统优势领域。对于部分伴有脑积水的脑室内肿瘤,内镜手术可以行第三脑室底部造瘘术治疗脑积水的同时,对肿瘤进行活检或切除,尤其是体积小于3cm、内镜易于达到的肿瘤,应用脑室内镜经内镜工作鞘内手术切除肿瘤(图6-2-17),创伤小,对脑脊液动力学的干扰很小,可以取得良好效果。

（三）脊柱、脊髓内镜

以 YESS 技术和 TESSYS 技术为代表的经皮脊柱内镜手术(percutaneous spinal endoscopicsurgery)治疗椎间盘突出等腰椎退行性病变已经越来越成熟。与之相同步,通过脊柱、脊髓内镜切除椎管内肿瘤同样进展迅速,同样具有创伤小、恢复快、并发症较少等优点,有利于增加术后脊柱的稳定性和减少术区粘连形成,是微创脊柱外科的重要发展方向。

（四）经颅内镜

内镜经颅手术包括:①内镜下利用颅内自然间隙作为手术通道的手术,如内镜下经纵裂入路、幕下小脑上入路、内镜下经眉弓锁孔入路、翼点入路、颞下入路、乙状窦后入路等;②内镜经通道(endoport)的手术,包括内镜经通道治疗高血压脑出血,内镜经通道切除脑室内肿瘤等;③内镜下或外视镜(exoscopy)下利用内镜或外视镜作为照明光源,在内镜或外视镜影像引导下手术,手术技巧与显微镜下手术类似。

（五）内镜联合显微镜手术

在传统显微手术中,利用内镜抵近观察、视角广阔的优势,显露传统显微手术观察死角处的肿瘤,或观察、保护病变周围的重要结构,直视下暴露、切除病变,提高肿瘤切除率的同时减少并发症的发生。

（张亚卓　李储忠）

七、术中神经电生理监测技术

目前,在神经外科手术中,术中神经电生理监测的应用逐渐趋于普遍。由于其具有不影响手术操作,受麻醉影响较小,能指导术者识别手术野的靶神经或神经功能区,能连续监测手术过程,监护神经通路的完整性,避免医源性损伤,降低病人术后神经功能障碍或缺失的发生率并能为评估手术预后效果提供一个准确而客观的指标等多项优点,现已成为现代神经外科临床医学中的一个重要组成部分。在神经外科手术中,术中监测应用的电生理技术主要包括脑干听觉诱发电位(brain stem auditory evoked potential, BA-EP)、肌电图(electromyography, EMG)、脑电图(electroencephalography, EEG)、体感诱发电位(somatosensory evoked potential, SEP)、运动诱发电位(motor evoked potential, MEP)等技术。

（一）神经电生理监测术前评估

行神经外科手术的病人应在手术前根据所患疾病的具体部位、症状,在专门的神经电生理机构进行神经电生理监测术前评估,由相关专业人员选择准确、恰当的神经电生理技术对病人的感觉、运动、听觉传导通路及语言、认知水平等给予科学评价,对术中行神经电生理监测进行科学指导。

（二）术中电生理监测方法的选择原则

应根据神经电生理监测术前评估、手术计划、制定的具体手术部位及手术入路和方式,针对术中易损神经或神经通路选择监护模式而选择最合理的术中神经电生理监测方案,并与麻醉医师和监护者共同讨论,确定最佳的麻醉方法及监测技术。对监测局部有感染病灶;严重干扰手术操作;对麻醉药物有严重过敏反应等病人禁行监测。

（三）科学合理解释术中电生理监测结果

1. 要综合考虑麻醉因素(静脉麻醉药物、吸入麻醉药物、镇痛药物)、生理因素(体温、血压、氧含量、血液稀释等)、技术因素(来自于电、声音等)和手术因素(直接的手术操作造成神经结构的损伤或是继发于手术操作造成的神经结构缺血)等的影响。

2. 每个病人应以本人麻醉后测量数据为对照基准,手术中的改变与此相对比。

3. 任何不同于基线的改变,特别是在手术的关键步骤,应及时报告手术医师,如果改变持续存在或加重,则有可能造成神经结构损伤。

（四）术中体感诱发电位监测技术

1. 临床应用

（1）术中监测感觉通路的完整性，确定通路上与手术有关的急性损伤及部位。

（2）监测经过脑干（如颅后窝手术）和大脑皮质的感觉神经通路的传导情况。

（3）利用诱发电位的位相倒置确定中央沟，鉴别大脑半球功能区。

（4）确定由于急性全身改变（例如低血压或低氧血症等）所致的神经功能障碍。

2. 方法学

（1）手术中监测 SEP 时，在头顶放置记录电极，刺激电极采用表面片电极，置于上肢腕部正中神经和下肢胫后神经的周围神经部位。

（2）设置适当的参数条件，术中根据 N13～N20 中枢传导时间的变化及 N20、P40 波形分化、潜伏期和波幅进行分析。

（3）据经典"50/10"法则将手术中监测到的结果与基线进行自身对照，即波幅降低 50% 或潜伏期延长 10% 以上予以报警。

3. 影响因素及注意事项

（1）吸入麻醉药对 SEP 的影响均与使用剂量（浓度）有关，吸入达到一定浓度时均可造成 SEP 的潜伏期延长、中枢传导时间（CCT）延长和波幅降低。

（2）手术中辅助用药，例如降压药可使 SEP 改变。

（3）手术中人体的生理状态亦可对 SEP 的潜伏期和波幅造成较大的影响：体温；血压等。

（五）术中经颅电刺激运动诱发电位监测技术

1. 临床应用　使用适当的刺激方法、设置合适的刺激参数及保证一定的麻醉条件，经颅电刺激运动诱发电位监测可应用于手术中监测。

（1）术中监测运动神经通路的完整性和预测术后运动功能状况，常与 SEP 联合用于脊髓脊柱手术。

（2）邻近运动皮质和皮质下运动通路的颅内占位（肿瘤或血管畸形等）手术中运动功能监测，桥小脑角手术面肌 MEP。

（3）术中定位大脑运动皮质和皮质下运动通路——锥体束。

2. 方法学

（1）手术中监测 MEP 时，根据国际脑电图导联的 10/20 系统的头皮电极定位法，刺激电极一般采用盘状电极或针电极安放于头顶脑皮质手部和足部的投射区，记录电极一般采用针电极放置于刺激皮质对侧相应的肢体肌肉肌腹中，记录肌群上肢通常采用伸指总肌、鱼际肌等，下肢通常采用胫前肌、拇短展肌等。

（2）设置适当的参数条件，根据手术部位不同，选择不同的肌肉组接收复合肌肉动作电位（CMAPs）反应及观察肌肉收缩，术中根据 CMAPs 波形分化、潜伏期和波幅变化进行分析。CMAPs 的判定标准：①波形清晰；②波幅（amplitude）≥10μV；③能辨别潜伏期（latency）；④伪迹干扰小。

（3）由于 CMAPs 波幅存在很大差异，临床应用肌源性 MEP 作为手术中监测的预警标准很难统一。报警主流观点认为当 CMAPs 波幅下降 20%～30% 应密切关注，查找原因；当波幅下降>50% 或潜伏期延长>10% 应立即报警。大多数学者仅采用肌源性电位的"有"或"无"作为神经损伤的指标。

3. 影响因素及注意事项

（1）肌肉松弛药和吸入麻醉药对 MEP 监测的影响较大，其影响神经元间的突触联系、前角运动神经元及神经肌肉接头等运动传导通路的各个部分，从而引起 MEP 波幅的降低。

（2）为保证监测顺利进行，必须在手术中保持麻醉药物的稳定，避免静推等单次大剂量给药直接改变监测结果。

（3）MEP 的引出成功与否还与刺激电极的位置、病变部位、手术切口、病人年龄及术前运动功能的评价密切相关。

（六）术中功能定位技术

1. 适应证

（1）位于中央区、辅助运动区、放射冠、内囊区内或附近的半球肿瘤需要进行运动、感觉功能定位。

（2）皮质下电刺激术中肿瘤切除后的边缘、白质区域、内囊及皮质放射，确定肿瘤与运动传导束的关系和切除范围；定位运动传导束的边界，常用于脑深部肿瘤如胶质瘤等手术的监测。

（3）由于语言皮质定位的个体变异性累及优势半球额叶中下回后部、侧裂周围区（包括岛叶、颞叶、顶下小叶）的皮质和（或）皮质下病变应当进行语言定位。

2. 禁忌证

（1）年龄小于5~7岁的儿童电刺激难以激发皮质，可在全麻下采用术中体感诱发电位定位中央区。

（2）优势半球胶质瘤的儿童病人不能耐受唤醒手术。

（3）术前存在理解、阅读、复述、命名等言语障碍的病人不适于唤醒麻醉定位技术，部分非流利性失语病人，如果没有理解障碍并且能够复述单个词可以进行测试。

利用本体感觉诱发电位在中央区位相倒置的特性，在手术中辨别感觉和运动皮质功能区边界是非常可靠、实用的方法。电刺激外周神经（如正中神经）在中央后回可以记录到一个双相的负-正诱发电位，在中央前回记录到一个相位完全倒置双相的正-负诱发电位。刺激电极可选用表面电极，常用的刺激部位为对侧腕部正中神经，记录电极为硬膜下硅胶带状或格子状电极。

双极刺激法在临床手术中较为常用，可根据手术需要采用皮质表面刺激和皮质下刺激。观察记录方法一种是通过直接观察手术部位对侧的面部和肢体活动情况，在一定量的皮质刺激后，相应部的肌肉会出一个快速收缩；另一种方式是通过肌电图记录肌肉收缩情况。

对语言功能区的定位要求在唤醒状态下进行，对麻醉的要求十分严格，通常采用静脉麻醉手术中唤醒技术，经鼻气管插管或插入喉罩通气道保证有效通气。语言对刺激的反应是抑制作用为主，术中定位语言功能区按以下顺序进行：①首先要进行感觉运动区定位；②语言皮质定位，术中电刺激情况下病人出现语言异常则判断此处皮质为语言相关功能区；③切除肿瘤和皮质下刺激交替进行；④肿瘤切除后行B超判定是否残留，在切除肿瘤后可再次测试病人的语言功能以预测术后语言功能。

术中癫痫灶定位技术：术中进行皮质脑电监测，研究表明缓慢生长肿瘤伴发的癫痫并不都是起源于肿瘤自身，毗邻或远离肿瘤的脑组织可以是癫痫灶，因此对于伴有癫痫的病人皮质脑电监测应当作为术中定位技术的一个主要部分指导切除肿瘤和控制癫痫。一次性手术处理癫痫灶有助于改善病人术后的生活质量，降低抗癫痫药的用量，为术后的综合治疗提供有利条件。

3. 注意事项

（1）皮质刺激以及皮质下刺激运动诱发电位主张采用全凭静脉麻醉，选用氯胺酮、异丙酚、依托咪酯等，可复合阿片类镇痛药。

（2）术中诱发癫痫的处理：术中皮质电刺激可以诱发癫痫，大多数为局灶性，通常在1~2秒内自行停止并且不扩散，也可用4℃冰林格液快速冲洗受刺激的脑表面，常常在几秒内中止起源于受刺激皮质的癫痫。

（3）手术中手术医师、监测人员与麻醉师应密切配合。

（七）术中脑干听觉诱发电位监测技术

1. 临床应用　BAEP可监测整个听觉通路功能状态，包括听神经颅外段、听神经颅内段、耳蜗核、上橄榄体、外侧丘系、下丘脑等，是脑干功能障碍的灵敏指标。前庭神经鞘瘤、斜坡肿瘤等涉及脑干功能的手术，通过监测BAEP的改变，可间接了解脑干受压或受牵拉的功能状态。即使手术同侧的听神经在手术前已被损害或在手术中损伤，仍可根据对侧BAEP的变化来了解脑干的功能状态。

2. 方法学

（1）在没有相应神经损伤的前提下，手术中BAEP能100%地被检测出。BEAP有Ⅰ~Ⅶ七个主波成分，Ⅰ波神经发生源位于听神经颅外段，Ⅱ波神经发生源位于听神经颅内段和耳蜗核，Ⅲ波神经发生源位于上橄榄体，Ⅳ波神经发生源位于外侧丘系，Ⅴ波神经发生源位于下丘，有时与Ⅳ波形合并为一。

（2）手术中监测BAEP时，采用耳道插入式耳机给予宽带咔嗒音刺激，记录电极采用皮下针电极放在乳突或耳垂,参考电极放在头顶 Cz,记录的是以耳蜗到脑干之间的电位活动。

(3) 设置适当的参数条件,术中根据 Ⅰ、Ⅲ、Ⅴ 三个波形峰电位的反应潜伏期,Ⅰ~Ⅲ、Ⅲ~Ⅴ 和 Ⅰ~Ⅴ 峰间潜伏期,Ⅲ 和 Ⅴ 波变化进行分析。

此外,记录电极采用棉芯电极放置在听神经脑干端,参考电极放在头顶 Cz,可以直接记录来自听神经的动作电位,波幅高,信号平均时间短。

3. 警报标准

(1) 波形消失。单侧改变多与手术操作有关,双侧改变则应考虑麻醉、技术因素、体位和体温等因素的影响。

(2) 如果手术医师正在第Ⅷ对脑神经近脑干侧操作,同侧反应潜伏期突然延长在 0.5~1.5 毫秒之间应该立即报告手术医师。

(3) 任何大于基线 1.5 毫秒的潜伏期延长或波幅改变大于 50% 应查找原因,特别是突然的改变。进行性潜伏期延长和/或波幅降低均应视为有重要意义的改变。

4. 影响因素及注意事项

(1) BAEP 对麻醉药物和镇静药物的作用保持相对稳定。

(2) 体温降低可引起 BAEP 波潜伏期和波间期的明显改变,并呈线形相关。

(3) 手术室中电干扰的因素对记录有一定的影响。

(八) 术中肌电图监测技术

1. **临床应用**　通过记录肌电图的情况了解支配肌肉的神经功能状态,并可以在术中有目的地刺激神经以评价运动神经通路的完整性或在术野确定神经的位置。

(1) 常用于幕下肿瘤及其他涉及脑神经操作的监测:需根据具体手术入路及手术部位选择监测,如前庭神经鞘瘤、颅底后外侧肿瘤常累及后组脑神经Ⅸ、Ⅹ、Ⅺ神经鞘瘤,最常用在桥小脑角手术中监测面神经功能。

(2) 用于脊柱、脊髓手术及其他可能造成运动神经损伤的手术:在腰椎手术时可用 EMG 监测脊神经功能,将针电极插入由腰骶神经根支配的肌肉,例如股直肌(L2~L4)、胫骨前肌(L4~L5)、腓骨长肌(L5~S1)和腓肠肌(L5~S2)等,在手术过程中监测诱发肌电活动。如果出现神经牵张放电则提示相应神经根受到过度的刺激。诱发 EMG 监测脊神经根的优点在于它可为神经手术医师提供即时的可靠信息,手术时可对多个神经根同时进行监测。

(3) 辨认神经和对可疑组织进行区分和定性:手术中出现位置和结构上均发生变异的重要神经结构时,应尽量避免损伤它,同时又不影响手术效果。手术中可采用微量电刺激神经,由插入此神经支配肌肉的电极记录电活动,说明刺激的是该神经,如果无反应则有可能不是神经组织或已损伤。

2. **方法学及警报标准**　就自由描记肌电图来讲,任何形式的肌电反应都说明神经受到一定程度的激惹或损伤,EMG 监测报警是实时和连续的。手术中 EMG 反应可能是对神经的机械牵拉所致,也可能是神经断裂伤。一般来讲,神经撕裂伤在短暂爆发性电活动后伴有持续性电活动,可达数分钟。

(1) 单个或几个爆发性肌电反应:大多是与直接神经损伤、冲洗、将浸有生理盐水的纱布放置在面神经上或是电灼等因素有关。

(2) 连续爆发性肌电反应:大多数出现在神经受到明显牵拉,通常是由外向内侧牵拉,也可出现在电灼后,很可能与神经本身缺血或较长时间机械性牵拉、挤压有关,与手术后神经功能减退相关联。

(3) 自发性肌电活动:有时在刺激源消失后,肌肉放电活动仍可持续较长时间,表现为规则性、有节律、放电频律较慢的电位活动。

至于诱发肌电图,其对麻醉药物的影响不敏感,信号较大,相对易于监测。手术中诱发肌电图有两个目的,即鉴别该神经与其他脑神经、组织或肿瘤的关系和确定神经功能的完整性。设置适当参数条件,给予一定电刺激,根据肌群收缩反应,复合肌肉动作电位及潜伏期等予以辨明。

影响因素及注意事项:监测期间禁用肌松药或在严格的 TOF 肌松监测下应用。

(樊星　乔慧)

第三节　围手术期管理

围手术期管理是指从病人需要手术治疗的那一刻起，至与本次手术有关的治疗基本结束为止的一段时间内，以手术为中心而进行的各项处理措施的总和，主要包括术前准备、术中保障和术后处理三个部分。围手术期管理的目的在于为病人的手术做好准备、保障手术顺利进行和促进术后康复。高度重视围手术期管理，对保证病人安全与提高治疗效果，具有重要意义。

近年来，随着加速康复外科（enhanced recovery after surgery，ERAS）理念的推广，一些围手术期管理的传统做法也逐渐开始改变，包括术前胃肠道准备、围手术期疼痛管理、术后早期拔除导尿管和早期下床活动等。ERAS 不但与传统的围手术期管理目标一致，而且与当前新医疗形式下的诊疗模式高度契合。

一、ERAS 围手术期管理

ERAS 由丹麦外科医师 Henrik Kehlet 教授 1997 年提出。ERAS 的核心理念是：为使病人快速康复，在围手术期采用一系列经循证医学证据证实有效的优化处理措施，以减轻病人心理和生理的创伤应激反应，从而减少并发症，缩短住院时间，降低再入院风险及死亡风险，同时降低医疗费用。近 20 年来，欧美许多国家极力实践并推广 ERAS 理念，取得了显著成果。2007 年由黎介寿院士将 ERAS 引入国内，目前已由胃肠外科拓展到神经外科、泌尿外科、骨科、妇科等众多学科的多种术式当中。

ERAS 模式在神经外科应用较晚，部分 ERAS 的相关研究已经取得了较好的效果，但这些成果缺乏系统性。神经外科 ERAS，应该在继承现有 ERAS 围手术期管理方案的同时，围绕神经外科疾病特点，强调手术微创化，丰富围手术期管理手段。才能在满足医疗安全性的同时，进一步满足神经外科病人不断提高的康复质量需求。

针对神经系统肿瘤病人的围术期管理，2016 年 Hagan 等在 *Journal of Clinical Neuroscience* 上发表文章，提出了神经系统肿瘤 ERAS 推荐措施。①术前措施包括：成立加速康复外科团队；术前手术及麻醉咨询，以提高病人对病情的认知度及提高满意度；术前禁食禁饮：术前 2 小时饮用碳水化合物，以降低术后胰岛素抵抗，改善饥饿、口渴及术后疲劳的主观感觉。预防深静脉血栓（deep venous thrombosis，DVT）：单独使用间歇加压装置或者联合弹力袜可有效降低 DVT 的风险；术前备皮及预防性抗生素使用：推荐局部剃发，及头孢唑林钠为首选预防性抗生素。②术中措施包括：全身麻醉，头皮浸润麻醉及神经阻滞；非阿片类镇痛药的使用；微创及内镜手术；避免术中低体温：术中保温可减少心血管事件发生、减少术中出血、降低术后感染及压疮的发生；液体平衡：以保证术者满意的手术视野及病人血流动力学稳定。③术后措施包括：术后恶心呕吐风险的评估与预防：术后恶心呕吐可导致颅内压增高，增加脑出血及脑水肿风险；早期拔出尿管：以减少感染风险及促进病人早期下床活动；术后营养状态评估及营养支持；术后早期下床活动：术后第一天无运动功能障碍的病人下床活动，以减少 DVT 形成的风险及肌肉的萎缩；数据审查分析。最后作者指出：ERAS 模式下的开颅肿瘤切除术对病人是安全可行的，改善病人预后，促进功能恢复，减少住院时间，以促使病人尽早进行辅助放疗、化疗治疗。

随着微创技术的不断革新、围手术期处理措施的持续改进、相关学科加强交流、运行机制的逐步完善，神经外科 ERAS 围手术期管理模式必然有着广阔的发展前景。

二、术前准备

术前准备是针对病人的术前全面检查结果（包括影像学检查结果、内分泌检查结果以及内脏器官功能及手术耐受性评估结果）及预期施行的手术方式，采取相应的措施，尽可能使病人具有良好的心理准备和生理条件，以便更安全地耐受手术。

手术前要对病人的全身情况有足够的了解，查出是否存在增加手术危险性或对恢复不利的潜在因素，如心理状态和心、肺、肝、肾、内分泌、血液、免疫系统功能以及营养状态等。因此，要详细询问病史、进行全面的体格检查和实验室检查，以便发现问题，在术前予以纠正，术中和术后加以防治。

1. 术前心理准备　神经系统肿瘤手术属于重大手术,容易引起病人和家属的焦虑、恐惧等不良心理。因此,医护人员应从关怀、鼓励的角度出发,以恰当的言语和安慰的口气,提供有关手术的真实情况,对病人、其家属和陪护人员进行宣教,对病人和家属的问题作适度解释,取得他们的理解和信任、减轻其不良心理反应,使病人能以积极的心态接受手术和术后治疗,得到病人家属配合整个治疗过程。宣教内容包括:①介绍疾病的起因、发展和预后,以及手术、麻醉中可能出现的相应并发症以及解决方案;②术前常规适应性训练,手术前后配合的注意事项;③康复各阶段需要的时间及促进康复的方法;④鼓励早期进食和下床活动。通过术前宣教减轻病人的情绪反应,减少手术应激,使病人更好地配合治疗,加速术后康复。ERAS方案要求所有病人在术前应接受专门的咨询服务,应对手术、疼痛和术后神经功能状态等对病人进行宣教,减轻病人的焦虑和恐惧。

2. 术前生理准备　针对病人的生理状态及拟实施手术对病人生理状态可能造成的影响,所做的准备统称为术前生理准备。术前生理准备的目的在于使病人能够在较好的状态下,安全度过手术和术后的恢复过程。

(1) 适用性锻炼:术前制定呼吸锻炼计划,通过指导病人进行有效咳嗽、体位引流、胸背部拍击等方法,帮助病人保持呼吸道通畅,及时清除呼吸道分泌物。术后应鼓励并协助病人尽早进行深呼吸及有效咳嗽,保持呼吸道通畅。术后病人会因切口疼痛而不愿咳嗽,应鼓励病人将呼吸道分泌物必须及时排出。需要病人在术后尽量保持特殊体位的病人,也应在术前进行锻炼。

(2) 戒烟戒酒:主动吸烟是神经肿瘤手术术后严重并发症的危险因素。随着饮酒量的增加出现术后严重并发症的风险而增大。术前戒烟可以减少主动吸烟的有害影响。术前至少戒烟4周可以减少术后呼吸系统并发症。此外,术前戒烟3~4周对伤口愈合具有积极作用。酒精能导致肝、胰腺和神经系统疾病,大量饮酒还会影响心脏功能,免疫能力(机体防御感染的能力),止血(血凝块形成)和手术应激反应。心脏功能不全和心律失常在过度饮酒病人中很常见。如果病情允许,建议戒烟、戒酒4周。

(3) 胃肠道准备:传统做法是从术前12小时开始禁食,术前4小时禁止饮水,以防因麻醉或手术过程中的呕吐而引起窒息或吸入性肺炎。然而,机体在禁食禁饮状态下血糖下降,导致胰岛素分泌减少,胰高血糖素、生长激素、儿茶酚胺分泌增加,使糖原分解加速,糖生成增加,长时间禁食禁饮促使肌蛋白动员、肝糖异生活化,糖生成增加,以补充血糖。在禁食的早期,如能及时补充葡萄糖,可明显减少蛋白质的异生;而且,补充葡萄糖还可以防止脂肪分解,降低酮症酸中毒的发生率。手术前2小时口服碳水化合物可减轻应激反应和胰岛素抵抗,并改善病人的饥饿感、渴觉和术后疲劳感。因此,ERAS做法推荐对无胃肠道动力障碍的病人予以术前6小时禁食固体饮食,术前2小时禁食清流质。若病人无糖尿病史,可于手术前2小时饮用400ml含12.5%碳水化合物的饮料。

(4) 备皮与预防性使用抗生素:开颅手术病人发生术后感染,轻则导致病人不适、延缓康复,重则导致残疾,甚至死亡,与此同时还会增加病人的住院时间、住院费用。为了防止术后感染,手术前应采取多种措施提高病人的体质,及时处理已发现的感染灶,如龋齿等,禁止罹患感染者与病人接触。手术中严格遵循无菌基本原则。

手术前备皮的传统做法是术前剃除病人所有头发。研究证明,全剃头备皮有助于细菌定植,增加术后感染的风险。因为在备皮过程中,可能会产生皮肤微小的破损,破坏皮肤表面的保护屏障,导致细菌侵入,影响手术切口愈合。术前全剃头备皮与局部剃发相比,术后手术切口感染没有明显差异。ERAS做法推荐于术前清洗头发,用0.5%洗必泰消毒液浸泡头发并梳小辫,行切口周围2cm的局部剃发,以降低感染机会,并能更好地满足病人对外观形象的需求。

目前大多数指南推荐头孢唑林为开颅手术预防性抗生素的首选药物。若手术时间超过3小时或超过所用药物半衰期的2倍以上;成人出血量超过1500ml时,术中应及时补充单次剂量抗菌药物。

(5) 备血:术前做好血型鉴定和交叉配合试验,备好一定数量的血浆,术中待用。

3. 并发症处理

(1) 营养不良:营养不良的病人常伴有低蛋白血症,往往与贫血、血容量减少同时存在,对失血、休克的耐受力降低。对心肺功能亦有严重影响,可引起组织水肿,影响愈合;还可造成病人的抵抗力低下,容易并发感染。术前营养状况差与术后并发症、住院时间增加有关，对术前营养不良的病人，给予营养支持10~14天可降低术后并发症的发生率。免疫营养可以增强免疫细胞反应，以适应全身炎症及氧化应激反应。欧洲营养与代谢协会建议采用以下指标判断病人是否存在重度营养风险：①6个月内体重下降10%~15%或更高；②病人进食量低于推荐摄入量的60%，持续>10天；③体重指数<18.5kg/m²；④清蛋白<30g/L（无肝肾功能不全）。NRS2002营养风险筛查评分≥3分表明病人存在营养风险，需制定营养方案，改善病人的营养状况。评分≤3分暂无营养风险。对于恶性肿瘤的病人可行免疫营养。择期手术最好在术前1周左右，经口服或静脉提供充分的热量、蛋白质和维生素，以利于术后组织的修复和创口的愈合。

（2）贫血与水电解质紊乱：凡有水、电解质及酸碱平衡失调和贫血者，均应在术前予以纠正，一般来说术前血红蛋白的浓度应达到100g/L以上。血红蛋白>100g/L，可以不输血；血红蛋白<70g/L，应考虑输血；血红蛋白在70~100g/L，应根据病人的年龄、贫血程度、心肺代偿功能和有无代谢率增高等来决定。

（3）高血压：麻醉和手术应激可诱发脑血管意外和充血性心力衰竭等，术前应选用合适的降压药物以控制血压，但并不要求血压降至正常水平才手术。病人血压在160/100mmHg以下，可不做特殊准备。对于一些使用利血平（通过使儿茶酚胺类神经递质贮存耗竭而达降血压作用的药物）降压药的病人，术前应停药2周，更换为其他药物治疗。以减少术中顽固性低血压的情况出现。对病史较长的高血压病人，应注意有无继发其他脏器损害。

（4）心脏病：心脏病病人的总体手术死亡率高于非心脏病病人。不同心脏病类型病人的手术耐受力也不同。需要注意的耐受力很差的心脏病包括：急性心肌炎、急性心肌梗死和心力衰竭，除急症抢救性手术外，均应推迟手术。老年冠心病病人，如出现心动过缓，心室率在50次/分以下者，术前可用阿托品0.5~1mg，放置临时性心脏起搏器；急性心肌梗死的病人发病后6个月内不适合手术；如果时间许可，待6个月以上无心绞痛发作后，可在良好的监护条件下施行手术。

（5）肺功能不全：术前存在肺功能不全的病人，术后肺部并发症如低氧血症、肺不张和肺炎的发生率增加。长期吸烟史、重度咳嗽病史、肥胖、高龄、既往胸部大手术史，以及慢性阻塞性肺疾病、支气管扩张、麻醉时间超过3小时等均是术后肺部并发症的易感因素。体格检查要注意有无哮鸣音和呼气延长。有严重肺功能不全的病人，术前若并发感染，须控制感染后再施行手术。手术前呼吸功能锻炼能够有效增加病人的肺活量，降低术后肺部并发症。手术前呼吸功能锻炼的方法包括了胸式呼吸训练、腹式呼吸训练、咳嗽运动训练和简单吹气球锻炼等。

（6）糖尿病：病人入院时应进行血糖检测。糖尿病病人入院后即可开始医学营养治疗，包括糖尿病膳食。对于口服降糖药、血糖波动大的糖尿病病人，应尽早改用皮下注射短效胰岛素来控制血糖。血糖控制较好者，手术前1~3天开始停用口服降糖药物或中长效胰岛素，改用皮下注射短效胰岛素控制血糖，以免手术过程中出现较大的血糖波动。血糖以控制在轻度升高状态（5.6~11.2mmoL/L）较为适宜。手术应在当日尽早施行，以缩短术前禁食时间，避免发生酮症酸中毒。

（7）免疫功能缺陷的病人，尽管各自的发病机制不尽相同，共同特征是抗感染能力低下，易反复感染。引起病人免疫功能缺陷的常见因素包括各种感染、营养不良、恶性肿瘤、结缔组织病、内分泌系统疾病、长期使用肾上腺皮质激素等。术前应进行必要的治疗，主要是根据需要，针对性地进行免疫补偿治疗，如应用丙种球蛋白、高效价免疫球蛋白、胸腺素、转移因子、干扰素和中药等。

对于人类免疫缺陷病毒感染的病人，若一般状况良好，且CD4+T淋巴细胞计数大于500/µl，可视为正常人，积极地给予手术治疗。对于CD4+T淋巴细胞计数<200/µl的病人，非常必要时才行手术治疗。

4. 手术并发症的评估与预防

（1）深静脉血栓（deep venous thrombosis，DVT）和肺栓塞（pulmonary embolism，PE）是神经外科病人手术后致残和死亡的重要原因之一。文献报道，神经外科病人手术后DVT发生率为19%~50%，PE发生率为1.5%~5%。预防性抗血栓措施，一般限于机械性措施。已知单用弹力袜或者联合间歇性充气压缩泵可有效降低DVT的风险。虽然联合应用依诺肝素可进一步降低DVT的风险，但也增加了颅内出血的风险。颅内出血是一个严重的并发症，当有其他预防措施可用时，应避免使用抗凝药物。有作者认为，用低剂量肝素和低分子肝素预防DVT和PE形成，远大于随之带来的潜在出血风险；对中、高危病人术前即开始预防性抗血栓治疗,持续用药至出院或术后 14 天,必要时联合机械措施,如间歇性充气压缩泵或弹力袜等。

(2) 术后癫痫:手术对脑组织的影响、手术后脑水肿和血肿形成是术后癫痫的常见原因。癫痫大多数发生于幕上病变开颅术后,幕下手术后癫痫通常是由于幕上结构受到牵拉或移位所致。手术后可以发生任何类型的癫痫发作。手术前有癫痫病史者,手术后更容易发生癫痫。预防性应用的抗癫痫药物浓度不足时,手术后也易发生癫痫。术后癫痫的诊断不难,多次发作较单次发作更常见,而癫痫持续状态相对少见。昏迷病人也可以发生癫痫,常表现为非痉挛性癫痫持续状态,脑电图检查有助于诊断。癫痫可以引起神经系统和全身继发性病变,包括脑组织损伤、脑血流量增加和颅内压增高、代谢性酸中毒、高氮血症、高钾血症、高热和缺氧等,使病情恶化,这些变化又可以促进癫痫发生。

手术前静脉或口服丙戊酸钠对减少手术后癫痫发作具有一定效果。不能耐受苯妥英钠的病人,可以用苯巴比妥或卡马西平替代。如手术后出现电解质异常,应尽快纠正,以减少癫痫发作。

5. **多学科综合治疗团队** 会诊是术前准备的一个重要环节。以下情况有必要术前会诊:①病人存在其他专科疾病或异常;②治疗意见有分歧;③手术危险性极大;④术前常规的麻醉科会诊;⑤病人及其家属要求的其他情况。

当前学科越分越细,造成诊断和治疗的偏差,影响疗效。颅内肿瘤多学科综合治疗团队(multiple disciplinary team,MDT)是实现肿瘤个体化、系统性、综合治疗的组织保障。

三、术中保障

1. 手术麻醉

(1) 麻醉方法的选择及监测:良好的麻醉可减轻病人的应激反应,促使病人术后早期活动及锻炼,增加病人满意度并可提早出院,是 ERAS 中最为重要的环节之一。使用多模式的围手术麻醉方式,可产生协同效应以降低各种麻醉药的用量。与全静脉麻醉相比,七氟醚吸入麻醉与开颅术后疼痛相关且疼痛持续时间较长。异丙酚-瑞芬太尼组在幕上开颅手术中产生应激反应较少,可减少阿片类药物的使用。术中标准监测包括:持续五线导联心电图、动脉内压力、血氧饱和度、呼气末二氧化碳、尿量、体温、中心静脉导管监测。优化神经外科麻醉管理有助于保证足够的脑灌注压力和氧气输送,避免剧烈或突然的颅内压力波动。

(2) 头皮浸润麻醉及神经阻滞:神经系统肿瘤手术后疼痛会引起交感神经系统兴奋和血流动力学的变化,增加病人的应激反应,对于颅内顺应性差的病人还有引起颅内出血、颅内压增高等危险。额外采取头皮浸润麻醉可以更好地控制血流动力学稳定和应激反应,有助于改善病人术后第 1 天的疼痛视觉模拟评分,及术后神经病理性疼痛程度。

将头部神经阻滞应用于神经外科开颅手术中,能阻断有害刺激向中枢传导的通路,降低应激反应和炎症反应的发生,减少慢性疼痛并发症的发生风险。根据手术部位,神经阻滞可选择眶上神经阻滞、枕大神经阻滞、枕小神经阻滞、耳颞神经阻滞、滑车神经和额支阻滞等。应用神经阻滞的病人术后 2~4 小时和 6~8 小时疼痛评分显著降低,以术后 1 小时下降最明显,且神经阻滞也可以减少病人术后 24 小时内阿片类药物的需求。

2. 微创手术 微骨窗入路、神经导航、神经内镜等微创手术技术,充分利用大脑内部自然间隙,选择非功能区最短入路,有效降低了手术对正常神经组织造成的破坏。微创是实现神经外科围术期 ERAS 的一个核心环节。微创手术为病人术后达到最佳的内环境稳定状态、最轻的应激反应、最轻的炎性反应、最小的瘢痕愈合以及最快的康复速度创造了条件。

3. 术中导航与术中电生理监测

(1) 术中导航:神经肿瘤手术中导航系统应用包括:定位骨窗位置、探查手术入路、探测病变部位与周围正常脑组织关系以及辅助切除控制等。应用手术导航系统设计手术入路,能够让术者对肿瘤病变与周围脑组织及重要结构的毗邻关系更加了解,有助于避免术中操作误损伤,降低手术相关并发症的发病率。导航系统提供各个层面的组织结构,较传统三维成像方法更精细。大多数导航系统都可以将功能性影像学资料(如 PET、DTI 及脑磁图等)与解剖性影像学资料融合使用。

导航系统使用的最大限制,是手术操作中脑组织移位,导致术中实际所见与术前影像不匹配。手术切开硬脑膜时,脑脊液大量丢失会导致脑组织移位,因此与术前影像有所区别。可通过术中影像重新定位,来修正该移位。更新术中影像学资料的方法包括术中超声、CT、MRI 及制造数学模型等。术中 CT 扫描可以更准确定位,但实际操作较麻烦及耗费时间,同时手术室内所有人员均有放射线接触。术中 MRI 可以提供最清晰的脑组织影像,但费用较昂贵,需要大量的前期投入。

(2) 术中神经电生理监测(intraoperative neurophysiological monitoring,IONM)。监测手术中处于危险状态的神经系统功能的完整性,并提示术者及时采取措施使神经损伤消除或减至最小,有助于降低神经损伤的发生率。神经电生理监测包括运动诱发电位、体感诱发电位、脑干听觉诱发电位监测、视觉诱发电位监测、直接皮质/皮质下电刺激、术中肌电图以及直接脊髓刺激等。各种术中神经电生理监测信息可以用于判断手术中的操作是否会引起神经功能的损伤。如果术前考虑到手术中有可能引起大脑、脑神经功能损伤或脊髓功能损伤,推荐使用术中神经电生理监测。

4. **液体管理**　外科手术可引起应激反应和全身炎症反应综合征,造成毛细血管渗漏和功能性细胞外液向第三间隙转移。临床表现为总液体入量大于总液体出量。随着病情恢复和应激源的去除,全身炎症反应消退,血管通透性恢复,组织间隙液体回吸收进入功能性细胞外液,临床上表现为即使输入较少液体也会出现明显的尿量增加,液体总入量小于液体总出量。麻醉过程中病人全身血管张力降低,血容量相对不足,需要大量液体扩容以维持循环稳定。如果术中补液过少,低血容量可导致重要脏器低灌注,从而引发脏器损失,特别是脑损伤,加重术后脑水肿、脑血管痉挛;如果补液过多,导致肠道水肿,影响术后肠道功能恢复,增加肺间质体液量,加重心肺负担。因此,ERAS 围手术期管理方案推荐在术中根据每搏变异量和动脉脉压变异度进行目标导向容量治疗。随着手术和麻醉结束,病人的应激反应开始消退,组织间隙液体开始回吸收,病人血管张力开始恢复,体内液体相对过剩。术后当天应注意适当控制液体输入量。

5. **避免术中低体温**　围手术期非计划性低体温指核心温度低于 36℃,是手术病人较常见的并发症之一。围手术期非计划性低体温不仅影响病人的舒适度,更严重的是增加病人术中出血量,增加心血管相关并发症的发生率及手术部位感染风险,延缓术后康复,延长住院时间,增加经济负担。术中及术后早期的保温不仅可使术后切口感染降低 3 倍,而且可降低室性心动过速及凝血功能障碍的发生率,减少负氮平衡。存在以下任意两种因素的病人术中易于发生低体温:大中型手术;美国麻醉师协会分级 Ⅱ ~ Ⅴ 级;术前体温低于 36℃;全麻联合局部麻醉;病人具有心血管病并发症风险。因此,ERAS 理念建议术中应监测体温,保持手术室温度维持在 23℃,用输血输液加温器对输注液体、冲洗液进行持续加温,将温度保持在38℃,使用保温毯、暖风机保持病人术中中心体温大于 36℃。

6. **术中血糖控制**　术中血糖管理基于病人有无糖尿病、手术类型以及术前血糖控制情况而定。手术和麻醉应激可改变体内的内分泌代谢状态,从而导致血糖波动。对于术前胰岛素治疗者,在整个手术过程至术后早期,血糖应维持在稍高于正常的水平(5.6 ~ 11.2mmol/L)。由于在深麻醉状态下无法及早发现低血糖的临床症状,建议每间隔 30 ~ 60 分钟监测血糖。对于手术时间预计超过 2 小时和血糖波动较大者,建议使用等渗盐水加短效胰岛素静脉滴注的方法控制血糖。

四、术后处理

术后处理是指针对麻醉的残余作用及手术创伤造成的影响,采取综合治疗措施,防止可能发生的并发症,尽快地恢复生理功能,促使病人康复。手术后数小时内,病人对手术的急性反应和麻醉残留效应尚在,应在苏醒室内按特定的程序进行系统监护、严密观察。当心血管、肺、神经系统功能恢复到大致正常的水平时,病人可离开苏醒室。如果病人需要继续进行心肺支持、介入性监护,或有其他情况需要持续监护,须转入重症监护治疗病房。

1. **常规处理**

(1) 饮食与补液:蛛网膜下腔麻醉和硬脊膜外腔麻醉者,术后 3 ~ 6 小时可开始进食;全身麻醉者,应待麻醉清醒方可进食。ERAS 措施建议病人早期饮水进食,在病人麻醉消退后,如渴觉明显,即可以用瓶盖或针筒给予病人少量清水润喉;早期饮水进食不仅可有效地缓解术后恶心、呕吐及肠麻痹,而且可以减少术后的感染并发症,缩短住院时间。术后病人可先进流质饮食,随后过渡到普通饮食。摄食量不足期间,需经静脉输液补充水、电解质。如果摄食量不足持续超过 7 天者,需给予肠外营养支持。

(2) 营养:病人术后营养支持的重要性已受到临床重视。营养支持不当可能致肠道黏膜萎缩,免疫功能受损,肠道细菌易位引起内源性感染,直接影响预后。对于大部分神经肿瘤手术来说,由于阿片类药物的使用较少,手术部位远离胃肠道,术后肠梗阻在神经外科病人中并不常见。虽然不像胃肠外科手术术后因长时间禁食,需要大量静脉营养支持,但加强术后营养对加快神经外科术后康复仍有积极的作用。

(3) 血糖控制:术后早期,由于麻醉、手术创伤、疼痛、禁食、药物和各种环境刺激等因素,病人易出现血糖波动,且麻醉药物的残余效应和止痛药的应用可掩盖低血糖症状。因此,密切监测血糖极其重要。手术后并发症的发生率和死亡率与胰岛素抵抗和高血糖水平有关:血糖>220mg/dl 病人术后感染的发生率比血糖<220mg/dl 的病人高 2.7 倍;血糖较高的病人术后发生严重感染的危险度与血糖较低病人相比,可增高 5.7 倍。对于非危重病人,皮下注射胰岛素是控制血糖的首选方法。常规的基础+餐时胰岛素治疗方案可使病人空腹和餐后血糖保持平稳。如入院前血糖控制较好且无禁忌证的病人,在术后可重新使用入院前的胰岛素或口服降糖药方案。

(4) 合适的体位有利于病人呼吸和循环等功能的发挥。全身麻醉尚未清醒的病人,应平卧、头转向一侧,使口腔内分泌物或呕吐物易于流出,避免吸入气管。蛛网膜下腔麻醉病人,亦应平卧或头低卧位12 小时,以防止因脑脊液外渗而致头痛。全身麻醉清醒后、蛛网膜下腔麻醉 12 小时后、硬脊膜外腔麻醉、局部麻醉等病人,可根据手术需要安置卧式,例如:脑膜瘤或胶质瘤术后,如无休克或昏迷,可取 15°～30°头高脚低斜坡卧位,以利于静脉回流;经鼻蝶垂体腺瘤手术后,病人采取平卧位,拔除鼻腔填塞纱条无脑脊液渗漏,可取半卧位;前庭神经鞘瘤术后麻醉未清醒时采取平卧位,头部偏向健侧,清醒后可抬高床头15°～30°,术后 72 小时禁止患侧卧位;后颅窝肿瘤术后应取患侧朝上的侧卧位或俯卧位。

(5) 术后监测:术后监护能够及时了解病人的术后病情变化和治疗反应。最基本的监护项目有以下几个方面。①生命体征:术后短时间内每 15～30 分钟记录 1 次生命体征,包括:血压、脉搏、呼吸频率,直至病情平稳,随后的监护频率取决于手术和病人的情况。麻醉尚未苏醒的病人都应持续地进行心电监测,经面罩或鼻导管给氧。有气管插管的病人,要及时吸痰和进行其他必要的呼吸系统治疗。②中心静脉压:如果手术中有大量失血或体液丢失,在手术后早期应监测中心静脉压。存在呼吸功能或心脏功能不全的病人有时还需要监测肺动脉压、肺动脉楔压及混合静脉血氧分压等。③体液平衡:术后要继续详细记录液体的入量、失血量、尿量及各种引流的丢失量。计出入量可用来评估体液平衡和指导补液。④其他监护项目:根据不同肿瘤以及不同的手术情况而定。例如电解质、血气分析、颅内压监测和神经功能监测等。

(6) 早期活动:肿瘤手术病人术后早期活动有利于增加肺活量,减少肺部并发症,改善全身血液循环,促进切口愈合,减少因静脉血流缓慢并发 DVT 形成的发生率。此外,也有利于肠道蠕动和膀胱收缩功能的恢复,从而减少腹胀和尿潴留的发生。术后的活动量应根据病人的耐受程度,逐步增加。在病人已清醒、麻醉作用消失后,尽早鼓励和协助病人在床上活动。术后早期,病人常因切口疼痛、体力消耗等原因而不愿活动,需要医护人员给予指导和帮助。深呼吸、四肢主动活动及间歇翻身,有利于促进静脉回流。

手术后第 1～3 天,病人可酌情离床活动。若有休克、心力衰竭、严重感染、出血、极度衰弱等情况,以及有特殊制动要求的手术病人,则不宜早期活动。

(7) 早期拔除导尿管:延迟拔除导尿管是住院时间延长的独立预测因素。留置尿管在病人体内是一个不良刺激,且留置尿管本身也在一定程度上限制了病人的活动。如果病人不愿意进行活动和术后锻炼,将更容易引起恶心、呕吐、肠蠕动减慢、肌肉痉挛、血栓栓塞、心肺并发症及器官功能恢复延迟等不良后果,进而影响病人的术后恢复。导尿管留置在尿道内给细菌逆行感染提供了机会,早期拔除尿管可以减少尿路感染发生的风险,并且增加病人的舒适感,减少对尿道的不良刺激。为了减少尿路感染风险,促进病人早期下床活动,应在术后第一天或尽早拔出尿管。

2. 各种不适的预防与处理

(1) 疼痛:神经外科疼痛管理有着特殊的地位,疼痛控制不佳会影响脑血流量及增加应激反应,过度的镇痛会影响神经系统的评估,从而增加并发症的发生率。开颅后疼痛发生率为30%~90%,大部分开颅后疼痛发生在术后48小时内,以术后最初24小时内最剧烈,2~3天后明显减轻。凡是增加切口张力的动作,如咳嗽、翻身,都会加剧疼痛。如果切口持续疼痛,或在减轻后再度加重,可能存在切口血肿、炎症乃至脓肿形成,应仔细检查,及时处理。

疼痛会对身体各系统、器官产生影响。心血管效应包括脉搏和血压升高。开颅期间可观察到血流动力学波动,主要与交感神经活动与血浆儿茶酚胺浓度改变有关。大脑自动调节功能受损病人血压波动可能会影响脑血流量,从而影响并发症的发生和死亡率。非甾体消炎药可能用于治疗开颅术后疼痛。与使用双氯芬酸钠相比,使用氟吡汀的病人在术后第二天之后的疼痛相对危险降低23%。曲马朵对病人术后镇痛效果较差且增加术后恶心呕吐的风险,也与癫痫风险增加有关。

(2)发热:中等以上的手术病人术后可有不同程度的发热,一般升高幅度在1.0℃左右。如体温升高幅度过大,或恢复接近正常后再度发热,或发热持续不退,就应寻找原因。术后24小时以内发热,常常是由于代谢性或内分泌异常、低血压、肺不张和输血反应所致。术后3~6天的发热,要警惕感染的可能。除了应用退热药物或物理降温法对症处理外,更应从病史和术后不同阶段可能引起发热的原因作综合分析,针对性地行胸部X线片、B超、CT、创口分泌液涂片和培养、血培养、尿液检查等,明确诊断并作相应治疗。

(3)恶心、呕吐:手术麻醉是术后恶心、呕吐最常见的原因,待麻醉作用消失后,即可好转。其他原因有颅内压增高、糖尿病酸中毒、尿毒症、低钾、低钠等。神经肿瘤开颅手术后恶心呕吐(PONV)的发生率较高,总发生率为40%~50%。PONV可能导致颅内压增高,并增加颅内出血,脑水肿和误吸的风险。与恶心呕吐有关的神经递质包括乙酰胆碱、组胺、多巴胺、去甲肾上腺素、肾上腺素和5-羟色胺等,其中又以5-羟色胺的作用最显著。开颅手术的病人使用5-羟色胺受体拮抗剂可减少呕吐的发生率。病人术后恶心呕吐风险因素包括:吸烟者、女性病人、术后恶心呕吐史、术后使用阿片类药物。对存在2个及以上危险因素的高危病人,建议采用多模式方式预防术后恶心、呕吐,如术中使用丙泊酚和瑞芬太尼,不采取吸入性麻醉,术后预防性给予盐酸托烷司琼,尽可能不用阿片类镇痛药物。

(4)呃逆:术后呃逆者并不少见。可能是神经中枢或膈肌直接受刺激引起。多为暂时性,但有时可为顽固性。术后早期发生呃逆的病人,可采用压迫眶上缘,短时间增加二氧化碳吸入浓度,抽吸胃内积气、积液,甲氧氯普胺足三里注射,氯丙嗪肌注,给予镇静或解痉药物等措施。如无法查明原因且一般治疗无效时,可行颈部膈神经封闭治疗。

3. 术后并发症防治

(1)出血:手术后术区出血是一个严重的并发症,通常需要再次手术清除血肿。术中止血不完善、原痉挛的小动脉断端舒张、结扎线脱落等,都是造成术后出血的原因。为了避免术后出血,手术前需作凝血功能检测,确认病人未服用影响凝血功能的药物。手术中要使用各种止血材料和双极电凝严密止血,瘤床用可吸收止血纱布等止血材料覆盖。拔除气管时和手术后严格控制血压十分重要。术后出血应以预防为主。手术时务必做到严密止血,结扎血管规范、牢靠,切口关闭前仔细检查,保证没有出血点。一旦确诊为术后出血,若术腔颅内出血量小,予严密观察。量大者,如神志未受影响,予密切观察,必要时手术清除血肿;若术腔有引流管,可直接通过引流管注射尿激酶溶解血块。也有报道通过钻孔引流或硬通道进行血肿引流。

(2)切口感染和颅内感染:颅内感染是神经肿瘤病人术后严重的并发症,对病人的预后具有显著的不良影响。神经系统肿瘤手术后切口感染的发生率较低,不超过2%。发生切口感染和颅内感染的原因,除了细菌侵入外,还受肿瘤、邻近鼻窦、活动性脑脊液漏、异物、局部组织血供不良、手术时间过长、全身抵抗力削弱等因素的影响。切口感染的典型临床表现:术后3~4天,切口疼痛加重,并伴有体温升高、甚至脉搏加速和白细胞计数增高。感染切口局部有红、肿、热和压痛,或有波动感等典型体征。发现切口感染后需要尽快处理,定时地清理消毒伤口,使用抗生素,避免浅部皮肤的感染往深部发展。预防颅内感染应注意:①术前应用预防性抗生素;②术中严格遵守无菌技术原则、手术操作轻柔精细、严密止血、严密缝合硬脑膜和帽状腱膜;③加强手术前、后处理,增强病人抗感染能力。如有早期炎症现象,应使用有效的抗生素。

（3）深静脉血栓与肺栓塞：DVT 形成后可引起急性 PE 和下肢深静脉功能不全,因予以重视。其发病原因与静脉壁损伤、血流缓慢和血液凝固性增高有关。DVT 最多见于胶质母细胞瘤或存在全身多发癌肿的病人,其他高危因素包括了高龄、长期卧床、肥胖、口服避孕药、下肢瘫痪及静脉曲张等。DVT 首发多在小腿部位,表现为腓肠肌部位疼痛及压痛,部分病人可向上蔓延累及髂-股静脉,表现为下肢肿胀、皮肤发白,伴有浅静脉曲张、腘窝或股管部位有压痛。

大多数 DVT 无症状,因此容易受到忽视,但这类病人中有可能发生致命性肺栓塞。肺栓塞病人表现为胸肋部疼痛、咯血和呼吸困难,体格检查有颈静脉怒张、发热、肺啰音、呼吸急促、低血压和意识改变,动脉血气分析可以发现 PO_2 小于 80mmHg,且肺泡和动脉的氧浓度差增大。绝大多数病人的胸片有渗出表现。肺血管造影是诊断肺栓塞的黄金标准。

术后早期活动对预防 DVT 很重要。术后补充足够的水分以减轻血液浓缩、降低血液黏度,抬高下肢、穿弹力袜促进下肢静脉回流等,可减少 DVT 的发生。一旦明确 DVT 诊断,病人应卧床休息,避免用力排便、咳嗽等,以防血栓脱落。治疗主要是采取溶栓剂（首选尿激酶,仅限于病史不超过 3 天者）及抗凝剂（低分子肝素、华法林）,也可以经静脉置入下腔静脉滤器预防血栓脱落后导致肺栓塞。

（4）癫痫发作：大多数神经外科病人的癫痫发作有自限性,持续 2~4 分钟。纠正异常的生化指标并监测抗癫痫药物的血药浓度有利于癫痫的防治。当癫痫反复发作或有超过 5 分钟的癫痫发作时,必须马上积极治疗,而不是要等到确诊为癫痫持续状态后才开始治疗。治疗包括使用丙戊酸钠、地西泮或咪达唑仑加磷苯妥英等药物,同时进行心肺功能支持。对于难治性癫痫,在使用镇静安眠剂后再行气管插管,使用麻醉药物有利于癫痫的控制。大多数病人在药物控制癫痫发作后,应尽快作头部影像学检查,了解是否有颅内血肿、脑水肿、梗死或气颅等,以便及早进行手术或药物治疗。

（5）脑水肿和颅高压：手术对脑组织的影响可以引起术后脑肿胀。脑组织受牵拉的程度和时间长短直接与手术后幕上和幕下脑肿胀程度有关。静脉回流障碍导致局部血流淤滞也使脑水肿加重,持续的静脉高压可以导致脑梗死和点状出血。脑水肿常引起颅内高压,脑灌注减少,导致神经功能障碍,严重者可以发生脑疝。在手术时间长而且必须牵拉脑组织的时候,使用自动牵开器可以减少手术相关的脑损伤。术中保护脑组织和血管的正常结构,减少电凝,轻柔操作,可以避免严重的术后脑水肿。

脑肿胀引起的神经功能损害可以是永久的,也可以是暂时的,每个病人的严重程度不一样。通常手术后 5 小时内即可出现脑水肿,大约 48~72 小时后达到高峰期。脑水肿可以引起意识改变、脑神经损害以及运动或感觉功能障碍。术后 CT 平扫可以了解脑水肿情况。如果怀疑静脉窦阻塞引起静脉回流障碍,常规的血管成像可以帮助诊断,并判断阻塞的部位和严重程度,从而指导手术或药物治疗。

治疗颅内高压的目标在于减轻脑水肿,同时维持脑灌注压（cerebral perfusion pressure,CPP）大于 55~60mmHg。抬高床头 30°~45° 有助于静脉回流。可以应用大剂量地塞米松减轻肿瘤引起的脑水肿;也可使用脱水、利尿剂（呋塞米和甘露醇）降低颅内压,对于术前存在肾功能不全时,不建议使用甘露醇,另外在脱水利尿的过程中需监测血电解质和渗透压变化,避免过度脱水。短期地过度通气使 PCO_2 处于 30mmHg 左右时也可以有效地降低颅内压,但必须动态连续监测动脉血压和颅内压。对于难治性病例,采用镇静剂降低脑组织代谢,使用肌肉松弛剂限制肌肉活动和降低肌肉张力,都可以降低颅内压。对于严重病例,可使用巴比妥进行亚低温治疗或颞叶切除术来控制颅内压,维持 CPP。

五、数据分析与持续质量改进

随着社会信息化进程的不断发展,数据分析对于优化病人围术期管理的作用日益凸显,神经系统肿瘤病人同样如此。对出院病人的数据进行统计分析,即是神经外科医师进行临床科学研究的宝贵资料,也已经成为医院管理工作中不可缺少的部分,为医院的决策工作、实现医疗资源的合理利用、整个资源的优化组合、促进医院持续发展等发挥了巨大的推动作用。

同时,在周而复始的临床工作和数据积累过程中,病人的医疗结果不应该仅成为医师的个人经验,更应该成为促进医疗质量持续改进的信息来源。持续质量改进多采用 PDCA（plan-do-check-act）循环法,强调持续的、全程的质量管理,在注重终末质量的同时更注重过程管理、环节控制,监控与考核的指标一般包括了病例质量、输血、院感、合理用药以及满意度调查。只有建立健全的持续质量改进模式，才能及时发现工作中存在的问题并加以解决，这也是促进学科质量提高的关键。

六、出院标准与出院后管理

1. **出院标准**　神经系统肿瘤病人的一般出院标准为：病人病情稳定，精神状态良好，生命体征平稳，无脑脊液漏，无需静脉使用药物。水电解质检查结果正常。

2. **出院后管理**　病人出院后仍需定期复查头颅 MRI 增强扫描，以了解肿瘤是否复发。一旦出现肿瘤复发应返院进行检查和治疗。针对不同部位和性质的肿瘤，部分病人出院后可能还要予以继续治疗，如幕上浅表肿瘤需要继续预防性抗癫痫治疗、垂体瘤需要持续激素替代和定期行血内分泌功能检查等。

（康德智）

第四节　神经外科病人的加强监测治疗

中枢神经系统和机体其他脏器存在复杂的交互作用，颅脑损伤引发呼吸系统、心血管系统、消化系统和凝血系统等功能障碍加重中枢神经功能损害，甚至成为导致病人术后急性期和亚急性期病人死亡的主要因素，是 ICU 治疗的重要内容。本节将就神经外科病人非中枢神经系统脏器功能障碍的加强监测治疗进行讨论。

一、呼吸系统功能障碍的监测和治疗

神经外科病人常见的呼吸系统功能障碍包括呼吸机相关性肺炎、急性呼吸窘迫综合征和神经源性肺水肿等。

（一）常见肺部并发症

1. **呼吸机相关性肺炎**（ventilator associated pneumonia，VAP）　VAP 指气管插管或气管切开病人接受机械通气 48 小时后新发生的肺部感染，属院内获得性肺炎（HAP）。脑损伤病人 VAP 的发生率为 21%~60%，约占此类病人 HAP 的 90%。

诊断和细菌流行病学　VAP 的临床诊断包括：①胸部 X 线可见新发的或进展性浸润阴影；②同时满足下述至少 2 项可考虑诊断 VAP：体温>38℃或<36℃；外周血白细胞计数>$10×10^9$/L 或<$4×10^9$/L；气管支气管内出现脓性分泌物。

非侵入性标本和半定量培养是首选诊断方法。可由病人自主咳痰、经气管插管内吸痰获取标本。血清降钙素原（PCT）或 C-反应蛋白对于感染有辅助判断价值。1,3-β-D 葡聚糖（G）和半乳甘露聚糖（GM）是协助诊断侵袭性真菌感染常用的生物标志物。

VAP 的病原微生物多为细菌，病毒或真菌少见。其病原菌流行病学具有病程相关性，迟发型 VAP 常见多重耐药菌或多种病原菌导致的混合感染（表 6-4-1）。同时不同地区、不同医院、不同病人群体以及不同的病程阶段均存在较大差异。

表 6-4-1　早发和迟发 VAP 的可能病原菌

早发 VAP（机械通气时间 ≤ 4 天）	迟发 VAP（机械通气时间 ≥ 5 天）
抗生素敏感的肠源性 GNB	铜绿假单胞菌
肠杆菌属	超广谱内酰胺酶阳性肺炎克雷伯杆菌
大肠埃希菌	不动杆菌
克雷伯菌属	甲氧西林耐药金黄色葡萄球菌（MRSA）
变形杆菌	军团菌
沙雷菌	
甲氧西林敏感金黄色葡萄球菌（MSSA）	

抗生素治疗:疑似 VAP 病人,经验性治疗时应覆盖金黄色葡萄球菌、铜绿假单胞菌和其他革兰氏阴性杆菌(表 6-4-2)。所在病区甲氧西林耐药金黄色葡萄球菌(MRSA)发生率<10%,经验性治疗应针对甲氧西林敏感金黄色葡萄球菌(MSSA),可选用哌拉西林/他唑巴坦、头孢吡肟、左氧氟沙星、亚胺培南或美罗培南。存在下列情况之一时应联合一种抗 MRSA 的抗生素(万古霉素或利奈唑胺):一项抗菌药物耐药的危险因素(表 6-4-3);所在病区 MRSA 发生率>10%;或 MRSA 流行趋势未知。存在下类情况时应包括两种不同类别的抗铜绿假单胞菌药物:有一项抗菌药物耐药因素;所在病区革兰阴性菌对于可单用的抗生素耐药率>10%;或所在病区抗菌药物敏感率未知。如果革兰阴性菌对于可单用的抗生素耐药率≤10%,且无耐药危险因素,可应用单种抗铜绿假单胞菌药物。应尽量避免使用氨基糖苷类和黏菌素。多黏菌素应由专业医师用于多重耐药的高发区,目前有多种名称和剂量单位(如 CMS、CBA)和度量单位(如毫克、国际单位)。其换算关系为:多黏菌素 E100 万国际单位≈30mg 的 CBA≈80mg 的 CMS。多黏菌素 B 1mg≈10 000 国际单位。

重症 VAP 治疗,应早期使用广谱抗生素联合治疗,并在 48~72 小时后参考病原学诊断和治疗反应调整为相对窄谱的针对性治疗。一般疗程为 7~8 天,多重耐药菌感染、铜绿假单胞菌感染的联合用药疗程至少持续 14 天。可参照 PCT 联合临床标准指导抗菌药物停药。

表 6-4-2 MRSA、假单胞菌/革兰氏阴性菌临床疑似 VAP 病人初始治疗意见

有抗 MRSA 活性的针对革兰氏阳性球菌的抗菌药物	抗铜绿假单胞菌活性针对革兰氏阴性菌的抗菌药物:β-内酰胺类	抗铜绿假单胞菌活性针对革兰氏阴性菌的抗菌药物:非 β-内酰胺类
万古霉素 15mg/kg,静脉注射,8~12h 一次(严重病例可考虑 1 次负荷剂量 25~30mg/kg)	抗假单胞菌青霉素类: 哌拉西林/他唑巴坦 4.5g,静脉注射,6h 一次	氟奎诺酮类: 环丙沙星 400mg,静脉注射,8h 一次 左氧氟沙星 750mg,静脉注射,24h 一次
或者	或者	或者
恶唑烷酮类: 利奈唑胺 600mg,静脉注射,12h 一次	头孢菌素: 头孢吡肟 2g,静脉注射,8h 一次 头孢他啶 2g,静脉注射,8h 一次	氨基糖苷类: 阿米卡星 15~20mg/kg,静脉注射,24h 一次 庆大霉素 5~7mg/kg,静脉注射,24h 一次 妥布霉素 5~7mg/kg,静脉注射,24h 一次
	或者	或者
	碳青霉烯类: 亚胺培南 500mg,静脉注射,6h 一次 美罗培南 1g,静脉注射,8h 一次	多黏菌素类: 黏菌素 多黏菌素 E5mg/kg,静脉注射,(负荷剂量),继而 2.5mg×(1.5×CrCL+30),静脉注射,12h 一次(维持剂量) 多黏菌素 B 2.5~3mg/(kg·d),静脉注射,分 2 次给予
	或者	
	单环 β-内酰胺类: 氨曲南 2g,静脉注射,8h 一次	

表 6-4-3 VAP 感染多重耐药菌危险因素

90 天内曾给予静脉抗菌药物	VAP 发生前住院≥5 天
VAP 同时伴脓毒症休克	VAP 发生前使用急性肾替代治疗
VAP 前存在 ARDS	

2. **急性呼吸衰竭综合征**(adult respiratory distress syndrome,ARDS) 神经外科病人术后由于交感神经系统激活、炎症反应和脑损伤的二次打击等,可引起急性肺损伤,严重者进展为 ARDS。ARDS 以肺毛

细血管内皮细胞和肺泡上皮细胞炎症损伤为特征,逐渐演变为肺容积减少、肺顺应性下降、严重通气/血流比例失调的连续病理生理过程,表现为进行性低氧血症和呼吸窘迫。

3. 神经源性肺水肿(neurogenic pulmonary edema,NPE)　NPE 可看作是 ARDS 的特殊类型,以肺泡和肺间质液体增加为特征,多在脑损伤后数分钟或数小时内发生。临床表现为呼吸困难、泡沫状痰,双肺散在湿啰音。早发型在神经损伤后数分钟至数小时内发生,迟发型在 12~24 小时内出现,通常在 48~72 小时缓解。

(二) 机械通气

机械通气目的在于提供足够的氧合和肺泡通气,是肺部并发症的主要治疗措施。适应证包括低氧血症、肺泡通气不足导致的呼吸酸中毒、呼吸做功增加和呼吸肌疲劳及保护气道。神经外科危重症病人对缺氧耐受力降低,通气不足后发生的高碳酸血症会加重脑水肿,应及时启动机械通气。

1. 机械通气的常用模式　辅助/控制(assist/control,A/C)模式结合了控制(C)和辅助(A)两种模式:控制通气为呼吸机强制送气(时间触发),辅助通气由病人触发呼吸机送气(压力或流量触发)。A/C 模式可以定容或定压,特点为呼吸机每次输送的均为指令通气,即吸气相的通气参数均有呼吸机控制(包括潮气量或气道压力、吸气向呼气的时间切换)。因此,A/C 模式下呼吸频率和呼吸比设定后,每次呼吸周期和吸气时间也被确定。当病人存在自主呼吸时,发生了变化的是呼气时间,因此当病人呼吸频率逐渐增加时,可能会出现反比通气(呼气时间大于吸气时间)(图 6-4-1)。

同步间歇指令通气(SIMV)模式混合了指令通气和自主呼吸两个部分,在两次指令通气之间允许病人自主呼吸。SIMV 模式指令通气(定容或定压)时,吸气相通气参数均由呼吸机控制。自主呼吸时可以是单纯自主呼吸(基线压力为大气压),也可以为持续气道正压(CPAP)或者压力支持模式(PSV)。SIMV 模式最大的优点是保证了指令通气和自主呼吸间的同步性。

每个 SIMV 的通气周期分为指令通气间期和自主呼吸间期。指令间期内呼吸机检测到病人的一次吸气动作,给予指令通气(图 6-4-1Ba)。这时的指令通气为病人触发(压力或流速触发)。指令通气之后呼吸周期变成自主间期,允许病人自主呼吸,并不再输送指令通气(图 6-4-1Bb)。若指令间期内呼吸机未检测到病人吸气动作,则在指令间期结束时给予一次指令通气(时间触发,图 6-4-1Bc)。因此,若病人不存在自主呼吸,SIMV 模式就是控制通气。指令间期一般占 SIMV 通气周期比例的 60%。

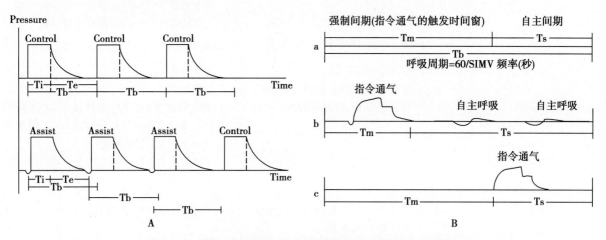

图 6-4-1　辅助/控制通气(A)和同步间歇指令通气(B)示意图
Tb 为设定的呼吸周期;Ti 和 Te 分别为吸气和呼气时间。注意 B 图中由于病人提前触发呼吸机送气,使呼气时间缩短;Tb 为设定的呼吸周期;Tm 和 Ts 分别为指令通气间期和自主呼吸间期

压力支持通气(pressure support ventilation,PSV)模式为呼吸机辅助的自主呼吸模式,具有同步性好、通气支持水平可量化、并可以和 SIMV 模式配合应用的特点。PSV 模式吸气全部由病人触发(流速或压力触发),呼吸机送气为减速波、定压方式,吸呼切换由病人控制的流速切换(常设定为吸气流速下降到峰流速的 12.5%~25%,部分呼吸机设定为吸气流速下降到 2~6L/min)。若吸气末流速不能下降到吸呼切换阈值(如漏气),呼吸机将在 1~5 秒内终止吸气。当气道压力高于设定的支持压力时(如病人突然用力吸

气),呼吸机将终止送气。保护性压力设定一般为设定压力+2~+3cmH$_2$O。同时呼吸机配备了窒息(后备)通气功能,作为自主呼吸停止时的安全保障。

2. 常用的机械通气参数设置

(1) 触发灵敏度:压力触发多设在-1~-2cmH$_2$O 之间,流速触发多在 1~3L/min 之间。触发灵敏度设定过低,可能出现误触发,而设定过高,则增加呼吸做功。

(2) 潮气量和吸气压力:定容模式需要设定潮气量,气道压为变量;定压模式预设吸气压力,潮气量为变量。压力和潮气量的预设取决于病人的呼吸系统顺应性和气道阻力,通常目标潮气量预设在 6~10ml/kg。对于存在 ARDS 病人推荐设定在 6~8ml/kg。压力设置避免吸气平台压>30cmH$_2$O。

(3) 吸呼比:通常吸呼比设定为 1:1.5~1:2,对于慢阻肺病人,应适当延长呼气时间以控制肺动态过度膨胀。对于严重 ARDS 病人,可尝试延长吸气时间,使吸呼比>1:1(反比通气)以改善氧合。

(4) 吸气流速和流速形式:定压模式下吸气流速形式均为减速波且不需设定吸气流速。定容模式下,常见吸气流速可分为恒定流速波(方波)、减速波。对于分钟通气量大的病人,可以采用减速波提高吸气初始流速,从而改善病人吸气状态。对于 COPD 病人,提高吸气流速可缩短吸气时间,延长呼气时间,减轻肺动态过度膨胀,降低内源性 PEEP。

呼吸末正压(positive end-expiratory pressure,PEEP)主要用于 ARDS 病人改善氧合和(或)对抗内源性 PEEP。正常情况下 PEEP 设定在 3cmH$_2$O 左右,即生理学性 PEEP 水平(1~3cmH$_2$O)。对于 ARDS 病人需要根据临床氧合改善及呼吸力学指标变化等因素,调整 PEEP,目前尚无最佳"PEEP"的推荐。对于哮喘和 COPD 病人,由于可能产生"内源性 PEEP",使用外源性 PEEP 应谨慎。

3. 机械通气的一般监测 脉搏血氧饱和度(SpO$_2$)监测主要用于监测动脉低氧血症,正常为 90%~100%,<90% 为轻度缺氧,<85% 为严重缺氧,当降至 60% 达 90 秒时,将可能出现心跳骤停。

(1) 呼气末二氧化碳分压(PetCO$_2$):监测 PetCO$_2$ 可以连续监测每次呼吸的二氧化碳分压,正常范围是 35~45mmHg。升高提示见于通气不足和原发性代碱等,下降提示通气过度和原发性代酸。正常 PetCO$_2$ 波形可分为四个时相(图 6-4-2):A 为呼气初期,呼气道内气体为死腔气(吸入气),基本不含二氧化碳,波形处于基线 0 位置;B 为含二氧化碳的肺泡气随呼气进入呼吸道,表现为二氧化碳分压迅速上升,提示肺泡气和死腔气的混合;C 为纯肺泡气,波形呈水平略向上倾斜,表现为一平台,终点为呼气末,对应的数值为 PetCO$_2$(E);D 为吸气开始,二氧化碳迅速下降到零点。PetCO$_2$ 波形识别包括三要素:①基线是否为 0;②B 段是否迅速升高;③是否有平台期。

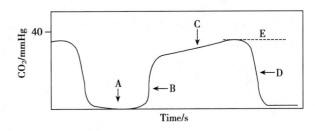

图 6-4-2 正常 PetCO$_2$ 监测波形

(2) 血气分析监测:动脉氧分压(PaO$_2$)正常值为 95~100mmHg,年龄预计公式:PaO$_2$(mmHg)= 100-年龄×0.33。<80mmHg 即为低氧血症,60~80mmHg 为轻度低氧血症,40~60mmHg 为中度低氧血症,<40mmHg 为重度低氧血症。低 20mmHg 时,脑细胞将不能再从血流中摄取氧,有氧代谢停止。

(3) 动脉血氧饱和度(SaO$_2$):指动脉血氧和血红蛋白结合的程度,正常值为 95%~98%。SaO$_2$ 和 PaO$_2$ 的相关曲线呈 S 型,称氧合血红蛋白解离曲线。

(4) 肺泡-动脉氧分压差(A-aDO$_2$):反映肺换气功能,正常值<15mmHg,随年龄增加而增加,但不超出 30mmHg,其值增大提示肺内分流增加。

(5) 二氧化碳分压(PaCO$_2$):正常值为动脉血 35~45mmHg,静脉血为 39~52mmHg。

(6) PaO$_2$/FiO$_2$ 比值:动脉氧分压和吸入氧浓度的比值,是较为稳定地反映肺换气功能的指标。正常值:400~500。P/F 比值为 ARDS 的诊断指标之一:201~300 为轻度;101~200 属于中度;≤100 则属于重度。

4. 常用的呼吸力学参数 气道压力监测:当潮气量和吸气流速不变时,气道压力直接反映呼吸阻力和顺应性。气道压力升高提示存在呼吸道梗阻、顺应性下降和肌张力增加(人机对抗);气道压力降低提示管道漏气。当气道阻力和顺应性不变时,气道压力下降说明潮气量降低。临床主要监测的压力包括:气道峰压(<40cmH₂O)、平台压(<30~35cmH₂O,吸气末暂停0.5~2秒测定)、呼气末压力(PEEP)和内源性PEEP(呼气末暂停0.5~2秒测定)(图6-4-3)。

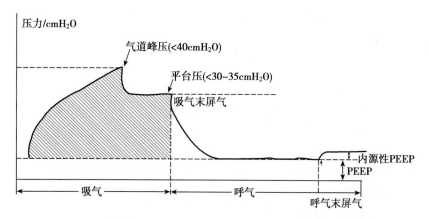

图6-4-3　气道压力示意图(定容型通气模式的压力-时间曲线)

(1) 肺容量监测:潮气量正常人为10ml/kg,气管插管和气管切开可减少150ml。机械通气病人推荐设定潮气量在6~10ml/kg。

(2) 分钟通气量:潮气量与呼吸频率乘积,正常人为6~10L/min。大于10L/min提示过度通气,小于4L/min提示通气不足,可造成低氧血症和二氧化碳潴留。

(3) 气道阻力和顺应性监测:通常在容量控制通气时测量,计算公式为吸气气道阻力=(气道峰压-平台压)/流速。总静态顺应性=潮气量/(平台压-PEEP-PEEPi),总动态顺应性=潮气量/(气道峰压-PEEP-PEEPi)。

5. 脑损伤病人的机械通气　保护性肺通气策略结合低潮气量(6mg/kg)和低平台压(<30cmH₂O)和足够的PEEP水平能够降低病人死亡率。然而这些研究结论的得出并未考虑到脑损伤病人。机械通气对于神经危重病人的特点主要表现在潮气量、PEEP等对于颅内压变化继而对于脑灌注压的影响。

小潮气量可能诱发高碳酸血症(PaCO₂>35mmHg),导致脑血管舒张,继发颅内压升高影响脑灌注压。因此应用小潮气量的时候应密切监测PaCO₂(避免长时间低于35mmHg)和颅内压或脑灌注压水平。

PEEP理论上高PEEP可降低脑血流速度,其机制包括CO₂介导的脑血管扩张或胸腔内压增加。PEEP对颅内压的升高作用受脑室和呼吸系统顺应性的影响。脑室顺应性低的病人升高颅内压的作用更明显。胸廓顺应性降低,PEEP对颅内压作用增强,肺顺应性降低,PEEP对颅内压作用减弱。一般临床应用15cmH₂O的PEEP,不会对病人的颅内压造成明显影响。

肺复张时静脉回流受阻、胸腔内压增高,继而可导致动脉压降低颅内压增高。严格监测系统及脑内参数的同时采用渐进性、缓和的肺复张手法可能使病人获益。

俯卧位通气可能明显改善病人PaO₂和脑组织氧合,但同时可能引起颅内压增高,降低脑灌注压。

6. 呼吸机的撤离时机和方式　当导致呼吸衰竭的原发病得到控制,病人咳嗽反射恢复、分泌物减少时,应考虑进行撤机。撤机时病人血流动力学稳定,完全不用或使用少量血管活性药物;保持清醒、警觉或神经功能稳定,停用或少量使用镇静药物;无严重的水、电解质平衡紊乱,足够的氧合(FiO₂ ≤ 0.4时SaO₂>90% 或 PaO₂/FiO₂>200,PEEP≤5cmH₂O)和呼吸肌力(最大吸气压力≤-25cmH₂O)等。

(1) 常用的撤机方式:为自主呼吸试验(SBT)。SBT可采用"T"管、低水平正压通气(CPAP,给予5cmH₂O CPAP)和低水平PSV(给予5~8cmH₂OPS)完成。SBT持续时间可在30~120分钟之间,年轻病人30分钟的SBT足以判断自主呼吸能力;而对于老年、体弱病人,应延长SBT时间。长期机械通气并存在呼吸肌萎缩病人,应间断实施SBT,并逐渐延长SBT时间,锻炼病人呼吸肌肉,最终撤机。

(2) 撤机失败的因素:病人撤机失败的一般原因包括呼吸负荷增加、通气驱动降低、心脏负荷增加、代谢紊乱、营养不良和神经肌肉功能降低等。Heunks教授非常形象地用ABCDE来总结撤机失败或困难撤机的原因(A-Airway/lung、B-Brain、C-Cardiac、D-Diaphrgam、E-Endocrine)。神经危重症病人常见的原因还有自主呼吸驱动异常,尤其对于脑干损伤病人。此类病人,可逐步降低机械通气辅助程度,通过适度高碳酸血症刺激呼吸中枢,从而使得呼吸中枢对二氧化碳的反应得到一定程度的调节,有利于撤机。但完全丧失自主呼吸节律调节功能病人,应警惕呼吸遗忘。

(3) 撤机结局的预测指标:目前尚没有任何单一指标可敏感并特异地预测成功撤机,表6-4-4列出了研究中报道的撤机预测参数,可供临床参考。但应当注意,由于缺乏单一有效指标,临床撤机是否成功应当综合氧合、通气、循环和病人主观感觉综合判断。

表 6-4-4　撤机的预测参数

机械指标	分钟通气量<15L/min;最大吸气负压≤-25cmH_2O;肺活量>10ml/kg;呼吸频率/潮气量<105;呼吸功<5J/min;压力时间指数<0.15
整合指标	CROP 指数[1]>13;撤机指数[2]<4
临床表现	无呼吸困难;无辅助呼吸肌用力;无胸腹反常呼吸;无躁动、焦虑、心动过速

注:[1] CROP 指数整合顺应性、呼吸频率、氧合和压力的综合指标,等于动态顺应性、PaO_2/P_AO_2、最大吸气负压三者乘积除以呼吸频率;[2] 撤机指数是压力时间指数与$PaCO_2$为 40mmHg 时每分钟通气量的乘积除以潮气量

(4) 气管插管的拔除:常规的撤机后拔管的指征包括:①撤机成功,预计不再行机械通气;②咳嗽、吞咽反射恢复;③能够自行排痰;④无喉头水肿,上呼吸道通畅;⑤下颌活动良好,以防拔管后复插;⑥胃内无大量内容残留,避免拔管后误吸。对于神经外科病人,第 V、Ⅶ、Ⅸ、Ⅹ 和Ⅻ脑神经损伤可发生吞咽功能、舌体运动和声带功能异常,导致上呼吸道梗阻,严重时甚至发生肺水肿。因此拔管前应仔细评估病人吞咽和咳嗽反射(表6-4-5)。对于预计机械通气时间过长,或短期内不能拔管,和脑损伤 1 周后 GCS<8 分,和脑干损伤的病人可考虑气管切开,但目前尚无气管切开时机的推荐。

表 6-4-5　神经危重症病人拔除气管插管的步骤

顺序	操作方法	判断目标
1	观察病人是否流涎	吞咽功能
2	吸引口鼻咽腔分泌物,同时观察分泌物量和形状	吞咽功能
3	嘱病人做吞咽动作	吞咽功能
4	嘱病人张口、伸舌	咽部肌肉张力
5	嘱病人做咳嗽动作	自主咳嗽能力
6	吸引气道	刺激咳嗽反射

二、心血管系统功能障碍的监测与治疗

神经外科术后严重的脑损伤可导致心血管系统功能损害,主要表现包括体循环血压波动、循环自主调节功能障碍、心脏功能受损等。

(一) 体循环血压

神经外科术后会出现应激反应导致的儿茶酚胺大量释放,常表现为血压升高,甚至出现高血压危象,收缩压≥200mmHg。低血压也并不罕见,其原因包括失血、低氧、心肌抑制和内分泌功能障碍(如肾上腺功能不全)等。

1. 一般血流动力学监测　有创动脉血压常选用桡动脉、足背动脉,是血压监测"金标准"。有创动脉压一般较无创压高 5~20mmHg,股动脉较桡动脉收缩压高 10~20mmHg,而舒张压低 15~20mmHg。

中心静脉压(CVP)指腔静脉和右心房交界处的压力,反映右心前负荷。CVP 正常值个体差异大,范围是 5~12mmHg。<5mmHg 表示心室充盈欠佳或血容量不足,>15~20mmHg 提示右心功能不全。"2-5 法则"可用于辅助容量评估:即每 10 分钟测定 CVP,ΔCVP≤2mmHg 可继续快速补液;ΔCVP 2~5mmHg 时暂

停快速补液,等待 10 分钟后再次评估;ΔCVP≥5mmHg 停止快速补液。

2. 血管活性药物的选择   抗高血压药物:神经外科病人控制血压的总目标是保持脑灌注压在理想范围(≥60mmHg)。硝普钠可能导致脑血管扩张而引起颅内压升高,也可以损害脑血管自主调节功能,应慎用。尼卡地平是短小的钙通道阻滞剂,但心动过缓时应避免使用。艾司洛尔控制心率作用好,但降压效果不显著。血管紧张素酶抑制剂(ACEI)、口服尼莫地平等具有神经保护作用。神经外科常用静脉用抗高血压药物及药理学特点见表 6-4-6。

表 6-4-6   神经外科危重症病人常用的静脉注射抗高血压药物

药物名称	作用机制	剂量	起效/维持时间	并发症
艾司洛尔	β 受体阻滞剂	0.5~1mg/kg 起始;50~300μg/kg 维持	1min/10~20min	支气管痉挛,心动过缓
拉贝洛尔	α、β 受体阻滞剂	10~80mg 静脉注射 2mg/min 维持	2~5min/2~6h	支气管痉挛,心动过缓
尼卡地平	钙通道阻滞剂	2.5~30mg/h 起始,逐渐调整至 2.5mg/h	5~15min/4~6h	心动过速
硝普钠	直接动静脉扩张剂	0.25~10μg/(kg·min)	即刻/1~2min	氰化物中毒,潜在颅内压升高,冠状动脉缺血
非诺多泮	DAI 激动剂	0.1~0.6μg/(kg·min)	5~10min/10~15min	严重低血压,心动过速
依那普利拉	血管紧张素转换酶抑制剂	0.625~5mg 静脉注射,q6h	5~10min/2~6h	高钾,肾衰,血管源性水肿
肼屈嗪	直接血管扩张剂	10~20mg 静脉注射,q6h	5~15min/2~6h	抗高血压作用难预测,心动过速
硝酸甘油	直接动静脉扩张剂	5~100μg/(kg·min)	1~5min/5~10min	反射性心动过速,耐药性,颅内压升高,头痛
乌拉地尔	选择性 α 受体阻滞剂	12.5~25mg 缓慢静脉注射,5~10 分钟可重复,6~24mg/h 维持	15min/2~8h	直立性低血压
地尔硫䓬	钙通道阻滞剂	0.25mg/kg 缓慢静脉注射,5~15mg/h 维持	5~15min/4~6h	心动过缓,传导阻滞等

提升血压的药物:使用升压药物维持目标脑灌注压时,要注意保证足够的心脏前负荷,以保持 CVP 8~12mmHg 作为治疗目标。α 受体激动剂(苯肾上腺素 10~200μg/min)和混合 α 或 β 受体激动剂(去甲肾上腺素 1~30μg/min)是一线血管活性药物。多巴胺(1~20μg/kg/min)的升压作用可预测性不如去甲肾上腺素。存在神经源性心肌功能不全时,α 受体激动剂可能无效,可选用使心肌收缩力增强的药物,如多巴酚丁胺[β1 和 β2 受体激动剂 1~10μg/(kg·min)]和米力农[选择性抑制心肌磷酸二酯酶,10 分钟内负荷剂量 50μg/kg,0.25~1μg/(kg·min)维持]。目前尚无何种血管活性药物更好的文献。

(二)心脏功能损伤

1. 发病形式和机制   神经外科危重症病人常见的心脏并发症有心律失常(心房纤颤、室性/室上性心动过速、室性异位心律、心动过缓、二联律等)、心肌缺血/梗死、心功能障碍(心肌顿挫和充血性心力衰竭)等。心脏损害与岛叶皮质、下丘脑、脑干特定区域和自主神经系统功能相关的各级结构病变相关。自主神经系统调节功能障碍,即交感神经活性增高释放大量儿茶酚胺和副交感神经张力异常调控炎症反应失控,是主要的致病机制。不恰当的补液治疗或应用甘露醇等脱水药物,以及内分泌系统功能受损等原因,导致机体出现电解质紊乱(如低钾、低钠、低氧等)、血液浓缩等。同时部分病人可能应用止血或凝血剂可导致血液高凝状态,也可影响心脏功能。

2. 临床检查和检测　出现心脏损害时肌酸激酶同工酶(CK-MB)常增高,且与神经功能损伤程度正相关。肌钙蛋白(cTnI)水平也可升高,且常伴超声心动图异常。心电图改变主要有心肌缺血和心律失常两类表现。表现为 ST 改变和 T 波异常,Q-T 间期延长,说明缺血多发生在血管前降支或多个血管分布区,多可逆转。心律失常多见心动过缓/过速、房性早搏或室性早搏、房性或心室内传导阻滞等。超声心动最常见形式是左室收缩性左心功能障碍,表现为与血管分布不一致的局部或整体的收缩性改变。

3. 防治策略　心脏并发症的防治策略一方面是原发及继发脑损伤的处理,如脑水肿、颅内压及脑防护治疗,可见于本书的相关章节。另一方面是保护心脏功能,包括维持水、电解质平衡,避免过多过快输液导致心脏前负荷增加,和保持轻度的容量负平衡。大量脱水、利尿引起的低钾血症,应注意监测及时补充。早期心脏泵衰竭(72 小时内)多因心肌充血、水肿、顺应性下降所致,而左室舒张末期容量不大,应避免使用洋地黄类药物,可选用血管扩张剂(如硝酸甘油、硝普钠)或多巴酚丁胺。对于心律失常,可预防性应用利多卡因,效果不佳时可使用 β-受体阻滞剂,合并使用钾盐。美托洛尔对由于交感神经-肾上腺系统激活引起的复极异常和快速性心律失常有效。

三、水、电解质平衡紊乱的监测与治疗

神经外科病人颅内高压导致的呕吐、长时间外源性高渗性脱水剂和利尿剂、和持续脑脊液外引流等均是造成水、电解质平衡紊乱的危险因素。下丘脑及垂体的病变往往会导致中枢性水、电解质平衡紊乱,引起中枢性尿崩症、抗利尿激素分泌不当综合征、脑性耗盐综合征和高钠血症等。

1. 液体管理　液体管理原则是维持正常容量(即能够恰好保证充足脑灌注和氧供的血管内容量),过多或过少的容量均易诱发脑损伤。首选晶体液,也可选用电解质组成更平衡的晶体液代替标准的生理盐水,以达到更稳定的电解质平衡、更少的液体摄入、更少垂体轴激素的激活(皮质醇、促甲状腺激素)等。尽量避免使用胶体液和低渗溶液(渗透压<260mosm/L)作为维持液。动物及人体试验提示白蛋白能够减轻脑出血和脑梗死后脑水肿,并促进血肿吸收,从而有效减轻神经功能缺损,中重度脑出血和脑梗死病人可尽早使用。但目前尚无治疗剂量、疗程和作用机制的推荐意见。

2. 电解质紊乱监测与治疗

(1) 血钠平衡紊乱:术后 1~2 日会出现水分潴留现象,持续 2~3 天,因此术后 3 日内血浆钠不低于125mmol/L 可不必行补钠治疗。水潴留消失后,血钠即可恢复正常,术后第一天钠的必需量是 60~120mmol/L(3.5~7g),以后每天 1.6mmol/kg(0.09g/kg)。

中枢性尿崩症(central diabetes insipidus, CDI)主要特点为多尿、多饮和低比重尿。24 小时尿量可达5~10L,尿渗透压<血浆渗透压,尿比重 1.001~1.010。出现尿崩症时可通过禁水试验、禁水-加压素试验鉴别。治疗主要包括应用垂体后叶素、弥凝等 ADH 制剂行替代治疗或者给予氢氯噻嗪或氯磺丙脲等抗利尿药物。

抗利尿激素分泌不当综合征(syndrome of inappropriate antidiuretichormone secretion, SIADH)临床特征为:①血容量增加,血压正常或增高;②低血钠(<130mmol/L)和尿钠增加(>30mmol/d);③低血浆渗透压(<270mosm/L),尿渗透压>血浆渗透压。治疗原则是限制入量,严重低钠病人可以输注 3%~5% 的氯化钠补钠治疗,同时给予呋塞米 20~40mg 促进排水。

脑性耗盐综合征(cerebral salt-wasting syndrome, CSWS)通常认为是由于心房钠尿肽在血中水平升高竞争性抑制肾小管上的 FPM 受体,引起肾排钠增加、尿中大量流失钠盐所致。呈脱水状态,尿量增加、尿钠可高达>260mmol/L,尿比重正常,血钠<130mmol/L,尿渗透压>血渗透压。血容量、中心静脉压降低,严重者可出现低血压。治疗原则为补充血容量、纠正低钠血症。可用高渗盐水,必要时可应用氢化可的松和甲泼尼龙等激素治疗。

(2) 纠钠原则:高钠血症避免快速降钠,造成细胞内高渗透压引起脑水肿,血钠下降速度应控制在≤1~2mmol/(L·h),不超过 12mmol/(L·d)。应同时注意补充水分,计算公式:水不足 =0.6×kg×(1-140/[Na+])。4~8 小时内立即补充计算量的 1/3,以后根据血钠降低水平调整。

低钠血症补钠治疗速度为 0.5~1mmol/(L·h)或 8~10mmol/(L·d),过慢无法减轻脑水肿,过快则

可能引起中枢神经脱髓鞘,进一步加重脑细胞损伤。对于重度低钠血症(<120mmol/L)或伴有严重中枢神经系统症状的病人可达 1~2mmol/(L·h),使血钠快速升至 120~125mmol/L。补充 NaCl 的量 g=[(正常值−测量值)mmol/L×kg÷17mmol/L]+4.5g(生理需要量)。

(3) 其他电解质紊乱:神经外科术后排钾增多,钾负平衡可持续 2~3 天,因此术后第一天就要补钾。使用肾上腺皮质激素或大量输注葡萄糖时也要注意补钾。高钾血症为血清钾>5.5mmol/L,主要原因是钾摄入过多或钾排泄障碍;血清钾<3.5mmol/L 为低钾血症,常见原因是钾摄入不足和丢失过多。其他可出现的电解质紊乱包括镁、钙和磷等电解质紊乱。

四、镇痛镇静

神经外科危重症病人应用镇痛镇静治疗的重要目的在于脑保护。适度良好的镇痛镇静能够对颅内压、脑氧输送和脑代谢产生良性影响。镇痛镇静也是辅助低温治疗和控制癫痫持续状态的措施。部分镇静药物(如苯巴比妥类)也可以辅助难治性颅高压。镇痛镇静应遵循先镇痛、纠正生理学异常(如低氧血症、低血压和低血糖等),再镇静的原则,同时注意监测镇静程度,维持较浅的镇静深度。

(一) 镇静深度及疼痛的评估

1. **意识评估**　神经外科危重症病人的意识评估包括意识评估量表(如 GCS)、瞳孔观察和神经系统体格检查,以及头部 CT 等。

(1) 格拉斯哥昏迷(GCS)评分:GCS 评分应用最为广泛,由睁眼(E)、体动(M)和语言(V)组成。分值范围为 3~15 分。15 分正常,12~14 分轻度意识障碍,9~11 分中度意识障碍,4~8 分为昏迷。3 分则为深度昏迷。分数越低,预后越差,8 分以下的病人预后较差,<5 分者死亡率极高。人工气道病人无法评估语言功能时,和眼部受损无法评价睁眼动作时,可分别记为 1 分。

(2) 全面无反应性(FOUR)评分:FOUR 评分是 GCS 评分系统的改进版,主要评估项目除睁眼、运动外,增加了脑干反射和呼吸功能项目,总分 16 分,分值越高则死亡和残疾的可能性越大。其对预后的判断价值明显高于 GCS 评分系统。

2. **镇静深度监测**　里士满躁动镇静量表(RASS)和镇静躁动量表(SAS)是使用最广、信度和效度最好的主观评分系统,同时还具有辅助谵妄筛查与评估的作用。目标值:浅镇静为 RASS −2~+1 分,SAS 3~4 分;较深镇静为 RASS −3~−4 分,SAS 2 分;当合并神经-肌肉阻滞剂时 RASS −5 分,SAS 1 分。

量化脑电图(qEEG)是镇静深度的客观监测手段,可用于意识障碍病人,意义在于防止镇静过深。qEEG 包括脑电双频指数(BIS),Narcotrend 指数(NI)、脑状态指数(CSI)、听觉诱发电位(AEPs)和墒指数(SE)。其中 BIS 与 GCS 相关性好,但个体差异较大。一般来说,BIS 分值 85~100 代表正常状态,65~84 代表镇静状态,40~59 代表轻度催眠状态,低于 40 可能出现爆发型抑制。

3. **疼痛程度评估**　疼痛主要依赖病人的主观表达,可采用疼痛主诉量化表工具评估工具,如疼痛语言评分法(VRS)、视觉模拟评分法(VAS)和数值评分法(NRS)进行评估。对于存在主观表达障碍的危重症病人、术后病人和创伤病人,多采用疼痛的行为学评估系统。其中信度和效度最好的是疼痛行为学量表(BPS)和重症疼痛观察工具(CPOT),但在脑损伤病人中的应用价值仍待进一步研究。

(二) 常用的镇痛镇静药物

镇痛镇静药物选择的主要原则是对中枢神经系统无附加损害和药物作用快速消除。常用的药物包括丙泊酚、苯二氮䓬类、巴比妥类和阿片类药物。近年来关于右美托咪定的研究逐渐增多。

1. **丙泊酚**　具有降低脑代谢和颅内压,提高癫痫抽搐阈值的神经保护作用。起效时间 1~2 分钟,持续用药消除半衰期维持在 34~64 分钟,且随药物用量增加无明显延长,便于停药后短期内评估病人意识状态。首剂 5μg/(kg·min),维持剂量 1~4mg/(kg·h)。主要不良反应包括大剂量用药时血压降低、脑灌注压降低。另外儿童病人、部分麻醉诱导期和镇静后病人会出现丙泊酚输注综合征(PIS)。表现为丙泊酚输注后出现乳酸酸中毒和心电图改变,之后出现横纹肌溶解、肾功能衰竭和循环衰竭。对于输注剂量>5mg/(kg·h),用药时间>48 小时,同时应用儿茶酚胺类和皮质醇类药物病人应注意密切监测磷酸激酶、乳酸、电解质和动脉血气分析。

2. **苯二氮䓬类**　咪达唑仑在临床中常用,2~5 分钟起效,消除半衰期 3~11 小时。对循环影响轻微,能够降低脑代谢和颅内压,提高癫痫抽搐阈值。首剂 0.01~0.05mg/kg,维持剂量为 0.02~0.1mg/(kg·h)。长期用药可致蓄积延长苏醒时间,同时还可能产生耐受现象,骤然停药可能出现戒断症状(如血压升高、抽搐和谵妄)。戒断症状可加用长效苯二氮䓬类药物(如地西泮)进行过渡。

3. **巴比妥类**　硫喷妥钠是目前最常用的苯巴比妥类药物,负荷剂量 5~10mg/kg,随后 3~5mg/(kg·h)维持,可达到 EEG 爆发性抑制。应注意低血压的出现,反复用药可导致体内蓄积和肝功能异常。

4. **阿片类药物**　强效中枢镇痛药物,是 ICU 中疼痛管理的基本药物。不同的阿片类药物的受体和药理特点不同。吗啡的作用时间长,活性代谢产物可诱发抽搐,不适合神经外科病人。芬太尼 1~2 分钟起效,单次应用作用时间短,持续应用后由于分布于外周组织的药物重新回到血浆,消除半衰期延长至 2~4 小时。负荷剂量 0.35~0.5μg/kg,维持剂量 0.7~10μg/(kg·h)。瑞芬太尼属于超短效阿片类镇痛药物,由血浆非特异性酯酶代谢,起效和消除迅速(起效 1~3 分钟,消除半衰期 3~10 分钟)。首剂 0.5~1.0μg/kg,给药时间>1 分钟,维持剂量 0.02~0.15μg/(kg·min)。单次快速静脉注射或短时间内给予较大剂量阿片类药物会导致颅内压升高,原因可能与阿片类药物引起的肌肉僵直有关。因此,应注意采用缓慢滴定式的给药方式。其他阿片类药物还包括阿芬太尼和舒芬太尼。

5. **右美托咪定**　属于高选择中枢 α_2 受体激动剂,兼具镇静和弱镇痛作用,优点是在镇静的同时维持病人意识清醒,且无明显的呼吸抑制作用。右美托咪定还可降低 ICU 病人谵妄发生率和严重程度。主要缺点在于导致心动过缓和低血压,尤其当应用负荷剂量时。小剂量右美托咪定可能有利于颅脑创伤病人的机械通气撤离。起效时间 5~10 分钟,消除半衰期为 1.8~3.1 小时,首剂 1μg/kg,给药时间>10 分钟,维持剂量 0.2~0.7μg/(kg·h)。

(三)谵妄的诊断和治疗

神经外科术后谵妄可高达 20% 左右,高龄、应用苯二氮䓬类和抗胆碱类药物、术后并发症等均为危险因素。主要临床表现为广泛的认知功能障碍、注意力障碍、睡眠-觉醒周期障碍和情绪失控。临床可分为躁动型、安静型和混合型,其中躁动型和混合型均在约 25%,安静型则高达 50% 的比例。安静型主要症状为嗜睡、沉默不语、安静不动和认知分离,易于忽视。

DSM-Ⅳ 是诊断金标准,但不能量化评分。ICU 病人常用 ICU 意识错乱评估方法(CAM-ICU)和加强治疗谵妄筛选检查表(ICDSC),这两种方法敏感性和特异性较高。使用 CAM-ICU 评估前应首先进行镇静深度评估(RASS 量表),处于深度镇静(RASS≤-3)和不能唤醒者不进行谵妄评估;若病人能够唤醒则行 CAM-ICU 评估。

谵妄的非药物防治主要是对于危险因素进行干预,可概括为 ABCDE 策略:每日唤醒(Awaken),每日自主呼吸试验(Breathing trail),合理选择镇静镇痛药物(Choice),谵妄监测(Delirium monitoring),和早期下床活动(Early mobilization and Exercise)。药物治疗可选用抗精神病药物如氟哌啶醇、利培酮、奥氮平、齐拉西酮等。除酒精戒断或苯二氮䓬类戒断病人出现的谵妄可用苯二氮䓬类外,其他情况不应选用苯二氮䓬类。

(四)镇痛镇静的并发症

1. **ICU 获得性肌无力**　机械通气病人常需要大量的镇痛镇静药物,会增加 ICU 获得性肌无力的发生。积极治疗原发病、适度镇痛镇静、早期康复训练、充足的营养有助于肌无力的预防和恢复。

2. **循环功能抑制**　镇痛镇静容易引发低血压,尤其对于血流动力学不稳、低血容量或交感兴奋性升高的病人。右美托咪定可导致心动过缓和低血压。因此应监测血流动力学变化,适当进行容量复苏。必要时可以采用血管活性药物。

3. **呼吸功能抑制**　多数镇痛镇静药物可产生呼吸抑制,深度镇静还可以抑制病人咳嗽和排痰功能,影响呼吸功能恢复和气道分泌物排出,增加肺部感染发生。应注意监测呼吸频率、节律和幅度变化,尽可能选择浅镇静或每日唤醒策略。

4. **消化功能影响**　阿片类药物抑制肠道蠕动会导致便秘或腹胀。长期应用应注意配合促胃动力药物。适度镇痛,必要时联合非阿片类药物以减少其不良反应。

五、营养支持和血糖控制

1. 肠内营养　生命体征稳定时,神经外科危病人应在 24~72 小时内开始肠内营养,并在 1 周内补充充足的热卡。短期营养支持常用鼻饲管(<4 周),管端除可置于胃外,也可置于十二指肠或空肠等处(可避免营养液的反流或误吸)。经胃镜下胃造口术(PEG)可置管数月至数年,用于长期喂养需要。

初期营养支持的热量供应以 25~30kcal/(kg·d)为宜,病程较长、合并感染和创伤的病人,在应激与代谢状态稳定后可达 30~35kcal/(kg·d)。肠外营养作为肠内营养的补充,胃肠完全不耐受和单纯肠内营养无法提供足够营养的情况下可靠全胃肠外营养。

胃肠功能正常病人首选整蛋白标准配方,有条件可用多种膳食纤维的整蛋白配方。消化或吸收功能障碍的病人选用短肽型配方;便秘病人选含不溶性膳食纤维配方;限制液体入量病人选高能量配方;糖尿病或高血糖病人选用糖尿病适合型配方;低蛋白血症选用高蛋白配方。存在低蛋白血症病人,应每日补充适量白蛋白,降低热氮比至 100~150kcal:1gN,蛋白质需要量为 1.5~2.5g/(kg·d),以保持血浆白蛋白>30g/L,以维持胶体渗透压。

2. 血糖控制　神经外科病人应激性高血糖症普遍存在,高血糖加重皮质损伤,加重脑缺血改变,影响预后。推荐血糖目标 6.1~8.3mmol/L,空腹血糖范围 4.4~6.1mmol/L,随机血糖范围 10~11.1mmol/L。葡萄糖的摄入量和速度直接影响血糖水平,应控制在 ≤ 200g/d,持续、匀速输注。目前最佳血糖控制办法是碳水化合物限制治疗+胰岛素治疗。

3. 肠内营养不耐受综合征　胃动力、胃排空部分受脑内自主神经系统中枢的神经支配,因此脑损伤病人常出现胃肠不耐受的情况。最常见的是胃轻瘫,发生率可高达 50%~80%,持续 2 周之久。GCS 评分,颅内压水平,及镇痛镇静药物、肌松剂的应用都可能导致胃轻瘫。胃潴留>200ml 时,考虑暂停肠内营养,可应用促动力药物(如甲氧氯普胺、多潘立酮等)或给予幽门后肠内营养或全胃肠外营养(一般作为最后选择)。

六、其他问题的监测和处理

1. 静脉血栓形成(venous thrombosis embolism,VTE)　神经外科手术时凝血活酶、儿茶酚胺释放增加,和血液稀释等机制可引发凝血系统功能紊乱。最常见的是 VTE,包括深静脉血栓(DVT)和肺栓塞(PE)。接受不同手术治疗的病人 VTE 的发生率不尽相同,DVT 发生率范围为 0~15.5%,大规模脊柱重建手术病人 PE 发生率高达 15%。择期脊柱手术病人 VTE 总发生率为 0.3%~31%。肿瘤开颅术的病人,其DVT 和 PE 并发率已低至 3%,高级别神经胶质瘤为 28%。

DSA 是诊断 DVT 的金标准,临床上常用凝血指标辅助诊断,尤其是 D-二聚体(492μg/L 的敏感度约为100%,特异度为 39.1%)。血栓弹力图(TEG)是一种新的检测凝血功能、评价抗栓药物疗效及检测凝血功能障碍的方法,要求使用全血评估凝血全貌和纤溶亢进情况。

PE 多发生在术后 4~5 天,是绝大多数来自静脉系统或右心的血栓堵塞肺动脉或其分支引起肺循环和呼吸功能障碍的一种临床和病理生理综合征,而血栓栓子的来源以下肢深静脉栓子为主。仅 1/3 病人出现典型三联征(呼吸困难、胸痛、咳血)。84%有 X 线胸片异常,但缺乏特异性。螺旋 CT 肺动脉现象(CTPA)是诊断 PE 的首选方法,对中心性 PE 敏感性和特异性分别为 83%和 93%,但对外周性 PE 敏感性仅为 40%。心肌及钙蛋白 T(CTnT)是病人 30 天死亡率的独立预测因素。心脏超声诊断的敏感性为77%,特异性为 94%。

除弹力袜外,如颅内情况已稳定且药物预防获益超过颅内出血的风险,可考虑药物预防(如低分子肝素或低剂量普通肝素)。但目前尚无足够的证据对 VTE 药物预防的种类、剂量和时机进行推荐。PE 治疗可选用普通肝素(控制 APTT 延长至用药前的 1.5~2.5 倍)、低分子肝素和华法林(控制 INR 在 2.0~3.0)。大面积 PE(血流动力学不稳定病人)应考虑溶栓治疗,起病 2 周内是溶栓时间窗。下肢静脉滤网不是一线选择,对于抗凝治疗中仍然发生 PE,心功能差或有抗凝禁忌(术后、脑卒中)的病人可采用。对于华法林引起的出血,尽早使用Ⅳ因子凝血酶复合物拮抗,并缓慢静注维生素 K。肝素引起的出血,停用肝素即可,有明显出血时可以给予鱼精蛋白中和,输血浆效果不佳。

2. 应激性溃疡(stress ulcer,SU)　神经外科危重症病人出现严重的脑或颈脊髓损伤、接受机械通气、使用糖皮质激素等可引发应激性溃疡,严重者可并发消化道出血、甚至穿孔。SU 在内镜下可表现为急性胃黏膜病变、急性糜烂性胃炎、急性出血性胃炎、消化道溃疡。多发生在损伤后 3~5 天,少数可出现在 2 周左右。临床表现主要为上消化道出血(呕血或黑便)和失血性休克。发生穿孔时可出现急腹症症状和体征。

预防策略和措施包括积极地处理基础疾病和危险因素、消除应激源、加强胃肠道监测和早期肠内营养。药物预防可选用抑酸药(质子泵抑制剂或组织-2 受体拮抗剂)、抗酸药(氢氧化铝、铝碳酸镁、5%碳酸钠溶液等)和胃黏膜保护剂。质子泵抑制剂(PPI)是预防 SU 的首选药物,推荐在原发病发生后以标准剂量 PPI 静脉滴注,每 12 小时 1 次,至少连续 3 天。应注意危重症病情好转后,应及时停用抑酸药物。

一旦发现呕血或黑便等消化道出血症状及体征,应立即补液,必要时可以输血,同时迅速使胃内 pH≥6,首选 PPI,亦可胃内注入抗酸药。合并凝血功能障碍时,可输注血小板、凝血酶原复合物等。严重病人可行紧急内镜下诊治,必要时手术治疗。出血停止后,继续使用抗溃疡药物至溃疡愈合。条件使用 PPI,疗程为 4~6 周(表 6-4-7)。

表 6-4-7　药物预防 SU 的指征

1. 具有以下一项高危情况	2. 同时具有以下任意两项危险因素时
1)接受机械通气>48 小时	1)ICU 住院时间>1 周
2)存在凝血功能障碍(INR>1.5,血小板<50×10⁹/L 或 APTT>正常 2 倍)	2)粪便隐血持续时间>3 天
3)原有消化道溃疡或出血病史	3)大剂量使用糖皮质激素(剂量>氢化可的松 250mg/d)
4)严重颅脑、颈脊髓外伤	4)合并使用非甾体类抗炎药
5)严重烧伤(烧伤面积>30%)	
6)严重创伤、多发伤	
7)各种困难、复杂手术	
8)急性肾功能衰竭或急性肝功能衰竭	
9)ARDS	
10)休克或持续低血压	
11)脓毒症	
12)心脑血管意外等	
13)严重心理应激,如精神创伤、过度紧张等	

（史中华　周建新）

参 考 文 献

[1] Greenberg. 神经外科手册[M]. 8 版. 赵继宗,译. 南京:江苏凤凰科学技术出版社,2017.

[2] 赵继宗. 神经外科学[M]. 3 版. 北京:人民卫生出版社,2015.

[3] 江涛,刘福生. 脑胶质瘤[M]. 北京:人民卫生出版社,2007.

[4] 中国脑胶质瘤协作组,中国医师协会脑胶质瘤专业委员会. 唤醒状态下切除脑功能区胶质瘤手术技术指南(2018 版)[J]. 中国微侵袭神经外科杂志,2018,23(8):383-388.

[5] 中华医学会神经外科学分会锁孔显微手术专家共识编写组. 神经外科锁孔显微手术中国专家共识[J]. 中华神经外科杂志,2017,33(6):548-553.

[6] 周建新,席修明. 机械通气与呼吸治疗[M]. 北京:人民卫生出版社,2007.

[7] 中华医学会重症医学分会. 呼吸机相关性肺炎诊断、预防和治疗指南(2013)[J]. 中华内科杂志,2013,52(6):524-543.

[8] 赵久良. 协和内科住院医师手册[M]. 2 版. 北京:协和医科大学出版社,2014.

[9] 中国医师协会神经外科医师分会神经重症专家委员会. 重症脑损伤病人镇痛镇静专家共识[J]. 中华危重病急救医学,2013,25(7):387-393.

［10］ 中华医学会重症医学分会.中国成人 ICU 镇痛和镇静治疗指南［J］.中华危重病急救医学,2018(6):497-514.

［11］ 王春梅,黄华玮,周建新.镇静深浅与谵妄:有无因果? 可否防治? ［J］.中华重症医学电子杂志(网络版),2017,3(4):286-290.

［12］ Brat DJ. Surgical neuropathology update:a review of changes introduced by the WHO classification of tumours of the central nervous system［J］. Archives of pathology & laboratory medicine,2008,132(6):993-1007.

［13］ Wen PY. Updated response assessment criteria for high-grade gliomas:response assessment in neuro-oncology working group ［J］. Journal of clinical oncology,2010,28(11):1963-1972.

［14］ Yağmurlu K. Anterior interhemispheric transsplenial approach to pineal region tumors:anatomical study and illustrative case ［J］. Journal of neurosurgery,2018,128(1):182-192.

［15］ Senft C. Intraoperative MRI guidance and extent of resection in glioma surgery:a randomised,controlled trial［J］. The lancet oncology,2011,12(11):997-1003.

［16］ Duffau H. Lessons from brain mapping in surgery for low-grade glioma:insights into associations between tumour and brain plasticity［J］. The Lancet Neurology,2005,4(8):476-486.

［17］ Constantinidis J,Konstantinidis I. Avoiding complications in endoscopic skull base surgery［J］. Curr Opin Otolaryngol Head Neck Surg,2017,25(1):79-85.

［18］ Wannemuehler TJ,Rubel KE,Hendricks BK,et al. Outcomes in transcranial microsurgery versus extended endoscopic endonasal approach for primary resection of adult craniopharyngiomas［J］. Neurosurg Focus,2016,41(6):E6.

［19］ Zoli M,Milanese L,Bonfatti R,et al. Clival chordomas:considerations after 16 years of endoscopic endonasal surgery［J］. J Neurosurg,2017:1-10.

［20］ Shin M,Kondo K,Saito N. Current Status of Endoscopic Endonasal Surgery for Skull Base Meningiomas:Review of the Literature［J］. Neurol Med Chir(Tokyo),2015,55(9):735-743.

［21］ Tamura M,Muragaki Y,Saito T,et al. Strategy of Surgical Resection for Glioma Based on Intraoperative Functional Mapping and Monitoring［J］. Neurol Med Chir(Tokyo),2015,55(5):383-398.

［22］ Swart R,Rae W I D. Anaesthesia in the MRI suite［J］. Southern African Journal of Anaesthesia and Analgesia,2018,24(4):90-96.

［23］ Hagan Katherine B,Bhavsar Shreyas,Raza Shaan M,et al. Enhanced recovery after surgery for oncological craniotomies［J］. Journal of Clinical Neuroscience,2016,24:10-16.

［24］ Sebastian S. Does preoperative scalp shaving result in fewer postoperative wound infections when compared with no scalp shaving? A systematic review［J］. Journal of Neuroscience Nursing,2012,44(3):149-156.

［25］ Liu W,Ni M,Zhang Y,et al. Antibiotic prophylaxis in craniotomy:a review［J］. Neurosurgical Review,2014,37(3):407-414.

［26］ Talvas J,Garrait G,Goncalvesmendes N,et al. Immunonutrition stimulates immune functions and antioxidant defense capacities of leukocytes in radiochemotherapy-treated head & neck and esophageal cancer patients:A double-blind randomized clinical trial［J］. Clinical Nutrition,2015,34(5):810-817.

［27］ Salmaggi A,Simonetti G,Trevisan E,et al. Perioperative thromboprophylaxis in patients with craniotomy for brain tumours:a systematic review［J］. Journal of Neuro-oncology,2013,113(2):293-303.

［28］ Citerio G,Pesenti A,Latini R,et al. A multicentre,randomised,open-label,controlled trial evaluating equivalence of inhalational and intravenous anaesthesia during elective craniotomy［J］. European Journal of Anaesthesiology,2012,29(8):371-379.

［29］ Guilfoyle M R,Helmy A,Duane D,et al. Regional scalp block for postcraniotomy analgesia:a systematic review and meta-analysis［J］. Anesthesia & Analgesia,2013,116(5):1093-1102.

［30］ Bernard H. Patient warming in surgery and the enhanced recovery［J］. British Journal of Nursing,2013,22(22):319-320.

［31］ Yadav G,Choupoo S,Das S K,et al. Evaluating the role of flupirtine for postcraniotomy pain and compare it with diclofenac sodium:a prospective,randomized,double blind,placebo-controlled study［J］. Journal of Neurosurgical Anesthesiology,2014,26(1):32-36.

［32］ American Thoracic Society,Infectious Diseases Society of America:Guidelines for the management of adults with hospital-acquired,ventilator-associated,and healthcare-associated pneumonia［J］. Am J Respir Crit Care Med,2005,171(4):388-416.

［33］ Kalil A C,Metersky M L,Klompas M,et al. Executive Summary:Management of Adults With Hospital-acquired and Ventilator-associated Pneumonia:2016 Clinical Practice Guidelines by the Infectious Diseases Society of America and the American Thoracic Society[J]. Clinical Infectious Diseases,2016,63(5):575-582.

[34] Fan E,Del S L,Goligher E C,et al. An Official American Thoracic Society/European Society of Intensive Care Medicine/Society of Critical Care Medicine Clinical Practice Guideline:Mechanical Ventilation in Adult Patients with Acute Respiratory Distress Syndrome[J]. Am J Respir Crit Care Med,2017,195(9):1253-1263.

[35] Force A D T,Ranieri V M,Rubenfeld G D,et al. Acute respiratory distress syndrome:the Berlin Definition[J]. Jama,2012,307(23):2526.

[36] Heunks L M,Van d H J G. Clinical review:The ABC of weaning failure-a structured approach[J]. Critical Care,2010,14(6):245.

第七章

颅脑肿瘤的放射治疗

第一节　脑肿瘤放射治疗的病理学基础

一、概述

放射治疗是治疗恶性肿瘤的主要手段之一,与外科手术治疗、内科化学治疗组成了恶性肿瘤治疗的主要手段。放射治疗在治疗大多数恶性和许多良性原发性中枢神经系统肿瘤中起主要作用,经常作为术后辅助治疗手段(表7-1-1),以减少局部复发,延迟肿瘤进展和延长生存期(如恶性胶质瘤)为目的。放射治疗也可作为原始神经外胚层肿瘤和生殖细胞肿瘤等疾病的治疗方法;或作为阻止肿瘤进一步生长的疗法,如神经鞘瘤、脑膜瘤、垂体腺瘤和颅咽管瘤,避免严重的神经系统后遗症。放射治疗还用于治疗良性颅内肿瘤(如垂体腺瘤),对垂体腺瘤放射疗法的主要原理是改变功能,减少过度内分泌。

表 7-1-1　放射治疗的脑肿瘤分类

低级星形细胞瘤(low-grade astrocytoma)及间变性星形细胞瘤(anaplastic astrocytoma,AA)

多形性胶质母细胞瘤(glioblastoma multiforme,GBM)

低度少突神经胶质瘤(low-grade oligodendroglioma)及间变性少突神经胶质瘤(anaplastic oligodendroglioma)

混合胶质瘤(mixed gliomas)

室管膜瘤(ependymoma)

原始神经外胚层肿瘤(primitive neuroectodermal tumors)

原发性 CNS 淋巴瘤(primary CNS lymphoma)

脑膜瘤(meningioma)

前庭和其他神经鞘瘤(vestibular and other schwannoma)

颅咽管瘤(craniopharyngioma)

垂体腺瘤(pituitary tumors)

CNS 生殖细胞肿瘤(CNS germ cell tumors)

Pilocytic 星形细胞瘤(Pilocytic astrocytoma)

节细胞胶质瘤(ganglioglioma)

血管母细胞瘤(hemangioblastoma)

血管外皮细胞瘤(hemangiopericytoma)

肉瘤(sarcoma)

脉络丛癌(choroid plexus carcinoma)

二、放射治疗技术的发展

电离辐射(ionizing radiation)是从原子或分子中释放出高能量电子的一种辐射,由高能量的亚原子颗粒,高速移动的离子或原子(通常大于光速的1%)和电磁波谱的高能端上的电磁波组成。伽马射线(γ)、

X射线和电磁波谱中较高的紫外线部分是电离的,而电磁波谱的下部紫外线部分和紫外线以下的所有光谱,包括可见光(包括几乎所有类型的激光)、红外线、微波和无线电波被认为是非电离辐射(图7-1-1)。

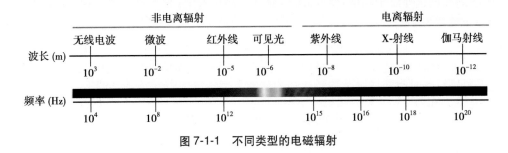

图 7-1-1 不同类型的电磁辐射

1895年伦琴发现了X线,1896年居里夫妇发现了镭,1922年Coutard及Hautant在巴黎召开的国际肿瘤大会上报告了放射治疗可治愈晚期喉癌,并无严重的并发症。1934年Coutard发明了分割照射,一直沿用至今。20世纪30年代建立了物理计量——伦琴(r),50年代制造了钴-60远距离治疗机,60年代有了直线加速器,70年代建立了镭疗的巴黎系统,80年代发展了现代近距离治疗。

近年来,随着肿瘤影像诊断学和计算机技术的飞速发展,现代放射治疗技术如三维或调强放射治疗,立体定向放射外科技术(如X刀,γ刀等),重粒子治疗和质子治疗等先进技术迅速成熟,为我们提供了脑肿瘤治疗的新策略和有效手段。

1. 三维适形放射治疗和调强适形放射治疗技术 三维适形放射治疗(3D-conformal radiation therapy,3D-CRT)是指照射野的形状与肿瘤的形状及大小一致的放射治疗,不仅可使肿瘤得到足够的照射量,而且可使周围正常组织受到的照射量较小。适形放射治疗使得一些不能手术、常规放射治疗无法根治的晚期病人有了治愈希望,提高了病人的生存率,又减少放射治疗的副作用。调强适形放射治疗(intensity modulated radiation therapy,IMRT)是将加速器,钴-60机均匀输出剂量率的射野,按预定的靶区剂量分布的要求,变成不均匀输出的射野过程。采用逆向计划系统先提出数学化的临床目标,然后由计划系统优化射野参数,使高剂量区剂量分布的形状在三维方向上与靶区的实际形状相一致,计划靶区(PTV)内的剂量分布更均匀,PTV边缘形成非常陡的剂量梯度,使靶区周围正常脑组织受高剂量辐射的体积显著减少,从而可以较大幅度地提高肿瘤剂量和/或减少正常组织的受量,提高肿瘤控制率和/或降低正常脑组织并发症的概率。

立体定向放射治疗、三维适形放射治疗(3D-CRT)和调强适形放射治疗(IMRT)已经广泛应用于恶性胶质瘤的治疗。IMRT满足相邻关键器官(如脑干)剂量限制的同时实现目标的足够剂量覆盖,可以实现包括海马在内的各个重要器官的剂量限制,避免长期后期毒性。然而,IMRT的益处只能通过使用图像引导放射治疗(IGRT)来获得。最新的螺旋断层放射治疗系统(TOMO)是集IMRT、IGRT和剂量引导适形调强放射治疗(DGRT)于一体,是当今最先进的肿瘤放射治疗设备,是直线加速器与螺旋CT完美的结合,突破了传统加速器的诸多限制,在CT引导下360°聚焦断层照射肿瘤,能高效、精确地治疗恶性肿瘤。

2. 立体定向放射外科技术 立体定向放射外科(stereotactic radiosurgery,SRS)是对病灶给予单次大剂量照射(可高达10~30Gy),产生放射性损伤的同时,周围正常组织因剂量递减而免受损伤,在病变边缘形成高剂量梯度分布,达到类似外科手术的效果。大家熟知的γ(x)刀即属此类。SRT定位精确,小病灶的放射治疗剂量梯度大,肿瘤局部剂量高而周围正常脑组织剂量低。但大病灶的剂量梯度不理想,往往肿瘤边缘的照射剂量只有肿瘤中心剂量的50%,不符合放射物理中肿瘤区域剂量要均匀的原则。同时由于脑组织属于晚反应组织,单次放射剂量偏大,放射损伤重,不符合放射生物学分次放射治疗原则。

3. 重粒子治疗 重粒子治疗包括质子治疗、中子治疗、负粒子束、氦离子束治疗等技术。重粒子射线的能量比γ射线和x射线都高,具有较高的相对生物学效果,即在特定的吸收剂量条件下,可以产生比X射线更强的生物学效应。重粒子治疗通过调节特制的准直器和粒子能量准确建立能量最高峰(bragg)峰深度,并增加射线束在病灶内的深度,以便使重粒子束衰减点恰好在靶区以外,剂量下降锐利,周围组织受量少,再经过组织等量补偿器的微量调节,使组织内的射线均量分布,达到治疗目的。质子放射治疗技术

（proton radiotherapy）是治疗脑肿瘤的新兴技术。1954 年 Lawrenece Berkeley 实验室进行了世界上第一例质子治疗。利用质子束优良的剂量分布特性可以使剂量区（bragg 峰）集中于肿瘤部位：对于小的脑肿瘤，根据肿瘤在颅内的深度选择质子能量，使 bragg 峰落在肿瘤位置上；对于较大的脑肿瘤，我们可以通过调制质子能量使 bragg 峰展宽到与肿瘤厚度相当。由于质子的质量大，在生物体内散射剂量极少，对周围正常组织影响较小。最近的研究表明质子治疗病人的正常脑组织损伤明显低于光子治疗。病人对于范围较大的脑恶性肿瘤，质子放射治疗比 γ 刀、X 刀具有更大的优越性。然而，质子治疗的益处是否能在较长时间内占优势，还需要进行长时间随访以及神经认知测试的大型临床试验。

三、放射治疗作用机制、抵抗机制以及放射治疗增敏研究

1. 放射治疗机制及放射治疗引起的细胞死亡　放射治疗的生物学效应主要由对脱氧核糖核酸（DNA）的损伤所致。电离辐射对 DNA 分子的直接或间接作用可引起对细胞的辐射损伤（图 7-1-2）。在直接作用中，辐射直接与细胞的 DNA 发生作用，破坏分子结构，这种结构变化导致细胞损伤甚至细胞死亡。存活的受损细胞可能诱发癌变或其他异常。高能射线（linear energy transfer，LET）主要是直接作用，如中子或 α 粒子。辐射也可以与细胞中的水或氧相互作用，产生羟基（HO·），这些自由基可以扩散到足够远而损伤 DNA。自由基的特征在于结构中的不成对电子，其具有很强的反应性，因此与 DNA 分子反应导致分子结构损伤。过氧化氢 H_2O_2 对 DNA 分子也有毒性。辐射对 DNA 分子的间接作用的结果是细胞功能的损害或细胞死亡。电离辐射产生的自由基数量取决于总剂量。研究发现，大部分辐射诱导的损伤是间接作用机制引起的，因为水占细胞组织的 80% 左右，直接和间接影响的最终结果是生物和生理变化的发展，这些变化可能在数秒或数十年后显现出来，遗传和表观遗传变化可能与这些变化的演变有关。

放射治疗通过各种机制损伤细胞诱导细胞死亡（图 7-1-3），根据 DNA 损伤的类型，细胞可以激活不同的修复机制。由电离辐射引起的 DNA 损伤的主要类型是异常碱基和单链断裂（dingle-strand break，SSB），其通过碱基切除修复（base excision repair，BER）机制消除；通过重组修复的双链断裂（double-strand break，DSB），主要是非同源末端连接（non-homologous end joining，NHEJ）或同源重组（homologous recombination，HR）。然而，细胞对辐射的死亡反应是复杂的，并且根据损伤的程度，细胞以不同机制死亡，细胞死亡命名委员会确定了 13 种细胞死亡。放射治疗还诱导细胞衰老的永久性细胞周期停滞，这是由严重或不可修复的 DNA 损伤引发的内在的肿瘤抑制机制。

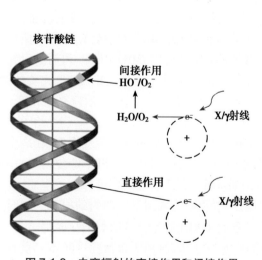

图 7-1-2　电离辐射的直接作用和间接作用

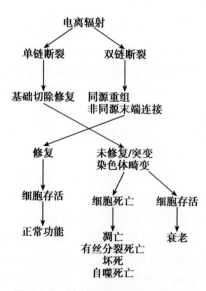

图 7-1-3　放射治疗诱导的细胞死亡

（1）有丝分裂灾变死亡（mitotic catastrophe）：细胞有丝分裂时由于异常的细胞分裂而导致的细胞死亡，常常伴随细胞周期检测点的异常或纺锤体结构的损伤。放射治疗导致的肿瘤细胞的死亡绝大部分与

肿瘤细胞有丝分裂异常有关。研究表明 p53 缺乏和 G2/M 检查点减弱可以增强有丝分裂灾变。G2/M 检查点干扰物,如咖啡因、星形孢菌素可促进放射治疗诱导的有丝分裂灾变。

（2）细胞凋亡(apoptosis)：即程序性细胞死亡,辐射诱导的细胞凋亡可被视为一系列级联事件,从辐射造成的直接细胞损伤开始,随后感知细胞损伤,信号转导和检查点,细胞死亡调节基因(BID,BAD,BAX),半胱天冬酶(caspase)激活和细胞破坏,以及去除凋亡体。放射治疗诱导的细胞凋亡涉及各种因子,聚 ADP 核糖聚合酶(poly ADP ribose polymerase,PARP),依赖性蛋白激酶(DNA-dependent protein kinase,DNA-PK),p53 和共济失调-毛细血管扩张症突变(ATM)在 DNA 损伤信号传导中发挥作用。

（3）细胞坏死(necrosis)：各种损伤因素引起细胞膜通透性增高,致使细胞肿胀,细胞器变形或肿大,最后细胞破裂死亡。放射治疗可以导致肿瘤细胞坏死,但是发生概率比较低。放射性坏死是通常发生在原始肿瘤部位的局灶性结构病变,是放射治疗或放射外科治疗的潜在长期中枢神经系统并发症。水肿和肿瘤的存在使得肿瘤床中的中枢神经系统实质更容易发生放射性坏死。

（4）细胞衰老(senescence)：细胞是存活的,但是处于不可逆的细胞分裂周期停滞,停止 DNA 合成,细胞形态扁平。电离辐射诱导细胞衰老,抑制癌细胞增殖。细胞衰老是由多种机制产生的过程,包括端粒缩短,肿瘤抑制信号如 p53 和 p16 INK4A/pRb,以及 DNA 损伤。放射治疗诱导的 DNA 损伤后,癌细胞中可发生衰老,最终主要通过细胞凋亡导致细胞死亡。虽然 p53 非依赖性机制发生在放射治疗诱导的衰老中,但在实体肿瘤来源的细胞中,放射治疗诱导的 DNA 损伤的遗传调节反应与 p53 密切相关,尤其是野生型 p53。

（5）自体吞噬细胞死亡(autophagy)：既是细胞的一种自我保护机制,同时也被认为是一种与凋亡、坏死并列的细胞程序性死亡机制。细胞自噬是细胞在自噬相关基因的调控下利用溶酶体降解自身受损的细胞器和大分子物质的过程。有研究证实放射治疗可以引起细胞自噬导致肿瘤细胞死亡,抑制自噬可调节恶性胶质瘤细胞的放射增敏参数。在某些肿瘤中,自噬也被发现会诱导放射治疗抗性。虽然多种基因和细胞内信号传导通路参与到放射治疗导致的细胞死亡,但是放射治疗引起的各种细胞死亡的准确的分子机制尚未明确阐释。

2. 放射治疗抵抗机制　在脑肿瘤放射治疗过程中,肿瘤细胞能逐渐适应相应的理化环境变化,产生放射治疗抵抗。放射治疗抵抗的产生是一个复杂的过程。临床放射生物学研究表明,细胞周期阻滞、DNA 损伤修复、乏氧效应及肿瘤干细胞的存在等多种因素是肿瘤细胞产生放射抵抗的主要机制。

（1）细胞周期阻滞：细胞周期阻滞是机体对电离辐射的一种保护反应,细胞受到电离辐射损伤后,产生细胞周期各期的阻滞,使细胞有足够的时间进行自我修复,逃避放射性损伤,从而表现出放射治疗抵抗。处于 M 期的细胞对放射线最敏感,G2 期的细胞较敏感,G1 期的细胞相对敏感,S 期的细胞对放射线呈抵抗性。目前已发现的与细胞周期调控相关的分子有三大类：细胞周期蛋白(cyclin),细胞周期蛋白依赖性激酶(cyclin dependent kinase,CDK)和细胞周期蛋白依赖性激酶抑制剂。研究证明,这三类分子的异常与肿瘤的放射治疗抵抗性密切相关。

（2）DNA 损伤修复：DNA 损伤是放射治疗的决定性靶点,放射线可以通过直接电离损伤和活性氧(reactive oxygen species,ROS)的间接作用损伤 DNA,导致 DNA 单链和/或双链断裂,从而导致细胞死亡。受射线损伤的细胞可在细胞周期检测点的参与下停滞于细胞周期的某个或某些时相进行 DNA 损伤的修复,若修复成功,细胞产生放射治疗抵抗,进入下一个周期。比如在恶性胶质瘤的研究中发现调控 DNA 损伤的关键因子 RAD18(E3 ubiquitin protein ligase,RAD18),DNA-PK(DNA-dependent protein kinase)与肿瘤放射治疗抵抗有密切关系,针对 DNA 损伤修复系统的抑制剂可增强肿瘤放射治疗的敏感性。

（3）乏氧效应：乏氧肿瘤细胞与含氧量丰富的细胞对于高能射线的生物学效应不同,充足的氧气能够与细胞内部 DNA 由于电离辐射而产生的自由基结合形成过氧化物(如 O_2^-,HO^-,H_2O_2),引起 DNA 单/双链的断裂以及细胞膜的脂质过氧化,进而导致肿瘤细胞死亡。肿瘤组织内乏氧细胞的存在是降低射线照射效应的重要因素。肿瘤组织常有供血不足及乏氧细胞比率高等问题,部分癌细胞可逃避放射性损伤,这是放射治疗后肿瘤复发的常见原因之一。肿瘤组织中的乏氧细胞对放化疗有抵抗性,其依赖无氧酵解供能继续保持存活功能,乏氧状态得到改善后,即可分裂、增殖,成为以后肿瘤复发、转移的根源。

（4）肿瘤干细胞：肿瘤干细胞是一类具有永生和无限自我更新能力的细胞，它们的数目相对恒定，有很强的迁徙、浸润和转移的能力，这些细胞具有放射治疗抵抗的特性，因而能够耐受放射治疗。放射治疗过程中非肿瘤干细胞先被杀死，肿瘤干细胞因有治疗抵抗性而被剩余，在治疗期间及治疗后，肿瘤干细胞分化成为肿瘤细胞，促使肿瘤复发，从而产生治疗抵抗性。

3. **放射治疗抵抗增敏研究** 脑肿瘤放射治疗的最终目标是提高局部控制率，即提高肿瘤控制率（tumor control probability，TCP），同时达到对正常脑组织损伤的最小化，即降低正常组织并发症概率（normal tissue complication probability，NTCP）。TCP 和 NTCP 之间的关系非常重要，如果两条曲线靠近在一起，辐射剂量的增加可导致 TCP 和 NTCP 的指数增加；如果 TCP 曲线与 NTCP 曲线分开，则辐射剂量的增加将有效提高 TCP 而不会增加 NTCP（图 7-1-4）。

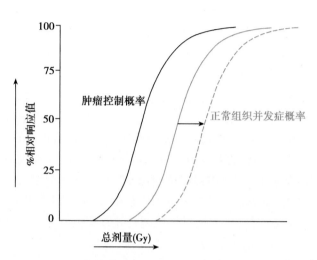

图 7-1-4　肿瘤控制率（TCP）与正常组织损伤率（NTCP）的关系

放射治疗抵抗是一个严峻的临床问题，导致放射治疗疗效差，病人预后差。随着肿瘤分子生物学研究的发展和深入，根据放射治疗作用机制，针对放射治疗抵抗机制，研究者们逐渐提出了一些通过物理、化学和生物的手段改变和调节肿瘤细胞放射治疗敏感性的方法和途径。

（1）分割放射治疗：常用的分割方案除常规分割治疗外，还有超分割放射治疗、加速超分割放射治疗、后程加速超分割放射治疗以及大剂量分割放射治疗。近年来，立体定向放射外科（SRS）已经发展到向肿瘤或术后肿瘤床安全地提供高精度高剂量聚焦辐射，同时限制邻近正常结构的剂量。然而研究表明这种放射治疗方式可能对胶质母细胞瘤的初级治疗有害，但对局部残留病灶和肿瘤复发如室管膜瘤和成神经管细胞瘤有用。SRS 已成为非浸润性中枢神经系统肿瘤以及脑转移的常用治疗策略。在后一种情况下，通过治疗 SRS 病人可以避免全脑放射的毒副作用，包括严重的认知障碍，同时不会牺牲局部肿瘤控制。然而，常规分割放射治疗目前仍然是大多数原发性中枢神经系统肿瘤的常用放射治疗技术。

（2）联合放射治疗：化学治疗从生物角度降低脑肿瘤对放射治疗的抗性的另一种策略，是在放射治疗之前或放射治疗期间给予肿瘤特异性放射增敏剂，以增强肿瘤靶标的敏感性，同时不影响肿瘤靶标的内在耐受性。

1）放化疗联合治疗：与放射治疗一起作为治疗胶质母细胞瘤的标准治疗的放射增敏剂是替莫唑胺（TMZ），TMZ 对神经胶质瘤细胞放射敏感的作用机制是通过鸟嘌呤残基的 O-6 烷基化的 DNA 损伤作用进而抑制 DNA 复制。但是，肿瘤细胞可以通过 O(6)-甲基鸟嘌呤-DNA 甲基转移酶（MGMT）的表达去除和修复这种类型的损伤，从而逃避细胞死亡。MGMT 启动子的高甲基化会抑制其表达，进而使细胞对烷化化疗的作用敏感。鉴定 MGMT 启动子甲基化已被证明是筛选出对放射治疗敏感的病人的有效办法。

2）单克隆抗体联合放射治疗：贝伐单抗（bevacizumab）是一种抗血管内皮生长因子 A（VEGF-A）的单克隆抗体，这种靶向药物已开展了大型临床试验。利用贝伐单抗联合替莫唑胺和放射治疗用于多形性胶质母细胞瘤的一项Ⅲ期试验发现，联合治疗能够改善无进展生存期（PFS）和生活质量，但不提高总体生存率（OS）。EGFR/PI3K/AKT/mTOR 通路的激活突变与放射抗性有关，表皮生长因子受体（epidermal growth factor receptor，EGFR）抑制剂——西妥昔单抗（cetuximab）在临床前试验中具有有效的放射增敏作用。关于西妥昔单抗、贝伐单抗和伊立替康用于联合放化疗原发性和复发性胶质母细胞瘤病人的Ⅱ期试验表明，西妥昔单抗联合贝伐单抗和伊立替康治疗复发性胶质母细胞瘤，除皮肤毒性外，耐受性和治疗敏感性良好。然而，与单独使用贝伐单抗和伊立替康的结果相比，效果不佳。近期，在复发性恶性胶质瘤的渗透性血-脑脊液屏障破坏后，高选择性动脉内输注西妥昔单抗的Ⅰ期临床研究发现，病人耐受性高，目前正在进行Ⅰ/Ⅱ期试验，以确定西妥昔单抗高选择性动脉内输注对高级别胶质瘤病人的疗效。

3) 小分子抑制剂联合放射治疗:厄洛替尼(erlotinib)是一种表皮生长因子(EGFR)抑制剂——蛋白络氨酸激酶抑制剂,利用厄洛替尼联合替莫唑胺及放射治疗治疗多形性胶质母细胞瘤的Ⅱ期试验,报道了比历史对照更好的存活率和可接受的安全性。在 MGMT 非甲基化胶质母细胞瘤病人中放射治疗联合替莫唑胺后贝伐单抗联合厄洛替尼的Ⅱ期研究表明,厄洛替尼和贝伐单抗的组合是可以忍受的,但没有延长总生存率。因此,需要更多的临床试验来寻找具有 MGMT 启动子非甲基化胶质母细胞瘤病人的更好疗法。硼替佐米(bortezomib)是一种放射治疗增敏的蛋白酶体抑制剂,可以预防放射治疗诱导 NF-κB 的活化,从而改善放射治疗敏感性,已进入胶质母细胞瘤的多个 Ⅰ/Ⅱ 期临床试验。依维莫司(everolimus)是一种 mTOR 抑制剂,目前已被证明是有效的放射增敏剂,然而依维莫司联合替莫唑胺及放射治疗用于多形性胶质母细胞瘤的Ⅱ期试验,与历史对照相比没有显示生存获益。

4) 直接或间接提高肿瘤含氧量:放射治疗的局限之一是实体肿瘤缺氧而导致的低氧状态。氧是一种有效的放射增敏剂,通过形成对 DNA 有害的自由基来增加辐射的有效性。许多研究致力于克服乏氧,包括高压氧气罐、高温疗法等。二甲双胍(metformin)是双胍家族的成员,是最常用的 2 型糖尿病口服药,具有抗肿瘤作用。二甲双胍可以抑制线粒体电子传递链第一个复合物(electron transport chain complex I, ET-CI)降低细胞氧消耗,从而增加肿瘤微环境中的氧含量和放射治疗的敏感性。最近体外研究表明,二甲双胍与替莫唑胺联合治疗多形性胶质母细胞瘤可以有效地抑制肿瘤细胞生长,并提高放化疗敏感性。

四、放射治疗展望

颅内肿瘤的治疗技术发展迅速,无论是外科,放射治疗还是化疗,都获得相当显著的进步,但遗憾的是临床治疗效果的提高尚不尽如人意。随着基础研究的不断深入,首先是治疗技术和设备的不断发展,同时,寻找靶向性作用与酶靶点和乏氧靶点也成为研究热点,在理论和实验的基础上,进一步扩大临床试验研究,增强靶向治疗的特异性,减少放射增敏剂的不良反应,或通过放射增敏剂减少放射治疗不良反应,这些都是具有远大前景的研究探索方向。

[Deling Guo(美国)]

第二节　普通放射治疗

WHO 发布的报告指出,人体约有 18% 的恶性肿瘤能够通过放射治疗治愈(手术为 22%,化疗为 5%),而近 50%~70% 的人体恶性肿瘤需要接受放射治疗。颅脑肿瘤因其位置险要,导致许多良恶性肿瘤无法达到根治性切除,或者肿瘤发生全中枢播散不宜手术等,放射治疗成为不可或缺的治疗手段。又因为颅脑肿瘤极少转移到颅外远隔器官或组织,血-脑脊液屏障又极大地降低肿瘤内的有效药物浓度,导致局部治疗(手术和放射治疗)成为颅脑肿瘤的主要治疗方法。近 20 年随着影像诊断技术和计算机技术的发展,肿瘤放射治疗已经从二维时代进入三维调强精确放射治疗时代。目前神经肿瘤临床应用最多、应用范围最广的是常规分割模式下的调强放射治疗,包括调强适形放射治疗(IMRT)、容积弧形调强放射治疗(VMAT)、图像引导放射治疗(IGRT)以及更为先进的螺旋断层放射治疗(TOMO)。颅脑肿瘤,尤其是浸润性生长、边界不清的恶性肿瘤(如胶质瘤),多是采用以上技术进行放射治疗的。这些先进放射治疗技术的应用目的都是使照射范围最大限度地适形肿瘤形状、使肿瘤得到最大照射剂量和最大限度降低肿瘤周边正常组织和器官受量,从而最大限度提高肿瘤放射治疗增益比。

颅脑恶性肿瘤放射治疗的实施目前多采用常规分次模式,根据肿瘤的生物学行为多采用单次分割剂量为 1.8~2.0Gy,超分割、加速超分割以及后程加速超分割放射治疗等模式都未能提高疗效。但对于转移癌或体积较小、边界清楚的脑肿瘤采用立体定向放射治疗(stereotactic radiotherapy, SRT)技术能够取得很好的疗效,根据临床治疗需要,SRT 又分为分次立体定向放射治疗(fractionated stereotactic radiotherapy, FS-RT)和立体定向放射外科(stereotactic radiosurgery, SRS),这些技术的优势是能从三维空间聚焦靶点,减少周边正常组织的受量。颅脑肿瘤采用何种放射治疗技术主要取决于肿瘤病理性质、位置、体积以及自身的生长特性等,应根据不同情况选择合适治疗技术。

常规分次放射治疗是颅脑肿瘤应用最多、也是最成熟的放射治疗技术,尤其适用于侵袭性生长、边界不清的脑胶质瘤等恶性肿瘤的放射治疗。通常采用直线加速器产生的高能 X 射线,每周 5 次,每日 1 次,根据肿瘤位置、体积及病理等具体情况,照射持续 3~6 周,总剂量为 30~60Gy,单次剂量 1.8~2.0Gy。常规分次放射治疗时,单次量应尽量避免超过 2Gy,以减少晚期神经系统放射治疗毒性的发生。目前采用的三维适形放射治疗(3D-CRT)和调强适形放射治疗(IMRT)与过去二维放射治疗技术相比可以获得更好的剂量分布,从而更好地保护危及器官,提高靶区剂量。调强适形放射治疗(IMRT)、容积弧形调强(VMAT)以及螺旋断层调强(TOMO),前两种技术已经广泛应用于脑肿瘤放射治疗,TOMO 技术对于多发病灶及全脑全脊髓的放射治疗方便快捷,同时避免了照射野衔接的弊端,但 TOMO 技术也有劣势:肿瘤周围剂量跌落慢导致低剂量体积较大,全脑全脊髓放射治疗时反应可能较重,以及治疗和维修价格昂贵等。在颅脑肿瘤占比最多的胶质瘤放射治疗中,以上三种放射治疗技术并没有显示出特别的差异。

另外,颅脑肿瘤的近距离放射治疗也能取得一定的疗效。近距离治疗是将粒子放射源直接置入肿瘤中,肿瘤受到较高剂量照射的同时显著减少了周围正常组织的剂量,有立体定向囊内放射源植入和组织间插植、术中置管术后照射等多种治疗方式,术中置管术后照射主要用于手术切缘不净,亚临床灶范围不清的情况,Ir-192 和 I-125 是最常用的放射源。在国内有少数医院开展囊性近距离治疗,疗效仍需进一步评价。

一、低级别胶质瘤

低级别胶质瘤一般是指 WHO 为 I~II 级的神经上皮来源的肿瘤,I 级胶质瘤多发生在儿童,而且根治性手术切除后大部分能够治愈,不需要辅助行术后放化疗。这里我们只针对 II 级胶质瘤展开叙述。它的分化程度相对较好,经过正规治疗一般中位生存期在 7~10 年。手术最大程度的安全切除是该类肿瘤首选的治疗策略。年龄是低级别胶质瘤重要的预后因素,多项研究证实>40 岁的病人生存期更短。年龄(>40 岁)、肿瘤体积(>6cm)、含有星形细胞成分、肿瘤跨越中线、分子病理(IDH1/2 野生和 1p/19q 未缺失等)和有神经功能障碍是区分高低危病人的主要因素,一般认为有 2 个以上危险因素被认为是高危病人。文献报道低危和高危病人人群的中位生存期分别为 7.8 年和 3.7 年。目前低级别胶质瘤的放射治疗仍存在诸多争议,争论的主要焦点在于放射治疗介入的最佳时机及最佳剂量。

1. **放射治疗时机**　低级别胶质瘤的自然病程主要取决于肿瘤的组织学类型。WHO II 级的星形细胞胶质瘤、少突星形细胞胶质瘤及少突细胞胶质瘤,其 10 年生存率分别为 17%、33% 及 49%。由于预后较好,对于术后放射治疗时机既往研究结果并未得到一致的答案。很多研究支持延迟放射治疗。而另一些研究却表明,与延迟放射治疗相比,早期放射治疗能够明显地提高生存率,此外还建议不仅要早期放射治疗,而且照射剂量还需要在 53Gy 以上才能得到较好的治疗结果。为了解决低级别胶质瘤放射治疗介入的时间问题,研究者们进行了一些多中心随机试验。EORTC(欧洲癌症研究治疗协作组)22 845 试验入组 314 例病人,术后随机被分到早期放射治疗组(54Gy/1.8Gy/30 次)和等出现临床症状或影像证实肿瘤进展后再行放射治疗组(挽救性放射治疗)。中位随访 7.8 年发现术后早期放射治疗能够显著提高病人的 5 年无进展生存率(55% vs 35%,P<0.000 1),但是 5 年总生存率没有明显提高(68.4% vs 65.7%,P=0.872)。但该研究指出术后早期放射治疗在癫痫控制方面获益。这项研究结果显示挽救性放射治疗和积极的术后放射治疗两者生存无明显差异,也提示一些病人,尤其是低危的病人进行术后观察可能是合适的。多数回顾性研究支持低级别胶质瘤术后立即放射治疗病人的中位生存时间、5 年存活率,癫痫的控制明显高于术后延迟放射治疗的病人。目前多数研究机构认为如存在确定的高危因素(年龄在 40 岁以上、肿瘤切除不彻底、IDH 野生型及临床症状进展等),可考虑早期放射治疗。

2. **放射治疗剂量**　研究显示超过 60Gy 后增大照射剂量并未给病人带来获益。两个临床试验分别来自于欧洲(EORTC22844)和美洲[由北方中心癌症协作组(NCCTG)、放射肿瘤协作组(RTOG)和东方肿瘤协作组(ECOG)共同完成]。EORTC22844 证实低级别胶质瘤病人术后给予 45Gy/5 周或 59.4Gy/6.5 周,在 OS(58% vs 59%)和 PFS(47% vs 50%)都没有显著差别。在生活质量评估中显示高剂量组放射治疗完成后病人趋向于更高的功能受损症状。同样,美洲临床试验给予 50.4Gy/28 次和 64.8Gy/36 次,5 年 OS

没有显著差异(72% vs 64%,$P=0.48$),同样 PFS 也没有差异。两个临床试验得到年龄、肿瘤体积、KPS 评分、切除程度和星形细胞成分与预后显著相关的结论,尽管研究中发现剂量增高会增加相关毒副作用,但总体认知功能两组之间没有差异。但近年来随着分子病理的发展,一些基因的改变可能预示肿瘤具有更高的恶性程度,如 IDH 野生型肿瘤 NCCN 指南建议可以将剂量提高到 60Gy。

3. **靶区勾画**　肿瘤的侵犯范围应该参考术前和术后的影像资料,而且在条件允许的情况下需要定位 CT 和 MRI 融合后勾画 GTV,范围应该包括 FLAIR 或 T2 信号异常区域。CTV 在 GTV 基础上外扩 1~2cm 形成,PTV 根据不同单位治疗经验给予 CTV 外放 3~5mm 形成。

二、高级别胶质瘤

高级别胶质瘤主要包括 WHO Ⅲ 级的间变胶质瘤(间变星形细胞胶质瘤、间变少突细胞胶质瘤和间变混合少突星形细胞胶质瘤)和 WHO Ⅳ 级的胶质母细胞瘤(GBM)。手术仍是这类肿瘤的首选治疗方式,手术不仅能够减少肿瘤引起的急性神经系统占位症状和获得病理诊断,还能为后续的辅助放射治疗降低照射范围、减少副作用。手术切除程度,年龄、KPS 评分、神经功能症状、含有少突细胞成分等是高级别胶质瘤的预后因素。近些年一系列的预后相关生物标志物开始被发现,染色体 1p/19q 杂合性缺失、IDH 突变、MGMT 启动子甲基化等与治疗反应显著相关,其中 MGMT 被认为是能够指导 TMZ 用药的重要预后分子标志物。

对于几乎所有的 GBM 病人,建议术后放射治疗。因为 GBM 侵袭生长的特点,在没有任何辅助治疗的情况下,单纯手术的总生存时间为 4~5 个月,术后辅助放射治疗能够使中位生存期显著提高(10~12 个月)。

1. **放射治疗时机**　国内及国外指南都未给予确切的放射治疗时间,但都建议在切口及身体条件允许的情况下尽早放射治疗。研究显示术后<2 周放射治疗的生存期要比>4 周的生存期短。然而,延迟超过 6 周后再放射治疗病人生存期同样会显著缩短。而短暂延迟(术后 4~5 周)却能够使病人生存获益。多数国内外临床中心认为,术后 4~6 周放射治疗是合理并且安全有效的。

2. **放射治疗剂量**　高级别胶质瘤的治疗效果很差,而且超过 90% 的复发都位于肿瘤的原发灶附近。所以很多研究想通过提高剂量来达到生存获益。但是,研究证实 60Gy 剂量以内,随着剂量增加病人中位生存期是逐渐增加的,超过 60Gy 不但未带来生存获益,反而增加放射治疗副作用。另外,有研究想通过改变分割模式来提高治疗获益,同样,大型临床试验已经证实相较于常规分割[1.8~2.0Gy/(1 次·天)],超分割或加速超分割并未给病人带来明显受益,反而高剂量会带来神经毒性的增加。所以,结合多项临床试验结果,目前高级别胶质瘤的剂量推荐照射总剂量为 54~60Gy,1.8~2.0Gy/次,分割 30~33 次,肿瘤体积较大和/或位于重要功能区应适当降低照射剂量。

另外,近年来研究显示对于身体条件差的老年病人传统长程的分割模式可能不合适。针对 60 岁以上病人的临床试验显示给予 60Gy/30 次和 40Gy/15 次在生存期上没有显著差异。而对比单独 6 周期 TMZ 化疗、60Gy/30 次和 34Gy/10 次,研究显示对于 60~70 岁病人,三组 OS 都没有显著差异,但大于 70 岁的病人 TMZ 组和大分割放射治疗组的 OS 要好于常规分割放射治疗组。最新的 NCT00482677 研究纳入 526 例中位年龄 73 岁的胶质母细胞瘤病人,短程放射治疗给予 40.05Gy/21 天,2.67Gy/次,共 15 次,该研究显示短程放射治疗联合 TMZ 化疗比单纯短程放射治疗疗效显著提升(9.3 个月 vs 7.6 个月),所以老年高级别胶质瘤病人可以根据肿瘤情况和病人自身体质适当调整分割模式。

3. **靶区勾画**　多项尸检研究已经证实,高级别胶质瘤细胞可通过白质纤维通路扩散,甚至会迁移到对侧大脑半球。以往观点认为 GBM 应该全脑放射治疗,但是研究已经证实相较肿瘤局部照射,全脑照射并未使病人获益。目前局部扩大野照射是标准治疗方式。研究证实近 78% 的肿瘤复发是发生在术后瘤床外 2cm 范围以内。术后 2 周 MRI 影像上的片状实质增强区域(瘤床边缘均匀强化除外)多是对应的肿瘤组织,而 T2 异常信号或水肿带可能多是受到低级别肿瘤细胞侵犯所致。由此,以美国肿瘤放射治疗协会(RTOG)为代表的 NCCN 指南推荐 MRI T1 增强或 T2/FLAR 异常信号为 GTV,外扩 1~2cm 形成 WHO Ⅲ 级间变胶质瘤的 CTV,而外扩 2~2.5cm 形成 GBM 的 CTV。而 T2/FLAR 显示的水肿区建议包括在一程的

CTV1 中(46Gy/23 次),二程增量区(Boost:14Gy/7 次)应仅仅包括残余肿瘤或术后瘤腔外扩 2.0cm 形成的 CTV₂。尽管尸检研究水肿带中含有肿瘤细胞,但Ⅱ期临床试验证实包或不包水肿区在肿瘤控制和生存期上无明显差异。所以以欧洲为代表的 EORTC 指南推荐的 CTV 设定并不强调一定要包括所有瘤周水肿区,仅仅是瘤床外放 2cm 形成 CTV,但他们也强调如果肿瘤侵犯了白质纤维通路应该适当扩大靶区范围。PTV 根据不同单位治疗经验给予 CTV 外放 3~5mm 形成。

三、原发中枢神经系统淋巴瘤

原发中枢神经系统淋巴瘤(primary CNS lymphoma,PCNSL)是一类局限于脑和脊髓的非霍奇金淋巴瘤,发病率很低,占到中枢神经系统恶性肿瘤的 3%。该类疾病目前主要分为两类:免疫功能正常病人和伴有先天性或获得性免疫缺陷综合征(AIDS)病人,两类病人治疗方式和预后都有所不同,但 PCNSL 总体预后要明显差于中枢外的非霍奇金淋巴瘤。该病已有多个独立预后因素被发现,包括年龄、KPS、LDH 水平、脑脊液蛋白水平、累及深部脑组织等。依据这些危险因素能够将 PCNSL 进行危险分层,其中年龄是最相关的独立预后因素。

PCNSL 的既往治疗以全脑放射治疗为主,而且剂量为 36~50Gy。尽管放射治疗后肿瘤反应率很高,而且生存期较单纯手术更好,但最终的治疗效果并不佳,病人放射治疗后神经毒性反应重。既往根据其他部位的淋巴瘤治疗经验,给予环磷酰胺和长春新碱等化疗也因药物难以透过血-脑脊液屏障而治疗效果差。里程碑式的进展是应用氨甲蝶呤(MTX)化疗之后。纪念斯隆-凯特琳医学中心(Memorial Sloan-Kettering Cancer Center)应用氨甲蝶呤化疗联合利妥珠单抗,后续对于完全缓解的病人给予全脑减量的照射(23.4Gy),对于部分缓解的病人仍给予标准45Gy照射。中位随访 3 年后,2 年 OS 为 67%,PFS 为 57%,结果显著好于既往报道,放射治疗相关副作用也明显减轻。大剂量静脉给予 MTX 能够通过血-脑脊液屏障,由此,大剂量 MTX 化疗是目前对 PCNSL 最有效的治疗方式。另外一个研究以大剂量 MTX 为基础联合利妥昔单抗、丙卡巴肼、长春新碱和阿糖胞苷的化疗方案,同样病人完全缓解后给予减量的 23.4Gy,稳定或部分缓解仍给45Gy 照射,中位生存期达到了 6.6 年。目前 MTX 联合烷化剂、单抗等其他的联合化疗方案正在摸索当中,尽管疗效尚不明确,但放射治疗在 PCNSL 的治疗中仍起到不可或缺的作用。

四、脑膜瘤

脑膜瘤是一类最常见的颅内良性肿瘤,占颅内原发肿瘤的 15%~20%。脑膜瘤的分类是根据 WHO 的分级系统,Ⅰ级是良性脑膜瘤,占所有病例的 70%~90%,80%的病人肿瘤能够长期控制,这类脑膜瘤病人如果是体检或偶然发现的,也无任何症状,可以不干预,病人能够带瘤长期生存,但对于有症状或高危的良性脑膜瘤病人手术切除尽管可以根治,但仍有近 30%的肿瘤不能行根治性切除,需要术后给予放射治疗。WHO Ⅱ级是非典型性脑膜瘤,占 15%~25%,较Ⅰ级脑膜瘤 5 年内复发风险增加 7~8 倍;WHO Ⅲ级脑膜瘤是间变恶性肿瘤,占到 1%~2%,这类病人即使积极地治疗预后也很差。对于偏恶性脑膜瘤(Ⅱ~Ⅲ级)、不可切除、或者部分切除以及复发的脑膜瘤建议行放射治疗。在 20 世纪 80 年代多个临床研究证实对肿瘤部分切除的病人放射治疗能够获益。回顾性分析显示对于部分切除的脑膜瘤病人给予 54~60Gy 是安全有效的,近来研究证明,术后放射治疗的 5 年局控率超过 90%,且毒性轻微。

脑膜瘤因为边界清楚除了采用分割放射治疗方案,对于小病灶,立体定向外科(SRS)可能更合适(见本章第三节立体定向放射外科)。而对于大多数脑膜瘤病人目前多是采用常规分割模式,首先根据肿瘤恶性级别、肿瘤切除程度及病人有无症状进行决策:Ⅰ级脑膜瘤完全切除病人可以术后仅仅观察,未全切和有症状病人可以考虑放射治疗,常规分割剂量给予 45~54Gy;Ⅱ级脑膜瘤全切病人可以考虑放射治疗,但未全切或有症状者建议放射治疗,瘤床外扩 1~2cm 形成 CTV,常规分割给予 54~60Gy;Ⅲ级脑膜瘤不论手术切除程度如何,都建议术后行放射治疗,瘤床外扩 2~3cm,常规分割剂量给予 59.4~60Gy。

五、垂体腺瘤

垂体腺瘤占中枢神经系统的 10%~20%,多是良性肿瘤,但侵及周围骨质和软组织的垂体腺瘤临床多认为是恶性侵袭性垂体腺瘤。该肿瘤大约三分之二以内分泌异常为主要临床表现,也称为功能性腺瘤。目前垂体腺瘤经蝶手术已经能够达到90%的根治率。然而,当肿瘤侵犯大的蝶鞍骨质、视神经、海绵窦和斜坡等结构时手术很难达到完全切除,或者当奥曲肽、溴隐亭和麦角林等药物无法缓解内分泌症状时,这样的肿瘤经常需要术后放射治疗。功能腺瘤治疗后激素恢复正常可能需要花费很长时间,病人经常需要内科药物后续治疗。20%的垂体腺瘤病人放射治疗后会有功能异常,需要激素替代治疗,特别是年轻病人。

三维适形和调强放射治疗目前在垂体腺瘤应用越来越少,目前垂体腺瘤放射治疗多采用立体定向放射治疗(SRT)和立体定向放射外科(SRS)(见本章第三节立体定向放射外科)。需要强调的是,尽管SRS治疗效果好,出现生化反应快而且时间短、病人更方便,但对正常组织的保护可能劣于分割放射治疗,尤其靠近视神经、视交叉及脑干等这些晚反应组织肿瘤,可能使用分次的立体定向放射治疗更加安全。重粒子治疗目前也被广泛应用于垂体腺瘤的治疗,能够减少周边组织的受量,还能减少总体照射体积,射线引起的继发肿瘤风险降低,但目前尚无很好的随机临床试验比较重粒子和SRS的疗效。

颅内其他肿瘤,如髓母细胞瘤、颅咽管瘤、神经鞘瘤、生殖细胞肿瘤等的治疗在相关章节有所叙述,但总的治疗原则是如果能手术,应该最大限度地切除肿瘤,然后根据肿瘤切除程度、位置、病理类型、生长特性及分子病理等特点综合考虑决定放射治疗。对于因肿瘤特点或病人自身状况不能手术的病人,也需要在明确诊断的情况下选择合适的放射治疗技术,以期达到控制肿瘤生长、提高病人生活质量和延长生存期的目的。

六、放射治疗相关反应和假性进展

肿瘤放射治疗中和治疗后常常出现一系列与治疗相关的治疗反应,早期的放射性损伤如头痛、恶心、呕吐,晚期的放射性损伤如脑白质病、放射性坏死等。

1. 放射性脑损伤　放射性脑损伤受照射剂量、照射体积、分割模式、同步化疗及病人个体差异等因素影响。分割剂量在2.5Gy/次以下,生物等效剂量在72Gy和90Gy时发生症状性脑坏死的概率是5%和10%。放射治疗对脑组织的损伤是一系列连续的病理生理过程,依据发生的时间和临床表现划分为三种不同类型:急性(放射治疗后6周内发生)、亚急性(放射治疗后6周至6个月发生)和晚期(放射治疗后数月至数年)。

急性放射损伤可能因放射治疗引起血管扩张、血-脑脊液屏障破坏和水肿所致。急性损伤表现为颅高压征象,如恶心、呕吐、头痛和嗜睡等,通常是短暂而可逆的,应用皮质类固醇可以缓解,MRI上有时可以表现出弥漫性水肿。亚急性放射损伤可能是因为毛细血管通透性改变,继发少突胶质细胞损伤,导致短暂的脱髓鞘改变,表现为嗜睡和疲劳,通常可在数周内自愈,症状严重时给予甘露醇和皮质类固醇类药物治疗有效。

晚期放射损伤常常是进行性和不可逆的,包括脑白质病、局灶放射性坏死和其他各种病变(多为血管性病变)。一般认为,脱髓鞘和坏死是脑白质的血管损伤所致。放射治疗所致神经认知损伤的病理生理学很复杂,包括细胞内-细胞外的血管和实质细胞间的相互作用,特别是少突胶质细胞,其对脱髓鞘的发生很重要。

脑白质病临床特征是步态障碍、尿失禁、记忆障碍和智力减退。在T_2加权和FLAIR序列MRI中,脑白质病的典型表现为脑室周围白质信号增强,同时合并萎缩。放射治疗总剂量、分割剂量,照射体积等与脑白质病的发生直接相关。非治疗相关因素包括一些使血管性损伤易感性增加的伴随疾病,如糖尿病、高血压及高龄等,均可使脑白质病的发生率增加。另外同步化疗也是一个重要的危险因素,放射治疗破坏血-脑脊液屏障,有利于化疗药物进入脑组织,化疗在放射治疗增敏的同时也增加了神经毒性反应。

放射治疗最严重的晚期反应是放射性坏死,发生率约为3%~24%,放射治疗后1~3年是出现的高峰。放射性坏死的临床表现与肿瘤复发相似,如初始症状的再次出现,原有的神经功能障碍恶化和影像学上出现进展,不可逆的强化病灶,其周围有相关水肿。胶质瘤放射治疗后发生放射性坏死的概率仍不清楚,肿瘤复发和坏死通过影像学很难鉴别,危险因素为高剂量放射治疗(小于50Gy/25次很少发生坏死)、分割剂量(单次大于2Gy)、照射体积、辅助化疗等。文献报道脑放射性坏死发生率最高的一个研究是放射治疗同步卡铂,随后辅助丙卡巴肼、CCNU和PCV化疗。对于长期生存的生殖细胞瘤、髓母细胞瘤、中枢神经系统淋巴瘤等脑肿瘤,放射治疗引起的神经精神改变和认知功能障碍日益受到重视。

2. **假性进展**　GBM术后经过放射治疗影像显示瘤床周边出现均匀或相对均匀的强化带(图7-2-1),没有明显的水肿及临床症状,该类强化带多在后续的随访中逐渐消退。自替莫唑胺同步放化疗作为成人新诊断GBM的标准治疗以来,GBM放化疗后影像学进展发生率明显升高,研究发现恶性胶质瘤联合放化疗后很快在MRI上出现原有增强病变体积变大(图7-2-2),或出现新的增强病变的现象,虽未经治疗,增强病变在6个月内逐渐消退或保持稳定,上述表现与肿瘤进展无关,由于在影像上酷似肿瘤进展,学者称为假性进展(pseudoprogression)。假性进展多发生于替莫唑胺同步放化疗后3~6个月内,尤其是MGMT启动子甲基化者,属于亚急性放射反应,病理改变是早期放射性坏死,其原因可能是放化疗联合对肿瘤细胞和内皮细胞具有更强的杀伤力。研究提示假性进展可能是亚急性放射反应与真性坏死之间的过渡。假性进展可能是由明显的局部组织反应(包括炎性成分、水肿和血管渗透性异常)所致,可以引起MRI上造影增强区域的出现和扩大。在病情轻的病例,无需治疗即可逐渐消退,严重的放射损伤可导致治疗相关性放射性坏死,出现脑水肿及相关神经功能损害症状,需要临床干预,并定期复查MRI,以确定病变进展性质。

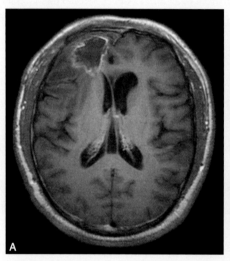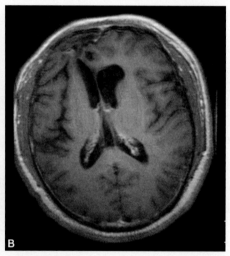

图7-2-1　男性病人,45岁,右额GBM

A.术后放射治疗后3个月出现瘤床边缘强化带;B.无任何干预,观察1年后强化灶消失

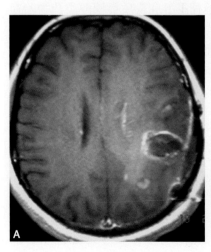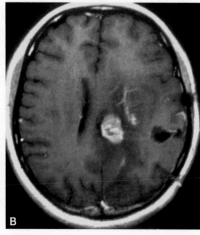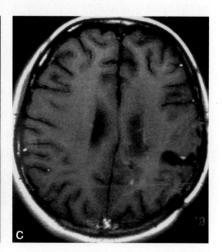

图7-2-2　男性病人,55岁,左顶叶GBM

A.术后放射治疗前;B.放射治疗+同步TMZ化疗后4个月出现放射治疗野内的强化灶,无明显神经功能障碍症状;
C.无任何额外临床干预,观察3个月后强化灶消失

常规 MRI 技术如 T_2 加权和钆增强 T_1 加权影像对于鉴别肿瘤复发和治疗相关坏死仍有局限性,而明确病变性质具有十分重要的临床意义,目前没有可靠的方法来辨别肿瘤复发和假性进展,PET、MRS 和 DWI 等新技术可能有助于鉴别肿瘤复发或放射性坏死,但常规定期 MRI 检查仍是主要的鉴别方法。

(邱晓光　刘彦伟)

第三节　立体定向放射外科

立体定向放射外科(stereotactic radiosurgery,SRS)是指利用立体定向系统的精确定位将外部高能量电离辐射束(γ 射线、X 射线或荷电粒子束)聚焦于某一局部靶区内,一般分 1~5 次大剂量集中照射靶区内组织,产生放射性坏死或引起所需要的生物学效应,达到类似外科手术的效果,而靶区外组织因放射剂量呈梯度锐减,免受损伤或呈轻微的可逆性损伤。立体定向放射外科技术主要由伽马刀放射外科(简称 γ 刀)、直线加速器放射外科(包括 X 刀、诺力刀及射波刀)和荷电粒子束放射外科(简称质子刀)组成。立体定向放射外科与常规放射治疗原理不同,常规放射治疗利用肿瘤组织与正常组织之间不同的放射敏感性治疗肿瘤,而立体定向放射外科利用照射靶区内外辐射剂量的梯度差异来治疗肿瘤。从 1968—2015 年,全球已有 961 167 例病人接受了 Leksell 伽马刀治疗,其中恶性肿瘤 424 016 例,良性肿瘤 352 133 例,血管性疾病 110 970 例,功能性疾病 70 476 例,眼眶疾病 3 572 例,现在每年以超过 70 000 例的速度增加。伽马刀放射外科是微创神经外科的重要手段,但是并不能替代传统的神经外科手术。因此,严格把握伽马刀放射外科的适应证,是影响伽马刀治疗效果的重要因素,也是减少并发症发生的关键所在。

目前已知的用伽马刀治疗效果良好的疾病包括:某些脑血管畸形、转移瘤、神经鞘瘤、神经纤维瘤、脑膜瘤、生殖细胞瘤、颅咽管瘤、垂体腺瘤、前庭神经鞘瘤、松果体区肿瘤、胶质瘤、脊索瘤、髓母细胞瘤、室管膜瘤、颈静脉孔区肿瘤、鼻咽癌、原发性中枢神经系统淋巴瘤、下丘脑错构瘤、三叉神经痛等。

不适合伽马刀治疗的疾病包括:合并严重颅内高压的疾病、颅内感染、寄生虫、动脉瘤、头皮肿瘤、脂肪瘤等。

伽马刀治疗的可能适应证包括:①无严重颅内高压,中小体积(平均直径<3cm)的实体病灶;②不能、不适合手术或拒绝手术的中小体积实体病灶;③术后残留或复发的病灶,无明显颅内高压;④可以作为与手术、放射治疗、化疗相结合的治疗;⑤三叉神经痛,严格选择的癌性痛、癫痫等功能性疾病。

一、神经鞘瘤

前庭神经鞘瘤治疗效果的评价在近三十年发生了革命性的变化,治疗后生活质量评价的地位明显提高。随着显微外科和放射外科的发展,面听神经功能保留率大为提高,治疗策略也越来越倾向于个体化治疗和多学科协作。个体化治疗方案的选择需要基于病人本人的身体条件、肿瘤特点甚至病人自身的愿望,经由神经外科、耳科、颌面外科、整形外科、电生理、立体定向放射外科、影像科等多学科协作,得出最佳诊疗方案,不同的治疗阶段按照指南由不同的学科分别施以治疗。

1. **适应证**　新发现的中、小型听神经鞘瘤(Koo 氏 Ⅰ~Ⅲ级),手术后残留和/或复发的听神经鞘瘤。对于较大体积的囊实性听神经鞘瘤,无明显临床占位效应的、不适宜接受开颅手术的病人,也可考虑伽马刀治疗。推荐治疗方法时,考虑的相关因素包括病人年龄、听力状况、其他神经症状、是否脑积水、是否 NF-2、内科情况、既往治疗史、放射外科的治疗风险、病人的需求和选择。如果病人伴有脑积水且年龄较大或身体条件不佳,除放射外科治疗外应考虑分流手术。

2. **治疗**　影像定位采用 3D 梯度回波增强扫描(SPGR 序列,1~1.5mm 层厚)序列,范围包括整个肿瘤及周边重要结构。听神经鞘瘤需与 CT 骨窗或与 MRI 的 3D CISS 序列进行融合并三维重建,有助于观察脑神经及重建内耳结构(耳蜗及半规管)。规划听神经鞘瘤的治疗计划时,应优先考虑处方剂量曲线完全包裹肿瘤并保护面、耳蜗及三叉神经的功能。对于大体积的肿瘤,也应考虑对脑干功能的保护。伽马刀治疗前庭神经鞘瘤的经典剂量是以 50% 的周边剂量曲线包裹肿瘤,周边剂量 12~14Gy,耳蜗受照射剂量不超过 4~5Gy。

伽马刀放射外科治疗听神经鞘瘤的长期肿瘤控制率为 90%~98%(图 7-3-1)。需注意的是,伽马刀治疗后的 3~18 个月内,50%~70% 的鞘瘤在 MRI 上表现为肿瘤中心失增强反应(loss of contrast enhancement,LOE),即在均匀强化的鞘瘤中心区出现明显低信号,并多伴有瘤体的膨胀和体积暂时的增大;此后数月失强化区再被强化,伴肿瘤体积的逐渐萎缩。囊实性的前庭神经鞘瘤在伽马刀治疗后往往会有获得明显的肿瘤萎缩,较大体积的囊实性神经鞘瘤在度过半年左右暂时性症状加重期后,随着肿瘤呈奇迹般地缩小临床症状也明显缓解或消失。多家文献报道,52%~83.4% 的听神经鞘瘤病人伽马刀治疗前后听力水平不变,小体积肿瘤的病人听力保留率更高。文献报道,接受周边处方剂量不超过 13Gy 的伽马刀治疗的大部分病人的面神经及三叉神经的功能现在都能保留(>95%)。

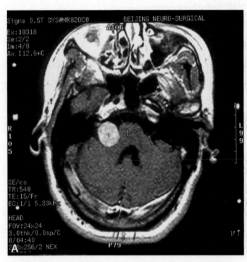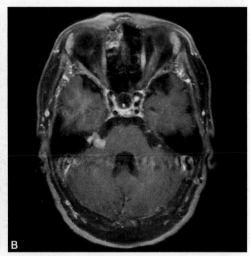

图 7-3-1   女性病人,40 岁,右侧听神经鞘瘤
周边剂量 12Gy,中心剂量 34Gy。伽马刀治疗后 23 年复查,MRI 显示肿瘤明显缩小控制良好,听力下降但有用听力保留,无面瘫及面部麻木。A. 伽马刀定位;B. 伽马刀后 23 年复查

3. 并发症

(1)急性反应:射线引发的急性反应包括治疗后即刻出现的头晕、头痛,恶心、呕吐等,治疗前后类固醇激素的应用,能很好预防,或缓解症状。

(2)中期反应:治疗后数月出现的头痛、头晕,及患侧一过性面肌抽搐、一过性面部疼痛、一过性面部麻木,平衡障碍,甚至脑积水症状等。由于肿瘤膨胀,或瘤周水肿造成,多数为一过性,经休息、脱水药物治疗可缓解,引起幕上脑积水的可行脑室-腹腔分流手术。

(3)晚期反应:包括患侧听力下降、面部麻木、面部疼痛、面肌无力、脑积水及平衡不稳。治疗 2~3 年后,新症状的发生多是由于肿瘤复发,或脑积水造成,需要相应的处理,如显微外科手术、脑室-腹腔分流手术或二次的伽马刀治疗。放射线照射直接引起的脑神经损伤,很难恢复。

二、脑膜瘤

适应证掌握方面要考虑到病变的大小、部位、与周围重要组织的关系,是否存在肿瘤周边水肿,以及既往治疗过程等情况。①肿瘤直径小于 3cm,无明显的神经系统体征及颅内压增高,病人无意手术;②年龄偏大,体质较弱,全身情况较差,不能耐受麻醉、手术或有手术禁忌证者;③病变位于颅底、矢状窦旁或松果体区,累及动脉、脑神经或长入静脉窦,手术风险较大;④多发性脑膜瘤或手术后残留、复发性肿瘤。

1. 良性脑膜瘤(WHO Ⅰ级)   边界清楚无浸润生长、12~16Gy 的周边剂量、50% 的处方剂量曲线足以控制肿瘤生长(图 7-3-2),伽马刀放射外科大宗报道的长期肿瘤控制率一般在 90% 以上;而 WHO Ⅱ级和Ⅲ级脑膜瘤一般呈浸润生长,生长较迅速,易复发,长期的肿瘤控制率大为降低,需适当提高周边剂量,注意靶区范围要包括增厚的、受肿瘤细胞浸润的脑膜。在注重肿瘤控制率的同时,应控制脑水肿等并发症的发生。幕上脑膜瘤较幕下脑膜瘤更容易发生水肿,因此幕上脑膜瘤的适应证选择应更加慎重,肿瘤体积越

小越好。2012 年 Antonio 等报道伽马刀治疗 4 565 例共 5 300 个良性脑膜瘤的多中心研究,中位肿瘤体积 4.8cm³,中位周边剂量 14Gy,中位随访时间 63 个月,3 768 个肿瘤得到详细随访,肿瘤控制率为 92.5%,7.5% 的肿瘤增大,永久的并发症发生率为 6.6%。

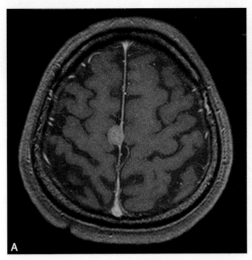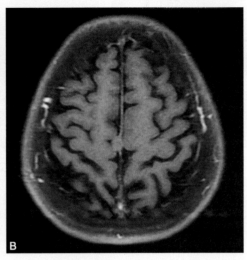

图 7-3-2 女性病人,56 岁,右顶镰旁脑膜瘤
周边剂量 15Gy,中心剂量 33Gy。A. 伽马刀定位;B. 伽马刀治疗后 9 年复查,肿瘤萎缩

2. 颅底脑膜瘤 至今对现代神经外科仍是巨大的挑战,而显微外科联合放射外科治疗可以在尽量保留脑神经功能的前提下,明显提高肿瘤控制率达到 80% 甚至 90% 以上。相比较而言,无任何治疗中位随访观察 4.6 年后 61% 颅底脑膜瘤病人发生症状进展,放射外科治疗的作用毋庸置疑。首都医科大学附属北京天坛医院曾报道 1995—2000 年治疗并随访的颅底脑膜瘤病人 189 例,肿瘤体积平均 6.0cm³±5.2cm³,给予中心剂量平均 27.5Gy±5.2Gy,周边剂量平均 12.3Gy±1.9Gy,肿瘤的控制率为 96.8%。2012 年弗吉尼亚大学 Starke 等报道,255 例伽马刀治疗颅底脑膜瘤中 109 例首选伽马刀治疗,中位随访时间 6.5 年,中位肿瘤体积 5.0cm³,肿瘤控制率 86%,3 年、5 年、10 年累积肿瘤控制率分别为 99%、96%、79%,90% 病人症状好转或症状无进展。

3. 颅后窝脑膜瘤 包括岩斜区脑膜瘤的基底部位于乙状窦、颈静脉、岩上窦、岩下窦旁,附于硬脑膜上,可累及 Ⅴ、Ⅵ、Ⅶ、Ⅷ、Ⅸ、Ⅹ 和 Ⅺ 等多对脑神经,且常压迫脑干,并与基底动脉相粘连,因此手术难度大。术后残留的部分可行放射外科治疗,对于重要功能区的较小体积脑膜瘤可直接行放射外科治疗(图 7-3-3)。2015 年 Sheehan 等报道 7 家中心 675 例伽马刀治疗颅后窝脑膜瘤,其中 43.3% 病人有手术史,中位肿瘤体积 6.5cm³,中位周边处方剂量 13.6Gy,平均随访时间 60.1 个月,肿瘤控制率 91.2%,3 年、5 年、10 年累积肿瘤控制率分别为 95%、92%、81%,7.7% 病人出现神经功能损伤,总体上既保护神经功能完整又控制住肿瘤进展的满意率为 85.8%。

4. 矢状窦旁及镰旁脑膜瘤 发生率占颅内脑膜瘤的 23%~28%,手术一般是第一选择,如肿瘤未侵入矢状窦可完全切除,而侵入矢状窦的肿瘤手术后残留或复发概率仍较高。对于术后残留或复发的幕上脑膜瘤,放射外科治疗控制率高,而脑水肿等副作用的发生率低于无手术史的病人。2011 年 Hasegawa 等报道伽马刀治疗 125 例窦汇、矢状窦旁及镰旁脑膜瘤,其中 63.2% 的病人有手术史,中位肿瘤体积 8.0cm³,中位周边处方剂量 16Gy,平均随访时间 72 个月,肿瘤控制率 85%,肿瘤累积控制率 5 年和 10 年分别为 78% 和 55%,29 例发生瘤周水肿,引起症状的瘤周水肿发生率为 8%,无手术史病人更易出现放射性水肿。

并发症:伽马刀放射外科治疗后最常见的并发症为脑水肿。脑水肿大多发生于照射后 3~8 个月。水肿若发生在非功能区且较为局限时,仅在影像学上可以看到低密度的表现,而无明显临床症状及体征;发生在功能区或水肿范围较大时,则可有神经功能的障碍,如肢体运动障碍、癫痫、失语、感觉异常等。放射性脑水肿若水肿面积不大、病人无明显神经功能障碍,可暂行观察或随访;若水肿较大、并出现神经功能障

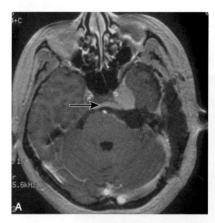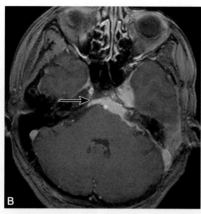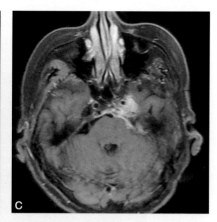

图 7-3-3 女性病人，45 岁，左侧岩斜区脑膜瘤侵入海绵窦，术后残留行两次伽马刀治疗

A. 第一次伽马刀定位，周边剂量 12Gy，中心剂量 30Gy，治疗靶区为左海绵窦区脑膜瘤，黑箭头所指斜坡部分残留肿瘤未治疗；B. 第二次伽马刀定位，第一次伽马刀后 6 年，周边剂量 12Gy，中心剂量 27Gy，靶区包括黑箭头所指斜坡部分残留肿瘤（较前增大）及左海绵窦区肿瘤；C. 第一次伽马刀后 14 年，第二次伽马刀后 8 年后复查肿瘤缩小，控制良好

碍，则需应用类固醇激素、脱水剂及神经营养药物治疗，其中，皮质类固醇药物能够短暂地缓解肿瘤及水肿引起的颅内高压症状；若出现少数严重脑水肿，导致中线移位等脑疝表现，用药无效情况，可考虑开颅手术减压。颅底脑膜瘤伽马刀治疗后其他较为常见的并发症为脑神经功能的损害，脑神经受照射强度比肿瘤体积更相关，中位周边处方剂量 12~15Gy 的剂量范围内，脑神经功能障碍发生率为 0~16%。

三、垂体腺瘤

1. 适应证 在对垂体腺瘤的综合治疗中，立体定向放射外科属于二线或三线治疗，适应证包括术后残留或复发肿瘤、远离视交叉的小体积腺瘤或者某些不能接受手术的高龄病人，尤其适合于肿瘤累及海绵窦的病人。伽马刀对垂体腺瘤的治疗目的是：①缩小或控制肿瘤生长；②控制激素水平异常，改善临床症状；③保护正常垂体组织。一些高龄病人或有手术禁忌证者，尽管肿瘤较大且靠近视神经，仍可行分次伽马刀治疗。术后残留垂体腺瘤的最佳治疗时机为手术后 4~6 个月以后，术后残腔萎缩，肿瘤塌陷，与视神经及其他正常结构关系更加清晰，有利于治疗计划的设计。

2. 治疗前评估 垂体腺瘤病人在伽马刀治疗前，需要进行完整的神经病学、眼科学、内分泌学评估来判断病人是否适合伽马刀治疗。主要包括视力视野的检查和下丘脑-垂体轴系激素水平的测定。泌乳素腺瘤的病人，血清泌乳素通常会超过 200ng/ml；生长激素型垂体腺瘤病人，需要特别关注生长激素和胰岛素样生长因子-1（IGF-1）水平并进行口服糖耐量试验；库欣综合征病人需要测定游离皮质醇和促肾上腺激素水平；甲状腺功能的评价需要有游离甲状腺激素水平和促甲状腺激素水平。一些接受过外科手术治疗或者肿瘤对垂体柄压迫较严重的病人，在接受伽马刀治疗前就存在垂体功能低下的症状，这也为对病人的术后治疗效果的评价提供了依据。垂体腺瘤病人在术前需要进行脑部和鞍区增强磁共振（MRI）的多层薄断面（1mm）扫描以便治疗计划能更精准地包裹肿瘤组织。对于接受过外科手术的病人，要做脂肪抑制像。来更好地区分肿瘤部分与手术填塞物。对于一些分泌型垂体腺瘤或者多次术后的病人，PET 对治疗的定位很有价值。

3. 治疗 适形的立体定向垂体放射外科的最佳剂量在很大程度上，要根据肿瘤的解剖位置（邻近视觉结构）、激素分泌状况、体积、放射性副作用的预期风险、现有的神经系统功能状况、既往放射治疗病史情况。对于无功能型垂体腺瘤，推荐周边剂量是 12~16Gy；而对于分泌型腺瘤，在安全保护视路、垂体柄及正常垂体的前提下，推荐周边处方剂量一般在 20Gy 以上，25~35Gy 可获得更高的内分泌缓解率，但会增加脑神经损伤和远期垂体功能减退的概率。视神经及视交叉接受小于 10Gy 的剂量是安全的。垂体柄对射线也很敏感，一般认为垂体柄的照射剂量应该小于 15Gy，这样可以降低术后的垂体功能低下发生率。对于侵及海绵窦的垂体腺瘤,要注意对颈内动脉的保护。尽量采用小准直器多靶点照射治疗,尽量避免使用大准直器,以减少散射,达到充分的高适形性和高选择性。垂体腺瘤残留组织术后改变或瘢痕组织形成正常垂体组织囊变坏死术后病人,垂体腺瘤反复经蝶术后,残留组织、术后改变或瘢痕组织形成、正常垂体组织、手术填塞物混杂在一起,靶区有时难以确认,可行[18]F-FDG 或[11]C-methonion PET 扫描再融合至定位 MRI 中,即多模态影像定位技术。

4. 治疗后处理　在放射外科治疗结束的时候,可给予病人一次冲击剂量的类固醇皮质激素。建议在放射外科治疗前至少 1~2 个月,停止激素抑制药物治疗(多巴胺能药物治疗泌乳素腺瘤、生长抑素八肽治疗肢端肥大症)。而长效性药物(如缓释型生长抑素八肽)应在放射外科治疗前 3~4 个月停用。放射外科治疗 1 周后,可以再使用这些药物。按照医嘱,病人可以继续服用其他的药物。

综合文献报道,无功能型垂体腺瘤的肿瘤控制率 83%~100%,垂体功能减退率 0~40%。随着立体定向放射外科技术的发展和规范,肿瘤控制率一般在 90% 左右,远期的垂体功能减退率在 20% 左右(图 7-3-4)。肿瘤体积为影响肿瘤控制率的重要因素,伽马刀对于越小的肿瘤治疗效果越好,对于外科术后残留或者复发的肿瘤应该尽早地进行伽马刀治疗,而不是等到肿瘤增长出现症状的时候才决定治疗。肿瘤体积超过 5cm^3、肿瘤向鞍上生长、周边剂量不到 16Gy,都可能是肿瘤控制率下降的明显影响因素。年龄偏小、

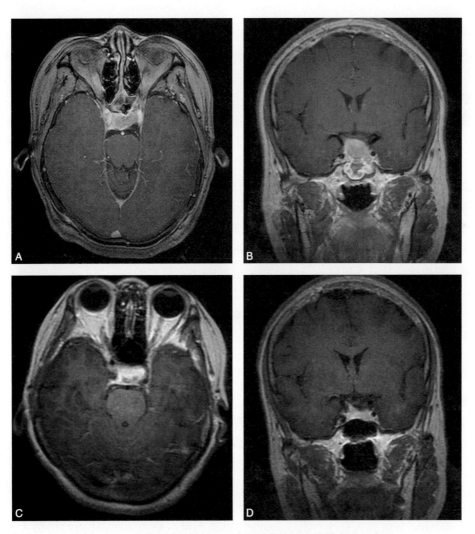

图 7-3-4　女性病人,45 岁,无功能型垂体腺瘤经蝶术后 3 个月

因术后残留行伽马刀治疗,周边剂量 14Gy,中心剂量 31Gy。伽马刀治疗后 8 年复查无视力下降及垂体功能减退,MRI 显示肿瘤明显萎缩。A. 伽马刀定位,轴位 MRI;B. 伽马刀前冠状位 MRI;C. 伽马刀治疗后 8 年,轴位 MRI 显示肿瘤明显萎缩;D. 伽马刀治疗后 8 年,冠状位 MRI 显示肿瘤明显萎缩

肿瘤体积偏大、有放射治疗史、有垂体功能减退病史是脑神经功能受损的明显影响因素,肿瘤进展更易发生脑神经功能损伤。Corhen-inbar等2017年发表了一篇多中心的回顾文章证实,皮质醇沉默型(silent corticotroph adenoma,SCA)病人肿瘤更易发生治疗后的肿瘤进展,周边剂量不低于17Gy可提高肿瘤控制率,皮质醇染色阳性是影响肿瘤进展和垂体功能减退的独立因素。

生长激素型垂体腺瘤伽马刀治疗后肿瘤控制率一般在90%以上,而国内外报道的内分泌缓解率波动很大,GH及IGF-1的激素水平缓解率为45%~65%,在结合药物治疗的情况下激素的正常化率可以达到70%以上。伽马刀治疗后激素水平正常化的中位时间一般在2~3年,在此期间应该进行药物治疗以控制激素水平。

库欣病的垂体腺瘤体积相对较小,伽马刀能以较高的剂量精准地包裹肿瘤组织而不对周围的组织造成破坏。近几年,多家医学中心的研究结果表明,伽马刀治疗库欣病的内分泌缓解率在42.5%~70%,一般经过13~22个月可以达到内分泌缓解。肿瘤的周边剂量在22~29.5Gy。美国内分泌学会将放射治疗作为经蝶手术治疗失败后的二线治疗方式,对皮质醇增多症的控制率在50%~60%。与传统放射治疗不同,以伽马刀为代表的放射外科将聚焦的射线高度适形地作用在病灶部位而减少对周围组织的损伤。长期的随访表明,在经蝶手术失败后行伽马刀治疗,以伽马刀作为治疗方式的病人其内分泌缓解率在42%~87%。

泌乳素型垂体腺瘤是最常见的分泌型垂体腺瘤,多巴胺受体激动剂(如溴隐亭)作为第一线治疗方式,能使大部分垂体腺瘤病人肿瘤体积缩小,激素水平正常化。经蝶手术可以作为不能耐受多巴胺受体激动剂或者对多巴胺受体激动剂抵抗的病人的治疗方式。但是对一些侵袭海绵窦的垂体腺瘤病人,往往预示肿瘤对药物有抵抗作用而且手术风险极高,伽马刀能很好地控制这一类垂体腺瘤。

5. 并发症 垂体功能低下是伽马刀治疗垂体腺瘤最常见的并发症,以前报道的发生率波动较大(0~40%),随着放射外科的发展,远期垂体前叶功能减退的发生率一般在20%以下,中位发生时间一般在5~6年左右。侵袭性无功能垂体腺瘤由于体积较大及其侵袭性,对正常垂体产生的压迫作用使许多病人在进行手术前就已经发生了垂体功能低下。垂体功能低下的发生与周边处方剂量、靶区的定位、剂量计划设计、有否手术史及是否进行过放射治疗均有关。伽马刀引起的视神经病变的发生率为2%~5%。但随着高分辨率磁共振的出现,对肿瘤与视交叉距离的判断越来越精准,病变的发生率也越来越低。视神经耐受的剂量在8~12Gy以下,海绵窦内的脑神经的耐受剂量在10~40Gy。由于长期的肿瘤压迫,侵袭性无功能型垂体腺瘤病人的视神经及海绵窦内的脑神经要比一般的病人更加脆弱。流行病学中,垂体大腺瘤的自然卒中发生率为1.6%~2.8%,放射治疗后缺血性卒中的平均发生率为6.7%(0~11.6%)。没有证据表明伽马刀治疗会增加垂体卒中的发生率。迄今有三例报道垂体腺瘤伽马刀治疗后远期出现第二肿瘤,伽马刀治疗后15年发生第二肿瘤的概率大概为0.04%。

四、转移瘤

1. 适应证 新诊断的单发或多发性脑转移瘤,无明显颅高压症状;病人有较好的功能状态,预计3个月以上生存期者,原发病有效控制;单发或多发性脑转移瘤全脑放射治疗(whole brain radiotherapy,WBRT)后的局部补量;手术切除后和/或WBRT后脑转移瘤残留、复发、新发肿瘤的挽救性治疗;病人有多种疾病、不能/不耐受手术、全脑放射治疗者;肿瘤位置不适合手术或全脑放射治疗;没有粟粒状病灶和脑膜转移者。

2. 治疗 根据肿瘤数目、大小、部位、毗邻结构及放射治疗史等综合因素,伽马刀治疗转移瘤的周边处方剂量从15~25Gy。肿瘤最大直径不超过2cm时,周边剂量一般为20~25Gy;肿瘤最大直径为2~3cm时,周边剂量一般为16~18Gy;肿瘤最大直径为3~4cm时,周边剂量一般为12~15Gy。

伽马刀治疗脑转移瘤疗效显著(图7-3-5)。多项回顾性研究报道,伽马刀治疗脑转移瘤的局部控制率一般为85%~99%,平均可达到90%以上,治疗后1年局部肿瘤控制率为79%~95%,中位生存时间9~13个月,放射性脑坏死发生率0~6.5%。

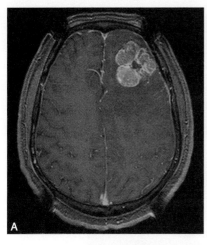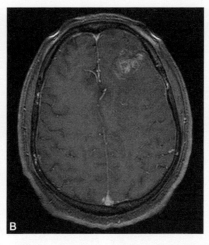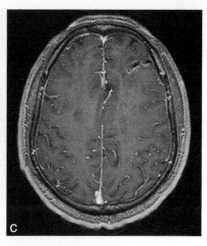

图 7-3-5　男性病人,66 岁,左额大体积肝癌脑转移瘤行分期的伽马刀治疗

第一次伽马刀治疗周边剂量 12Gy,中心剂量 24Gy;1 个月后肿瘤明显缩小,遂行第二次伽马刀治疗,周边剂量 11Gy,中心剂量 22Gy。A. 第一次伽马刀定位;B. 第二次伽马刀定位,第一次伽马刀治疗后 1 个月肿瘤明显缩小;C. 第一次伽马刀治疗后 9 个月,复查 MRI 显示肿瘤继续缩小

其优势有以下几方面:①脑转移瘤多对放射线敏感,表现在治疗后影像学上肿瘤缩小或消失、局部脑水肿减退、神经系统检查神经症状的迅速缓解、局部控制率高;②脑转移瘤常多发,而伽马刀可短时间内一次完成多个病灶的治疗;③伽马刀治疗侵袭小、无痛苦、恢复快、住院时间短、安全可靠、致死率低,即使病人年龄多较大或全身情况差,KPS<70 分难以耐受手术治疗,但仍可接受伽马刀治疗;④神经系统损伤小,几乎无远期认知障碍;⑤伽马刀配合全脑放射治疗,能杀伤脑转移瘤周围浸润肿瘤细胞,杀伤影像学不能发现亚临床灶,对预防肿瘤复发有一定疗效;⑥尽管恶性黑色素瘤、肾癌、肉瘤等放射抗拒肿瘤脑转移全脑放射治疗疗效较差,但放射抗拒肿瘤与非放射抗拒肿瘤脑转移瘤的伽马刀疗效相似。

3. 并发症　早期常有恶心、呕吐等,多属急性放射脑水肿反应引起颅内压升高所致,也可能与照射刺激呕吐中枢有关。经脱水、激素和/或恩丹西酮治疗一般可以得到满意控制。对于治疗前有过癫痫发作的病人,术后应坚持服用抗癫痫药物,治疗过程中也应注意。

6 个月后发生的放射性脑水肿甚至放射性坏死,会引起一些颅内压升高的典型症状,经对症、脱水及激素治疗,一般都可得到有效控制。贝伐单抗作为一种血管内皮细胞生长因子抗体,可有效减轻放射性脑水肿,临床上已多有应用(图 7-3-6),但有较大的出血及其他风险,要慎重使用。常规 MR 序列有时很难区分放射性坏死与肿瘤复发,磁共振波谱分析(MRS)、弥散加权成像(DWI)、磁共振灌注(pMRI)及 PET/CT 等功能影像可以有助于鉴别诊断,也可以借助开颅手术或活检手术。

五、胶质瘤

常规手术、放射治疗及建立在分子病理学基础上的化疗、靶向治疗,是主流治疗方法,伽马刀只是辅助手段。某些中线结构的毛细胞星形细胞瘤、分化良好的室管膜瘤、脉络丛乳头状瘤和髓母细胞瘤,放射敏感度较高,中小体积的瘤灶接受放射外科治疗后会逐渐缩小甚至消失,局部控制率高,能保持或提高病人的生活质量,还能部分延长病人的生存期,但肿瘤扩散难以控制。作者曾对 41 例伽马刀治疗开颅术后复发或残留的脑胶质瘤病例进行随访分析,分化良好的星形细胞瘤 I 级和毛细胞型星形细胞瘤,伽马刀治疗后肿瘤可以明显缩小甚至消失,病人的生存时间及生存质量明显提高,而无严重的并发症发生。Ⅱ～Ⅲ级间变星形细胞瘤及高度恶性的胶母细胞瘤由于生长活跃,肿瘤各部位细胞分化程度亦不相同,伽马刀治疗的效果受到影响,较分化良好的星形细胞瘤的疗效差。室管膜瘤、少枝及髓母细胞瘤的伽马刀治疗疗效明显好于分化差的星形细胞瘤及胶质母细胞瘤,肿瘤有较明显的缩小趋势。肿瘤的分化程度越高,放射敏感性越强,伽马刀疗效越好,在放射生物学中对放射敏感性的次序是:髓母细胞瘤>少枝胶质瘤>室管膜瘤>星形细胞瘤>胶质母细胞瘤。

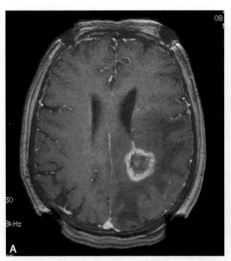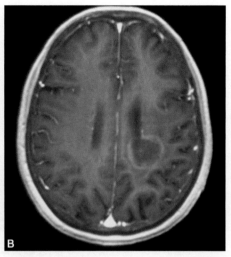

图 7-3-6　女性病人,66 岁,左侧枕角旁肺腺癌脑转移瘤

接受全脑放射治疗 50Gy 后 2 年因肿瘤增大伴严重水肿,考虑复发行伽马刀治疗,周边剂量 12Gy,中心剂量 24Gy,同时给予贝伐单抗治疗,2 个月后肿瘤缩小且水肿基本消失。A. 伽马刀+贝伐单抗的轴位 MRI;B. 2 个月后复查的轴位 MRI

六、血管性肿瘤

伽马刀治疗血管性肿瘤有其独到的优势,在海绵窦区海绵状血管瘤、血管网状细胞瘤、脑膜血管外皮细胞瘤等血管性肿瘤取得了很好的疗效。海绵窦海绵状血管瘤手术完全切除困难,但该类病灶对放射线敏感,射线照射促使瘤体缩小,瘤内血管组织变性、狭窄、瘤内血栓形成,且脑神经功能保护良好,立体定向放射外科逐渐成为主流治疗方法之一。伽马刀治疗周边处方剂量一般为 12~18Gy,肿瘤控制率可达100%,肿瘤萎缩率 90% 以上,而脑神经损伤率及垂体功能低下发生率极低。血管网状细胞瘤是一种真性血管性肿瘤,伽马刀治疗的周边处方剂量一般为 12~18Gy,肿瘤控制率为 63.6%~100%。治疗中小型实性肿瘤安全有效,可以用于治疗有生长趋势的瘤灶。临床随访需注意开颅术后可能播散,早期发现的小瘤灶应积极选择伽马刀治疗。

总之,立体定向放射外科在严格把握适应证的情况下在以上肿瘤都能取得很好的疗效,而且在其他颅内肿瘤,如脊索瘤、颅咽管瘤、中枢神经细胞瘤、髓母细胞瘤等根据肿瘤情况也可选用伽马刀治疗。而且立体定向放射外科治疗有望通过增加剂量来改善局部控制,根据肿瘤位置、病理及生长特性等可以单次或者分次放射外科治疗。

(孙时斌)

参 考 文 献

[1] 李晔雄. 肿瘤放射治疗学[M]. 5 版. 北京:中国协和医科大学出版社,2017.

[2] Wick W,Platten M,Meisner C,et al. Temozolomide chemotherapy alone versus radiotherapy alone for malignant astrocytoma in the elderly:The NOA-08 randomised,phase 3 trial[J]. Lancet Oncol,2012,13(7):707-715.

[3] Chiesa S,Mazzarella C,Ferro M,et al. PD-0516:Edema or not edema:this the matter in glioblastoma CTV! Hypothesis from two sequential phase Ⅱ studies[J]. Radiotherapy and Oncology,2014,111:S203-S204.

[4] Gilbert MR,Wang M,Aldape KD,et al. Dose-dense temozolomide for newly diagnosed glioblastoma:a randomized phase Ⅲ clinical trial[J]. J Clin Oncol,2013,31(32):4085-4091.

[5] Shibin Sun,Ali Liu. Long-term follow-up studies of Gamma Knife surgery for patients with neurofibromatosis Type 2[J]. Journal of Neurosurgery,2014,121 Suppl 2:143-149.

[6] Sheehan JP,Starke RM,Kano H,et al. Gamma Knife radiosurgery for posterior fossa meningiomas:a multicenter study[J]. J Neurosurg,2015,122(6):1479-1489.

［7］ Yamamoto M,Serizawa T,Shuto T,et al. Stereotactic radiosurgery for patients with multiple brain metastases：a multi-institutional prospective observational study［J］. Lancet Oncol,2014,15(4)：387-395.

［8］ Gorlia T,van den Bent MJ,Hegi ME,et al. Nomograms for predicting survival of patients with newly diagnosed glioblastoma：prognostic factor analysis of EORTC and NCIC trial 26981-22981/CE. 3［J］. Lancet Oncol,2008,9(1)：29-38.

［9］ Yoon RG,Kim HS,Paik W,et al. Different diagnostic values of imaging parameters to predict pseudoprogression in glioblastoma subgroups stratified by MGMT promoter methylation［J］. Eur Radiol,2017,27(1)：255-266.

第八章

颅脑肿瘤的系统治疗

颅脑恶性肿瘤的系统治疗以手术和放疗为主。随着近年来新型抗肿瘤化学药物的问世,分子生物学研究的不断深入,转化医学的不断进步,肿瘤免疫及免疫微环境不断被人们所熟知,化疗以及分子靶向治疗为恶性脑肿瘤的治疗带来了不小的进步,免疫治疗的异军突起也给颅脑肿瘤的治疗带来一丝曙光。本章主要就神经肿瘤的化学治疗、靶向治疗以及免疫治疗进展做一概述,神经肿瘤的手术及放疗见相关章节。由于神经肿瘤靶向治疗与免疫治疗研究主要集中在脑胶质瘤,因此,本章重点讨论脑胶质瘤的靶向治疗和免疫治疗。

第一节　化学药物治疗

化学药物治疗简称化疗,是通过使用化学药物来控制肿瘤细胞的生长,从而取得抑制肿瘤进展的一种治疗手段。化疗是一种全身治疗的手段,无论采用口服还是静脉给药,化疗药物都会随着血液循环遍布全身,从而发生治疗作用。目前,化疗在治疗颅脑恶性肿瘤中的作用日益突出,随着药物的进展,化疗在脑肿瘤的治疗中发挥着越来越明显的作用。

从 20 世纪 70 年代以来,化疗在临床上的应用越来越多,并且随着越来越多的化疗药物的出现,拮抗化疗毒性的药物研发速度也在加快,化疗在脑肿瘤治疗中的作用越来越受到重视。虽然神经外科手术与放射治疗恶性脑肿瘤的技术取得了进步,但对恶性脑肿瘤来说,单纯应用神经外科手术与放射治疗对于恶性脑肿瘤病人的治疗效果仍不能令人满意,并且从严格意义上讲两者都属于局部治疗。而恶性脑肿瘤多呈广泛侵袭性生长,因此任何只强调局部治疗、忽视恶性脑肿瘤的分子遗传学特征、不进行全脑与全身治疗的方法都不能取得预期疗效。

恶性脑肿瘤的化疗不同于采用药物治疗其他的脑部疾病,在恶性脑肿瘤的化疗史上,有 3 个治疗理论:①化疗药物的细胞毒性作用。在所有的化疗方案中,必须考虑应用对肿瘤有细胞毒性的药物,如恶性淋巴瘤对激素敏感,单用激素可以使肿瘤消失,但是激素不是细胞毒性药物,在设计恶性淋巴瘤化疗方案时,必须考虑在应用激素的同时,应用足量的细胞毒性药物。②细胞周期调节的化疗药物。由于瘤细胞处于不同的细胞分裂周期,在设计化疗方案时必须考虑联合用药问题,如首先给予对 S 期敏感的药物,继之给予 G_1 期敏感药物,则可能最大限度地杀死瘤细胞。③化疗药物的细胞毒性协同作用。联合用药时,考虑给予增强细胞毒性的药物。

在设计化疗方案时需要考虑的其他因素还有:根据肿瘤的分子病理学设计化疗方案,以降低肿瘤细胞的抗药性、提高疗效;同时要根据肿瘤的分子病理基因检测结果制定相应的化疗方案,注意化疗药物的毒性,保护病人机体的免疫力等。

一、药理和药代动力学

脑肿瘤化疗药物杀死瘤细胞的基本机制主要有两条:①细胞毒性作用;②诱导肿瘤细胞发生凋亡。

一种有效的脑肿瘤化疗药物,必须能在肿瘤细胞中达到足够的浓度,并克服肿瘤细胞的抗药性。对于中枢神经系统肿瘤,由于血-脑脊液屏障(BCB)和血-瘤屏障(blood-tumor barrier,BTB)的保护,药物难以达到足够的浓度。一般来说,能够很好地渗透到神经系统和脑肿瘤的药物有以下特征:非离子、高脂溶性、小分子(分子量小于400)。影响药物分布的其他重要因素还有:局部血流量、肿瘤毛细血管渗透性、肿瘤血管表面积、药物稳定性和药物在脑组织中的代谢。一旦药物通过脑组织或肿瘤毛细血管,扩散和对流影响其进一步分布。肿瘤的间质渗透压影响药物通过间质间隙。

二、药物的分类

化疗药物可以分为细胞周期特异性和细胞周期非特异性两类。细胞周期特异性药物能在细胞周期的特定期(如 S 期、有丝分裂期)攻击肿瘤细胞,因此对于有丝分裂频繁的肿瘤较有效,代表药物有氨甲蝶呤、长春新碱和依托泊苷。细胞周期非特异性药物对癌细胞的攻击可不受细胞分裂周期的限制,代表药物有替莫唑胺(TMZ)、卡莫司汀(BCNU)和顺铂(DDP)等。化疗药物可根据其药理机制进一步分类(如烷化剂、抗代谢药、拓扑异构酶抑制剂以及铂类等)(图 8-1-1)。

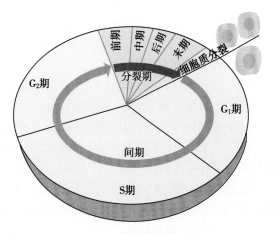

图 8-1-1　细胞周期模式图

1. 烷化剂类

(1)氮芥:这类药的作用机制是生成活性正碳离子,然后与敏感分子的亲电部分相互作用,烷化剂类药物中已有几种应用于脑肿瘤治疗,包括氮芥、环磷酰胺、异环磷酰胺等药物。

(2)亚硝脲类:亚硝脲类化疗药物包括 CCNU(洛莫司汀)、BCNU(卡莫司汀)、ACNU(尼莫司汀)、PCNU(福莫司汀)、Me-CCNU(司莫司汀)。亚硝脲类药物具有高脂溶性、非离子化和细胞周期非特异性,容易透过血-脑脊液屏障。

(3)丙卡巴肼(PCB):丙卡巴肼在肝活性作用下生成中间体再生成活性产物,口服后被胃肠道快速吸收,首先代谢成为与 PCB 有相同效应的 PCB 偶氮衍生物,然后在 P450 作用下,转化为具有更高活性的氧化偶氮基 PCB 衍生物。PCB 一旦被激活,可烷化 DNA 中鸟嘌呤的 6 位 O,此外,PCB 还能诱导 DNA 链断裂,抑制 DNA、RNA 和蛋白质的合成。

(4)铂类化合物:顺铂和卡铂是铂的二价化合物,是具有细胞非周期特异性的双功能烷化剂,它们能烷化鸟嘌呤的 N7,引起 DNA 内部之间的交联,顺铂和卡铂都是水溶性的,以原形由尿液排出,血-脑脊液屏障透过率差,顺铂和卡铂均可通过静脉或动脉内给药,但脑肿瘤区的血-脑脊液屏障部分已破坏,在临床中铂类药物也能有一定量的通过,从而进入肿瘤发挥作用。

(5)替莫唑胺:替莫唑胺是烷化剂氨烯咪胺的含有 Imidazotetrazine 环的衍生物,对全身和中枢神经系统的恶性肿瘤有活性,在正常生理 pH 下,可经化学作用快速产生活性化合物 MTIC。替莫唑胺通过甲基化干扰 DNA 复制,从而产生抗肿瘤活性,它转化为活性 methyldiazonium 阳离子甲基化 DNA 的以下部分:鸟嘌呤的 N^7(70%),腺嘌呤的 N^3 和鸟嘌呤的 O^6。替莫唑胺为目前胶质瘤治疗的一线用药。

2. 植物碱类

长春碱类,长春新碱是从长春花中提取的,具有细胞周期特异性纺锤体毒性。它们进入细胞后,经过一个能量依赖载体介导的转运系统和处于 s 期的微管蛋白结合,阻止聚合作用和诱导中期停顿,为水溶性,血-脑脊液屏障透过率差。

3. 抗肿瘤抗生素

放线菌素 D、多柔比星、博莱霉素、丝裂霉素 C 都属于此类抗肿瘤药,是细胞周期非特异性 DNA 嵌合剂,干扰 DNA 和 RNA 的合成,难以透过血-脑脊液屏障。

4. 抗代谢类

(1)嘧啶拮抗剂类:嘧啶类似物是 S 期特异性药物,包括氟尿嘧啶(5-FU)和阿糖胞苷(Ara-C)。氟尿嘧啶是嘧啶的氟化物,磷酸化后进入细胞,然后共价结合成胸苷酸合成酶,阻止其活动,干扰 DNA 和 RNA 的合成。常见的毒性反应有骨髓抑制、恶心、呕吐和神经功能障碍,如小脑综合征、脑病、癫痫和脊髓病。

(2)嘌呤拮抗剂类:这类药物包括 6-巯基嘌呤(6-MP),6-巯基嘌呤为硫氢基取代嘌呤换上羟基所得,这种药需要口服,需要次别嘌呤-咖啡因酶转磷酸核糖基酶活化后才能与 DNA 结合,阻止嘌呤合成、DNA 断裂和干扰 DNA 合成。这类药物的毒性作用包括严重的迟发性骨髓抑制和中度胃肠道不适。

（3）叶酸拮抗剂类:最重要的叶酸拮抗剂是氨甲蝶呤(MTX),S 期特异性药物,对分裂繁殖比率的细胞作用强,是 4-氨基-N10-甲基叶酸类似物,与二氢叶酸还原酶可逆结合,有效地阻止了四氢叶酸酯的生成,降低了细胞内叶酸的含量。在嘌呤和胸苷酸合成时,细胞需要四氢叶酸酯转运碳基,此外聚谷氨酸盐化氨甲蝶呤生成的代谢物也能阻止嘌呤和胸苷酸的生物合成。氨甲蝶呤可通过动脉、静脉或者鞘内给药,常单用或联用治疗中枢神经系统淋巴瘤。大剂量的氨甲蝶呤全身性给药,会产生许多不良反应,包括骨髓抑制、肾毒性、恶心、呕吐、腹泻、黏胶炎、间质性肺炎和神经毒性。神经后遗症可表现为急性脑病综合征、脊髓病、蛛网膜炎和进行性脑白质病,氨甲蝶呤的全身毒性可用甲酰四氢叶酸解救。

5. 拓扑异构酶抑制剂

（1）依托泊苷:依托泊苷(VP-16)是从鬼臼毒素得到的天然产物,其机制是通过干扰 DNA 拓扑异构酶 Ⅱ 使单链和双链断裂,诱导细胞停留在 G_2 期,同时也间接干预了 DNA 和拓扑异构酶 Ⅱ 的形成。

（2）喜树碱衍生物:喜树碱(CPT)是从喜树的树皮中提取的一种活性物质。伊立替康(CPT-11)和拓扑替康是两个喜树碱衍生物,与母体相比具有高临床活性和低毒性,毒性有骨髓抑制、轻度恶心、呕吐、高血压等。不良事件包括严重的急性和迟发性腹泻。

6. 其他化疗药物　羟基脲(hydroxyurea)是一种细胞周期特异性尿素类似物,此药为核苷酸还原酶抑制剂,作用机制是抑制焦磷酸酯还原酶,从而通过减少可利用的脱氧核苷酸来干扰 DNA 合成,杀伤 S 期细胞,对分化增殖的细胞敏感。

三、给药途径

1. 口服　口服化疗药物的最大优点是方便,然而许多药物的口服生物利用度不稳定,且受多种因素影响,如胃酸中药物的稳定性、肠黏膜吸收的难易程度,肠酶的灭活作用、肝代谢,胆汁排泄和治疗引起的呕吐等。

2. 静脉给药　静脉推注可以使血浆中的药物浓度达到最高峰,随着药物的代谢和排泄,其浓度会急速下降,一些细胞周期非特异性的药物,以及与 DNA 有相互化学作用的药物(如卡莫司汀、顺铂)适合采用静脉推注。

3. 动脉给药　可以增加药物浓度 2~4 倍,从而降低全身毒效应。动脉给药的最大好处在于避免药物的首过效应。用于动脉给药治疗脑肿瘤的药物有卡莫司汀(BCNU)、顺铂、依托泊苷、氨甲蝶呤和卡铂等。动脉内给药治疗的风险也很明显,包括卒中、肾毒性、脑白质病、脉管炎和癫痫。基于动脉给药副作用很大,且没有明显的提高病人的受益,现多数人已不主张动脉给药,这是目前普遍接受的观点。

4. 间质内给药　间质内给药是指药物直接进入脑组织内或到达脑肿瘤周围。已有的方法有卡莫司汀(BCNU)的生物可降解聚合物薄片(wafer)(图 8-1-2),可以维持肿瘤组织中高浓度的 BCNU 药物浓度。另外 Ommaya 囊或植入式药物输注装置,也可以将化疗药物直接运送到肿瘤周围,常用的化疗药物主要是氨甲蝶呤、阿糖胞苷等抗代谢类化疗药物(图 8-1-3)。

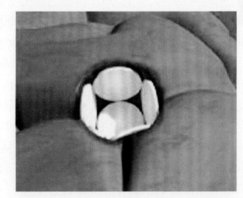

图 8-1-2　生物可降解聚合物薄片(gliadel wafer)

四、影响化疗效果的因素

1. 解剖因素　在脑肿瘤化疗中,血-脑脊液屏障是需要首先考虑的问题,血-脑脊液屏障是指脑毛细血管壁与神经胶质细胞形成的血浆与脑细胞之间的屏障和由脉络丛形成的血浆和脑脊液之间的屏障。由脑的连续毛细血管内皮及其细胞间的紧密连接、完整的基膜、周细胞以及星形胶质细胞脚板围成的神经胶质膜构成,其中内皮是血-脑脊液屏障的主要结构。化疗药物分子能否有效透过血-脑脊液屏障,决定着化疗的效果(图 8-1-4)。

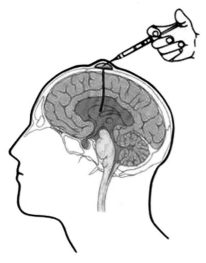

图 8-1-3　Ommaya 囊植入化疗

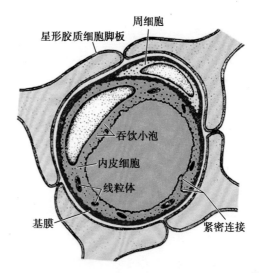

图 8-1-4　血-脑脊液屏障超微结构模式图

2. **临床因素**　肿瘤的切除程度、病人的体质、化疗的耐受性以及 KPS 评分都影响着最终的化疗效果。

3. **病理因素**

(1) 不同病理类型的肿瘤对于化疗的敏感性不同,如颅内生殖细胞瘤、原发性中枢神经系统淋巴瘤的化疗敏感性就要明显优于胶质瘤、恶性脑膜瘤、转移癌等。

(2) 分子病理检查结果也可影响化疗的敏感性,目前已经明确与治疗效果相关的分子病理检查指标有 MGMT 和 1p/19q 等。

1) MGMT(O^6-甲基鸟嘌呤 DNA 甲基转移酶),烷化剂药物杀伤肿瘤细胞的机制主要通过造成肿瘤细胞 DNA 烷基化损伤进而形成 DNA 交联,阻断 DNA 复制,从而杀伤肿瘤细胞。在肿瘤细胞中,MGMT 分子上有 2 个烷基受体,可接受烷基化损伤的细胞 DNA 上 O^6-烷基鸟嘌呤上的烷基,修复被烷基化的鸟嘌呤,因而可阻止 DNA 交联的形成,从而降低这些烷化剂药物的细胞毒作用。因此,对抗烷化剂药物杀伤肿瘤细胞的作用,是造成肿瘤细胞耐药的主要原因。

2) 检测 1p/19q(LOH)的状态既可以作为诊断少突胶质细胞来源肿瘤的分子病理学依据,尤其是在一些难以鉴别的颅内肿瘤,也可以作为选择治疗方式、评价化疗疗效和生存预后的分子标志物。与同一病理类型的无缺失病人相比,1p/19q 联合缺失的病人对化疗有更高的敏感性和更长生存期,部分病人仅采用化疗也能达到同放化疗一样的效果。因此肿瘤临床应用指南已将化疗作为 1p/19q 等位基因联合缺失病人的重要治疗方式之一。

五、常见的不良反应及相应的处理措施

抗肿瘤药物在杀伤肿瘤细胞的同时,对人体的某些正常组织器官细胞亦有一定损害,这就是抗肿瘤药的不良反应。在临床应用时,抗肿瘤药的两方面作用是有差别的,如两者等同存在,这个药物则不能用于临床。当然,不良反应的程度与药物剂量密切相关,这就需要医师根据知识和经验,把药物使用掌握到恰如其分的程度。现有抗肿瘤药物对正常组织的损伤,主要表现在胃肠道系统、骨髓造血系统和肝肾系统等(表 8-1-1)。抗肿瘤药物在杀伤肿瘤细胞的同时,对人体的某些正常组织器官细胞亦有一定损害,这就是抗肿瘤药的不良反应。化疗的成功与否,毒、副作用通常有剂量依赖性,因此,解决好化疗药物的代谢和排泄,对于克服抗肿瘤药物的不良反应,取得最佳治疗效果非常重要。

表 8-1-1 抗肿瘤药物毒性反应的分度标准(WHO 标准)

项目	0度	I 度	II 度	III 度	IV度血液学
血液学					
血红蛋白(g/L)	≥110	95~109	80~94	65~79	<65
白细胞(×10⁹/L)	≥4.0	3.0~3.9	2.0~2.9	1.0~1.9	<1.0
粒细胞(×10⁹/L)	≥2.0	1.5~1.9	1.0~1.4	0.5~0.9	<0.5
血小板(×10⁹/L)	≥100	75~99	50~74	25~49	<25
出血	无	瘀点	轻度失血	明显失血	严重失血
消化系统					
胆红素	≤1.25×N	1.26~2.5×N	2.6~5×N	5.1~10×N	>10×N
SGOT/SGPT	≤1.25×N	1.26~2.5×N	2.6~5×N	5.1~10×N	>10×N
AKP	≤1.25×N	1.26~2.5×N	2.6~5×N	5.1~10×N	>10×N
口腔	正常	疼痛、红斑	红斑、溃疡可进一般饮食	溃疡只进流食	不能进食
恶心呕吐	无	恶心	短暂呕吐	呕吐需治疗	难以控制的呕吐
腹泻	无	短暂(<2天)	能耐受(>2天)	不能耐受	血性腹泻需治疗
肾					
尿素氮	≤1.25×N	1.26~2.5×N	2.6~5×N	5.1~10×N	>10×N
肌酐	≤1.25×N	1.26~2.5×N	2.6~5×N	5.1~10×N	>10×N
蛋白尿	无	+,<0.3g	II~III,0.3~1g	III,>1g	肾病综合征
血尿	无	镜下血尿	严重血尿	严重血尿+血块	泌尿道梗阻
肺	正常	症状轻微	活动后呼吸困难	休息时呼吸困难	需完全卧床
药物热	无	<38℃	38~40℃	>40℃	发热伴低血压

1. 骨髓抑制 骨髓抑制是化疗最常见的重要限制性毒副反应。粒细胞半数生存期最短 6~8 小时,因此常最先表现白细胞下降。血小板的半数生存期为 5~7 天,血小板下降出现较晚、较轻。红细胞半数生存期为 120 天,化疗影响较小,下降通常不明显。现有抗肿瘤药大多均有不同程度的骨髓抑制不良反应。

发生严重骨髓抑制后,常常需要减少化疗药物的剂量或停药,另外还可根据骨髓抑制的情况选择合适的药物,如粒细胞减少可给予粒细胞集落刺激因子(图 8-1-5),血小板减少可给予血小板生长因子或白细胞介素-11(图 8-1-6),红细胞减少可给予重组人红细胞生成素。必要时还要输成分血,另外为了预防或者控制感染还要及时采用有效抗生素抗感染治疗。

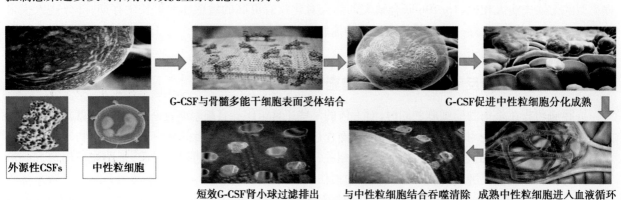

外源性CSFs 中性粒细胞

G-CSF与骨髓多能干细胞表面受体结合　　G-CSF促进中性粒细胞分化成熟

短效G-CSF肾小球过滤排出　　与中性粒细胞结合吞噬清除　　成熟中性粒细胞进入血液循环

图 8-1-5 G-GCF 作用于粒细胞系的造血机制

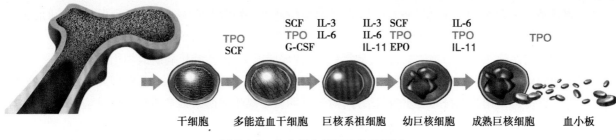

			SCF　IL-3	IL-3　SCF	IL-6	
	TPO		TPO　IL-6	IL-6　TPO	TPO	TPO
	SCF		G-CSF	IL-11　EPO	IL-11	

干细胞　　多能造血干细胞　巨核系祖细胞　幼巨核细胞　成熟巨核细胞　血小板

图 8-1-6　血小板生长因子作用机制

2. **胃肠反应**　主要表现为恶心、呕吐及腹痛、腹泻、便秘,胃肠反应是化疗最常见的早期毒性反应,恶心和呕吐是化疗药物最常引起的早期毒性反应,严重的呕吐可导致脱水、电解质紊乱,直接刺激胃肠道引起呕吐、体质衰弱和体重减轻,使病人拒绝有效的化疗。化疗药物常引起腹泻,严重者可出现血性腹泻、脱水、水电解质紊乱等。便秘、腹胀及腹痛也较常见,能够迅速增殖的黏膜组织也是最易受到化疗药物损伤的组织之一。临床表现为口腔炎、舌炎、食管炎、黏膜及胃肠道溃疡,引起进食疼痛,严重者可出现血性腹泻。黏膜屏障的损伤也可导致细菌侵入和感染发生。

如发生呕吐症状,需少食多餐,增加营养高的食物,采用静脉营养,或根据呕吐程度,选择使用不同的止吐药物,主要是使用 5-羟色胺受体拮抗剂类(图 8-1-7);如出现便秘症状,可以让病人进食高纤维素食物,增加活动,给予缓泻剂;如出现腹泻,可以进食低纤维素、高蛋白食物,减少对消化道的刺激,可以使用止泻剂,如洛哌丁胺等;如消化道症状严重,必要时需要降低化疗药物的剂量,甚至停药。

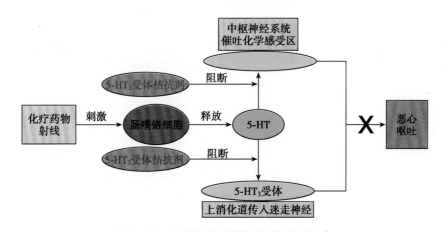

图 8-1-7　5-羟色胺受体拮抗剂的作用位点

3. **肾毒性和膀胱毒性**　许多抗肿瘤药物及其代谢产物经肾及膀胱排泄,并同时对肾或膀胱产生毒性,造成损害。轻度损害临床上可无明显症状而仅表现为血清肌酐升高、轻度蛋白尿、镜下血尿,严重者则可出现少尿、无尿、急性肾衰竭、尿毒症、甚至危及生命。

肾功能不全者禁用有肾毒性的药,老年病人及有肾病史者慎用。使用肾毒性药物时除了注意适当水化、碱化尿液外还需给予泌尿道保护剂美司钠(巯乙磺酸钠),减少膀胱毒性。应用具有肾毒性药物要注意药物间的相互作用,如氨基苷类抗生素可增加顺铂的肾损害。头孢菌素类、水杨酸制剂、磺胺类可减慢肾对氨甲蝶呤的排泄而增加肾毒性。尿素氮轻度增高时,可口服包醛氧淀粉(尿素氮吸附剂),重度尿毒症时则需作肾透析。另外,需要结合病人具体情况区别对待,肾功能异常应从严处理,及时减量或停药。

4. **肝毒性**　化疗药对肝的损害主要包括肝细胞的功能障碍、药物性肝炎、静脉闭塞性肝病和慢性肝纤维化。

为了避免出现不可逆性肝损伤,化疗前应对病人肝功能状况有全面评估,正确选择合适的药物。全面了解病人有无传染性肝炎等病史,肝损伤后通常可应用10%葡萄糖、维生素C、葡醛内酯等保肝药物治疗。

5. **肺毒性**   抗肿瘤药引起的肺毒性临床表现常呈隐匿性、缓慢发展、咳嗽、呼吸短促,早期肺部可闻及小水泡音。血气分析动脉低氧血症,胸部X线检查显示弥漫性肺间质浸润和片状浸润,晚期可呈不可逆性肺纤维化改变。注意控制药物的总剂量,老年病人、胸部照射史、慢性肺疾病病人慎用或少量用。

用药期间应密切观察病人有无呼吸道症状,定期进行胸部X线及肺功能检查,发现异常应及时停药。出现肺毒性反应可试用泼尼松等皮质激素治疗,对于早期氨甲蝶呤或博莱霉素的肺毒性反应,泼尼松治疗可能有效。发热宜加用抗感染治疗,并给予其他对症治疗。主要为预防、及早诊断。当诊断为抗肿瘤药引起的肺毒性后,应立即停止使用该药,给予积极的对症治疗,包括吸氧、皮质类固醇和抗生素治疗。

6. **心脏毒性**   心脏毒性反应主要为心肌损害,与剂量呈正相关。急性心脏毒性反应主要表现为:窦性心动过速、心律失常、传导阻滞、心电图ST段下降、T波低平等。停药及对症处理后常可逆转。迟发的心脏毒性表现为充血性心力衰竭;心脏组织学检查表现为心肌细胞肿胀和变性,心肌纤维溶解、断裂。儿童更容易出现心脏毒性。化疗前应全面评估病人的心功能状况,以便决定化疗方案。正确掌握、控制用药总累积量,并按照病人是否具有前述的高危因素适当调整剂量。病人发生心律失常、心动过速等可给予抗心律失常药物对症治疗,急性毒性反应常常是可逆的。充血性心力衰竭应用洋地黄、利尿剂等治疗可减轻病情。

7. **神经毒性**   可分为周围性神经毒性和中枢性神经毒性,不同化疗药物造成的神经毒性也有不同。长春新碱最初发生跟腱反射消失,自主神经病变可产生便秘、麻痹性肠梗阻、阳痿、复视和面瘫、直立性低血压。肌无力、神经毒性通常与药物剂量有关。偶然发生的脑神经病变包括视神经部肌肉疼痛,症状可持续数小时,但是个体差异很大。顺铂诱发的神经病变可表现为末梢神经病变、癫痫大发作或局限性发作、脑病、皮质盲、球后神经炎,顺铂常影响脚趾。虽然肌痉挛是常见症状,但是运动神经常不受影响,肌腱反射消失、震动觉消失和感觉性共济失调。还可引起耳鸣和听力减退,严重者可致耳聋,症状需要几个月时间才能恢复,有时可能不会恢复。氨甲蝶呤造成的神经毒性可表现为脑膜刺激征,短暂性下肢轻瘫和脑病。

氨甲蝶呤鞘内给药可诱发头痛、恶心和呕吐、嗜睡、颈项强直等脑膜刺激征,几天或几周后可出现亚急性症状,包括下肢轻瘫、脑神经麻痹和小脑症状。如果甲氨蝶呤反复鞘内给药,尤其是经脑室内给药,偶尔可引起进展性坏死性白质脑病。症状开始为记忆丧失,后来发展为严重痴呆和癫痫发作。病人对抗肿瘤药物的神经毒性反应有较大的个体差异,及时调整用药剂量。抗肿瘤药物的神经毒性缺乏有效的治疗方法,如发生毒性反应要及时停药,神经毒性常常是可逆的。以防止严重毒性反应发生。鞘内用药要正确掌握用药剂量,避免药物浓度过高。一般经数天至数月可能恢复。用药间隔不宜过短,谨防用药时产生不良反应。

8. **皮肤毒性**   临床上抗肿瘤药物常引起的全身皮肤毒性反应为脱发、皮肤色素沉着、角化过度及皮疹。脱发是很多种化疗药常见的副作用,给病人的心理和身体形象带来不良的影响。有些病人由于担心脱发而拒绝有根治希望的化疗。

脱发与化疗药物的选用和剂量,以及治疗周期的重复频率有关。长期化疗除了引起脱发以外,还可引起阴毛、腋毛和脸毛脱落。脱发通常在用药后1~2周发生,在2个月内达到最显著程度。此种脱发为可逆性的,通常在停药后1~2个月头发开始再生。通过头皮止血带或冰帽局部降温可防止药物循环到毛囊,可能对脱发起到预防作用。

9. **药物外渗**   临床上许多化疗药物可对组织产生化学性刺激,引起化学性炎症表现为轻度红斑、局部不适或疼痛。药物外渗后发生组织损伤的时间也有差异,7~10天后红斑、发热和疼痛可发展成溃疡,化疗药外渗时经常会感到刺痛,有时溃疡较大、不能自愈,需要手术治疗。

化疗前首先应识别是发泡性还是非发泡性药物,输注化疗药的人员应受过专门训练或取得从事化疗的资格,按制订的方案进行化疗。以适量稀释液稀释药物,以免药物浓度过高。为保证外周静脉畅通,最好取近心端静脉给药,避开手背和关节部位,因该部位静脉靠近动脉和肌腱,易引起永久性损伤。理论上应按以下次序选择注射部位:前臂、手背、手腕、肘窝。对强刺激性和发泡性药物,一般采用前臂静脉给药。在注射发泡性药物前,应抽回血证实静脉是否通畅。给药速度约为 5ml/min,每注入 2ml 左右液体应抽回血 1 次,以确定针头位置未变,并反复询问病人有无疼痛或烧灼感。必要时可将发泡性药物经输注皮管侧面注入,输注静注发泡性药物时,如发现生理盐水或葡萄糖外渗明显,应当另选注射部位(或另侧上肢,或外渗部位侧面或近端),避免使用同一静脉的远端。如果需要用多种药物,应先注入非发泡性药物,如果均为发泡性,则应先注入稀释量最少的一种药物。两次给药之间以生理盐水或葡萄糖液冲洗管道。使用 DMSO(二甲基亚砜)涂于外渗部位,每 6 小时 1 次,共 14 天,对于长春碱类药物的外渗,可局部注射透明质酸酶和热敷。前者 300U 加生理盐水 1~2ml 后局部往射。药物外渗后,如果经保守治疗 2~3 天后仍持续疼痛,可考虑外科治疗。早期手术切除可加快愈合、避免长期疼痛。药物外渗的预防措施最重要。预防性静脉注射应选择前臂近心侧静脉穿刺,避免手背及关节附近部位,并观察、证实静脉穿刺成功,输液流畅无外渗后方可静脉注入或静脉滴入化疗药物。深静脉插管化疗则更有助于防止和减少化疗所致静脉炎,并减少反复、长期化疗时静脉穿刺的疼痛。此外,用药前医护人员应参阅药品说明书。在给药期间应细心观察注射部位,告诉病人在给药期间如果有疼痛应大声说出。如果怀疑有药物外渗,应立即停止药物输注。

10. 药物变态反应　有些化疗药物可引起变态反应,包括喘鸣、瘙痒、皮疹、血管水肿、肢体痛、焦急不安和低血压。临床上静脉给药比肌内注射的变态反应发生率高。因此对于有可能发生变态反应性疾病的病人,应做好预防变态疾病到来。

11. 性腺功能障碍　化疗对成年男性病人可引起精子减少或缺乏,导致不育,联合化疗对精子生成的影响更显著。对成年女性病人可能发生卵巢功能减退和闭经。

某些烷化剂可影响睾丸和卵巢功能,引起不育。男性表现为阳痿,女性表现为月经不调。

六、小结

化疗是颅脑肿瘤的重要治疗手段之一,在提高颅脑恶性肿瘤生存方面的作用得到了广泛的认同。根据肿瘤的性质和特点选择合适的化疗方案,在化疗前进行严格的化疗指征筛选,熟练掌握化疗药物的特性及可能发生的不良事件,给予积极有效的辅助支持治疗,将更有利于病人获益并提高化疗期间的生活质量。

近年来随着生物医学、精准医学研究的不断深入,各种分子标志物在肿瘤治疗敏感性预测和疾病预后分析方面发挥了重要作用,相信在不久的将来,一定会有越来越多的疗效更强,副作用更小的化疗药物被研发出来,更好地应用于脑肿瘤的临床治疗。

(陈宝师)

第二节　分子靶向治疗

靶向治疗是通过一些小分子或抗体去抑制癌细胞中失调的细胞信号传导途径,是目前胶质瘤治疗的热点之一。本章将探讨恶性胶质瘤中的异常信号通路以及靶向治疗的主要的临床试验结果。

癌症基因组图谱(TCGA)是由美国国家癌症研究所(NCI)和美国国家人类基因组研究所(NHGRI)相合作,旨在生成几种癌症中全面的、多维的基因组变化图谱。TCGA 研究的首批癌症之一是胶质母细胞瘤,该分析体现了胶质母细胞瘤中存在明显相互关联的畸变网络。它确定了三个关键途径:视网膜母细胞瘤(RB)肿瘤抑制途径,p53 肿瘤抑制途径和受体酪氨酸激酶(RTKs)信号通路。在具有测序数据的胶质母细胞瘤病人中,这三种途径在体细胞中改变的频率分别为 78%,87% 和 88%。另外值得注意的是,74% 的胶质母细胞瘤样本在所有的三种途径中均存在异常。

1. 视网膜母细胞瘤肿瘤抑制途径　RB 蛋白是一种肿瘤抑制蛋白,在一些癌症中它的功能是失调的。它由 RB 基因编码,位于染色体 13q14.1-q14.2。通常 RB 蛋白可通过抑制细胞周期进程来限制细胞不必要的生长,直到细胞开始分裂。当细胞准备分裂时,细胞周期蛋白 D,细胞周期蛋白依赖性激酶 4(CDK4)和细胞周期蛋白依赖性激酶 6(CDK6)使 RB 蛋白磷酸化从而失活,便允许了细胞周期的进展。往往细胞周期蛋白依赖性激酶抑制剂 2A(CDKN2A)的纯合缺失可以产生 p16INK4a 的缺失和 CDK4 的抑制因子,导致 RB 信号传导的失调。视网膜母细胞瘤蛋白 1(RB1)和 CDK4 扩增时的突变也可以引发 RB 信号传导途径的功能障碍。复发性 RB 阳性的胶质母细胞瘤的两个 I 期试验中检测到了 CDK4 抑制剂 PD-0332991(palbociclib 羟乙基磺酸盐)的存在,II 期试验尚在进行,结果尚未报道。

2. p53 肿瘤抑制途径 肿瘤蛋白 p53(p53)基因是人类癌症中最常见的突变基因,其在预防癌症形成中起着关键作用。该基因位于染色体 17p13.1,可以造成细胞周期的停滞和细胞凋亡而产生 DNA 损伤和毒性反应。p53 通路功能的丧失可能是由于 p53 本身的突变/缺失或者被调控 p53 功能的基因所干扰,例如 MDM2/4 和 ARF 基因。

在复发性胶质瘤的 1 期研究中,已尝试使用肿瘤内注射含 p53 的腺病毒载体来增加肿瘤细胞中野生型 p53 的表达,没有实现全身性病毒传播。野生型 Ad5CMV-p53 基因治疗和重组腺病毒 p53(SCH-58500)联合手术治疗复发性恶性胶质瘤的 I 期试验已经完成,但结果尚未公布。

SGT-53 是阳离子脂质的纳米复合物,包含了质粒骨架中的正常人野生型 p53 DNA 序列,可以将 p53 cDNA 提供给肿瘤细胞,目的是利用 p53 cDNA 序列恢复野生型 p53 在细胞凋亡途径中的功能。SGT-53 显示可延长小鼠模型的存活率,目前正在复发性胶质母细胞瘤的 II 期试验中研究。MDM2 抑制剂 JNJ-26854165 在难治性实体瘤的 I 期研究中进行了检查,但尚未在脑肿瘤病人中进行检查。MK-1775 是一种 Wee1 激酶抑制剂,已被证明可对 p53 缺陷型人类肿瘤细胞进行放射增敏,目前正在新诊断或复发性胶质母细胞瘤的多中心 I 期试验中对其进行研究。

3. 受体酪氨酸激酶信号通路 受体酪氨酸激酶(RTKs)是具有高亲和力的细胞表面受体和信号转导的主要介质,它在许多癌症的生长和进展中具有重要功能。已分辨出 20 种不同的 RTK 类别,该家族的成员包括血管内皮生长因子受体(VEGFR),表皮生长因子受体(EGFR),血小板衍生生长因子受体(PDGFR)和肝细胞生长因子受体(MET)。迄今为止,受体酪氨酸激酶信号传导途径是恶性胶质瘤中最广泛研究的通路。其中最典型的是贝伐单抗(bevacizumab),一种靶向 VEGF-A 配体的单克隆抗体,2009 年被美国食品和药物管理局批准用于复发性胶质母细胞瘤的治疗。批准是基于两项 II 期临床试验的结果,该试验表明稳定或降低使用皮质类固醇后进行独立放射性评价,显示除了持久的客观成像反应。随后,进行了两项 III 期临床试验(RTOG 0825 和 AVAglio),在目前标准治疗方案,即同步放化疗联合替莫唑胺的同时加入贝伐单抗或安慰剂,并在新诊断的胶质母细胞瘤中辅助使用替莫唑胺。两项研究均发现,添加贝伐单抗可改善无进展生存期但未提高总生存期。虽然在贝伐单抗的早期研究中添加伊立替康治疗并不有益,但随后的 II 期研究表明,与单独的任意治疗相比,洛莫司汀和贝伐单抗的组合可延长总体生存。令人失望的是,EORTC III 期研究结果的初步报告中,比较单用洛莫司汀与洛莫司汀联合贝伐单抗治疗复发性胶质母细胞瘤的结果,未能证明联合治疗可提高总生存期。复发性胶质母细胞瘤的 II 期临床试验,检测了添加福莫司汀或卡铂对贝伐单抗的影响,也未能证明增添这些细胞毒性疗法可以提高生存效益。尽管无进展生存期和成像反应率均有所提高,但贝伐单抗尚未提高前期或复发期的总体生存。

随着 TCGA 等数据库引领生物信息学的兴起,中国脑胶质瘤基因组图谱计划(CGGA)于 2012 年正式启动,并发布了中国首个脑胶质瘤分子诊疗指南,详细描述了多种分子标志物的背景及临床检测方法,为下一步设计靶向治疗提供了坚实的基础。CGGA 研究团队通过对 272 例脑胶质瘤样本进行全转录组测序分析,首次构建出全级别脑胶质瘤的融合基因图谱,发现 PTPRZ1-MET 融合基因是继发性胶质母细胞瘤恶性进展的关键驱动因子,并针对该融合基因自主研发了小分子靶向药物 PLB-1001(伯瑞替尼),已完成的 I 期临床试验显示,该药物安全有效,目前已进入 II 期临床试验,有望为继发性高级别脑胶质瘤病人提供全新的治疗方案。

总之,大规模基因表达研究对胶质母细胞瘤中不同分子和遗传改变进行深入描述。然而,即使尝试多种药物多种途径,靶向治疗仍未能改善胶质母细胞瘤病人的总体生存率。目前正在研究一些新靶点以及创新组合的新疗法(表 8-2-1)。

表 8-2-1　正在进行的临床试验中针对恶性胶质瘤的靶向治疗

靶向药物	信号通路	靶点
PD-0332991	RB	CDK4
Ad5CMV-p53	P53	p53
Adenovirus p53(SCH-58500)	P53	p53
SGT-53	P53	p53
MK-1775	P53	Weel
Afatanib	RTK	EGFR and HER2
Dacomitinib	RTK	EGFR
Dasatinib	RTK	PDGFR,Src,Bcr-Abl,c-Kit,and EphA2
Tandutinib	RTK	PDGFR,FLT3,and c-Kit
BKM-120	RTK	PI3K
XL-147	RTK	PI3K
XL-765	RTK	PI3K and mTOR
Pictilisib	RTK	PI3K
BEZ235	RTK	PI3K and mTOR
Perifosine	RTK	Akt and PI3K
Ipatasertib	RTK	Akt
Nelfinavir	RTK	Akt
AZD8055	RTK	mTORC1/mTORC2

　　恶性胶质瘤中分子靶向药物的早期临床疗效令人失望,究其原因,主要包括显著的肿瘤内异质性、重叠/冗杂的信号传导途径、使用最初肿瘤切除的分子数据作为复发疾病试验的入选标准、药物向脑内的不良输送,以及药物对肿瘤组织的药效学效应不明确等。

　　胶质母细胞瘤因其肿瘤内异质性而成为一个重大挑战。由于肿瘤的异质性,我们可能抑制了对特定靶向途径敏感的细胞群,而其他细胞的发育与该途径无关,便可能容许了另一组细胞的增殖。最近一项研究表明,在一个肿瘤组织中可以存在不同胶质母细胞瘤亚型的细胞。

　　另外,这些肿瘤在某一种信号通路被抑制时,似乎具有上调另一种信号通路的内在能力,可能是单一药剂不能阻止肿瘤进展的原因。例如,EGFR 抑制剂已被证明缺乏改变 Akt 等下游靶标的能力,它的使用甚至可能上调了 PI3K/Akt 通路的活性。此外,目前靶向的诸多突变的信号通路可能仅对肿瘤的早期发展是必需的,并且随后被肿瘤生长的继发途径所取代。

　　靶向药物难以获益的另一个原因可能是针对复发性疾病的靶向治疗试验通常基于最初切除时肿瘤的分子特征。而肿瘤复发时,手术切除的治疗方式并不常规,这也使我们难以得到肿瘤复发后基因表达的情况。与初始诊断相比,这些靶向突变可能在复发时已被改变。最近一项关于胶质母细胞瘤的研究发现,在初诊时表达 EGFRvⅢ的肿瘤中,大约有一半病例在肿瘤复发时已经失去了 EGFRvⅢ的表达。

　　肿瘤复发时手术困难,此时确定药物穿过血-脑脊液屏障的程度也十分具有挑战性。而即使药物进入大脑,通常也不确定药物是否抑制了预想的靶标,在没有病理学证实的情况下也难以评定药效。

　　目前已提出并正进行多种试验研究,改善恶性神经胶质瘤的靶向疗法。试验研究的改进包括:创建更先进的临床前动物模型,开发影响多通路的高效抑制剂,针对个体化设计的药物组合试验,预测性分子生物标志物的鉴定以及新颖的适应性试验设计等。

　　靶向治疗的结果仍令人沮丧并面临着上述挑战,但使用有针对性的靶向治疗仍然存在希望。

(陈谦学)

第三节 免 疫 治 疗

通过激活病人自身的免疫系统,发挥抗肿瘤作用的免疫治疗,在多种恶性肿瘤中一定的抗肿瘤特异性,并显现出疗效,有望成为抗肿瘤治疗更加安全和有效的治疗手段。美国 FDA 批准抗 CD20 抗体利妥昔单抗治疗淋巴瘤,抗 HER2 抗体赫赛汀治疗乳腺癌,特别是近年来免疫检测点抑制剂如抗 CTLA4 和抗 PD-1/PD-L1 在免疫治疗领域显露峥嵘,预示抗肿瘤治疗进入免疫治疗时代。

一、中枢神经系统及脑肿瘤的免疫学特征

早期研究认为,脑组织因存在血-脑脊液屏障、树突细胞(dendritic cells,DCs),并且缺乏同种异体移植排斥反应而被认为是"免疫豁免区"。而新近的研究发现,在病理状态下,特别是一些肿瘤性病变,外周免疫细胞能够进入脑实质启动脑内的免疫应答从而发挥免疫效应。神经胶质细胞也可以通过合成和分泌多种与免疫相关细胞因子如:转化生长因子 β1,β2,β3(TGF-β1/2/3);白细胞介素 10(IL-10);前列腺素 E2(PGE2)等,参与神经系统的多条信号通路,影响神经系统的免疫功能。这些都充分说明了中枢神经系统与免疫系统之间存在着交互作用,而非之前所认为的"免疫豁免区"。

有研究发现,一些脑肿瘤能够逃避宿主免疫系统的杀伤抑制作用。以脑胶质瘤为例,胶质瘤细胞可通过以下主要途径逃避宿主的免疫:①胶质瘤细胞通过分泌免疫抑制因子抑制 CD4+辅助 T 细胞的功能;②胶质瘤细胞低表达主要组织相容性复合体(MHC)Ⅰ类分子,因而不能被 CD8$^+$细胞毒性淋巴细胞识别;③胶质瘤组织中髓系抑制细胞的浸润是肿瘤免疫逃逸的另一重要因素,因为髓系抑制细胞能够通过分泌一氧化氮及精氨酸酶,诱导 T 细胞处于不应答的状态。在这些免疫反应性缺陷的共同作用下,胶质瘤病人本身很难对肿瘤发起有效的免疫反应,因而肿瘤可以不断地生长。通过对胶质瘤免疫抑制的控制,可能对脑胶质瘤预后的改善是一个极为关键的因素。因此,利用增强抗肿瘤免疫、提高肿瘤的免疫原性的方法,来提高机体免疫系统对胶质瘤细胞的靶向治疗作用逐渐成为当今脑胶质瘤治疗研究的热点。

二、免疫治疗靶点

肿瘤免疫治疗的前期理论基础是肿瘤细胞是外来细胞,需要免疫系统来进行识别。为了实现免疫系统对肿瘤细胞的识别,必须要找到合适的抗原来激活免疫系统产生免疫应答。广泛地讲,抗原靶点包括两类,一类是肿瘤相关抗原(TAAs),另一类是肿瘤特异性抗原(TSAs)。

1. **肿瘤相关抗原(TAAs)** 肿瘤相关抗原(TAAs)是指在肿瘤中存在过表达的正常蛋白,如癌胚抗原(CEA)、甲胎蛋白(AFP)等。而应用这类抗原最大的限制就是由于在正常组织中也有表达,所以有诱发自身免疫和强烈免疫应答的风险。针对于胶质母细胞瘤的治疗,有一些研究进行了肿瘤相关抗原作为免疫治疗的靶点试验,这些抗原包括 Survivin,He2NeU,EphA2、EGFR 和端粒酶,部分研究显示出了一定的治疗效果。

肿瘤/睾丸抗原(CTAs)是一种特殊类型的肿瘤相关抗原,正常情况下仅在睾丸生殖细胞中表达,在成人体细胞中无表达。有研究表明,在胶质母细胞瘤中鉴别出有 4 种 CTAs 的表达,分别是 ACTL8、CTCFL、OIP5 和 XAGE3。对于针对于肿瘤相关抗原开展的免疫治疗,一直的困扰就是在发挥抗肿瘤免疫治疗作用的同时是否会诱发或增强自身免疫应答,两者如何平衡。

2. **肿瘤特异性抗原(TSAs)** TSAs 是在肿瘤细胞特异性表达的抗原,尽管有可能在部分细胞自己表达,这些肿瘤抗原是免疫治疗主要的治疗靶点,由于在正常组织不表达,因此避免了自身免疫应答的副作用。截至目前已经有不少胶质母细胞瘤肿瘤特异性抗原被鉴定出来,其中一些已经进入了临床研究阶段。随着基因测序技术的飞速发展,将会有越来越多的胶质瘤特异性肿瘤抗原涌现,也就需要我们对这些新的抗原进行进一步的免疫原性验证,以确定哪些可在将来用作免疫治疗的靶抗原。

当前,大量的研究表明,胶质母细胞瘤有 2 个广泛且具有较强免疫原性的肿瘤特异性抗原,一个是 EGFRvⅢ突变,在约 31%～50% 的 GBM 病人中有表达;另一个是 IDH1 突变,在约 70% 的Ⅲ级胶质瘤中有

表达。

三、免疫治疗

1. **单克隆抗体治疗** 抗体的靶向治疗：主要是利用高度特异性的抗体作为载体，将细胞毒性物质靶向性地携至肿瘤局部，从而比较特异地杀伤肿瘤。制备的单抗多针对肿瘤相关抗原（TAA），目前在脑胶质瘤中应用较多的抗体包括：抗 IL-13Ra2、抗 EGFR 单抗（西妥昔单抗，尼妥珠单抗）、抗 EGFRvⅢ抗体、贝伐珠单抗等。

2. **过继免疫治疗** 过继免疫是指用对肿瘤有免疫力的抗肿瘤活性细胞输注给病人，或取病人自身的免疫细胞在体外活化、增殖后再回输病人体内，激发体内抗肿瘤免疫应答，使其在病人体内发挥抗肿瘤作用。目前，应用的免疫效应细胞有自杀伤细胞（NK 细胞）、淋巴因子激活的杀伤细胞（LAK 细胞）、自然杀伤 T 细胞（NKT 细胞）、细胞毒性 T 淋巴细胞（CTL 细胞）以及肿瘤浸润淋巴细胞（TIL 细胞）、嵌合抗原受体 T 细胞（CAR-T 细胞）。GBM 特异性 T 细胞临床试验包括靶向 EGFRvⅢ 的 CAR-T 细胞，靶向 IL-l3Ra2 异体 CTL 和 CAR 修饰的 CMV 特异性 CTL。

3. **免疫检测点抑制剂** 程序性细胞死亡因子 1（PD-1）是一种共刺激分子，属于 CD28/CTLA-4 家族。PD/L1 与 PD-1 结合后通过抑制 T、B 细胞活性来防止自身免疫疾病的发生。PD-1/PD-L1 是肿瘤细胞逃离机体免疫杀伤的重要免疫抑制靶点。Nduom 等研究者证实 PD-L1 的高表达与 GBM 预后呈负相关。PD-1/PD-L1 抗体包括 Pembrolizumab、Nivolumab、Durvalumab 等，目前有不少注册临床试验开展针对于胶质瘤免疫治疗方面的研究。但现有临床结果未见到免疫检测点治疗对于胶质瘤出现显著效果，考虑与肿瘤的时空特异性相关，同时也缺乏预测性生物标志物。

最新的临床试验表明，通过全外显子组测序能够为肿瘤病人根据个人特定的癌症突变定制相应的疫苗，起到避免肿瘤复发的预期疗效。因此，这些潜在不断被研究与开发的新型生物标志物不仅能够准确地检测与 PD-1 免疫检查点抑制剂疗效相关的指标，为免疫治疗提供全面的预测功能；同时还能够完整地分析肿瘤的基因特征，为肿瘤疫苗的开发制备提供重要的依据。

4. **DC 疫苗** DC 是体内最重要的抗原体提呈细胞（APC），表达高水平的 MHC-Ⅰ、Ⅱ类分子，共刺激分子（如 CD80、CD86、CD40）、黏附分子（如 LFA-1α）等，是体内免疫反应的启动者，具有摄取各类抗原的能力，并分泌 IL-2，激活初始 T 细胞产生免疫应答。由于脑肿瘤局部的 DC 功能低下，不能有效递呈抗原，因此在临床治疗中，着重于增加 DC 的数量和改善 DC 的功能。采取骨髓或外周血来源的 DC 及其前体细胞在体外培养，大量扩增之后加入抗原制成疫苗，回输至体内可以有效激活针对表达该抗原肿瘤的 CTL 活性。

常规采取的 DC 疫苗制备方法有：①肿瘤抗原肽致敏 DC；②肿瘤细胞抗原致敏 DC；③肿瘤细胞与 DC 融合；④肿瘤细胞 RNA 或 cDNA 致敏 DC 等。

目前，对于 DC 作为脑胶质瘤免疫治疗起步较早，但总体进展缓慢，仅部分研究显示出了一定的治疗效果，但是 DC 瘤苗真正广泛应用于临床尚有一段距离。DC 疫苗也存在许多的问题，例如：如何诱导出数量大、纯度高的 DC；特异性肿瘤抗原的选择及合适的 DC 瘤苗回输时间、方式、次数和剂量的选择；脑胶质瘤缺乏特异性的抗原，而用肿瘤全抗原制备的疫苗又有引发自身免疫疾病的危险等，所有这些都需要我们去做进一步的研究。

5. **溶瘤病毒** 使用活的病毒作为载体运送 DNA 进入人体细胞的免疫方法称为病毒载体疫苗。编码抗原的 DNA，一旦在转染细胞上表达，就能诱导免疫反应。病毒具有免疫原性并能编辑表达特异肿瘤抗原，增强肿瘤抗原提呈，诱导靶向肿瘤细胞的 CTL 增强。同时，病毒可以作为溶瘤制剂。溶瘤病毒针对特异性肿瘤细胞，减少脱靶效应。已经开展有腺病毒、风疹病毒和疱疹病毒等应用于临床试验。初步病毒免疫治疗直接采用瘤内给药，全身给药效果和抗肿瘤作用有待进一步评估。

综上所述，胶质瘤特别是恶性胶质瘤一直是困扰临床的难题，免疫治疗是除手术治疗和放、化疗之外的又一种治疗方法，经过大量的基础和临床研究也证明了其有效性和可行性。随着人们对免疫学、胶质瘤免疫生物学、分子生物学的研究不断深入，研究者们也提出了一些新的治疗策略，部分动物实验也显示了令人鼓舞的结果。尽管临床应用结果不如动物实验明显，但随着研究的深入，相信不久的将来人们能够获得有效的治疗效果。

（李文斌）

参 考 文 献

[1] 中国脑胶质瘤协作组,中国脑胶质瘤基因组图谱计划.中国脑胶质瘤分子诊疗指南[J].中华神经外科杂志,2014,30(5):435-444.

[2] 《中国中枢神经系统胶质瘤诊断和治疗指南》编写组.中国中枢神经系统胶质瘤诊断与治疗指南(2015)[J].中华医学杂志,2016,96(7):485-509.

[3] 孙燕,石远凯.临床肿瘤内科手册[M].北京:人民卫生出版社,2007.

[4] Tanaka S,Louis D N,Curry W T,et al. Diagnostic and therapeutic avenues for glioblastoma:no longer a dead end?[J]. Nature Reviews Clinical Oncology,2012,10(1):14-26.

[5] Network C G A. Comprehensive genomic characterization defines human glioblastoma genes and core pathways[J]. Nature,2008,455(7216):1061-1068.

[6] Schwartz G K,Lorusso P M,Dickson M A,et al. Phase Ⅰ study of PD 0332991,a cyclin-dependent kinase inhibitor,administered in 3-week cycles(Schedule 2/1)[J]. British Journal of Cancer,2011,104(12):1862-1868.

[7] Surget S,Khoury MP,Bourdon JC. Uncovering the role of p53 splice variants in human malignancy:a clinical perspective[J]. Onco Targets and therapy,2013,7:57-68.

[8] Bao ZS,Chen HM,Yang MY,et al. RNA-seq of 272 gliomas revealed a novel,recurrent *PTPRZ1-MET* fusion transcript in secondary glioblastomas[J]. Genome Res,2014,24(11):1765-1773.

[9] Hu H,Mu Q,Bao Z,et al. Mutational Landscape of Secondary Glioblastoma Guides MET-Targeted Trial in Brain Tumor[J]. Cell,2018,175(6):1665-1678. e18.

[10] Ostrom QT,Gittleman H,Fulop J,et al. CBTRUS Statistical Resport:Primary Brain and Central Nervous System Tumors Diagnosed in the United States in 2008-2012[J]. Neuro Oncol,2015,17Suppl 4:iv1-iv62.

[11] Cairncross G,Wang M,Shaw E,et al. Phase Ⅲ Trial of Chemoradiotherapy for Anaplastic Oligodendroglioma:Long-Term Results of RTOG 9402[J]. Journal of Clinical Oncology,2013,31(3):337-343.

[12] Jiang T,Mao Y,Ma W,et al. CGCG clinical practice guidelines for the management of adult diffuse gliomas[J]. Cancer letters,2016,375(2):263-273.

[13] Network T C. Corrigendum:Comprehensive genomic characterization defines human glioblastoma genes and core pathways[J]. Nature,2013,494(7438):506.

[14] Murphree A L,Benedict W F. Retinoblastoma:clues to human oncogenesis[J]. Science,1984,223(4640):1028-1033.

[15] Flaherty K T,Lorusso P M,Demichele A,et al. Phase Ⅰ,dose-escalation trial of the oral cyclin-dependent kinase 4/6 inhibitor PD 0332991,administered using a 21-day schedule in patients with advanced cancer. Clinical cancer research:an official journal of the American Association for Cancer Research,2012,18(2):568-576.

[16] Kim S S,Rait A,Kim E,et al. A tumor-targeting p53 nanodelivery system limits chemoresistance to temozolomide prolonging survival in a mouse model of glioblastoma multiforme[J]. Nanomedicine:nanotechnology,biology,and medicine,2015,11(2):301-311.

[17] Hatfield P,Merrick A E,West E,et al. Optimization of dendritic cell loading with tumor cell lysates for cancer immunotherapy[J]. J Immunother,2008,31(7):620-632.

[18] Brown C E,Alizadeh D,Star R,et al. Regression of glioblastoma after chimeric antigen receptor T-Cell therapy[J]. N Engl J Med,2016,375(26):2561-2569.

[19] Nduom E K,Wei J,Yaghi N K,et al. PD-Ll expression and prognostic impact in glioblastoma[J]. Neuro Oncol,2016,18(2):195-205.

第二篇

颅脑肿瘤各论

第九章

弥漫性脑胶质瘤

第一节 概 述

脑胶质瘤是指起源于脑神经胶质细胞的肿瘤,是最常见的原发性颅内肿瘤。根据2016年世界卫生组织(WHO)最新版中枢神经系统肿瘤分类标准,脑胶质瘤可分为弥漫性胶质瘤、其他类型星形细胞瘤、室管膜瘤和其他类型胶质瘤。脑胶质瘤根据肿瘤恶性程度分为Ⅰ~Ⅳ级,Ⅰ、Ⅱ级为低级别脑胶质瘤,Ⅲ、Ⅳ级为高级别脑胶质瘤;根据发生部位分为大脑半球胶质瘤、丘脑胶质瘤和脑干胶质瘤等。本章节所涉及的弥漫性脑胶质瘤泛指星形细胞和少突胶质细胞来源肿瘤,将分别以低级别脑胶质瘤、高级别脑胶质瘤、丘脑胶质瘤和脑干胶质瘤进行叙述。

一、流行病学

脑胶质瘤的人群发病率在5/10万~8/10万,占所有原发性中枢神经系统肿瘤的40%~60%,约占中枢神经系统恶性肿瘤的81%,是最常见的颅内原发恶性肿瘤。

本病男性多见,较多于女性。胶质瘤发病的年龄高峰有两个,第一个是在30~40岁之间,另一个是在10~20岁。约占一半以上的胶质瘤发生于大脑半球,其中以额叶最多,颞叶次之,顶叶占第三位,枕叶最少见。两侧半球发生胶质瘤的概率差别不大。大脑半球的胶质瘤主要发生于白质内,部分侵及灰质,很少侵及硬脑膜。脑室系统也是胶质瘤的好发部位,主要是室管膜瘤、星形细胞瘤等。小脑胶质瘤主要是星形细胞瘤,约占80%以上。

二、病因学与分子遗传学

脑胶质瘤发病机制尚不明了,目前确定的两个危险因素是:暴露于高剂量电离辐射和与罕见综合征相关的高外显率基因遗传突变。此外,亚硝酸盐食品、病毒或细菌感染等致癌因素也可能参与脑胶质瘤的发生。

目前普遍认为,胶质瘤的发生可能与一定的内环境改变和基因变异有关,是一个多因素、多步骤的多种癌基因和/或抑癌基因参与的协同积累过程。近年来,随着分子生物学的飞速发展,对胶质瘤的病因和发病学研究不断进展。根据2016年WHO分类标准,脑胶质瘤的诊断需包含组织病理诊断和基因特征。脑胶质瘤的主要基因特征包括异柠檬酸脱氢酶(IDH)突变状态、染色体1p/19q联合缺失状态、O6-甲基鸟嘌呤-DNA甲基转移酶(MGMT)启动子甲基化、α地中海贫血伴智力低下综合征X连锁基因(ATRX)突变、端粒酶逆转录酶(TERT)启动子突变、肿瘤抑制蛋白(TP53)突变等。

IDH是三羧酸循环中的一种限速酶。IDH家族中有三种同工酶,分别为IDH1、IDH2和IDH3,其中IDH1和IDH2的突变在原发性胶质母细胞瘤中发生率很低(约5%),但是在继发性胶质母细胞瘤和WHOⅡ/Ⅲ级胶质瘤[星形细胞瘤(约83.3%)、少突胶质细胞瘤(约80.4%)、少突星形细胞瘤(100%)、间变性星形细胞瘤(69.2%)、间变性少突胶质细胞瘤(86.1%)]中发生率很高。IDH1/2基因突变对病人预后有明确的预测价值,存在IDH1/2突变的病人预后明显优于野生型IDH1/2的病人。

染色体1p/19q联合性缺失(codeletion)是指1号染色体短臂和19号染色体长臂同时缺失,1p/19q联合性缺失在少突胶质细胞瘤中的发生率为 80%～90%,在间变性少突胶质细胞瘤中发生率为 50%～70%,在弥漫型星形细胞瘤中发生率为 15%,而在胶质母细胞瘤中发生率仅为 5%。目前认为染色体 1p/19q 联合缺失是少突胶质细胞瘤的诊断性分子标志物,而且可以提示病人预后较好。

　　MGMT 基因定位于 10q26,编码一种修复 O^6-甲基鸟嘌呤的酶。MGMT 基因启动子甲基化可以导致基因沉默和抑制蛋白合成,阻碍 DNA 的修复。在少突胶质细胞瘤发生率为 60%～80%,在少突星形细胞瘤发生率为 60%～70%,在胶质母细胞瘤发生率为 20%～45%,在间变星形细胞瘤发生率为 40%～50%,在毛细胞型星形细胞瘤发生率为 20%～30%。研究发现,具有 MGMT 基因启动子甲基化的胶质瘤病人对化疗、放疗更敏感,并且生存期更长。所以 MGMT 甲基化可作为重要的预后标志物,还可以对化疗敏感性具有一定的提示作用。

　　ATRX 基因定位于 Xq21.1,为编码 2 492 个氨基酸的基因。到目前为止,全世界已有 100 余种该基因的突变报道。ATRX 是星形细胞瘤的诊断性分子标志物。研究表明,在所有的胶质瘤中,星形细胞瘤和少突星形细胞瘤病人多出现 ATRX 蛋白表达缺失。ATRX 的缺失或突变可提示病人预后较好。

　　TERT 基因启动子区突变。在多种肿瘤中都有特征性的端粒延长,这跟端粒酶的作用密不可分。有大量研究发现,在胶质瘤中存在 TERT 基因启动子区的特征性突变,C228T 和 C250T,总体频率约 55%,主要集中于原发性胶质母细胞瘤(55%～83%)和少突胶质细胞瘤(74%～78%)中。发生突变的肿瘤中 TERT 的表达量是野生型样本的 6.1 倍。TERT 启动子突变与 1p/19q 杂合性缺失重合性极高(98%)。结合 TERT 启动子突变和 IDH1/2 突变等其他分子遗传学事件可用于胶质瘤的分子分型及预后判断。

　　TP53 为抑癌基因,定位于染色体 17p13.1,编码蛋白称为 p53 蛋白或 p53 肿瘤蛋白。p53 蛋白能调节细胞周期和避免细胞癌变发生。TP53 基因突变在低级别星形细胞瘤中发生率为 50%～60%,在少突胶质细胞瘤中 TP53 基因突变发生率很低,少突星形细胞瘤发生率为 40%,继发性 GBM 发生率为 70%,原发性 GBM 发生率为 25%～37.5%。在低级别星形细胞瘤和继发性胶质母细胞瘤中,TP53 基因突变多在胶质瘤形成早期发生,而在原发性胶质母细胞瘤中,TP53 基因突变多在胶质瘤形成后期发生,主要是由于基因组的不稳定性增加导致。

三、临床表现

脑胶质瘤临床表现主要包括癫痫、颅内压增高和神经功能障碍三大类。

(一) 癫痫

癫痫是脑胶质瘤病人最常见的临床症状之一,幕上肿瘤病人其癫痫发生率超过 50%。癫痫发作常是病人的首发症状,也可伴随其他症状同时出现。低级别胶质瘤病人的癫痫发生率为 65%～100%;而在胶质母细胞瘤中,其发病率为 40%～60%。癫痫发作类型与肿瘤部位有关,额叶肿瘤多为癫痫大发作;中央区及顶叶肿瘤多导致癫痫部分性发作;颞叶肿瘤可表现为伴有幻嗅的精神运动性发作;而枕叶肿瘤的临床癫痫发生率较低,部分肿瘤累及视觉皮质可能诱发癫痫视幻觉发作。病人的年龄、肿瘤的病理类型、定位深浅以及肿瘤体积会影响癫痫发生率。一般认为:年轻病人(年龄<38 岁)更易出现癫痫症状;含少突细胞成分的胶质瘤比单纯星形细胞瘤更易诱发癫痫;肿瘤定位越表浅、越累及中央前回及辅助运动区,越易引起癫痫症状;肿瘤最大直径小于 4cm 的病人其临床癫痫发生率相对略高。

(二) 颅内压增高

由于颅腔空间非常有限,肿瘤占位经常推挤或侵犯脑组织结构,导致颅内压力增高。颅内高压通常表现为头痛、呕吐和视盘水肿。症状的发展通常为慢性、进行性加重;当瘤内出血时,肿瘤短时间内迅速增大,导致颅内压突然升高。严重者或肿瘤晚期多有脑疝形成。另外肿瘤部位、性质、病人年龄对颅内压增高都有影响:中线或者脑室系统内肿瘤病人通常出现颅内压增高较早;恶性胶质瘤生长较快,周围脑组织水肿严重,常常颅内高压症状或者体征出现也较早;老年病人由于脑组织萎缩,颅内空间相对充裕,导致在肿瘤体积较大时才会出现颅内高压表现。肿瘤占位引起的头痛多为发作性钝痛,头痛的部位与肿瘤定位无明显关联。

（三）神经功能障碍

1. 运动感觉障碍　病人出现的运动感觉障碍和肿瘤累及位置有关。当肿瘤累及中央前回或内囊时，病人可出现肌力下降或偏瘫。当肿瘤累及锥体外系时，病人可出现对侧肢体肌肉强直、震颤及运动亢进。当肿瘤累及中央后回或累及丘脑时，病人可出现对侧感觉障碍。当肿瘤累及小脑时，病人可出现共济失调。

2. 语言障碍　分为运动性失语和感觉性失语两种基本类型，见于优势大脑半球肿瘤。优势半球额下回后部（Broca区）受侵犯时，病人保留理解语言的能力，但是丧失语言表达的能力，称为运动性失语；当优势半球颞上回后部（Wernicke区）受侵犯时，病人虽然保留语言表达的能力，但不能理解语言，称为感觉性失语。当肿瘤累及额叶时，会造成病人出现语言运用障碍：表现为语义错乱、句法结构错误等。

3. 视野障碍　颞叶深部和枕叶肿瘤影响视辐射，可出现视野缺损，早期表现为同向性象限视野缺损，随着肿瘤体积增大，视野缺损的范围随之增大。

4. 认知功能障碍　当肿瘤累及额叶时可造成病人出现执行功能下降、决策缓慢、记忆力下降、默认网络改变等。当肿瘤累及右侧顶叶或破坏腹侧上纵束时可造成病人空间认知障碍，出现左侧忽视。

5. 精神障碍　当肿瘤侵犯或累及额叶、扣带回前部、边缘系统及双侧颞叶时可出现相关精神症状。如肿瘤累及腹侧前额叶时会导致病人出现负面情绪、易激惹等症状；当累及扣带回时可出现情绪识别障碍等。

四、影像学检查

神经外科临床医师对神经影像诊断的要求很明确：首先是进行定位诊断，确定肿瘤的大小、范围、肿瘤与周围重要结构（包括重要动脉、皮质静脉、皮质功能区及神经纤维束等）的毗邻关系及形态学特征等，这对制定脑胶质瘤手术方案具有重要的作用；其次是对神经影像学提出功能状况的诊断要求，如肿瘤生长代谢、血供状态及肿瘤对周边脑组织侵袭程度等，这对病人术后的综合疗效评估具有关键作用。

目前，脑胶质瘤的临床诊断主要依靠计算机断层扫描（CT）及磁共振成像（MRI）检查等影像学诊断。这两种成像方法可以相对清晰精确地显示脑解剖结构特征及脑肿瘤病变形态学特征，如部位、大小、周边水肿状态、病变区域内组织均匀性、占位效应、血-脑脊液屏障破坏程度及病变造成的其他合并征象等。CT主要显示脑胶质瘤病变组织与正常脑组织的密度差值，特征性密度表现如钙化、出血及囊性变等，病变累及的部位，水肿状况及占位效应等。常规MRI主要显示脑胶质瘤出血、坏死、水肿组织等的不同信号强度差异及占位效应，并且可以显示病变的侵袭范围。多模态MRI不仅能反映脑胶质瘤的形态学特征，还可以体现肿瘤组织的功能及代谢状况。

常规MRI扫描，主要获取T_1加权像、T_2加权像、FLAIR像及对比剂增强像；多模态MRI序列包括波谱成像（MRS）、灌注成像（PWI）、弥散加权成像（DWI）、弥散张量成像（DTI）、功能成像（fMRI）等。脑胶质瘤边界不清，表现为长T_1、长T_2信号影，信号可以不均匀，周边水肿轻重不一。因肿瘤对血-脑脊液屏障的破坏程度不同，增强扫描征象不一。低级别脑胶质瘤常规MRI呈长T_1、长T_2信号影，边界不清，周边轻度水肿影，局部轻度占位征象，病变区域内少见出血、坏死及囊变等表现；增强扫描显示病变极少数出现轻度异常强化影。高级别脑胶质瘤MRI信号明显不均匀，呈混杂T_1/T_2信号影，周边明显指状水肿影；占位征象明显，邻近脑室受压变形，中线结构移位，脑沟、脑池受压；增强扫描呈明显花环状及结节样异常强化影。T_1WI、T_2WI、T_2-FLAIR序列有助于判断病灶范围及水肿情况；T_1增强、MRS序列有利于判断肿瘤恶性程度，了解肿瘤代谢情况；PWI序列可提供肿瘤及周围血流灌注情况；DTI序列可了解皮质下纤维束的走行及与肿瘤的位置关系；任务态功能磁共振（BOLD-fMRI）可了解脑皮质相关功能区的激活情况。

此外，正电子发射计算机断层显像（PET）对脑胶质瘤的鉴别诊断及治疗效果评价具有一定意义。不同级别脑胶质瘤的PET成像特征各异。目前广泛使用的示踪剂为[18]F-FDG。低级别脑胶质瘤一般代谢活性低于正常脑灰质，高级别脑胶质瘤代谢活性可接近或高于正常脑灰质，但不同级别脑胶质瘤之间的[18]F-

FDG 代谢活性存在较大重叠。氨基酸肿瘤显像具有良好的病变-本底对比度,对脑胶质瘤的分级评价优于 ^{18}F-FDG,但仍存在一定重叠。临床诊断怀疑脑胶质瘤拟行活检时,可用 PET 确定病变代谢活性最高的区域。另外,PET 联合 MRI 检查比单独 MRI 检查更能准确界定放疗靶区。相对于常规 MRI 技术,氨基酸PET 可以提高勾画肿瘤生物学容积的准确度,发现潜在的被肿瘤细胞浸润/侵袭的脑组织,并将其纳入到病人的放疗靶区中。

五、诊断与鉴别诊断

脑胶质瘤的诊断主要依据病人的临床特征及影像学检查,无论脑胶质瘤级别高低,首先要与脑软化灶、局灶性脑炎、脑血管病、转移瘤、脑寄生虫、恶性淋巴瘤相鉴别。

1. **脑软化灶、局灶性脑炎**　可常有感染病史或合并中耳炎,近期有拔牙史等。在影像学上,脑脓肿呈环形厚壁强化,内壁光滑,周边水肿明显。DWI 序列是鉴别的关键,由于脓液中含有很多的炎性细胞、细菌及坏死组织,对于水分子弥散限制明显,故在 DWI 序列上呈高信号并且 ADC 值明显下降。

2. **脑血管病**　病人既往常有高血压、动脉硬化病史。脑梗死病人可急性或亚急性起病,但在短期内渐进性加重,脑出血病人常突然起病,很快出现意识障碍。这两种疾病均会造成病人偏瘫、偏盲、失语等症状及体征。在影像学上符合一定的血管分布区,较容易诊断。隐匿性脑梗死需要与低级别星形细胞瘤进行鉴别而高血压性脑出血需要与肿瘤卒中进行鉴别。

3. **脑转移瘤**　病人中老年人居多,常有其他部位肿瘤病史,多发于额叶或顶叶,病灶可为单发或多发。症状以颅内压增高,精神异常及癫痫为主。影像学上显示肿瘤边界清楚,周边水肿明显。

4. **脑寄生虫病**　致病原多为囊虫或绦虫,病人常出现癫痫、精神症状及颅内压增高的表现。血和脑脊液的补体结合试验以及酶联免疫吸附试验(ELISA)有助于诊断。

5. **淋巴瘤**　常为多发,且好发于胼胝体、基底节及脑室周围,增强扫描呈明显均匀增强、伴周围明显水肿。

鉴别脑胶质瘤级别的高低需要结合临床特征及影像学特征。对于低级别胶质瘤生长相对缓慢,病史相对较长。而高级别胶质瘤特别是胶质母细胞瘤进展迅速,病人病情变化快。在影像学特征上,低级别胶质瘤的囊变及出血情况少见;T_2WI 高信号,且信号较均匀,肿瘤周围水肿不明显;T_1 增强中强化多不明显,若出现强化则强化均匀。而高级别胶质瘤特别是 GBM,囊变及出血情况常见;T_2WI 呈高信号,但强度不均匀,肿瘤周围呈"指压状"水肿,水肿一般较严重;T_1 增强中常呈明显不均匀强化,若发生囊变常呈"花环"样不均匀强化。

小脑星形细胞肿瘤好发于青少年,发病年龄在 10~20 岁,常为囊性,半数肿瘤具有瘤壁。临床症状多表现为脑积水和小脑功能障碍,需与髓母细胞瘤、室管膜瘤及血管网状细胞瘤相鉴别。因这几种肿瘤生长在后颅窝,均可引起脑积水、颅压增高导致病人出现头痛、呕吐、共济失调等症状,从症状上较难鉴别,可通过流行病学及影像学特点进行鉴别。

六、治疗原则

脑胶质瘤是需要多学科综合治疗的疾病,包括神经影像、手术、病理、放射治疗、化疗和支持治疗等,多学科诊疗模式(MDT)应贯穿脑胶质瘤规范化诊疗的全过程。脑胶质瘤 MDT 的目标是整合神经肿瘤相关多学科优势,以病人为中心,提供一站式医疗服务,实现最佳序贯治疗。

(一) 手术治疗

手术治疗是脑胶质瘤最主要的治疗方式,手术治疗的原则是最大范围安全切除(maximal safe resection),其基本目的包括:解除占位征象和缓解颅内高压症状;解除或缓解因脑胶质瘤引发的相关症状,如继发性癫痫等;获得病理组织和分子病理,明确诊断;降低肿瘤负荷,为后续综合治疗提供条件。

脑胶质瘤手术治疗方式主要可分为肿瘤切除术和病理活检术。

1. **肿瘤切除术适应证和禁忌证**

(1) 适应证:CT 或 MRI 提示颅内占位;存在明显的颅内高压及脑疝征象;存在由于肿瘤占位而引起

的神经功能障碍;有明确癫痫发作史;病人自愿接受手术。

（2）禁忌证:严重心、肺、肝、肾功能障碍及复发病人,一般状况差不能耐受手术;其他不适合接受神经外科开颅手术的禁忌证。

2. 病理活检术适应证和禁忌证

（1）适应证:合并严重疾病,术前神经功能状况较差;肿瘤位于优势半球,广泛浸润性生长或侵及双侧半球;肿瘤位于功能区皮质、白质深部或脑干部位,且无法满意切除;需要鉴别病变性质。

（2）禁忌证:严重心、肺、肝、肾功能障碍及复发病人,一般状况差不能耐受手术;其他不适合接受神经外科手术的禁忌证。

3. 病理活检手术方式　活检可分为立体定向/导航下活检和开颅手术活检两类。立体定向/或导航下活检适用于位置更加深在的病变;而开颅活检适用于位置浅表或接近功能区皮质的病变。开颅活检比立体定向活检可以获得更多的肿瘤组织,有利于结果的判定。活检的诊断准确率高于影像学诊断,但是受肿瘤的异质性和靶区选择等因素影响仍存在误诊率。

4. 围术期处理

（1）术前处理:若术前出现明显的颅内高压症状,应及时给予脱水药物缓解颅内高压;若存在明显脑积水,可考虑先行脑室腹腔分流术或脑室穿刺外引流术。

（2）术后处理:需根据颅内压情况选择是否使用脱水药物进行降颅压治疗,并适当使用激素稳定病人神经功能状态;若术后出现发热,需及时进行腰椎穿刺采集脑脊液进行化验,积极防治颅内感染;术后应常规监测电解质,积极纠正电解质紊乱;对幕上脑胶质瘤病人,术后应常规应用抗癫痫药物预防癫痫发作。

5. 新型手术辅助技术的运用　新型手术辅助技术的应用有助于手术切除程度和肿瘤边界的判定及术中功能保护,主要包括常规神经影像导航、功能神经影像导航、术中神经电生理监测技术、术中 MRI 实时影像神经导航、荧光引导的显微手术、术中 B 超影像实时定位等。多模态神经导航联合术中皮质及皮质下定位,可进一步提高手术安全性,保护神经功能,有利于最大范围安全切除。

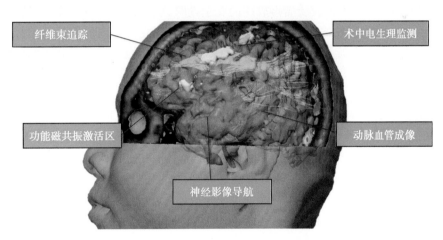

图 9-1-1　多模态影手术辅助技术

6. 脑胶质瘤手术切除程度的判定　目前推荐脑胶质瘤术后 24~72 小时内复查 MRI,高级别脑胶质瘤以 MRI 增强、低级别脑胶质瘤以 T_2/FLAIR 的容积定量分析为标准,并以此影像作为判断后续治疗疗效或肿瘤进展的基线。以此将切除程度按切除肿瘤体积分为 4 个等级:即全切除、次全切除、部分切除、活检,但目前具体标准尚不统一。

（二）放射治疗

放射治疗是脑胶质瘤最主要的辅助治疗方式,高级别胶质瘤术后放疗可以取得显著的生存获益。放射治疗通常是在明确肿瘤病理后,采用 6~10MV 直线加速器,常规分次,择机进行。立体定向放疗（SRT）不适用于脑胶质瘤的初治。

1. 高级别脑胶质瘤   高级别胶质瘤生存时间与放疗开始时间密切相关,术后早期放疗能有效延长高级别胶质瘤病人的生存期,强烈推荐术后尽早开始放疗。目前推荐采用三维适形(3D-CRT)或适形调强技术(IMRT),常规分次,推荐放射治疗照射总剂量为 54~60Gy,1.8~2.0Gy/次,分割 30~33 次,每日 1 次。

靶区确定:高级别胶质瘤放疗靶区争议至今,其焦点主要是最初的临床靶区(CTV)是否需要包括瘤周的水肿区。美国肿瘤放射治疗协会(RTOG)推荐 CTV_1 需包括瘤周水肿区外 2cm 区域,给予 46Gy,缩野后 CTV_2 需在大体肿瘤靶区(GTV)外扩 2cm,剂量增至 60Gy。2018 年美国国家综合癌症网络(NCCN)指南推荐 MRI T_1 增强或 T_2/FLAIR 异常信号为 GTV,外扩 1~2cm 形成 WHO Ⅲ级胶质瘤的 CTV,而外扩 2~2.5cm 形成 GBM 的 CTV。靶区勾画原则是在安全的前提下,尽可能保证肿瘤达到 60Gy 的照射剂量,应参考术前、术后 MRI,正确区分术后肿瘤残存与术后改变。

联合放化疗:对于成人初治 GBM 病人,推荐术后放疗联合 TMZ($75mg/m^2$)同步化疗,并随后 6 个周期 TMZ 辅助化疗,在放疗中和放疗后应用 TMZ,可以显著延长病人生存期,这一协同作用在 MGMT 启动子区甲基化病人中最为明显。对于存在 1p/19q 联合缺失的 WHO Ⅲ级胶质瘤病人,对化疗和放疗更敏感,放疗联合 PCV 方案化疗是一线治疗方案。目前 TMZ 治疗 WHO Ⅲ级胶质瘤同样疗效显著,而且副反应更少,对于无 1p/19q 联合缺失者,放疗联合 12 个周期 TMZ 化疗,显著改善病人生存期。

2. 低级别脑胶质瘤   低级别脑胶质瘤术后放疗适应证、最佳时机、放疗剂量等一直存在争议,目前通常根据病人预后风险高低来制订治疗策略。相关危险因素包括:年龄≥40 岁、肿瘤未全切除、肿瘤体积大、术前神经功能缺损、IDH 野生型等均是预后不良因素。对于肿瘤未全切除或年龄≥40 岁的病人,推荐积极行早期放疗和/或化疗。年龄<40 岁且肿瘤全切的病人,可以选择密切观察,肿瘤进展后再治疗。

低级别胶质瘤的推荐放疗剂量为 45~54Gy,分次剂量为 1.8~2.0Gy。靶区确定:GTV 主要是根据手术前后 MRI T_2/FLAIR 异常信号区域,正确区分肿瘤残留和术后改变,推荐以 GTV 外扩 1~2cm 作为低级别胶质瘤的 CTV。

3. 复发脑胶质瘤   评估复发脑胶质瘤再放疗的安全性时,应该充分考虑肿瘤的位置及大小。由于复发前多接受过放射治疗,对于复发的较小病灶回顾性研究多采用立体定向放射外科治疗(SRS)或低分割 SRT 技术,而对于传统的分割放疗研究多集中在体积相对较大的复发病灶,应充分考虑脑组织的耐受性和放射性脑坏死的发生风险。放疗联合药物治疗可推荐贝伐珠单抗及 TMZ,联合治疗能够延长部分病人的生存期。

4. 放射性脑损伤   放疗对脑组织损伤依据发生的时间和临床表现划分为三种不同类型:急性(放疗后 6 周内发生)、亚急性(放疗后 6 周至 6 个月发生)和晚期放射损伤(放疗后数月至数年)。

急性和亚急性放射损伤可能为血管扩张、血-脑脊液屏障受损和水肿所致,通常是短暂而且可逆的,应用皮质类固醇可以缓解症状。晚期放射反应常常是进行性和不可逆的,包括白质脑病、放射性坏死和其他各种病变(多为血管性病变)。放疗最严重的晚期反应是放射性坏死,发生率约为 3%~24%。放疗后 3 年是出现的高峰。减少放射损伤根本在于预防,合理规划照射总剂量,分次量及合适的靶区体积可有效减少放射性坏死发生率。

(三) 药物治疗

化疗是通过使用化学治疗药物杀灭肿瘤细胞的治疗方法,化疗可以提高脑胶质瘤病人的生存期。对于高级别脑胶质瘤,由于其生长及复发迅速,进行积极有效的个体化化疗会更有价值。其他药物治疗手段还包括分子靶向治疗、生物免疫治疗等,目前均尚在临床试验阶段。应当鼓励有条件及符合条件的病人,在不同疾病阶段参加药物临床试验。

脑胶质瘤药物治疗的基本原则包括:

1. 肿瘤切除程度影响化疗效果。推荐化疗应在最大范围安全切除肿瘤的基础上进行。

2. 术后应尽早开始化疗和足量化疗。在保证安全的基础上,采用最大耐受剂量的化疗以及合理的化疗疗程,可以获得最佳的治疗效果。应注意药物毒性和病人免疫力。

3. 选择作用机制不同及毒性不重叠的药物进行联合化疗,减少耐药的发生率。

4. 根据组织病理和分子病理结果,选择合适的化疗方案。

5. 某些抗肿瘤药物和抗癫痫药物会产生相互影响,同时使用时应酌情选择或调整化疗药物或抗癫痫药物。

6. 积极参与有效可行的药物临床试验。

（四）电场治疗

肿瘤治疗电场(TTF)是一种通过抑制肿瘤细胞有丝分裂发挥抗肿瘤作用的治疗方法,用于脑胶质瘤的电场治疗系统是一种便携式设备,通过贴敷于头皮的转换片产生中频低场强肿瘤治疗磁场。目前研究显示电场治疗安全且有效,推荐用于新发 GBM 和复发高级别脑胶质瘤的治疗。

（五）分子诊断与综合治疗

脑胶质瘤确诊,需要通过肿瘤切除或活检获取标本,进行组织和分子病理学诊断,确定病理分级和分子亚型。目前,综合诊断应用于临床诊断已成为胶质瘤个体化治疗方案确定的趋势。综合诊断除包括肿瘤级别和组织病理类型,还要纳入关键的分子遗传学信息。目前主要的分子病理标志物包括:异柠檬酸脱氢酶(IDH)突变、染色体 1p/19q 联合缺失状态(LOH)、O^6-甲基鸟嘌呤-DNA 甲基转移酶(MGMT)启动子区甲基化、α地中海贫血伴智力低下综合征 X 连锁基因(ATRX)突变、端粒酶逆转录酶(TERT)启动子突变、人组蛋白 H3.3(H3F3A)K27M 突变、BRAF 基因突变、PTPRZ1-MET 基因融合、微小 RNA miR-181d、室管膜瘤 RELA 基因融合等,上述分子标志物对脑胶质瘤的个体化治疗及临床预后判断具有重要意义。

术后放疗和化疗是高级别胶质标准治疗中不可缺少的部分,放疗推荐分次外照射;化疗推荐替莫唑胺化疗。替莫唑胺是相对耐受良好的口服烷化药剂,易通过血-脑脊液屏障,在细胞内转化为强效的烷化剂,使鸟嘌呤烷基化,损伤 DNA,导致瘤细胞死亡。具体方案应根据病人的临床资料、手术切除程度、组织学分级及分子特征等。此外,具体的治疗决策必须考虑病人的个体体征、肿瘤位置、放射治疗靶区、并发症和治疗毒性风险等问题。

中国脑胶质瘤协作组(CGCG)于 2014 年制定了《中国脑胶质瘤分子诊疗指南》,该指南提出了适合于国人的脑胶质瘤分子病理综合诊断流程(图 9-1-2)和综合治疗策略(图 9-1-3)。

（六）神经康复治疗

近年来,脑胶质瘤病人通过系统化及个体化综合治疗,术后生存时间和生活质量均有明显提高,良好的预后不仅与规范化治疗密切相关,术后神经康复也是重要影响因素。基本原则简述如下:

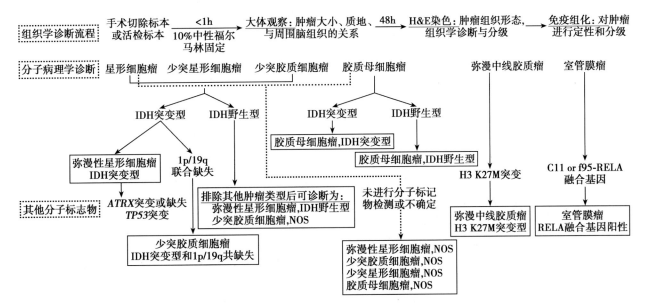

图 9-1-2 脑胶质瘤分子诊断流程

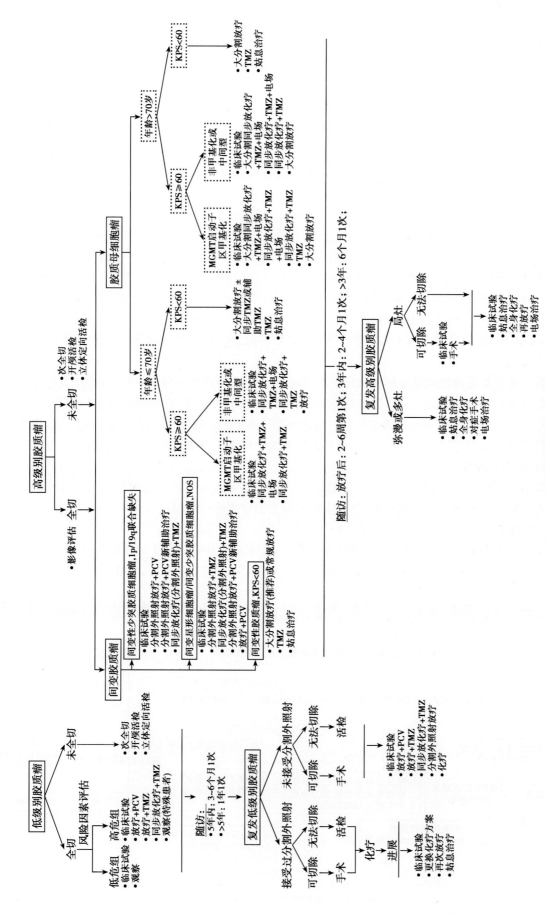

图 9-1-3　脑胶质瘤综合治疗流程

1. 帮助病人树立恢复期的信心,正确认识疾病,避免因精神因素而引起疾病的变化。部分额/额颞叶胶质瘤病人术后可能出现负面情绪、易激惹等精神症状,需要得到医师与家人的理解,必要时咨询专业心理或精神科医师。

2. 嘱病人规律服药,尤其是抗癫痫药物,切忌自行停药。定时门诊随访,了解病情的转归。

3. 如病人术后出现偏瘫、失语等并发症,建议尽早进行功能康复治疗。

4. 接受术后放疗的病人,一般建议在出院后2周或1个月进行。放疗期间定时测血象,放疗治疗中出现全身不适,纳差等症状,及时与放疗医师沟通。

5. 接受术后化疗的病人,应定期做血、尿常规及肝、肾功能等检查,及时处理,避免肝肾过度损伤。

6. 术后定期随访十分重要,一般推荐低级别胶质瘤病人每半年复查头颅增强 MRI 检查,高级别胶质瘤病人需 3 个月复查头颅增强 MRI 检查,以便及时了解病情变化。

（七）预后

肿瘤恶性度分级是影响脑胶质瘤病人预后的主要因素。WHO Ⅰ 级脑胶质瘤一般认为偏向于良性肿瘤,肿瘤完全切除后即使术后不加行放化疗,复发的概率也很小。Ⅱ～Ⅳ级脑胶质瘤的生物学行为为恶性肿瘤。其中,除Ⅱ级少突胶质细胞瘤(发现早,手术切除彻底,结合放化疗)可能达到根治效果外,多数Ⅱ级及以上的胶质瘤,尤其是来源于星形胶质细胞成分的胶质瘤,绝大多数会复发且具有向高级别胶质瘤转化的潜能。在接受标准治疗前提下,目前Ⅱ级胶质瘤病人的中位生存期约78.1个月,1年生存率94%,5年生存率达到67%;Ⅲ级胶质瘤病人中位生存期37.6个月,1年生存率75%,5年生存率36%;而Ⅳ级胶质瘤病人中位生存期仅有14.4个月,1年生存率61%,五年生存率仅9%。

影响脑胶质瘤病人预后的因素还有很多,主要包括:年龄、肿瘤生长部位、肿瘤体积、肿瘤切除程度、术前神经功能状态(KPS 评分)、病理类型、分子病理特征等。

1. **一般情况**　年龄超过 40 岁,肿瘤最大直径超过 6cm,肿瘤跨越中线生长,病人术前 KPS 评分小于 80 分等因素均对病人生存期不利。

2. **切除程度**　最大安全范围下切除累及功能区的胶质瘤和全切非功能区胶质瘤,均可使病人获得较好的预后。肿瘤全切可以尽可能地延长肿瘤复发时间,降低肿瘤去分化率,减少肿瘤向更高级别的胶质瘤转化的机会。

3. **组织病理**　含有少突胶质成分胶质瘤病人的预后较好,其无进展生存期及总生存期相对于单纯星形细胞瘤的病人较长;病理组织含肥胖细胞成分或为肥胖细胞型星形细胞瘤的预后较差。

4. **分子病理**　当肿瘤发生 ATRX 基因突变或缺失,IDH1/2 基因突变、染色体 1p/19q 联合缺失以及 TP53 基因突变对病人的预后有利;对于同时发生 IDH 基因突变和染色体 1p/19q 联合缺失的低级别胶质瘤病人的预后最理想;存在 MGMT 启动子区甲基化病人可从 TMZ 治疗中获益。

（张伟　江涛）

第二节　大脑半球胶质瘤

一、概述

广义上的胶质瘤(glioma)指的是由神经上皮组织衍化来的肿瘤。恶性胶质瘤(malignant glioma)主要是指 WHO 中枢神经系统肿瘤分类Ⅲ～Ⅳ级的神经上皮来源肿瘤。2016 年版 WHO 中枢神经系统肿瘤分类中,弥漫性胶质瘤主要包括:弥漫性/间变性星形胶质瘤(WHO Ⅱ/Ⅲ级)、少突/间变性少突胶质细胞瘤(WHO Ⅱ/Ⅲ级)、少突星形/间变性少突星形细胞瘤(WHO Ⅱ/Ⅲ级)、胶质母细胞瘤(WHO Ⅳ级)、弥漫性中线胶质瘤(WHO Ⅳ级)。恶性弥漫性胶质瘤主要为上述的 WHO Ⅲ～Ⅳ级的肿瘤类型。值得注意的是,新版分类标准中在原有的组织学表型分类的基础上,新增加了基因分子表型分类,这主要是由于组织特征相同或相似肿瘤可以具有不同的分子遗传学背景,而不同的组织特征的肿瘤,也可有相同的遗传学背景。单纯根据肿瘤组织学分类,不能很好地反映相同疾病个体间治疗及预后的巨大差异性。因此,基于肿瘤遗传学水平的分子病理分型更能够帮助临床明确诊断和分级,针对性选择个体化治疗方案并判断病人临床预后情况(表9-2-1)。另外,根据"国际神经病理学会指南"建议中枢神经系统肿瘤的诊断应以分层诊断的方式进行,第一层为组织形态学判别、第二层为 WHO 分级、第三层为分子标志物检测、第四层为整合性诊断(图9-2-1)。

表9-2-1　世界卫生组织(WHO)中枢神经系统弥漫性胶质瘤分类与分级

肿瘤分类	[1]ICD-O	WHO 分级
弥漫性星形细胞瘤,IDH 突变型	9400/3	Ⅱ
肥胖细胞型星形细胞瘤,IDH 突变型	9411/3	
弥漫性星形细胞瘤,IDH 野生型	9400/3	Ⅱ
弥漫性星形细胞瘤,未另行说明	9400/3	Ⅱ
间变性星形细胞瘤,IDH 突变型	9401/3	Ⅲ
间变性星形细胞瘤,IDH 野生型	9401/3	Ⅲ
间变性星形细胞瘤,未另行说明	9401/3	Ⅲ
胶质母细胞瘤,IDH 野生型	9440/3	Ⅳ
巨细胞型胶质母细胞瘤	9440/3	
胶质肉瘤	9440/3	
上皮样胶质母细胞瘤	9440/3	
胶质母细胞瘤,IDH 突变型	9445/3*	Ⅳ
胶质母细胞瘤,未另行说明	9440/3	Ⅳ
弥漫性中线胶质瘤,H3 K27M 突变型	9385/3*	Ⅳ
少突胶质细胞瘤,IDH 突变和 1p/19q 共缺失型	9450/3	Ⅱ
少突胶质细胞瘤,未另行说明	9450/3	Ⅱ
间变性少突胶质细胞瘤,IDH 突变和 1p/19q 共缺失型	9451/3	Ⅲ
间变性少突胶质细胞瘤,未另行说明	9451/3	Ⅲ
少突星形细胞瘤,未另行说明	9382/3	Ⅱ
间变性少突星形细胞瘤,未另行说明	9451/3	Ⅲ

[1] ICD-O 编码:"../0"代表良性肿瘤;"../1"代表交界性或行为不确定的病变;"../2"代表原位癌或上皮内瘤变;"../3"代表恶性肿瘤;* 为 IARC/WHO 委员会通过的新 ICD-O 编码;未另行说明(NOS):无法或不能检测分子标志物;整合性诊断必需的分子标志无检测不完全或虽经检测但检测报告的结论不充分;从病理、分子遗传学和临床方面尚未充分认识或尚无充足的信息以匹配特异性编码的肿瘤类型

二、发病率

胶质瘤在颅内各类肿瘤中最为多见,美国胶质瘤的平均发病率为6.24例/100 000人,每年约有19 000例新诊断胶质瘤病例。在过去的30年间,胶质瘤的发病率明显升高,其主要与影像诊断技术的快速发展和人群平均寿命明显增加有关。恶性胶质瘤占全部 CNS 肿瘤的45.2%。胶质瘤的病理类型在不同年龄段病人中的分布有所不同。在儿童和青少年病人(年龄小于20岁)中,胶质瘤的主要病理类型为毛细胞型星形细胞瘤,占全部 CNS 原发性肿瘤的37%。而在成年病人(尤其是老年病人)中,胶质瘤的主要病理类型为胶质母细胞瘤(glioblastoma,GBM),占全部 CNS 原发性肿瘤的67%(图9-2-2)。从整个中枢神经系统胶质瘤发生分布来看,额叶胶质瘤占26.4%、颞叶占20.2%、顶叶占11.7%、岛叶占4.7%、枕叶占2.9%,整个大脑半球胶质瘤发生率约为65.9%(图9-2-3)。两侧半球发生胶质瘤的概率差别不大。额、颞、顶叶发病时,右侧略多于左侧。枕叶发病时,左侧多于右侧。大脑半球的胶质瘤主要发生于白质内,部分侵及灰质,很少侵及硬脑膜,其中以星形细胞瘤为最多,其次是胶质母细胞瘤和少突胶质细胞瘤。

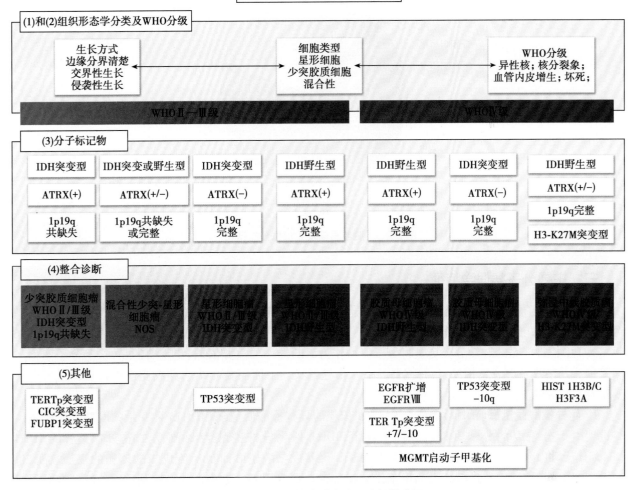

图 9-2-1 弥漫性胶质瘤分层诊断模式图

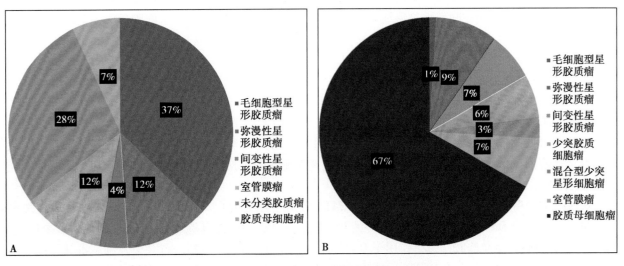

图 9-2-2 儿童和成人中胶质瘤病理类型分布情况

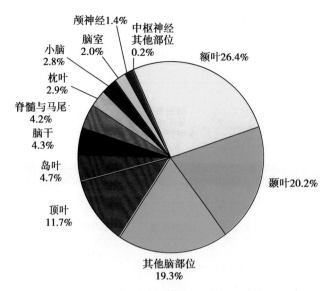

图 9-2-3　脑胶质瘤发生部位分布情况

三、主要分子病理学特征

近年来,分子生物学发展迅速,特别是在二代测序等现代高通量分子研究手段逐渐成熟后,导致人们对于疾病的理解已从显微病理转为分子病例,许多疾病 的分子亚型逐渐被发现,胶质瘤更是如此。2016版 WHO 中枢神经系统肿瘤分类更是将分子亚型作为诊断的一项重要依据,更重要的是,这些分子亚型与病人预后及治疗情况息息相关,具有重要的临床指导意义。下面简要介绍恶性胶质瘤中存在的主要分子变化及其临床意义。

1. 异柠檬酸脱氢酶(IDH1)突变　NADPH 依赖的异柠檬酸脱氢酶(IDH1)突变是弥漫性胶质瘤发生与进展中十分重要的分子事件。生理条件下,IDH1 催化异柠檬酸为 α-酮戊二酸。突变后的 IDH1(R132H)可将 α-酮戊二酸转化为 2-羟基戊二酸,2-羟基戊二酸还可抑制 α-酮戊二酸依赖的双加氧酶,进而增加细胞基因组 DNA 上 CpG 岛的甲基化。胶质瘤 CpG 岛甲基化表型是弥漫性胶质瘤的特征性分子表型之一,可引起神经干细胞或祖细胞的恶变。另外,IDH1 突变可导致 NADPH 的减少,进而增加胶质细胞氧化应激水平,促进胶质瘤的发生。最后,2-羟基戊二酸可抑制 HIF 的表达并增加星形细胞的增殖能力。研究发现,约85%低级别胶质瘤来源的继发 GBM 均存在 IDH1 突变的情况,而原发 GBM 中 IDH1 突变不到 1%。另外,IDH1 突变在间变性星形细胞瘤中占 70%~80%,间变性少突胶质细胞瘤中占 85%。更重要的是,IDH1 突变与弥漫性胶质瘤病人较好预后相关,突变型病人生存时间长于野生型病人,但是对于弥漫性胶质瘤病人治疗效果,并没有明确的指导作用。

2. 1p/19q 共缺失　少突胶质细胞瘤和间变性少突胶质细胞瘤中可同时 1p/19q 共缺失与 IDH1 突变。但是 1p/19q 共缺失却很少与 P53 突变和 EGFR 扩增同时存在。1p/19q 共缺失占间变性少突胶质细胞瘤的 50%~70%,并可作为间变性少突胶质细胞瘤较好预后的生物学标志物。同时,多项研究表明,1p/19q 共缺失弥漫性胶质瘤病人对术后放射治疗联合辅助 PCV 化疗(丙卡巴肼、卡莫斯汀、长春新碱)较敏感,治疗后病人生存时间延长。1p/19q 共缺失与 IDH1 突变间变性少突胶质细胞瘤病人放化疗后生存时间明显延长。

3. O⁶-甲基鸟嘌呤 DNA 甲基转移酶(MGMT)启动子甲基化　O⁶-甲基鸟嘌呤 DNA 甲基转移酶(MGMT)基因编码 DNA 修复蛋白,从鸟嘌呤的 O⁶ 位置上去除烷基,而鸟嘌呤是 DNA 烷基化的重要位点。GBM 一线化疗药物替莫唑胺(TMZ)作用于 O⁶-甲基鸟嘌呤,如果未进行修复,就会引发细胞毒性作用和细胞凋亡。肿瘤细胞中高表达的 MGMT 活性可降低烷化剂的治疗效果。同时,MGMT 启动子甲基化导致该基因沉默,从而降低 DNA 损伤修复水平,增加 TMZ 药物毒性。TMZ 对于 MGMT 启动子甲基化阳性的病人中治疗效果最为明显。在 MGMT 启动子甲基化阳性病人群体中,病人的中位生存期可以从 15.3 个月上升至21.7个月。即使对于那些MGMT启动子并未发生甲基化的病人,TMZ也提高了病人的总体存活率,但程度远小于MGMT启动子甲基化的病人。MGMT可以作为一个独立预后及TMZ药效预测标志物。

4. 表皮生长因子受体(EGFR)通路异常 表皮生长因子(EGFR)扩增约占GBM的60%,并且接近50%的胶质母细胞瘤在过表达野生型EGFR的同时,还表达EGFR突变体Ⅲ(EGFRvⅢ)。突变后的EGFRvⅢ能够持续激活EGFR/磷脂酰肌醇3通路,在GBM发生与进展中起到重要促进作用。EGFR扩增与EGFRvⅢ突变均与病人不良预后和肿瘤高度恶性相关。尽管EGFR可作为恶性胶质瘤的明确治疗靶点,但是EGFR靶向抑制药物erlotinib和gefitinib并未给恶性胶质瘤病人带来任何临床获益。这主要由于恶性胶质瘤,特别是GBM同时存在相互交联的多种生长因子通路,单一抑制一条通路,很难有明显的治疗效果,这也提示我们多通路抑制的"鸡尾酒"疗法是未来的研究与发展方向。

四、临床表现

大脑半球胶质瘤的临床表现分为一般性和局灶性两类。

1. 一般性神经症状和体征 包括大脑半球胶质瘤在内的神经上皮胶质瘤的一般性神经症状和体征主要为头痛、呕吐、视盘水肿的颅内压增高表现。

(1) 头痛:约1/3的神经上皮性肿瘤病人的首发症状为头痛,此类病人中70%以上最后会出现头痛。头痛通常呈中等程度,间歇性,多发生于清晨。随着肿瘤的增大,头痛会逐渐加重,持续时间延长。咳嗽和腹压增高时头痛加重。头痛大多是由于颅内压升高,压迫、牵扯遍布颅内的硬脑膜和血管上的痛敏神经末梢而产生的,因而通常为双侧的、弥散的,而非局灶性。头痛可独立存在,但常合并眼底视盘水肿、呕吐等。局灶性头痛有时可提示肿瘤的部位。

(2) 呕吐:呕吐系颅内压增高引起,很少见于肿瘤直接压迫延髓呕吐中枢或迷走神经核。呕吐多出现在清晨,不伴恶心,呈喷射性。头痛、呕吐也常伴有平衡失调感觉。肿瘤引起的颅内压升高能产生头晕、头昏、眩晕。儿童可因颅缝分离,缓解颅内压增高,头痛可不明显。

(3) 眼底视盘水肿:肿瘤引起的颅内压升高最常见的体征是眼底视盘水肿。一半以上神经上皮性肿瘤病人发生眼底视盘水肿,多为双侧性,且多有视网膜出血,日久还会导致视神经萎缩,视力下降。颅内压升高可使脑干移位,牵扯展神经,使其麻痹,产生复视,动眼神经也可受影响,而滑车神经很少受累。

颅内压升高的速度是上述症状、体征发展的一个重要因素。脑肿瘤病人神经状况突然恶化通常反映颅内压迅速升高,这多见于以下情况:①瘤内梗死和出血,肿瘤体积迅速增大;②肿瘤造成的脑实质内、脑室内或蛛网膜下腔出血;③邻近或远隔部位脑组织继发性梗死;④脑室系统梗阻。

2. 局灶性神经症状和体征 局灶性神经症状和体征是局部脑功能改变的结果,为肿瘤对周围脑组织造成的压迫或者侵袭破坏作用所致,与其他部位的脑胶质瘤相似的大脑半球胶质瘤的局灶性临床表现与其生长部位密切相关。

(1) 额叶胶质瘤:额叶前部肿瘤常以头痛或精神症状为首发症状,而肢体运动障碍很少见,癫痫常为无先兆的全身性发作。如肿瘤侵犯两侧额叶,则精神智力障碍突出。额叶后部肿瘤常以局灶性癫痫或肢体力弱为首发症状,肢体运动障碍及锥体束征明显,精神症状较少见。左侧额后部肿瘤常伴有运动性失语。额叶中部肿瘤的临床表现介于额前部及后部之间,癫痫兼具全身性及局灶性两种发作形式。

(2) 颞叶胶质瘤:非优势大脑半球的颞叶胶质瘤往往比较"安静",可有抽搐性发作。颞叶深部的肿瘤可引起对侧同向偏盲、精神运动性癫痫发作,或者先有嗅觉性先兆或复杂结构形象的视幻觉性抽搐发作。优势半球的颞叶肿瘤,可产生语言障碍,如混合型失语症状或命名不能。

(3) 顶叶胶质瘤:顶叶肿瘤可能产生全身性抽搐或局限的感觉性癫痫发作,病人的皮肤触觉、痛觉与温度觉不减弱,但躯体对侧可产生实体觉与皮质感觉(包括位置觉、两点刺激区别感觉)的功能缺损。也可发生对侧同向偏盲、失用症,以及特点为否认疾病存在的疾病否认症,尤其当病人有反应迟钝的精神改变时。当肿瘤侵犯主半球时,可产生失语症、失写症及手指失认症。

(4) 枕叶胶质瘤:通常可引起视野对侧象限性缺损或偏盲,但黄斑区视力保存。如果伴抽搐发作,在发作前可有闪光样视觉先兆,但非结构形象的视幻觉。

（5）皮质下胶质瘤：肿瘤累及内囊引起对侧偏瘫，也可能侵犯脑叶而产生相应的症状。肿瘤侵犯丘脑可产生对侧皮肤感觉缺损。如侵犯到基底节，偶可出现手足徐动征以及不自主震颤。

五、影像学表现

1. **头部 CT**　头部 CT 扫描提供一个不仅与肿瘤肉眼特征（如实体、囊变、钙化或出血）相符，而且也与其组织学成分一致的影像。例如，胶质母细胞瘤的 CT 表现和组织学分析研究表明，中心的低密度为肿瘤坏死，环形强化是增生的肿瘤，周围的低密度区为水肿的脑组织，其中部分已被肿瘤浸润。CT 对肿瘤的准确定位大大增加了治疗效果。CT 在随访肿瘤对治疗反应方面有着重要意义，也可用来评估肿瘤切除程度，以及发现肿瘤复发。

头部 CT 扫描特别是增强扫描，对幕上星形细胞肿瘤的诊断准确率可高达 90%～99%。低级别星形细胞肿瘤 CT 表现为低密度病灶，与脑实质分界较清楚，有或无占位效应，强化扫描瘤体无明显增强（图 9-2-4）。

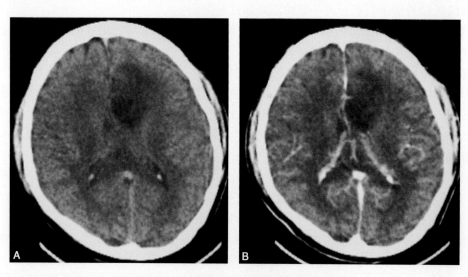

图 9-2-4　左额低级别星形细胞瘤 CT 平扫
A. 肿瘤呈低密度病灶；B. CT 增强扫描，肿瘤无明显增强

而分化不良的恶性星形细胞肿瘤则多明显强化，肿瘤呈略高或混杂密度影，有的可表现为囊性肿块，部分肿瘤可伴有钙化、出血，肿瘤形态不规则，与脑实质分界不清，占位表现及瘤周脑水肿明显（图 9-2-5）。分化良好的星形细胞肿瘤约 60%～80% 可转变为恶性，其 CT 影像变化可能与肿瘤的病理变化有关。

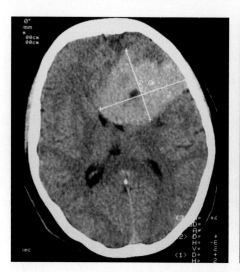
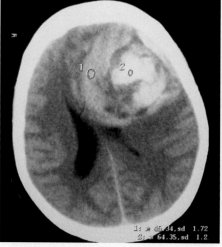

图 9-2-5　左额恶性星形细胞瘤肿瘤边界不清，伴有肿瘤内出血

肿瘤的分化程度不同,CT 表现也不同。Ⅰ级星形细胞瘤一般为脑内低密度病灶,边界清楚;Ⅱ级以上的肿瘤则表现为略高或混杂密度,恶性度越高,肿瘤周围水肿及占位征象越明显(图 9-2-6A)。增强检查:Ⅰ级星形细胞瘤不强化或轻度强化;Ⅱ级以上肿瘤则可环状或结节状强化(图 9-2-6B)。

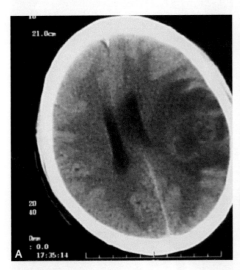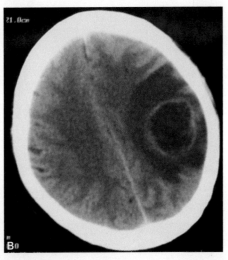

图 9-2-6 左颞顶胶质瘤
CT 平扫肿瘤呈混杂密度,周围脑水肿严重,中线向对侧移位,侧脑室受压(A),增强 CT 扫描,肿瘤呈环行强化(图 B)

　　胶质母细胞瘤(glioblastoma,GBM)CT 平扫示肿瘤呈边界不清的混杂密度。低密度为肿瘤的囊变及坏死,高密度则为肿瘤的出血、卒中。瘤周水肿严重,中线移位明显。增强 CT 扫描示肿瘤呈不均匀的环状或斑块状强化(图 9-2-7)。

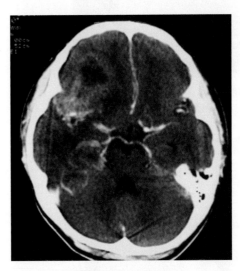

图 9-2-7 右额颞胶质母细胞瘤,CT 呈现边界不清的混杂密度区,斑块状强化

　　少突胶质细胞瘤一般为边缘不清的等密度信号,部分病例可见到边界清楚的低密度囊变区。中线部位肿瘤可为实性或囊性,但无论脑叶内或中线部位的肿瘤,90%可有条带状、团块状或点状钙化,这一点对少突胶质细胞肿瘤的定性诊断很重要(图 9-2-8)。少突胶质细胞瘤因瘤体生长相对缓慢,一般瘤周水肿轻微,而间变性肿瘤,则因瘤细胞生长快或出现卒中,瘤周脑水肿比较明显。增强扫描少突胶质细胞瘤呈不均匀强化,而间变性肿瘤则强化很明显。

　　2. 头部 MRI 低级别星形细胞肿瘤 MRI 多呈长 T_1、T_2 信号,边界清楚,瘤周水肿轻微,T_1 与 T_2 加权像上呈高信号影。注射 GD-DTPA 后肿瘤一般无明显对比增强(图 9-2-9)。肿瘤发生囊变时,MRI 表现为不均匀信号,T_1、T_2 加权像上可区分肿瘤及瘤周水肿。注射造影剂后肿瘤可轻度对比增强。

　　恶性星形细胞肿瘤 MRI 上肿瘤较低级别星形细胞肿瘤的 T_1、T_2 值长,且瘤体边界不规则。肿瘤 T_1 加权像呈混杂信号,T_2 加权像则呈高信号,且信号强度不均匀,同时还能见到肿瘤血管造成的曲线状或圆点状低信号区。质子密度加权像上,肿瘤信号低于周围水肿信号,瘤内坏死区信号则高于瘤周水肿信号。由于瘤周组织的胶质增生,有时瘤周可见一圈低信号影,它介于肿瘤与水肿之间。注射 GD-DTPA 后,肿瘤实体呈斑块状,线条状,结节状增强,而坏死出血区则无增强表现(图 9-2-10)。

　　GBM 肿瘤在 T_1 加权像上呈低信号,占位征象明显;T_2 加权像上肿瘤与水肿呈明显的高信号。注射 GD-DTPA 后,肿瘤对比增强明显,与水肿的脑组织分界清楚(图 9-2-11)。

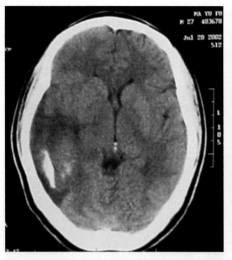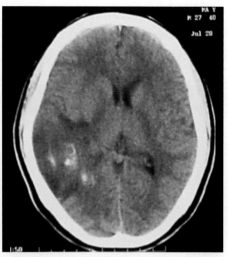

图 9-2-8 CT 显示右颞后混杂密度区内含有钙化

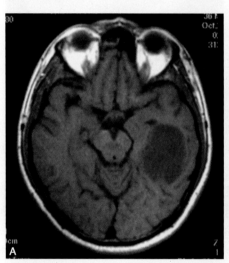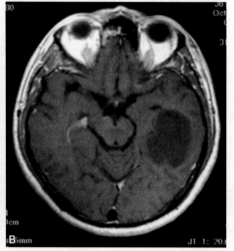

图 9-2-9 左颞低级别星形细胞瘤
A. MRI 平扫(A);B. MRI 强化扫描,肿瘤无增强

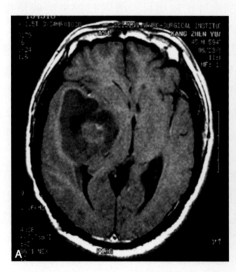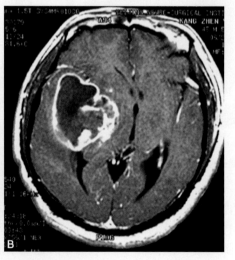

图 9-2-10 右底节恶性星形细胞肿瘤
A. MRI 平扫,瘤体呈混杂信号;B. 增强 MRI 扫描,肿瘤瘤体不规则增强

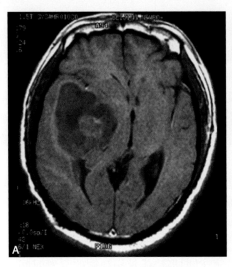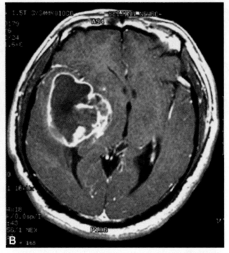

图 9-2-11　MRI 平扫示肿瘤呈低信号占位(A);MRI 增强扫描示肿瘤周边明显强化(B)

由于 MRI 的影像不能可靠地显示钙化灶,因此它对少突胶质细胞瘤的定性诊断作用不如 CT。肿瘤 T_1 加权像一般呈低信号,T_2 加权像为高信号,肿瘤边界较清楚;注射对比剂后瘤体增强较明显。单纯或低恶性度少突胶质细胞瘤周脑水肿极轻微,这一点有利于与其他肿瘤相鉴别(图 9-2-12)。

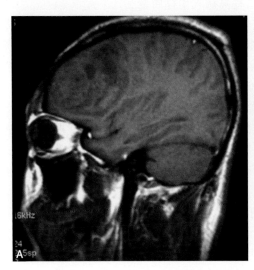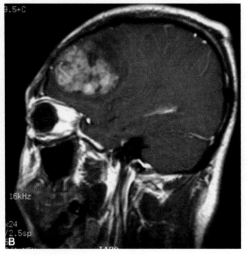

图 9-2-12　额部少突胶质细胞瘤
A. MRI 平扫肿瘤呈低信号;B. 增强 MRI 扫描肿瘤呈斑片状增强

3. 神经电生理检查

(1) 脑电图(EEG):对以癫痫为首发症状的病人有一定帮助。脑电图一般表现为肿瘤部位的 α 波减少,出现局灶性低幅或位像倒置的慢波或波幅较高的 δ 波,局灶性棘波则较少见到。在 CT 及 MRI 应用以前,常根据阳性的脑电图结果对肿瘤进行辅助性定位诊断。

(2) 视觉诱发电位(VEP):视神经胶质瘤及颞枕叶肿瘤,此检查可有阳性发现。

4. 血管造影　脑血管造影对神经上皮性肿瘤的研究意义不大,尽管 90% 以上的间变性星形细胞瘤和胶质母细胞瘤确有异常血管。正常血管造影扭曲显示肿瘤的占位效应,肿瘤可能是无血管或是富含血管。血管造影偶可用于鉴别诊断(如脑动静脉畸形)或确定大血管关系来选择手术入路。

5. 脑脊液检查　脑脊液检查通常对胶质瘤的诊断意义不大。临床上几乎一半的星形细胞瘤病人的脑脊液是正常的,当脑脊液异常时,那些指标也是非特异性的,然而对有蛛网膜下腔种植倾向的肿瘤来说脑脊液检查却是很重要的。

六、治疗

胶质瘤治疗一直是世界神经外科医师面临的挑战。目前,手术是治疗胶质瘤最基本的方法,也是最有效的方法。胶质瘤切除手术遵循"肿瘤-功能平衡"原则,即在尽可能保护大脑重要功能的前提下,尽可能实现肿瘤全切。这就要求在先进的术中辅助切除手段护航下,最大程度保留神经功能,做到精准切除。与此同时,胶质瘤术后的放化疗等辅助治疗手段也是必不可少的。胶质瘤分子生物学的发展,极大地推动了胶质瘤分子化、个体化的治疗,也拓展了胶质瘤的治疗方法。相信在不久的将来,胶质瘤的诊治方面将会有更大的进步。

虽然由于肿瘤的侵袭性生长的特点,一般难以通过手术全切肿瘤,但手术治疗是减少肿瘤细胞的最快最有效的方法。通过手术治疗还可以降低颅内压,缓解病人的症状,提供准确的组织学检查标本及病理诊断,进而能对术后的综合治疗起指导作用。

手术切除的原则:在不造成严重功能障碍的前提下,争取全切肿瘤。局限于大脑半球非功能区的肿瘤如额极、颞极、枕极者可在全切肿瘤的基础上行脑叶切除,以期根治或延长肿瘤的复发时间;而位于大脑功能半球的肿瘤则需术前与术中充分评估与权衡,遵循"肿瘤-功能平衡"原则。

1. 术中肿瘤辅助切除技术　胶质瘤由于其侵袭的生物学特性,与周围组织结构区分十分困难。而肿瘤与正脑组织边界的残存肿瘤细胞恰恰是恶性胶质瘤复发的根源之一,这就要求术中能够"精确"识别正常-肿瘤组织边界,实现"精准全切"的手术目的。另外,术中影像等多种手段的应用,也能提供肿瘤周围组织结构的"图谱",便于术中进一步保护正常脑功能区,提高病人生存质量。

(1) 术中神经导航:术中神经导航下手术切除胶质瘤的优点:①可以辅助设计手术入路,以避开重要解剖及功能结构,减少手术对正常脑组织的损伤;②能在一定程度上识别肿瘤与正常脑组织的边界,扩大肿瘤切除范围;③对于相邻多发肿瘤,利用神经导航可准确引导并切除病灶。神经导航虽然能够一定程度上解决术中肿瘤边界识别的问题,但是却有脑漂移的缺陷。

(2) 术中磁共振:术中 MRI 也能识别肿瘤与正常脑组织的边界,相比于神经导航能够对术中肿瘤边界更加"精确",这主要是由于磁共振成像原理所决定的。但术中 MRI 过于昂贵,并能明显延长手术时间。而且,手术过程中组织损伤可能导致含钆造影剂的非特异性外渗,这也是必须加以考虑的。此外,即使恶性胶质瘤手术中组织增强显像是公认的切除标准和目标,但增强区域仅标志着血管源性肿瘤的一个核心区域,血管不丰富的区域是其检测的盲区。

(3) 术中超声:术中超声是一种方便、快捷、费用较低的术中辅助切除技术,主要用于低级别胶质瘤手术辅助切除中,在高级别胶质瘤中应用较少。该技术主要缺陷仍然是对肿瘤边界的识别能力较低。研究显示,术中 3D 超声引导下高级别胶质瘤切除率仅为 42%,对于残余肿瘤识别敏感性仅为 26%。

(4) 术中电生理监测:由于胶质瘤具有向皮质和皮质下浸润的侵袭趋势和功能,扩大手术切除范围有助于提高术后生存期。然而,如何保留住由皮质和皮质下复杂的白质网络组成的大脑的功能性和连通性,以维持大脑的功能输出,最大限度地利用大脑的可塑性,这些是神经外科医生应思考的问题。术中电生理技术为术中实时监测和评估病人语言、运动及情感等高级神经功能提供了一种有效手段。通过术中电生理技术和术前功能磁共振结合,能够为神经外科医生构建原发性脑肿瘤脑图谱,提供脑肿瘤的空间-功能关系的同时,还反映出肿瘤病理生理-解剖意义,具有十分重要的指导作用。

(5) 术中荧光引导切除技术:在恶性胶质瘤的手术中,有时很难区分出巨大肿瘤浸润的边界以及距离周围"健康"大脑完整的功能区域。手术显微镜下得到视觉信息对于可靠区分肿瘤组织是不够的。最初由 Moore 等使用汞蒸气灯和过滤器以及静脉荧光素来定位和切除肿瘤,并首先定义了使用荧光进行脑肿瘤手术的两个关键要素:脑肿瘤荧光检测和根据组织荧光选择切除肿瘤组织。此后,关于荧光报道就少之又少,直到 1990 年后期,Kuoriwa 等发表关于术中荧光素切除神经胶质瘤手术的文章。1998 年,Stummer 等发表关于 5-氨基乙酰丙酸(5-ALA)引导下切除术首次报告,并提供了 Ⅰ/Ⅱ 期病人临床数据。从此,5-ALA 在荧光引导下的切除术中得到了广泛的研究。

1) 5-ALA 用于荧光引导的切除术:5-ALA 是血红蛋白的代谢途径中的一种自然代谢物。当过量使用时,这种化合物会导致在上皮细胞中荧光原卟啉Ⅸ(PpⅨ)的积累和/或选择性保留,尤其是在由上皮细胞引起的恶性肿瘤和许多种类的脑肿瘤中。在生理条件下,PpⅨ通过亚铁螯合酶转化为非荧光的原血红素,然后再转化为血红蛋白。

Stummer 等开展的 5-ALA 介导的胶质瘤切除术的Ⅲ期临床试验显示 5-ALA 组肿瘤切除范围较大、病人无进展生存期延长,而且无明显神经功能缺损。5-ALA 组肿瘤全切除率为65%,而白光组肿瘤全切除率为35%。当 5-ALA 诱导的荧光增强时,肿瘤的总切除率可达到 100%。Eljamel 等的 Meta 分析显示 5-ALA 介导的胶质瘤切除术在 565 例病人中超过 75%的病人切除了 98%以上的肿瘤。

由于 5-ALA 荧光强度在不同级别和在同一级别胶质瘤的不同部位均存在差异,导致 5-ALA 荧光在术中强荧光范围直接影响 5-ALA 对胶质瘤的术中辨识能力。强红色荧光与高肿瘤细胞密度且新生血管紧密相关,较弱的粉红色荧光与 10%的肿瘤浸润密度相关,而坏死组织由于不能代谢因此不会发出荧光(图 9-2-13)。

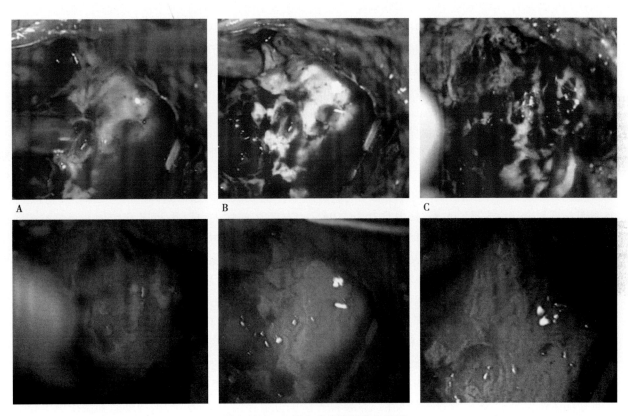

图 9-2-13 5-ALA 术中不同荧光性质
A. 强红色荧光显示血管增生的肿瘤;B. 强红色荧光中散在的"粉红色荧光";C. 肿瘤边缘"粉红色"残余浸润肿瘤细胞

由于 PpⅨ的积累峰值是在摄入后 7~8 小时,因此如果从麻醉诱导到定位、铺单、开颅、除瘤,再到手术接近边缘肿瘤的时间为 3 小时,建议在手术前 4~5 小时给药(20mg/kg)。另外 5-ALA 诱导的卟啉会在皮肤中积累,致敏时间长达 24 小时。如果皮肤暴露在足够的光线下,病人可能会出现皮肤红肿或晒伤。给药后 6~8 小时内皮肤光毒性风险最高。在这段时间里,病人在手术过程中及术后 24 小时内应严格避光。原则上,在手术的大部分时间里,仅使用荧光就可以进行切除。但是,术中血液随着渗进切除腔内将会遮蔽荧光,因为血红蛋白是非常强的光吸收剂。当在蓝紫色光照下的弱光强度不能继续切除肿瘤,就应切换到白光照明下止血后,继续切换回蓝紫色光照下切除。

2)荧光素钠引导肿瘤切除术:Moore 等研究显示荧光素钠可用于荧光介导的恶性胶质瘤切除术。荧光素钠通过血-脑脊液屏障渗入恶性胶质瘤,但对肿瘤细胞无特异性亲和力。这就使得在静脉注射后,荧光素钠灌注组织而不一定是肿瘤。另外,在脑肿瘤血-脑脊液屏障破坏区域内,荧光基团渗出使得血浆和灌注组织中的荧光素钠浓度将缓慢下降。最后,肿瘤中渗出的荧光基团以 2mm/h 的速度随水肿扩散至周围组织。因此,应用荧光素钠进行荧光引导下肿瘤切除术时,这些情况需要被术者考虑到。

组织荧光技术已成为恶性胶质瘤手术的辅助手段。在此背景下,5-ALA 是独一无二的,因为它能选择性在肿瘤细胞内引发 PpⅨ 的合成和积累,但它对其他脑肿瘤的作用还没有完全确定。荧光素钠作为一种较强的荧光剂正在深入研究中,但基于其通过血-脑脊液屏障渗漏在肿瘤中积累的被动性质,其选择性较低。因此,该化合物未来可能与 5-ALA 结合应用,作为术中"双荧光标签"应用于临床。

2. 术后肿瘤辅助治疗方法　对于新诊断胶质瘤的治疗应包括支持治疗和综合抗肿瘤治疗两部分。支持治疗不可忽视,主要包括脑水肿、癫痫、静脉血栓栓塞、感染和认知功能障碍的管理。而综合抗肿瘤治疗,主要包括手术肿瘤切除、放化疗、免疫治疗、TTF 治疗等方法。这些方法有各自的优缺点,下面对各种综合抗肿瘤治疗方法做简要介绍。

(1) 放射治疗:放射治疗是新诊断胶质瘤标准辅助治疗手段之一,对局部肿瘤能够起到良好的控制作用,也可改善病人的生存时间。20 世纪 70~80 年代进行的多项随机临床对照研究中已经表明,辅助放射治疗与支持治疗,单药剂或者多药剂联合化疗相比,在改善 GBM 病人生存期方面已经有了明显的差别。与简单的支持疗法或单独的化疗相比,加入辅助放射治疗之后,病人的生存期会提高 16~24 周。

临床试验研究证实在手术切除肿瘤之后,运用 TMZ 辅助放射治疗会使 GBM 病人的中位生存期提高 2.5 个月,两年之后的中位生存率从 10% 上升到 26%。相比于间变性星形细胞瘤来说,间变性少突神经胶质瘤预后较好。与间变性星形细胞瘤病人 2~3 年的中间生存期相比,间变性少突神经胶质瘤病人的中间生存期会长达 3~15 年,这可能与前述肿瘤中分子生物学特征有关。一项Ⅲ期临床随机对照研究中,研究者将间变性少突神经胶质瘤病人随机分为 PCV 化疗辅助放射治疗组和单纯放射治疗组,两组病人未在生存时间上有明显差异。但当病人丢失 1p/19q 染色体,运用 PCV 化疗辅助放射治疗的病人生存周期明显长于单独运用放射治疗的病人(14.7 年 vs 7.3 年,$P = 0.03$)。另一项临床研究,将间变性少突神经胶质瘤病人随机分为放射治疗辅助 PCV 化疗组和单纯放射治疗组,运用放射治疗辅助 PCV 化疗组的病人的生存时间明显高于全部病人平均水平,其中具有 1p/19q 染色体丢失的病人可以从 PCV 化疗中获得收益。尽管间变性星形细胞瘤病人比例较少,但较早的临床试验表明,与化疗或单独支持治疗并辅助放射治疗相比,手术后加用辅助放射治疗对病人的生存有利。由于星形细胞肿瘤比少突神经胶质瘤更具侵袭性,因此推荐的治疗方法是保证最大安全手术切除病灶之后,需进行辅助放射治疗,同时进行或者不进行 TMZ 辅助治疗。

(2) 化学治疗:对于 GBM 的标准治疗方案为术后放射治疗同步口服 TMZ 治疗 6 个月。研究表明与单纯放射治疗组中位生存期 6 个月相比,放射治疗同步 TMZ 6 个周期联合治疗,其中位生存期增加到 14.6 个月。TMZ 治疗效果与 MGMT 启动子甲基化程度密切相关。需注意的是,一般 GBM 病人都会应用 TMZ,无论 MGMT 启动子甲基化状态如何。肿瘤内或瘤腔内给药可能增加肿瘤对药物暴露,降低全身毒性。相关Ⅲ期临床试验显示,术中瘤腔内植入卡莫斯汀晶片组中位生存期为 13.9 个月,而安慰剂组中位生存期为 11.6 个月。

对于间变性恶性胶质瘤术后放射治疗中加入化疗存在很大争议。最近,间变性胶质瘤Ⅲ期临床试验中显示,辅助化疗(PCV 或替莫唑胺)后复发继而放射治疗或辅助放射治疗后复发继而化疗效果相同。从前述临床试验中可以看出,1p/19q 染色体缺失对间变性恶性胶质瘤病人放化疗效果有极大影响,再次说明分子亚型是决定恶性胶质瘤病人预后的关键性指标。

最近临床试验均表明,没有哪种治疗能够明显改善复发 GBM 病人预后。尽管抗血管生成药物贝伐单抗已被 FDA 快速批准应用于进展期 GBM 治疗,但是,其治疗后与对照组相比,中位反应时间分别仅为 4.2 个月与 3.9 个月,大多数病人病情还是没有明显缓解。因此,对于复发 GBM 病人需要个体化治疗,肿瘤的部位、大小、病理类型、分子亚型、既往治疗情况和病人的一般状态均需要考虑。手术如果可行,应在条件允许的情况下行肿瘤切除术,为其他治疗赢得时间。很多传统的化疗药物,包括洛莫斯汀、卡莫斯汀、卡铂、依托泊苷、PCV 等,均可考虑作为挽救药物备选,但这些治疗对于复发 GBM 病人预后作用可能十分有限。

(3) 免疫治疗:参见本书第八章第三节"免疫治疗"。

（4）TTF 肿瘤电场治疗：在 2004 年，Kirson 等研究显示低强度、中频（100~300kHz）、交变电场（肿瘤治疗场，TTF）的应用可以破坏有丝分裂纺锤体的正常形成，并在细胞培养系和动物模型中引起生长抑制作用。他们继续证明，这是在非热方式下发生的，暴露于交变电场对非分裂细胞没有有害影响。作用机制被认为与细胞有丝分裂所需的正常聚合-解聚过程的中断有关。这些发现导致了在大鼠胶质瘤模型中交替电场的测试，观察到增加 TTF 方向的数量导致显著的肿瘤生长抑制。对 10 例复发胶质母细胞瘤试验研究显示病人 6 个月无进展生存期为 50%，中位总生存率为 62 周。无严重不良事件，唯一显著毒性为电极接触部位的轻至中度皮炎。进一步的研究表明，在细胞系和动物模型中，当与化疗联合使用时，TTF 也是安全的。

2009 年 7 月开始的一项随机、非盲的临床试验，评估了 TTF 在新诊断 GBM 病人中的应用。共有 695 名经组织学证实的胶质母细胞瘤病人被随机分为 2∶1，分别接受佐剂替莫唑胺 150~200mg/（m² · d），同时 NovoTTF 每天连续应用大于 18 小时，另一组为单独服用替莫唑胺。该试验在中期分析显示存活益处后过早终止。中期分析包括 210 名随机接受 TTF 和替莫唑胺治疗的病人，105 名随机接受单独替莫唑胺治疗的病人。替莫唑胺组无进展生存期中位数为 7.5 个月（95% CI，5.9~8.2），替莫唑胺组中无进展生存期中位数为 4.0 个月（95% CI，3.3~5.2）。TTF 和替莫唑胺的总生存中位数为 20.5 个月（95% CI，16.7~25.0），替莫唑胺的总生存中位数为 15.6 个月（95% CI，13.3~19.1），两者风险比为 0.64（95% CI，0.42~0.98，$P=0.04$）。除了局部皮肤毒性外，两组之间也有类似的不良反应，45% 的病人出现轻度至中度皮肤毒性反应，2% 为重度毒性反应。2015 年 10 月，NovoTTF 被批准用于新诊断的 GBM 病人治疗。同时，在复发性 GBM 的临床试验中，120 例复发胶质母细胞瘤病人接受了治疗，但 93 例（78%）病人完成了>4 周的治疗。TTF 组病人的中位生存率约为 86%，平均每日 TTF 使用时间为 20.6 小时。另外，113 例复发胶质母细胞瘤病人接受了再次化疗，但生存率没有改善。由此看出，TTF 对复发胶质母细胞瘤的疗效似乎并不比化疗效果差。2011 年 3 月，NovoTTF 被批准用于复发胶质母细胞瘤病人治疗。以上结果说明，TTF 作为新的治疗方式在新诊断或复发的 GBM 治疗中具有很大的临床应用价值。

七、疗效与预后评估

1. Karnofsky 评分（karnofsky performation scale，KPS）　通常用于肿瘤病人，特别是脑瘤病人的功能状态评价。若 KPS<70，通常意味着预后较差（表 9-2-2）。

表 9-2-2　KPS 评分表

记分	功能状态	记分	功能状态
100	正常，无疾病征象	40	有残疾，需特殊的帮助
90	能进行正常活动，仅有微小的症状	30	有严重的残疾
80	经过努力可以正常活动，可有些症状	20	严重的疾病状态，需给予重症监护及支持治疗
70	可以自理，但不能进行正常活动	10	濒死状态
60	需偶尔的帮助及更多的照顾	0	死亡
50	需要较多的帮助		

2. CT 判定标准

（1）适用范围：从 CT 扫描两个方向测量可能测量的肿瘤；或不能测量或测量困难，但能评价者，如：有囊肿，周边有增强部分，但测量困难者；不规则增强，测量困难者；无增强，但继发改变可测者，如水肿、脑室变形、中线结构移位等。

（2）疗效判定方法

1）肿瘤的长径乘以与其直角交叉的最大径长（要求算出多层面的面积总和）。

2）二个病灶以上者要计算其总和：治疗前 A+B+C……治疗后 a+b+c……

3）疗效的表示方法：①显效（complete response，CR）：肿瘤病灶消失。②有效（partial response，PR）：

肿瘤缩小 50% 以上。③微效(minor response,MRI):肿瘤缩小在 25%~50% 之间。④无变化(no change,NC):肿瘤缩小在 25% 以下,增大在 25% 以内者。⑤恶化(progressive disease,PD):肿瘤增大超过 25%,出现新的病灶者。

4)有效率:有的病例在放射治疗过程中或放射治疗结束时就能见到肿瘤缩小。有的病例在放射治疗结束后可以见到肿瘤继续缩小,有效率继续提高。这种现象叫迟发效果(delayed effect)。此种现象多见于放射治疗后 1~3 个月之内。个别病例在放射治疗后 7~11 个月肿瘤体积仍有继续缩小。

$$有效率 = \frac{CR\ 例数 + PR\ 例数}{全体病例数} \times 100(\%)$$

3. RANO 判定标准　脑胶质瘤术后 24~72 小时内需复查 MRI(平扫+增强),评估肿瘤切除程度,并以此作为脑胶质瘤术后基线影像学资料,用于后续比对。胶质瘤治疗效果的影像学评价参见 RANO 标准(表 9-2-3)。

表 9-2-3　RANO 判定标准

	完全缓解	部分缓解	疾病稳定	疾病进展
T_1 增强	无	缩小≥50%	变化在−50%~+25%之间	增加≥25%
T_2/FLAIR	稳定或减小	稳定或减小	稳定或减小	增加
新发病变	无	无	无	有
激素使用	无	稳定或减少	稳定或减少	不适用*
临床症状	稳定或改善	稳定或改善	稳定或改善	恶化
需要满足条件	以上全部	以上全部	以上全部	任意一项

* 在出现持续的临床症状恶化时,即为疾病进展,但不能单纯地将激素用量增加作为疾病进展的依据

4. 存活率、存活期　此为判定疗效最习惯用的方法。可以观察 1 年存活率、2 年存活率、3 年存活率、5 年存活率。也可以绘成存活率年度曲线,借此曲线观察疗效,并能与大宗资料对比。

存活期是指经过治疗之后生存的期间。通常是以月或年为计算单位。

不论计算存活率或存活期,都是以死亡日期为基点,这是较为客观的指标。但是,有些病人不是死于脑胶质瘤而是死于其他疾病,则不能以其存活率或存活期来评价治疗效果。这也正是这种判定标准的不足之处。

（赵世光　滕雷）

第三节　丘脑胶质瘤

丘脑位于大脑半球与中脑之间,毗邻下丘脑、内囊、第三脑室等重要结构,是中枢神经系统最大的感觉整合中枢。丘脑结构复杂、功能关键、位置深在,丘脑肿瘤手术切除难度大,具有较高的致残率和致死率,其治疗是目前神经外科的难题之一。

一、流行病学

丘脑胶质瘤是一类少见的颅内肿瘤,发病率低,文献报道各异,占全部颅内肿瘤的 1%~5%。1966 年,CheekWR 等报道了 6 048 例中枢神经系统肿瘤,其中丘脑胶质瘤为 51 例(0.84%);1998 年,Reardon DA 等报道了 693 例儿童颅内肿瘤,丘脑胶质瘤发病率达 5.2%(36/693);国内颜青等统计了经术后病理证实的 1 077 例胶质瘤病人,其中丘脑胶质瘤为 20 例(6.3%)。丘脑胶质瘤发病年龄有两个高峰时期,儿童期和成人期 50~60 岁,男女发病率无明显差异。临床上以单侧丘脑胶质瘤多见,双侧少见。

二、病理学

病理类型上,儿童丘脑胶质瘤中低级别胶质瘤比例高于高级别胶质瘤,而成人则以高级别胶质瘤为主。Gupta A 等分析了 9 个具有临床病理信息的儿童丘脑胶质瘤研究报道,汇总 265 例病例,其中 68 例(27%)为毛细胞型星形细胞瘤,49 例(19%)为星形细胞瘤(WHO Ⅱ级),81 例(30%)为高级别胶质瘤(间变星形细胞瘤和胶质母细胞瘤),10% 为少突胶质细胞瘤,其余为少见病理类型如室管膜瘤、神经节细胞胶质瘤、原发性神经外胚层瘤等;国内甄英伟等总结 49 例儿童丘脑胶质瘤的临床特征,其中星形细胞瘤 25 例(51%),间变星形细胞瘤 9 例(18%),胶质母细胞瘤 11 例(22%),其余为少突星形细胞瘤、神经节细胞胶质瘤。国外成人丘脑胶质瘤相关报道较少,缺乏可靠的病理学统计数据;国内张鹏等统计了 33 例成人丘脑胶质瘤,其中胶质母细胞瘤 11 例,间变星形细胞瘤 7 例,间变少突细胞瘤 2 例,间变少突星形细胞瘤 3 例,星形细胞瘤 5 例,少突星形细胞瘤 4 例,胶质肉瘤 1 例。王翔等收集四川省 86 家大中型医疗机构 2008 年 1 月至 2013 年 12 月,经手术病理确诊的中枢神经系统肿瘤病人 35 496 例,丘脑胶质瘤病理分布,胶质母细胞瘤占 60.17%,间变星形细胞瘤占 16.95%,间变少突细胞瘤占 1.69%,间变少突星形细胞瘤占 1.69%,星形细胞瘤占 16.95%,少突细胞瘤占 0.85%,少突星形细胞瘤占 0.85%,毛细胞型星形细胞瘤占 0.85%(该研究含各年龄段,不能区分儿童与成人丘脑胶质瘤病理情况)。

中枢神经系统肿瘤 WHO 分类(2016 版)提出了一个新亚型,即 H3K27M 突变的弥漫型中线胶质瘤(肿瘤位于丘脑、脑干和脊髓)。Ryall S 等报道了 64 例儿童丘脑胶质瘤组织中 H3K27M 突变情况,发现低级别胶质瘤 H3K27M 突变率为 12%(5/42)、高级别胶质瘤 H3K27M 突变率为 50%(11/22)。AiharaK 在成人丘脑高级别胶质瘤中检测 H3K27M 突变率为 55.6%(10/18),在 K27M 突变病人中未检测到 IDH1、IDH2 突变,同时发生 TP53 和 ATRX 突变的比例为 28.6%。这些研究显示超过 50% 以上的丘脑高级别胶质瘤病人存在 H3K27M 突变。

三、临床表现

丘脑胶质瘤有以下几种生长方式:①肿瘤局限于丘脑,破坏重要结构(内囊、神经核团);②肿瘤向上、向外、向后达邻近脑叶或脑回皮质下白质;③肿瘤向脑室方向生长压迫室间孔或第三脑室。因此,丘脑胶质瘤的临床症状取决于神经核团、纤维束的受影响程度及脑脊液循环的阻塞效应。临床上常见表现主要包括颅内压增高、运动障碍、感觉缺失、不自主运动、癫痫等。国内徐立权等将丘脑肿瘤病人的临床表现归纳为 6 型:颅内压增高型、运动障碍型、感觉障碍型、视觉异常型、癫痫型、下丘脑症状型。

1. 丘脑周围重要结构受损的症状　内囊受损时可出现对侧肢体感觉、运动以及视觉功能障碍,表现为三偏综合征;对侧半身深浅感觉障碍、对侧半身随意运动障碍和对侧同向性偏盲;尾状核受损可表现为认知功能障碍;下丘脑受损可能出现间脑癫痫等症状。

2. 丘脑相关核团受损的症状　当丘脑腹内侧核、中线核群、腹外侧核以及丘脑枕受损伤时可出现运动功能障碍;丘脑腹外侧核、腹前核、丘脑网状核群以及板内核受损可能出现小脑症状;腹后核受损表现为痛觉过敏和疼痛症状。

3. 因占位效应产生的症状　位于丘脑前部肿瘤、丘脑内侧面或后部的肿瘤逐渐增大时,导致室间孔或第四脑室受压,堵塞脑脊液循环通路,可引起单侧或双侧侧脑室扩大,出现高颅压症状,表现头痛、呕吐、视盘水肿等,严重时导致病人昏迷。

四、影像学特点

MRI 对诊断丘脑胶质瘤具有重要的临床价值。通常情况下,丘脑低级别星形细胞瘤在 MRI 多表现为实性肿块,T_1WI 呈低信号、T_2WI 呈高信号,信号较均匀,瘤周水肿多不明显,增强扫描后肿瘤可无明显强化或轻度强化;当肿瘤有少突胶质细胞瘤成分时,病灶内可出现钙化,钙化在 T_1WI 和 T_2WI 中则均表现为低信号。丘脑高级别胶质瘤由于肿瘤生长迅速,囊变及坏死常见,MRI 多表现为混杂信号,囊变坏死表现为 T_1WI 低信号、T_2WI 高信号,增强扫描后肿瘤实质部分呈不规则片状或环形强化,囊变坏死不强化。肿瘤内可伴出血,根据出血的时间不同,信号特点也各有差异。磁共振灌注成像及波谱成像(MRS)在常规扫描判断不明时可提供进一步的参考数据：丘脑胶质瘤级别越高，肿瘤的灌注越高；MRS 中丘脑胶质瘤的乙酰-天门冬氨酸（NAA）峰明显下降，胆碱（Cho）峰明显升高。另外，弥散张量成像（DTI）技术有助于判断丘脑纤维传导束受累的情况。图 9-3-1~图 9-3-3 分别显示丘脑胶质瘤中常见病理类型毛细胞型星形细胞瘤（WHO Ⅰ级）、星形细胞瘤（WHO Ⅱ级）、胶质母细胞瘤（WHO Ⅳ级）的典型 MRI 特征。

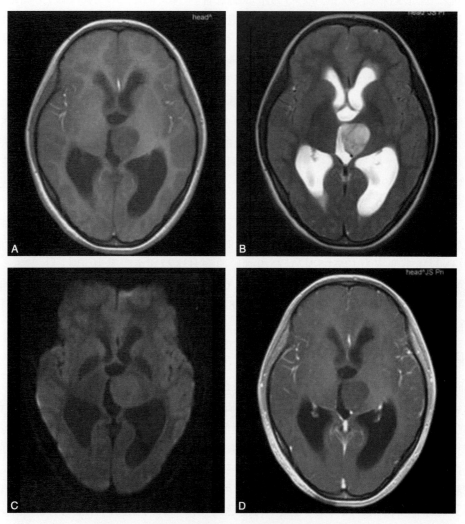

图 9-3-1　左侧丘脑毛细胞型星形细胞瘤（WHO Ⅰ级）

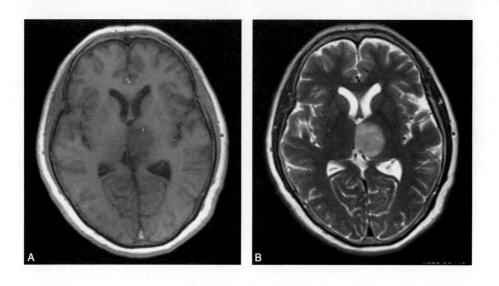

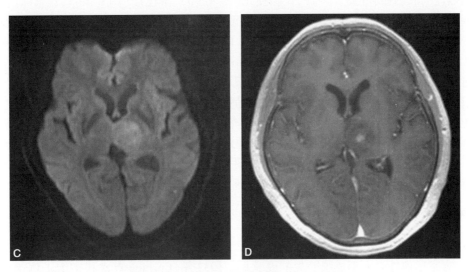

图 9-3-2　左侧丘脑星形细胞瘤（WHO Ⅱ级）

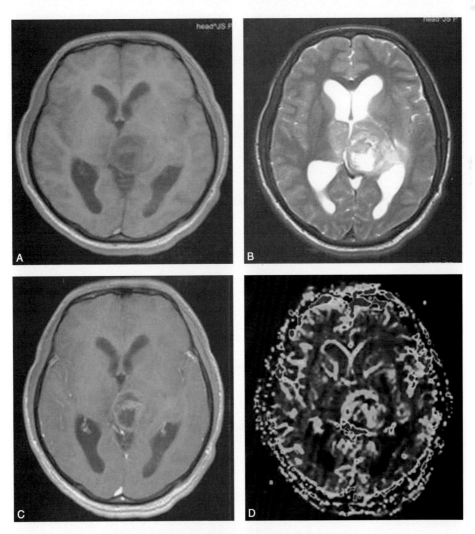

图 9-3-3　左侧丘脑胶质母细胞瘤（WHO Ⅳ级）

　　丘脑胶质瘤需与丘脑血肿(图 9-3-4)、丘脑梗死(图 9-3-5)、淋巴瘤(图 9-3-6)、转移瘤(图 9-3-7)等相鉴别:①丘脑血肿根据出血时间长短不同,MRI 表现也不尽相同,急性期血肿表现为 T_1WI 低信号, T_2WI 等信号,亚急性期呈 T_1WI 高信号, T_2WI 高信号或 T_2WI 内低外高征象。②丘脑梗死可分为动脉性脑梗死和静脉性脑梗死:丘脑动脉性脑梗死常见于双侧丘脑旁正中区梗死及基底动脉尖综合征,病人急性起病,常有原发性高血压、高血脂、高血糖等相关基础疾病。影像学特征为 DWI 弥散明显受限,MRS 中 NAA 峰和 Cho 峰减低,出现较特征的 Lac 峰。丘脑静脉性梗死通常表现为双侧对称性,病灶表现为长 T_1 长 T_2 信号,其内常伴有短 T_2 的微出血灶,MRV 可显示静脉窦内充盈缺损,提示静脉窦血栓形成。③丘脑淋巴瘤 MRI 特征呈现 T_1WI 低信号、 T_2WI 等高信号,信号比较均匀,出血坏死少见,占位效应较重,增强扫描后肿瘤明显均质强化。④丘脑转移瘤多见于老年人,有肺癌、乳腺癌等原发肿瘤病史,肿瘤常多发,可以出现坏死囊变,瘤周水肿较为明显,增强扫描后肿瘤可出现不规则或环形强化。

五、手术治疗

　　丘脑胶质瘤位置深在且毗邻重要神经功能结构,手术风险高,术后神经功能障碍发生率高,预后不理想,其临床治疗方案国内外尚未形成统一规范或意见。1932 年,Cushing 首次报道为 1 例年轻女性丘脑肿瘤病人实行手术切除治疗,手术顺利,病人术后存活 13 年。但随后丘脑肿瘤外科手术治疗的病死率始终居高不下,高达 40%~69%。20 世纪 80 年代后期,活检(立体定向活检或开颅活检)明确病理并联合放射治疗成为本病种的主流方案。随着显微外科技术的进步,手术致死率已逐渐降低至 5% 以内。手术原则在最大程度保存正常神经功能的前提下、最大范围手术切除肿瘤病灶,保证脑脊液循环通畅、缓解颅内高压、

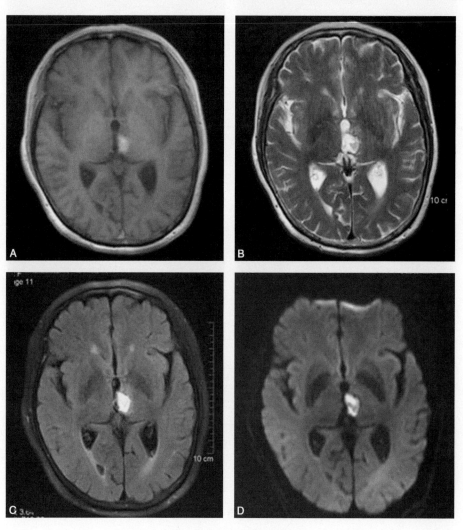

图 9-3-4　左侧丘脑血肿

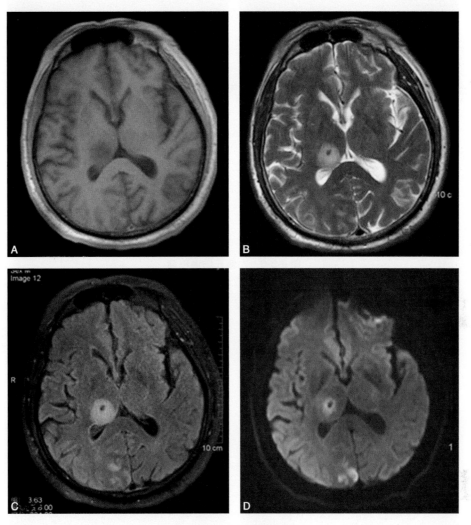

图 9-3-5　右侧丘脑梗死

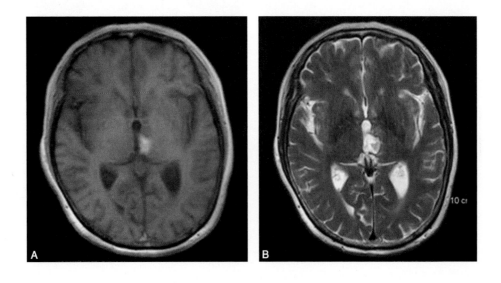

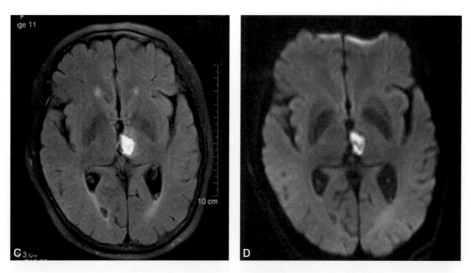

图 9-3-6 左侧丘脑淋巴瘤

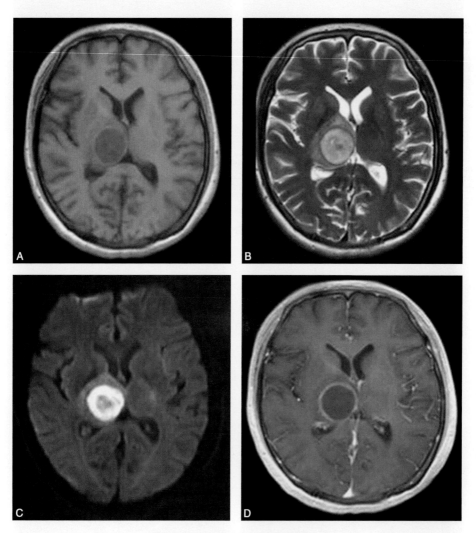

图 9-3-7 右侧丘脑肺癌脑转移瘤

为放射治疗和化疗创造条件。

丘脑胶质瘤手术入路有经皮质(经额叶、经颞叶、经顶上小叶、经顶枕叶)入路、经胼胝体(前部侧脑室、穿窿间)入路、经外侧裂岛叶入路等。经皮质入路操作相对简单,便于显露肿瘤,对重要回流静脉及胼周动脉的损伤小,有更灵活的操作空间。但是该入路需切开皮质,皮质和白质受到的牵拉作用较大,术后易诱发癫痫或神经功能缺失。经胼胝体入路有以下特点:充分利用脑组织胚胎发育中潜在的自然腔隙进行手术操作(纵裂、透明隔间腔、脉络膜裂、穿窿缝);到达第三脑室路径最短,术野内重要解剖标志(丘纹静脉、大脑内静脉等)显露清晰;依据术中情况可行第三脑室底部造瘘及透明隔造瘘,最大限度地解除脑积水缓解颅高压症状;无需切开皮质,避免术后癫痫发生。其不足之处在于切开胼胝体前有可能损伤上矢状窦、窦旁静脉或胼周动脉及其分支,切开胼胝体可能影响膝部及前联合,造成额叶和颞叶信息传递中断,或影响海马联合造成记忆障碍。

手术入路选择依据是肿瘤的生长部位和主体突出的方向。尽量避开功能区,以最近的距离做到最大地暴露和最小的损伤,同时还需结合术者个人的手术能力。总体来说,丘脑胶质瘤手术入路可分为前入路、外侧入路和后入路。前入路适用于丘脑前部肿瘤,肿瘤向侧脑室额角突出、向丘脑上方及中线方向生长,可选择经额叶或经胼胝体前部入路切除肿瘤。外侧入路适用于丘脑外侧部肿瘤,瘤体向岛叶生长时可选择经外侧裂岛叶入路;瘤体向侧脑室颞角生长时可选择经颞叶入路;瘤体向侧脑室三角区生长时可选择经顶枕入路。后入路适用于丘脑后部肿瘤,瘤体向第三脑室后部生长,经胼胝体穿窿间入路。

随着神经导航、超声、磁共振等技术的引入,丘脑胶质瘤可在保留正常功能区的前提下,得到大部甚至全部切除。磁共振弥散张量成像(DTI)能精确显示肿瘤与内囊后肢及其他白质纤维束的关系,可指导丘脑胶质瘤手术入路选择,起到术中保护重要白质纤维束和降低致残率的作用。术中运用神经导航、超声技术术与单纯显微神经外科手术相比,有其独特的优势在于:能进行实时定位和导航,指导术者了解肿瘤位置及周围组织结构,确定最佳手术入路,避开重要功能区及重要血管等;能随时观察肿瘤切除范围,判断肿瘤切除程度,争取在安全前提下最大程度切除肿瘤。

六、放射治疗和化疗

目前尚无针对丘脑胶质瘤放射治疗与化疗的相关指南,相关研究报道较少。丘脑胶质瘤放射治疗与化疗上,主要参照《中国中枢神经系统胶质瘤诊断与治疗指南(2015)》和《胶质瘤放疗中国专家共识(2017)》。

高级别胶质瘤术后放射治疗可以取得生存获益(Ⅰ级证据)。强烈推荐术后尽早开始放射治疗(Ⅱ级证据),建议采用3D-CRT或IMRT技术进行肿瘤局部放射治疗,推荐放射治疗照射总剂量为54~60Gy,1.8~2Gy/次。新一代烷化剂TMZ在治疗高级别胶质瘤中的疗效得到肯定,TMZ同步放化疗加辅助化疗联合治疗已经成为新诊断高级别胶质瘤的标准治疗(Ⅰ级证据)。

低级别胶质瘤病人的辅助治疗,应根据是否存在高危因素实施个体化的治疗方案。对于低级别丘脑胶质瘤如能做到手术全切除,预后较好的低危病人可以保持观察,但由于半数病人最终肿瘤会继续进展,所以须密切随访。对于高危低级别胶质瘤病人,推荐术后进行放射治疗或者联合化疗。强烈推荐低级别胶质瘤放射治疗的总剂量为45~54Gy,分次剂量一般推荐为1.8~2Gy。高危病人术后辅助治疗推荐:放射治疗联合PCV方案化疗(Ⅰ级证据),或放射治疗联合TMZ化疗(Ⅱ级证据),或放射治疗联合替莫唑胺同步和辅助化疗。

七、预后

Moshel YA等对72例丘脑毛细胞星形细胞瘤病人进行立体定向手术切除,在随后长达20年的随访中,共67例病人无复发生存。Satio R等报道丘脑Ⅲ级胶质瘤病人中位生存期25.6个月,丘脑Ⅳ级胶质瘤病人中位生存期12.6个月。Ryall S等报道了儿童丘脑低级别胶质瘤5年生存率为76.2%(32/42),而高级别胶质瘤为9.1%(2/22)。国内李珊等报道了成人丘脑Ⅲ级胶质瘤病人中位生存期为25.8个月,Ⅳ级病人中位生存期为 19.0 个月。

综上所述,丘脑胶质瘤是一组具有高度异质性的肿瘤群体,具有复杂的发病机制、病理类型、生长特点,治疗方式也不相同,预后差异较大。随着显微神经外科、神经影像、神经导航等技术的快速发展,丘脑胶质瘤的手术安全性和切除程度已取得了长足进步,但是丘脑区域仍是中枢神经系统中手术高风险部位。由于丘脑胶质瘤发病率低、高度异质,丘脑胶质瘤具体治疗方案上仍缺乏统一规范的认识,尚需多中心大样本、前瞻性的研究以提供更有临床价值的信息。

（张军霞　尤永平）

第四节　脑干胶质瘤

脑干胶质瘤(brainstem gliomas,BSGs)是一组起源于延髓、脑桥和中脑的胶质瘤总称。根据肿瘤中心所在部位,脑干胶质瘤可分为延髓胶质瘤、脑桥胶质瘤和中脑胶质瘤。但 80% 脑干胶质瘤可同时累及多个脑干部位。近年来,随着对 BSGs 分子生物学、肿瘤遗传学特性的研究不断深入,逐渐认识到 BSGs 是一组高度异质性的疾病。不同部位和不同年龄组 BSGs 在发病机制、生物学行为、治疗方案的选择、预后等都不同。根据临床病理学及影像学特点,脑干胶质瘤被细分为 4 种类型(图 9-4-1):①弥散内生型脑干胶质瘤(diffuse intrinsic brainstem glioma,DIBG):累及脑干最大直径的 50% 以上。主要发生在儿童病人中。成人弥散内在型脑干胶质瘤主要发生于 30~50 岁的成年人。②局灶型:病变累及脑干不足最大直径的 50%。发病年龄多在 40 岁以上。③顶盖型:病变位于中脑顶盖,成人和儿童均可发病,多引起脑积水,预后良好。④外生型:肿瘤多起源于脑干背侧,向第四脑室生长,预后良好。

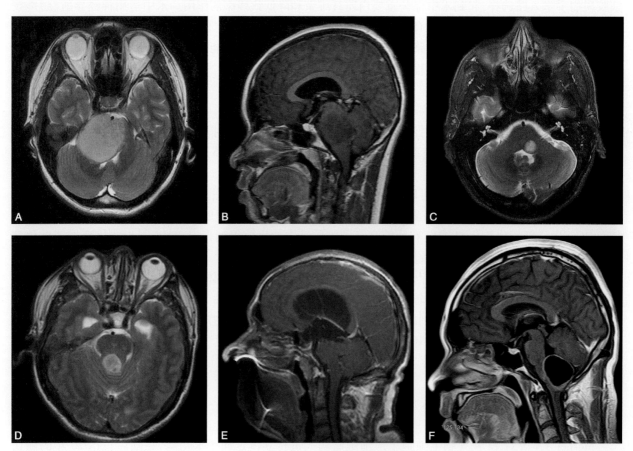

图 9-4-1　四种不同类型脑干胶质瘤
A 和 B. 弥散内生型脑干胶质瘤(DIBG);C. 局灶型脑干胶质瘤;D 和 E. 顶盖型脑干胶质瘤,伴脑积水;F. 外生型脑干胶质瘤

一、流行病学

BSGs 有两个发病高峰年龄段:第 1 个高峰在 5~10 岁,第 2 个高峰在 40~50 岁。男性和女性发病率无明显差异。儿童 BSGs 的发病率每年 6/100 万人,成人 BSGs 发病率尚无流行病学数据可供参考。BSGs 约占到儿童脑肿瘤的 10%,而仅占成人脑肿瘤的 1%~2%。80% 儿童 BSGs 为弥散内生型。与儿童 BSGs 相似,弥散内生型 BSGs 是主要的成人 BSGs,占到 45%~50%;其次是局灶型(25%~39%),顶盖型(3%~8%)和其他类型胶质瘤(15%)相对少见。

二、病理学

根据 2016 年 WHO 中枢神经系统肿瘤病理分类标准,常见的 BSGs 病理类型包括:弥漫性胶质瘤[星形细胞瘤(WHO Ⅰ、Ⅱ级)、少突胶质细胞瘤(WHO Ⅱ、Ⅲ级)、胶质母细胞瘤(WHO Ⅳ级)和儿童弥散性胶质瘤]、毛细胞型星形细胞瘤、室管膜瘤等。

不同类型 BSGs 的分子病理学特点:

1. 弥散内生型 BSGs　大多数弥散内生型 BSGs 为低级别胶质瘤(WHO Ⅱ级),也可出现高级别胶质瘤。H3 组蛋白基因 H3F3A K27M(H3F3AK27M)突变是目前中线结构(脊髓、脑干、丘脑)弥散型胶质瘤的最常见突变类型,提示胶质瘤对放化疗不敏感、易复发,预后较差。HIST1H3B/C K27M 突变主要见于儿童弥散内生型 BSGs,常伴有 ACVR1 突变,相对于 H3F3AK27M 突变型肿瘤预后较好。

2. 局灶型 BSGs　病理学多为高级别胶质瘤(WHO Ⅲ级和Ⅳ级),也可出现低级别胶质瘤。多见于成人,中位诊断年龄为 43 岁。局灶型恶性 BSGs 分子遗传学改变主要为 IDH1 突变。IDH1 突变和 H3F3AK27M 突变一般为互斥性突变。

3. 顶盖型 BSGs　一般为低级别胶质瘤(WHO Ⅰ级)或少突星形细胞瘤(WHO Ⅱ级)。预后良好。

4. 外生型 BSGs　儿童外生型脑干胶质瘤一般为室管膜瘤或毛细胞型星形细胞瘤,预后良好。

三、临床表现

BSGs 病人多表现为三联征,即脑神经功能障碍(87%)、共济失调(61%)和长束征(58%)。脑神经功能障碍主要是由于脑神经核团被移位破坏或脑神经受压缺血萎缩等导致,可反映肿瘤的部位和生长方向,具有定位诊断价值。共济失调主要是由于小脑脚损伤所致。长束征是指脑干内上下行的纵行纤维束受损导致的功能障碍,主要包括皮质脊髓束损伤导致的对侧上运动神经元瘫(对侧肢体痉挛性瘫痪、肌张力增高、腱反射亢进、病理征阳性);交叉性瘫痪:主要是由于肿瘤损伤已完成交叉的皮质脑干束、脑神经或脑神经核,以及未交叉的皮质脊髓束,导致病灶侧周围性脑神经麻痹和对侧肢体上运动神经元瘫痪,例如动眼神经交叉瘫、舌下神经交叉瘫等;脊髓丘脑束受损导致对侧肢体粗触压觉和痛温觉障碍;内侧丘系受损导致对侧肢体意识性本体感觉和精细触觉障碍。与 BSGs 相关的常见临床综合征见表 9-4-1。头痛(44%)和复视(40%)也是 BSGs 常见的症状。顶盖 BSGs 或巨大 BSGs 阻塞脑脊液循环通路,可造成幕上脑积水,出现颅内压增高症状,包括头痛、恶心呕吐、视盘水肿、行走不稳等。

表 9-4-1　脑干胶质瘤相关的常见综合征

综合征	损伤结构	主要临床表型
大脑脚综合征	动眼神经、皮质脊髓束、皮质核束	动眼神经交叉瘫,对侧面神经、舌下神经核上瘫
红核综合征	动眼神经、黑质、红核	患侧动眼神经麻痹、对侧运动过度、对侧共济失调
贝内迪克特(Benedikt)综合征	动眼神经、内侧丘系、红核	患侧动眼神经麻痹、对侧深感觉减退、对侧共济失调
四叠体综合征	上丘、下丘、动眼神经核、滑车神经核	动眼神经麻痹、滑车神经麻痹、双眼上视不能、脑积水

综合征	损伤结构	主要临床表型
脑桥基底部综合征	皮质脊髓束、皮质核束、脊髓丘脑束、三叉神经、展神经、面神经	对侧偏瘫、对侧躯体浅感觉障碍、同侧展神经麻痹、同侧周围性面瘫、同侧面部感觉障碍和咀嚼无力
脑桥被盖下部综合征	展神经、面神经核、小脑中脚、脊髓丘脑侧束、内侧丘系、内侧纵束	患侧展神经麻痹、面神经核性麻痹、同侧偏身共济失调、对侧浅感觉和深感觉障碍、向病灶对侧注视不能
脑桥外侧综合征	三叉神经核团、前庭蜗神经及核团、面神经核、小脑中脚、脊髓丘脑束、下丘脑脊髓下行纤维	同侧咀嚼无力、同侧面部感觉减退、同侧 Horner 综合征、眩晕、听力下降、同侧面瘫、共济失调、对侧躯体浅感觉障碍
延髓背外侧综合征	前庭神经核、小脑下脚、交感神经下行通路、疑核、舌咽神经、迷走神经、脊髓丘脑束、三叉神经脊束和脊束核	眩晕、共济运动失调、同侧霍纳（Horner）综合征、同侧面部感觉障碍、对侧躯体浅感觉障碍、延髓麻痹（吞咽困难、构音障碍等）
延髓旁正中综合征	舌下神经及核、皮质脊髓束、内侧丘系	舌下神经交叉瘫、对侧肢体深感觉障碍

四、影像学表现

（一）计算机断层成像（CT）

1. **弥散内生型 BSGs**　肿瘤在 CT 平扫上呈等/低密度影，至少累及脑干最大直径的 50% 以上，多起源于脑桥，向上累及中脑、向后突入第Ⅳ脑室和向旁侧生长进入小脑脑桥角比较常见，向下可浸润延髓和向复测生长的相对少见；可出现瘤内坏死，囊变者少见。在增强 CT 上多不强化。

2. **局灶型 BSGs**　肿瘤在 CT 平扫上呈等/低密度影，占据脑干不足最大直径的 50%，中脑、脑桥和延髓均可受累，可见瘤内坏死。增强 CT 可见均匀强化或环状强化。少数局灶型 BSGs 表现为囊性低密度区，不强化或有强化小结节，多为毛细胞型星形细胞瘤。

3. **顶盖 BSGs**　CT 平扫可见中脑背侧等/低密度灶，幕上出现梗阻性脑积水，脑室扩大，侧脑室壁可见低密度水肿区。增强 CT 上多不强化。

4. **外生型 BSGs**　肿瘤多起源于脑干背侧，向第Ⅳ脑室生长，脑干受压程度相对较轻。在 CT 平扫上多呈等密度灶，增强 CT 可见肿瘤不强化或轻度强化。

（二）磁共振成像（MRI）

1. **T_1 加权像（T_1WI）**　肿瘤多表现为等/低信号。弥散内生型 BSGs 显示脑干弥散性肿胀，边界不清；局灶型 BSGs 可见瘤内坏死，呈混杂信号，边界不清；囊性毛细胞型星形细胞瘤（pilocytic astrocytomas，PAs）边界清晰；顶盖 BSGs 可见幕上梗阻性脑积水。

2. **T_2 加权像（T_2WI）**　肿瘤多表现为高信号，瘤周可见轻度水肿，边界不清；高级别胶质瘤可呈混杂信号；囊性 PAs 与脑脊液信号相似，边界清楚。

3. **液体衰减反转恢复序列（FLAIR）**　呈高信号，瘤内坏死时可呈混杂信号。

4. **增强扫描**　低级别胶质瘤一般无强化或轻度强化，高级别胶质瘤呈均匀强化或环状强化，囊性 PAs 可见强化小结节。

5. **磁共振灌注加权成像（PWI）**　显示肿瘤和瘤周水肿区的相对脑血容量（rCBV）和相对脑血流量（CBF）增高，并且 rCBV 和 CBF 随着肿瘤级别的升高而增加，rCBV 值<2.9 提示低级别胶质瘤，rCBV 值>2.9 提示更高级别的肿瘤。此外，发现少突胶质细胞瘤和Ⅱ级少突星形细胞瘤的 rCBV 值大于Ⅲ级星形细胞瘤。

6. **磁共振波谱分析（MRS）**　显示氮-乙酰天门冬氨酸（NAA）峰值显著下降，胆碱复合物（Cho）的胆碱峰显著升高，肌酸（Cr）的峰值相对稳定，可作为参考，NAA/Cho 比值和 NAA/Cr 比值降低，Cho/Cr 比值升高，提示胶质瘤可能，并且 Cho/NAA 和 Cho/Cr 比值越高提示肿瘤级别越高、生长越快，乳酸峰和脂质峰提示肿瘤恶性程度高、生长快，存在瘤内坏死，预后差，但由于脑干体积较小，并受到周围颅骨和脂肪的影响,MRS 在脑干胶质瘤中的应用尚存在一定困难。

7. **弥散张量成像(DTI)**　是在弥散加权成像的基础上发展而来,是唯一能在活体中以 3D 可视化模式显示大脑白质纤维束的影像技术,能够显示纤维束的完整性、位移变化以及与肿瘤的关系。

五、治疗

针对 BSGs 尚缺乏有效的治疗方案,主要根据肿瘤类型、分子遗传学特点等采用综合治疗方案,包括手术、放射治疗、化疗、抗血管生成治疗以及免疫治疗等。弥散内生型 BSGs 手术指征不明显,常规分期放射治疗是主要的治疗方案,但只能暂时改善症状,对延长总体生存期无明显帮助,各种化疗方案也未能明显改善其预后。局灶型 BSGs 和外生型 BSGs 可通过手术治疗获得较好的效果。顶盖型 BSGs 一般为低级别胶质瘤,一般采用临床和影像学定期观察即可,而无需手术切除肿瘤或活检,出现颅内压增高症状时可采用手术治疗脑积水。

(一) 手术治疗

手术原则是在保全神经功能的前提下尽可能最大程度地切除肿瘤,以延长病人无进展生存期和总体生存期。伴有脑积水的顶盖胶质瘤或伴有脑积水而不适宜肿瘤切除的病人可选择脑室腹腔分流术、内镜下第三脑室造瘘术等缓解症状。

1. **手术适应证**　①局灶型 BSGs;②外生型 BSGs;③伴有局灶性强化或 ^{11}C-MET PET-CT 显示伴有局灶高代谢的弥散内生型 BSGs;④观察期间表现出恶变倾向的胶质瘤(体积变大、MRI 增强扫描出现强化、侵及周围结构)。

2. **手术禁忌证**　①弥散型 BSGs 累及整个脑干(中脑、脑桥、延髓);②伴有软脑膜播散或种植的BSGs;③Karnofsky 功能状态评分(KPS)<50 分,脑干功能严重衰竭的病人;④合并多脏器功能异常,无法耐受手术者。

3. **术前评估**　①术前常规检查项目,排除手术禁忌证;②神经电生理检查:主要包括 BAEP、MEP、EMG 等,评估脑干功能并作为 IONM 的基础值;③影像学检查:CTA、MRI、MRS、DTI 等,并根据影像学检查结果制定术前手术计划。

4. **手术的辅助技术**　脑干内含有重要的神经核团、锥体束、呼吸心跳中枢等组织结构和生理功能,手术难度和风险均很大。近年来随着神经影像技术、神经导航技术、神经电生理检测技术等的进步,脑干部位手术效果已经得到很大提高。

(1) 神经导航技术:根据术前影像(CT、CTA、MRI、DTI 等)制定术前手术计划,将 DTI 应用于神经导航,可直观显示白质纤维束的位移和完整性以及与肿瘤的关系,确定最佳的手术路线,避开重要的功能区、纤维束、血管等,减少手术创伤。术中帮助术者找到脑干安全进入点,快速定位靶区,并进行实时地、可视化地操作,达到实现安全地切除肿瘤而不影响周围正常组织(图 9-4-2)的目的。但由于脑脊液的释放、瘤内减压、失血、脑组织水肿等因素,脑组织可能发生移位以及病变发生漂移,从而影响神经导航的准确性。所以,脑干手术采用神经导航和术中磁共振、术中神经电生理检测技术等联合应用。

(2) 术中 MRI(iMRI):1996 年,Black 等人第一次将 iMRI 应用于脑肿瘤手术中。在脑干肿瘤手术中,iMRI 可动态进行 DTI 等序列磁共振检查,再次重建术区周围白质纤维束与残存肿瘤的位置关系并同时更新手术计划,进而解决了由于脑脊液释放、瘤内减压等引起的脑漂移问题。通过 iMRI 不断更新神经导航计划,帮助术者确定肿瘤的切除情况和手术达到的空间位置,从而指导术者判断手术的方向和范围,提高肿瘤的安全切除程度。

(3) 术中神经电生理监测(intraoperative neurophysiological monitoring,IONM):做 IONM 是为了降低脑干手术操作固有的风险,尽可能早地察觉由于手术操作造成的神经功能损害,提醒术中停止操作或改变操作方式,避免永久性的神经功能损伤;帮助术中辨别瘤周不明确的组织是否为神经纤维,避免误伤神经纤维;通过神经电生理监测数据,可以帮助术者明确目前的操作是否会造成神经功能的损伤,增加术者的信心。

脑干肿瘤手术中的术中神经电生理监测指标包括脑干听觉诱发电位(brainstem auditory evoked poten-

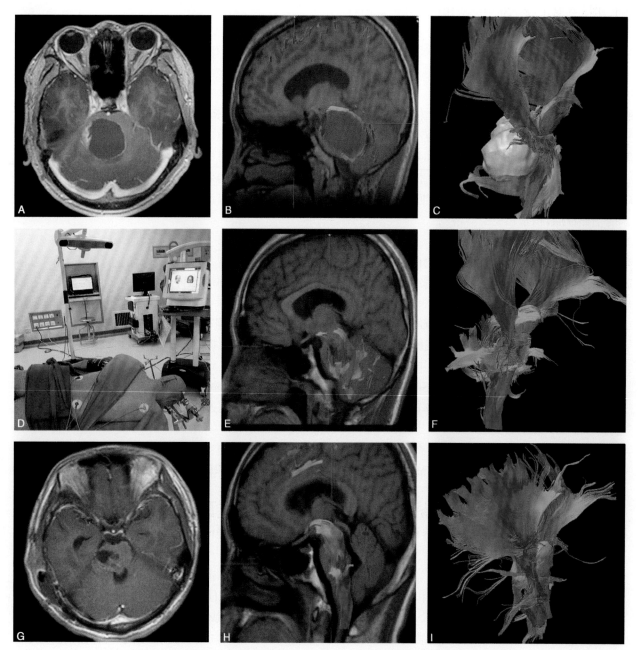

图 9-4-2　神经导航核神经电生理检测技术在脑干胶质瘤手术中的应用

A. 术前 MRI,显示右侧脑桥囊性病变,有增强小结节;B 和 C. 制定术前计划;D. 将病人术前影像通过导航注册合成头部生理解剖图;E、F 和 G. 术后 MRI 和 DTI;H 和 I. 术后 6 个月复查头部 MRI 和 DTI

tial,BAEP),运动诱发电位(motorevoked potential,MEP),体感诱发电位(somatosensory evoked potential,SEP),肌电图(electromyography,EMG)以及脑干定位(brainstem mapping,BSM)。

BAEP 是后颅窝手术最常用的监测模式,提供了第八对脑神经整个传导通路和脑干的功能评估。术中 BAEP 改变的意义主要是 I,Ⅲ,和 V 波的绝对潜伏期和波幅与打开硬脑膜之后记录的基线相比较。术中 BAEP 没有确定的预警标准,大多数研究者认为 V 波的潜伏期延长 1 毫秒和振幅下降超过 50% 可作为预警标准,达到这一标准时手术医生需要考虑改变手术方式或者停止手术。SEP 是上行感觉神经传导通路功能状态的监测模式,SEP 记录的是躯体感觉传导通路外周神经对电刺激产生的电信号,可用于大脑皮质、脑干、脊髓手术中评估感觉通路的完整性,通常监测正中神经或同时监测正中神经和胫后神经。预警标准一般采用经典的 50/10 法则,即在排除温度、电干扰等影响因素的情况下,SEP 的潜伏期延长 10% 和/或波幅下降 50% 为预警标准;MEP 被用于监测运动神经传导通路的功能,一般将波形突然消失作为预警标准,即"全或无"式标准。EMG 通常用于监测具有运动纤维成分的脑神经(第Ⅲ、Ⅳ、Ⅵ、Ⅴ、Ⅶ、Ⅸ、Ⅹ、Ⅺ及 Ⅻ对脑神经),主要记录肌肉表面电极的电势。EMG 包括自发性 EMG 和触发性 EMG。自发性 EMG 连续记录受神经支配肌肉运动单元的电位活动。这些电位活动通过扬声器放大并在监测电脑屏幕上显示出来进行快速反馈。触发性 EMG 记录肌肉受直接电刺激后肌肉纤维动作电位的综合,可以用于术中定位或识别神经,手术过程中评估神经的功能。EMG 可以在术中实时反映脑神经核团的功能,预警标准为自发肌电明显增多,出现连续的爆发性肌肉收缩反应。值得注意的是,术中神经电生理监测各波形的变化没有一个绝对的界限以说明神经功能是否已经受到损伤,比如脑干听觉诱发电位Ⅴ波的存在不能保证听力的保存,Ⅴ波的消失不能排除听力的存在。

(4)术中超声:超声是一种方便和成本效益良好的实时成像技术。近年来超声技术得到飞速发展,高分辨率探头和支持显微手术的微探头的出现使得术中超声辅助肿瘤定位成为现实。由于可以实时、动态指导手术操作、费用低、操作简便等优点,术中超声已经广泛应用于神经外科手术中。在 BSGs 手术中,术中超声可以帮助寻找脑干表面安全进入点。瘤内减压后,使用微探头进入瘤腔,实时指导肿瘤切除,提高肿瘤切除程度。术后再次使用微探头进入瘤腔,判断肿瘤有无残留。术中超声可以解决由于脑脊液释放或瘤内减压引起的脑组织漂移而影响神经导航准确性的难题。然而,术中超声也有其局限性,这包括超声图像不清晰,有时组织水肿和肿瘤难以区分、小病灶难以发现,对超声图像的解释依赖检查者的主观判断等。将纤维跟踪成像技术和术中超声导航融入到术中神经导航系统中有利于胶质瘤手术过程中的解剖定位。

5. 手术入路(表 9-4-2)

表 9-4-2 不同部位、不同生长方向脑干肿瘤采用的手术入路

肿瘤部位	生长方向	手术入路
中脑顶盖肿瘤	向后上方生长,Galen 静脉被向下或向前推移	枕下经小脑幕入路
	膨胀生长,Galen 静脉被向后上方推移	幕下经小脑上入路
	向中脑导水管或第四脑室生长	小脑蚓下经第四脑室入路
中脑大脑脚肿瘤	向前方生长	额颞/额眶颧入路
	向前外侧生长	颞下经小脑幕裂孔入路
中脑大脑脚肿瘤	向上方生长	经纵裂胼胝体入路
中脑脚间窝肿瘤	向前方生长	额颞/额眶颧入路
脑桥背侧肿瘤	向第四脑室生长	后正中经小脑延髓裂入路
脑桥腹侧肿瘤	向前方生长	颞下经岩前入路
脑桥背外侧肿瘤	向小脑脑桥角生长	枕下乙状窦后入路
延髓背侧肿瘤	向背侧生长	后正中经橄榄后沟入路
延髓腹侧/腹外侧肿瘤	向前方/前外侧生长	远外侧入路

(1)中脑肿瘤:几乎所有的中脑肿瘤都是局限型的,良性的星形细胞胶质瘤往往起源于中脑被盖或者顶盖。并发脑积水的中脑上部肿瘤通常通过脑室腹腔分流术或第Ⅲ脑室造瘘术治疗。然而也有一些进展性肿瘤的占位性效应明显以及对周边组织具有侵犯能力而需要进行开颅手术。顶盖肿瘤主要通过幕下小脑上入路,暴露小脑幕切迹背侧的空间以显露肿瘤。包括枕下经小脑幕入路的松果体区其他手术入路主要依据肿瘤的位置和生长方向,仔细分离脑膜后可应用脑压板使小脑前上方向下移位,以充分安全地暴露顶盖并避免视觉和听觉的功能障碍。向中脑导水管和第四脑室发展的顶盖或被盖肿瘤可通过小脑蚓下经第四脑室入路进行切除,尤其是第四脑室扩大的病例;但是这种手术入路的困难是过度弯曲颈部导致静脉回流障碍,从而引起术中更多的出血。

中脑腹侧表面胶质瘤可通过颞下经小脑幕裂孔入路进行手术,这种手术入路可提供一个避开中脑腹

侧运动纤维束的安全的手术区域。因为肿瘤常累及中脑前外侧,所以中脑外侧沟是一个较为安全的切入点。然而,这种手术存在损伤 Labbe 静脉的风险。中脑脚间窝及中脑大脑脚内侧肿瘤可通过额颞入路和额眶颞入路进行手术,这种手术视野开阔、暴露充分,减少脑组织牵拉(图 9-4-3)。

(2)脑桥肿瘤:脑桥是所有脑干手术中最具挑战性的一个部位。手术后的并发症风险更高。脑桥背侧部分的肿瘤可通过枕下后正中入路经小脑延髓裂进入第四脑室进行切除。这种入路可广泛地暴露菱形窝和第四脑室。外生型肿瘤可通过抬高和分离小脑扁桃体和小脑蚓部进行暴露,而不需要过度牵拉小脑半球和过度解剖小脑蚓部。一旦第四脑室脉络丛被暴露出来,需要将其切除。

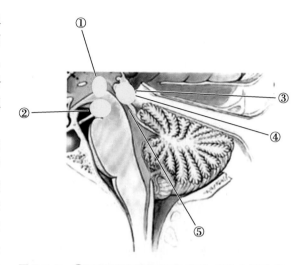

图 9-4-3　①经纵裂胼胝体入路,切除中脑上部肿瘤;②经额颞/额眶颞入路,切除大脑脚肿瘤;颞下经小脑幕裂孔入路切除;③和④分别为枕下经小脑幕入路和幕下经小脑上入路,切除顶盖肿瘤;⑤为小脑蚓下经第四脑室入路,切除中脑导水管或向第四脑室生长的顶盖肿瘤

脑桥腹侧肿瘤可通过颞下经岩前入路,这种手术联合了颞下和乙状窦前经小脑幕裂孔入路,优点在于到达脑干前外侧的距离短和视野开阔,有效避免了对脑神经和脑干的牵拉,手术安全性高。对于脑桥腹外侧病变,三叉神经周围区域是一个安全的切入点。累及脑桥背外侧的脑桥小脑角区域的肿瘤可通过标准的枕下乙状窦后入路进行切除,类似于前庭神经鞘瘤切除的手术(图 9-4-4)。

(3)延髓和延颈交界:可利用后正中入路切除延髓背侧肿瘤,橄榄后沟被认为是进入延髓的安全进入点。当这些肿瘤在内侧,最好沿中线纵行切开脊髓。当肿瘤位于外侧或腹侧,最好通过由 Spetzler 和 Grahm 提出的背外侧入路进行切除,对位于延髓腹侧正中间的肿瘤,这种入路可充分暴露延髓腹外侧部分、延颈交界区、第Ⅸ~Ⅻ脑神经以及相关动脉。扩展到低位脑干的髓内病变可通过乙状窦后入路和 C1 椎板侧切术,必要时可将骨窗扩大至枕髁,但不要超过枕髁,以免影响其稳定性。此外,当切除低位延髓脑干胶质瘤时很容易损伤小脑后下动脉,因此,在切除肿瘤前确认小脑后下动脉是必要的(图 9-4-5)。

(4)向第四脑室生长的外生型肿瘤:外生型肿瘤主要位于第四脑室底。幕下经小脑上入路是切除此部位肿瘤的一个标准入路。在分离小脑蚓后即可暴露这些外生型肿瘤。在瘤内减压之前应显露第四脑室底,大多数情况下,瘤内减压后可见到脑干的轮廓。在切除肿瘤的过程中,可逐渐显现第四脑室的结构。如果第四脑室被肿瘤推挤移位而发生变形,可用术中超声确定肿瘤边界及距离第四脑室底最近的位置。第6、第7等神经核团及神经纤维束等容易受到损伤,因此,术中神经电生理监测在手术过程中起到关键作

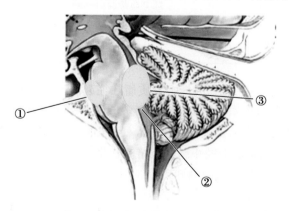

图 9-4-4　①颞下经岩前入路,切除脑桥腹侧肿瘤;②后正中经小脑延髓裂入路,切除脑桥背侧肿瘤;③枕下乙状窦后入路,切除脑桥背外侧——小脑脑桥角肿瘤

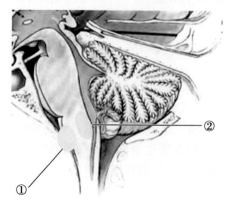

图 9-4-5　①远外侧入路,切除延髓腹侧/腹外侧肿瘤;②后正中经橄榄后沟入路,切除延髓背侧肿瘤

用。过度牵引小脑半球可引起小脑性缄默和假性延髓麻痹等症状。手术的目的就是沿着第四脑室底平面切除肿瘤,除非肿瘤组织与脑干正常组织有明显的区分并且术中神经电生理监测未见异常,不可向腹侧切除超过此平面。术者必须仔细辨认肿瘤上下的室管膜并避免切除室管膜下的结构。然而,因为很多这些肿瘤起源于第四脑室底,完全切除肿瘤比较困难,大多数背侧外生型肿瘤可以实现次全切除。

如果肿瘤侵犯面丘并向第四脑室底生长,可通过面神经下三角切除肿瘤。神经导航和术中神经电生理监测可提高这种手术的安全性和预后。

6. 术后常见并发症及处理

(1)呼吸功能衰竭:主要见于延髓损伤、水肿或血肿压迫脑干等,是延髓手术后的常见并发症。延髓闩部损伤可导致完全丧失自主呼吸功能而引起呼吸骤停,迷走神经三角损伤可引起呼吸节律紊乱(缓慢或浅快)、通气量不足、CO_2 潴留和低氧血症等。处理:术后应复查头部 CT 以排除颅内血肿可能,病人进入重症监护室进行呼吸机人工呼吸或辅助呼吸,呼吸机模式的调节和脱机等应根据动脉血气分析结果以及病人意识和呼吸功能恢复情况而定。

(2)后组脑神经功能障碍:是延髓部位手术常见并发症,病人主要表现为声音嘶哑、饮水呛咳、吞咽困难、咳嗽反射减弱等。处理:症状轻微者,可保留气管插管待其吞咽功能恢复;症状严重、短时间内可能无法得到恢复或代偿者,应尽早行气管切开术,胃管鼻饲以加强肠内营养,加强呼吸道和肺部护理,防止肺部感染。气管切开手术指征:①后组脑神经麻痹引起吞咽困难、误吸、咳嗽反射减弱等;②短时间内无法恢复的呼吸功能障碍;③病人意识障碍,短时间内难以恢复或有加重趋势者;④肺部感染严重而排痰不畅者。

(3)脑干功能障碍:BSGs 手术后引起的脑干水肿以及术区血肿或小脑水肿对脑干的压迫,均可引起脑干功能障碍,出现意识障碍、呼吸心跳节律紊乱、呼吸心跳功能衰竭、上运动神经元瘫痪等。处理:及时解除病因是最有效的处理措施,针对脑干水肿,术后早期可应用甘露醇、人血白蛋白、甲泼尼龙等控制;针对脑干受压,应根据病因及时行血肿清除术或去骨瓣减压术等。

(4)肺部并发症:主要包括神经源性肺水肿和肺部感染。①神经源性肺水肿主要出现在术中或术后早期,出现急性呼吸窘迫,顽固性低氧血症,原因不详,可能与手术刺激延髓血管运动中枢引起大量的儿茶酚胺释放入血有关;处理措施主要包括呼吸机正压通气、利尿、脱水等。②肺部感染:是脑干部位手术后常见并发症,主要是由于长期意识障碍或后组脑神经麻痹,引起咳痰不畅、误吸、感染多重耐药菌等。处理:加强排痰、保持消化道通畅、避免误吸,根据药敏试验结果应用敏感抗生素。③肺栓塞:主要见于手术后长期卧床病人,下肢深静脉形成血栓并脱落,引起肺栓塞。处理:轻微者可采用抗凝、溶栓、严格卧床、下腔静脉滤网植入等;严重者可引起猝死,治疗效果不佳。因此,对于高危人群应采取措施预防深静脉血栓形成。

(5)消化道出血:延髓部位手术后常见并发症,具体发病机制不详,可能与手术引起副交感神经兴奋有关。处理:应用抑酸药、胃黏膜保护剂,予以胃肠减压等。

(二)放射治疗

放射治疗仍然是脑干胶质瘤的标准治疗。

1. 适应证 弥散内生型 BSGs;高级别 BSGs;术后出现肿瘤复发或进展的 BSGs;有严重器质性疾病不能耐受手术者。

2. 禁忌证 存在严重器质性疾病无法耐受放射治疗者;脑干功能衰竭无法接受放射治疗者;存在严重脑积水和高颅压症状未缓解者;伤口未愈合或局部感染者;年龄<3 岁者;已完成正规放射治疗后病情进展者。

3. 放射治疗方案 采用 MRI 模拟定位,行 MRI 和 PET-CT 图像融合,勾画靶区范围,确定靶区时应同时参考术前和术后 MRI 结果;临床靶体积(clinical target volume,CTV)定义为实体瘤体积(FLAIR/T_2WI 上的异常区域)加外放 1~2cm。目前多以 95% 靶体积计算照射剂量,根据照射体积大小和肿瘤级别的不同,一般采用肿瘤局部分割照射,推荐放射剂量为 1.8~2.0Gy/次,5 次/周,总照射剂量为 54~60Gy。相对于常规局部放射治疗,总剂量达到 72Gy 的超分割放射治疗方案并未提高放射治疗的疗效并增加。

4. 放射治疗并发症

(1)急性期:一般发生在放射治疗后 1 个月内,主要是放射治疗后局部血-脑脊液屏障破坏、脑水肿引起,出现头痛、原神经功能障碍症状加重或出现新的神经功能障碍,应用激素可缓解症状。

（2）亚急性期:一般发生在放射治疗后 6 个月内,主要是放射后脑干脱髓鞘引起,再次出现神经功能障碍加重、嗜睡,延髓部位放射治疗后出现呼吸心跳节律不稳等。可给予适当的糖皮质激素治疗,症状可逐渐缓解。假性进展多发生在放化疗联合应用后的 2~3 个月内,主要见于高级别胶质瘤病例,病理改变提示为早期放射性坏死,提示肿瘤对放化疗敏感,预后较好。

（3）晚期:发生在放射治疗 6 个月之后,呈进行性、不可逆性发展。病理改变为放射性坏死。临床表现为神经功能障碍持续加重,激素治疗效果不佳。

（三）化疗

各种化疗方案均未能有效改善 BSGs 的预后,可能与 BSGs 独特的发病机制和分子遗传学特点有关。随着对 BSGs 分子遗传学研究的不断深入,人们逐渐认识到 BSGs 预后与其特定的分子病理有关,例如 H3F3A K27M 突变预示肿瘤对放化疗不敏感,预后差;而 HISTIH3B 突变提示预后相对较好。因此,建议对 BSGs 病人在获得分子病理基础上,选择性应用化疗药物。

（四）立体定向放射外科

立体定向放射外科(stereotactic radiosurgery,SRS)的生物学特点是不依赖肿瘤细胞的放射敏感性,对抗辐射的肿瘤细胞同样有效。SRS 通过立体定向头架定位,单次大剂量照射或大分割剂量(≤5 次)精准聚焦照射,对靶区肿瘤组织直接杀伤,主要用于体积小、边界清晰的肿瘤。SRS 设备包括伽马刀、赛博刀等。

1. **适应证**   不能耐受手术的局灶型 BSGs;手术后残留或放射治疗后复发的 BSGs。

2. **禁忌证**   无法耐受放射治疗者;脑干功能衰竭无法接受 SRS 者;存在严重脑积水和高颅压症状未缓解者;伤口未愈合或局部感染者;弥散内生型 BSGs。

3. **放射治疗计划**   根据 MRI 增强薄层扫描扰相梯度回波序列及 T2 序列进行定位,根据肿瘤性质、大小及周围组织结构特点制定中心照射剂量和周边照射剂量。若病人在术前已经接受过放射治疗,照射剂量应酌情减量。

4. **并发症**

（1）脑干水肿:术前和术后应用糖皮质激素治疗,症状仍不能缓解,可予以甘露醇、高压氧等治疗。

（2）神经功能受损:包括脑神经受损、脑干结构受损等,予以神经营养药物、脱水药物、高压氧等治疗,但效果欠佳。

（五）立体定向活检

由于其创伤小、风险低,成为活检的主要手段。

1. **适应证**   磁共振增强扫描呈现局部强化的弥散内生型(BSGs);考虑高级别的顶盖胶质瘤;不能排除非手术性病变时,如淋巴瘤、脱髓鞘病变、炎性病变等;一般情况差不能耐受开颅手术者;

2. **禁忌证**   考虑血管性疾病或存在严重凝血功能障碍者;脑干功能衰竭者;考虑脑脓肿、寄生虫、结核瘤等可通过穿刺扩散者;穿刺部位存在感染者。

（六）开颅活检

1. **适应证**   脑干功能尚可,但受压明显需瘤内减压治疗者;立体定向活检未明确病变性质者;在 MRI 增强扫描上呈现局部强化或 11C-MET PET-CT 提示瘤内存在局部高代谢的 DIPGs。

2. **禁忌证**   脑干功能衰竭者;一般情况差不能耐受手术者。

六、病人预后和手术预期

弥散内生型 BSGs:儿童病程一般不足 3 个月,病情进展快,中位生存期不足 1 年;成人病程可达数月,病情进展慢,中位生存期可达到 4.1~7.3 年。局灶型 BSGs:一般为高级别胶质瘤,多见于 40 岁以上成年人,儿童少见;病程短,病情进展快,中位生存期为 11.2~25 个月。顶盖型 BSGs:多为低级别胶质瘤,疾病发展缓慢,预后良好,生存期达 10 年以上。外生型 BSGs:一般肿瘤起源于脑干背侧和第Ⅳ脑室底,手术切除率高,预后良好,中位生存期在 5 年以上。

　　儿童 BSGs 主要为弥散内生型,预后较差。对于成人 BSGs,高级别胶质瘤、年龄大于 40 岁和在磁共振增强扫描上呈现强化被认为是预后不佳的因素。良好的预后因素包括:肿瘤中心位于脑干非脑桥区域、较长的病史、神经系统检查阳性体征较为局限、肿瘤内部成像信号均匀或者在 FLAIR 相上为高信号并且在 CT 上显示有钙化灶。肿瘤的生长较为局限或者偏离第 Ⅳ 脑室底、存在囊肿、多发性神经纤维瘤都被认为是良好的预后因素。手术后并发症以及神经功能缺陷,特别是低位脑神经功能受损对预后有不良影响。

　　成人脑干胶质瘤预后好于儿童脑干胶质瘤。成人脑干胶质瘤五年生存率可达到 45%～58%,而儿童弥散内在型脑干胶质瘤五年生存率不足 5%。

(张越琦　李学军)

参 考 文 献

[1] 中国脑胶质瘤协作组,中国脑胶质瘤基因组图谱计划. 中国脑胶质瘤分子诊疗指南[J]. 中华神经外科杂志,2014,30(5):435-444.

[2] 中国脑胶质瘤协作组(CGCG). 成人幕上低级别胶质瘤的手术治疗指南[J]. 中华神经外科杂志,2016,32(7):652-658.

[3] 中国脑胶质瘤协作组. 唤醒状态下切除脑功能区胶质瘤手术技术指南(2014 版)[J]. 中国微侵袭神经外科杂志,2014(10):479-485.

[4] 《中国中枢神经系统胶质瘤诊断和治疗指南》编写组. 中国中枢神经系统胶质瘤诊断与治疗指南(2015)[J]. 中华医学杂志,2016,96(7):485-509.

[5] 中国医师协会神经外科医师分会脑胶质瘤专业委员会. 胶质瘤多学科诊治(MDT)中国专家共识[J]. 中华神经外科杂志,2018(2):113-118.

[6] 中华医学会放射肿瘤治疗学分会. 胶质瘤放疗中国专家共识(2017)[J]. 中华放射肿瘤学杂志,2018,27(2):123-131.

[7] Gupta A,Shaller N,McFadden K A. Pediatric Thalamic Gliomas:An Updated Review[J]. Arch Pathol Lab Med,2017,141(10):1316-1323.

[8] Aihara K,Mukasa A,Gotoh K,et al. H3F3A K27M mutations in thalamic gliomas from young adult patients[J]. Neuro Oncol,2014,16(1):140-146.

[9] Jiang T,Mao Y,Ma W,et al. CGCG clinical practice guidelines for the management of adult diffuse gliomas[J]. Cancer letters,2016,375(2):263-273.

[10] Saito R,Kumabe T,Kanamori M,et al. Distant recurrences limit the survival of patients with thalamic highg-rade gliomas after successful resection[J]. Neurosurg Rev,2017,40(3):469-477.

[11] Eisele SC,Reardon DA. Adult brainstem gliomas[J]. Cancer,2016,122:2799-2809.

[12] Louis DN,Perry A,Reifenberger G,et al. The 2016 World Health Organization Classification of Tumors of the Central Nervous System:a summary[J]. Acta Neuropathol,2016,131(6):803-820.

[13] Sabbagh AJ,Alaqeel AM. Focal brainstem gliomas. Advances in intra-operative management[J]. Neurosciences(Riyadh),2015,20(2):98-106.

第十章

脑 膜 瘤

第一节 概 述

脑膜瘤（meningiomas）是最常见的颅内脑外肿瘤（intracranial/extra-axial tumor）之一，多为良性，严格上说并非属于脑肿瘤（brain tumors）。脑膜瘤起源于脑膜的蛛网膜层之脑膜皮细胞（meningothelialcell），这些细胞存在于蛛网膜颗粒内，暴露于静脉窦中，表面无硬脑膜被覆，显微镜下呈帽状。脑/脊膜瘤可以发生在中枢神经系统内任何含有蛛网膜成分的部位，如脑室内的脑膜瘤来自于脉络丛内的蛛网膜细胞残余，Meckel 氏囊脑膜瘤源于包裹三叉神经半月节的蛛网膜盲端，而脊髓的脊膜瘤可能来自存在神经根附近的蛛网膜绒毛（arachoroid villi）。在不同部位脑膜瘤的外科手术原则，都会提及"识别和保护蛛网膜"的理念。近年，也将脑膜瘤对脑组织的侵犯（突破蛛网膜—软膜层），作为非典型脑膜瘤的病理组织学诊断特征之一。可见蛛网膜概念在脑膜瘤外科认识中的重要性。

脑膜瘤外科治疗历史。1885 年 Durante 全切除一例嗅沟脑膜瘤，开启了脑膜瘤手术治疗先河。Cushing 对此也有巨大贡献，对于脑膜瘤治疗目标最好的诠释莫过于 Cushing 的描述："在所有外科领域，再也没有比成功地切除一个脑膜瘤，而同时又获得极佳的功能恢复更令人愉悦了"。与脑胶质瘤不同，这一良性颅内肿瘤可能仅通过精确而有效的外科手术而得以治愈。现代神经外科从未停止对脑膜瘤最佳外科治疗的不懈追求。神经外科医生 OssamaAl-m 在脑膜瘤相关书籍中不止一次提到："脑膜瘤治疗进展折射了神经外科的进步"。本章节将讨论脑膜和脑池解剖及其临床意义、脑膜瘤流行病学，以及分类与组织病理学概况。

一、关于脑膜

若要深入认识脑膜瘤，无论是讨论其病理发生，临床过程，影像学还是外科处理，都首先要清晰"脑膜（meninges）"这一基本概念。脑膜术语的提出最早可追溯于公元前 304—公元前 250 年，Erasistratus 和 Herophilus 一起通过解剖学证实了 Aristotle（公元前 384—公元前 322）的发现，即包绕在动物脑表面的一层膜，但是直到 1664 年荷兰解剖学家 Gerardu Blasius 才第一次报告了网状的蛛网膜，蛛网膜的发现也促使形成了脑脊液产生，循环和吸收的理论。

脑膜被覆于脑和脊髓表面，其首要功能就是保护中枢神经系统。由外至内分为三层：硬脑膜、蛛网膜和软膜（dura mater, arachnoid mater, pia mater）（图 10-1-1）。就组织学性状上可分为两类：实性脑膜（pachymeninges）和柔性脑膜（leptomeninges），前者即硬脑膜，后者包括蛛网膜和软膜。在脑膜的胚胎发育过程中，原始脑膜逐渐分为明显的外层部分即外脑膜（ectomeninx）和内层部分即内脑膜（endomeninx）；前者致密，是紧密附着在一起的硬脑膜和颅骨共同的胚胎学前体；后者疏散，含有神经脊来源的细胞并覆盖于神经管，在孕期 45~55 天开始形成软膜，与此同时，脑脊液侵入内脑膜外层形成腔穴（发育形成脑池），但此时的蛛网膜并不明显，直至胚胎发育后期才出现。

硬脑膜（duramater）对应的拉丁语是"hard/toughmother"，是一层较厚而坚固（dural）的膜性结构，由致密结缔组织构成，是三层脑膜的外层，紧贴颅骨（硬脑膜）和椎骨（硬脊膜）。硬脑膜的最外侧部分是疏散细胞排列而成的弹力纤维层，同时富含细胞外胶原赋予硬脑膜的张力，下方的硬脑膜——蛛网膜连接含有

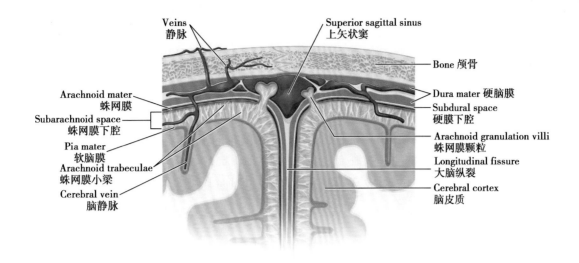

图 10-1-1　脑膜结构

脑膜由外至内分为硬脑膜,蛛网膜和软膜三层,之间分别形成硬脑膜下腔和蛛网膜下腔。突入静脉窦
内的蛛网膜绒毛含帽状细胞,负责吸收脑脊液,也是脑膜瘤的发生来源

扁平状纤维母细胞但缺乏细胞外胶原,细胞外空间充满指状突起,实际上为蛛网膜的延续。硬脑膜呈囊状封闭蛛网膜,围绕和支持大的硬脑膜窦,运送脑的血液回流至心脏(图 10-1-1)。在颅内,硬脑膜折叠形成四个典型结构分别是大脑镰,小脑幕(天幕),小脑镰和鞍膈,这些也是脑膜瘤常发部位。

硬脑膜可明显区分为两层,但多半部位两层是融合在一起的,外层血管丰富与颅骨紧密附着,老年人尤其显著,这一特点可体现在脑膜瘤开颅手术中,常见的情况就是在骨瓣形成过程中可能撕破紧密贴覆于颅骨内板的硬脑膜外层或全层。在骨缝和神经孔附近,硬脑膜外层与颅骨骨膜延续,比如在视神经管和眶上裂处融合眶骨膜。脑神经出颅处的脑膜内层围绕脑神经形成神经鞘膜。

1. **蛛网膜(arachnoid mater)**　是脑膜的中层,因外观类似于蜘蛛网状而得名,位于硬脑膜-蛛网膜连接下方。其最外层是蛛网膜屏障细胞层,此处纤维母细胞紧密排列而缺乏细胞外胶原,大量的细胞紧密连接使得液体、大分子量物质和某些离子都无法穿透蛛网膜层,从而在蛛网膜下腔、脑脊液和硬脑膜血液循环之间构成了有效的形态学与生理学上的脑膜屏障。在蛛网膜下腔内有纤维母细胞构成的桥状蛛网膜小梁并发出长的不规则扁平凸起附着于软膜。硬脑膜边界层的深面即蛛网膜层最外层是屏障细胞层,其纤维母细胞紧密排列而缺乏细胞外胶原,但是具有大量的细胞紧密连接,构成有效的脑膜屏障;蛛网膜下腔内有桥状的蛛网膜小梁连接软膜。

《Al-Mefty 脑膜瘤》一书中提到了硬脑膜下腔积液或者血肿的发生是由于损伤了硬脑膜最内层即脆弱的硬脑膜边界细胞层,而不是开放了已有的硬脑膜下腔。传统上硬脑膜下腔被认为是类似于腹腔、盆腔或者心包腔的浆膜腔,一种潜在的自然腔隙,而胚胎学和组织学研究并不支持此观点,或者说,在硬脑膜边界细胞层—蛛网膜屏障细胞层之间的这一腔隙并不存在(图 10-1-1)。

2. **软膜(pia mater)**　是脑膜的内层,薄而纤细,包裹并牢固附着于脑和脊髓表面,因而其外形跟随脑沟回的轮廓。软膜由扁平的纤维母细胞构成,与脑表面的胶质界膜之间形成软膜下腔。脑脊液不能穿透软膜,但软膜可形成反折包绕穿行于蛛网膜下腔至脑和脊髓表面的血管,而不进入脑实质,这种排列方式封闭了蛛网膜下腔从而防止蛛网膜下腔出血进入软膜下腔。

3. **蛛网膜绒毛和颗粒**　在脑膜的某些特异节段硬脑膜呈囊状反折,其下无硬脑膜被覆的蛛网膜和帽状细胞直接突入静脉窦或者较大的静脉结构内,显微镜下称之为蛛网膜绒毛(图 10-1-1),肉眼可见谓之蛛网膜颗粒,功能主要是主动和被动吸收脑脊液。帽状细胞代谢活跃,起源于前述内脑膜的外层,为脑膜瘤的真正起源。因此我们不难理解为什么脑膜瘤多发生于静脉窦、大静脉和基底静脉丛附近,围绕鸡冠、筛板和脑神经出颅处,而脑膜瘤手术最常见和严重的并发症与静脉系统有关。

二、关于脑池

在蛛网膜和软膜之间的蛛网膜下腔内有脑脊液流动,通过蛛网膜绒毛和颗粒引流至静脉窦。在大脑表面柔性脑膜跟随脑组织轮廓,而在神经结构附近,两层脑膜之间分隔较远,形成的空间被称为脑池,实际上是扩大的蛛网膜下腔,并被软膜组织分隔开来,命名是依据毗邻的神经结构。其临床意义在于,一是在手术中利用脑池进行定位和导向标志,如分离视交叉池和颈内动脉池可以识别视神经和颈内动脉等;二是通过脑脊液释放减少脑组织牵拉和对神经结构的损伤,如颞下入路打开环池可以降低对颞叶脑组织的牵拉等。重要的颅内脑池分别是:颈动脉池,视交叉池,终板池,侧裂池,环池,脚池,脚间池,动眼神经池,桥前池,四叠体池,CPA 池和枕大池等。因而,在脑膜瘤的手术中了解和识别相关部位脑池十分重要。

三、脑膜瘤的流行病学

总体上,脑膜瘤约占原发颅脑肿瘤的 1/4~1/3。柯兴等 1938 年报告的脑膜瘤占全部原发颅内肿瘤的 13.4%。Percy 等复习 1935—1958 年文献报告的脑膜瘤占原发颅脑肿瘤的 38%。首都医科大学附属北京天坛医院自 1994—2002 年收治脑膜瘤病人 2 343 例,占同期原发颅脑肿瘤的 19.2%,仅次于胶质瘤(占 40.49%)。脑膜瘤在人群中的患病率在 97.5/10 万人,发生率为(2~13)/10 万人,随着年龄增大而发病率增高。尸检中,脑膜瘤发现率达 1.5%。近些年来发病率呈现增高趋势,原因在于影像学的检查率增加。

脑膜瘤多发生于成人,发病的高峰年龄在 50~70 岁。脑膜瘤在儿童中少见,与成人脑膜瘤中明显的女性较高的发病比例不同,男孩脑膜瘤发病占优势。老年人的尸检材料中,经常发现小的生前无症状的脑膜瘤。在老年病人中,颅内脑膜瘤的比例高于胶质瘤,几乎和颅内转移瘤相当。

侵犯颅底的脑膜瘤几乎占颅内脑膜瘤的一半,其中 35% 发生于蝶骨嵴,20% 位于嗅沟,20% 发生在蝶鞍区,颅后窝脑膜瘤占 20%,5% 居 Meckel 腔。而且颅底脑膜瘤男多于女,最高可为 2.5:1。

多发神经纤维瘤病 II 型(NF2)病人易发生脑膜瘤,某些家族性脑膜瘤(非 NF2)具有易感性。脑膜瘤与其他遗传性肿瘤综合征的关系不明。脑膜瘤最常见的细胞遗传学改变是 22 染色体 q12 带等位基因缺失。其他染色体位点基因缺失与肿瘤进展有关。多发脑膜瘤偶尔可见。有时可见同时合并神经纤维瘤,也可以合并胶质瘤、垂体瘤(图 10-1-2)或动脉瘤,但罕见。

四、脑膜瘤的组织病理学认识

1. **大体病理学**　通常情况下肿瘤边界清楚,包膜完整,是间质较坚实的良性肿瘤,不侵犯脑组织,但可对脑构成压迫。囊性脑膜瘤发病率低,术前不容易与胶质瘤或者转移瘤等相鉴别。据称,无症状的脑膜瘤每年增长率为 2.4mm。有些肿瘤内含有钙化,但仍需注意:钙化与生长速度无关。与脑膜瘤接触的颅骨可增生肥厚,含有肿瘤细胞,颅骨也可被脑膜瘤浸润破坏,也含有肿瘤细胞。因而,外科治疗中受累颅骨应一并切除。

2. **光镜下组织病理学**　脑膜瘤属脑膜上皮细胞肿瘤,组织病理学呈现多样性。WHO 分类中共计含有 15 种亚型,其中内皮型、纤维型和过渡型(混合型)脑膜瘤最为常见。依据细胞形态学特点,WHO 分级可将脑膜瘤分为 3 级,WHO I 级者为良性脑膜瘤,WHO II 级为非典型性脑膜瘤,WHO III 级为间变型(恶性)脑膜瘤,后两者具有侵袭性生长和手术后易复发的风险(分类亚型对应分级见表 10-1-1)。与以往的对非典型脑膜瘤的诊断标准不同(2000 年和 2007 年 WHO 中枢神经系统肿瘤分类,满足以下 5 条中的至少 3 条可以诊断:肿瘤自发性局部坏死、核分裂象增高、核仁明显、细胞密度高、小细胞),最新的 2016 年 WHO 分类将脑膜瘤侵袭脑组织+核分裂象≥4 个/10HPF(40×,0.16mm^2)即可单独作为 WHO II 级非典型脑膜瘤的诊断标准。脑膜瘤的分型对应着不同的组织学分级,预示肿瘤复发风险(表 10-1-1)。

随病理级别增高,肿瘤细胞的有丝分裂活动增加,复发率增高和生存期缩短。临床上,增殖指标 Ki-67 标记指数(Ki-67LI)的检测用于预示肿瘤复发和判定预后:Ki-67>4% 者易复发,而 Ki-67>20% 者的死亡率趋向于恶性脑膜瘤(WHO III 级),两年生存期不足 24 个月。

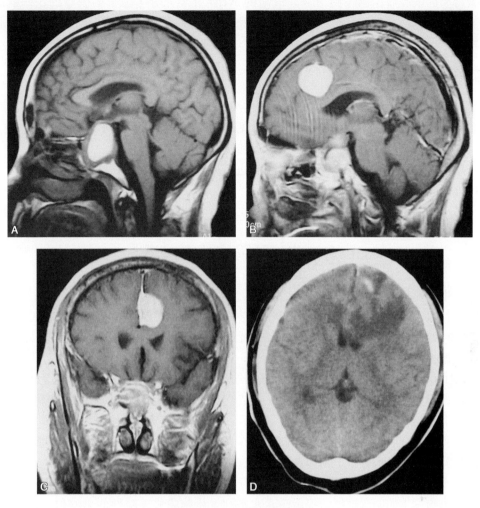

图 10-1-2 镰旁脑膜瘤病例

病人,女性,54 岁,尿崩半年,头痛恶心伴视力下降 1 个月,厌色细胞性垂体腺瘤出血、左额大脑镰旁内皮型脑膜瘤

A～C. 蝶鞍扩大,鞍底下陷,鞍区可见 35mm×38mm×30mm 大小,短 T_1 长 T_2 信号影,边界清楚,信号不均,双侧视交叉受压上抬,双侧海绵窦受累。左额 20mm×20mm×30mm 等 T_1 等 T_2 信号影,边界清楚,左侧脑室略受压。注射药物后病变明显增强;D. 左额开颅,垂体瘤和脑膜瘤切除,手术后复查 CT

表 10-1-1 脑膜瘤组织学分型和分级

低复发和低侵袭生长的脑膜瘤	WHO 分级	高复发和高侵袭生长的脑膜瘤	WHO 分级
脑膜内皮型		非典型脑膜瘤	Ⅱ级
纤维型(纤维母细胞型)	Ⅰ级	透明细胞型	Ⅱ级
过渡型(混合型)	Ⅰ级	脊索样型	Ⅱ级
砂粒体型	Ⅰ级	横纹肌样型	Ⅲ级
血管瘤型	Ⅰ级	乳头状型	Ⅲ级
微囊型	Ⅰ级	间变型(恶性)脑膜瘤	Ⅲ级
分泌型	Ⅰ级		
淋巴细胞丰富型	Ⅰ级		
化生型	Ⅰ级		

发生侵袭行为的脑膜瘤比例不到 10%。最新的 WHO 分类充分考虑了脑膜瘤的组织病理学研究进展,因而更加准确和客观。然而,目前对于治疗反应和预后判断,除了 ki-67 以外,仍然缺乏其他可信赖的生物学标志物。

五、脑膜瘤的发生部位

如前所述,脑膜瘤起源于蛛网膜颗粒内的脑膜内皮细胞,这些细胞在较大的静脉窦壁富集,因而粗大静脉和静脉窦附近常常发生脑膜瘤。按发病率的常见部位依次为:静脉窦旁,突面,镰旁和/或天幕,窦汇,嗅沟,鞍结节,蝶骨脊,海绵窦,岩斜,蝶眶,小脑凸面和枕大孔以及脑室内。

除发生于颅内,脑膜瘤还可见于眶内和脊髓内,也有颅外器官发生脑膜瘤的报告。此外,恶性脑膜瘤也可转移到颅外,如肺或骨。

(周大彪)

第二节　脑膜瘤的病因学

脑膜瘤的发生可能并非单一因素所造成,目前认为可能与遗传和环境因素相关,包括基因变异、颅脑外伤、放射性照射和病毒感染等。这些致病因素均有可能使细胞染色体发生突变,或促使细胞分裂速度增快,进一步导致早期细胞变性。内源性激素和外源性激素与脑膜瘤发生的关系被广泛提及,但确切的相关机制不明。以下逐一讨论。

1. **电离辐射(ionizing radiation,IR)**　目前已知的与脑膜瘤发生有关的环境因素是电离辐射,临床上常见颅内肿瘤经放射治疗后发生脑膜瘤,因 DNA 单链或双链断裂损伤所致。较小样本量的研究提示全口腔放射学检查可能是脑膜瘤发生的风险因素,但结论不确定。任何剂量的放射均可诱发脑膜瘤,发生时间与剂量呈反向相关,即大剂量放射治疗发生脑膜瘤的间隔时间小于低剂量者,此类脑膜瘤常常具有较高侵袭性,发病倾向于年轻病人,病理学上为非典型性变。

2. **激素**　尽管罹患脑膜瘤者性别差异显著,发病率女性明显多于男性(比例达 2∶1~3∶1),目前仍没有性激素促使脑膜瘤发生的明确证据。提示激素水平和发生脑膜瘤风险性的事实包括以下诸多方面:脑膜瘤中雄激素、雌激素和前列腺激素受体均有表达;临床上常见女性病人在妊娠期及月经黄体期,脑膜瘤生长加速和增大,症状加重,分娩后症状改善。乳腺癌并发脑膜瘤的概率是一般人群的 3.5 倍。性别的影响,在脑膜瘤的部位不同也有所差异,例如:蝶鞍区脑膜瘤女性较男性可多 3~4 倍。这些现象提示脑膜瘤可能为性激素的靶组织。体外脑膜瘤细胞系在雌激素刺激下增殖,泌乳素(PRL)可刺激脑膜瘤细胞生长,而多巴胺拮抗剂(溴隐停)明显抑制脑膜瘤细胞增殖。黄体酮和雌激素受体的测定有助于诊断。研究表明,脑膜瘤内含有高亲和力的特异性孕激素受体,而且内皮型脑膜瘤的阳性率(96%)较纤维型(48%)高。有关口服激素替代治疗和口服避孕药是否与脑膜瘤发生相关仍不清楚。

3. **遗传易感性**　近年来分子生物化学的发展,对脑膜瘤的病因研究取得了一定成绩。许多研究表明,在很多肿瘤,某个染色体水平的 DNA 结构的变化已被证实。高剂量或低剂量的放射线,以及很多病毒都可以改变 DNA 结构。同样,在双侧前庭神经鞘瘤的病人也合并特殊的遗传变化。显然,脑膜瘤病人体内存在许多异常的内环境和遗传因素,所有这些因素均对人的染色体结构的改变起着作用。

约 60% 散发性脑膜瘤存在 NF2 基因突变。细胞遗传学研究证实,脑膜瘤最常见染色体的异常是在 22 对染色体长臂上缺乏一个拷贝。位于 22 号染色体长臂的 NF2 基因是与 II 型神经纤维瘤病发病相关的抑癌基因。由于每个人的染色体上含有成千上万的基因,一个内染色体 DNA 的缺乏将丢失数目极其可观的基因信息。诸多研究推测,所有脑膜瘤可能都是双对染色体缺一个或几个基因。这些核型的巨大变化,可发生在 22 对染色体的其中一个,而这染色体在传统的核型上看起来又很小,因此,弄清脑膜瘤的分子生物化学的关键是发展能在人染色体中证实极小变化的技术。一旦脑膜瘤在 22 对染色体基因的缺乏被确定后,选择一种试验方法和基因治疗脑膜瘤将成为可能。有研究证实,脑膜瘤的恶性进展及复发,与非二倍体和复杂核型异常相关。22 号染色体长臂和 NF2 基因(22q12)的表达变异较大。前列腺激素受体(pr)

表达阴性的肿瘤 22q 缺失率明显增加。

4. **头部外伤**　脑膜瘤与头部外伤有关的说法由来已久，一项纳入丹麦 228 055 个居民的队列研究并未显示出两者相关证据。

5. **其他**　手机的使用，职业暴露，过敏史和饮食等，目前均未找到与脑膜瘤直接相关证据。

（周大彪）

第三节　脑膜瘤的临床症状及其诊断

一、临床症状

没有任何一种症状是脑膜瘤所特有的。颅内脑膜瘤最常见的症状是头痛，其他局灶性症状与肿瘤部位相关。临床常见的情况是经体检或外伤偶然发现肿瘤而没有引发症状。某些局灶症状提示为相关部位的脑膜瘤，如癫痫或肢体力弱，脑神经麻痹等。

1. **病程和生长速度**　脑膜瘤属良性肿瘤生长缓慢，病程长。有报告称脑膜瘤出现早期症状平均 2.5 年，有病人可长达数年之久。Firsching 等人观察 17 例脑膜瘤，随访长达 21 个月，发现肿瘤的平均年增长体积 3.6%，仅 2 例增长速度为 18% 和 21%。通常认为的增长速度为肿瘤最大径 1~2mm/ 年。

2. **局灶性神经症状**　因肿瘤呈膨胀性生长，病人往往以头痛和癫痫为首发症状。根据肿瘤部位不同，还可以出现视力视野，嗅觉或听觉障碍及肢体运动障碍等。在老年病人中，症状出现较晚而肿瘤体积相对较大，累及运动区且伴有脑水肿者以癫痫发作为首发症状，继而出现肌力下降，而压迫脑干的脑膜瘤以病变对侧的肢体力弱为首发症状。鞍区肿瘤即使体积较小也可在早期出现视力下降。CPA 区脑膜瘤可有听力减退和轻度周围性面瘫。

3. **颅内压增高症状**　早期多不明显，尤其在老龄病人中。因 CT 和磁共振检查日益普及，相当多的脑膜瘤病人仅有轻微的头痛，经 CT 扫描偶然发现。老龄病人因脑萎缩和肿瘤生长缓慢，常见肿瘤生长至巨大而临床症状轻微。有时，病人眼底视盘水肿已很严重，甚至出现继发视神经萎缩，而头痛并不剧烈，且没有呕吐。值得注意的是，当肿瘤增长很大，脑组织无法代偿时，病人已出现颅内压增高，病情会突然恶化，甚至会在短期内出现脑疝。

4. **脑膜瘤对颅骨的影响**　脑膜瘤邻近的颅骨常会被肿瘤侵犯造成颅骨骨质的变化。可表现为颅骨板受压变薄，或骨板被破坏，甚至肿瘤穿破骨板侵蚀至帽状腱膜下，头皮局部可见隆起。有时，肿瘤也可使颅骨内板增厚，增厚的颅骨内可含肿瘤组织。因而，受侵的颅骨应该一并切除。

二、临床诊断

诊断依据包括年龄、性别、病史、体征和影像学检查，主要证据包括：多发生在成人，女性多于男性。可能没有任何临床症状，或仅仅表现为头痛且病程长。阳性症状与部位相关。影像学上表现为脑外肿瘤，等或者稍高密度和信号，可伴有钙化和/或瘤周水肿，恶性肿瘤可伴有肿瘤出血。注射对比剂后肿瘤均匀明显强化，肿瘤基底较宽称之为脑膜尾征，为磁共振上的特征性表现。依此，绝大多数的脑膜瘤术前可以获得诊断。

（周大彪）

第四节　治疗方案的选择与评价

颅内脑膜瘤主要的治疗方法：手术切除和/或放射治疗以及观察随访。治疗方案的选择依据病人—肿瘤—手术难度/治疗风险—预后（并发症，复发预测和生存期）等多重因素评估，综合考量。

治疗决策的推荐：应综合衡量病人的年龄、身体状况和手术耐受性以及个体意愿，肿瘤的部位和大小，手术难度和术者能力与经验，外科治疗相关风险和长期预后等。总体上，对于无症状的脑膜瘤：小于 3cm

者推荐观察,大于 3cm 者可手术或直接放射治疗;有症状的脑膜瘤无论大小均建议手术或者直接放射治疗。术后放射治疗取决于肿瘤级别和切除程度。放射治疗的时机、对象和方式目前存有争议。

（一）手术切除

1. 手术前评估　随着显微手术技术的不断发展,手术器械如双极电凝,超声吸引器(CUSA)以及激光的普及应用,手术切除已成为脑膜瘤外科治疗的首选。近几年,微创神经外科技术进一步降低了术后病残率和死亡率,明显提高脑膜瘤的手术效果,使大多数脑膜瘤病人得以治愈。

脑膜瘤手术前评估应掌握的原则:针对每例病人的不同情况和要求,选择对病人最有利的治疗方案,也应该是个体化的。是择期手术,还是暂且观察,抑或直接选择放射治疗;如何完全切除肿瘤,或部分切除肿瘤手术后的其他治疗计划;选择最佳的手术入路和切除方式;治疗后尽快恢复病人的健康和工作等。

手术前应充分了解病史,并进行详细的神经系统检查。对病人一般状态及主要器官系统功能有充分了解,尤其是老年病人,以减少手术中和手术后的并发症。脑膜瘤虽属颅内良性肿瘤,但多次治疗(手术或放射治疗)后肿瘤可继发恶变。大脑半球、矢状窦旁或大脑镰旁的脑膜瘤手术后,病人可能出现肢体功能障碍。颅底脑膜瘤手术后会发生脑神经损害和/或脑脊液鼻漏,如此种种,手术前须向病人说明,病人知情同意后方可手术。医师需充分理解病人对治疗结果的期盼和对手术有何顾虑,以此作为选择治疗方案的依据。病人担心手术后会出现不能接受的并发症,或全身情况不适宜手术者,也可考虑放射外科治疗。

如前所述,偶然发现的无症状的脑膜瘤可定期行 MRI 复查随访(建议 6~12 个月)。对于有症状的脑膜瘤,宜选择手术治疗。对于不同部位脑膜瘤的切除程度之求,各家存有争议。大多数肿瘤首次手术应尽量将其全切,即 Simpson 0~1 级切除,例如大脑突面、镰旁、嗅沟、上矢状窦前 1/3、小脑幕的脑膜瘤、脑室脑膜瘤等。而某些病例预计全部切除肿瘤后极大可能造成严重的神经功能缺损,为保证手术安全和手术后病人的生存质量,不强求全部切除而残留局部肿瘤,比如:海绵窦脑膜瘤,蝶眶脑膜瘤,巨大岩斜脑膜瘤等,后期根据病理级别和残余肿瘤大小选择随访观察和放射外科治疗。

手术前进行充分影像学检查。CT 扫描可以明确肿瘤对周围骨质的影响,包括增生或侵蚀,对颅底脑膜瘤来说可以预判乳突、岩骨和前床突等部位的气化程度。增强 MRI 有利于手术前对肿瘤与周围组织的毗邻结构关系有所了解,对手术后可能发生的神经系统功能损害有所估计。血供丰富的脑膜瘤,脑血管造影可明确肿瘤的供应动脉,对手术中可能遇见的主要血管做到心中有数,防止损伤。脑血管造影还可确定重要静脉窦是否闭塞,决定手术中为彻底切除肿瘤,是否可以结扎或切除这些重要静脉窦。

根据术前 MRI 的表现可以辨明脑膜瘤和脑组织的界面,有助于判断手术难易程度,以及能否安全地切除肿瘤。脑膜瘤较小时,肿瘤和脑组织之间有双层蛛网膜相隔,手术中容易将肿瘤从脑组织分离出来。肿瘤继续生长,蛛网膜下腔消失,最后,肿瘤侵蚀脑组织,致使脑组织水肿,脱髓鞘或胶质增生。这种情况分离肿瘤可能导致大脑半球脑组织或脑干或脑神经的挫伤和水肿,加重局灶性神经功能障碍。手术前认真充分的影像学分析有助于手术进程顺利进行。

2. 手术前用药　对有癫痫发作病史的病人,要在手术前服用抗癫痫药,以有效地控制癫痫发作。笔者认为,手术前 3~5 天每日给以地塞米松 5~10mg 加适度脱水治疗,对于减轻脑膜瘤手术中的颅压增高和手术后反应非常有帮助,尤其是术前已经出现脑水肿的病人。

3. 麻醉

（1）病人进入手术室后,气管内插管全身麻醉后,置入深静脉导管,在切开硬脑膜前输入甘露醇或根据情况给予 10~20mg 呋塞米。控制病人呼吸,使动脉的 PCO_2 控制在 25~30mmHg 以下,可有效降低颅内压。某些预计手术持续时间较长者,可以在双下肢安装压缩空气靴,可减少深静脉血栓的发生。注意保温。

（2）控制性低血压:对于富于血供的脑膜瘤,还可采用过度换气的办法,降低静脉压,使手术中失血减少。术中降低病人血压时,应参考平时的血压水平,尤其是对于既往有高血压的老年病人应慎重降压,以防脑梗死的发生。手术中降低体温目前已不普遍使用。

4. 体位　根据肿瘤的部位,可采用仰卧位、侧卧位、侧俯卧位等常使用的体位。为了减少手术中出血,在采用上述各手术体位中,病人的头部均应略抬高于心脏水平,并将肿瘤中心置于最高点。坐位被用于切除颅后窝的脑膜瘤,其优点是暴露好,出血少,但易发生气栓目前较少应用。建议使用三点式头架,将病人头固定在可控手术床上,可根据术中视野需要调节床的角度,使手术安全性提高,且使手术者操作能得心应手,并减少不必要的体力消耗。

5. **头皮切口**　早期主张较大的头皮切口以利暴露肿瘤。近年来,影像学的进展和术中神经导航的应用已使肿瘤的体表定位十分精确。头皮切口设计的原则应考虑头皮的血液供应和美观,突面肿瘤的骨窗应完全涵盖肿瘤及脑膜尾征,应使肿瘤恰位于骨窗的中心,过多的暴露正常脑组织是不必要的而且可能造成损伤。特殊部位脑膜瘤的切口设计应选择术者熟悉的,有利于显露和切除肿瘤的,带来较少颅内外并发症。

6. **翻开骨瓣**　钻1个孔或多孔后,以铣刀游离骨瓣,应摒弃线锯开颅,骨瓣翻转时需先彻底剥离骨瓣内板与硬脑膜或肿瘤的粘连,尤其是老年人可以多点钻孔,以免撕裂损伤静脉—静脉窦或硬脑膜下组织。游离的骨瓣应在关颅时再复位固定减少骨质缺损。也可采用带有肌肉蒂相连的骨瓣。为了防止硬脑膜上静脉渗血,造成的手术后硬脑膜外血肿,可以在骨瓣上钻2~4对小孔,以丝线悬吊硬脑膜并固定在每对小孔中,从而使硬脑膜紧贴颅骨内板,不留残腔。颅底肿瘤开颅的骨瓣应暴露充分而不留"屋檐",将极大利于手术。肿瘤侵蚀颅骨部分切除后可依据具体情况进行一期颅骨修复。

7. **硬脑膜切口**　可采用"H/U"形,弧形或"+"字形或星状切口。如硬脑膜已被肿瘤侵蚀,应切除被破坏的硬脑膜。关颅时,以人工硬脑膜或帽状腱膜修补。做硬脑膜的切口时应注意下方的引流静脉。

8. **分离暴露肿瘤**　手术显微镜下分离和切除肿瘤,最大限度地切除肿瘤同时保护脑组织神经及重要的神经血管。应先离断肿瘤基底减少血供。对于体积较大的肿瘤,完整地沿肿瘤四周分离有时较困难,会造成对肿瘤四周脑组织过多的牵拉损伤,因此,应先在肿瘤内进行分块切除,待瘤体缩小后再从四周分离。此时使用超声吸引器是十分有益的,使用得当可以省时,减少不必要地牵拉脑组织。以双极电凝镊止血时,电凝点应尽量靠近肿瘤侧。在电凝肿瘤供血动脉前,一定要辨认该动脉是否确实是穿入肿瘤的供应动脉,抑或只是被肿瘤挤压、移动了正常位置的动脉,实际上没有任何正常的动脉是供应肿瘤的,应分离后保护之,不能轻易电凝。对于蝶骨嵴、上矢状窦旁或大脑镰旁的脑膜瘤,一旦暴露部分肿瘤即可瘤内切除减压,然后用双极电凝镊切断肿瘤基底附着在大脑镰、蝶骨的供血,然后将瘤体与脑组织分离。切除上矢状窦旁或大脑镰旁的脑膜瘤时,还须注意勿伤及其下方的大脑前动脉。

举例:切除嗅沟脑膜瘤可采用单或双额部开颅,保留骨膜以便手术结束时修补开放的额窦或颅前窝底;肿瘤体积较小时也可行患侧开颅。为防止过分牵拉,可允许切除额极脑组织。供血动脉来自颅前窝底中线部位。首先将肿瘤前部切开,从前向后阻断供血,自瘤内切除减压。切除肿瘤后部时小心分离,注意肿瘤常将大脑前动脉、视神经和视交叉包裹在瘤内。

术中应用激光可以根除深部的脑膜瘤。特别是在显微手术中使用激光(CO_2 和 $Na:YAG$ 激光)的优点包括:①减少对脑组织的牵拉;②可以气化残存在硬脑膜上的瘤组织;③可以切除暴露困难部位的肿瘤;④提高手术的准确性;⑤减少手术的出血。

9. **术前栓塞供应动脉或术中结扎颈外动脉**　对于富于血供的肿瘤,尤其是颅底脑膜瘤,可根据手术前脑血管造影情况,经超选择血管造影栓塞肿瘤的毛细血管床,使肿瘤坏死,从而减少手术中出血。理想的栓塞剂,应具备闭塞肿瘤血管床并阻断侧支通路,断绝肿瘤绝大部分供血。临床常用的栓塞剂有聚乙烯醇(PVA)、明胶海绵等材料,以永久性栓塞剂 PVA 为首选,明胶海绵可被吸收,栓塞后 7~20 天会出现血管的再通。PVA 颗粒直径细小,大小统一,能顺利进入肿瘤内的毛细血管床,彻底阻断侧支循环,使肿瘤细胞失去供血而坏死。应用 PVA 栓塞剂最好在栓塞后 7~14 天手术,此时肿瘤已发生坏死,而栓塞血管尚未再通。

10. **对受肿瘤侵蚀的硬脑膜、颅骨的处理**　对照研究,颅底脑膜瘤手术前 MRI 和受肿瘤侵犯颅骨的病理学改变证实,脑膜瘤引起的骨质增厚是肿瘤细胞侵入骨质的结果。因此,手术中将受侵犯的颅骨一并切除是防止肿瘤复发的重要一环。理论上讲,应将受肿瘤侵蚀的硬脑膜、颅骨一并切除,以防术后复发。但是在外科手术时,经常因肿瘤部位所限制,为了病人的安全和保证手术后病人的生活质量,不能将受肿瘤侵蚀的硬脑膜、颅骨全切,只能在有条件的情况下,切除受肿瘤侵犯的硬脑膜。通常,经脑血管造影证实已闭塞的硬脑膜窦、受肿瘤侵蚀的大脑突面脑膜瘤的颅骨、被脑膜瘤累及的大脑镰等都应切除。对颅底脑膜瘤的增厚骨质,可采用高速颅钻磨除。切除受累的硬脑膜和颅骨,以筋膜或人工材料修补缺损的硬脑膜和颅骨。

11. 肿瘤切除　全切肿瘤是最理想的。常见的大脑突面、上矢状窦前 1/3、部分小脑幕、嗅沟脑膜瘤全切是安全的。对上矢状窦中后部、蝶骨嵴内侧及斜坡等部位的脑膜瘤全切是有一定困难的。脑膜瘤与邻近的脑组织之间有蛛网膜相隔,手术过程中尽量不要损伤蛛网膜,可沿其表面分离。当肿瘤生长较大时,软脑膜被侵蚀致使脑水肿、脱髓鞘或胶质增生,此时分离可能造成脑组织损伤。在此情况下,应重点强调功能区脑组织保护。

国际应用较多的脑膜瘤切除分级法见表 10-4-1。这一分类法对统一切除标准、评定脑膜瘤的手术效果有参考价值。

表 10-4-1　脑膜瘤切除 Simpson 分级法

级别	切除程度
I	显微镜下完全切除肿瘤、受累硬脑膜和颅骨(包括受侵犯的硬脑膜窦)
II	显微镜下完全切除肿瘤,电凝或激光处理肿瘤附着的硬脑膜
III	显微镜下完全切除肿瘤,受累及的硬脑膜及硬脑膜外病变(增生颅骨)未处理
IV	肿瘤部分切除伴有硬脑膜残留
V	肿瘤单纯活检

12. 术后处理

(1) 脑膜瘤手术后应将病人转入"强化监护病房"(intensive care unit, ICU)监护治疗,以利于病人的观察及各种抢救措施的施行。待病人生命体征和神经系统体征平稳后再转入病房。对于出现手术后严重并发症如术后血肿,呼吸功能障碍等紧急情况,应保障及时和必要的治疗。

(2) 控制颅内压:脑膜瘤切除术后可能会出现不同程度的脑水肿或脑积水导致颅内压增高,应根据手术前脑水肿严重程度和肿瘤切除术中情况选择甘露醇和激素治疗。对于急性脑积水应在评估后给予脑室穿刺术。

(3) 抗癫痫治疗:手术后近期出现癫痫大发作,将增加术后血肿发生概率和加重脑水肿。对幕上开颅的脑膜瘤,尤其是手术前有癫痫发作的病人,术后应及时足量给予抗癫痫治疗。术后可选用苯巴比妥或苯妥英钠肌内注射,或者静脉用抗癫痫药物,直至病人能口服药物交替治疗。

(4) 术后脑脊液鼻漏或耳漏:颅底脑膜瘤手术往往会造成颅腔与鼻窦,蝶窦,咽鼓管,乳突等相通,造成术后脑脊液鼻漏或耳漏,继发气颅和颅内感染。原则上应在手术中彻底和完全封闭和修补。硬脑膜缝合后应可达到"水封",用骨蜡封闭气房,生物胶和肌肉等封闭额窦等,并在术中和术后预防性给予抗生素。已经发生脑脊液漏的病人应严格卧床 7 天或以上,腰大池置管穿刺持续脑脊液引流有助于治疗脑脊液漏。经保守治疗后不能治愈的脑脊液鼻(耳)漏,需进行手术修补。

(5) 空气栓塞:切除侵犯硬脑膜静脉窦的脑膜瘤过程中,会因静脉窦破裂发生空气被吸入的意外风险。空气进入血液后,经心脏排向肺动脉,细小气泡可被溶解,粗大气泡则栓塞肺动脉,并可随血液循环分散到全身。为防止发生气栓,在处理静脉窦破口时,病人的头位不宜过高,尽量缩短静脉窦破口的暴露时间。

(二) 放射治疗

1. 脑膜瘤放射治疗的指征　良性脑膜瘤全切除效果极佳,但因其肿瘤生长位置,约有 17% ~ 50% 的脑膜瘤,尤其是位于颅底的脑膜瘤,无法全切。有少数恶性脑膜瘤也无法全切。原则上,非典型脑膜瘤 Simpson II 级切除术后以及恶性脑膜瘤手术后应需放射治疗。良性脑膜瘤术后残留可以根据随访情况选择放射治疗。

2. 放射治疗的方法　放射外科治疗如 X 刀、γ 刀,可使靶点在短时间内获得大剂量放射线,从而达到破坏肿瘤细胞的作用。与放射治疗一样,放射外科治疗对抑制肿瘤生长,延长复发时间有效。放射外科治疗适用手术后颅底残留或复发肿瘤、非良性肿瘤、不宜手术或拒绝手术者。肿瘤直径应小于 3cm 为好。放射外科治疗脑膜瘤也存在暂时和永久并发症,如脑水肿、脑坏死和脑神经损伤等,选择治疗前须向病人讲清。

应用立体定向技术将同位素放入肿瘤中,是当前立体定向的一个新发展,但疗效尚待观察。

(三) 其他治疗

激素治疗对减慢肿瘤的生长是否有效尚不能肯定,可能对复发的脑膜瘤不失为一个有希望的方法,尚待进一步研究。近年,有关于应用干扰素、抗孕酮激素因子 mifepristone 治疗复发脑膜瘤的文献报告。另外,随着分子生物化学的深入发展,基因治疗脑膜瘤可望获得成功。

(四) 脑膜瘤的复发及处理

和任何肿瘤一样,脑膜瘤首次手术后,如在原发部位残存可能发生肿瘤复发。恶性和非典型脑膜瘤的 5 年复发率分别为 38% 和 78%。造成良性脑膜瘤复发的原因是原发灶残存瘤细胞。复发间期不等,可在 1 年或 10 年以上。近年有作者对 146 例原发良性脑膜瘤回顾性研究发现,全切除术后肿瘤复发与肿瘤的形态关系密切。肿瘤形态呈蘑菇状者较球形和分叶状更易复发。肿瘤的钙化,肿瘤及周围水肿的大小,颅骨的变化,靠近静脉窦和脑与肿瘤的界面是否清楚等诸因素与肿瘤复发也有影响。对蘑菇状和分叶状的脑膜瘤,应广泛切除硬脑膜,以减少术后复发。脑膜瘤术后复发多见于被肿瘤侵犯的硬脑膜。Jaskelained 等观察 657 例脑膜瘤,20 年总复发率为 19%。

处理复发脑膜瘤的首选方法仍是手术切除。再手术风险取决于病人年龄和一般状态,特别应考虑再次切除肿瘤可能面对的困难以及可能的新发神经功能障碍。二次手术往往仍无法根治肿瘤,手术者和病人及家属应有充分估计。

(五) 预后

影响脑膜瘤预后的因素是多方面的,如肿瘤大小、部位、肿瘤组织学特点,手术切除程度等。良性脑膜瘤全切除后预后良好。不同部位脑膜瘤的预后将在各小节中讨论。

(钟平　周大彪)

第五节　不同部位脑膜瘤的特点和治疗

一、上矢状窦旁脑膜瘤

上矢状窦旁、大脑突面和大脑镰旁脑膜瘤是经典神经外科时期就可以诊断治疗的肿瘤之一,早在 Cushing 时代对其已积累了较成熟的经验。近年来,对上矢状窦旁、大脑突面和大脑镰旁脑膜瘤手术治疗的效果明显提高,手术死亡率接近为零。但上矢状窦旁脑膜瘤的外科治疗具有复杂性和挑战性。

Cushing 于 1938 年定义矢状窦旁脑膜瘤(parasagittal meningiomas),是指肿瘤充满矢状窦角,在肿瘤与上矢状窦之间没有脑组织肿瘤基底附着在上矢状窦的一个,两个或三个壁,侵入窦内造成上矢状窦血流部分或完全闭塞(图 10-5-1A~C),严格上说,有些靠近上矢状窦的大脑镰旁脑膜瘤(图 10-5-1D)和大脑突面脑膜瘤并非上矢状窦旁脑膜瘤(图 10-5-1E、F)。

(一) 发病率

上矢状窦旁脑膜瘤占颅内脑膜瘤的 20%~30%。按照肿瘤位于上矢状窦的位置分为前 1/3(鸡冠-冠状缝),中 1/3(冠状缝至人字缝)和后 1/3(人字缝至窦汇),(图 10-5-2)分别约占窦旁脑膜瘤的 30%、50% 和 20%。似乎右侧居多。上矢状窦旁脑膜瘤多发生于蛛网膜颗粒密集处,其中非良性的脑膜瘤的比例明显偏高于其他部位脑膜瘤。

(二) 临床表现

上矢状窦旁脑膜瘤生长缓慢,早期虽压迫脑组织和上矢状窦可不产生症状。病人出现症状时,肿瘤多已生长较大。小的脑膜瘤无症状被偶然发现。还有一些脑膜瘤虽然体积不大,但伴有较大的囊性变,或肿瘤周围脑水肿严重,因此出现颅内压增高症状。

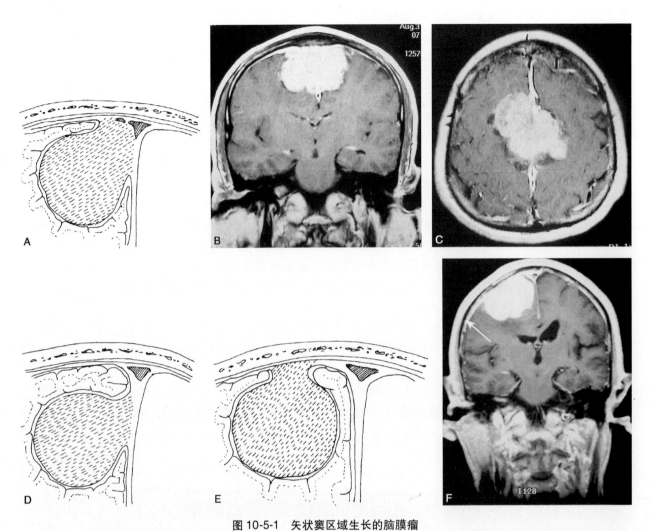

图 10-5-1   矢状窦区域生长的脑膜瘤

A. 矢状窦旁脑膜瘤是指肿瘤充满矢状窦角,在肿瘤与上矢状窦之间没有脑组织;B、C. 肿瘤侵入窦内造成上矢状窦血流部分完全闭塞;D. 大脑镰旁脑膜瘤,邻近上矢状窦;E、F. 大脑突面脑膜瘤,邻近上矢状窦

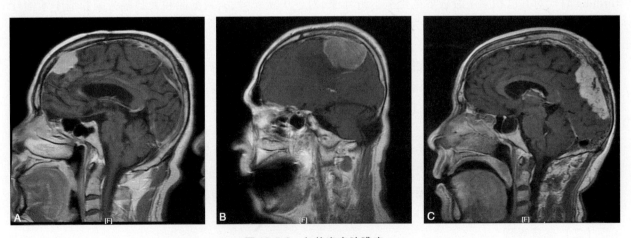

图 10-5-2   矢状窦旁脑膜瘤

肿瘤位于上矢状窦的位置分为前 1/3(A),中 1/3(B)和后 1/3(C)

除头痛外,运动性和感觉性癫痫是本病常见的首发症状,可高达60%以上,尤其是在SSS中1/3位于中央区的窦旁脑膜瘤,癫痫发生率可高达73%。常累及对侧下肢。也可表现为口角或面部抽搐,也可呈癫痫大发作。继癫痫发作后常出现肢体肌力下降。精神障碍以上矢状窦前1/3脑膜瘤常见,病人可表现为痴呆,情感淡漠或欣快。有的病人甚至出现性格改变;老年病人常被误诊为老年性痴呆或脑动脉硬化。

CT和磁共振用于临床后,早期诊断率得以提高,颅内压增高已少见。造成颅内压增高的原因,除了肿瘤本身的占位效应外,瘤体压迫上矢状窦及静脉,使之回流受阻也是原因之一,冠状缝至其后2cm常常为静脉汇集处。位于枕叶的上矢状窦旁脑膜瘤可出现视野障碍,有文献报告占29%。

(三) 手术治疗

1. **手术前评估** 根据病人的病史、年龄、影像学结果和病人对治疗结果的期盼,评估手术的风险和手术对病人的益处,同时应考虑手术是否为最佳治疗方案,最后决定是否手术。一但决定采用手术治疗,还需考虑如何避免或减少手术后并发症的发生。

肿瘤位于上矢状窦中、后三分之一的脑膜瘤,手术后可能出现神经功能障碍,通常都能在手术后几周或几个月内恢复。上矢状窦脑膜瘤长入上矢状窦者如未能全切除,可考虑放射外科治疗,或待上矢状窦闭塞后,再次手术时连同矢状窦一并全切肿瘤。

应用CT或MRI对本病的诊断已很容易,大部分病人都能在早期得到确诊。CT的骨窗像和磁共振强化扫描还可以提供与肿瘤相邻的颅骨甚至头皮各层受侵犯破坏情况,为手术提供更详细的情况(图10-5-3A)。

脑膜瘤外科治疗中脑血管造影意义不大,对上矢状窦旁脑膜瘤诊断的价值在于了解肿瘤的供血动脉和肿瘤内的血供情况。上矢状窦前1/3和中1/3脑膜瘤的脑膜中动脉可增粗迂曲。如肿瘤侵及颅骨,可见颞浅动脉参与供血;脑血管造影的静脉期和窦期可见肿瘤将静脉挤压移位,有的上矢状窦会被肿瘤阻塞

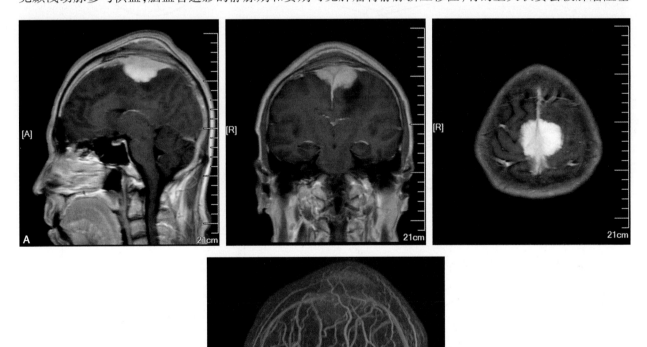

图10-5-3 矢状窦脑膜瘤影像学示例

A. 磁共振强化扫描显示上矢状窦中段脑膜瘤,颅骨和骨膜及帽状腱膜增生,头皮隆起;B. 同一病人的术前CE-MRV:上矢状窦中段血流中断

中断,这些造影征象对决定术中是否可将肿瘤连同上矢状窦一并切除是有帮助的。

根据 MRI 冠状位,确定矢状窦的受累程度以及上矢状窦是否闭塞。实际上,现代脑膜瘤的术前评估完全可以凭借 MRV/CE-MRV 或者 CTV 获得(图 10-5-3B)。

2. 手术前准备　手术前 3~5 天静脉应用甘露醇和激素可以减轻脑膜瘤伴发的脑水肿。手术前有癫痫发作者应给予抗癫痫治疗。

3. 头皮切口设计　切口设计通常采用马蹄形,骨瓣要足够大,必须能完全暴露需切除的肿瘤及其周围受累的颅骨、硬脑膜。皮瓣基底要足够宽,有适当的血液供应。肿瘤位于上矢状窦前或中 1/3,病人仰卧位,头部略抬高(图 10-5-4A),可选用冠状头皮切口并将其隐藏在发迹内(图 10-5-4B)。肿瘤位于上矢状窦中 1/3,病人可取仰卧位,头部抬高略向对侧旋转,以便使肿瘤中心位于最高点,取马蹄形切口(图 10-5-4C)。单侧脑膜瘤切口位于中线,如肿瘤超过对侧矢状窦外缘则切口过中线 2cm,皮瓣翻向外侧(图 10-5-

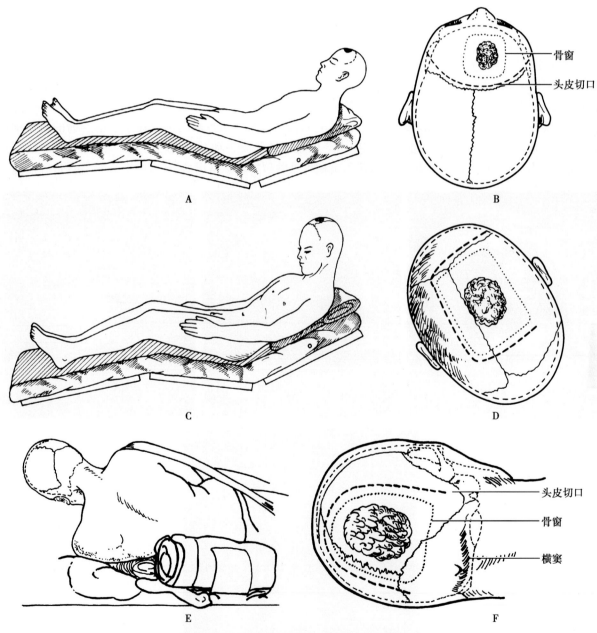

图 10-5-4　矢状窦旁脑膜瘤手术体位及切口设计

A.病人仰卧位,头部略抬高;B.发迹内冠状头皮切口;C.仰卧位,头部抬高略向对侧旋转,以便使肿瘤中心位于最高点;D.肿瘤超过对侧矢状窦外缘则切口过中线 2cm;E.上矢状窦后 1/3 肿瘤,取侧腹卧位,头部抬高与手术床面呈 45°;F.马蹄形切口,皮瓣基底位于颞后枕下区

5-4D），如肿瘤中心恰好位于冠状缝上，皮瓣可翻向前方。上矢状窦后 1/3 肿瘤，取侧腹卧位，头部抬高与手术床面呈 45°角，以便使肿瘤中心位于最高点（图 10-5-4E），取马蹄形切口，皮瓣基底位于颞后枕下区（图 10-5-4F）。

4. **病人体位** 摆体位时，病人头位稍高于心脏水平，应尽量将肿瘤中心的头皮投影位于最高点。这样可最大限度地降低静脉压，减少显露肿瘤时对脑组织的牵拉。用三点头架将病人头固定好。

5. **开颅** 沿颅骨上矢状窦处钻孔时，应小心下方的上矢状窦。为防止撕裂静脉窦，可沿上矢状窦两端钻孔；锯开颅骨后，用剥离子将颅骨与硬脑膜分开，上矢状窦部分要最后分离。病人高龄，硬脑膜不易剥离，可以增加钻孔，小心分离翻开并取下游离骨片。处理颅骨板障出血，封以骨蜡；硬脑膜表面上的出血可电灼或压以明胶海绵，硬脑膜中动脉如参与供血，则可将其电凝离断。上矢状窦表面的出血，压以明胶海绵和棉条，数分钟即可止血。骨窗四周悬吊硬脑膜。如果肿瘤累及颅骨内板和硬脑膜，可用高速颅钻将受累的颅骨磨去。如颅骨侵蚀范围较大，特别是肿瘤已穿透颅骨时，最好保留受累的颅骨与肿瘤连在一起，只翻起骨瓣的四周部分，然后用咬骨钳咬除受累的颅骨，咬除时出血不宜控制时，则不必勉强咬除，可将其与肿瘤一并切除。

6. **肿瘤切除和中央静脉的保留问题** 剪开硬脑膜一般从肿瘤前方和侧方开始。窦旁脑膜瘤往往从硬脑膜外可以触到，沿肿瘤弧形剪开硬脑膜，起点和终点都靠近上矢状窦边缘。在距离肿瘤 1cm 处剪开硬脑膜，尽可能少地暴露正常脑组织（图 10-5-5），尤其是在脑压较高时。可暂时保留与肿瘤连接的硬脑膜，便于牵拉肿瘤，最后将肿瘤和硬脑膜一并切除。剪开硬脑膜时要小心避免损伤其下方的引流静脉。暴露出肿瘤和大脑皮质的交界处，沿肿瘤壁分离蛛网膜和血管。

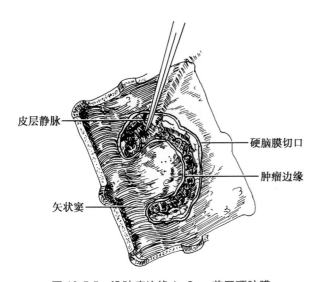

位于中央区的中央上静脉被损伤后，术后病人往往出现严重的对侧肢体瘫痪。上矢状窦中、后 1/3 的上矢状窦旁脑膜瘤常可见到中央上静脉跨过肿瘤，手术中容易损伤。可沿静脉前后切开肿瘤然后再分块切除瘤组织，尽量保存中央静脉。另外，手术中必须仔细地将引流到上矢状窦的静脉与瘤壁分离开来，尽可能少牵拉和切除邻近的脑组织。肿瘤较大时，为了保护中央静脉，应分块囊内切除肿瘤，如肿瘤质地坚硬可使用超声吸引器（CUSA）。分离肿瘤四周时，应牵拉受累的硬脑膜或用脑压板轻轻牵拉肿瘤壁，利用双极电凝镊将脑组织与肿瘤分开（图 10-5-6A），如遇见小血管电凝后剪断，分离开的脑组织用棉条保护。分离肿瘤深面时须注意，移位的大脑前动脉及其分支可能与肿瘤粘连，应注意保护这些血管（图 10-5-6B）。肿瘤

图 10-5-5 沿肿瘤边缘 1~2cm 剪开硬脑膜

（图中标注：皮层静脉、硬脑膜切口、肿瘤边缘、矢状窦）

内出血可电灼，小的出血暂时以明胶海绵或止血纱布棉条压迫。

7. **上矢状窦的处理** 大多数情况下，切开硬脑膜将其翻向中线一侧，自皮质小心分离肿瘤，并将肿瘤翻向中线，电灼与上矢状窦的粘连。如肿瘤已侵犯了上矢状窦，位于上矢状窦前 1/3（冠状缝前）的肿瘤一般可以连同上矢状窦一起切除。肿瘤位于中、后 1/3 者，如造影证实上矢状窦已闭塞者，为减少手术后肿瘤复发机会，也可连同肿瘤一并切除。如上矢状窦尚通畅，完全切除并中断中、后 1/3 上矢状窦是危险的，可以切除一侧上矢状窦壁后，再修补；也可以切除这段上矢状窦再用大隐静脉或人工管吻合替代这段上矢状窦，但后者的风险太大，成功率低。

如果上矢状窦外侧壁上缘残存有少部分的肿瘤，可以将其与肿瘤组织一并切除。切除要从一端开始，每切除 2~3mm 要用止血钳夹住开放的窦缘，再用丝线缝合，直到将受累的窦完全切除为止。

切除受肿瘤累及的上矢状窦方法：沿肿瘤弧形剪开肿瘤侧的硬脑膜，起点和终点都靠近上矢状窦边缘。在对侧，离开上矢状窦 1cm 处平行窦直行剪开硬脑膜，用脑压板轻轻牵开双侧大脑半球暴露大脑镰。

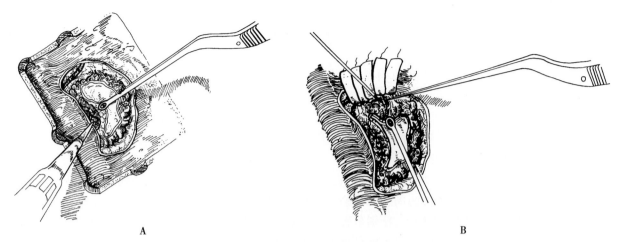

A
B

图 10-5-6　术中肿瘤分离与脑保护
分离切除肿瘤(A),电灼、剪断供应肿瘤的血管,用棉条保护脑组织(B)

在准备切除的上矢状窦前缘和后缘分别用 2-0 的丝线,穿过大脑镰缝扎上矢状窦。先在右前方围绕肿瘤分离大脑镰,向后外牵拉肿瘤,分离好肿瘤后剪下受累的上矢状窦(图 10-5-7)。

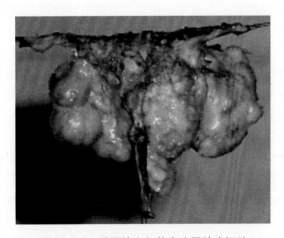

图 10-5-7　受累的上矢状窦连同肿瘤切除

8. 修补硬脑膜后关颅　如果硬脑膜缺损较小,可取颅骨骨膜缝合修补,或采用人工硬脑膜修补。骨瓣复位,钢丝或钛钉固定。颅骨受肿瘤侵蚀破坏严重者须丢弃并送病理学检查,一期行颅骨成型术。

(四)手术后治疗

上矢状窦脑膜瘤手术后应严密观察,发现并发症及时处理。

1. 手术后血肿和脑水肿　手术后应将病人送往 ICU 监护 24~48 小时。手术前脑水肿严重者应静脉给予脱水药、地塞米松 3~7 天。病人麻醉苏醒后,立即进行神经功能评估,并作好记录。如出现神经功能缺损,须进一步分析是手术操作问题,抑或手术后血肿,待观察一段时间,如果没有明显缓解,反而进行性恶化,需立即行 CT 检查或直接送手术室开颅探察,清除血肿。

2. 手术后抗癫痫治疗　手术后当天应给予地西泮或苯巴比妥肌内注射。肿瘤累及运动、感觉皮质时,或手术前病人可有癫痫病发作史,手术中和手术后当天,需静脉应用抗癫痫药物,预防癫痫发作。手术后第 2 天,病人可进食后恢复手术前的抗癫痫治疗方案。手术后抗癫痫治疗至少 3 个月,无癫痫发作者可逐渐减少药量,直到停止用药。手术前有癫痫病史的病人,抗癫痫治疗时间应适当延长。

(五)预后

目前缺乏对窦静脉血流恢复手术(窦修补或搭桥)的有效性与安全性的多中心随机对照研究。对于没有经验的手术者和医院,这些病人的外科治疗具有一定风险性。对于未能全切的上矢状窦脑膜瘤,以及组织学 WHO Ⅱ~Ⅲ级的病人应辅以放射治疗。WHO Ⅰ级可以观察或放射治疗,因术后复发的再次手术全切除率不高。

二、大脑凸面脑膜瘤

大脑凸面脑膜瘤(convexity meningiomas)可发生在大脑半球凸面硬脑膜的任何部位,而其基底与颅底硬脑膜或静脉窦没有关系,最常见的是在额颞叶交界处的冠状缝附近(图 10-5-8)。肿瘤呈球形或分叶状或扁平状。现今医疗水平下,大脑凸面脑膜瘤的手术难度和并发症发生率都非常低。

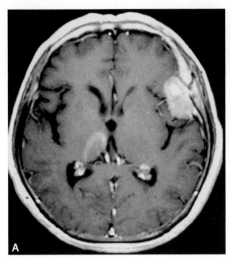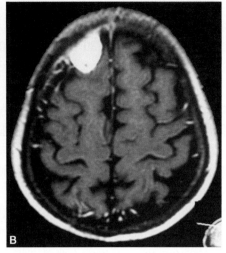

图 10-5-8　凸面脑膜瘤最常见的是在额颞叶交界处的冠状缝附近,基底与颅底硬脑膜或静脉窦没有关系

(一) 发病率

文献报告的大脑凸面脑膜瘤占脑膜瘤的 15%,居颅内脑膜瘤第二位。早期曾认为本病与脑外伤有关,但缺乏足够证据。随着影像学检查普及,无症状大脑突面脑膜瘤检出日益增多。

(二) 部位分类

以冠状缝和中央沟为标志,可大致将凸面脑膜瘤分为前额区(冠状缝前后),中央区(中央前后回附近),顶区,枕区和颞区,这样可以评估手术治疗的相对风险:显然中央区脑膜瘤由于位于功能区,发生运动感觉障碍的风险相对较高。

(三) 临床表现

大脑凸面脑膜瘤病史一般较长。直至出现症状时,肿瘤生长至很大。有些病人是因为头外伤或其他不适,经做头部 CT 和 MR 扫描偶然发现临床症状多因占位效应所致,主要表现不同程度的头痛、记忆力减退、精神障碍、肢体运动障碍或感觉缺失,枕叶肿瘤导致视力视野的改变。癫痫最常见于颞叶的突面肿瘤,部分病人可表现为 Jackson 癫痫、面及手抽搐。肿瘤位于优势半球的顶叶还可出现计算不能,失读等。

(四) 手术治疗

1. 手术前评估　并无统一标准来衡量凸面脑膜瘤的手术指征。针对每个病人的病史,化验结果、影像学检查特点,综合判断手术的风险代价和对病人的益处以及病人意愿,然后决定是否手术。手术前评估时,应考虑如何避免手术后并发症的发生。大脑凸面脑膜瘤经手术全切后,复发率很低。手术后主要并发症是肢体功能障碍、癫痫和手术后血肿。

凸面脑膜瘤体积很大时,诊断比较容易。MRI 增强图像上,突面脑膜瘤邻近的硬脑膜会出现一条增厚的线形增强结构,即"脑膜尾征(dural tail sign)"(图 10-5-9),为脑膜瘤的特异性诊断标志。多为肿瘤浸润,手术时应暴露并切除这些部分(实体性肿瘤外延 1cm 以上),以减少复发。MRI 的 T_2 加权像对脑膜瘤的软硬度判断有争议,有助于预测但不完全准确,清晰显示邻近脑组织的水肿程度和肿瘤与重要脑血管的关系。肿瘤与脑组织之间存在 csf 裂隙,提示分离肿瘤相对容易。对诊断大脑凸面脑膜瘤,脑血管造影和 MRV 并非必要。绝大部分的大脑凸面脑膜瘤都可以全切除得以治愈。

2. 手术前准备　矢状窦旁脑膜瘤的手术要点也适用大脑凸

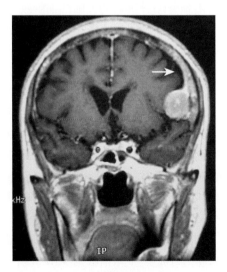

图 10-5-9　磁共振强化扫描冠状位显示凸面脑膜瘤,箭头所指为脑膜尾征

面脑膜瘤。

CT 或 MRI 显示瘤周有明显水肿者,手术前几天,可给予皮质激素口服。在开颅剪开硬脑膜前 30 分钟,给予 20% 甘露醇 1g/kg 体重,15 分钟内静脉注射。手术前有癫痫病史者,应给予抗癫痫治疗。

3. **病人体位** 病人仰卧位相对稍倾斜,头位应稍高身体水平线,可减少手术中出血。将肿瘤中心的位置应尽可能位于最高点。在使用安装头架的手术台上手术时,注意旋转头的位置,避免颈静脉受压。对颞部的大脑凸面脑膜瘤更应注意,防止颈静脉回流受阻,造成颅内压增高。

4. **切口设计** 除了要考虑到充分暴露肿瘤,保证皮瓣的血供,也还要注意病人的美观,使切口尽量隐蔽在发际内。通常采用马蹄形切口(图 10-5-10)。骨瓣大小要保证可切除受累的硬脑膜及其脑膜尾征。为使开颅位置准确建议使用神经导航定位。

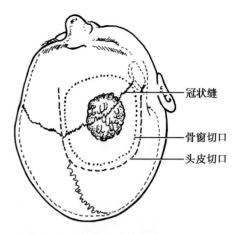

图 10-5-10 隐蔽在发际内马蹄形切口,充分暴露肿瘤并保证皮瓣的血供

5. **开颅** 应注意不要强行翻开骨瓣,会撕裂颅骨内板下粘连的骨膜层硬脑膜;如颅骨被肿瘤侵犯并穿破,可咬除被侵蚀部分;单纯内板受侵蚀,可用颅钻磨除受累的颅骨直至正常组织(图 10-5-11)。

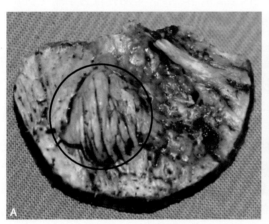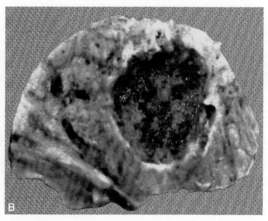

图 10-5-11 侵蚀颅骨内板肿瘤切除前后

由颈外动脉供血的大脑凸面脑膜瘤,开颅翻开骨瓣是整个手术出血最多的阶段,应采用电凝、缝扎或沿肿瘤切开硬脑膜等方法止血。硬脑膜的出血多来自脑膜中动脉,切开后电凝止血即可,或者硬脑膜中动脉近端缝扎,但要避免广泛的电灼硬脑膜致使其收缩。

用手指轻轻触摸硬脑膜可确定肿瘤的边界。环绕肿瘤外界剪开硬脑膜。肿瘤与硬脑膜的附着点如果较宽,可沿其四周切开,保留受累的硬脑膜与肿瘤粘连在一起,以便手术中牵拉,应尽可能减少脑组织的外露。被肿瘤侵蚀的硬脑膜一并去除后,用人工硬脑膜或筋膜修补。

6. **分离切除肿瘤** 与任何脑膜瘤的做法一样,切除和暴露肿瘤应交替进行。用双极电凝镊,在脑组织表面的蛛网膜与肿瘤之间逐渐分离,边分离边用棉条保护脑组织。肿瘤较小时可将肿瘤分离后完整切除。肿瘤较大时,可用超声吸引器(CUSA)将瘤内逐渐吸空,然后再从瘤表面分离,以避免过度牵拉和撞击脑组织。有些软脑膜血管向肿瘤供血,可在分离肿瘤与瘤床之间电凝后剪断,并垫以棉条,直至肿瘤从脑内分离开。

切除额颞区侧裂的大脑凸面脑膜瘤时,需注意深方的大脑中动脉分支可能会与肿瘤壁粘连,切除肿瘤时应格外小心。手术前根据 MRI 分析大脑中动脉及其分支与肿瘤的关系。另外,有时这一部位的脑膜瘤基底附着点累及蔓延至蝶骨翼,前、颅中窝底,甚至会累及眶上裂外侧缘,为彻底切除肿瘤带来困难。

7. **止血后关颅** 应用上述方法,肿瘤切除后不会有明显出血。止血后用止血纱布覆盖肿瘤残腔,待血压恢复到手术前水平,反复冲洗手术野无出血方可关颅。缝合或修补硬脑膜不一定强调严密,甚至有些术前脑水肿病人不建议水封严密缝合。骨片复位固定后常规缝合头皮,在通常情况下可不必放引流。

（五）手术后治疗

1. **手术后血肿或水肿**　病人术后应在 ICU 或麻醉康复室观察,直到病人麻醉清醒。注意发生手术后血肿或脑水肿。术后病人迟迟不清醒、出现癫痫大发作、清醒后再度意识障碍,以及出现新的神经功能障碍均应及时行脑 CT 扫描,除外术后水肿和血肿。

2. **抗癫痫药物的应用**　对术前有癫痫发作者,术后应保持血中抗癫痫药的有效浓度,通常给予德巴金或苯妥英钠静脉滴注,病人完全清醒后次日改为口服。有些作者认为,对大脑半球前和中 1/3 的脑膜瘤,术后应常规给予抗癫痫药,防止癫痫发作。

3. 使用异体材料行颅骨修补者,术后可给予抗生素,防止伤口感染。

4. 如病人有肢体运动障碍,术后应被动活动病人的肢体,防止关节失用性僵直和深部静脉血栓形成。为防止深部静脉血栓形成,可给病人穿着弹力袜。

（六）预后与肿瘤复发

大脑凸面脑膜瘤手术切除效果好,精细准确的外科治疗不会增加病人的神经功能缺损。术中如能将受肿瘤侵蚀的颅骨和硬脑膜一起切除,术后复发率并不高。否则,术后复发和手术后癫痫是本病二个大问题,对术后复发者可再次行开颅手术切除肿瘤。

三、大脑镰旁脑膜瘤

大脑镰旁脑膜瘤(falcine meningiomas)基底位于大脑镰,常埋入大脑半球的脑实质内,并可向两侧生长。

（一）发病率

女性多见。病理以纤维型脑膜瘤居多。

（二）临床表现

大脑镰旁脑膜瘤大多埋藏在大脑半球纵裂中,其位置较深,皮质中央区受累,肌力减退症状多从足部开始,逐渐影响整个下肢,继而发展为上肢肌力障碍,最后波及头面部。如肿瘤向大脑镰两侧生长,病人可出现双侧肢体力减弱,并可伴有排尿障碍,即脑性截瘫或三瘫,需与脊髓病变鉴别。

癫痫发作多以对侧肢体或面部限局性发作开始,渐形成癫痫大发作。约有 2/3 的病人就诊时已有颅内压增高表现。尤以大脑镰后 1/3 脑膜瘤的常见,此部位脑膜瘤,早期只引起视野改变,当肿瘤长到巨大时,出现颅内压增高后方被察觉。

（三）手术治疗

1. **手术前评估**　术前仔细阅读 CT 和 MRI,同时须弄清肿瘤与上矢状窦、大脑皮质引流静脉以及大脑前动脉分支的关系。同上矢状窦旁脑膜瘤一样,肿瘤与大脑镰的关系可分为前、中、后 1/3 三部分。据此决定手术时病人的体位和头皮切口。

CT 可见镰旁单侧或双侧球形或扁平状占位。平扫时为等密度或略高密度肿块,带有点状或不规则钙化,与大脑镰附着的基底较宽。一侧侧脑室可受压移位或变形。肿瘤较大时,压迫脑静脉使其回流受阻,肿瘤周围会出现水肿。MRI 冠状位扫描对确定肿瘤与上矢状窦粘连,以及与脑皮质的关系是有帮助的(图10-5-12)。

2. **手术入路**　可行单侧开颅。切口内侧应位于或过中线 1cm,骨窗达中线显露半侧或者全部上矢状窦。钻孔和开颅时应注意勿伤上矢状窦。

硬脑膜切口距离上矢状窦 1~2cm,可以暴露肿瘤基底即可(图 10-5-13),待肿瘤内逐渐分块切除减压后,肿瘤周围可获得足够的手术空间,这样做对于保护脑组织十分有利。

3. **肿瘤切除**　自纵裂向外牵开脑组织,必要时需游离皮质静脉几毫米,即可显露肿瘤。先分离肿瘤与大脑镰肿瘤基底。在非功能区,如肿瘤位置较深时,可切除小部分覆盖肿瘤表面的脑组织,分块切除肿瘤。

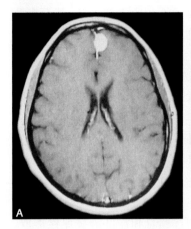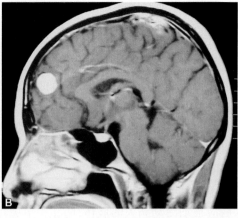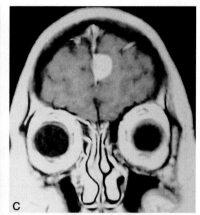

图 10-5-12　轴位,矢状位和冠状位磁共振强化扫描显示额叶深方镰旁脑膜瘤

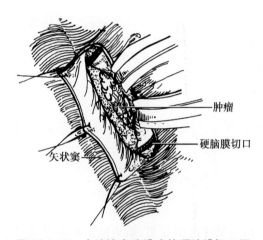

图 10-5-13　大脑镰旁脑膜瘤的硬脑膜切口距离上矢状窦 1~2cm,未切开的硬脑膜可以保护脑组织

如肿瘤较大时,其深部与大脑前动脉相粘连,分离和切除深部肿瘤时应特别小心予以保护,防止造成大脑前动脉及其分支的误伤。先在肿瘤内减压后,再行肿瘤外分离,此时可应用超吸切除肿瘤。对于基底比较宽的脑膜瘤,为彻底切除肿瘤,防止复发,在离肿瘤外 1~2cm 处,用尖刀将受累的大脑镰一并切除,在通过大脑镰的缺损孔,切除向对侧大脑半球生长的脑膜瘤。可防止手术后复发。

对双侧呈哑铃形生长的巨大大脑镰旁脑膜瘤很少施行双侧开颅,经过一侧肿瘤减压后对侧肿瘤仍可处于直视下,大脑镰前 1/3 的双侧脑膜瘤时,不建议结扎矢状窦前 1/3。

4. 中央静脉的保护　开颅后,应对中央静脉都应加以保护,防止损伤造成术后肢体运动障碍。为此,可采用自中央静脉或前或后方入路,避开中央静脉,在手术显微镜下操作,可以达到保护中央静脉的作用。必要时也可游离皮质静脉几个毫米,以利于暴露肿瘤。

(四) 预后

大脑镰旁脑膜瘤的手术效果是令人满意的,如果连同受肿瘤侵犯的大脑镰一并切除,手术后复发机会极低。影响手术效果的主要原因是:手术中因暴露肿瘤困难,强行牵拉而导致大脑皮质或中央静脉损伤,术后脑水肿。术中牵拉脑组织一定要轻柔。如确实暴露困难,可切除部分前额叶脑组织,以利暴露肿瘤。

四、脑室内脑膜瘤

脑室内脑膜瘤(intraventricular meningiomas)发生于脑室脉络丛内的蛛网膜细胞,其中以侧脑室三角区脑膜瘤常见,偶而也见于第三或第四脑室脑膜瘤。

(一) 发病率

侧脑室脑膜瘤约占颅内脑膜瘤的 2%。第三脑室脑膜瘤有文献仅报告数十例,第四脑室脑膜瘤实属罕见。侧脑室脑膜瘤多发于中青年妇女,左侧略多于右侧。侧脑室脑膜瘤生长缓慢,也有个别病例肿瘤生长较快。

(二) 临床表现

因肿瘤在脑室内生长,早期神经系统损害不明显,经常是在体检时偶然发现。如果就诊时肿瘤较大,病人会出现颅内压增高的表现,临床表现有阵发性头痛或有呕吐,视盘水肿伴有视力减退、视野缺失。当肿瘤累积皮质运动区,可出现对侧肢体偏瘫或者感觉减退。还可以出现癫痫、同向性偏盲,但发生率不高。肿瘤位于优势半球时,还可以出现感觉性或运动性失语。

第三、四脑室内脑膜瘤早期即可引起脑脊液循环障碍,因此颅内压增高、梗阻性脑积水是这两个部位脑膜瘤的常见症状。

(三) 手术治疗

1. **手术前评估**　没有症状且肿瘤直径<25mm 者建议观察,如果出现相关症状或者连续影像学检查提示肿瘤增大,或者影像学提示瘤周水肿,应及早确诊尽快手术治疗。MRI 可为手术入路提供依据。对于不典型的脑室内脑膜瘤需与脑室内室管膜瘤、脉络丛乳头状瘤、胶质瘤相鉴别。

应用神经导航技术可以准确地确定三角区脑膜瘤的位置,仅用 2~3cm 的脑皮质切口即可切除肿瘤,手术安全,个别肿瘤位于大脑优势半球的病人,手术后可能出现暂时性失语。

2. **手术入路**　手术入路采用颞后回入路或顶枕入路。如果采用神经导航手术,手术前可根据影像学资料定位,可以更准确地确定手术入路,减少手术损伤。

3. **肿瘤切除**　剪开硬脑膜后,在导航下再次确定肿瘤位置,在距离肿瘤最近的皮质处,将脑沟分开 2~3cm,进入侧脑室,尽早暴露供应肿瘤的脉络丛动脉(图 10-5-14),如能将此动脉先结扎,以后手术过程中出血会明显减少。如肿瘤较大不可勉强完整切除,以免损伤肿瘤周围的脑组织,尤其是侧脑室内壁的损伤,此时应先于肿瘤内分块切除肿瘤,待肿瘤体积缩小时再将残存瘤壁翻出。术中还应注意用棉条保护室间孔,避免出血流入对侧脑室或第三脑室。脑室内手术止血要彻底,采用低功率双极电凝和止血纱布止血比较理想。严密缝合硬脑膜,脑室内可不必放置引流管。

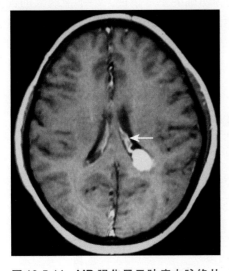

图 10-5-14　MR 强化显示肿瘤由脉络丛(箭头)供血

(四) 手术后治疗

当肿瘤位于优势半球时,经颞后回经典的手术入路切除侧脑室肿瘤时,可能会影响语言中枢,病人手术后出现失语。但在半年内失语均得到恢复。另外,手术后可能出现同向性偏盲,主要是因为损伤了视放射。有文献报告,当侧脑室脑膜瘤生长较大时,脑室的室管膜已消失,肿瘤直接与脑室增生的胶质层紧密相连,手术中如不损伤周围正常脑组织结构,视放射损伤是可以避免的,术后病人不一定出现偏盲。近年来,应用神经导航技术切除后侧脑室脑膜瘤,手术效果明显提高,上述手术并发症基本可以避免。

近年越来越多的病人被发现,在术后的 2 周~2 个月出现患侧颞角扩张,形成张力性改变,继发头痛和呕吐等亚急性或慢性颅压增高,伴有认知功能下降和视力减退等,称之为孤立颞角综合征。需要分流手术或者脑室镜脑室沟通手术。某些病例病情进展快,需要急诊紧急处理。

五、嗅沟脑膜瘤

肿瘤基底与颅前、中、后窝底硬脑膜附着的脑膜瘤统称为颅底脑膜瘤(meningiomas of skull base),与大脑突面脑膜瘤一样,颅底脑膜瘤生长缓慢,多位于血管和脑神经出颅处的骨孔周围,或颅底硬脑膜反折处,挤压神经和血管,而非侵袭破坏。因此,颅底脑膜瘤的脑神经损害症状多见,如何全切肿瘤是一个复杂的问题,是现代神经外科仍在不断开拓的领域。

嗅沟脑膜瘤(olfactory groove meningiomas)与硬脑膜的黏着处位于颅前窝底筛板和蝶骨平台附近,可向两侧膨胀性生长,抬高并压迫大脑额叶底面。如肿瘤起源于一侧嗅沟,则肿瘤呈不对称生长,肿瘤可粘连于大脑镰。

(一) 发病率

文献报告,嗅沟脑膜瘤约占颅内脑膜瘤的 8%~13%,女性发病多于男性。

（二）临床表现

时常是出现症状时肿瘤体积已很大。早期症状即有嗅觉逐渐丧失,约占40%。肿瘤位于单侧时,单侧性嗅觉丧失对定位诊断有意义,但由于单侧的嗅觉障碍可被对侧补偿,病人不易察觉。如肿瘤侵及双侧嗅神经,造成嗅觉丧失,又常与鼻炎混淆。因此,嗅沟脑膜瘤的嗅觉障碍虽比较多见,但往往被忽略,许多病人是在入院查体时方得以证实。另外,嗅沟脑膜瘤引起的是嗅觉丧失,与颞叶病变引起的幻嗅不同,应注意鉴别。

嗅沟脑膜瘤常见的首发症状有头痛、视力障碍、精神症状和癫痫,约各占1/3。老年病人可表现为抑郁。

视力障碍也较多见,造成视力减退的原因是颅内压增高,病人可有视盘水肿和继发性萎缩。如肿瘤向后发展直接压迫视神经,个别病人可出现盲点、双颞或单侧颞部偏盲。约1/4的嗅沟脑膜瘤病人有Foster-Kennedy综合征。

肿瘤影响到额叶底面,病人可引起精神症状。表现为反应迟钝和精神淡漠,少数病人也可出现兴奋、幻觉和妄想。可有癫痫发作。由于早期嗅觉障碍常被病人忽略,所以肿瘤多长期不被发现,临床确诊时肿瘤已长得很大,甚至出现了显著的颅内压增高症状。肿瘤向下方鼻腔生长,出现颅底骨质破坏或增生也不少见。

（三）手术前评估

手术前重点进行颅内压和视力情况评估。MRI可以显示肿瘤的体积和侵及范围。脑组织水肿,肿瘤与视神经和大脑前动脉-前交通复合体的关系,以及肿瘤是否突入筛窦、额窦(图10-5-15),一般不必再行脑血管造影。病人有进展性的神经功能损伤,和/或瘤周脑水肿均为明确的手术指征。手术前病人的视力极差时(如仅为眼前指动或管状视野),手术后视力恢复的可能性不大,甚至有失明风险。已出现的嗅觉障碍,手术后也无法恢复。上述情况需向病人解释清楚。约15%的嗅沟脑膜瘤向下或向前侵犯筛窦和额窦。为防止手术后鼻漏,肿瘤切除后往往需要颅底重建,手术前的MRI和CT骨窗像可提供相关信息有助于治疗决策。

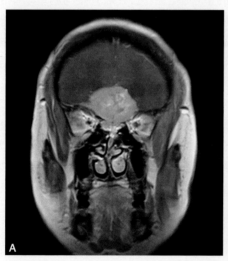 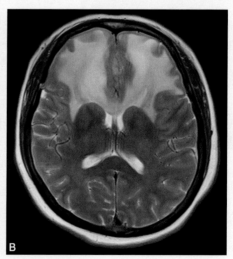

图10-5-15　嗅沟脑膜瘤示例
A. MR冠状位显示双侧嗅沟脑膜瘤;B.瘤周大片水肿

另外,MRI还可明确慢性副鼻窦炎诊断。如病人合并慢性副鼻窦炎,手术前应进行抗炎治疗,以防开颅手术时额窦开放引起颅内感染。手术前脑水肿严重,病人眼底视盘水肿,手术前三天给予口服激素和甘露醇治疗。一般不必栓塞肿瘤供血动脉,因为供血动脉较细不易栓塞,并有引起眼动脉栓塞的危险。

在手术前评估时,以下检查可供选用。

1. 头部X线平片　尽管可显示颅前窝底包括筛板,眶顶骨质吸收变薄或消蚀,或筛板和眶顶骨质增生,瘤内广泛砂粒体钙化等,实际上术前的头部 X 线平片已被弃用。

2. **脑血管造影(DSA)**　侧位像大脑前动脉垂直段弧形向后移位。大部分病侧筛动脉、眼动脉增粗,远端分支增多或呈栅栏状引向颅前窝供血。同时,个别病例还可有脑膜中动脉向肿瘤供血。尽管显示信息较多,但临床应用很少。

3. **头部 CT 和 MRI**　显示颅前窝一侧或双侧近中线处圆形肿瘤影像,边界清楚,平扫 CT 即可见高密度影,对比增强后肿瘤密度增高。肿瘤的后方可使脑室额角受压。CT 更好地反映颅底的骨性改变包括增生和侵蚀。冠状面 MRI 有助于观察肿瘤与蝶骨隆突和筛骨的关系。

(四) 手术治疗

早年,自 Cushing 使用的单侧额部开颅,以及 Dandy 双侧额部开颅两种手术入路,经硬脑膜下切除肿瘤,一直沿用至今,已近半个世纪。至今,嗅沟脑膜瘤的手术技术已相当成熟。

1. **病人体位**　手术中需最大程度暴露颅前窝底的中线部分。病人仰卧位,头架固定头部,头部轻度后仰,有利于额叶脑底面从颅前窝底自然下垂,减少术中对脑组织牵拉。

2. **头皮切口**　头皮冠状切口,从一侧颧弓后缘上 1cm 延长至对侧。须注意切口的侧方,注意不要伤及颞浅动脉和面神经额支。切开头皮后,将头皮自骨膜下分离至双侧眶缘,将眶上神经保留在骨膜和帽状筋膜结缔组织中,避免损伤。因有时关颅需要修补颅前窝底硬脑膜和额窦,故切皮时要保护好骨膜,以备后用。

3. **开颅**　可以跨中线双额开颅,钻孔和游离骨瓣应尽量靠近颅前窝底。也可单侧额外侧开颅切除双侧嗅沟脑膜瘤。开颅时,注意避免损伤眶顶。如开放额窦,应封闭修补额窦,或切除肿瘤后应游离骨膜,将其翻转缝合在前颅底硬脑膜上,以防手术后脑脊液鼻漏。

4. **切除肿瘤**　为了便于暴露,有人建议可切除覆盖肿瘤表面的部分脑组织。从右前侧颅底面开始分离暴露肿瘤,将肿瘤向内牵拉,用双极电凝烧灼肿瘤基底,使肿瘤缩小。从右侧将肿瘤向前方和中线牵拉,再暴露左侧的肿瘤。在中线筛板处有供血动脉可电烧。如肿瘤较大,不可能自前颅底将肿瘤完全暴露,可使用双极电凝和超声吸引(CUSA)在瘤内分块切除,当瘤体逐渐缩小后,继续离断基底。瘤体缩小后可自动离开颅前窝底和左侧的蛛网膜,注意肿瘤深方与视神经和视交叉粘连,肿瘤的后下部分压迫视神经,视交叉,包绕颈内动脉和前交通动脉。肿瘤壁与前动脉及其分支有粘连,分离时需要小心,同时还须注意保留视神经和视交叉的供血血管。

5. **受侵犯的颅底的处理**　如果颅底骨质受侵犯,搔刮破坏硬脑膜和筛板后应予肌肉填塞封闭前,以免造成手术后脑脊液鼻漏。也可分离翻转帽状筋膜覆盖在硬脑膜上缝合,并用生物胶粘合。开颅时,如额窦开放,应向鼻腔方向剥下窦内黏膜,肌肉填塞生物胶封闭,骨蜡封闭。

6. **手术后并发症**

(1) 脑脊液鼻漏和颅内感染:嗅沟脑膜瘤手术中,开放额窦或筛窦可引起脑脊液鼻漏和颅内感染。术中应封闭额窦或筛窦破口。术后应静脉给予抗炎治疗,出现颅内感染应进行脑脊液的细菌学培养,根据培养结果调整抗生素应用。

(2) 手术后癫痫:嗅沟脑膜瘤手术前近 1/3 的病人有癫痫病史,手术后早期癫痫的发生率为 6%,手术前后应给予抗癫痫治疗。手术切除肿瘤后对治疗癫痫的远期疗效较好。

(3) 损伤大脑前动脉及其分支:嗅沟脑膜瘤可侵犯(推挤或包绕)视交叉和大脑前动脉及其分支,尤其是体积较大的肿瘤。分离肿瘤后-上界时须特别仔细,尤其是应在肿瘤充分减压后进行,这是手术的关键步骤。手术显微镜的应用使动脉损伤的概率显著降低,但术后,大脑前动脉供血区的脑梗死时有发生,术后新发神经功能缺失,重者可造成病人死亡。多数病例大脑前动脉周围的蛛网膜尚完整,切除肿瘤时可以将肿瘤瘤壁与大脑前动脉及其分支分离开,如粘连甚紧,允许残留部分肿瘤。单纯切断额极动脉,通常不会引发严重并发症。

(4) 视力障碍:文献报告,手术后视力障碍和视野缺损发生率为 12%~20%。引起手术后视力障碍和视野缺损的原因,大多与手术操作相关。牵拉肿瘤可能直接损伤视神经、视交叉或视交叉的供血。切记:保护视交叉的供血,比保护视神经的解剖完整更为重要! 视交叉的供血可能直接来自颈内动脉或大脑前动脉分支,这些动脉黏附在肿瘤后壁上,其中还向垂体和下丘脑供血。因此,有些病人术后还会出现尿崩和高热,可能与供应下丘脑的动脉受损有关。手术中应特别注意保护这些血管。

(五) 预后

手术中伤及大脑前动脉及其分支,可造成脑梗死。除肿瘤大小外,影响手术预后的主要原因还有病人年龄和手术前全身情况。伴颅前窝底颅骨骨质增生的肿瘤易复发,但是,手术中切除增生的颅底颅骨,会增加手术后脑脊液鼻漏的机会。肿瘤复发后,可再次手术切除,或采用放射治疗,以减少复发。术后最常见的并发症是术侧或者双侧嗅觉丧失。

六、鞍区脑膜瘤

鞍区脑膜瘤(parasellar meningiomas)是个比较宽泛的概念,包括起源于鞍结节(tuberculum tellae),鞍隔(diaphragma sellae)和蝶骨平台(planum sphenoidale)以及前床突(anterior clinoid processes)的脑膜瘤。肿瘤可沿中线或者偏侧生长,因上述解剖结构范围邻近,临床对上述区域脑膜瘤不能区分起源,可冠以鞍区脑膜瘤统称,但与嗅沟脑膜瘤的临床过程不同(图 10-5-16)。

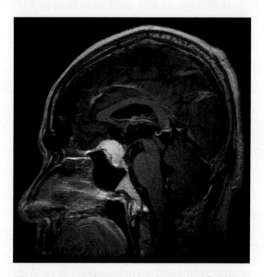

图 10-5-16　矢状位 MR 强化显示脑膜瘤基底附着处位于鞍区

(一) 临床表现

鞍区脑膜瘤病人几乎都有不同程度的视力视野障碍,其中约 80% 以上的病人以此为首发症状。单侧视力障碍占 55%,双侧视力障碍占 45%。视野障碍以双颞侧偏盲为主;单眼失明多见于偏侧生长的脑膜瘤如前床突脑膜瘤。也可见单眼视力视野基本正常,另一侧眼颞侧偏盲。眼底检查,视神经盘原发萎缩可高达 80%。

头痛是本病的另一常见症状,约占一半以上病人有长期头痛病史,多以额部疼痛为主,也可以表现为眼眶、双颞部疼痛。少数病例可表现为精神障碍,如嗜睡、记忆力减退、焦虑等,可能与肿瘤压迫额叶底面有关。有的病人还可出现类似垂体瘤的内分泌功能障碍,如性欲减退、阳萎和闭经。个别病人是以嗅觉丧失、癫痫、动眼神经麻痹为主诉就诊。

在神经系统检查时,应特别注意检查病人视力视野损害情况,有助于手术计划指定和术后神经功能评估。

(二) 影像学检查

约一半的病人头部平片可有阳性发现。以鞍结节及其附近的蝶骨平板骨质增生,甚至呈结节增生为特征。有时还可见鞍背骨质吸收,偶尔可见垂体窝变大,类似垂体瘤的表现。

CT 扫描可见蝶鞍部等或高密度区,注射对比剂后肿瘤明显强化,体积较小的肿瘤 CT 平扫可能被遗漏。强化 MRI 显示肿瘤基底,与视神经和颈内动脉的关系。冠状扫描非常有助于判断肿瘤与视交叉的关系。

对可疑鞍区病变者,多首先采用 MRI 检查。但对鞍上高密度病变,应注意与动脉瘤相鉴别,以防术中意外。鞍区脑膜瘤在脑血管造影的典型征象是,正位相大脑前动脉抬高,双侧前动脉起始段合成半圆形,通常眼动脉可增粗并有分支向鞍结节肿瘤供血。肿瘤处可见向上放射状的异常血管。

(三) 手术治疗

1. 手术前评估　手术者应充分阅读 MRI 信息,明确肿瘤的位置和起源,肿瘤与视神经-视交叉,颈内动脉-大脑前动脉的解剖关系。脑血管造影对本病的诊断意义不大。目前,应用微创神经外科手术切除鞍区脑膜瘤,手术效果理想。手术的最佳目标是全切除肿瘤同时保留或挽救病人现有的视力。肿瘤较大,手术前病人的视力仅有光感,术后视力恢复的可能性微小。肿瘤向后上发展,影响到下丘脑,手术操作的难度增大。因此,无症状的小于 2cm 的鞍区肿瘤也提倡早期治疗。术中发现肿瘤与视神经及颈内动脉粘连过于紧密者,允许行肿瘤大部分切除,使视神经得到充分减压。

2. **病人体位** 病人仰卧位,头部略后仰 10°~15°,有助于额叶脑组织向后坠落,不必过分牵拉额叶底面。头部向病变对侧旋转 15°,使视交叉位于手术野正中。

3. **手术入路** 单额(外侧)开颅、双额开颅和翼点入路可供选择。通常单额开颅经眶上入路。首先见到单侧视神经,单侧颈内动脉,惟有手术入路路径较长是其缺点。如肿瘤较大,也可以取过中线的双额开颅,可直视暴露鞍区,清晰地见到视神经和垂体柄。肿瘤偏侧生长侵及蝶骨嵴外侧时,也可采用翼点入路,其优点是从大脑侧面到达鞍区距离最近。翼点入路的缺点是视神经、动眼神经和颈内动脉妨碍在鞍区的操作,容易损伤视交叉,无论哪种入路,骨窗前缘应尽量低,直抵颅前窝底,以保证术中不必要过分牵拉额叶脑底面。开颅时,如果额窦开放,关颅时应修补。

4. **分离和切除肿瘤** 单侧额下入路:对于较小的肿瘤,先分离肿瘤与蝶骨平面的附着点,对于较大肿瘤,可从右侧大脑外侧裂开始分离,可减少对额叶的牵拉。打开侧裂池后,暴露颈内动脉和视神经。从一侧视神经,经视交叉到对侧视神经。切开大脑镰即可暴露左侧的肿瘤。不可完整切除体积较大的肿瘤,应先在瘤内分块切除(或用超声吸引器),再四周分离肿瘤,必要时可切除部分额叶。

肿瘤较大时,其后方常影响到下丘脑,分离时应注意。另外,肿瘤的后上方可能与前-前交通动脉相连,手术中应注意分离后保护之。对附着在颈内动脉壁上的残存肿瘤,不要使用超声吸引器以免撕破血管。

包绕颈内动脉的脑膜瘤多数侵及海绵窦。肿瘤进入海绵窦,肿瘤质地坚硬,不必勉强切除肿瘤,因肿瘤生长缓慢,手术后可行放射治疗。

5. **视神经减压** 手术能全切肿瘤是最理想的,但有时因肿瘤大,与视神经和颈内动脉粘连紧密,病人高龄等不利因素,全切脑膜瘤常有困难。在这种情况下,不应勉强全切,可尽量瘤内切除肿瘤,达到视神经充分减压的目的。手术中往往不能首先显露视神经,应耐心减少肿瘤体积,随着不断切除肿瘤,空间不断增大,逐渐暴露出同侧和对侧的视神经和视交叉,再将其周围的肿瘤尽量切除,达到视神经充分减压的目的。双极电灼烧灼残存的肿瘤,可望推迟肿瘤的复发时间但有损伤视神经风险。

(四) 手术后并发症

1. **视神经损伤** 手术后严重并发症之一是不可逆的视神经损伤。正常的视神经可以耐受一定程度的刺激。但是,被肿瘤压迫拉长和扭曲的视神经,其中一部分神经纤维已经失活而其余神经纤维濒临死亡。同时,被肿瘤压迫的血管,使视神经血液供应减少,耐受手术刺激的能力已很差,手术操作会进一步降低视力。手术前视力越差,视神经耐受手术创伤的能力就越差。在视神经周围操作容易损伤视神经及其供血动脉,结果可能使病人失去手术前仅有的一点光感。为尽量保存病人很差的视力,手术中不要勉强切除紧贴在视神经上的残存肿瘤,保护好视神经的供血动脉尤其重要。

为保护好视神经,手术者必须牢记病人的头位。因手术时,病人的头位可能被转向左侧,所以,手术者首先看到的是右侧颈内动脉和右侧视神经。大脑镰的颅前窝底附着处是中线的标志,大脑镰游离缘前面没有视神经,在此处切除肿瘤是安全的。当肿瘤被切除大部分后体积缩小,再探察视神经和颈内动脉。

2. **下丘脑损伤** 通常,鞍结节脑膜瘤生长在鞍结节处蛛网膜与硬脑膜之间,压迫视神经,且使垂体柄、下丘脑向后方推移。肿瘤切除后,垂体柄位于下丘脑和垂体腺之间,呈棕红色带状,被肿瘤压迫变得极薄。切除鞍结节脑膜瘤后,引起的下丘脑损害的机会并不多。手术后留置导尿,记录病人每小时尿量。若病人每小时尿量 200ml,持续 2~3 小时,应给予垂体后叶素(尿崩停)或抗利尿激素治疗。

下丘脑损伤后,病人会出现血清渗透压迅速变化,并影响血清钠水平,需要严格记录出入量,随时调整输液量和电解质成分。

3. **嗅神经损伤** 手术中,额叶从眶顶向后分离时,会造成嗅神经损伤。单侧开颅损伤嗅神经的机会少一些。将嗅神经从额底面分离出来,可能有利于保护嗅神经。

(五) 预后

文献报告的手术死亡率差异很大,约 2.6%~67.0%。术后视力视野好转者不等约 27%~72%。但仍有一部分病人视力恶化。Rosenstein 等认为术后病人视力恢复与下列因素有关:术前视力障碍在 2 年以内,肿瘤直径小于 3cm,术前视力不低于 0.7,眼底检查视神经盘基本正常。

对未能全切的鞍区脑膜瘤,手术后可以行放射治疗。对影响视力的复发脑膜瘤,可考虑再次手术切除肿瘤。

七、蝶骨嵴脑膜瘤

蝶骨嵴脑膜瘤(sphenoid wing meningiomas)是起源于蝶骨大、小翼骨缘处的脑膜瘤。蝶骨缘始自近中线的前床突,向外延伸,抵翼点处颞叶的前下面。Cushing曾将蝶骨嵴脑膜瘤分为内、中、外侧三型。蝶骨嵴内1/3脑膜瘤与前床突脑膜瘤临床表现相似。

近年,将传统的蝶骨嵴脑膜瘤分类方法简化为二型,即内侧型亦称蝶骨小翼型脑膜瘤,和外侧型亦称蝶骨大翼型脑膜瘤(图10-5-17),前者约占1/3,后者占2/3。

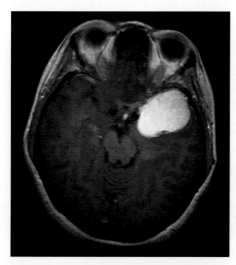

图 10-5-17　蝶骨嵴外侧型脑膜瘤起源于蝶骨大翼

(一) 发病率

占颅内脑膜瘤的比例不足20%,扁平状蝶骨嵴脑膜瘤尤其女性多发,恶性者尤其少见。

(二) 临床表现

蝶骨嵴脑膜瘤的临床表现取决于肿瘤的部位。肿瘤可向颞部、额部和额颞交界处生长,其中内侧型早期症状明显。如肿瘤起源于前床突,可逐渐包裹颈内动脉及其分支。由于肿瘤直接压迫视神经,并造成视神经孔和视神经管的硬脑膜和骨质破坏,进一步导致视神经受累。病人早期即可出现视神经受压表现,如视力下降,其中近1/3病人失明。如果肿瘤向眼眶内或眶上裂侵犯,眼静脉回流受阻,近五分之一病人有眼球突出。蝶眶脑膜瘤影响病人容貌。内侧型脑膜瘤经常累及海绵窦内脑神经,病人早期还可出现第三、四、六及第五对脑神经第1支的损害,表现类似海绵窦综合征,如瞳孔散大,光反射消失,角膜反射减退及眼球运动障碍等。精神症状和嗅觉障碍多见于肿瘤向颅前窝底生长者。肿瘤与中线处的重要结构垂体柄和下丘脑/漏斗区粘连,增加了手术全切除的困难。

外侧型蝶骨嵴脑膜瘤症状出现的较晚,早期仅有头痛而缺乏定位体征。病人早期可有癫痫发作,主要表现为颞叶癫痫发作。如肿瘤侵犯颞骨可出现颧颞部骨质隆起。

上述两型病人的肿瘤生长较大时,均会引起对侧肢体力弱和颅内压增高。本组在应用CT以前的早年病历中,颅内压增高临床多见,甚至有的病人已出现肿瘤对侧肢体运动障碍。

(三) 手术前评估

蝶骨嵴脑膜瘤可广泛侵袭颅底,肿瘤实际累及的区域比手术切除肿瘤的范围大,决定切除受累硬脑膜的范围较难。广泛切除受累的颅底骨质及硬脑膜,可以防止手术后肿瘤复发。但是,广泛切除受累的颅底骨质及硬脑膜后,需要颅底重建,并且为避免无效腔,严密缝合硬脑膜,以免手术后脑脊液漏。全切蝶骨嵴脑膜瘤又不增加病人的神经功能损害并非易事。特别是内侧型肿瘤,因其可能侵犯海绵窦和颈内动脉,全切肿瘤手术难度很大。内侧型蝶骨嵴脑膜瘤手术致残率和死亡率较高,对于内侧型蝶骨嵴脑膜瘤的扩大切除仍有争议。高龄的蝶骨嵴脑膜瘤病人手术后并发症和死亡率都高,选择手术应慎重。

在手术前评估蝶骨嵴脑膜瘤时,头部MRI、CT等资料均有意义。蝶骨嵴脑膜瘤CT表现:以蝶骨嵴为中心的球形生长的肿瘤,边界清晰,经对比加强后肿瘤影明显强化,还可以显示蝶骨骨质破坏情况等。如肿瘤压迫侧裂静脉,脑水肿较明显。

1. **蝶骨小翼脑膜瘤**　MRI显示肿瘤大小及其与颈内动脉的关系,但不容易确定肿瘤与视神经及视交叉的关系。若肿瘤包绕视神经和颈内动脉,常常不能全切肿瘤。年轻病人,出现临床症状或影像学显示肿瘤处于生长状态应考虑手术。老年病人,只有症状严重或体积巨大时才考虑手术。肿瘤较小或中等大小而有明显症状的老年病人应考虑放射治疗的可能性。

2. **蝶骨大翼脑膜瘤** MRI 可以确定肿瘤和软组织的范围,CT 可确定肿瘤是否侵及颅骨组织和头皮软组织的范围,一般不需要行脑血管造影。如果病人仅有轻微的突眼症状,可先严密观察。某些病人病情变化缓慢,若突眼或视力下降加重,则应进行手术治疗。原则上,肿瘤切除后还应将受侵的颅骨组织一并切除。但对累及眶顶、眶上裂或视神经管内的肿瘤组织很难清除,术后需行放射治疗。

(四) 手术治疗

1. **术前准备** 手术前,如若病人有颅内压增高或瘤周脑水肿,应予脱水和激素治疗。术前有癫痫病史者,应常规给予抗癫痫药治疗。

2. **体位** 病人仰卧头侧位,病变同侧肩垫高。头架固定,头部应高于右心房,以降低静脉压,头部向对侧旋转30°,令颧骨为最高点。将头顶下垂15°,使额颞叶充分从蝶骨嵴两侧分开,减少牵拉脑组织。手术中可依暴露的需要转动病人的头位。双下肢袖带包裹,间断加压可以减少病人手术中和手术后深静脉血栓形成。

3. **头皮切口** 无论是内侧型或外侧型蝶骨嵴脑膜瘤,目前多采用以翼点为中心的额颞部入路。皮瓣范围取决于肿瘤大小,头皮弧形切口起自颧弓,耳前 5~10mm,向前至发际内中线处。头皮切口应隐藏在发际内,避免损伤颞浅动脉和面神经分支。

开颅时充分暴露颅前、中窝底的蝶骨翼。翻开骨瓣时,外侧型蝶骨嵴脑膜瘤侵蚀颅骨和硬脑膜,沿肿瘤边缘剪开硬脑膜,并将受侵蚀的颅骨用咬骨钳咬除。

对脑水肿明显者,为减少手术中对脑组织的牵拉,切开头皮后可给予甘露醇静脉滴注 15~20 分钟,剂量为 1~2g/kg 体重。

4. **开颅** 头皮切开可采用筋膜下或者筋膜间入路以减少面神经额支损伤,保留 1cm 的筋膜在颞上线上,用于骨瓣复位时缝合肌肉,减少手术后颞部肌肉萎缩。将肌肉尽量向下牵拉,充分暴露颅底。

翻开骨瓣,用高速电(气)钻将靠近眶上裂的蝶骨嵴尽量磨掉,直至肿瘤基底。因此处供应肿瘤的脑膜中动脉会增粗,可在硬脑膜外瘤附着处用骨蜡止血。根据肿瘤大小,骨窗可向额部、颞部扩大。

对于肿瘤侵及的硬脑膜和颅骨,翻开颅骨时会造成硬脑膜损伤。在翻开骨瓣时,如果脑膜中动脉破裂,应尽快将骨瓣取下,以减少出血。对于受累的骨瓣,可将其内板与肿瘤一起切除。

必要时还可以切除颧弓,以使颅底的暴露更低。头皮切口应达耳屏前下,须暴露下颌关节前颧弓后部的骨膜。

5. **切开硬脑膜** 以蝶骨嵴为基底呈弧形切硬脑膜并悬吊,为减少阻挡应充分磨除蝶骨嵴。

6. **肿瘤暴露和切除** 如肿瘤外面覆盖薄层脑组织,可切除以便暴露;也可直接分离外侧裂释放脑脊液,还可以早期识别大脑中动脉。

相对于外侧型蝶骨嵴脑膜瘤来说内侧型蝶骨嵴脑膜瘤的暴露较困难,若肿瘤血供不丰富,可先分块切除。以下做法可供选用:肿瘤由颞叶底面向外生长者,可从颅中窝底入路;向外、向上生长至侧裂区的巨大肿瘤,应采取外侧裂入路,将侧裂打开暴露肿瘤;当肿瘤较小只位于床突旁不向外侧生长,可选择直接沿蝶骨小翼入路,早期可见到视神经和颈内动脉。

肿瘤体积较大者勿企图完整切除肿瘤,以免损伤重要的血管和神经。应先处理肿瘤基底,可使用超声吸引器减少肿瘤体积,使手术野的空间逐渐增大,为进一步全切除脑膜瘤提供条件。在分离肿瘤与动脉的粘连时应特别小心,辨别大脑前、大脑中动脉的主干和任何分支,如分离困难,可残留部分与动脉粘连的瘤壁以免造成严重后果。

内侧型蝶骨嵴脑膜瘤紧邻颈内动脉和视神经。蝶骨嵴脑膜瘤与颈内动脉的关系有两种:将颈内动脉向内推移或包裹,前者可见肿瘤与颈内动脉和视神经之间有蛛网膜相隔。使用超声吸引器切除肿瘤时要特别小心,谨防误伤颈内动脉。颈内动脉破裂情况少见,多数为较小的破口或者分支血管发出处撕裂,可先以海绵等压迫止血,辨别出血位置后低功率电凝,再肌肉和生物胶加固,发生颈内动脉较大破口可以临时阻断颈动脉压,并缝合漏口;有条件的医疗单位可行脑血管造影并封堵漏口。

手术最后处理前床突、颈内动脉和视神经周围的残留肿瘤。脑膜瘤经常长入颈内动脉和视神经之间隙。不能伤及视神经表面的小血管。注意保护颈内动脉外侧的动眼脑神经,损伤轻微可造成一过性动眼神经麻痹。

对侵犯海绵窦的肿瘤,有全切除的报告。但应注意,全切除肿瘤可能损伤动眼、滑车和外展神经及颈内动脉的风险。应注意辨认和保护并行术中电生理监测。如果肿瘤向后生长,长入岩骨顶部,则会累及三叉神经以及半月神经节。海绵窦的出血,可用海绵和止血纱布(surgicel)等材料压迫止血。

7. 修补硬脑膜 硬脑膜破损可选用骨膜或者人工材料修补,尽可能严密缝合,防止局部积液。

8. 关颅 手术过程中可不降低血压。肿瘤切除和止血后观察脑组织压力和搏动,恢复病人的血压至手术前正常水平,以便关颅。缝合硬脑膜。骨瓣复位固定。丝线分层缝合颞肌和颞浅筋膜、帽状筋膜和头皮。

（五）手术后治疗

1. 手术后颅内压增高 手术后颅内血肿、脑梗死和静脉梗死等都可能出现颅内压增高。应密切观察,必要时行 CT 扫描。手术中损伤侧裂静脉,病人可出现出血性脑梗死,CT 表现为点片状高密度和片状低密度混合区,术中注意保护。

2. 抗癫痫治疗 手术后病人常规抗癫痫治疗。对手术前有癫痫病史的病人,应给予抗癫痫药治疗 1~2 年,方可逐渐停药。

3. 深静脉血栓形成和肺栓塞 术后应给病人穿长筒袜,早期下地活动。对于长期卧床或偏瘫的病人,特别是老年病人,手术后可应用速避凝 0.3ml,脐旁皮下注射。

（六）预后

外侧型蝶骨嵴脑膜瘤手术全切除困难不大,手术后复发和神经功能损害均少见。内侧型脑膜瘤全切多有困难,手术后可留有第三、四、六对脑神经功能损害。

对于未能全切的内侧型蝶骨嵴脑膜瘤的病人,手术后可辅以放射治疗,以延长肿瘤复发的时间。如肿瘤复发较大者,可考虑再手术切除。

八、海绵窦脑膜瘤

随着颅底手术的开展,对海绵窦脑膜瘤(meningiomas of the cavernous sinus)进行了大量的基础研究以及对手术入路的探讨,随着外科医生对海绵窦实用显微解剖的了解和显微外科技术的应用,使海绵窦内脑膜瘤治疗效果不断提高。

海绵窦是颅内一个比较特殊复杂的解剖区域,包含颈内动脉及其分支,第三、四、六对脑神经和第五对脑神经的第 1 支等重要结构。此区域手术难度较大,手术后并发症多,手术效果尚不能令人满意。手术前应该详细评估手术难度和预后。

狭义的单纯位于海绵窦内的脑膜瘤较少见,但一些颅底脑膜瘤,如蝶骨嵴内侧脑膜瘤、鞍旁脑膜瘤、颅中窝底脑膜瘤、岩斜脑膜瘤等,都可能侵及海绵窦。从广义上讲,凡是累及海绵窦的脑膜瘤均属海绵窦脑膜瘤范畴(图 10-5-18):蝶骨嵴外侧型脑膜瘤起源于蝶骨大翼。本节对手术切除单纯海绵窦脑膜瘤和累及海绵窦的脑膜瘤以及如何处理海绵窦等问题做一介绍。

（一）临床表现

单纯海绵窦脑膜瘤症状出现的较早,但这类脑膜瘤临床少见。头痛可能是本病的早期症状,伴有第三至第六对脑神经麻痹和眼球突出,三叉神经的第 1 或第 2 支分布区疼痛。肿瘤位于眶上裂或直接刺激三叉神经节时,易产生严重的三叉神经第 1、2 支分布区疼痛。视力视野的改变也是较常见的早期临床表现。

来自颅底其他部位的脑膜瘤,累及海绵窦者,病人早期先

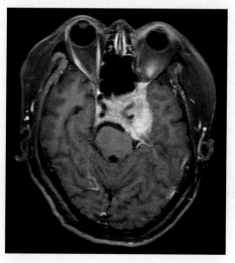

图 10-5-18 单纯位于海绵窦内的脑膜瘤,包绕颈内动脉

有肿瘤原发部位的症状。而后,逐渐出现海绵窦受损害的症状。

（二）影像学检查

头部 CT 和 MRI 可以早期诊断海绵窦脑膜瘤,可区分单纯海绵窦脑膜瘤和其他部位起源的脑膜瘤对海绵窦侵犯。单纯海绵窦内脑膜瘤体积不大,CT 可显示肿瘤边界清晰,对比增强会使肿瘤强化。

MRI 可以确定肿瘤的大小及其与颈内动脉的关系。颅底脑膜瘤侵犯海绵窦可能合并骨质破坏,周围脑水肿和脑组织受压等表现。

（三）术前评估

海绵窦脑膜瘤生长较缓慢,早期症状轻微,很多病人的自然病程很长,手术危险性大,手术后极易出现脑神经受损,而且目前手术治疗及放射治疗的长期预后尚不十分明确。对每例海绵窦脑膜瘤的病人应作好个体化的手术前评估。

手术有可能完全切除单纯海绵窦内的球形脑膜瘤,而不造成脑神经和血管损伤,使病人治愈康复。但是,某些侵入海绵窦的蝶骨嵴内侧脑膜瘤、小脑幕内缘脑膜瘤等,由于某些肿瘤已广泛累及到颅中窝底和侵入海绵窦,甚至还可能通过颅底向硬脑膜外和颅外间隙侵及,几乎不可能全切除肿瘤。相反,手术造成脑神经损伤的危险大。

尽管放射治疗有效,但是存在风险,而且无法预判某些海绵窦肿瘤的生物学行为。因此,无论病人的年龄,只要是症状轻微的海绵窦脑膜瘤均可观察。有规律的临床和影像学 CT、MRI 随访,一旦发现肿瘤有进展变化,可以考虑放射治疗或手术。此时,病人对医师不得不采取的手术治疗措施、对手术后可能发生并发症,都会更好地理解和接受。对 60 岁以下的病人且海绵窦症状逐渐加重的海绵窦脑膜瘤,可考虑手术治疗。

（四）手术治疗

手术入路:采用翼点入路。分离侧裂蛛网膜暴露肿瘤。

只有熟知海绵窦的解剖结构,暴露和切除窦内肿瘤才有可能。首先,应确定准备手术切除肿瘤的范围。若切除肿瘤时,不需行颈内动脉吻合术,并且损伤脑神经的概率较小,应争取完全切除肿瘤。反之,如全切肿瘤不可避免地会造成脑神经损,或肿瘤与颈内动脉粘连紧密,可行肿瘤次全切除术,手术后再辅以放射治疗。

在手术显微镜下暴露出肿瘤后,先切除海绵窦外部分。切除小脑幕上的肿瘤部分后,继续切除小脑幕缘或幕下肿瘤,应注意保护第三、四和六对脑神经。通常第六对脑神经多被肿瘤包裹而辨认不清。应在肿瘤缩小后分离出第六对脑神经,并保护其不受损伤。可使用超声吸引器切除肿瘤。切除海绵窦内的肿瘤时,如发生出血可使用凝血酶、明胶海绵,止血纱布等止血材料填塞止血。

虽然近年来,海绵窦脑膜瘤切除手术效果有所提高,但手术全切除该部位肿瘤仍然困难。有人认为,对颅底良性脑膜瘤应行根治术,必要时肿瘤与颈内动脉一起切除,再重建颈外动脉-颈内动脉循环。

九、颅中窝脑膜瘤

颅中窝是颅底脑膜瘤的常发部位,但一直没有严格的定义。颅中窝脑膜瘤(middle fossa meningiomas)可直接起源于中颅底硬脑膜,或者起源于蝶骨翼后部硬脑膜缘如天幕和海绵窦,以及突面肿瘤向颅底生长,常侵犯斜坡和岩骨。Al-Mefty 对颅中底脑膜瘤的定义:影像学上至少肿瘤主体的 75% 起源于中颅底,25% 附着于其他部位。

颅中窝前界为蝶骨嵴,后方以颞骨岩部与颅后窝相隔,窝的中央为蝶骨体,在这一区域有眶上裂、圆孔和卵圆孔等重要脑神经通路。如病人早期即出现眼球突出和眶上裂综合征,提示肿瘤原发于蝶骨嵴内侧,通常归于蝶骨嵴和海绵窦脑膜瘤。

颅中窝脑膜瘤占颅内脑膜瘤的 2%~3%。女性发病略高于男性。肿瘤绝大多数呈球形或者分叶状,呈扁平形生长者不及十分之一。

临床表现:颅中窝底脑膜瘤往往早期临床表现不明显,就诊时肿瘤已经巨大。最常见的症状是头痛,但与其他症状类似都是非特异性的。

颅中窝底脑膜瘤早期可发生三叉神经痛,或一侧面部痛觉减退和麻木。一侧动眼神经麻痹也可以是本病的早期表现,但较少见。肿瘤生长较大时,可向前发展影响海绵窦或眶上裂,病人可出现眼球活动障碍,眼睑下垂、复视等症状。患侧视力下降,多见于肿瘤较大且向颅中窝前部生长者。肿瘤向后发展,可表现出第七、八对脑神经损害,出现听力下降和中枢性面瘫。肿瘤压迫视束,病人可以出现同向性偏盲。另外部分病人可以发生颞叶癫痫。颅内压增高也属常见。

(一) 影像学检查

1. 头部 X 线平片　颅底像对诊断本病有一定价值,可见颅中窝底骨质被破坏,表现为骨质密度减低;圆孔和棘孔扩大模糊不清;岩骨尖骨质被破坏。肿瘤钙化呈散在斑片状或密度较均匀的条块状。

2. 头部 CT 和 MRI　CT 表现为边界清楚的较高密度影像,注药对比后明显增强,少部分表现为混杂密度区。如肿瘤有钙化,CT 显示为极高密度。MRI 可见肿瘤边界清楚。有时颅中窝脑膜瘤可破坏颅底骨质向颅外生长如翼腭窝等。

(二) 手术治疗

手术治疗指征是病人表现相关神经系统症状,或者连续影像学检查肿瘤进行性增大。

手术入路可根据肿瘤位置采取额颞开或颞下入路或者结合经颧弓。无论采用何种入路,切口均应充分暴露颅中窝底部。注意乳突气房开放应骨蜡封闭。

切开硬脑膜后,应缓慢释放脑脊液,尤其是显露较小的肿瘤时不可勉强牵拉颞叶。较大的肿瘤可以牺牲部分被覆于肿瘤表面的脑组织,优势半球开颅应注意保护下吻合静脉(Labbé)静脉,以防止手术后脑水肿。肿瘤供血来自颌内动脉,经脑膜中动脉,如果肿瘤向颅后窝天幕和斜坡生长可以结合岩前入路,磨除部分 Kawase 三角骨质后显露和全部切除肿瘤。切除侵犯颅底的肿瘤后需要肌肉生物胶封闭颅底,以免脑脊液漏。

手术全切颅中窝脑膜瘤都能取得较好疗效。手术死亡率低,术后常见的并发症是脑神经损伤(外展和滑车以及动眼神经)和静脉梗死性出血。

十、小脑幕脑膜瘤

小脑幕(天幕)脑膜瘤(tentorial meningiomas)是指肿瘤大部分基底附着在小脑幕的脑膜瘤(图 10-5-19)。

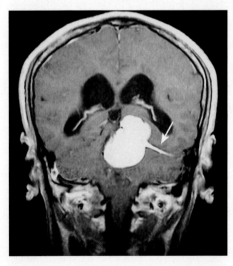

图 10-5-19　冠状位磁共振显示肿瘤基底位于天幕缘(箭头)

小脑幕的局部解剖考虑:小脑幕形如帐幕,顶部连接大脑镰,其后缘及两侧缘附着于颅骨横窦沟及至颞骨岩部上缘。小脑幕前为游离缘形成一切迹,称为小脑幕切迹。小脑幕向前伸附着于前床突,后缘附着在横窦沟两唇,内有横窦通过。小脑幕外缘附丽于岩骨嵴,内有岩上窦通过。小脑幕将颅腔分为幕上和幕下两大部分。小脑幕上面支撑大脑枕叶和部分颞叶;下面覆盖小脑。小脑幕游离缘与鞍背围成小脑幕裂孔,有中脑通过。硬脑膜分为两层,在某些地方形成较大的间隙称为硬脑膜静脉窦。与小脑幕有关的静脉窦有海绵窦、下上矢状窦、直窦、横窦、窦汇、岩上(下)窦和乙状窦等。

小脑幕脑膜瘤的分类,是根据脑膜瘤与颅后窝底硬脑膜及小脑幕的附着点而决定的。小脑幕脑膜瘤可向小脑幕上或幕下两个方向发展,亦可呈哑铃形生长。

小脑幕脑膜瘤的分类存在一定困难。外科医师非常关心的问题是,手术入路和切除肿瘤时周围可能遇见的重要脑神经、血管结构。比如,发生在岩骨锥体的脑膜瘤,无论肿瘤发生于小脑幕的前缘表面,抑或脑膜瘤的基底附着在颞骨锥体后面,甚至来自斜坡,外科医师关注的两个问题是,脑膜瘤是与小脑幕切迹有关,还是和岩骨斜坡有关。因为,在当前外科对上述所有肿瘤都可以进行手术的情况下,命名分类主要应根据肿瘤主体所在的局部解剖部位,而不是以肿瘤在硬脑膜的附着点命名。由于以脑膜瘤的硬脑膜附着点分类法有其局限性,Samii 等人将小脑幕脑膜瘤分为六组:鞍旁(海绵窦)区脑膜瘤(parasella or cavernous meningiomas),小脑幕脑膜瘤(tentorial leaf meningiomas),镰幕脑膜瘤(falcotentorial meningiomas),岩斜区脑膜瘤(petro-clivotentorial meningiomas),桥小脑角脑膜瘤(cereballer pone angle meningiomas)和窦汇旁脑膜瘤(paratorcular meningiomas)。

（一）发病率

小脑幕脑膜瘤占全部颅内脑膜瘤 3%~5%。肿瘤可发生在小脑幕的任何部位,常与窦汇、直窦、横窦等处黏着,也可以发生于小脑幕切迹与脑干毗邻。肿瘤以向幕下生长居多,或哑铃型生长,单纯向幕上生长少见。发病年龄 40~50 岁之间,女性明显多于男性。

（二）临床表现

小脑幕脑膜瘤可向小脑幕上、下分别生长,生长缓慢,早期很少出现定位体征,晚期可出现颅内压增高和压迫小脑、脑干及其相应脑神经的症状。

生于小脑幕下的肿瘤多压迫一侧小脑,病人多有一侧的小脑体征,如指向病侧的粗大水平眼震、指鼻和轮替动作不准确。肿瘤向幕上生长者,可压迫颞枕出现视野障碍,如象限盲或同向偏盲,文献报告占 5%~13.1%。脑神经麻痹、癫痫和锥体束征比较少见。因小脑幕脑膜瘤生长缓慢,早期症状多不明显,许多病人就诊时已出现颅内压增高,其中有 10% 病人因继发视盘水肿而就医。

（三）诊断

CT 与 MRI 使本病早期诊断的定位和定性成为可能。在诊断时应注意以下几点:①肿瘤向幕上或幕下或向侧方生长。②肿瘤与横窦的关系。③小脑幕切迹前的肿瘤,要仔细了解肿瘤与脑干和 Galen 静脉-直窦的关系。

在脑血管造影片上可以观察到因肿瘤压迫相应动脉出现移位及肿瘤染色。小脑幕脑膜瘤的供应动脉可以来自脑垂体脑膜干动脉(发自颈内动脉硬脑膜外段)、硬脑膜中动脉后支和大脑后动脉等。

有时还可有小脑上动脉、基底动脉和大脑后动脉分支供血。另外,在脑血管造影的静脉期,对小脑幕切迹肿瘤应注意直窦是否被挤压移位,为手术时分离肿瘤提供资料。脑血管造影时可超选择对供血动脉分支栓塞。

（四）手术治疗

1. 小脑幕脑膜瘤　单纯的小脑幕脑膜瘤不多见,往往因肿瘤扩展到斜坡、鞍旁和岩骨区,而被归于其他部位。

（1）病人体位:病人可取侧卧位。

（2）手术入路

1）颞枕入路:用于肿瘤主要位于小脑幕上者,此时切口后支可延长形成幕上、下联合开颅。这一开颅的骨窗下缘位于横窦上,开颅时应予注意。剪开硬脑膜,抬起颞枕叶即可暴露肿瘤。注意避免伤及 Labbe 静脉,尤其是肿瘤位于优势半球。

2）枕下入路:适用于肿瘤大部分位于小脑幕下,肿瘤基底在乙状窦或横窦。可根据肿瘤的生长部位采用颅后窝正中、旁正中切口入路。

无论采用哪一种手术入路切除小脑幕脑膜瘤,头皮切口的上限应暴露出横窦。

（3）肿瘤切除:暴露与肿瘤内分块切除交替进行。最好将受肿瘤侵蚀的小脑幕一并切除。对横窦的处理应小心,因大部分近横窦生长的小脑幕脑膜瘤,横窦并非完全闭塞,所以不能盲目地切除或损伤。术前 MR 脑血管造影对此很有帮助。手术中如损伤横窦,应以筋膜修补,不可完全填塞静脉窦。当对侧横窦和乙状窦畅通的话,结扎一侧横窦可行。

2. 镰幕脑膜瘤　镰幕脑膜瘤(falcotentorial meningiomas)也称小脑幕切迹脑膜瘤,起源于大脑镰和小脑幕直窦区,早期多无症状,出现症状时肿瘤已较大,有时直窦可能已闭塞。

（1）体位:可以采用半坐位;也可以侧卧位,颅内病变在上方或在下方,头向前倾 15°。在采用侧卧位时,如将颅内病变放在下,大脑镰可承担对侧脑组织下垂。

（2）头皮切口:颞枕头皮切口起自耳缘向上达顶部,拐向中线沿上矢状窦向下,达枕外隆凸下 1~2cm

处。在距上矢状窦旁 1cm 处钻孔,并翻开骨瓣。剪开硬脑膜并翻向中线。枕叶自大脑镰分开,将大脑镰和上矢状窦与枕叶之间放入自动牵开器,向对侧牵开 0.5cm,从而充分暴露大脑镰和上矢状窦与枕叶之间间隙。另一个牵开器放在枕叶底面,此时可以暴露肿瘤表面。

（3）切除肿瘤:位置较深的肿瘤应该注意前方为脑干、Galen 静脉以及小脑上动脉等重要结构。自枕叶平面开始分离蛛网膜,注意保护大脑后动脉的分支。应尽量在肿瘤内挖空,然后从小脑幕侧方切除肿瘤,将肿瘤由外侧向内侧牵拉,或自后向前沿肿瘤向小脑幕游离缘切除。

肿瘤如果穿透大脑镰向对侧生长,应该切除被肿瘤侵蚀的硬脑膜,切除时须注意,当直窦未完全闭塞时,应注意避免直窦破裂可能造成血气栓。在直窦的前方与之相连的 Galen 静脉应注意保护。在小脑幕缘前外方注意保护第Ⅳ脑神经。分离和切除游离缘前方的剩余肿瘤时,注意不要伤及小脑上动脉的中脑分支。对无法切除残存在硬脑膜上的肿瘤,可电灼硬脑膜的两面,减少手术后复发的机会。

（4）术中注意事项:肿瘤累及直窦时,一般只能将肿瘤自直窦壁剥离,不可结扎,以免影响脑深部的静脉回流。残留的部分瘤组织可用双极电凝。手术前脑血管造影未显示的 Galen 静脉系统,并不意味已闭塞。幕上颞枕开颅时,Labbe's 静脉在骨窗的前方,注意不要伤及此静脉,防止术后出现颞叶出血性脑梗死。本组有一例手术中 Labbe's 静脉断裂,手术后出现颞枕部大面积脑梗死。

3. 窦汇脑膜瘤 窦汇脑膜瘤(torcular meningiomas)的基底在窦汇(图 10-5-20),当窦汇尚未闭塞时,如果手术中损伤静脉窦是十分危险的,为此,只能选择肿瘤部分切除。如果肿瘤发展一定程度或在某些复发的,窦汇常可能闭塞,此时颅内已建立了良好的静脉系统侧支循环,这时彻底切除肿瘤是有可能的。

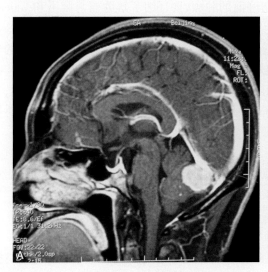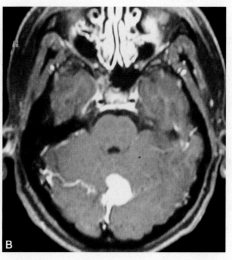

图 10-5-20　窦汇脑膜瘤(torcular meningiomas)的基底在窦汇

手术前应视病人的具体情况结合 MR 静脉造影,对每个病人制定手术治疗计划时,选择立即手术,还是等待静脉侧支循环建立后再进行手术;全切除还是大部分切除,手术后再辅助放射治疗灯。比如,一位中年病人,肿瘤生长速度很快,神经功能障碍出现早,就不适宜等待建立静脉系统侧支循环后再手术切除肿瘤,应考虑及早手术治疗。但是,对于一位老年病人,或经观察肿瘤生长速度较慢,这种情况便可等待静脉系统侧支循环建立后,一次手术全切肿瘤。

根据肿瘤的大小、肿瘤与双侧横窦和上矢状窦的关系而选择手术入路。一般采用双枕部入路,肿瘤偏向一边时,也可采用单侧枕部入路。采用双枕部入路钻孔时,应注意下方的静脉窦。翻开骨瓣和手术切除肿瘤时,应注意保护未闭塞的静脉窦,特别是尚未闭塞的窦汇。根据手术前的脑血管造影提示,如果患侧的横窦已闭塞,手术可以将受累的横窦及小脑幕一并切除。为了彻底切除残存在横窦内的肿瘤,有人建议用双极电凝镊的一端放在横窦壁内,另一端放在横窦壁外电凝,破坏肿瘤组织。

（五）术后治疗

手术未能全切的肿瘤;病人不愿接受手术或不耐受手术的病人;肿瘤小于 2cm,可考虑放射外科治疗。

（六）预后

上矢状窦及横窦未受累，手术时脑膜瘤连同受累小脑幕全切除，术后复发率极低。近年来，小脑幕脑膜瘤的全切率有所提高，有人报告小脑幕裂孔脑膜瘤的全切率高达88%。手术死亡率已降到5%以下。对未能全切的残存肿瘤，术后可给予放射治疗。

十一、桥小脑角脑膜瘤

桥小脑角脑膜瘤（cerebellopontine angle meningiomas）的首例报告可追朔到1894年。Cushing 在 1928年报告了7例，但效果都不够理想。1980年 Yasargil 报告切除30例桥小脑角脑膜瘤全部成功。近年，随着显微手术的发展，本病的治疗取得较大进展。本节所述及的桥小脑角脑膜瘤包括肿瘤起于岩骨后面，或侵及小脑幕但不含起源于斜坡的脑膜瘤。

（一）发病率

在桥小脑角区肿瘤中以前庭神经鞘瘤多见，占70%~80%，脑膜瘤占第二位，胆脂瘤居第三位。发病以中年女性为多。

（二）临床表现

桥小脑角脑膜瘤的肿瘤基底位于岩骨（岩锥）背侧和三叉神经外侧。多为半球形的宽基底肿瘤，少数为扁平形。肿瘤生长缓慢，早期症状不明显，出现症状时，肿瘤的体积已很大。桥小脑角脑膜瘤的病史一般较长，临床表现依肿瘤发生位置不同而异，以第五，第七，第八对脑神经损害和小脑功能障碍最常见。晚期肿瘤较大时病人可合并颅内压增高。

听神经损害居首位，90%以上病人有听力障碍，早期耳鸣更多见于前庭神经鞘瘤。眩晕比较少见。前庭功能试验和电测听检查多可发现异常。面肌抽搐或轻度面瘫是面神经损害早期表现。其他如面部麻木，感觉减退，角膜反射消失，颞肌萎缩等三叉神经损害表现也较常见。少数病人出现三叉神经痛。如小脑受压，可出现小脑体征，如走路不稳，粗大水平眼震以及患侧共济失调。吞咽发呛，声音嘶哑等后组脑神经损害表现比较少见。

（三）诊断

本病应注意与前庭神经鞘瘤鉴别。脑膜瘤以女性偏多。二者均可出现听力障碍，但脑膜瘤晚期多表现为低频分辨困难。前庭功能障碍在脑膜瘤少见，而造成对三叉神经和面神经的影响又多于前庭神经鞘瘤。

CT 的内听道像有助于对本病的鉴别诊断。前庭神经鞘瘤的内听道呈现杯口状扩大。桥小脑角脑膜瘤可见钙化，或岩骨骨质破坏或增生，有时可累及岩骨尖内听道一般不扩大。

MRI 显示肿瘤位于桥小脑角区，边界清楚，呈卵圆形，基底宽和硬脑膜尾征（图10-5-21）。肿瘤可与小脑幕粘连，冠状扫描更能证实肿瘤与小脑幕的关系。MRI 可显示肿瘤对脑干和基底动脉的压迫情况，这对手术前评估极为重要。

（四）手术治疗

1. 术前评估 对症状轻微者可先保守观察。肿瘤较小、不能耐受手术的病人，可考虑立体放射外科治疗。手术的指征是，出现进行性神经功能损失或无症状但影像学提示肿瘤增长。

2. 手术入路 经典的手术入路为乙状窦后入路（retrosigmoid approach）。开颅时需向外侧扩展骨窗完全暴露出乙状窦。先放出脑脊液避免过分牵拉小脑，暴露和保护面听和后组脑神经，肿瘤深部注意保护岩静脉和三叉神经以及滑车神经。

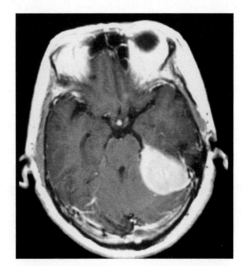

图10-5-21 MRI 显示肿瘤位于桥小脑角区，边界清楚，呈卵圆形，基底宽和硬脑膜尾征

采用颞下入路切开小脑幕可以暴露肿瘤,优点是:可切除附着于天幕的肿瘤部分,直视肿瘤的上极,基底动脉,第三、四、五对脑神经;缺点是:牵拉颞叶会造成颞叶脑组织和 Labbe's 静脉损伤,无法处理内听道附近基底而造成肿瘤残留和面听神经损伤。

3. 切除肿瘤 以乙状窦后入路为例:电凝分离肿瘤与小脑幕岩骨后的附着处,阻断肿瘤供血。当第九、十对脑神经包绕肿瘤时,应仔细分离避免损伤。如肿瘤较大,与附近的神经或动脉粘连紧密,应先肿瘤内分块切除,也可用超声吸引器吸出肿瘤组织,待肿瘤体积缩小后再继续肿瘤外分离,最后将肿瘤壁取出。摘除肿瘤后,可能的话需再切除受累的硬脑膜和小脑幕,切除困难时可用双极电凝。

肿瘤切除后,在小脑下面切除肿瘤的附着点和小脑幕。有时岩窦可能尚有残存肿瘤,可用双极电凝烧灼肿瘤,暴露岩骨尖直达三叉神经孔,注意保护岩静脉。

神经导航下切除桥小脑角脑膜瘤,可协助提高手术效果。

4. 正常脑血管的保护 分离肿瘤时容易损伤供应脑干的分支,导致同侧桥脑梗死,注意小脑上动脉、小脑前下动脉和小脑后下动脉,脑干和周围的脑神经。如果肿瘤与后组脑神经和动脉粘连甚紧,不应勉强切除肿瘤,应次全切肿瘤,采用双极电凝或激光烧损残存的肿瘤组织。

5. 脑神经的保护 为了避免手术中损伤脑神经,手术应在神经电生理监测下进行。面听神经从桥脑沟发出,经桥小脑角进入内耳道,常位于肿瘤腹侧,由于肿瘤挤压,使其被拉长变细变色。后组脑神经位于肿瘤下极,沿岩骨外侧壁走行,因其被肿瘤挤压变得极为细薄,与肿瘤包膜不易区分,因此在切除肿瘤包膜时须特别小心。

6. 术后处理 对于次全切除或大部切除后残余的肿瘤组织,手术后应进行立体放射治疗。

（五）预后

近十余年,桥小脑角脑膜瘤的手术效果有了提高。应用 MRI 和 CT 早期发现肿瘤,同时应用微创手术技术切除,使手术效果明显提高。

十二、斜坡和岩斜脑膜瘤

发生于斜坡和岩斜的脑膜瘤(clival and petroclival meningiomas)在临床上并不多见。斜坡(clivus)是法国医生 Blumenbach 命名的,它位于颅后窝,下起枕骨大孔,向上倾斜直抵鞍背,其下部由枕骨底部的一部分形成(枕骨斜坡),而上部则由蝶骨体的表面构成(蝶骨斜坡),出生后蝶骨底部与枕骨相连,18岁后这一关节融合,斜坡脑膜瘤多由此关节融合处发生。斜坡脑膜瘤起自斜坡的上 2/3,岩斜脑膜瘤是以岩斜交界区(岩斜裂)的硬脑膜附着为中心。向前方生长可达鞍旁-海绵窦,向后方生长仍位于内听道内侧。早期外科治疗结果令人悲观,认定这类肿瘤无法手术,直至 1980 年 Yasargil 报告了效果良好的一组病例。

（一）发病率

本病较少见,约占全部颅内脑膜瘤的 2%。以女性居多。北京天坛医院的一组病例显示发病年龄从 23～62 岁,平均 49 岁。

（二）临床表现

1. 头痛是本病的常见症状,一半以上病人有头痛史。常以颈部和枕部疼痛为主。

2. 多组脑神经损害。第五对脑神经损害常见,病人出现面部麻木、疼痛,颞肌萎缩和角膜反射消失。病人可有前庭功能障碍,步态不稳、眩晕等症状。检查可见共济失调,约 1/3 病人面神经麻痹,一半病人有听力障碍。肿瘤位于斜坡下方时,病人可有吞咽发呛,病人以吞咽困难为主诉就诊。神经系统检查可出现相应的神经系统体征。

3. 颅内压增高,肿瘤压迫脑脊液循环或者压迫静脉回流,伴有视盘水肿。

（三）诊断

诊断依据主要是临床上先后出现第五至第十对脑神经损害,小脑体征,脑干受压的锥体束征和颅内压增高,考虑斜坡或岩斜脑膜瘤所致。

头部 CT 和 MRI 能清楚显示肿瘤并确定诊断。如肿瘤内有钙化,CT 显示较为清楚。肿瘤如呈等密度病变而不易辨认,较小的肿瘤在 CT 上甚至可能被遗漏。不同层面的 MRI 强化扫描有助于了解肿瘤的起源和附着点,肿瘤与脑干和基底动脉的关系见图 10-5-22。

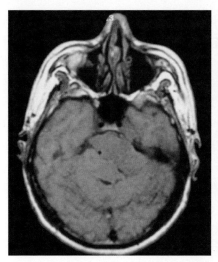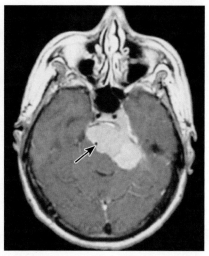

图 10-5-22　岩斜裂附近起源的脑膜瘤包绕基底动脉(黑箭)

应注意本病与斜坡脊索瘤(chordomas)的鉴别。斜坡部位的脊索瘤首发症状是复视,因外展神经麻痹所致,影像学上斜坡骨质的侵蚀破坏多见。

(四) 手术治疗

1. **术前评估**　对肿瘤较大而症状轻微者治疗方法的选择较为困难,原因在于:其病人自然病程的长短不容易确定,通常生长速度在 4~8mm/年,但不同个体间存有差异,而且肿瘤的生长并非呈现线性进程;施行手术但全切肿瘤十分困难,即使精湛的显微外科的方法和放射治疗,病人术后的神经功能状况和长期预后无法预判。总体上,制定治疗策略时有两点值得考虑:一是肿瘤虽生长缓慢但不加以治疗最终多数必然出现致命性后果;二是手术后残余的肿瘤在数年内通常进展缓慢,肿瘤体积的平均倍增时间可能达 8 年,老年和绝经病人尤其如此。

术前应仔细辨别 MR 上肿瘤对脑干的压迫,肿瘤-脑之间的软膜界面是否存在,手术入路的选择取决于肿瘤位置及其对周围脑组织的侵犯程度和术者对入路的熟悉程度。术中切除肿瘤的程度需根据肿瘤的质地,与基底动脉及其分支以及与脑神经和脑干的黏连情况而定。

2. **手术入路**　如此众多的手术入路用以岩斜脑膜瘤的切除反映了本病的治疗难度。手术困难在于肿瘤部位较深,毗邻的神经血管密集而且功能重要,手术空间小带来的暴露和操作的困难。随着显微技术和超声吸引器的应用,使斜坡脑膜瘤的手术有了较好进展。传统的入路主要有三种:颞底入路适合斜坡上部肿瘤,一个简单的判定方法是国内张俊廷教授的建议,是以冠状位 MR 上桥延沟为界,其上方肿瘤可经此入路,术中可切开小脑幕结合岩前入路磨除 Kawase 三角来显露肿瘤;另一种是单侧枕下入路即 CPA 入路,用以切除颅后窝为主累及内听道附近的肿瘤;幕上下联合入路(乙状窦前入路)可以切除较大的累及以上范围的肿瘤,但操作复杂不易掌握,时间长且并发症较多,应在较大的神经外科中心开展。颞骨的切除范围依据术前的听力情况,无有效听力者采取经迷路或经耳蜗入路。手术时须进行分块切除肿瘤,使用超声吸引器有帮助。因肿瘤与脑干关系密切,其间还会有许多重要的神经血管穿入。分离肿瘤时不可过分牵拉脑组织,可残存部分瘤壁,对与肿瘤有粘连的神经血管不可强行分离。否则易导致严重的脑干损伤,建议术中行电生理监测。

近年来,随着颅底外科的进展,对斜坡下方的脑膜瘤采用经口(鼻咽)正中入路(median labiomandibular glossotomy),可在内镜下进行。但切除肿瘤后的脑脊液漏和感染是致命的并发症。

3. **术后治疗**　应将病人留置在 ICU 观察治疗,精心的护理十分必要。密切注意病人的呼吸状况和血气变化,呼吸功能不全时应及时气管插管和切开。

手术后可发生脑脊液漏,原因是手术中磨除岩骨时,骨蜡封闭不严,必要时应用肌肉填塞生物胶封闭。为了避免脑脊液漏,还须严密缝合硬脑膜,封闭乳突气房。手术后一旦发生脑脊液漏,可采用腰椎穿刺脑脊液持续引流可治愈。

斜坡脑膜瘤手术后脑神经损害的并发症较多,无论是新发的还是原有损害加重可达到70%左右,包括滑车神经、外展神经、三叉神经、面听神经和后组脑神经功能障碍,但注意这些损害不能真实反映在Karnofsky评分的变化上。

(五)预后

早年斜坡脑膜瘤全切率极低,近年来国内外有不少肿瘤全切除效果良好的报告。通常纤维型脑膜瘤、黏连严重的,脑干水肿的脑膜瘤以及累及后组脑神经的脑膜瘤预后不佳。短期随访显示,立体定向放射外科治疗效果好但是长期疗效未明,而且没有大宗病例可与外科治疗的效果进行对比而无法评判。

手术的最终目的是解除肿瘤的脑干压迫,只有在保证安全的前提下方可实施肿瘤全切除,残留肿瘤术后辅以放射治疗。

十三、枕骨大孔脑膜瘤

枕骨大孔脑膜瘤(meningiomas of the foramen magnum)是指发生于枕骨大孔四周的脑膜瘤,其中一半发生于枕骨大孔前方或者前外侧,常造成对延髓的压迫。肿瘤上至斜坡下1/3,下方延伸到颈2水平。1938年Cushing在他的脑膜瘤一书中,将本病按解剖位置分为颅脊髓型(craniospinal)和脊髓颅型(spinacranial)。

(一)发生率

枕骨大孔脑膜瘤并不常见,占颅内脑膜瘤的2%~3%,占所有枕大孔肿瘤的3/4以上。女性多见,儿童少见。

(二)临床表现

本病临床病情发展缓慢,病程不等,平均在2年半。临床表现多变。早期常见枕-上颈部疼痛。颈部疼痛往往发生于一侧,数月后方出现其他症状,屈颈和憋气时加重。手和上肢麻木是常见的症状。肿瘤压迫延颈髓,病人会出现肢体力弱,一侧下肢力弱较少见。病程较长者可出现肢体肌肉萎缩。检查可发现肢体腱反射低下。病人如出现步态不稳、平衡功能障碍,常表明肿瘤生长已影响至小脑。神经系统检查还可发现痛觉或温度觉的减退或丧失,其中1/4病人临床表现酷似脊髓空洞症。脑神经损害以第V和第XI脑神经的损害为常见。其中第V脑神经的损害与脑干内的下行感觉传导束受压有关。当临床只有第XI脑神经损害而无第X脑神经损害时,说明肿瘤位置较低,可以排除颈静脉孔区肿瘤。当肿瘤压迫形成梗阻性脑积水时,病人可以出现颅内压增高。晚期出现痉挛性四肢瘫和继发性肺炎和呼吸停止。

本病临床过程与颈椎病、多发硬化、肌萎缩性侧索硬化,脊髓空洞、环枕畸形、颈髓内肿瘤相似,但经CT或MRI检查后,鉴别诊断并无困难。

(三)诊断

MRI是诊断颅后窝和上颈段肿瘤的最佳手段。强化MRI扫描几乎可以对全部枕大孔区肿瘤确诊(图10-5-23)。同时对脊髓空洞、环枕畸形的鉴别诊断也很有帮助。MR-T$_2$加权像对于治疗决策十分重要,因可以显示肿瘤-脑干-颈髓的解剖学和病理学关系。强化扫描提供硬脑膜附着的基底,同时判定肿瘤对椎动脉的影响如包裹或者狭窄。

CT检查也是必要的,可确定此区域骨质情况,CTA可以确定肿瘤-VA关系。而脑血管造影和术前栓塞必要性不大。

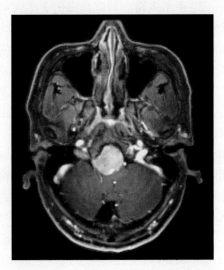

图10-5-23 起源于斜坡的脑膜瘤,位于脑干腹侧

（四）治疗

1. 手术前评估 除病人合并严重并发症者，一经确诊应考虑手术治疗。但手术者要考虑病人的个体状况和肿瘤状况，达成一致目标后再实施外科治疗，术者还应细致评判后组脑神经功能，必要时请耳鼻咽喉科会诊。

2. 手术入路 肿瘤位于枕大孔后方和侧方者，可采用颅后窝正中。病人侧卧位，术中形成枕大孔骨瓣和 C_1 后弓咬开，充分暴露肿瘤，并使下疝的小脑扁桃体得以减压。但枕大孔区脑膜瘤多数位于枕大孔前方或者前外侧，更多的是采用枕下开颅（或者远外侧入路）达到脑干前和前外侧的显露。不建议采用经口腔进入，因脑脊液漏和感染风险巨大。经髁入路采用反向 U 形切口，一侧位于中线，另一侧达胸锁乳突肌，该入路需要分离软组织，枕下三角由头上、下斜肌和头后大直肌构成，注意 VA 走行于枕下三角的脂肪内。磨除部分或者全部枕髁，尽管早期对经髁入路有诸多细致的描述，实际上，枕髁的磨除不太会增大太多对肿瘤的显露程度，这种情况在实际工作中得以验证。

3. 切除肿瘤 因肿瘤占位，枕大孔和 C_{1-2} 处硬脊膜饱满张力高，当咬除枕大孔和 C_{1-2} 后弓时，要避免压迫颈髓和延髓，以防影响呼吸。像其他脑膜瘤一样，首先需要先去除在硬脑膜上的肿瘤基底，但肿瘤与颈-延髓之间的蛛网膜界面识别和保护尤为重要，形象地比喻就是"从病人体内取出肿瘤，把蛛网膜留给病人"。手术显微镜下分离时要注意保护脑和脊髓组织，可先将瘤内分块切除，得到充分的空间后，再进一步处理基底，减少电灼。术中如果发现肿瘤与椎动脉关系密切，粘连紧密，都不要为全切肿瘤而损伤椎动脉。术中电生理监测可以帮助外科医生有效地保护神经功能。术后病人合并脑积水，可行侧脑室腹腔分流术。

（五）预后

本病的预后取决于手术对神经血管的损伤程度和肿瘤切除程度。手术死亡率约为 5% 左右。如未能全切除肿瘤，肿瘤复发者约 5% 死于术后三年。术前存在的神经功能缺损，术后恢复较困难。多数病人术后可从事轻体力工作。早期确诊，精确而细致的外科手术对提高枕大孔脑膜瘤的效果尤为重要。

十四、眼眶内脑膜瘤

眶内脑膜瘤（meningiomas of the orbit and cranio-orbit）可向颅内生长（眶源性），颅内脑膜瘤也可经视神经孔向眶内生长（颅源性）。

（一）发病率

颅源性眶内脑膜瘤多来源于蝶骨嵴或鞍旁脑膜瘤。眶源性脑膜瘤可来自视神经鞘膜，它是一类似软脑膜的组织，都从间质细胞分化而来。发生于颅源者占 75%，发源于眶源者占 25%。

（二）临床表现

本病多见于中年女性。一般为良性病变，起病缓慢。脑膜瘤外面虽有包膜，但可无孔不入地占据整个眶窝，引起眼球后部受压和眼眶血液回流障碍，从而引起眼球突出，眼球运动障碍，视力减退。肿瘤发展的晚期，可引起球结膜水肿，视盘水肿，继发视神经萎缩，甚至失明。

肿瘤侵犯眶上裂时，病人可出现眶上裂综合征（superior orbital fissure syndrome），即为第三、第四、第六对脑神经进行性麻痹，同时伴有患侧额部痛。肿瘤深入眶深处病人可出现眶尖综合征（orbital apex syndrome，Rollet's syndrome）。

（三）诊断

1. X 线眼眶像 眼眶内的脑膜瘤可见视神经孔周围的骨质增生或破坏，视神经孔扩大或缩小。眼眶扩大，眶尖、眶顶和蝶骨嵴有骨质破坏或增生。

2. 脑血管造影（DSA） 可见眼动脉增粗，纡曲，分支增多，部分病例可出现肿瘤的病理染色。颅源性的往往可见颅内大脑前动脉弧形向后上方轻度移位，大脑中动脉起始部向后推移。眶源性颅内血管正常。另外，脑血管造影还可以帮助与海绵窦动脉瘤或动静脉瘘相鉴别。

3. 超声波检查 对球后与眶壁之间肿瘤的超声波检查阳性率较高。因此对单眼突出的病人，确定眶内有无肿物，分辨肿瘤是否囊变，是一种简易且有效的方法。

4. 头部 CT 和 MRI CT 和 MRI 可以诊断眶内或与颅内沟通的小的脑膜瘤，甚至可以看清视神经的走行。但还需增强扫描后方能显示清楚。

加强 CT,视神经的增强不如眼外肌明显。但视神经周围的脑膜瘤明显增强,借以可与球后之脂肪相鉴别。在增强 MRI 图像上,T₁ 像视神经和眼外肌与脑组织密度相同,与球后脂肪的高信号形成对比。眶内或颅眶沟通的脑膜瘤在未经加强的 MRI 显示的是与视神经的信号相等。经加强后,在 MRI 可以清楚地辨认出视神经与肿瘤的关系(图 10-5-24)。

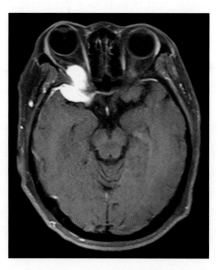

图 10-5-24　眶内脑膜瘤

（四）手术治疗

1. 术前评估　肿瘤较小,病人的视力下降不明显,可先观察不必急于手术。特别是单纯位于眶内的脑膜瘤,如病人视力下降不明显,手术后视力一但下降,病人可能不理解。手术前经影像学检查,确认肿瘤与颅内沟通,已侵及视神经孔、眶上裂;或肿瘤较大,血供丰富,估计术中不能全切肿瘤只能部分切除肿瘤,同时需做眶顶减压者,应开颅打开眶顶切除肿瘤。

本病可采用经额入路或经眶外侧壁入路的方法切除肿瘤。经眶外侧壁入路的方法适用于单纯位于眶内肿瘤较小的肿瘤,或需同时作眶内容剜除者,这种入路较开颅手术安全。

2. 手术入路　冠状切口经额硬脑膜外入路。颅骨钻孔尽量靠近颅前窝底,以减少对脑组织的过分牵拉。

经硬脑膜外暴露出眶顶,一般剥离可达蝶骨嵴。以骨凿切除骨眶顶,范围可扩大 2.5cm 直径。如神经孔变小,为使视神经得以减压,可向下方小心咬除视神经孔周围骨质。切开眶顶膜,小心分离提上睑肌和上直肌,以橡皮片将其牵向侧方,暴露肿瘤。如肿瘤较大时可自骨窗处向外突出。分离肿瘤四周,然后瘤内分块切除,待其缩小体积后,再将瘤壁翻出。分离过程中对视神经和较大的血管要注意保护。

肿瘤切除后可缝合眶顶筋膜。然后依层关颅。对有眼球突出的病人,术后可以缝合眼睑,防止角膜溃疡。术中鼻旁窦开放者,术后可给予抗生素,防止感染。并注意术后有无脑脊液鼻漏发生。

（五）预后

因颅眶部脑膜瘤彻底切除比较困难,因此容易复发。手术切除肿瘤后,因眶内已减压,术后视力都会得到不同程度的恢复,眼球突出也会好转。此类肿瘤手术死亡率较低。

十五、多发脑膜瘤

颅内出现两个或以上,相互不连接的脑膜瘤称为多发脑膜瘤(multiple meningiomas)。1822 年,Wishart 首先报告一例 21 岁男性多发脑膜瘤,该病人同时有颅骨增厚和双侧神经瘤。按现代的观点,这例应属Ⅱ型神经纤维瘤病(neurofibromatosis type 2,NF2)。文献报告中的一半病例为在首次就诊时一次发现的,另一半病例是首次诊断后的 20 年中,再次发现非原发部位的多发脑膜瘤。

（一）发病率和病理生理学

文献报告多发脑膜瘤的发生率为 0.9%~8.9%,Nasasu 等报告,尸检发现的 231 例脑膜瘤中有 19 例多发脑膜瘤,占 8.2%,其中一半病例为 80 岁以上老年人。多发脑膜瘤以女性多见,文献报告女性占 60%~90%。

除 NF2 框架下发病的多发脑膜瘤以外,多发脑膜瘤可以家族性或者散发性而不伴有 NF2 基因突变,或者被视为“不全性 NF2(a forme fruste of NF2)”。但散发性多发脑膜瘤与其他单发脑膜瘤类似多数伴有 22 号染色体的 NF2 突变,另外放射治疗诱发的脑膜瘤多数是多发性的。多发脑膜瘤的病因尚不清楚。脑膜瘤术后再出现的多发脑膜瘤,可以试图用瘤细胞随脑脊液播散解释,但无法解释原发的多发脑膜瘤。Borovich 等观察 14 例突面脑膜瘤,发现在肿瘤四周的硬脑膜上有散在多处的病灶,这些病灶在硬脑膜层之间丛生呈串珠状。任何病理类型都可出现在多发脑膜瘤,同一病人可以出现不同病理类型的脑膜瘤。

（二）临床表现

多发脑膜瘤的临床表现，主要取决于较大的那个肿瘤的部位，常见的症状有肢体力弱，视力障碍。癫痫的发作较常见，通常双侧大脑半球脑膜瘤，仍以一侧症状为主，很少有双侧症状同时出现者。多发脑膜瘤病人颅内压增高常见。

（三）术前评估

头部 CT 和 MRI 的应用，使临床发现了更多的多发脑膜瘤，多发脑膜瘤的手术指征和处理原则具有一定挑战性。在手术切除多发脑膜瘤时，应综合考虑病人的一般情况，临床症状和影像学表现。比较肯定的治疗意见是，首先切除引起临床症状的肿瘤，当然通常也是体积比较大的。不在同一部位但邻近的多发脑膜瘤可以一次性切除或分期手术。对于直径小于 3.0cm 又未引起临床症状者也可暂不手术，定期观察。

（四）预后

因为多发脑膜瘤体积大小不等，部位各异，多次手术会给病人带来沉重负担，因此预后不如单发脑膜瘤好。特别是合并前庭神经鞘瘤的多发脑膜瘤，术后复发的机会比单纯多发脑膜瘤的多。因此，有人建议，切除多发脑膜瘤时应连同肿瘤的硬脑膜一起广泛切除。为了防止肿瘤复发，术后放射治疗是必要的。另外，伽马刀对颅内多发的小的脑膜瘤治疗也是较理想的办法。

（钟平　周大彪）

参 考 文 献

[1] 周良辅. 现代神经外科学［M］. 2 版. 上海：复旦大学出版社，2015：660-690.

[2] 赵继宗. 颅脑肿瘤外科学［M］. 北京：人民卫生出版社，2004：315-425.

[3] Winn HR. Youmans and Winn Neurological surgery［M］. 7th ed. Philadephia，PA：Elsevier，2017：1107-1132.

[4] DeMonte F，McDermott MW，Al-Mefty O. Al-Mefty's Meningiomas ［M］. 2nd ed. New York，NY：Thieme Medical Publishers，2011.

[5] Al-Mefty R，Dunn IF，Pravdenkova S，et al. True petroclival meningiomas：results of surgical management［J］. J Neurosurg，2014，120（1）：40-51.

[6] Al-Mefty O，Kadri P，Pravdenkova S，et al. Malignant progression in meningioma：documentation of a series and analysis of cytogenetic findings［J］. J Neurosurg，2004，101（2）：210-218.

[7] Arnautovic KI，Al-Mefty O. Primary meningiomas of the jugular fossa［J］. J Neurosurg，2002，97（1）：12-20.

[8] Bikmaz K，Mrak R，Al-Mefty O. Management of bone-invasive，hyperostotic sphenoid wing meningiomas［J］. J Neurosurg，2007，107（5）：905-912.

[9] Couldwell WT，Cole CD，Al-Mefty O. Patterns of skull base meningioma progression after failed radiosurgery［J］. J Neurosurg，2007，106（1）：30-35.

[10] Gardner PA，Kassam AM，Thomas A，et al. Endoscopic endonasal resection of anterior cranial base meningiomas［J］. Neurosurgery，2008，63（1）：36-54.

[11] Ichimura S，Kawase T，Onozuka S，et al. Four subtypes of petroclival meningiomas：differences in symptoms and operative findings using the anterior transpetrosal approach［J］. Acta Neurochir（Wien），2008，150（7）：637-645.

[12] Rowe J，Grainger A，Walton L，et al. Risk of malignancy after Gamma Knife stereotactic radiosurgery［J］. Neurosurgery，2007，60（1）：60-66.

[13] Kawase T，Shiobara R，Toya S. Anterior transpetrosal-transtentorial approach for sphenopetro-clival meningiomas：surgical method and results in 10 patients［J］. Neurosurgery，1991，28（6）：869-876.

[14] Nayak L，Iwamoto FM，Rudnick JD，et al. Atypical and anaplastic meningiomas treated with bevacizumab［J］. J Neurooncol，2012，109（1）：187-193.

第十一章

脑 转 移 瘤

一、概述

脑转移瘤(cerebral metastases)包括全身其他系统肿瘤向脑转移,即脑转移瘤(metastatic brain tumors)和原发中枢神经系统恶性肿瘤脑内转移(metastases of primary CNS tumors)。

脑转移瘤是晚期癌症病人常见的并发症,也是致死的主要原因。尸检发现,约25%死于癌症的病人有脑转移,而这些病人中有临床症状者约占2/3。随着我国人口的老龄化、癌症发病率的增高以及癌症治疗手段的提高,延长了癌症病人的生存期,导致肿瘤颅内转移的机会增加。不同国家、不同地区脑转移瘤占颅内肿瘤的比例不同,国外报告在3.4%~23.6%之间,国内报告在3.5%~9%之间。

目前,脑转移瘤发病率不断增高,主要有以下几种原因:①癌症病人生存期延长;②影像学的发展提高了脑转移瘤的诊断能力;③化疗药物可暂时削弱血-脑脊液屏障的功能,促进了脑转移瘤的发生。

脑转移瘤主要来源于肺癌、乳腺癌、胃肠道肿瘤、泌尿生殖系肿瘤及黑色素瘤等。约50%颅内转移瘤来源于肺癌。腺癌和未分化癌比鳞癌更易发生颅内转移,肺小细胞癌转移的发生率极高,可达70%。因此有人提出,对诊断为肺小细胞癌的病人应予以预防性全脑放射治疗。乳腺癌脑转移广泛分布于颅内且易形成囊性分隔。消化道肿瘤和泌尿生殖系肿瘤易发生单发脑转移。此外,胃肠道和盆腔肿瘤易转移至小脑。脑转移发生最高的是播散性黑色素瘤病人,来源于这些肿瘤的脑转移瘤通常是多发的,数量多且易于播散。

原发中枢神经系统恶性肿瘤脑内转移可有两种形式,一是经脑脊液通路播散,又称肿瘤坠落转移(drop metastases)或肿瘤细胞种植(plant,seeding)。容易造成经脑脊液通路播散的原发神经系统恶性肿瘤主要有:①恶性胶质瘤;②神经外胚层肿瘤,如髓母细胞瘤;③室管膜瘤;④生殖细胞瘤;⑤少突神经细胞胶质瘤;⑥成血管细胞瘤(hemangioblastoma);⑦原发中枢神经系统黑色素瘤。二是向神经系统外扩散,以髓母细胞瘤最常见,可向肺、骨、淋巴结和腺体转移。其他脑肿瘤如脑膜瘤,恶性星形细胞瘤,室管膜瘤或松果体细胞瘤(pineoblastonas),恶性肉瘤和脉络丛肿瘤等可经脑脊液,也可以因侧脑室-腹腔分流扩散。

二、脑转移瘤

(一) 临床表现

脑转移瘤与脑血管病等其他颅内疾病相比较,其症状和体征通常表现有缓慢进展性的特点。但仅从临床表现,与颅内原发肿瘤仍较难鉴别。一般来讲,脑转移瘤与原发颅内肿瘤相比,具有以下特点:①由于肿瘤生长快,脑组织反应严重,病程一般较短,部分脑转移瘤病人可表现为肿瘤卒中,使病程发展更快;②多发转移瘤,早期即可出现严重颅内压增高和神经系统症状,约50%病人的病史在半年之内;③病人全身情况较差,明显消瘦。临床常见的症状如下。

(1) 颅内压增高和神经功能障碍:约50%的病人以头痛为首发症状,同时伴有恶心、呕吐。10%的病人有视盘水肿。颅内压增高主要由于肿瘤的占位效应或脑脊液通路的阻塞。神经功能障碍主要由于肿瘤或瘤周水肿对脑实质或脑神经的压迫。约有40%病人出现偏瘫。其他神经功能障碍包括偏身感觉障碍、失语、偏盲等。转移瘤位于小脑者可有眼球震颤、共济障碍、后组脑神经麻痹等症状。

(2) 癫痫:皮质下转移瘤常引发癫痫,多为局限性发作,15%~20%的病人以癫痫为首发症状。多发性脑转移瘤病人癫痫的发生率明显增高。

(3) TIA(短暂脑缺血发作)或肿瘤卒中:前者可能是由于肿瘤细胞压迫或阻塞了血管造成的。肿瘤卒中可能由于肿瘤组织对血管壁的侵蚀或血小板减少。易发生卒中的转移性肿瘤包括黑色素瘤、绒癌、肾细胞瘤等。

（二）影像学检查

转移瘤的影像学表现也具有一定特点。转移瘤多位于大脑半球皮质或皮质下，与脑动脉分布相关的皮质和白质的交界区，也可见于大脑深部、丘脑、小脑和脑干。肿瘤周围脑水肿明显，呈"指状"深入周围脑组织中，且通常较原发颅内肿瘤为重，60%～70%为大小不一的多发灶。

非增强 CT 显示多呈类圆形等或低密度病变，也可呈略高密度，肿瘤出血可出现液平面，为高密度影。增强后脑转移瘤多呈均一或环状强化，环内低密度区为坏死组织，不强化。如呈现多发病灶，可同时存在均一和环状强化。

MRI 在鉴别脑转移瘤方面优于 CT。转移灶在 MRI 上多呈长 T_1、长 T_2 异常信号，其中多发结节灶是其重要标志，肿瘤出血在 T_1 和 T_2 像均表现为高信号，T_2 像可见周围脑组织水肿明显，如有脑膜转移，T_2 像表现为高信号肿瘤组织，增强明显。MRI 易于发现一些微小病灶，水肿区不强化（图 11-0-1~图 11-0-4）。

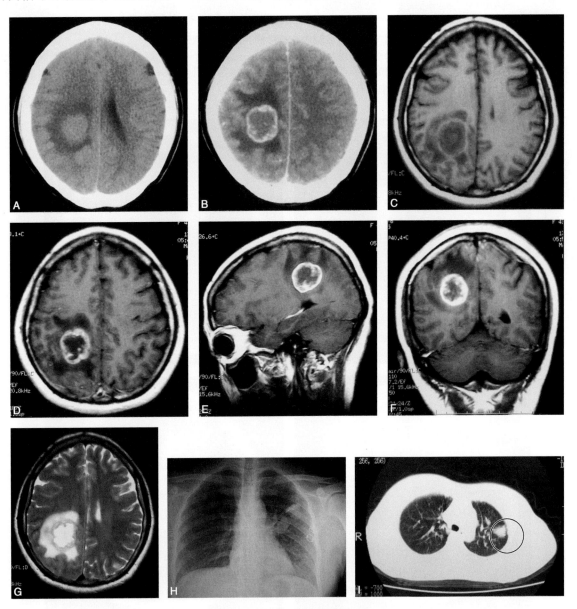

图 11-0-1 肺癌脑转移瘤示例

病人，女性，43 岁，因头痛 1 个月入院。右额顶转移瘤。头颅 CT 显示右额顶单发类圆形稍高密度影 3cm×3cm×3cm 大小，内部低密度占位病变，周围脑水肿明显（图 A），环状强化（图 B）。MRI 显示长 T_1、长 T_2 信号，T_2 像显示病灶周围脑水肿明显（图 G），增强扫描后病灶环状强化（图 C~F）。胸部 X 线平片后前位（图 H）及胸部 CT（图 I）显示，双侧肺野内分布多个大小不等粟粒状、结节样阴影。左上肺可见一不规则形团状阴影，2cm×2cm 大小，边缘不光整，有毛刺征。左肺门淋巴结及主动脉弓旁淋巴结肿大。胸片及 CT 诊断左上肺外围型肺癌并两肺内转移，纵隔淋巴转移

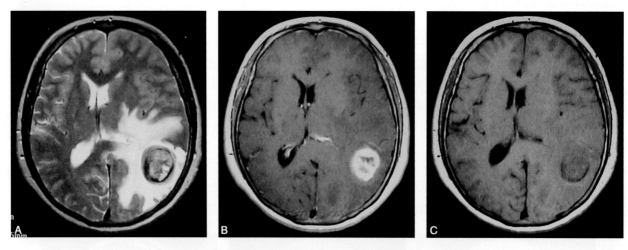

图 11-0-2　乳腺癌脑转移瘤头部 MRI 示例

病人,女性,50 岁。11 个月前行右侧乳腺癌切除术。1 个月前出现一过性语言不清。脑 MR 显示右颞后类圆形占位病变,基本等 T_1 等 T_2 信号,不均匀强化,肿瘤中心可见坏死区。瘤周指状水肿明显。病变周围有低信号含铁血黄素沉积环。术中见肿瘤周边脑组织黄染。肿瘤中心有出血和坏死

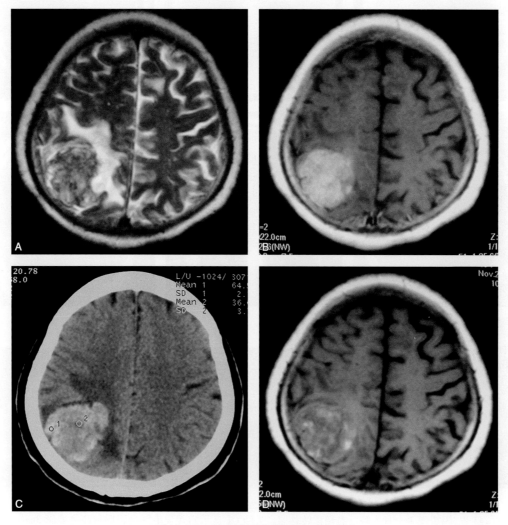

图 11-0-3　肺癌脑转移瘤头部 MRI 示例

病人,女性,65 岁。肺癌切除术后三年。主诉双眼视力下降半年。头部 CT 显示右顶及左额类圆形病变,水肿明显(图 A)。MRI 示基本等 T_1 等 T_2 信号(图 B、C),信号不均,强化扫描后病灶明显均强化(图 D)

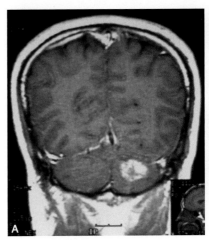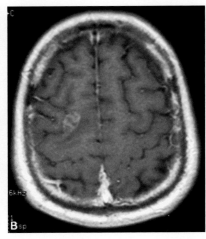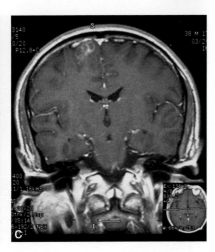

图 11-0-4 肺癌脑转移瘤头部 MRI 示例

病人,男性,36 岁,2000 年 9 月未分化肺癌手术切除,2001 年 10 月发现右顶皮质下、左小脑多发脑转移,MRI 可见左小脑圆形占位(图 A)、右顶椭圆性占位,边界清楚(图 B、C)

正电子发射型断层扫描(positron emission tomography,PET)是一种无创、安全的影像技术,可以一次获得全身图像,早期发现肿瘤的原发、转移或复发病灶,对转移性脑瘤术前评估很有价值。另外,PET 技术对于评估肿瘤的术后反应,特别是放射治疗后区别肿瘤是复发还是放射性坏死,具有重要作用(以下图 11-0-5~图 11-0-7,由首都医科大学附属宣武医院中 PET 心提供)。

（三）术前评估

对脑转移瘤来说,最重要的是治疗时机的选择。需要对病人的全身各系统情况有充分的认识和评估,而不是仅关注脑局部病变。术前对脑转移瘤评估时,不仅要考虑颅内转移瘤的大小、位置、年龄、神经功能情况及肿瘤的组织学特点,还要考虑到隐匿颅内转移灶的可能性。另外,原发肿瘤发展的程度,对放、化疗的反应,以及病人其他脏器的功能状况也是术前评估的重要内容。

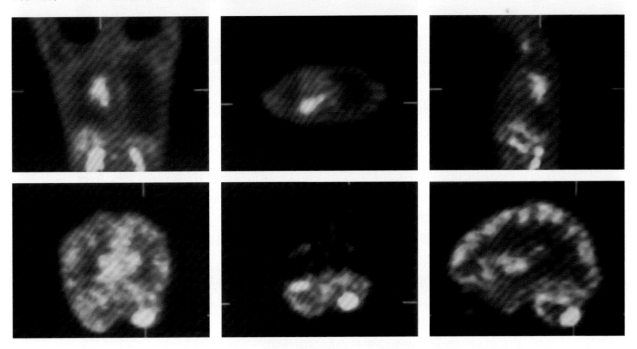

图 11-0-5 肺癌脑转移瘤全身 PET-CT 显像示例

病人,男性,36 岁,支气管镜组织活检诊断右肺中分化鳞癌,头颅 CT 未见异常改变。PET 胸部显像见右肺中叶近肺门团块状放射性浓聚灶(上图从左到右为胸部前后位、轴位和侧位);脑显像见双侧小脑皮质结节形示踪浓聚灶,提示肺癌脑转移(下图从左到右为冠状位、轴位和侧位)

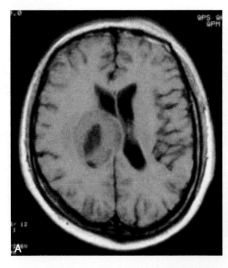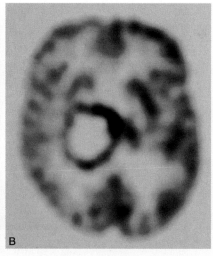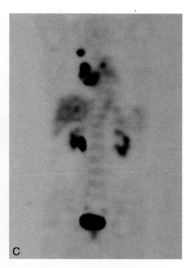

图 11-0-6　肺癌脑转移瘤头部 MRI 和 PET-CT 显像示例

病人男性,52 岁,头颅 MRI 发现右侧脑室后角白质区异常信号,不除外颅内转移瘤(图 A)。PET 见颅内病灶呈类环形代谢增高(图 B);体部显像发现右肺门、右肺尖、纵隔多发代谢增高灶,提示右肺癌伴纵隔和颅内转移(图 C)

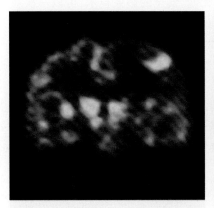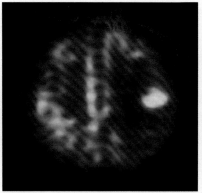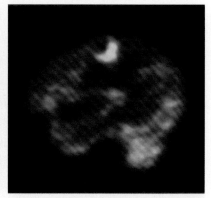

图 11-0-7　脑转移瘤头部 PET 显像示例

病人女性,76 岁,左额顶转移瘤放射治疗后 10 个月。MRI 提示左额顶水肿明显伴异常信号影。^{18}F-FDG PET 见左额顶大片放射性减低区,但在其中心偏外侧有一类圆形示踪浓聚灶,提示肿瘤复发伴周围组织水肿

影响脑转移瘤手术病人生存率的因素很多,包括术前神经系统功能状态、原发癌的确诊和脑转移的间隔时间、原发病变的发展程度、原发病变是否已切除、手术切除的程度以及脑转移的部位。

(四) 脑转移瘤的治疗

未经治疗的转移瘤的中位生存期仅为 1 个月。转移性脑瘤治疗困难,疗效较差,平均生存期仅为 8 个月。所以,治疗方案的制定应考虑到病人的全身状况以及原发病的控制情况等。目前多主张综合治疗,包括药物治疗(化疗+靶向治疗+免疫治疗)、放射治疗和手术治疗。

1. 药物治疗　对于多发脑转移瘤或原发病为广泛转移的系统性癌症,药物治疗结合放射治疗通常为首选方案。药物治疗主要包括激素治疗和化学治疗。

(1) 激素治疗:激素对大多数脑转移瘤治疗有效,它在减轻肿瘤介导的脑白质水肿,缓解手术创伤性水肿以及放射治疗导致的水肿方面有一定效果。由于转移瘤的症状多与瘤周水肿相关,所以单独应用激素治疗即可明显减轻转移瘤(特别是多发脑转移瘤)的神经系统症状。一般 24~48 小时即可见效,但这种疗效并非持续性,且长期服用激素可产生应激性溃疡等副作用。

(2) 化学治疗:以往认为,化疗在治疗脑转移瘤方面的作用有限。原因是药物很难透过血-脑脊液屏障。但近来的研究表明,一些肿瘤,如生殖细胞肿瘤(特别是绒毛膜癌)、小细胞肺癌及一些乳腺癌,化学治疗可以缩小肿瘤的体积,有些肿瘤甚至可以完全消失。对于颅内多发转移瘤,化疗不失为一种可选择的

治疗方法。常用的化疗药物有氮芥、洛莫司汀等。可根据原发肿瘤的组织学类型选用适宜的抗癌药物。其他药物治疗还包括抗癫痫药物治疗和 H_2 受体阻滞剂等。

（3）靶向治疗和免疫治疗：随着对肿瘤发生机制的深入研究，分子靶向治疗及免疫治疗在脑转移瘤的研究中逐渐被重视。研究证实非小细胞肺癌脑转移瘤对表皮生长因子受体抑制剂吉非替尼、厄洛替尼和埃克替尼有反应，肿瘤细胞对化疗药物的反应率可达 10%~38%。一项回顾性研究分析了 90 例非小细胞肺癌病人，结果表明吉非替尼联合全脑放射治疗比单独应用吉非替尼能更好地延长生存期。另外一项Ⅱ期研究证实 HER-2 阳性的乳腺癌脑转移病人应用曲妥珠单抗及拉帕替尼等有效。其他的靶点抑制剂如贝伐珠单抗、索拉菲尼、拉帕替尼等的联合应用被证实有一定的疗效。免疫治疗近来备受关注，是目前肿瘤治疗领域的焦点，目前已在一些肿瘤如黑色素瘤、细胞肺癌等治疗中展现出了强大的抗肿瘤活性，目前肿瘤免疫治疗药物 ipilimumab、pembrolizumab、nivonumab 被美国 FDA 批准用于临床。最近有研究证实 ipilimumab 对恶性黑色素瘤脑转移有效。因此，肿瘤免疫治疗由于其卓越的疗效和创新性，有望成为继手术、化疗、放疗及靶向治疗后肿瘤治疗领域的一场革新。

2. **放射治疗**　放射治疗与激素联合应用，能明显延长一些转移瘤病人的生存期。转移瘤对放射治疗的反应取决于原发肿瘤对电离辐射的敏感性。对放射线高度敏感的肿瘤如淋巴瘤、生殖细胞肿瘤和燕麦细胞癌可首选放射治疗。中度敏感的肿瘤包括乳腺癌、小细胞肺癌，生存超过 3 个月以上的应给予放射治疗。来自黑色素瘤或肠道、肾、甲状腺的肉瘤脑转移者，放射治疗无明显效果。

术后通常提倡全脑放射治疗，可以提高治疗效果。目前，手术切除结合全脑放射治疗对单发转移瘤是首选治疗方法。但关于放射治疗的剂量目前仍无统一意见。小剂量放射治疗可减少放射性损伤，但肿瘤的复发率明显升高。

随着立体定向放射外科的发展，伽马刀和 X 刀已广泛应用于颅内肿瘤的治疗。定位准确，放射剂量小，对周围正常组织损伤小，是一种方便安全的治疗方法。但转移瘤作为一种全身性疾病，微小的转移灶常不易被发现，所以立体定向放射治疗仍不能完全替代全脑放射治疗。由于立体定向放射治疗方便易行，并发症少，因此对于手术不可及的脑深部病变和多发转移瘤，它是首选方法。

3. **手术治疗**　对于单发转移瘤，手术治疗的指征主要包括：①原发病进展相对静止；②手术可达到的病变；③症状性病变或威胁生命；④定性诊断不明者。手术切除脑转移可以消除脑水肿的根源。对颅内压增高症状明显者，手术切除肿瘤可迅速降低颅内压，缓解症状（图 11-0-8）。术前定性诊断不清者可以明确组织学诊断。对放射性治疗不敏感的肿瘤，手术切除是治疗的唯一方法。

对于多发病变，因其预后常较单发者差，所以通常建议行放射治疗。其手术指征主要包括：定性诊断不明者；可经单一手术入路切除；多发转移瘤中，某一肿瘤为主要临床症状源且可经手术切除者。

手术入路的设计主要根据病变的部位，通常遵循距病变距离最短的原则，位于功能区或功能区附近的病变除外。术中可见转移瘤边界较清楚，可沿肿瘤与脑组织的分界面进行分离和切除，通常可获得大部切除。手术治疗还包括立体定向活检手术，其目的主要是明确病变的性质。通常适用于病变部位较深，病人

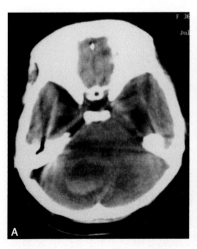
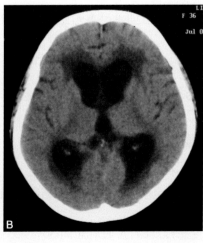
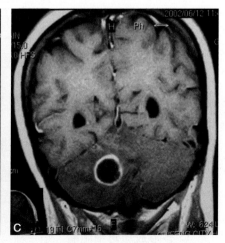

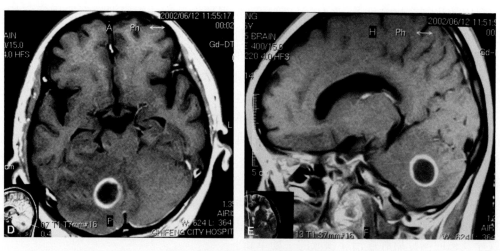

图 11-0-8　乳腺癌小脑转移示例

女性,38 岁,乳腺癌手术切除后 2 年,头疼 6 个月。A、B. CT 可见右侧小脑占位性病变,第四脑室被压,幕上脑室扩大伴室旁水肿;C~E. MRI 显示右侧小脑半球可见类圆形,T_1 低信号,T_2 呈高信号,2.0cm×2.2cm 大小,病灶周围水肿带,边界清楚,增强扫描病灶呈环行强化。病人有颅内压增高,手术切除肿瘤后继续全脑放射治疗

一般情况较差而不能耐受手术或多发病变需明确性质以指导临床治疗者。Kondjiolka 等人将单发转移性肿瘤的治疗归纳见图 11-0-9,可作为临床参考。

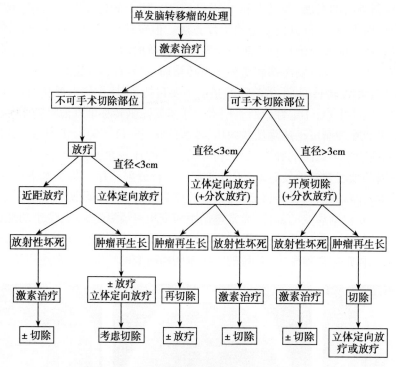

图 11-0-9　单发脑转移瘤的临床处理流程

三、原发中枢神经系统恶性肿瘤脑内转移

中枢神经系统恶性肿瘤的转移播散并不少见,肿瘤恶性程度越高,越易播散。大部分肿瘤浸润至室管膜下,进入脑室系统,然后随脑脊液循环播散至颅内和脊髓。根据文献报告,所有中枢神经系统恶性肿瘤均可发生种植转移,常见的有以下几种。

1. 多形胶质母细胞瘤　是一种高度恶性肿瘤,占胶质瘤的 50%~55%,多见于 45~65 岁间,年轻病人

少见。胶质母细胞瘤可向整个中枢神经系统及颅外转移,局部直接侵犯硬脑膜和颅骨少见,大部分肿瘤经脑脊液播散种植,10%~20%的多形胶质母细胞瘤病人的脑脊液中可发现瘤细胞(图11-0-10)。颅外转移常见于开颅术后,不足1%,但胶质母细胞瘤颅外转移发生率占神经上皮肿瘤的2/3。肺、淋巴结、骨盆是最常见的转移部位。文献中已有肿瘤切除后导致系统播散的报道。

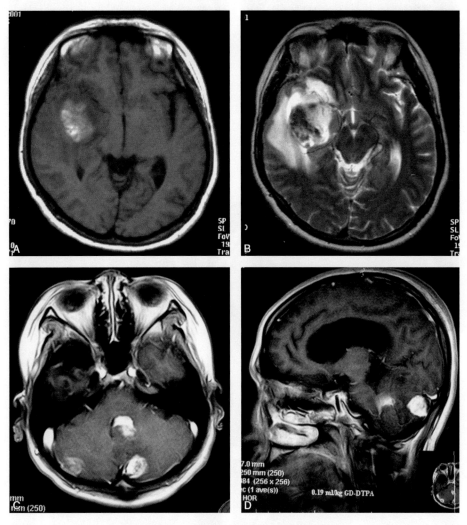

图11-0-10 胶质母细胞瘤脑内多发转移示例
病人女性,38岁。A、B. MRI显示右颞胶质母细胞瘤;C、D. 手术切除后1年,病人出现颅内压增高,复查MRI发现第四脑室、双侧小脑半球多发肿瘤转移

2. **髓母细胞瘤** 好发于小脑蚓部的神经上皮肿瘤,多见于儿童,成人少见。约20%~30%病人可发生转移,肿瘤沿蛛网膜下腔播散至侧脑室、第三脑室、小脑表面、脊髓和大脑突面(图11-0-11)。据统计,全年龄组5%发生神经系统外转移,其中90%转移至骨髓系统,60%发生在成骨细胞部位,40%发生在松质骨部位。尸检发现,82%转移至骨骼,65%转移至淋巴结,28%转移至肝。未手术病人也可发生转移,但手术病人转移的发生率明显增高,特别是侧脑室腹腔分流术后,还可导致腹腔种植。分流术后肺部转移的发生率是其他病人的3倍。

3. **室管膜细胞瘤** 部分或全部起源于室管膜细胞,占颅内胶质瘤的5%,30%~40%发生在幕上,发病高峰期在5岁和34岁。儿童占75%,成人占25%。约10%室管膜瘤发生转移,中枢神经系统转移率高,各组报告差异较大。国外15组报告598例病人,其中71例发生转移,发生率12%。尸检发现,转移发生率为30%,大部分发生脊髓种植。临床脊髓种植的发生率少于5%,肿瘤位于第四脑室,呈恶性变者,中枢神经系统转移的发生率高。文献报告室管膜瘤颅外转移极为少见,通常仅发生于术后。最常见的部位是淋

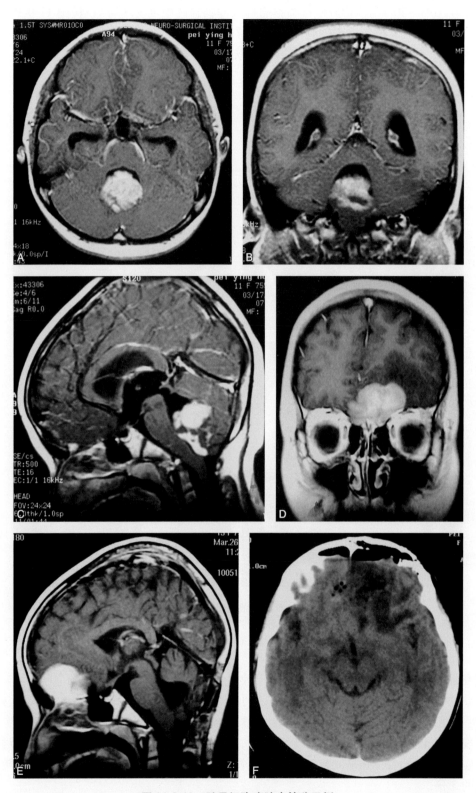

图 11-0-11　髓母细胞瘤脑内转移示例

病人女性,11 岁,第四脑室髓母细胞瘤手术后两年肿瘤在颅内左额种植。A~C.因头痛呕吐行 MRI 检查,证实为第四脑室髓母细胞瘤;D、E.手术切除肿瘤后行全脑和全脊髓放射治疗,定期 CT 随访;两年后复查 MRI 显示肿瘤在左额种植;F.二次手术额部开颅切除肿瘤后复查 CT

巴结,其次是肺、胸膜、骨和肝。大约10%室管膜瘤呈恶性变,恶性室管膜瘤转移的发生率是非恶性肿瘤的5倍。

4. 脉络丛肿瘤　脉络丛肿瘤起源于脉络丛内皮细胞,分为脉络丛乳状瘤和恶性间变脉络丛乳头状瘤,占颅内神经上皮肿瘤的1%。50%~70%发生于成人。20%脉络丛肿瘤转移至脑和脊髓,颅外转移少见,仅发生于术后。恶性变者常发生蛛网膜下腔播散。

5. 少枝胶质细胞瘤　为相对良性的肿瘤,占颅内胶质瘤的5%,好发于成人,多发于大脑半球白质,肿瘤有向深部中线(侧脑室壁)浸润的倾向。约5%~10%沿蛛网膜下腔向脑系统转移。国外一组报告200例少突胶质细胞瘤,14例发生中枢神经系统转移,3例脊髓转移。颅外转移极为少见,术后转移部位常发生于骨、淋巴结和肺。

6. 松果体区肿瘤　包括生殖细胞瘤、生殖细胞肿瘤、松果体细胞瘤、胶质瘤和囊肿。好发于儿童。松果体母细胞瘤比松果细胞瘤更容易发生经脑脊液播散。生殖细胞瘤播散转移好发于三脑室前部,肿瘤恶性变时转移发生率更高,但未见颅外转移报告。

7. 淋巴瘤　一种少见的原发于中枢神经系统的肿瘤,约9%的淋巴瘤可发生中枢神经系统转移。无论是原发于中枢神经系统,还是系统性淋巴瘤均为多灶性。原发中枢神经系统的肿瘤可向中枢神经系统及其以外转移,但转移的发生率尚未确定。

8. 中枢神经系统肉瘤　是少见的恶性肿瘤,主要起源于结缔组织,包括脑膜和血管组织。临床可见脑膜肉瘤,肿瘤常沿脑膜和脑组织浸润,周围胶质增生可形成胶质肉瘤,远处转移少见。

四、脑膜瘤和脑膜瘤病

脑膜瘤中常将多发脑膜瘤描述为脑膜瘤病,约占脑膜瘤的8%~9%。临床少见。此种肿瘤约20%常合并神经纤维瘤病,多见于大脑突面,瘤体大小不一,散在分布于较大的脑膜瘤周围。脑膜瘤病也可发生于后颅窝、颅底等部位。脑膜瘤病的病因尚不清楚,可能与基因有关,本病与神经纤维瘤病合并存在便支持这一假设。另有文献报告,术后脑膜瘤复发除在原发部位外,其远隔部位亦有复发的报告,可能为手术操作导致肿瘤经蛛网膜下腔转移的结果。

不足0.1%的脑膜瘤可发生转移。手术操作是否引起转移尚不清楚。未手术病人亦可发生转移。肿瘤通过脑脊液和血液播散,远处转移反映了脑膜瘤的生特学潜能。

脑膜瘤颅外转移比脑脊液播散转移较为常见。Kepes总结85例脑膜瘤包括中枢神经系统外转移,主要是成血管细胞型脑膜瘤(angioblastomeningioa),约占22%,比其他类型脑膜瘤颅外转移的发生率高。其他易发生转移的脑膜瘤组织学类型多为恶性。约1/4病人发生颅外转移可至二个或多个器官系统,最常见的转移部位是肺,占36%;其次是淋巴结,占22%;肝占19%;骨骼系统占9%,病人通常为青年。Kepes发现12例脑脊髓播散,9例组织类型不典型,6例有中枢神经系统外转移。

成血管细胞型脑膜瘤这一概念最早是由Bailey提出的,此后Cushing和Eisenhard认识到此肿瘤存在三种变型。一种是血管网状细胞瘤或Lindaus肿瘤,一种少见的肿瘤,常与von Hippel-Lindau氏病共存。另一种是血管化生型脑膜瘤,二种均为良性肿瘤。还有一种与软组织血管外膜细胞瘤相似,目前成血管细胞脑膜瘤即指此类肿瘤,视为恶性肿瘤,占脑膜瘤的4%~5%,也是转移发生率最高的肿瘤,其次是恶性脑膜瘤,不仅在局部浸润,个别病例会发生肺或肝等器官的远处转移。部分组织学呈良性的脑膜瘤如发生远处转移,临床上视为恶性。

(陶荣杰)

参 考 文 献

[1] Wegner R E,Hasan S,Williamson R W,et al. Management of brain metastases from large cell neuroendocrine carcinoma of the lung:improved outcomes with radiosurgery[J]. Acta Oncol,2019,58(4):1-6.

[2] Venkatesan P. SRS is non-inferior to WBRT for brain metastases[J]. Lancet Oncol,2018,19(8):e386.

[3] Verry C,Sancey L,Dufort S,et al. Treatment of multiple brain metastases using gadolinium nanoparticles and radiotherapy:

NANO-RAD, a phase I study protocol[J]. BMJ Open,2019,9(2):e023591.

[4] Stella G M,Corino A,Berzero G,et al. Brain Metastases from Lung Cancer:Is MET an Actionable Target? [J]. Cancers(Basel),2019,11(3).

[5] Kraft J,Zindler J,Minniti G,et al. Stereotactic Radiosurgery for Multiple Brain Metastases[J]. Curr Treat Options Neurol,2019,21(2):6.

[6] Dong Y,Zhang Y,Zhang T,et al. Feasibility and Efficacy of Simultaneous Integrated Boost Intensity-modulated Radiation Therapy based on MRI-CT fusion in Patients with Brain Metastases of Non-small Cell Lung Cancer[J]. J Cancer,2018,9(23):4477-4483.

[7] Shinde A,Li R,Amini A,et al. Can Immunotherapy Replace Radiotherapy in Melanoma Brain Metastases? [J]. J Clin Oncol,2019,37(12).

[8] Singh C,Qian J M,Yu J B,et al. Local tumor response and survival outcomes after combined stereotactic radiosurgery and immunotherapy in non-small cell lung cancer with brain metastases[J]. J Neurosurg,2019,132(2):1-6.

[9] Abate-Daga D,Ramello M C,Smalley I,et al. The biology and therapeutic management of melanoma brain metastases[J]. Biochem Pharmacol,2018,153:35-45.

第十二章

鞍 区 肿 瘤

第一节 鞍区的临床解剖和生理

鞍区是指位于中颅窝底的蝶鞍及其邻近结构。蝶鞍位于蝶骨体的中部,前界为鞍结节,后界为鞍背,中间是向下凹陷的垂体窝,容纳垂体。垂体窝下方与蝶窦毗邻。鞍结节两侧是蝶骨小翼延伸形成的前床突,鞍背两侧突起为后床突。蝶鞍两侧是海绵窦,颈内动脉海绵窦段在此处由后向前走行。熟悉蝶鞍及垂体、视交叉、下丘脑等邻近结构的解剖和生理学特点,对于诊断和治疗此区域的疾病有重要意义。

一、蝶骨和蝶窦

蝶骨与颞骨、枕骨都是构成颅底的重要骨质结构。蝶骨可分为蝶骨体、两侧对称的蝶骨大翼、蝶骨小翼和翼突(图 12-1-1)。蝶窦位于蝶骨体内,窦内多有骨性分隔。根据蝶窦气化程度不同,可分为三种类型:甲介型(conceal type,3%)、鞍前型(12%)和鞍型(85%)(图 12-1-2)。

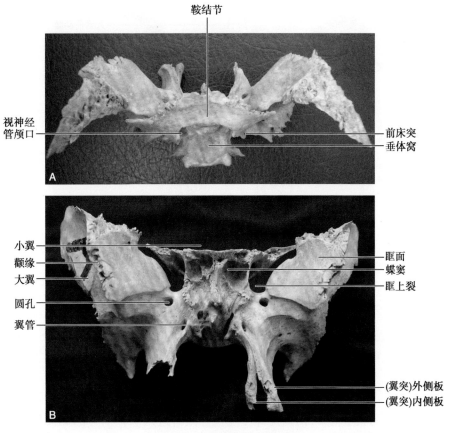

图 12-1-1 蝶骨的骨性结构
A. 蝶骨上面观;B. 蝶骨前面观

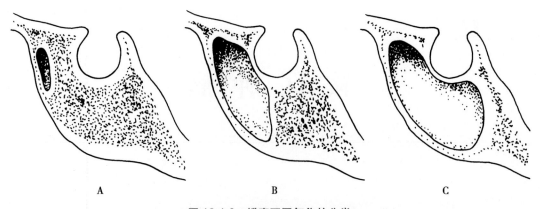

图 12-1-2 蝶窦不同气化的分类
A. 甲介型(3%);B. 鞍前型(12%);C. 鞍型(85%)

二、鞍旁结构的解剖

鞍旁有许多重要解剖结构,包括视交叉、海绵窦、脑神经、颈内动脉、蝶窦、筛窦等。垂体位于鞍区解剖的中心位置,在鞍隔下方的垂体窝内,大约80%的成人,视交叉位于鞍膈的正上方;视交叉前置型和后置型的发生率分别为9%和11%。海绵窦紧邻垂体,位于蝶鞍两侧,向前达眶上裂,向后到颞骨岩尖部。从上到下,分别有第三、第四、第五对第1支、第六对脑神经通过(图 12-1-3、图 12-1-4)。颈内动脉海绵窦段也在窦内由后向前走行,离开海绵窦后移行为床突段,由远环和近环固定于鞍上。

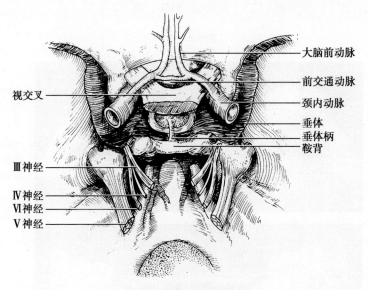

图 12-1-3 鞍区解剖结构上面观

鼻腔和蝶窦的空间是经蝶手术入路到达鞍区的主要通道。经鼻手术中,下鼻甲、中鼻甲、上鼻甲、蝶筛隐窝和蝶窦开口是经蝶手术的重要解剖标志,鼻中隔由鼻中隔软骨、筛骨垂直板和犁骨共同构成,并不总是位于鼻腔正中。

三、视交叉

视交叉位于蝶鞍上方的鞍上池中,两侧视神经经视神经管进入蝶鞍前方的交叉前沟,汇合成视交叉,向后方两侧移行为视束。视交叉呈椭圆形,其体积差别很大,横的宽度约10~20mm(平均为13.28mm),前后宽度约为4~13mm(平均为8mm),其厚度(上下径)约为3~5mm。

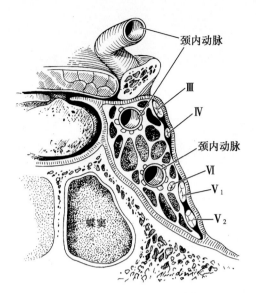

图 12-1-4　左侧海绵窦冠状切面后面观解
剖结构

图中标注：颈内动脉、Ⅲ、Ⅳ、颈内动脉、Ⅵ、V_1、V_2、蝶窦

当视神经进入视交叉时，即分成交叉的和不交叉的两组纤维。交叉的纤维来自视网膜的鼻侧部，通过视交叉而进入对侧的视束；不交叉的纤维来自视网膜的颞侧部，通过视交叉进入同侧的视束。不交叉的和交叉的纤维数量约为 2:3。视交叉除来自视网膜的纤维以外，还存在没有视觉功能的联合纤维，主要为 Gudden 氏联合，纤维通过两侧视束及视交叉（位于视束的内侧及视交叉的后缘）与两侧内膝状体相联系。

视交叉与其附近结构之间的关系非常复杂，下方与蝶鞍相毗邻；上方与第三脑室底部相毗邻；两侧由组成 Willis 环的动脉所包围；后面紧贴于灰结节下降而进入脑垂体的漏斗。这些邻近结构的病变常表现为视交叉损害的症状。

1. **视交叉与蝶鞍及垂体的关系**　视交叉可位于蝶鞍上方的前部、中部或后部，主要取决于视神经颅内段的长度，此长度差别很大，约为 4~21mm（平均 13mm）。视交叉与蝶鞍的位置可分为三种类型：①前置型：视交叉位于鞍结节上方，占 17%；②正常型：视交叉位于后缘鞍背的上方，占 79%；③后置型：视交叉的一部分位于鞍背的后方，占 4%（图 12-1-5）。

视交叉的下面与鞍膈相毗邻，鞍膈为颅底硬脑膜反折覆盖于垂体窝上面的部分，中央开孔有垂体柄通过。视交叉与鞍膈之间有鞍上池分开，其间的距离约为 0~10mm。鞍膈的坚厚程度也各有不同，与垂体肿瘤的扩展方向有重要关系，如鞍膈坚厚，肿瘤容易向前方或侧方扩展；如鞍膈较薄弱，则肿瘤即易将其突破向上方扩展。

鞍膈的下方为垂体。视交叉与垂体的关系完全决定于视交叉与鞍膈的关系，这种相对位置关系对于垂体肿瘤的临床表现和手术入路的选择方面，都有重要的意义。由于视交叉位置的不同，肿瘤压迫视交叉的部位及其所引起的视野变化也不相同。当视交叉完全地位于鞍膈上方时，则肿瘤生长时即压迫视交叉的下方，引起典型的视交叉型的视野变化——双颞侧偏盲。如视交叉位于或接近视交叉沟，则肿瘤在两侧视神经之间生长，不侵犯视交叉或仅侵犯其前缘。

2. **视交叉与第三脑室的关系**　视交叉上面紧邻第三脑室底的前端。第三脑室在视交叉的上方有一凸出部分，称为视隐凹，视交叉在此处与第三脑室底相连接。此外，第三脑室在漏斗处形成漏斗隐凹。因此，当颅内疾患而有脑内压增高及脑室系统扩大时（如后颅窝肿瘤），有时可因扩大的第三脑室的压迫而出现视交叉方面的症状，使定位诊断更加复杂。

3. **视交叉与脑底动脉的关系**　多数情况下，颈内动脉离开海绵窦后直接在视交叉的两侧经过。大脑中动脉自两旁向前内侧横越视神经的上面，而后交通动脉则横越视束前 1/3 的下面。当血管的走行异常时，大脑前动脉及前交通动脉可能沿着视交叉的前面经过，后交通动脉可能在视交叉的下面经过。这种血管走行的变异对于视交叉附近的肿瘤具有重要的临床意义。当肿瘤造成视交叉移位时，可将其紧压在动脉上，不仅由于肿瘤本身的压迫，同时还可因供血动脉压迫的影响而引起视神经纤维的萎缩。

4. **视交叉后方的毗邻关系**　视交叉后方有脑底的脚间窝间隙，此间隙呈四角形，内有灰结节及其发出的漏斗，灰结节的后方为乳头体。漏斗与视神经的关系更密切。漏斗自灰结节的前部发出，向下延伸至垂体。在前置型视交叉中，漏斗与视交叉的后缘相邻。对于后置型后交叉，漏斗在进入垂体之前必须沿着视力交叉下面走过相当长的一段路程，因此漏斗与视力交叉的后缘及下面相邻接，当垂体腺瘤生长时，漏斗被紧压在视交叉的下面。

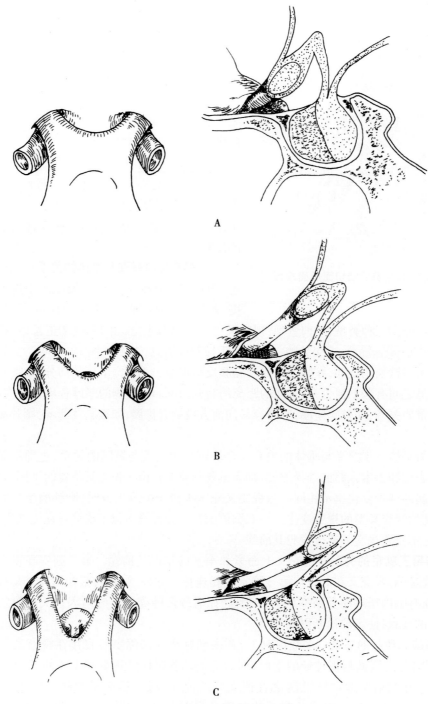

图 12-1-5　视交叉与蝶鞍关系三种类型
A. 前置型；B. 正常型；C. 后置型

四、垂体的发生、解剖和组织学

脑垂体是原口外胚层向上生长形成的腺垂体(前叶)和神经外胚层的原始间脑向下突起形成的神经垂体(后叶)组成的中枢性内分泌腺体。神经垂体由来自下丘脑视上核和室旁核的神经纤维轴突末梢和垂体支持细胞组成，分泌两种神经激素：催产素和血管升压素。腺垂体可分为结节部、远侧部和中间部，中间部在成年后多数已退化(图 12-1-6、图 12-1-7)。远侧部的细胞分泌各种重要激素，对外周内分泌组织和基本代谢活动起调节作用(表 12-1-1)。

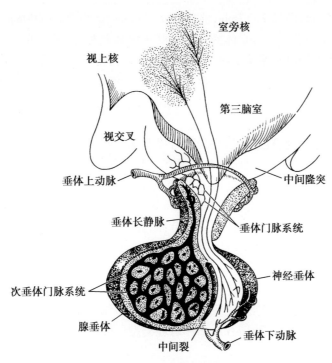

图 12-1-6　腺垂体的解剖模式图

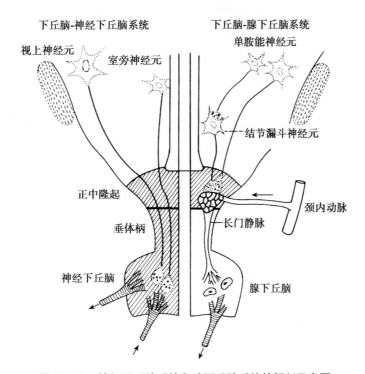

图 12-1-7　神经下丘脑系统和腺下丘脑系统的解剖示意图

表 12-1-1　腺垂体分泌的主要激素

GH	growth hormone	生长激素
PRL	prolactin	泌乳素
TSH	thyroid-stimulating hormone	甲状腺刺激素
ACTH	adrenocorticotrophic hormone	促肾上腺皮质激素释放激素
MSH	melanocyte-stimulating hormone	黑色素刺激素
FSH	follicle-stimulating hormone	卵泡刺激素
LH	luteinizing hormone	黄体激素

成人垂体高约为 6~9mm,横径 9~12mm,前后径 7~10mm,重约 500~600mg,平均体积女性稍大于男性,尤其是有妊娠史的妇女。垂体通过垂体柄与下丘脑正中隆起相连,垂体柄由垂体结节部、下丘脑发出的神经纤维以及环绕其周围的血管系统组成。垂体柄穿过鞍膈孔与前叶的远侧部相连。腺垂体的血供来自垂体上动脉,神经垂体的血供来自垂体下动脉,两个血管系统通过毛细血管襻与位于垂体柄的初级门脉系统和位于腺垂体的次级门脉系统构成复杂的垂体门脉循环,即为垂体提供营养,又负责各种神经激素的传递。

光学显微镜下观察垂体常规染色的组织切片,可以鉴别三种类型的腺垂体细胞:嗜酸、嗜碱及嫌色性细胞。近年来借助于电子显微镜和免疫细胞化学技术,可以进一步了解各种类型垂体细胞的功能。Horvath 和 Kovacs 根据分泌的激素来命名不同的细胞(如分泌生长激素的生长激素分泌细胞)。腺垂体细胞激素的合成与分泌主要受下丘脑释放的促抑制激素调节及负反馈调节,中枢神经系统亦参与调节,垂体激素均呈脉冲式分泌,随人体自身的生理节律和昼夜节律,在特定的时间达到分泌的峰值,了解这一点对于合理使用激素补充或替代治疗是非常重要的。

五、常见鞍区肿瘤

鞍区肿瘤是常见的颅脑肿瘤,包括垂体腺瘤、颅咽管瘤、鞍结节脑膜瘤及少见的胶质瘤、颅咽囊肿、转移性癌等。根据国际分类标准,鞍区肿瘤有几十种病理类型(表 12-1-2),其中垂体腺瘤是最主要的类型,也是本章的重点。

表 12-1-2　常见鞍区肿瘤病理类型

pituitary adenoma	垂体腺瘤
pituitary carcinoma	垂体腺癌
granular cell tumor	颗粒细胞肿瘤
craniopharyngioma	颅咽管瘤
meningioma	脑膜瘤
hypothalamic glioma	下丘脑胶质瘤
optic glioma	视神经胶质瘤
chordoma	脊索瘤
dermoid and epidermoid cyst	皮样和上皮样囊肿
teratoma and germinoma	畸胎瘤和生殖细胞瘤
lipoma	脂肪瘤
melanoma	黑色素瘤
paraganglioma	神经节细胞瘤
non-neoplastic disorders	非肿瘤性病变(鞍区和鞍旁囊肿,炎性疾病等)

(一)垂体腺瘤(见本章第二节)

(二)颗粒细胞肿瘤

垂体的颗粒细胞瘤的细胞结构与人体其他组织(口腔、涎腺、气管、胃肠道、膀胱、乳腺及皮下组织)一致。也可见于脑内其他部位(如大脑半球、第三脑室、脑神经、脊髓硬脑膜等)。其组织来源尚未确定,可能与神经纤维外膜的胶质细胞有关,也可能来源于神经垂体。肿瘤的大体形态多呈分叶状,质韧,光镜下可见密集的多边形非上皮细胞,细胞质内富含颗粒成分。电镜下观察,颗粒细胞直径为 2~40nm,细胞质内有大量来源于溶酶体的胞隔小体(cytosegresome of lysosomal origin)。

颗粒细胞瘤多数无临床症状,常在尸检时发现。此类肿瘤通常体积较小,亦无内分泌功能,故无临床症状。如肿瘤体积增大以致产生占位效应,其临床表现与无功能性垂体腺瘤类似。治疗上可考虑经蝶手术。

（三）颅咽管瘤（见本章第三节）

（四）脑膜瘤

脑膜瘤起源于蛛网膜颗粒处的脑膜上皮细胞，是一种脑外来源的肿瘤。鞍区脑膜瘤主要来源于鞍结节、蝶骨翼、视神经鞘、嗅沟以及眶顶等处的硬脑膜（图12-1-8）。女性发病率明显高于男性。雌激素和孕激素受体可能存在于一些脑膜瘤中，这些激素可能对肿瘤的生长有刺激作用。还有以下一些证据支持这一观点：中年妇女发病率高而老年病人少见，脑膜瘤和乳腺癌可能同时出现，女性脑膜瘤病人在孕期和经期症状可能加重，甚至出现一过性视力丧失。

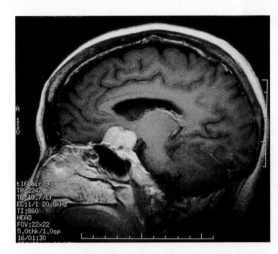

图12-1-8 鞍结节脑膜瘤，MRI增强扫描矢状位

脑膜瘤通常呈现结节状外表，附着于硬脑膜上。大多数脑膜瘤质地坚韧，伴有不同程度的钙化。肿瘤一般不侵蚀周围血管神经组织而只是挤压或包绕。显微镜下观察脑膜瘤细胞结构多变，可分为四种类型：上皮型（meningothelial），纤维型（fibroblastic），中间型（transitional）和血管母细胞型（angioblastic）。上皮型最为常见，细胞呈多边形，密集排列，细胞核大，椭圆形，位于细胞中央；纤维型脑膜瘤细胞呈梭形，条索状排列，细胞核较小；中间型细胞为纺锤体形，螺纹状排列。血管母细胞型脑膜瘤是一种特殊的类型，可能与人体其他部位血管外皮细胞起源肿瘤属同一类型。其细胞小，缺乏细胞质，胞核为胡萝卜状（carrot-shaped）。

（五）下丘脑和视神经胶质瘤

来源于下丘脑或视神经的各种类型的胶质瘤（星形细胞瘤、间变型星形细胞瘤、胶质母细胞瘤）都可能侵犯鞍区，影响垂体功能。其中较为常见的是起源于第三脑室壁或视交叉的下丘脑漏斗部的纤维状星形细胞瘤（pilocytic astrocytoma），漏斗瘤又可分为两型，成人型和青年型（又称成胶质细胞瘤，spongioblastoma）。成人型肿瘤呈实性，弥漫生长，但发生浸润者少见。青年型变异大，瘤细胞结构松散，镜下呈海绵状，富含微小囊变。

视神经胶质瘤（图12-1-9，图12-1-10）多为浸润生长，肿瘤可同时侵犯眶内及颅内。早期症状与其原发的视神经节段有关。典型症状为进行性、无痛性的单侧突眼，合并不同程度的视力下降。眼底检查可见视盘水肿或视盘萎缩。发生在视交叉的胶质瘤可诱发特征性的视野缺损也可导致颅内压增高。儿童视神经胶质瘤病人，可出现青春期前性早熟等内分泌症状。

一部分学者认为对于视神经胶质瘤无须积极治疗，因为此类肿瘤呈现良性的生物学行为，类似于错构瘤，生长潜力有限。对于有进行性视力下降的病人，建议行放射治疗。对于有严重突眼的病人，经颅手术

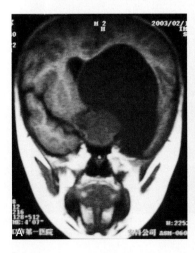

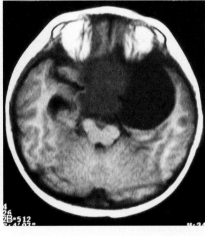

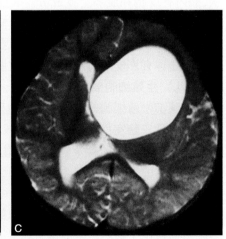

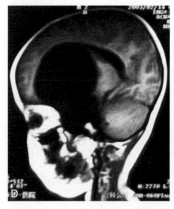
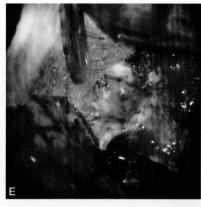
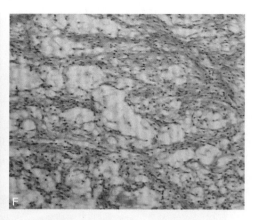

图 12-1-9 病儿男性,3 岁,左侧视神经星形细胞瘤囊变

A~D. MRI 显示鞍上囊性占位病灶,呈长 T_1、长 T_2 信号,实性部分呈稍长 T_1、长 T_2 信号,大小约 30mm×35mm×50mm,左额颞受压,左侧脑室受压,中线右移;E. 手术中可见肿瘤发自左侧视神经;F. 病理学检查结果为星形细胞瘤 Ⅱ 级

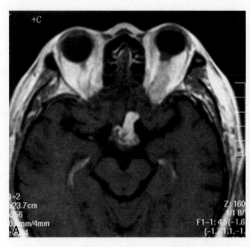
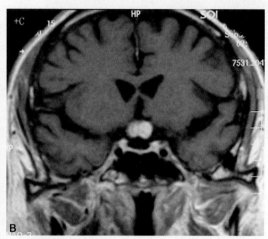

图 12-1-10 下丘脑和视交叉胶质瘤 MRI

大部切除肿瘤有助于缓解症状。立体定向活检也可用于鉴别肿瘤病理性质。

(六)脊索瘤(见本章第四节)

(七)皮样囊肿和表皮样囊肿

在胚胎期,神经管融合时,少量上皮成分被包裹而无法正常吸收,导致皮样囊肿或上皮样囊肿形成。以上皮样囊肿多见。皮样囊肿呈光滑的圆形,也可呈多分叶状,瘤内有皮脂和脱屑上皮成分。表皮样囊肿(图 12-1-11)都有一层透明薄壁,透过薄壁可见瘤体内有光泽的白色薄片状结晶。显微镜下,两类囊肿均由复层扁平上皮组成。而皮样囊肿还含有真皮附属器,如毛囊、皮脂腺、汗腺等。

(八)生殖细胞瘤和畸胎瘤

来源于生殖细胞的肿瘤多见于生殖腺、纵隔、松果体区。也可见于第三脑室前壁和鞍结节区域。最常见的是生殖细胞瘤(图 12-1-12),通常灰软的瘤体附着于神经组织。相当一部分鞍区的生殖细胞瘤系由原发于松果体区的生殖细胞瘤转移至第三脑室底而来,进而肿瘤可侵犯下丘脑、垂体柄和视交叉等部位。但也有一部分生殖细胞瘤原发于鞍区,此类肿瘤通常位于鞍内。显微镜下观察,生殖细胞瘤由两类细

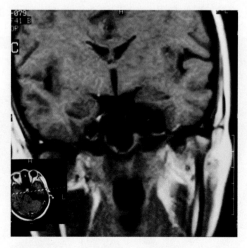

图 12-1-11 鞍上表皮样囊肿 MRI 冠状位

胞组成:一类是大的多边形上皮样细胞,核内有明显的核仁,细胞交织成网状;另一类是小而深染的淋巴细胞,散布在大的肿瘤细胞之间。

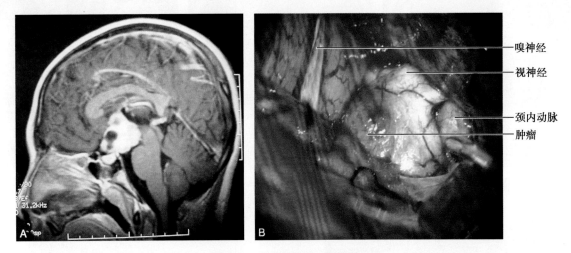

图 12-1-12　鞍区生殖细胞瘤
A. MRI 矢状位;B. 右额开颅,肿瘤压迫右侧视神经

　　其他类型的生殖细胞肿瘤包括畸胎瘤、绒癌、卵黄囊肿瘤及未分化的胚胎细胞癌等,起源于不同类型的多能干细胞(totipotential cell)。这些肿瘤通常会分泌一些特殊的肿瘤标志物:卵黄囊肿瘤分泌胎甲蛋白,绒癌分泌人绒毛膜促性腺激素等。这些标志物可以在脑脊液、血液中检测到,也可用免疫过氧化物酶染色技术在肿瘤标本中检测到。

　　鞍上的生殖细胞性肿瘤可能来源于松果体区肿瘤转移,也可能属于一类异位松果体瘤(ectopic pinealoma)。原发于鞍内的生殖细胞性肿瘤极为罕见。在各种类型生殖细胞性肿瘤,以生殖细胞瘤最常见。值得注意的是,发生在松果体区的生殖细胞瘤,男女发病比例是(4~5):1,而发生在鞍区的并无明显性别差异。此类肿瘤的症状经常出现在十岁以前,主要是尿崩症,其他包括视力障碍、生长发育迟缓、垂体性侏儒等。如肿瘤生长迅速,体积过大,则可出现脑积水。

　　生殖细胞瘤呈浸润生长,手术全切肿瘤不可避免会损伤周围重要神经结构。因此手术目的应为充分减压和明确诊断。对于有脑积水的病人,可考虑行脑脊液分流术,同时行脑脊液细胞学检查,明确诊断。放射治疗对生殖细胞瘤相当有效,考虑到此类肿瘤易于在中枢神经系统中广泛播散,许多学者推荐用总剂量 50Gy 的全脑全脊髓放射治疗。

　　(九)非肿瘤性病变

　　鞍区的各种非肿瘤性病变也可能表现出与肿瘤性病变类似的症状,这些非肿瘤性病变主要包括鞍区的囊肿(Rathke's 囊肿、黏液性囊肿、蛛网膜囊肿)和炎性病变(垂体脓肿、结节病、组织细胞增多症 X、淋巴细胞性垂体炎等)。

　　鞍区的一些良性囊肿由于临床症状相似而经常被误诊为肿瘤,可能直到手术中才被发现。正确鉴别对于治疗有重要意义。例如 Rathke's 囊肿(图 12-1-13),简单的减压手术就可以永久性地改善临床症状,而无须将囊壁全切除。

　　起源于鼻旁窦的黏液性囊肿在病理上与 Rathke's 囊肿不易鉴别,仅能在放射影像或手术中根据囊肿附着点区分。手术同样只需充分减压。

　　蛛网膜囊肿一般无须特殊处理。如果发现其体积不断增大,可能是由于囊液渗透压改变,或囊壁有单向活瓣形成,可考虑手术治疗。

　　淋巴细胞性垂体炎是一种少见的自身免疫性内分泌疾病,好发于妊娠后期或产后年轻妇女,以垂体扩大、淋巴细胞浸润和垂体功能减退为特征。临床表现类似垂体肿瘤,有头痛、视力下降和垂体功能减退等。本病好发于女性,各年龄阶段均可发病,本病也可伴发垂体肿瘤,如生长激素腺瘤、生长抑素腺瘤和颅咽管

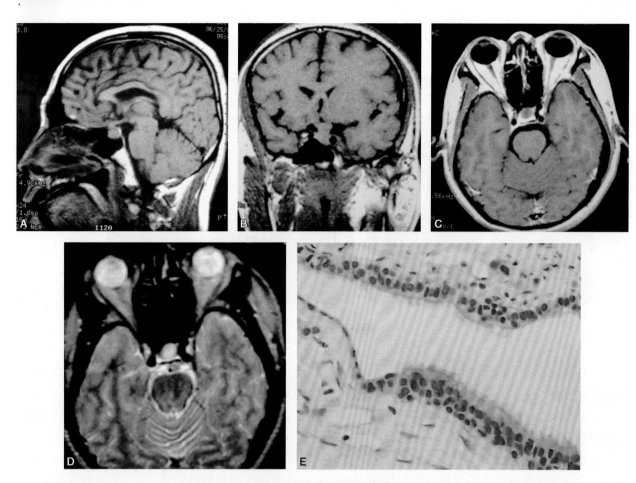

图 12-1-13　Rathke's 囊肿

A、B、D. MRI 矢状位可见蝶鞍稍扩大,鞍底无下陷,鞍内及鞍上可见等 T_1、稍混杂 T_2 异常信号,边缘清楚;C. 冠状位示双侧海绵窦形态正常,注药后未见明显强化;E. 病理切片(HE 染色,×40)肉眼观察,呈半透明薄膜状结构,镜下呈上皮细胞被覆

瘤。有学者称其为"继发性垂体炎"。腺垂体功能低下是最常见、最主要的临床表现。从孤立性单一激素缺乏到严重的全垂体功能减退,表现程度不一,且与垂体大小无关。在孤立性腺垂体功能减退中最常见的是促皮质素缺乏。一旦出现尿崩症,有助于与垂体腺瘤相鉴别。因为即使较大的垂体腺瘤也较少引起尿崩症。病理学检查为本病的确诊手段。典型组织学特征是垂体弥漫性淋巴细胞和浆细胞浸润,根据其浸润部位可分为:淋巴细胞性腺垂体炎、淋巴细胞性漏斗部神经垂体炎和两者均侵犯的淋巴细胞性垂体炎。

手术治疗适用于垂体肿块迅速增大并伴视力受损的病人,但易出现永久性垂体功能减退甚至全垂体功能减退。有学者提出取少量垂体组织活检明确诊断即可。也有建议对本病进行垂体肿块全切术,以便确诊并根治,但由于垂体肿块致密纤维化,与周围正常结构粘连,垂体全部切除较难实施。而且一旦切除垂体,病人需长期接受激素替代治疗,并定期监测激素水平。

其他一些非肿瘤性病变,无明显占位效应,多无须外科治疗。对于鞍区的动脉瘤,其诊断和治疗另有专门章节介绍。

(李储忠　张亚卓)

第二节　垂体腺瘤

一、垂体腺瘤诊断治疗历史

1909 年 Cushing 提出垂体功能亢进和减退的现象,经过研究认识到,这是由于肿瘤或增殖的垂体分泌过多激素,要么与其相反,肿瘤压迫使垂体萎缩所致。

1901 年经 X 线头部平片证实一例垂体腺瘤病人蝶鞍扩大,从此 X 线头部平片和 X 线断层作为诊断垂体腺瘤的金标准,一直延续到 20 世纪 70 年代 CT 技术的问世。1889 年英国医师 Horsley 首次开颅切除垂体腺瘤,但是在手术后 17 年方发表论文(Horsley V:On operative technique of operation the central neurous system. BMJ,1906,2:411-423)。1910 年 Cushing 经蝶(口腔)入路切除垂体腺瘤,手术死亡率为 5%,这一经典手术一直延续至今。

1968 年 Hardy 给一位肢端肥大症的病人手术,切除了垂体微腺瘤。1978 年以后,CT 技术进步,可以发现 4~5mm 的垂体微腺瘤,使 90% 的病人能得到及时确诊。

近二十年,神经影像学、内分泌和神经病理诊断学不断更新,使垂体腺瘤的诊断日臻完善,为早期治疗提供了保障。立体放射治疗(X 刀,γ 刀)为治疗垂体微腺瘤开拓了一个新的手段。神经内镜经单鼻孔入路切除垂体腺瘤,简化了手术操作,提高了手术的安全性。

二、发病率

垂体腺瘤是一种常见的颅内肿瘤,约占颅内肿瘤总数的 10%。国外有文献报告,在连续尸检中,垂体腺瘤的检出率最高可达 27%,多无临床症状(表 12-2-1)。而临床常见的是 PRL 瘤、GH 瘤、ACTH 瘤及无功能垂体腺瘤。

表 12-2-1　尸检中垂体腺瘤检出率

年代	作者	尸检例数	腺瘤	检出率
1909	Erdheim	118	10	8.4%
1936	Costello	1 000	225	22.5%
1969	Hardy	1 000	27	2.7%
1971	Mc Cormick	1 600	145	9.1%
1981	Burrow	120	32	27%

垂体腺瘤绝大多数为良性,恶性的垂体腺癌不及 1%。肿瘤个体差异很大,体积小至肉眼不能分辨,大的直径可达 5cm 以上。一部分腺瘤无激素分泌活性,另一些则激素分泌很活跃。增大的腺瘤可有出血、坏死及囊性变,同时对周围组织结构有压迫、侵蚀或严重破坏。

垂体腺瘤通常生长缓慢,但如果长期不予治疗,可出现严重头痛、失明、心衰;并发心脑血管意外、糖尿病、感染等症状,严重者可导致丧失劳动力,甚至死亡。近年来早期诊治的手段日益进步,疗效不断提高。

三、垂体腺瘤的分类及命名

(一) 按功能分类

1. **功能性腺瘤**　激素分泌过多致血水平上升,有相应临床表现。

2. **无功能性腺瘤**　激素分泌量不足,无相应临床表现。

(二) 按腺瘤大小分类

1. **微腺瘤**　直径<10mm。

2. **大腺瘤**　直径≥10mm。

3. **巨大腺瘤**　直径≥30mm。

(三) 按是否侵袭分类

1. **非侵袭性腺瘤**　对周围组织以推挤为主,侵袭、破坏不明显。

2. **侵袭性腺瘤**　肿瘤表现生物学恶性行为,侵犯海绵窦硬脑膜、蝶骨、蝶窦、浸润血管壁、静脉窦或脑组织。本病与垂体腺癌不易区分(后者常以有远处转移为诊断标准)。

（四）影像学分级

1. Knosp 分级

0 级：海绵窦未受侵，肿瘤局限鞍内和颈内动脉内侧壁连线内；

Ⅰ级：肿瘤位于颈内动脉中央连线内，内侧静脉丛受侵已消失；

Ⅱ级：肿瘤位于颈内动脉外侧壁连线内侧，内侧和上方或下方的静脉丛已消失；

Ⅲ级：肿瘤长到 ICA 外侧壁连线外，突到海绵窦外，海绵窦内外侧静脉丛将消失；

Ⅳ级：海绵窦内颈内动脉被肿瘤包裹，静脉丛消失。

2. 改良 Hardy 分级

（1）分级

Ⅰ级：蝶鞍正常或膨胀性扩大，肿瘤<10mm

Ⅱ级：蝶鞍增大，肿瘤≥10mm

Ⅲ级：鞍底局限性侵蚀

Ⅳ级：鞍底广泛破坏

Ⅴ级：经脑脊液或血液循环扩散

（2）分期

1）鞍上扩展

O 期：无

A 期：肿瘤突入交叉池

B 期：第三脑室隐窝消失

C 期：第三脑室肉眼可见的位移

2）鞍旁扩展

D 期：颅内（硬脑膜内）

E 期：进入海绵窦内或下（硬脑膜外）

（五）病理分类（表 12-2-2）

表 12-2-2　2017 版 WHO 垂体腺瘤分类

垂体腺瘤类型	免疫表型	转录因子及其他相关因子	备注
GH 细胞腺瘤			
致密颗粒型 GH 细胞腺瘤	GH±PRL±α 亚单位、LMWCK（核周或弥漫分布）	PIT1	最常见类型
稀疏颗粒型 GH 细胞腺瘤	GH±PRL、LMWCK（点状分布、可见纤维小体）	PIT1	
PRL-GH 细胞腺瘤	GH+PRL（同一细胞可见两种激素）±α 亚单位	PIT1、ERα	
PRL-GH 混合性细胞腺瘤	GH+PRL（分泌不同激素的细胞混合）±α 亚单位	PIT1、ERα	
PRL 细胞腺瘤			
稀疏颗粒型 PRL 细胞腺瘤	PRL	PIT1、ERα	最常见类型
致密颗粒型 PRL 细胞腺瘤	PRL	PIT1、ERα	
嗜酸干细胞腺瘤	PRL、GH（局灶且不稳定）、LMWCK（不稳定的纤维小体）	PIT1、ERα	
TSH 细胞腺瘤	β-TSH、α 亚单位	PIT1、GATA2	

续表

垂体腺瘤类型	免疫表型	转录因子及 其他相关因子	备注
ACTH 细胞腺瘤			
致密颗粒型 ACTH 细胞腺瘤	ACTH、LMWCK（弥漫分布）	Tpit	最常见类型
稀疏颗粒型 ACTH 细胞腺瘤	ACTH、LMWCK（弥漫分布）	Tpit	
Crooke 细胞腺瘤	ACTH、LMWCK（环状分布）	Tpit	
促性腺激素细胞腺瘤			
稀疏颗粒型促性腺激素腺瘤	β-FSH、β-LH、α 亚单位不同组合	SF-1、GATA2、ERα （多变）	最常见类型
裸细胞腺瘤	无	无	
多激素和双激素细胞腺瘤			
PIT1 阳性的多激素细胞腺瘤	GH、PRL、β-TSH±α 亚单位	PIT1	以前称作静默 3 型 腺瘤
不常见的多激素细胞腺瘤	不同组合	其他多种转录因子	
PRL 和 ACTH 混合性细胞腺瘤	PRL、ACTH	PIT1 和 Tpit	双激素细胞腺瘤常 见类型

注:PIT1 为垂体特异转录因子 1(pituitary specific transcription factor 1);ERα 为雌激素受体 α(estrogen receptor α);GATA2 为锌指转录调控蛋白 GATA 家族 2;NeuroD1 为神经分化因子 1;Tpit 为 T-box 转录因子 19,TBX19;SF-1 为类固醇生成因子 1(steroidogenic factor 1);LMWCK 为低分子量角蛋白(low molecular weight keratin);FSH 为卵泡刺激素;LH 为黄体生成素(引自:Lloyd RV, et al. WHO classification of tumours of endocrine organs[M]. 4th edn,Lyon:International Agency for Research on Cancer(IARC) Press,2017.)

四、垂体腺瘤的临床特点

（一）垂体腺瘤常见症状和体征

1. 垂体腺瘤的各种特殊内分泌临床表现　在功能性垂体腺瘤中,以 PRL 瘤最为多见,约占垂体腺瘤总数的 30%。GH 瘤在男女两性中的发生率大致相等,ACTH 瘤及 PRL 瘤则以女性多见。发病年龄以 20~40 岁为高峰,此年龄段的 GH 瘤占 54.3%,ACTH 瘤为 80.0%,PRL 瘤为 90.0%。相当一部分垂体腺瘤病人,因早期症状不明显而未能及时诊治。其具体临床表现与年龄、性别、肿瘤大小,特别是肿瘤的分泌功能有关。不同类型的腺瘤分泌激素过度或不足,均有不同的临床表现。

（1）PRL 分泌过度:女性可表现为闭经-泌乳综合征,导致继发性闭经、不育、持续触发泌乳、轻中度肥胖,并可伴糖耐量减低;男性有性功能减低,表现为性欲减退、阳痿、第二性征减退、睾丸变软小、精子生成减少、男性不育、乏力、发胖等症状,部分病例可有乳腺增生及泌乳。PRL 瘤往往不易早期发现,待发现时瘤体一般都已较大。

（2）GH 分泌过度:可表现为巨人症或肢端肥大症。

1)巨人症:GH 分泌过度始于青春期前、骨骺尚未愈合时,70% 以上的病人自幼身材高大,全身均匀性生长过速。成年后身高女>185cm,男>200cm。此类病人通常预后不良,平均寿命明显低于正常水平。

2)肢端肥大症:GH 分泌过度始于青春期后、病情进展缓慢。在过量的 GH 长期刺激下,骨、软骨及软组织过度增生,表现为面貌丑陋、四肢末端肥大、皮肤增厚、桶状胸、声音低沉等(图 12-2-1)。半数病人可合并糖尿病或糖耐量减低。病人体重通常增加,易合并高血压、动脉硬化等。头痛和视野缺损亦较多见。晚期病人肌肉松弛、精神萎靡、性欲减退。常因感染、心衰、心脑血管意外、糖尿病酮症酸中毒等严重并发症而死亡。

（3）ACTH 分泌过度:垂体 ACTH 倚赖型皮质醇增多症(Cushing disease),约占皮质醇增多症的 70%~80%。垂体分泌过量 ACTH,双侧肾上腺皮质呈弥漫或结节性增生。垂体 ACTH 腺瘤中,90%为直

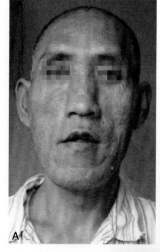
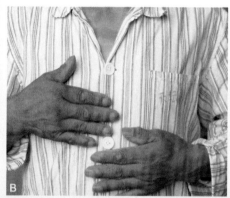
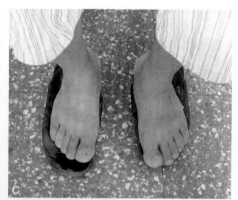
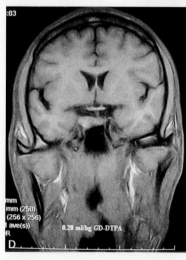
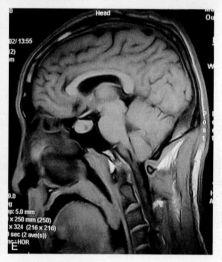

图 12-2-1 生长激素型垂体腺瘤
A~C. 病人男性,40 岁。口唇肥厚,颧骨突出,双手、双足增大;D、E. MRI 平扫可见鞍内肿瘤

径<10mm 的微腺瘤,常规染色为嗜碱性或嫌色细胞瘤,经过特殊染色可以确诊。病人典型的临床表现为向心性肥胖、皮肤紫纹、高血压、低钾血症、水肿及色素沉着。但相当一部分病人临床表现不典型,且皮质醇分泌有明显的周期性变化,不易确诊。少数库欣病病人不存在垂体腺瘤,而仅表现为 ACTH 分泌细胞增生。

（4）TSH 分泌过度:可导致垂体性甲状腺功能亢进。TSH 瘤极少见,病人有甲状腺功能亢进症状和体征,血中甲状腺素水平增高,一般无突眼。特点是血中 TSH 水平增高,TRH 兴奋试验可呈正常或过高反应。治疗上以治疗垂体病变为首要。

（5）腺垂体功能减退:垂体腺瘤对周围正常垂体组织的压迫、侵蚀,使垂体激素分泌减少、相应的靶腺萎缩,病人血中垂体及其靶腺激素水平呈低水平、垂体功能兴奋试验呈低反应性。垂体激素分泌受损的可能性为 GH>GnTH>ACTH/TSH。腺垂体功能减低常为无功能瘤的首要表现,但其早期临床症状多不明显,故此类肿瘤发现时体积常已较大。而功能性垂体腺瘤在一种垂体激素分泌过多的同时,也可有其他激素分泌不足,导致出现相应临床症状,如男性 PRL 瘤。在儿童则以生长发育障碍和性腺功能减退症状最为常见,常表现为垂体性侏儒或性成熟障碍。在成人中,如出现甲状腺和肾上腺皮质功能减退,表示病情严重。病情严重的病例,因感染、劳累、服用安眠药等诱因,可使病情骤然恶化,出现垂体危象,伴有神志障碍、休克、低血糖、高热、胃肠道症状等,需立即抢救。

2. **垂体周围组织结构受压迫的表现**

（1）头痛:2/3 以上的垂体腺瘤病人有头痛症状。垂体本身没有痛觉纤维,头痛的出现和加重由于压迫周围硬脑膜、颈内动脉外膜及诱发颅内压增高引起,往往提示病变进展。垂体腺瘤生长到一定程度,突破鞍膈后由于压迫缓解,头痛可暂时减轻。

（2）视觉功能障碍:视力下降、视神经萎缩,尤以视野缺损为特征性表现,有定位意义,视盘水肿少见,少数病人以视觉障碍为早期症状。

（3）海绵窦压迫:肿瘤压迫、侵蚀海绵窦,累及第三对、第四对、第五对脑神经第1、2支及第六对脑神经,可见眼球运动障碍、突眼、复视、斜视、瞳孔扩大、眼睑下垂和三叉神经痛等。上述症状可缓慢出现,也可急骤发生。

（4）下丘脑受压及颅内压增高:肿瘤向上生长,侵及下丘脑,会导致病人肥胖、嗜睡、多食(或厌食),也可能出现尿崩症、体温调节障碍等。肿瘤压迫第三脑室,造成室间孔阻塞时,可产生脑积水、颅内压增高。

（5）脑脊液鼻漏:少数病例肿瘤向下生长,破坏鞍底、蝶窦,造成脑脊液鼻漏,可并发脑膜炎造成严重后果。

3. **垂体卒中**　垂体腺瘤病人可能突然感觉头痛急剧加重,或合并恶心、呕吐及视力视野障碍,甚至眼球突出、脑神经麻痹。病情严重的病人可有神志障碍、昏迷、颅内压增高、肾上腺皮质功能衰竭等导致死亡。上述情况是因垂体腺瘤急性出血或梗死引起。垂体卒中后,如病人仍得以存活,常导致垂体功能减低,故而激素分泌过度症状可能缓解。垂体卒中在 GH 瘤中多见。卒中可分为完全型和不完全型,还有一类称为寂静型,病人可无明显自觉症状或仅有不严重的头痛史,术中可见肿瘤内有陈旧性出血。MRI 对确定垂体卒中十分有帮助(图 12-2-2)。

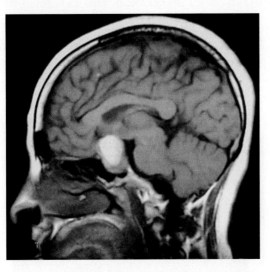

图 12-2-2　垂体腺瘤卒中 MRI 呈现 T₁ 像高信号

（二）垂体腺瘤影像学检查

1. **头部平片**　在现代先进的计算机辅助成像技术出现以前,头部 X 线平片对诊断鞍区和鞍旁病变也有一定的价值。从颅骨侧位片上可以了解蝶窦的气化程度和鞍底的厚度,为经蝶入路提供指导。鞍内肿瘤可以造成蝶鞍扩大,鞍底双边,鞍上开口扩大,鞍底骨质破坏,鞍背变薄、鞍背竖直或后倾、鞍区钙化影等,如果肿瘤侵犯蝶窦,可在蝶窦内见到软组织影。其他鞍旁肿瘤也可造成鞍旁骨质改变等有诊断价值的 X 射线变化。

2. **蝶鞍体层 X 线检查**　蝶鞍区域的薄层 X 线检查,避免了颅底重叠影像的干扰,对鞍区病变的分辨率较普通颅骨平片大为提高,可发现鞍区局部骨质吸收、变薄,鞍底倾斜等微小病变,有助于鞍区肿瘤的早期诊断,可查出鞍内 5~10mm 微腺瘤,可鉴别垂体肿瘤的形状、大小、位置、囊变、鞍外发展及空泡蝶鞍,也用于治疗后随访。

3. **头部 CT**　CT 检查可提供高分辨率的鞍区放射影像,尤其对于鞍区肿瘤,冠状位的薄层 CT 扫描影像(范围从鞍背向前到鞍结节)可以提供比蝶鞍体层 X 线平片更为清晰的局部图像(图 12-2-3)。在 CT 图像上,垂体腺瘤表现为鞍区均匀的低密度信号,同时可见鞍膈抬高和垂体柄移位。骨窗像可见鞍底骨质破坏。

4. **头部 MRI**　目前 MRI 检查已经取代 CT 检查成为诊断鞍区肿瘤的首选影像技术。MRI 图像上垂体信号与灰质信号相同,环绕垂体周围的脑脊液表现为长 T₁ 信号,因此垂体信号可以被清晰地识别。在冠状位上,垂体切面常为四边形,两侧外缘为具流空效应的颈内动脉,上缘为呈现脑脊液信号的鞍上池,下缘是鞍底骨质信号和蝶窦内气体影。

对于垂体微腺瘤 MRI 阳性率可达 70% 以上,如应用 1mm 的薄层扫描技术,诊断准确率还可进一步提高。静脉注射造影增强剂后,正常垂体信号可明显强化,而微腺瘤信号表现为延迟强化冠状位的 T₁ 强化 MRI 影像可以很好地显示垂体、颈内动脉、漏斗部和视交叉的形态。垂体微腺瘤通常表现为 T₁ 相低信号

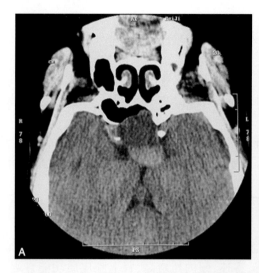
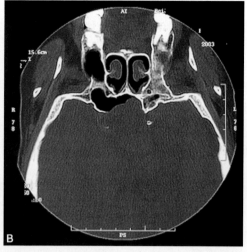

图 12-2-3　垂体腺瘤的鞍区薄层 CT 扫描图像

A.垂体腺瘤 CT 冠状扫描；B.垂体腺瘤向鞍上发展，左侧明显，CT 骨窗像显示蝶窦气化比较好，鞍底破坏

和 T_2 相高信号。如果使用薄层 MRI 扫描技术，甚至可以显示走行在海绵窦内的脑神经。一部分 ACTH 腺瘤直径过小（仅 1~2mm，或在镜下仅表现为 ACTH 分泌细胞局部增生），而难以依靠 MRI 检查确诊（图 12-2-4）。

垂体大腺瘤注射造影剂后增强均匀（图 12-2-5）。与 CT 相比，MRI 可更有效地显示肿瘤与周围结构（如视交叉）的关系，也可鉴别肿瘤与动脉瘤。在 T_1 像上，垂体大腺瘤通常表现为与正常脑组织相似的信号，均匀增强。如发生出血，在 48~72 小时后，可表现为高 T_1 信号。迄今为止的放射学诊断技术仍不能准确地判断肿瘤是否侵蚀海绵窦抑或仅仅是压迫海绵窦，因为二者密度相似。

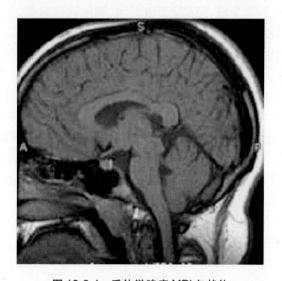
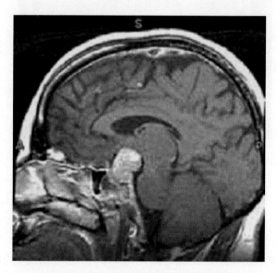

图 12-2-4　垂体微腺瘤 MRI 矢状位　　　　　**图 12-2-5　垂体大腺瘤 MRI 矢状位**

近年，采用动态 MRI 成像技术和傅立叶变换梯度回声技术，可以更清晰地观察鞍区肿瘤对海绵窦和蝶窦的侵犯。海绵窦的侵犯是重要的预后相关因素，很多鞍区肿瘤虽然根据细胞学行为属于良性肿瘤，但一旦侵犯海绵窦，无论手术还是放射治疗，效果都不满意。此外，肿瘤包绕海绵窦段颈内动脉也是判断预后的重要指征。

影像学检查和临床或实验室检查的结合也很重要。由于脑神经从海绵窦外侧壁走行，因此鞍内肿瘤虽然可侵犯海绵窦，但通常较晚出现脑神经受压症状。如果泌乳素瘤血清泌乳素水平超过 1 000μg/dl，几乎必然存在海绵窦侵犯。肿瘤对硬脑膜的侵犯也很常见,有作者报道其发生率在微腺瘤为66%,大腺瘤为87%,向鞍上生长的大腺瘤高达94%。

垂体腺瘤血供特点决定了肿瘤有出血或梗死的倾向。此类出血如果量少,一般没有临床表现,如出血量大,则可出现头痛、呕吐、视力障碍、全垂体功能低下等表现。亚急性出血在 T_1 相上表现为增高密度信号。溴隐亭治疗可能诱发出血,有报道称发生率高达50%,一般无临床症状,但在 MRI 上可发现。长期服用溴隐亭也可诱导垂体纤维化,在 MRI 表现为 T_1 和 T_2 相弛豫时间缩短。

根据 CT 和 MRI 了解到一些重要解剖特点,可用于术前术后的评估。在术前计划中,冠扫 CT 的价值不可忽视。如蝶窦气化程度,蝶窦内骨性分隔的数量和位置,鼻腔和鼻窦内是否有炎性病变等。MRI 和 MRA 可用于评估周围血管情况,特别是颈内动脉向中线移位,或海绵窦段颈内动脉瘤等。如采用额下入路,则需根据放射影像了解视交叉的相对位置。

术后高清晰度 MR 对于判断肿瘤复发非常重要,经蝶入路垂体大腺瘤手术的复发率在10%以上,大多数发生在术后4~8年。术后早期 MR 有助于了解肿瘤是否残余。但需鉴别出血,填塞物以及鞍膈硬脑膜。大约术后3~4个月,鞍内结构基本恢复正常。因此除非有特殊的临床症状,一般术后3~4个月复查。如果有脂肪填塞,需注意鉴别。

5. **脑血管造影**　CT 和 MRI 出现后,传统血管造影技术已经很少被用于鞍区肿瘤的诊断。目前数字减影血管造影技术(DSA)可用于鉴别肿瘤与动脉瘤(图 12-2-6)和了解肿瘤血供。

6. **其他**　有气脑造影、碘油脑池造影、海绵窦静脉造影、X 线平片引导双侧岩下静脉取血激素测定等,目前临床均少用。

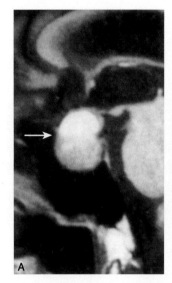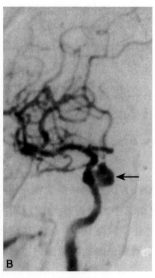

图 12-2-6　手术前将眼动脉瘤误诊为垂体腺瘤
A. MRI 矢状位;B. 手术后重新行 DSA 检查确诊为动脉瘤

(三) 垂体腺瘤的内分泌学诊断

垂体腺瘤的诊断需包含肿瘤的内分泌功能状态、垂体靶腺的内分泌功能状态、有无垂体外肿瘤异位分泌以及多发性内分泌腺瘤病等。这一系列神经内分泌检查对于明确诊断,判断疗效等都有重要意义。具体的诊断方法应该首先检查确定病人是否有某种垂体激素水平的异常增高或减低,进而应通过有针对性的特殊检查,了解病人是否由于某种激素水平的变化而出现相应的内分泌疾病的表现,如肢端肥大症、高泌乳素血症或库欣病(表 12-2-3)。

表 12-2-3　用于垂体功能检查的一些特殊试验

1. 肾上腺皮质激素 　皮质醇分泌昼夜节律试验 　小剂量地塞米松抑制试验 　大剂量地塞米松抑制试验 　促肾上腺皮质激素兴奋试验 　胰岛素低血糖试验 　CRF 刺激试验 2. 生长激素 　血清生长激素基础水平测定试验 　血清生长激素葡萄糖抑制试验 3. 甲状腺素 　血清游离甲状腺素和总甲状腺素测定试验 　TRH 刺激试验	4. 性激素 　血清性激素测定试验(LH,FSH,雌激素,睾酮) 　GnRH 刺激试验 5. 泌乳素 　PRL 基础水平测定试验(所有鞍区肿瘤病人都应测定) 　溴隐亭敏感试验 6. 神经垂体激素 　24 小时尿量测定、电解质测定 　缺水试验(water deprivation test)

垂体功能检查是通过对腺垂体和后叶分泌的各种激素水平的检查,临床医师可以全面了解病人的垂体功能情况,进而选择适当的治疗方案。对于临床常见的促性腺素、肾上腺素或促甲状腺素减低的病人,及时明确诊断后,可以采用靶腺激素替代疗法,使病人的病情得以控制。抗利尿激素的缺乏可以导致尿崩症,而简单的血清检测就可以确诊,便于及时指导治疗。对于一些不易检测的激素增多或缺乏的病人,通过特殊设计的激素刺激或抑制试验,可以明确诊断。但这些试验往往费时费力,因此应在有针对性的情况下选择使用。主要的实验室检查包括:激素调节的血中生化物质测定(如血糖、电解质等);垂体和/或靶腺激素水平及昼夜节律;垂体功能动态试验(抑制或兴奋试验);岩静脉插管分侧取血激素水平测定等。需要注意的是,以上测定结果判断时必须注意可能影响测定结果的各种因素,如激素分泌的昼夜节律,各实验室的方法学误差,病人是否服用了可能使结果出现偏差的药物等。

五、垂体腺瘤的治疗

不同病理类型的鞍区肿瘤,其治疗原则不同。病人的年龄和一般情况也影响到治疗方案的选择,包括手术、放射治疗和药物治疗等。但某些情况下,鞍区病变在手术之前,得不到准确的病理诊断;但一部分功能性垂体腺瘤通过内分泌检查可以得到确诊,从而有针对性地选择治疗方案。

垂体腺瘤的治疗目的,一方面是去除或减少功能性垂体腺瘤异常合成及分泌的激素,改善激素过度分泌对全身脏器和代谢的影响;同时也要去除或破坏肿瘤,以解除或减轻压迫症状,尤其是对视交叉的压迫。此外,还要防治继发的垂体功能减低、垂体卒中、肿瘤颅内扩展、糖尿病、高血压、动脉硬化、心脑血管意外、感染等并发症,尽量保证病人良好的生活质量。具体的治疗方法包括放射治疗、手术治疗和药物治疗。

(一) 放射治疗

垂体腺瘤放射治疗始于 20 世纪初,在 60 年代经蝶手术出现以前,一直是最主要的治疗方式。目前主要有以下几种方式:

1. 垂体外照射 以^{60}Co 为主要放射源,或使用加速器,对肿瘤多野照射、总剂量控制在 50Gy/5~6 周,疗效约 60%~80%。本方法显效慢,对于功能性腺瘤,可使激素分泌逐渐减少。主要用于垂体腺瘤的单纯放射治疗或垂体手术后放射治疗。

2. 内照射 经蝶手术或经额手术把同位素^{90}钇、^{198}金或^{51}铬等植入垂体内,本方法一度盛行,但副作用较多,现已少用。

3. 立体定向放射外科 γ 刀,X 刀等也可选择性应用于鞍区肿瘤治疗,但这一部位有很多对放射线高度敏感的重要结构,如视神经、下丘脑、脑干等,因此应特别慎重。

放射治疗主要适用于不宜手术治疗的病例,或用于手术后控制残余肿瘤及预防复发。放射治疗的辐射效应不可避免地可能造成以下一些并发症:放射性脑坏死;视力丧失;放射治疗诱发肿瘤;脑梗死;垂体功能低下等。

发生在垂体部位的组织细胞增多症 X 对放射治疗特别敏感,简单的低剂量放射治疗(500~1 000cGy)即可导致由本病引起的尿崩症等症状完全消失。而对于同样可能引起尿崩症的淋巴细胞性垂体炎,则对放射治疗不敏感,但后者是一种自限性疾病,往往可自愈。

(二) 手术治疗

经蝶手术和开颅手术切除垂体腺瘤分别适用于不同的病例。经蝶垂体腺瘤摘除手术是目前广为采用的方法,具有手术简单、费时少、不经脑、创伤小、手术死亡率低等特点,适用于单纯鞍内生长的中小腺瘤,尤其对微腺瘤有可能完全摘除并保留正常垂体功能,疗效达 40%~80%,对 ACTH 瘤甚至达 90%。开颅垂体腺瘤部分切除、视交叉减压手术主要应用于向鞍外发展的大腺瘤,尤其是出现明显视交叉压迫或其他脑神经压迫症状时,以及垂体卒中时。术后一般均加用放射治疗来防止肿瘤复发或抑制残余肿瘤。以下具体介绍这两种不同的手术方式。

1. 经鼻腔-蝶窦入路手术

(1) 经蝶入路(transsphenoidal apploach):是一种非常理想的手术入路,手术医师的经验和肿瘤的大小和范围是决定手术效果的两个最重要因素。手术前后的内分泌检查是非常重要的,特别是术前存在垂体功能低下的病人。

手术前准备包括：①完备垂体腺瘤的各项检查；②CT 和 MRI 检查，确定肿瘤大小和部位，有无囊变和出血；蝶窦、筛窦有无炎症；③手术前 3 日开始清洁液漱口；氯霉素和麻黄素液滴鼻减轻鼻黏膜充血。手术前一日剪除鼻毛。

（2）经鼻蝶入路（transnasal-transsphenoid approach）

1）内镜经鼻腔-蝶窦入路：内镜手术具有灵活、损伤小、全景化视野等优点，内镜下经蝶手术切除垂体腺瘤具有微创、并发症少，肿瘤切除彻底等优点。

内镜具有广角显示、抵近观察的优势，绝大多数垂体腺瘤可以选择内镜经鼻腔-蝶窦入路手术切除，蝶窦发育不良或鞍内、鞍上哑铃型生长的垂体腺瘤，都不再成为内镜经蝶手术的禁忌证。内镜扩大经蝶入路，包括经鼻腔-筛窦-翼突-蝶窦入路、经鼻腔-蝶窦-鞍结节/蝶骨平台入路、经鼻腔-蝶窦-筛窦-动眼神经三角入路、内镜经鼻腔-蝶窦-鞍背/斜坡入路的发展，向鞍上、鞍旁发展的很多巨大垂体腺瘤也可以通过内镜经蝶手术切除。但对于向主要向上方、侧方生长的巨大肿瘤，开颅手术切除仍有优势。具体手术方法简介如下。

病人取仰卧位，全麻后，头下垂30°，颜面部皮肤用0.5%碘伏消毒，鼻腔黏膜用0.05%碘伏消毒，敷无菌巾单，仅暴露前鼻棘和双侧鼻孔，置入0°或30°鼻窦镜，探查鼻腔，用肾上腺素盐水浸泡的棉条收缩鼻腔黏膜，向外侧分离中鼻甲和上鼻甲，暴露蝶筛隐窝，寻找到蝶窦开口，切开部分鼻中隔黏膜，暴露蝶窦前壁和犁状骨，磨钻磨除蝶窦前壁和犁状骨骨质，充分显露鞍底，磨钻等开放鞍底骨窗，向前方至鞍结节，下方至鞍底、斜坡凹陷，两侧至，长针穿刺肿瘤，专用尖刀先横行切开硬脑膜，保留肿瘤假包膜，分离假包膜与硬脑膜间隙，再纵行切开或剪开鞍底硬脑膜，进一步分离、显露有完整假包膜的肿瘤。有时肿瘤假包膜不完整或分离时假包膜破裂，会有粉红色、稀软肿瘤组织溢出，如假包膜完整可先加开假包膜瘤内减压，取瘤钳、刮圈切除部分肿瘤，留取足够标本待送病理，内镜下观察清楚包膜结构，沿假包膜界面切除肿瘤，冲洗瘤腔，内镜下止血，观察肿瘤切除情况，确定切除满意后，瘤腔填塞明胶海绵，对术中鞍膈破损者，可用生物蛋白胶加人工硬脑膜修复鞍底，防止脑脊液鼻漏，术侧鼻腔填塞膨胀海绵或纳吸棉（nasopore）一根，手术结束。

手术中注意事项：①鼻腔内先用肾上腺素盐水浸泡过的棉纱条收缩鼻黏膜，减轻鼻黏膜肿胀；个别中鼻甲特别肥厚者可行中鼻甲部分切除；②蝶窦开口是关键的解剖标志，一般位于中上鼻甲根部和鼻中隔之间的裂隙-蝶筛隐窝内；③开放蝶窦时应沿蝶窦开口先向下、向内方向操作，辨清解剖结构后再向上、向外方开放，避免损伤颈内动脉、视神经等重要结构；④专用器械会给操作带来很多方便，开放蝶窦及鞍底时，使用细长的金刚砂磨钻开骨窗较方便，多种弯头吸引器、多角度刮圈可以方便切除肿瘤；注意尽量在包膜内切除肿瘤，防止海绵窦等重要结构损伤；特别是使用吸引器时要小心轻柔，防止鞍膈破损，引起脑脊液鼻漏，切除肿瘤的基本原则是先刮除后吸出；肿瘤切除后，必须用内镜证实切除情况满意方可结束。

内镜经蝶手术的主要并发症是脑脊液鼻漏，颅内感染等。脑脊液鼻漏多数是由于术中鞍上池蛛网膜破损引起的，尤其肿瘤较大者，蛛网膜明显变薄，容易破损，对于术中鞍上池蛛网膜破损者，多数是使用吸引器不当，吸破塌下变薄的蛛网膜造成的，所以术者使用吸引器时要注意调节压力。如果鞍上蛛网膜破损，为防止脑脊液鼻漏，可用生物胶加人工硬脑膜修复鞍底，术后有脑脊液鼻漏者，一般病人安静平卧后，能够很快（3~5 天）自行愈合，多数不需修补；如果超过 1 周仍漏者，可以考虑修补手术。此种手术入路颅内感染机会很少，术野、手术器械污染及脑脊液鼻漏均是感染的原因；预防的措施主要是严格消毒，术前、术后短期应用抗生素。

2）显微镜经鼻腔-蝶窦入路：显微经蝶入路的禁忌证包括：①蝶窦发育不良；②蝶窦或筛窦有炎症；③垂体腺瘤在蝶鞍内外呈哑铃形生长；④巨大垂体腺瘤向鞍旁、上发展。

病人全身麻醉后，取半坐位，头后仰45°。手术者站在病人右侧，面对病人进行手术。安放 C-型臂 X 线机，用以手术中确定手术入路方向，保证手术切除肿瘤的准确性。

抗生素溶液清洁口、鼻腔，无菌巾覆盖。腹部同时备皮，消毒铺无菌孔巾，为肿瘤切除后，取脂肪颅底重建使用。通常由右鼻孔进入，分离鼻中隔黏膜。注意蝶腭动脉分支出血。沿鼻中隔软骨和鼻中隔分离，暴露蝶嵴。进入蝶窦并切除鞍底。进入蝶窦后，如果位置不清，术中 X 线检查（导航系统更佳）。硬脑膜

"十"字型切开,大腺瘤可能自己逐渐涌出,注意正常垂体组织多被肿瘤向瘤旁挤压,变扁平。随着鞍内肿瘤被切除,鞍上部分可逐渐下坠。必要时腰椎穿刺置管注射生理盐水或平衡液,促进肿瘤下坠。直径小于5mm 的微腺瘤肉眼不易看到。ACTH 瘤一般近中线,PRL 或 GH 瘤多靠外侧。肿瘤切除后瘤床即停止出血,无水酒精可杀死残存瘤细胞(必须确认无脑脊液漏)。避免撕裂鞍膈致脑脊液漏。

肿瘤切除后重建鞍底。如有脑脊液漏可取腹部脂肪填充鞍底,将鞍底骨片复位。垂体腺瘤 MRI 侧位,显示蝶窦发育良好,经蝶入路切除肿瘤后复查 MRI,可见正常垂体。

2. 开颅手术入路

(1) 额下入路:Horsely 于 1889 年用此入路完成了第一例垂体腺瘤手术,以后又被 Cushing 采用,成为一个经典的开颅手术入路。对于鞍区肿瘤,经额入路主要适用于瘤体巨大,向鞍上扩展,有明显视交叉压迫症状的病例。其最主要的优点是可在直视下充分减压。

为保持病人术后美观,应取发际内双额冠状切口,将切口瘢痕藏在发际以内。翻转皮瓣至眶上缘。额底入路的骨瓣设计尽量靠近前颅底,以便开颅后不必过分牵拉脑组织即可抬起额底面向鞍部探查。钻孔时注意避开额窦。如果额窦发育充分,锯开骨板时应保护黏膜完整。如果额窦开放,应以庆大霉素盐水冲洗,骨蜡封闭额窦。处理额窦黏膜的器械不应再继续在术中使用。

近中线处剪开硬脑膜,硬脑膜可采用"n"形或弧形切口,悬吊硬脑膜前缘。剪开硬脑膜时应注意保护近中线处的皮质流向矢状窦的引流静脉。自动脑板抬起前额叶,先探查侧裂池,在手术显微镜下锐性分开侧裂池,缓慢充分地放除脑脊液,使脑组织自然回缩,待有充分空间后,沿前额底探查,直至鞍结节,见到视交叉和视神经为重要解剖标志。额底面应以棉条覆盖保护,尽量减少牵拉。有几点应注意:①不可用力过大,要待脑脊液充分放除,脑压下降后,自然牵拉;②不可反复置入、取出脑板,以免造成脑挫伤。应在脑压下降后,将自动脑压板放在适当的位置固定好,不要再牵动;③脑板不可放置过深,其顶端不能超过视交叉,以防损伤下丘脑和垂体柄。同时注意防止损伤额叶底面。

额底入路损伤嗅神经的可能性大,可在打开硬脑膜后,将嗅神经自额底面游离后加以保护,但此法较费时而且需要的技巧性高。

一般从视交叉之间(第一间隙)切除肿瘤。如果视交叉为前置型,肿瘤无法充分显露,可用微型磨钻磨去鞍结节,从蝶窦上壁直达鞍区。尽量减少对脑组织和视神经的过度牵拉。如果蝶窦开放,则应仔细修补,避免脑脊液漏。

(2) 翼点入路:是鞍旁病变的经典手术入路,但并非最常用的鞍区肿瘤手术入路,可用于切除向一侧鞍旁扩展的垂体大腺瘤。多数情况下选择右侧入路,也可根据肿瘤偏向一侧或视力严重受损侧决定。为降低颅内压,多在术前行腰椎穿刺放置导管于蛛网膜下腔,术中根据需要放除部分脑脊液。其他术中降低颅内压的方法还有静脉快速滴注 50g 甘露醇,或者控制 $PaCO_2$ 在 25~30mmHg,轻度过度通气。

皮肤切口紧贴发际,起自颧弓上方耳前 1.5cm,垂直于颧弓,沿耳廓上缘向额后延伸,直达中线。注意避免面神经额支损伤。钻孔,锯开骨瓣。咬骨钳咬除蝶骨嵴,如用气动磨钻则效果更佳。放射状剪开硬脑膜。自动脑板牵开额叶和颞叶,向下仔细分离,必要时打开侧裂池,注意侧裂常有 1~3 支引流静脉注入蝶顶窦,应注意保护,如不能保留,则予电灼剪断,以便于充分显露。找到前床突后,即可见颈内动脉和视神经。沿第二间隙探查,见到肿瘤后,在显微镜下采用微创技术切除肿瘤,根据肿瘤不同性质,可选用刮匙、刮圈、超吸等器械。注意由下方供应视交叉的血管。不要试图强行分离粘连部分,同时注意小心止血。

(3) 经颞下入路:头皮切口及钻孔部位。皮瓣向颞肌向下翻转,钻孔,开颅,尽量接近中颅窝底,硬脑膜向下翻转,抬高颞叶,充分暴露。当肿瘤大部分位于视交叉后部,可经由颞下入路减压,但无法切除肿瘤的鞍内部分。

(4) 扩大翼点入路:既可满足额下入路,亦可兼顾颞下入路的需要。

(5) 经眉弓微骨窗入路(the supraorbital keyhole approach):(见第六章第二节)。

以上每种具体方法有其适应证。额下入路可清楚直视视交叉及其周围结构,颈内动脉,鞍上池,垂体柄等。但视交叉前置会妨碍手术。术前检查双颞侧半盲点。如怀疑前置,应采用翼点入路。从颈内动脉与视交叉之间的第二间隙进入。可见对侧视神经和鞍内结构。

3. **术后常见并发症**　20 世纪初鞍区肿瘤的并发症发生率高达 70%~80%,自 1969 年 Hardy 首先借助显微神经外科手术技术治疗垂体腺瘤以来,手术并发症发生率显著下降到 20% 左右。目前国内外垂体腺瘤的手术死亡率已经下降到 1% 以下。垂体腺瘤常见手术并发症有以下几种:麻醉并发症;术后尿崩症,电解质紊乱;脑脊液漏;术后全垂体功能低下;视力下降,视野改变;眼肌麻痹;鼻中隔穿孔,鼻出血;蝶窦内感染;脑膜炎,颅内感染;颅内大血管损伤,包括颈内动脉损伤,海绵窦损伤,大血管闭塞等;瘤腔出血,颅内血肿;其他原因引起的中枢神经系统功能损伤等。

（1）脑脊液漏:经蝶手术脑脊液鼻漏（图 12-2-7）发生率较高,为 2%~23%。经颅手术发生率约为 2%,二者需要手术治疗率均约 1%。经蝶手术切除鞍内较大的微腺瘤及其周围的垂体组织后,或者大腺瘤侵入鞍上,肿瘤切除后鞍上的蛛网膜下腔陷入鞍内,稍不小心很容易撕裂蛛网膜而发生脑脊液漏。因此经蝶手术操作,不宜伸入鞍内太深,更不宜在鞍膈附近操作以防止蛛网膜破损。一旦破裂,脑脊液会自动流出,此时不宜让脑脊液流出过多,更不应过多地吸除,否则有产生气颅的危险,造成不必要的损伤。手术中一旦发现脑脊液流入鞍内,应在显微镜直视下,电灼止血后,先用明胶海绵堵塞破裂的蛛网膜下腔,然后用自体脂肪填入鞍内并用生物胶封补鞍底,防止脑脊液鼻漏。术后出现脑脊液鼻漏,需严格卧床休息,头位抬高后仰,以减少脑脊液漏的流速及流量,有利于漏口粘连及愈合。同时运用抗生素防止颅内感染。处理后,多数能在 1~3 天内好转;若无改善可行腰椎穿刺引流,病人可能在 3~7 天内治愈。约 2 周内无好转,则考虑行脑脊液漏修补术。

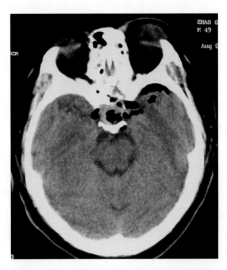

图 12-2-7　经蝶窦入路垂体腺瘤切除术后脑脊液鼻漏,同时合并颅内积气的 CT 所见

经颅手术发生脑脊液鼻漏的原因多数是由于作颅骨骨瓣时开放了额窦,用骨蜡密封额窦腔不严所致。少数情况是手术时损伤了筛窦而未能发现,或发现了但处理不善。因此,术中应将额窦腔内的黏膜推向额窦开口,碘酒消毒窦腔后,用骨蜡严密填塞及封闭。对于筛窦的处理,除用骨蜡严密封闭外,还用肌肉、筋膜覆盖,缝合于周围的硬脑膜上,或用生物胶固定。

（2）术后出血:术后出血（图 12-2-8,图 12-2-9）是垂体腺瘤手术的一种严重并发症。其出血的来源主要有:

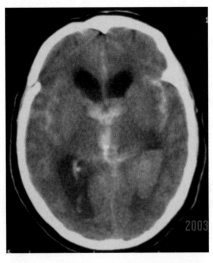

图 12-2-8　经蝶窦入路垂体腺瘤切除术后颅内出血,CT 可见出血位于鞍上池、环池、侧裂池

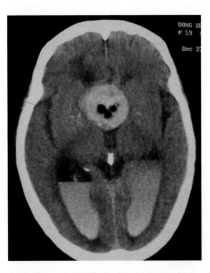

图 12-2-9　经蝶窦入路垂体腺瘤切除术后颅内出血,CT 可见出血破入脑内和双侧侧脑室内

1）经蝶手术中蝶窦内出血,包括:①蝶窦内黏膜出血。在蝶窦内操作时,可用双极电凝烧灼蝶窦内黏膜,使之皱缩,且不宜过分牵拉蝶窦内黏膜,以免引起不必要的出血。②颈内动脉出血。打开鞍底骨质的外侧不可超越颈内动脉隆起的内缘,否则有损伤颈内动脉的危险。蝶窦内颈内动脉隆凸的出现率约为53%,隆凸长度为1.5~8mm;在隆起处颈内动脉有动脉外膜及窦黏膜覆盖,隆起处的骨质很薄,多数不足1mm甚至缺如。因此在蝶窦的外侧壁和前上壁去除骨质时应避开颈内动脉隆起。

2）海绵间窦出血:鞍底硬脑膜内含有连接两侧海绵窦的海绵间窦,包括前、下海绵间窦。这些间窦有些较宽,给经蝶手术造成一定的困难。海绵间窦出血是经蝶手术进入蝶鞍前的主要原因,处理不当会在整个手术中出血不止,术野不清,不仅延长手术时间,更可能影响整个手术操作甚至误伤颅内重要结构。处理的办法是在切开鞍底硬脑膜前,先用双极电凝烧灼显露好的鞍底硬脑膜。然后用尖刀挑开硬脑膜。如果切口仍有血液流出,说明此处就是海绵间窦或扩大了的海绵间窦,用流体明胶注入海绵间窦是最佳的止血方法,也可以将双极电凝夹紧两层硬脑膜进行烧灼,直到变黄使两层硬脑膜粘连,不再出血时止。电灼切开时不宜太偏外侧,其宽度以10~12mm为宜,否则有误伤两侧海绵窦的可能。也可以应用流体明胶注入海绵间窦,止血效果好。

3）鞍内出血:无论采用经蝶入路或经颅入路,鞍内出血的来源主要有:①肿瘤出血,肿瘤出血与其血运是否丰富有关,血运丰富者出血多,血运少者出血少。切除肿瘤时肿瘤均会出血,因为肿瘤内的血管不正常,易破碎,而且每切除部分肿瘤,都增加了肿瘤的创面,增加了肿瘤内血管损伤的数目,因此出血会增多。其特点是在肿瘤内渗血,出血不凶猛量不多,不要因此而中止手术,反而应继续手术。只有当肿瘤大部分切除或完全切除达到正常组织时,肿瘤出血才会减少或者停止。②鞍内颈内动脉及其分支出血,如前所述,在蝶窦内切除鞍底前外侧骨质时,易损伤蝶窦内的颈内动脉隆突而导致颈内动脉出血,这种出血的概率相对较少。如果在蝶鞍内操作,鞍内的两侧是海绵窦,海绵窦与垂体之间只有硬脑膜并无骨质间隔。因此在蝶鞍内向两侧海绵窦切除肿瘤时,直接损伤颈内动脉的可能性大得多。此外,在大型、巨型垂体腺瘤中,肿瘤内有直接来自颈内动脉新生的分支动脉。在切除鞍内肿瘤时有直接损伤分支动脉的可能。颈内动脉海绵窦段及其分支出血具有动脉出血的特点:出血凶猛,血液鲜红,为搏动性出血,如不及时抽吸,鞍内术野立即被血液充填,形成一个血液水平不断上涨的“血池”。如此汹涌的大出血,如不立即控制会直接危及生命;还可以形成颈内动脉的假性动脉瘤,致术后鼻腔大出血。“血池”中的血液漫过蝶鞍,可经破裂的蛛网膜流向脑底诸池。如果在止血过程中误伤了三脑室底部或脑组织,会造成三脑室内积血或脑实质内出血。如果将鞍背上方肿瘤壁的血管或蛛网膜撕破,可造成脚间窝的积血。误伤肿瘤周围垂体上动脉、垂体中动脉或垂体下动脉的主干会造成下丘脑功能损伤。为预防出血,在切除海绵窦两侧的肿瘤时,应在直视下切除肿瘤,同时应用超声多普勒、导航等设备辅助定位、识别颈内动脉。

在鞍内,尤其是在两侧海绵窦旁切除肿瘤出现搏动性鲜红色血液射出时,首先要意识到这是颈内动脉或其分支出血。术者用一支吸引器吸住出血点,用另一支吸引器将射出的血液全部吸走,保持术野干净。同时将出血点周围的肿瘤组织尽可能地吸走,形成一个有利于止血的空间。此外尚需判断出血的具体部位,是因颈内动脉向肿瘤发出的分支动脉破裂,还是分支动脉在颈内动脉发出处撕裂或颈内动脉直接受到损伤所致。多数情况出血是由于分支动脉破裂引起,此时用双极电凝夹住分支动脉的近心端予以电灼,即可止血。如为分支动脉在颈内动脉发出处或颈内动脉直接受到损伤所引起的出血,即用干燥的明胶海绵卷,直接压迫出血点,并于迅速覆盖棉片,用吸引器边吸引边压迫绵片3~5分钟。如出血停止,则逐渐减少吸引器的吸引力,之后轻轻移走吸引器,待1~2分钟后无出血,可注入生理盐水,让棉片浮起并取出,此法往往可以止血。如此反复2~3次仍不能止血时,可压迫患侧颈内动脉,同时降低全身动脉压,重复上述操作并加大明胶海绵的体积,多次分层填塞术腔,加大压迫棉片的力度及延长压迫时间,一般均可以达到止血目的。

（3）垂体功能低下:手术前垂体微腺瘤在早期可以出现内分泌功能亢进,随着肿瘤的增大,正常垂体组织受压迫、侵蚀。即使是无功能腺瘤,也会产生内分泌功能减退,其中以性腺功能障碍（月经不调、闭经、不育、阳痿及性欲减退仍至消失）最早出现,最常见;其次是甲状腺和肾上腺功能减退的症状。当垂体柄受压迫时,即使不是泌乳素腺瘤,也会使血泌乳素升高,但往往≤100ng/L。手术不仅切除了有一定分泌功能的垂体腺瘤,同时或多或少甚至全部切除了残存的正常垂体组织。因此,手术后出现内分泌功能低下者较多,可以通过定期复查内分泌激素水平来诊断及指导用药。

糖皮质激素替代:糖皮质激素替代可模仿皮质醇分泌的昼夜节律给药,药物中以可的松和氢化可的松比较符合生理要求。用药应以能恢复正常值需要的最小剂量为原则。一般氢化可的松100mg肌注或静滴每日1~2次。长期用药者,予以可的松25mg/d或早晨服全量的2/3,下午服1/3。

甲状腺激素替代:最有效的药物为甲状腺素(T4),从小剂量开始。可用左旋甲状腺素(L-T4)25μg/d之后每2周增加25μg,数周后最高达75μg/d。口服甲状腺素片40mg,每日1~3次。

补充性激素:性功能减退应补充相应的激素。男性补充丙酸睾酮每次25~50mg,肌内注射每周1~2次,或甲睾酮5~10mg/次,一日2次。女性补充己烯雌酚0.1mg/d等。

对侵袭性垂体腺瘤蝶鞍扩大者,术前出现长期乏力,皮肤苍白光亮,绝大多数病人垂体功能低下,术后应早期考虑进行肾上腺皮质激素及甲状腺素替代治疗。

(4)尿崩症:术后尿崩症十分常见,发病率高达17%~70%。发病率相差如此之大是与作者对术后尿崩症的统计方法不一有关。

中枢性尿崩症是由于ADH分泌减少引起水代谢失调导致持续性排出大量稀释尿液的综合征。由于ADH不足,流经肾脏远曲小管和集合管的低渗液不能被有效地重吸收,致使大量游离水从终尿中排出,尿渗透压持续低于血浆渗透压,形成低渗尿。

在治疗上,对于轻型者,尿量≤5L/d,可鼓励饮水,动态观察病情变化,包括计算24小时出入水量,测尿比重,每4小时测神志、血压、脉搏1次,每日测电解质2次等。如无好转,甚至恶化,出现高张综合征的病人应积极补水,可以将每日实际补液量的一半采用口服清开水或胃管内补充,余下的液体量考虑静脉补充。同时给予去氧加压素,成人1~4μg(0.25~1ml)静脉注射或肌内注射,每日1~2次;或垂体后叶素,皮下或静脉滴注5~10单位,作用可维持4~6小时;或改成长效尿崩停(油剂鞣酸血管升压素)0.3ml肌内注射,可维持36~72小时,注射1.0ml可维持5~10天,一般从0.1ml小剂量开始。使用上述三种药物中的任何一种后,尿量、血钠均有显著变化,可能时高时低,必须密切观察病情变化,探索病人对药物反应的规律,随时测血钠、尿量、尿比重等,以便及时指导补水、补钠等治疗。

长期尿崩者可予口服氢氯噻嗪25mg,每日3次;卡马西平0.1~0.2,每日3次或去氧加压素0.1mg,每日2次,无效者需长期注射去氧加压素或长效尿崩停等。

(5)低钠血症:在垂体腺瘤手术中,最常见的低钠血症有两种。

1)脑性耗盐综合征(cerebral salt wasting syndrome,CSWS):原因欠明,目前不少学者认为下丘脑遭受直接或间接损伤或水肿,导致心房利钠多肽(ANP,一种强有力的利钠因子)大量释放,竞争抑制肾小管上的ADH受体,抑制肾小管对钠、水的重吸收,使钠、水经肾脏大量排除,造成低血容量性低血钠,缺钠同时缺水,缺钠重于缺水;形成以血钠低,尿钠高,血容量低,血氮质潴留为特征的综合征。临床上,术后3~7天病人出现多尿、精神委靡、嗜睡、烦躁、心率快、厌水、厌食、恶心、呕吐、神志恶化,出现昏迷,甚至抽搐。

临床化验:①低钠血症,血钠≤135mmol/L;一般仅106~120mmol/L;②低渗血症,血浆渗透压低于275mOsm/kgH$_2$O(正常值275~295mOsm/kgH$_2$O);③血钠低时尿钠高,尿钠≥25mmol/L;④尿量多而尿比重正常。

治疗:①原则是维持水、电解质平衡,维持血容量正常。②扩充血容量,补充等渗盐水,主要为补钠。轻者以补充生理盐水为主,可口服补盐或生理盐水1 000ml静滴每天一次3~7天,使电解质尽快平衡;重者需迅速扩容,纠正休克,首先补充高渗盐水后,适量补充胶体:白蛋白10g,每日2次等。③当血钠≤120mmol/L时,先于1小时内给予3%高渗钠200ml静滴,之后按计算剂量的一半补充,余下的量于24小时内分2~3次补入,或按再次血钠检查结果重新计算予以补充。具体补钠量根据血清钠计算公式进行:补钠量(mmol/L)=(血清钠正常值143-血清钠测得值)×体重×0.6,再按17mmolNa相当于1g NaCl算成盐水量。但补钠不宜过快,否则有引起中枢神经系统脱髓鞘改变的可能,一般血钠升高值不超过

0.7mmol/L/h。④低血钠伴有多尿时,先于静脉补高张钠(3%高渗盐水)或口服补盐后再用抗利尿激素,尿量>5 000ml/24h则用垂体后叶素或去氧加压素控制尿量;不应相反,以免引起医源性SIADH,使血钠更低。

预后:多数于2周内血钠及尿钠恢复正常。

2)抗利尿激素分泌异常综合征(syndrome of inappropriate secretion of antidiuretic hormone,SIADH)。原因与下丘脑遭受直接或间接损伤或水肿有关,引起神经垂体大量释放ADH,增加肾小管对水分的重吸收,使水的排泄发生障碍,血液稀释血容量增加,从而引起低钠血症。临床上,病人往往于术后5~7天出现症状。体重可能稍有增加(5%~10%),但无水肿。病人的症状与血清钠浓度密切相关。血钠在125~135mmol/L时可无症状;当血钠在110~120mmol/L时,病人可出现食欲减退、恶心、呕吐、易激动、肌肉痉挛、查体不合作,甚至神志模糊;血钠为100~110mmol/L时,肌力减退、腱反射减弱乃至消失,病理征阳性,时有抽搐发作,甚至呈木僵状态;血钠为90~100mmol/L时,上述症状加重甚至昏迷;血钠≤90mmol/L,病人呈深昏迷,可伴有颅内压升高,抢救不及时,可因脑疝而迅速死亡。实验室检查方面,低钠血症最重要的实验室检查是血电解质,尤其是血钠、尿钠和血浆渗透压的测定,这些检查既是确立诊断的基础,也是反映病情严重程度及指导治疗的依据。在SIADH中,血清钠低,一般≤130mmol,血浆渗透压也相应下降,一般≤270mOsm/L可达160mmol/L~200mOsm/L;尿钠高,一般≥20mmol/L,可达228~425mmol/24h;尿渗透压高,与血浆渗透压之比可为(1.5~2.5):1;中心静脉压高于100mmH_2O。

严格限制水入量后,病情多能迅速好转。不严重者饮水量每日控制在800~1 000ml,就可以纠正低血钠状态。对于严重的病人可联合应用呋塞米和高张或等张氯化钠,可迅速纠正SIADH的低钠血症。只要积极治疗,多数于2周内血钠及尿钠均恢复正常。

(6)视力视野障碍:在经蝶入路切除垂体腺瘤导致视力视野障碍者不多见,发生率仅为1%~7%;经颅手术约为2%~12%。其发生的原因主要有:①经蝶入路开放鞍底时,过于偏前偏外偏上,损伤了视神经管及视神经。预防:应熟悉蝶窦内视神经管隆起的解剖情况。此隆起约见于40%的个体。视神经管隆起位于蝶窦前方的两侧,其内侧缘距中线约5~6mm,隆起的长度约8mm。隆起骨质的厚度在1mm以下,4%以下个体骨壁缺如。因此在蝶鞍向前咬开鞍底部时,要注意观察及避开前外侧的视神经管隆起。②无论是经蝶或开颅手术,在鞍内切除肿瘤后向鞍内置入止血物品时不能填塞太紧,松紧要适度,以填平鞍底为限,以免压迫视神经或视丘下,术后出现视力下降或视丘下功能障碍。③采用开颅手术切除大型、巨型垂体腺瘤显露好鞍膈、视神经时,首先应切开鞍膈,尽可能切除鞍内肿瘤,使肿瘤内明显减压,视神经、视交叉得以充分松解后,再从鞍膈上将视神经、视交叉分离出来予以保护。在肿瘤内减压前,先从张力极高向上突起的鞍膈表面将视神经、视交叉进行分离,这样势必损伤神经,使视力进一步下降,视野更加缺损。④开颅手术用双极电凝分离视神经、视交叉下方的鞍膈时,因双极电凝尖端导电部分有5~7mm长,小心不要让双极电凝导电部分接触视神经、视交叉,以免损伤。预防:电凝左侧视神经下方的鞍膈时,应用右手持双极电凝,从右侧越过中线夹住左侧视神经下方的鞍膈,予以烧灼。电凝右侧视神经下方的鞍膈时,应用左手持双极电凝,从左侧越过中线夹住右侧视神经下方的鞍膈,予以烧灼。如此从对侧操作,可以减少损伤视神经的机会。⑤在大型、巨型垂体腺瘤手术中,如术前视力逐渐下降已达0.1以下,此时视神经、视交叉的连接部多与鞍膈(肿瘤壁)发生明显粘连,切不可在此处强行将其分离,否则造成视力视野损伤。如果术前视力突然急剧下降或失明,多由垂体卒中所致,视神经、视交叉与鞍膈粘连不重,应小心保护神经,切不可因已经失明而切断视神经,因为术后还有复明的希望。

以上几点视力视野损伤的原因均与手术操作有关。实际上,大型、巨型垂体腺瘤常将视神经压向外上方,视神经变宽,达7~10mm,厚度变薄,最薄处可能不到1mm。无论采用经蝶手术或开颅手术,即使术中并未对视神经、视交叉进行直接操作,但因切除肿瘤后,长时间受压的视神经、视交叉可因塌陷进入鞍内出现扭曲而发生供血障碍,使术后视力下降,目前尚无预防的方法。因此术前必须向病人本人及其家属说明术后有可能使已经变差的视力视野进一步恶化甚至完全失明的可能,以求理解。

(7)颅内感染:颅内感染往往发生在脑脊液漏的病人。临床表现除脑脊液漏外,还出现发热、头痛、颈强、呕吐等症状。腰椎穿刺检查脑脊液混浊,白细胞增加,以中性为主。治疗应使用大剂量能透过血-脑脊液屏障的抗生素。当脑脊液培养明确菌种后,改用敏感的药物,剂量要足够,必要时腰椎穿刺鞘内给药。由于目前有许多有效的抗生素,联合用药后,往往能控制感染。

(8) 鼻中隔穿孔:主要发生在经鼻中隔及经唇下入路时。表现为头痛、鼻塞、鼻黏膜萎缩、鼻衄或在呼气时出现哨声。与经蝶手术时撕裂鼻中隔黏膜、骨膜有关。

(9) 预防:应在术中发现两侧鼻黏膜在同一水平破裂时,将较小侧的黏膜缝合封闭,或在黏膜裂孔间置入骨片之后于两侧鼻腔填塞加固。术后发现大的穿孔可行修补术。

(10) 其他并发症:对于肢端肥大症可能因为垂体功能亢进,导致其他功能导常,如伴有心肌缺血、高血糖;库兴综合征出现继发性低钾血症等,术后应警惕上述情况并予相应治疗。

(三) 药物治疗

垂体肿瘤造成的损害主要包括分泌过多的有生理活性的内分泌激素引起的全身性的组织细胞异常改变,以及肿瘤细胞增生对局部压迫、侵犯引起的局部异常。对于其药物治疗,目前较为公认的是 PRL 腺瘤以药物治疗为首选,部分 GH 和 ACTH 腺瘤因发现较晚,激素水平持续增高引起全身性病理改变,使病人不能耐受手术治疗,需要先用药物控制,一般状况改善后再考虑手术。

近十几年来,针对各种功能性垂体腺瘤的特异性药物治疗发展很快,目前主要有以下几种药物的疗效已被证实:

1. 溴隐亭(bromocriptine) 此药为非选择性多巴胺受体激动剂,经 20 多年临床实践,证明治疗 PRL 瘤是目前最成功的,可使约 90% PRL 腺瘤病人垂体腺瘤缩小、PRL 下降,泌乳消失、恢复月经或生育。此药可纠正高 PRL 水平造成的病理改变,而且肿瘤缩小后,对周围正常组织压迫减轻,也间接有助于恢复和保存正常垂体功能,保持较高的生活质量。尤其对于未生育的妇女,手术或放射治疗可能造成永久性不育,而药物控制良好者有条件可长期服药,避免手术。但药物治疗不能根治肿瘤,仅抑制肿瘤的生物活性,因此需终身服药,一旦停药,肿瘤又会逐渐长大。

临床所用溴隐亭为甲磺盐酸-2-溴-α-麦角隐亭,一般包装为 2.5mg/片,口服吸收良好,血浆半衰期为 3~4 小时,作用维持时间为 8~12 小时。主要副作用是恶心、头晕,重者可出现呕吐,严重者因不能耐受而被迫放弃药物治疗。判断药物剂量是否合适应以血清 PRL 浓度被抑制水平为标准。该药也可用于治疗肢端肥大症,但疗效不如泌乳素瘤。

近年一些新药,如诺果宁(quinagolide),为选择性非麦角型多巴胺受体激动剂,半衰期长达 17 小时,每日只需服药一次,且副作用小。卡麦角林(cabergoline),为长效麦角类多巴胺受体激动剂,半衰期长达 62~115 小时,每周只需给药 1~3 次。CV205-502,可抑制全身脑肠肽分泌。

2. 人工合成的生长抑素类似物 治疗肢端肥大症的有效药物,但垂体 GH 瘤的治疗效果不如 PRL 瘤。因此药物治疗目的仅为解除异常分泌的生长激素对人体组织代谢的进一步损害,抑制肿瘤生长,尽可能保存现有垂体功能。

GH 瘤病人,一般不以药物治疗为首选,而是在手术和/或放射治疗的基础上,辅助应用一些抑制 GH/IGF-1 分泌的药物。目前主要有多巴胺受体激动剂(如前面介绍的溴隐亭)和生长抑素类似物两大类,有效率一般在 70% 左右,但血清 GH 水平完全降至正常者仅 20%~30%。

下丘脑分泌的生长抑素通过与垂体分泌 GH 细胞的细胞膜上受体结合,抑制 GH 的释放,天然生长抑素为 14 肽,半衰期仅 3 分钟,给药不便,目前有人工合成的生长抑素 8 肽(奥曲肽),皮下注射 0.1mg 可抑制 GH 释放约 8 小时。长效缓释制剂以及半衰期更长的同类药物,如善龙、索马杜林等,只需每月用药 1 次。

另外还有抑制 GH 受体的药物如培维索孟在国外已经应用于临床,用于控制 GH 产生的症状。

3. 赛庚啶(cyproheptadine) 是抗 5-HT 药,对治疗皮质醇增多症有一定效果。此药作用于下丘脑,通过调节促皮质激素释放因子 CRF 的释放,影响 ACTH 的分泌,可以与抑制肾上腺皮质激素合成的药物,如氨鲁米特(aminoglutethamide)联合应用。后者可抑制皮质醇合成过程中多种酶的活性,其他类似药物还有密妥坦、酮康唑、甲吡酮等。但比起手术和放射治疗,目前所有抑制皮质醇或 ACTH 合成的药物,疗效均不满意,故只是作为手术前后或放射治疗后短期辅助治疗。

4. 垂体靶腺功能减低的治疗　根据缺什么补什么的原则,以适当的激素补充治疗。常用的药物有泼尼松、甲状腺素及睾丸酮类和女性激素类。垂体功能减低的病人手术及放射治疗前、后均应补充适当激素。治疗原则是长期治疗,随时根据病情变化调整剂量。同时存在肾上腺皮质功能和甲状腺功能低下的病人,应先补充糖皮质激素后再补充甲状腺激素,避免诱发垂体危象。同时存在肾上腺皮质功能低下和尿崩症的病人,注意补充糖皮质激素可能增加水的清除作用,因此可能导致尿崩症加重,因此抗利尿药物的用量可能需要增加。

(四) 垂体腺瘤的内分泌治疗

垂体分泌多种内分泌激素,垂体肿瘤导致激素分泌水平的变化,有些可能没有临床意义,但另一些甚至微小的变化都很重要。激素的变化多由肿瘤本身分泌功能异常造成,也可能由于肿瘤对正常垂体的压迫引起。表现为部分或全垂体功能低下。其他原因还有激素的应用,放射治疗,肾上腺手术等。垂体手术本身也可能造成一系列病理生理变化。

1. 下丘脑-垂体轴　正常垂体功能与下丘脑密切相关,门脉循环和垂体柄。通过这一系统,下丘脑的激素释放和抑制因子调节正常垂体内分泌功能。因此,不仅垂体本身的疾病会导致内分泌异常,任何鞍区或鞍旁的占位病变,由于对门静脉系统的压迫作用,改变释放和抑制因子的输送,都可能影响垂体内分泌功能。

激素的合成和释放受下丘脑调控,其中泌乳素受抑制而其他激素受促进。同时垂体激素的分泌也受到靶腺对下丘脑的反馈调节,如甲状腺素对促甲状腺释放激素的反馈抑制。这是一个经典的负反馈模式。

垂体功能的检测可以通过激素水平检测来评估。但垂体激素呈脉冲性释放,单一的检测不能精确地全面地反映垂体功能。如果在 12~24 小时内每隔 5~15 分钟取血化验,则费时费力。激素的刺激释放或抑制试验有助于评估垂体激素动态变化趋势。靶腺激素的分泌水平也有助于间接评估垂体功能。

2. 垂体肿瘤的内分泌特点　尸检资料显示,8%~20%的人有垂体腺瘤,但大多数没有临床症状。分子生物学研究发现垂体腺瘤多由单个体细胞的突变产生。具有单克隆起源。免疫组织化学研究可以鉴定出不同类型的激素分泌细胞。大约85%~90%的垂体腺瘤有合成和释放分泌功能,常见的有泌乳素、生长激素和促皮质激素。有些肿瘤仅分泌激素的一部分,如阿尔法亚单位。这种肿瘤以前曾被归为无功能腺瘤。相当一部分肿瘤不仅分泌一种激素。

垂体腺瘤的临床症状多变,总结可以归为三类,一是激素过量分泌引起的症状,如肢端肥大症,二是正常垂体功能受损的症状,三是肿瘤引起的占位效应,如视野缺损,头痛等。

3. 不同垂体腺瘤的内分泌治疗　治疗应根据不同特点决定,如垂体内分泌功能异常,肿瘤大小和范围,病人年龄性别,临床症状等。治疗包括药物、放射治疗(质子束、一般放射治疗、立体定向放射治疗等),以及手术。治疗决策仍有相当的争议和不确定性,特别是对泌乳素瘤。一般来说,对于生长激素和促皮质激素腺瘤倾向于手术治疗。治疗的个体化需要重视。多巴胺激动剂如 bromocriptine,pergolide,caberg-oline 等用于治疗泌乳素瘤,大约 60%~70%的病人肿瘤体积缩小。同类药物对于肢端肥大症的有效率仅25%~30%。octreotide,一种生长抑素类似物,可以降低血清生长激素浓度并改善肢端肥大症病人的临床症状。大约40%病人肿瘤体积减小。对较为少见的分泌促甲状腺激素的肿瘤也有效。因此对此类肿瘤在手术前接受一段时间的药物治疗可能有助于提高手术效果。

4. 术前内分泌功能评估和管理　所有垂体手术病人,术前术后需要内分泌检查。垂体-肾上腺和垂体-甲状腺轴的功能应被特别关注。这两个系统对手术恢复影响更明显。血清皮质醇基础水平超过 20μg/dl 不需要激素替代治疗。需要注意的是,对于一些服用避孕药或者接受外源性雌激素补充治疗的妇女,其血清甾体激素结合球蛋白水平升高可能造成激素水平检测结果偏高。对于激素基础水平偏低的病人,要通过胰岛素诱导低血糖试验来评估激素分泌的动态变化。通常垂体微腺瘤病人的激素水平正常而垂体大腺瘤病人激素分泌功能受损。

垂体-甲状腺轴功能的评估相对容易,主要依据 TSH 和游离 T4 水平。垂体性甲低通常表现为相对正常的 TSH 和偏低的血清游离 T4 水平。垂体-性腺功能通过卵泡刺激素和黄体生成素水平反映出来。睾酮和雌激素水平也可作为参考。生长激素分泌功能可以通过胰岛素诱导低血糖试验来检测。也可通过血浆胰岛素样生长因子-1(IGF-1)间接反映。

在各种下丘脑-垂体疾病中,血清泌乳素水平是一项最重要和最常用的检测指标,泌乳素瘤占到所有垂体腺瘤的大约 40%,其血清泌乳素水平变异很大,从接近正常的 35μg/dl 到高达 20 000μg/dl。一般超过 100μg/dl,且与肿瘤大小成正相关。其增高机制有以下几种可能,一是肿瘤细胞直接分泌;二是垂体门脉系统和垂体柄受压;三是服药,如多巴胺拮抗剂,或存在肾功能衰竭或原发甲状腺功能低下等疾病。

很多大腺瘤虽然不分泌泌乳素,但也可检测到轻度的泌乳素增高,一般都低于 100μg/dl。此类病人可能合并不同程度的垂体功能低下。成功的手术可以逆转。

5. 激素缺乏病人的处理　ACTH 缺乏的病人需要给予皮质激素补充治疗,一般 12.5~25mg 氢化可的松分 2~3 次服用。除非症状明显,一般不需要补充甲状腺素。甲低病人可能对麻醉药和镇静剂更为敏感。其他激素术前无需补充,可待手术效果明确后再考虑,如生长激素和各种性激素。

6. 围术期管理

(1)糖皮质激素:对于术前垂体-肾上腺功能正常的病人,经蝶手术中和术后可以无需补充激素。术前正常的病人一般术后可能轻度增高。但术后建议每隔 2~3 天测定一次。如维持在 15μg/dl 以上则相当满意。如低于 5μg/dl 则需立即开始补充治疗。

对于术前皮质醇水平降低的病人,对于 ACTH 缺乏,特别是合并垂体功能低下的病人,在术前术中和术后均应补充糖皮质激素。推荐使用氢化可的松,每天 12.5~30mg,分 2~3 次口服。手术当天早上和术中可分别给予 100mg。术后第一天每 6 小时给 50mg,第二天每 6 小时给予 25mg,此后,每天口服 30mg。大剂量糖皮质激素有较多的副作用且疗效并无明显增加。

对于一些垂体大腺瘤,如果估计手术后垂体功能会逐渐恢复,可以在术后 2 天左右停用糖皮质激素类药物,停药 24 小时后测定血清皮质醇,如果在 15μg/dl 以上,提示垂体功能开始恢复。无需继续外源性补充。此变化可能在术后几小时内即开始出现。如持续低于 5μg/dl,则需要继续补充激素。也有医师主张缓慢减量停药。

对于分泌促皮质醇激素的垂体腺瘤病人,ACTH 腺瘤病人围术期治疗较为复杂,需要神经外科医师和内分泌科医师的密切配合。糖皮质激素的使用个体化差异很大,特别是术前是否需要补充。如果手术切除顺利,术后血清皮质醇水平可能在 24~48 小时内开始下降。因此在开始使用激素前应取血化验。如垂体-肾上腺功能逐渐恢复,可望在 6~24 个月内停药。对于皮质醇水平持续增高的病人,应根据 ACTH 水平决定治疗方案。

(2)其他垂体激素异常的围术期管理:TSH 缺乏可导致甲状腺功能低下,对病人术后的恢复产生影响,因此术前甲状腺功能低下的病人应予补充治疗并在术后继续用药。在低代谢状态下,麻醉药可能需要减少剂量。其他激素缺乏的问题无需在围术期解决。

7. 术后的内分泌管理

(1)1~2 周内:病人在垂体手术后,大多数垂体功能的变化出现在术后 1~2 天内,随着病情的稳定,病人出院后可能仍然存在的内分泌问题,最常见的是低钠血症和肾上腺功能低下。

术后低钠血症相当常见。根据血浆容量,分为不同类型。在甲状腺或肾上腺功能减退的病人中尤为常见。低钠血症与抗利尿激素的异常分泌关系密切。低钠血症多发生于术后 7~10 天,常见症状包括恶心、乏力、嗜睡,以及头痛等。液体摄入量限制是最有效的治疗方法,血钠水平和相关激素水平监测。心排血量减少,肾血流减少,肾小球滤过率减少是可能的机制。糖皮质激素对血管加压素的分泌有负反馈抑制作用,此情形下适当的激素补充可以快速逆转临床症状。

（2）术后1~3个月：术后1~3个月的垂体内分泌功能评价相当重要，多数功能性肿瘤，有助于了解是否有肿瘤残余，以及垂体功能恢复情况。如证实有某种激素缺乏，则提示需要长期替代治疗。同时检测垂体及其靶腺分泌的激素水平，以便作出全面的评价。

术后1~3个月的内分泌功能状态多与术后早期内分泌变化密切相关，对于 ACTH 腺瘤，在肿瘤全切后早期可能出现肾上腺功能减退，但可能在数月内逐渐恢复。其他情况下的肾上腺功能减退，可能需要长期的糖皮质激素替代或补充治疗，可根据激素水平复查结果决定是否可以减少剂量。

（3）激素长期替代治疗：永久性的垂体功能减低，病人教育很重要，在不同情况下药物用量可能需要经常调整，如某些疾病、手术等。治疗的个体化、年龄、性别、工作情况、教育背景、原发疾病、临床病史等。氢化可的松或其他糖皮质激素药物最为常用，盐皮质激素偶尔用于慢性低钠血症病人。其他还有甲状腺素、生长激素和各种性激素类药物，任何时候应该根据血清激素水平监测结果和临床症状变化作出调整，同时要注意激素的副作用。

垂体功能低下病人即使不接受任何激素治疗，很多病人也能长期生存，但在某些特殊情况下，如应激状态、创伤、寒冷、感染等因素，可能威胁生命。即使接受激素治疗，病人的心血管病发生率及死亡率明显增高。

从总的原则来说，医师应该帮助病人尽可能维持正常的生理内分泌状态。

（李储忠　张亚卓）

第三节　颅咽管瘤

一、概述

颅咽管瘤是鞍区良性的占位病变，是颅内最常见的先天性肿瘤，占鞍区肿瘤的首位，起源于胚胎时期 Rathke 囊形成颅咽管时的残余上皮细胞。其发病率占原发性颅内肿瘤的 2%~5%，儿童颅咽管瘤占全部颅内肿瘤的 5%~10%，占鞍区及鞍上肿瘤的 56%，年每 10 万人发病率约为 0.2，文献报道的发病率约为 (0.17~0.2)/10 万人，亚洲的发病率要高于其他国家。颅咽管瘤很少有家族性的病例报道，没有发现明确的遗传关系。其发生率在所有年龄组中没有性别差异。颅咽管瘤从婴儿到 80 岁均可发病，有两个发病高峰：5~14 岁的青少年和 65 岁以上的成年人。

二、颅咽管瘤病理

颅咽管瘤是来源于轴外的鞍区上皮性肿瘤，2016 版中枢神经系统病理分级将其归为 WHO I，有两个病理亚型，即成釉细胞型（aCP）和鳞状乳头型（pCP）。一般认为 aCP 起源于颅咽管和 Rathke 囊异位胚胎残留细胞，这种类型与牙源性肿瘤具有共同的特征，提示两者具有共同的起源。而 pCP 发病机制尚不清楚，可能与残留于腺垂体尤其是结节漏斗部的上皮细胞化生有关。因此，胚胎学观点对了解颅咽管瘤具有重要意义，颅咽管瘤不属于神经上皮性肿瘤。

成釉细胞型颅咽管瘤主要发生在儿童期，在腺垂体形成过程中，部分残存于 Rathke 囊的上皮细胞可能在一些特定的基因突变后开始生长为 aCP。CTNNB1 exon3 突变是 aCP 启动和生长过程中的关键（可能是唯一的）位点。据报道，在 CTNNB1 位点缺失 exon3 的基因工程小鼠中可以观察到类似颅咽管瘤的组织生长。在小鼠发育过程中，WNT 通路的过度激活将出现与 aCP 有许多共同病理特征的鞍区肿瘤。

鳞状乳头型颅咽管瘤无一例外均见于成人病人，pCP 的起源几乎全部位于垂体上部。BRAFV600E 的突变和 MAPK 通路的过度激活能导致鳞状细胞巢的形成，并且随着年龄的增长，可观察到垂体细胞出现鳞状化生。

胚胎发育过程中，垂体形成晚于软脑膜。因此，在腺垂体与神经垂体相互作用生长的过程中，腺垂体细胞完全被排除于神经组织外。鞍区蛛网膜在颅咽管瘤的生长过程中起重要作用,颅咽管瘤应视为脑外来源的肿瘤。

三、分型

颅咽管瘤是一种良性肿瘤,但由于它与下丘脑-垂体轴和视神经等重要结构关系密切,会造成部分病人术后出现严重的并发症,这也可能导致了某些情况不得不选择部分切除。因此,阐明这些肿瘤与周围结构的关系极为重要。

颅咽管瘤的手术治疗困难且复杂,引起了诸多国内外神经外科专家的关注。为了进一步提高神经外科医师对颅咽管瘤的理解,以及为了进一步提高手术的效果,Pascaul、Hoffman、Yasargil、Kassam、Kitano、Steno 等根据自己的理解,提出了不同的颅咽管瘤分型,有些分型颇具影响。主要是基于颅咽管瘤影像和解剖部位,根据肿瘤与下丘脑、视交叉的毗邻关系不同进行分类,但忽视了颅咽管瘤的起源部位和周边膜性结构对其生长方式产生的影响,此外,其中的完全第三脑室内型违反了胚胎学规律。认为存在完全第三脑室内型会导致外科医师采用轴内手术入路切除肿瘤,进而导致一部分颅咽管瘤不能被全切除,而肿瘤无法达到全切势必会导致使用过多的放疗和内照射等治疗方法。

因此,正确和有效的颅咽管瘤分型至关重要。颅咽管瘤起源于 Rathke 囊残余的上皮细胞,因此从口咽部、蝶鞍、鞍上垂体柄直到第三脑室底的任何部位均可发生颅咽管瘤。通过术中对肿瘤起源点的判断,以及已有病理学证据证实即使在肿瘤凸入第三脑室底部时室管膜仍保持完整覆盖,这进一步证实了关于颅咽管瘤起源的胚胎学观点。

(1) QST 分型:根据颅咽管瘤起源位置和与周边结构关系进行分型。垂体柄根据围绕它的蛛网膜袖套分成四段:鞍膈下、袖套外、袖套间及袖套内疏松部。袖套外段是一潜在的间隙,因此根据不同垂体柄分段的起源,可以将颅咽管瘤分为三型:Q 型,为鞍膈下蛛网膜外肿瘤,常位于膈下,可视为颅外起源的肿瘤。垂体柄在肿瘤的后方,像字母 Q 的尾巴,MRI 上的形状类似于字母"Q";S 型为鞍上脑室外蛛网膜下腔型肿瘤,起源于垂体蛛网膜袖套外、袖套间段,肿瘤可以在单个或多个蛛网膜腔内生长,蛛网膜作为与第三脑室底的间隔,可视为蛛网腔内肿瘤。垂体柄蛛网膜袖套下有残余细胞,肿瘤生长于蛛网膜袖套内。T 型为鞍上漏斗结节型肿瘤,起源于垂体柄的袖套内段,由于蛛网膜具有个体性差异,肿瘤主要向第三脑室方向生长,同时也可以向蛛网膜腔方向生长。并无脑实质起源的完全第三脑室内型颅咽管瘤(图 12-3-1)。

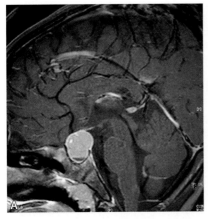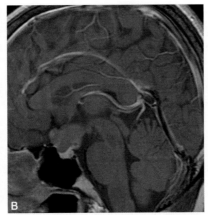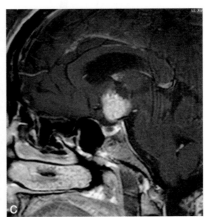

图 12-3-1　各种类型颅咽管瘤的 MRI(从 A 到 C 分别为 Q、S、T 型)

(2) 内镜下新分型:我国学者在既往颅咽管瘤分型的基础上,结合内镜对颅咽管瘤生长方式、起源部位、与垂体柄、下丘脑关系的观察,对颅咽管瘤进行了内镜下新的分型(纯第三脑室内型除外)。

首先根据肿瘤与垂体柄关系分成中央型(central type)和周围型(peripheral type)。中央型的特点为肿瘤沿垂体柄生长,肿瘤通常较周围型小,肿瘤表面可辨认出垂体柄特有的纵行髓纹结构,此类型颅咽管瘤垂体柄难于保存。周围型的特点为肿瘤生长在垂体柄的一旁(可为侧方,亦可为前或后方),将垂体柄向外侧推挤,可探查到明显的垂体柄走向,此类型颅咽管瘤垂体柄保存率较高。再根据肿瘤在下丘脑-垂体柄的起源点不同,周围型又可分为三个亚型,依次为下丘脑垂体柄型(hypothalamic stalk type)、鞍上垂体柄型(suprasellar stalk type)和鞍内垂体柄型(intrasellar stalk type)(图 12-3-2)。

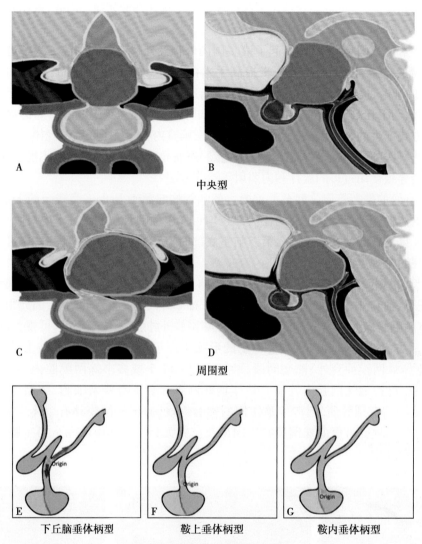

图 12-3-2 颅咽管瘤分型示意图

A 和 B. 中央型颅咽管瘤在垂体柄内沿其生长,没有明确的起源点,肿瘤居中;C 和 D. 周围型颅咽管瘤起源于垂体柄,但在垂体柄外扩张性生长,残存垂体柄被肿瘤推向侧方;E、F、G. 根据下丘脑-垂体柄上的不同起源点,周围型颅咽管瘤又分为三种亚型;E. 下丘脑垂体柄型起源于下丘脑和垂体柄交界处,常向上累及下丘脑(橙色箭头),长入第三脑室,向下累及垂体柄(紫色箭头);F. 鞍上垂体柄型起源于鞍上部分垂体柄,尤其多见于下段垂体柄,肿瘤位于脑室外;G. 鞍内垂体柄型起源于鞍内部分垂体柄,即传统的鞍内型,黄色箭头所指为肿瘤起源处

通过上述分型,能较为准确地了解颅咽管瘤的起源与位置,肿瘤与垂体柄、下丘脑、第三脑室的关系,位置与起源,对手术入路的选择、术中切除程度的把握、病人预后有很大的帮助。

四、各分型的生长方式和影像学特点

颅咽管瘤各亚型的生长方式有所不同,在术前 MRI 上亦具有明显的特点(图 12-3-3 和表 12-3-1),通过这些特点可以对颅咽管瘤的类型,肿瘤与垂体柄、下丘脑、第三脑室的关系作出预判。

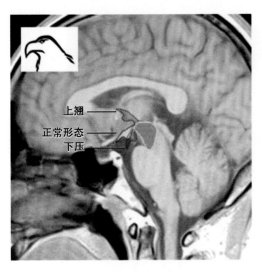

图 12-3-3　鹰嘴征的 MRI 示意图

（1）"鹰嘴征"的概念：为更好地在术前 MRI 上说明颅咽管瘤与下丘脑、第三脑室的关系，提出鹰嘴征的概念，即中脑及向乳头体和第三脑室底壁延续结构，形似鹰头及鹰喙，如图中绿色和黄色部分，受肿瘤的推挤可表现为上翘（肿瘤未长入第三脑室）和下压（肿瘤长入第三脑室）位移（图 12-3-3）。

（2）中央型颅咽管瘤沿垂体柄生长，肿瘤与垂体柄的形态、走行一致，因此 MRI 冠状位上可见肿瘤位置居中，第三脑室无偏移（图 12-3-4A）。当肿瘤较小时，MRI 上可见肿瘤仅限于垂体柄内生长，而当肿瘤较大时，可见肿瘤纵向生长呈典型的"瘦高状"（图 12-3-5），可向上长入第三脑室内，将第三脑室底向后下推移，MRI 矢状位上可见鹰嘴征下压（图 12-3-4B 中红箭头），亦可向下长入鞍内，将垂体推向前方，有时可将鞍底扩大。

表 12-3-1　中央型与周围型颅咽管瘤在 MRI 上的差异

分型	体积	MRI 冠状位	MRI 矢状位	鹰嘴征
中央型	较小	居中，第三脑室居中	纵向生长，瘦高状	下压
周围型				
下丘脑垂体柄型	较大	偏侧，第三脑室偏移	纵向生长	下压
鞍上垂体柄型		偏侧，第三脑室偏移	横向生长	上翘
鞍内垂体柄型		蝶鞍扩大	纵向或横向生长	正常或上翘

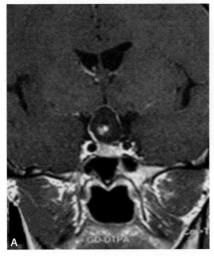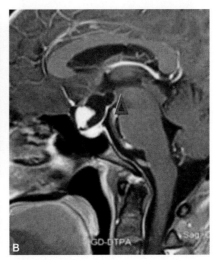

图 12-3-4　中央型颅咽管瘤术前 MRI 表现

（3）下丘脑垂体柄型颅咽管瘤在鞍上偏侧生长，垂体柄被肿瘤推向一侧，在 MRI 冠状位上可见肿瘤偏侧生长，垂体柄被推向一侧，第三脑室前部被肿瘤推向垂体柄同侧（图 12-3-6A，黄色箭头）。由于肿瘤起源于下丘脑-垂体柄交界处，常向上累及下丘脑，长入第三脑室，因此 MRI 矢状位上可见鹰嘴征下压（图 12-3-6B）。

（4）鞍上垂体柄型颅咽管瘤亦在鞍上偏侧生长，垂体柄被肿瘤推向一侧，在 MRI 冠状位上亦可见肿瘤偏侧生长，垂体柄被推向一侧，第三脑室前部被肿瘤推向垂体柄同侧（图 12-3-7A 中黄色箭头）。肿瘤多起源于鞍上垂体柄下段，常不长入第三脑室上，故在 MRI 矢状位上可见鹰嘴征上翘（图 12-3-7B 中红色箭头），肿瘤亦常横向生长成巨大肿瘤，肿瘤可长入前颅底、斜坡、脚间池、桥前池等，但不进入第三脑室（图 12-3-8）。

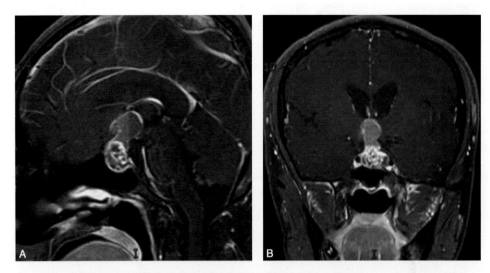

图 12-3-5 纵向生长的中央型颅咽管瘤术前 MRI 表现：肿瘤沿垂体柄生长呈"瘦高状"，向上长入第三脑室，鹰嘴征下压，向下长入鞍内，垂体被推向前方

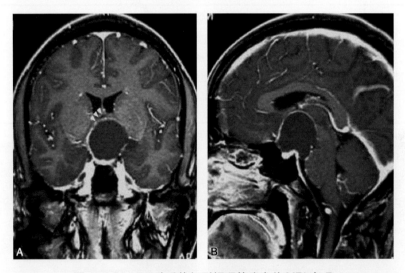

图 12-3-6 下丘脑垂体柄型颅咽管瘤术前 MRI 表现

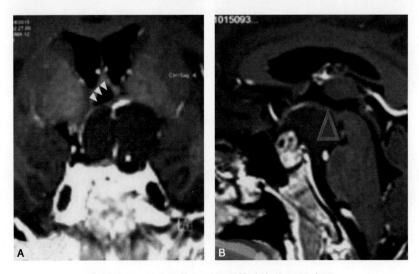

图 12-3-7 鞍上垂体柄型颅咽管瘤术前 MRI 表现

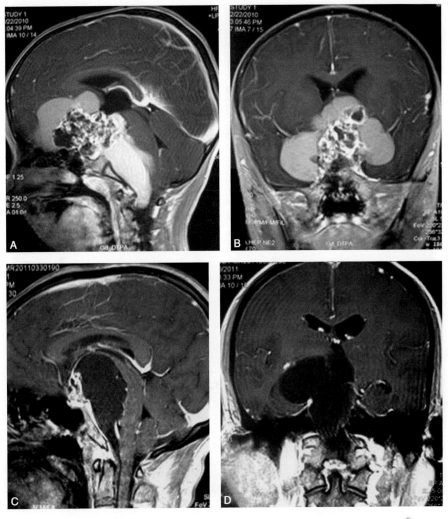

图 12-3-8 鞍上垂体柄型颅咽管瘤常横向生长成巨大颅咽管瘤,肿瘤可长入前颅底、斜坡、脚间池、桥前池等,但不进入第三脑室

（5）鞍内垂体柄型颅咽管瘤即鞍内型,肿瘤常在鞍内生长,导致蝶鞍扩大,MRI 的典型表现常为蝶鞍扩大（图 12-3-9）,当肿瘤生长巨大时,可向鞍上生长,甚至推挤压迫下丘脑,MRI 矢状位可见鹰嘴征上翘,亦可向下突入蝶窦腔（图 12-3-10A、B）,同时肿瘤亦可向侧方生长,侵入海绵窦（图 12-3-10C、D）。

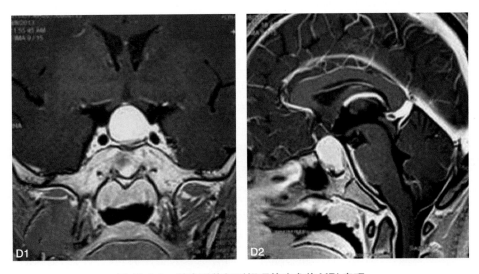

图 12-3-9 鞍内垂体柄型颅咽管瘤术前 MRI 表现

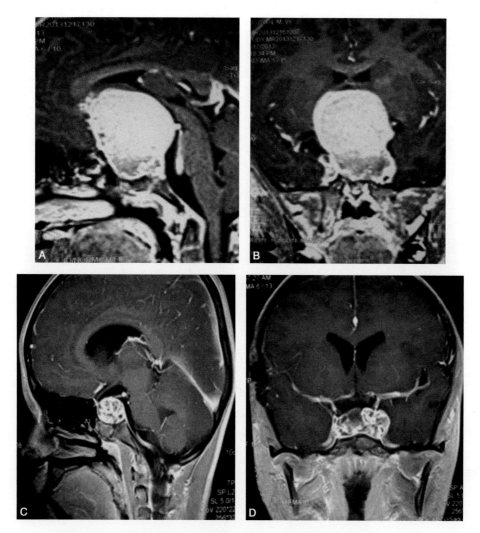

图 12-3-10　鞍内垂体柄型颅咽管瘤向上、向外侧生长的术前 MRI 表现

五、颅咽管瘤的内镜经鼻手术治疗流程

根据颅咽管瘤与垂体柄的关系,在下丘脑-垂体柄上起源的不同,借用内镜的观察,在既往颅咽管瘤的分型基础上,笔者对颅咽管瘤做了内镜下的新分型,各亚型颅咽管瘤有其各自的生长方式和对下丘脑的关系,结合术前 MRI 及连续通过内镜经鼻入路切除一系列颅咽管瘤的术中所见及上述认识和体会,笔者对颅咽管瘤的内镜经鼻手术诊治总结出如下流程(图 12-3-11)。

1. 首先根据术前 MRI 可对颅咽管瘤的分型作出预判,在术前 MRI 上见肿瘤位置居中,体积较小,第三脑室居中,无偏移,纵向生长,而且成人病人居多时,可判断为中央型颅咽管瘤,预计肿瘤会对双侧下丘脑造成损伤,术中垂体柄难以保留。当肿瘤偏侧生长,体积较大,第三脑室有偏移,可判断为周围型。

2. 为明确周围型的各亚型,继续在 MRI 矢状位上观察,当肿瘤多为纵向生长,并长入第三脑室,鹰嘴征下压,可判断为下丘脑垂体柄型,预计肿瘤对下丘脑造成单侧损伤,垂体柄易于保留;当肿瘤多位横向生长,未长入第三脑室,推挤压迫下丘脑,鹰嘴征上翘,可判断为鞍上垂体柄型,预计肿瘤对下丘脑无或轻微损伤,垂体柄易保留;当发现肿瘤鞍内生长,鞍底扩大,肿瘤体积较大时,成纵向生长,推挤压迫下丘脑,鹰嘴征上翘,可判断为鞍内垂体柄型,预计肿瘤对下丘脑无或轻微损伤,鞍膈下的垂体柄难以保留。

3. 绝大部分各亚型颅咽管瘤多可采取内镜经鼻入路手术,对于长入第三脑室甚至侧脑室的中央型或下丘脑垂体柄型颅咽管瘤,可辅助终板入路切除肿瘤,而对于鞍上垂体柄和巨大向上生长的鞍内垂体柄型颅咽管瘤,辅助终板入路则是禁用的,因为会造成医源性下丘脑损伤。

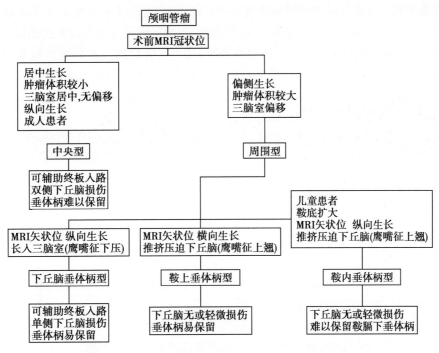

图 12-3-11　颅咽管瘤的内镜经鼻手术诊治流程图

六、手术治疗与入路选择

即使是巨大、钙化十分严重的颅咽管瘤,也要尽可能地达到肿瘤的全切除,同时尽可能保留周边重要结构。部分病人术后视力可以得到明显改善,部分术前内分泌功能受影响的病人,术后内分泌水平可以得到明显改善,并且可以恢复生育能力。颅咽管瘤手术的目标就是通过对肿瘤的全切除来改善病人内分泌功能和视力,从而彻底治愈肿瘤。

由于颅咽管瘤的位置位于深部,所以其毗邻的结构非常重要,安全地达到颅咽管瘤的全切除对于许多医师来说仍然是巨大的挑战。由于垂体柄、鞍膈、蛛网膜等与颅咽管瘤起源及生长相关的结构在个体之间存在差异,故相同分型的颅咽管瘤在不同个体之间的生长方式、毗邻结构及变化规律亦有很大差异。应用QST分型方法可以精准地切除肿瘤的起源部位,也为安全地分离和保护周围重要结构提供了解剖基础。

1. 开颅手术　Q型颅咽管瘤可以根据肿瘤的大小、质地和累及的结构制定手术入路。完全鞍膈下型颅咽管瘤建议使用经蝶窦手术。当肿瘤的整体位置较高时,可以选择前纵裂经终板入路。而部分巨大的肿瘤常常需要使用联合入路对其切除。当Q型肿瘤在鞍内难以暴露充分时,可以通过磨除鞍结节来获得手术空间。对鞍内肿瘤要尽可能地全切以防止肿瘤复发。

S型颅咽管瘤与第三脑室底部及下丘脑等结构的粘连较轻,肿瘤大多位于视交叉前方。视交叉和前交通动脉常被推挤至上方,大多数肿瘤侵入视交叉前间隙。这种类型的颅咽管瘤在成人中是很常见的,其全切除率高、术后反应小。随访结果表明,这种类型的颅咽管瘤手术切除后很少复发。轴外入路是切除S型肿瘤的常用入路,例如额颞入路和额下入路。根据所涉及的肿瘤大小、质地和方向,骨瓣设计常常需要个体化。手术主要在蛛网膜下腔进行操作,术中可能对垂体柄造成部分损伤,但只要保留垂体柄的形态和连续性,术后反应往往较轻,尿崩症多为暂时性易恢复。

T型颅咽管瘤起源于垂体柄的正中隆起和灰结节,主要累及第三脑室下丘脑,肿瘤的实质常贴近第三脑室基底部。肿瘤的顶部被软膜和室管膜所覆盖,而底部为基底蛛网膜的延续。术中的严重粘连是切除该类型肿瘤时造成下丘脑结构损伤的主要原因。即使肿瘤顶部覆盖的第三脑室的室管膜层和神经组织层较薄,但其解剖结构仍然存在。因此,没有发现真正意义上的完全第三脑室内型。了解这个解剖学概念使得可以在手术中尽可能保护第三脑室底部的神经组织。如果T型颅咽管瘤延伸至中间块或具有明显的向后方生长的趋势,需使用终板入路。切开终板后手术空间会得到扩大,便可从外侧分离肿瘤。

2. **经鼻内镜手术**　经鼻内镜切除颅咽管瘤有许多优点:①经鼻蝶入路可充分显露 Q 型颅咽管瘤的起源位置,明确肿瘤与周边结构的关系。②对于 Q 型肿瘤,内镜下识别肿瘤及残留的垂体组织对垂体功能的保护异常重要。③视神经和视交叉所受到的干扰较少,这是此类型病人术后视力较好的原因之一。④位于视交叉腹侧的肿瘤能得到完全暴露,内镜下的能更好地观察并识别肿瘤与周围结构的关系,能更好地保护其周围结构。⑤经鼻蝶手术不会留下明显的瘢痕,能够满足病人对美容的需求。随着神经内镜装置的革新和仪器的完善,经蝶入路内镜的应用前景将越来越大。

内镜下切除是以颅咽管瘤全切除作为最终目标。应该根据具体情况选择显微镜和内镜切除颅咽管瘤。

内镜手术不足之处:①需要主刀和助手默契的配合。②内镜手术受限于手术设备和空间的高要求,许多单位难以开展。③病人术后易出现脑脊液漏,有些病人术后还会出现严重的颅内感染及鼻部并发症。④术中血管破裂时止血困难,常常导致灾难性的后果。⑤一些涉及垂体柄的肿瘤经常需要通过切除垂体柄以确保肿瘤的完全切除,而通过显微镜可能可以保持垂体柄的连续性。

3. **内镜手术适应证与禁忌证**

(1) 通常绝大多数颅咽管瘤适合内镜经鼻入路进行切除。

(2) 当肿瘤巨大,向鞍旁如外侧裂、颞叶、环池、桥小脑角等处生长过多,超出颈内动脉外侧 1.5cm 以上,以全切除为目的时,则不宜选择内镜经鼻入路。

(3) 向上生长超出孟氏孔侧脑室,亦不宜选择内镜经鼻入路。

(4) 视交叉与垂体间隙过小,如小于 0.5cm,需谨慎选择内镜经鼻入路。

(5) 由于儿童病人鼻腔狭小,蝶窦未气化,手术操作通道狭窄,因此儿童病人使用经鼻入路切除的困难程度大于成人,需谨慎选择内镜经鼻入路,但并非禁忌。

(6) 不适合开颅经终板入路的颅咽管瘤:对于视交叉后向脚间池生长的肿瘤,开颅经终板或经第三脑室入路仍是被广泛采用的技术来切除此类肿瘤,但这类肿瘤有相当一部分(约占鞍上颅咽管瘤 20%)是垂体柄下段或中下段起源,即鞍上垂体柄型和巨大的向上生长的鞍内型颅咽管瘤,此类型颅咽管瘤并不侵犯下丘脑进入第三脑室。此类肿瘤切除后,在内镜手术中可观察到完整的第三脑室底部,若开颅经终板或第三脑室入路,势必需切开完整第三脑室底部才能切除肿瘤,造成医源性的下丘脑损伤,术后出现本不应该出现的严重下丘脑反应。因此,对于鞍上垂体柄型和巨大的向上生长的鞍内型颅咽管瘤,严禁从终板或第三脑室入路,应改用其他间隙或采取内镜经鼻入路切除肿瘤。

(7) 纯第三脑室内型颅咽管瘤,因第三脑室底完整,下方入路会损伤灰结节和乳头体,因此是内镜经鼻入路的禁忌证。

因此,应根据病人的不同情况,结合术前影像及肿瘤分型选择最合适的手术入路。

4. **内镜手术步骤及技巧**

(1) **体位及头位**:病人取仰卧位,头高脚低 30°,头部朝主刀医师方向偏 10°~15°,后仰 10°~15°,需要神经导航时,使用 Mayfield 头架固定头部,不需要神经导航时,则用头圈固定头部。常规消毒铺巾后,肾上腺素棉片(1:10 000)收缩双侧鼻腔黏膜。

(2) **鼻腔及蝶窦阶段**:助手位于病人头顶方向持内镜从右侧鼻腔 12 点位置进入鼻腔,主刀医师位于病人右侧肩部从鼻孔 6 点钟位置进入鼻腔操作,开放鼻腔双通道。广泛磨除蝶窦前壁和底壁,去除蝶窦内所有间隔和黏膜,再向前磨除部分后组筛窦气房,由前及后暴露蝶骨平台、鞍结节、鞍底、斜坡上部骨质,两侧充分磨除蝶窦外侧壁,这样可给后期的肿瘤阶段提供足够大的颅底手术空间。

结合神经导航可清晰显露辨认蝶窦后壁以下解剖标志:鞍底、斜坡、双侧颈内动脉管、双侧视神经管、双侧 MOCR、LOCR(内、外侧视神经-颈内动脉隐窝)、鞍结节和蝶骨平台区域,并可在神经导航下定位肿瘤边界。

(3) **颅底-硬脑膜阶段及肿瘤切除**

1) **鞍上颅咽管瘤**(包括中央型、下丘脑垂体柄型、鞍上垂体柄型):颅底-硬脑膜阶段:充分磨薄鞍底和鞍结节骨质,将其咬除,再向两侧磨除海绵窦表面部分骨质、MOCR 骨质,然后向前扩展磨除蝶骨平台区骨质,必要时可向前后分别扩大至前颅底和斜坡上部。电凝硬脑膜,于海绵前间窦上下方数毫米分别横形切开硬脑膜,电凝海绵前间窦并切断,充分剪开鞍结节区域硬脑膜至骨窗边缘,暴露上界至视交叉前,下界至垂体,以充分显露垂体-视交叉间隙。对于较大的肿瘤,还需开放鞍底和蝶骨平台硬脑膜。

肿瘤切除:肿瘤切除应遵循显微操作理念,这是完成高质量颅咽管瘤切除术的重要保证。显微技术应贯穿整个肿瘤切除手术。通常颅底蛛网膜与肿瘤界限清楚,但对复发肿瘤二次或多次手术、伽玛刀或放疗术后等基底蛛网膜易与肿瘤发生粘连,此时,可从肿瘤外侧与视神经或颈内动脉相邻处寻找间隙,顺此间隙分离与肿瘤粘连的蛛网膜,此时应注意保护走行于蛛网膜下腔的垂体上动脉及其分支。

打开蛛网膜后,视交叉前置型病人,即可见视交叉与垂体之间的肿瘤,视交叉后置型病人,视交叉被推后肿瘤后上方。肿瘤表面可见垂体上动脉分支血管,分离并辨认供瘤血管,电凝并切断1~2根供瘤血管。从肿瘤下极寻找垂体柄(中央型颅咽管瘤,其表面即可见纵向走行的髓纹状特有垂体柄结构)及判断肿瘤起源,再进行瘤内减压。

周围型颅咽管瘤,基于起源呈侵犯关系,其他部位是推挤压迫关系的理念,先从肿瘤起源的对侧下极或与视神经、颈内动脉之间开始分离,分离时应仔细辨认肿瘤与蛛网膜界面,将来自垂体上动脉,后交通动脉、脉络膜前动脉及分支血管的供应视交叉、下丘脑和基底节的穿通支从肿瘤上分离,并推向外侧,1~2支供应肿瘤的予以电凝切断,在颈内动脉下方、颈内动脉与视神经之间、视神经上方将肿瘤分离推向内侧,后交通动脉是最常见被肿瘤包裹的血管。术中仔细保护,同时注意其下方的动眼神经,肿瘤后下方对基底动脉及P1段通常易分离,部分肿瘤特别是囊变囊壁菲薄者肿瘤与视神经和视交叉腹侧粘连紧密,以锐性分离为主。

视交叉后置型肿瘤向视交叉上方生长,常可包裹前交通复合体,应采取显微操作的原则仔细分离保护。视交叉腹侧后即下丘脑区域的分离最重要,如果是漏斗结节起源的肿瘤,从下丘脑外侧或肿瘤周边分离直至肿瘤进入第三脑室,尽可能保护残存的被推挤非浸润的下丘脑,特别是后方的乳头体应加以保护,通常乳头体被推向后方,极少见肿瘤破坏或浸润乳头体。如果是下丘脑垂体柄型,以同样的显微技术方法分离起源侧和肿瘤底部,最后处理起源部位即下丘脑和上段垂体柄。如果是垂体柄下段或中下段起源,或鞍内垂体柄起源,即鞍上垂体柄型、鞍内垂体柄型,对下丘脑常呈推挤压迫关系,容易将肿瘤从下丘脑分离而保持下丘脑完整,最后分离肿瘤起源处,即肿瘤与垂体柄的浸润,术中根据情况可以分块切除肿瘤增加手术空间和视野,也可以肿瘤各方向交替进行分离,原则是先分离容易分离的推挤压迫部分,最后分离起源的浸润部分。

起源于下丘脑的肿瘤部位的分离是颅咽管瘤切除术中最核心的部分。至起源处因肿瘤与下丘脑是浸润关系,原来的肿瘤边界消失,肿瘤与下丘脑融合,需沿肿瘤边界切开下丘脑,根据颜色和质地的不同尽可能紧贴肿瘤面锐性分离肿瘤,有时可见软化的胶质增生层,应尽可能在此层分离,耐心细致地分离能保存即使菲薄的残存下丘脑组织。由于肿瘤呈"指状"浸润下丘脑,因此,分离下的肿瘤表面有一薄层的下丘脑组织。肿瘤通常从一侧穿通下丘脑进入第三脑室,下丘脑包绕着第三脑室和鞍上池之间的肿瘤一周。充分分离包绕肿瘤一周的下丘脑组织后,即进入第三脑室,第三脑室内的肿瘤与下丘脑部分不同,又能重新清楚地辨认肿瘤的边界,肿瘤与第三脑室壁或孟氏孔脉络膜丛偶有少许粘连,容易将第三脑室内的肿瘤切除。肿瘤切除后,可见第三脑室内的结构如第三脑室侧壁,中间块,双侧乳头体,导水管开口及双侧孟氏孔和脉络膜丛。

周围型的颅咽管瘤切除后,可见本侧第三脑室底部遗留一较大缺损,而对侧下丘脑(对侧第三脑室底部)被推向外侧,仍保留完整,偏向一侧的残存垂体柄与其相连。对于周围型颅咽管瘤术中保护好健侧下丘脑不受损伤对病人近期及远期预后有重要意义。对于中央型颅咽管瘤,肿瘤切除后出现下丘脑结节区为中心的双侧下丘脑缺损,缺损范围和大小取决于肿瘤的基底宽窄和对下丘脑侵犯的范围,双侧较大范围下丘脑缺损的病人术后下丘脑反应重,手术风险明显增加,近期及远期预后均较差。

此外,在分离肿瘤下极进入第三脑室部分时,应轻柔操作,避免损伤双侧乳头体,乳头体极易发生挫伤,乳头体内灶状出血,从而导致与乳头体相关的症状,如出现记忆功能障碍等。如肿瘤与乳头体粘连严重甚至侵犯,可考虑残留该部分肿瘤,以免造成乳头体的不可逆损伤或缺损。

2) 鞍内垂体柄型颅咽管瘤:对于小的鞍内型颅咽管瘤,颅底-硬脑膜阶段只需显露并磨除鞍底骨质,硬脑膜显露常采取环形剪开,这样可最大显露鞍底,而对于向鞍上生长的大型肿瘤,常需开放鞍结节骨质及硬脑膜,过程同鞍上型。鞍内型颅咽管瘤切除并不困难,残存垂体通常位于肿瘤前方或两侧,必要时,可行腺垂体移位技术切除其后的肿瘤。肿瘤特别是囊变肿瘤与腺垂体、鞍内硬脑膜及鞍膈粘连严重,分离困难,必要时可行鞍膈环切。肿瘤亦可侵入海绵窦,分离时注意保护经过海绵窦的脑神经和颈内动脉。

(4) 颅底重建阶段:颅底重建是颅咽管瘤切除术的重要环节,几乎所有的颅咽管瘤病人必需做带蒂鼻中隔黏膜瓣,黏膜瓣必需最大化,并且有良好的血供,按常规"三明治"法进行颅底重建,其中带蒂黏膜瓣要足够大,血供良好,覆盖位置正确不移位是颅底重建中防止术后脑脊液漏的重要因素。术后常辅以腰大池置管引流脑脊液防止脑脊液鼻漏。

(5) 手术技巧

1) 辅助终板入路的应用:内镜经鼻入路切除颅咽管瘤主要利用视交叉与垂体之间的间隙进入。当视交叉前置时,肿瘤向视交叉后,并向上长入第三脑室及侧脑室时,多数情况下,下方肿瘤切除减压后,上方肿瘤由于脑室的压力会逐渐下移,能从视交叉-垂体间隙切除肿瘤,但当肿瘤较大或突入较多时,肿瘤下移不明显,此时,可联合利用终板入路辅助切除肿瘤,终板入路可将向上生长的肿瘤进行瘤内减压,再将肿瘤从上方推向视交叉垂体间隙的手术野,再从视交叉下方切除肿瘤。还可利用此间隙辨认向上突入第三脑室内的肿瘤包膜,观察向侧脑室或第三脑室后部生长肿瘤的切除情况,是否有肿瘤残存及出血情况等。终板辅助入路仅适合于起源于漏斗结节型肿瘤,如中央型,下丘脑垂体柄颅咽管瘤。

2) 内镜下拖拽:拖拽是开颅手术切除颅咽管瘤的常用技术,内镜下也会应用到该技术,但在肿瘤起源处,特别是下丘脑区域,肿瘤处于浸润状态,严禁强力拖拽,否则将造成广泛的大面积下丘脑的损伤,给病人带来严重的后果。必须在直视下一边牵引一边锐性和钝性分离,使下丘脑损伤最小化。此外,强力拖拽也不利于起源处残存垂体柄的保存。但在非起源浸润部分,特别是向脑内、外侧裂、斜坡及往第三脑室后部、侧脑室方向生长的肿瘤,在充分瘤内减压释放囊液并清楚辨认肿瘤边界后,可使用拖拽技术,但需在直视下轻柔无阻力拖拽,切忌盲拖,也就是说,内镜必需放置在尽可能看见拖拽时肿瘤与组织分离界面的位置,而不是放在外面只能看见拖出部分的位置。

3) 严重钙化斑处理:颅咽管瘤钙化非常常见,砂粒样钙化或较小的钙化斑处理通常不存在困难,但对于处理严重坚硬的钙化斑,且大于1.0cm的肿瘤具有挑战性。钙化斑通常对血管、神经、下丘脑组织粘连严重,特别是对后交通动脉、颈内动脉的关系甚为密切,甚至包裹后交通动脉。术前应通过CT分析判断钙化斑的位置,可能与Willis环血管的关系。如钙化斑位于肿瘤包膜内,通过游离钙化斑周围肿瘤,并尽可能将钙化斑击碎分块,将钙化斑取出。但当钙化斑偏向一侧,则可能对该侧血管发生严重粘连甚至包裹,特别是该侧的后交通动脉,此时,不宜强行牵拉或翻动钙化斑,否则,可能造成血管的损伤,发生灾难性大出血,应循钙化斑表面在直视下仔细将血管从钙化斑上分离,在确认钙化斑与周围Willis环血管已充分分离后,方可牵拉,翻动或击碎钙化斑,再分离钙化斑与其他组织的粘连。

七、内分泌治疗

颅咽管瘤病人手术前后的内分泌功能对其预后生活质量的影响非常之大。通过精准内分泌替代治疗,病人不但可以达到长期生存,甚至还能保留生育能力。皮质醇轴:氢化可的松,推荐剂量为15~25mg,分2~3次服用,其中50%~60%浓度的氢化可的松应该在白天给药。甲状腺轴:L-T4,推荐剂量为1.6μg/(kg·d)。生长激素轴:生理剂量的生长激素(0.1~0.15U/Kg)有助于改善病人的身高。性腺轴:推荐剂量:男性:十一酸睾酮40~80mg,口服,每日3次,女性:雌二醇2mg/d,口服,每日1次,并在月经来临前10~12天内口服甲羟孕酮10mg。

八、内镜下分型各亚型典型病例

结合上述颅咽管瘤的内镜经鼻手术诊治流程,以下按照诊治流程,介绍典型颅咽管瘤病例。

(1) 中央型颅咽管瘤(图12-3-12)。

(2) 下丘脑垂体柄型颅咽管瘤(图12-3-13)。

(3) 鞍上垂体柄型颅咽管瘤(图12-3-14)。

(4) 鞍内垂体柄型颅咽管瘤(图12-3-15)。

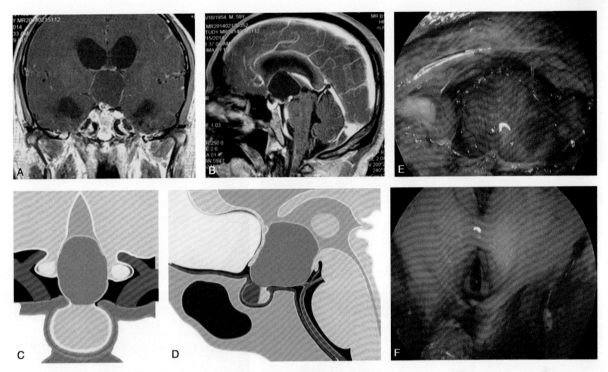

图 12-3-12　中央型颅咽管瘤
A. MRI 冠状位显示肿瘤居中生长,可预判为中央型;B. MRI 矢状位显示肿瘤纵向生长,且鹰嘴征下压,进一步判断为中央型,并预估双侧下丘脑损伤,垂体柄难以保留;C、D. 冠状位及矢状位示意图,肿瘤居中,鹰嘴征下压;E. 术中见扩张的垂体柄,表面可见垂体柄特有的纵行髓纹结构,符合典型中央型颅咽管瘤的表现;F. 肿瘤切除后第三脑室开放,双侧下丘脑损伤,垂体柄未保留,手术与术前经 MRI 预判一致

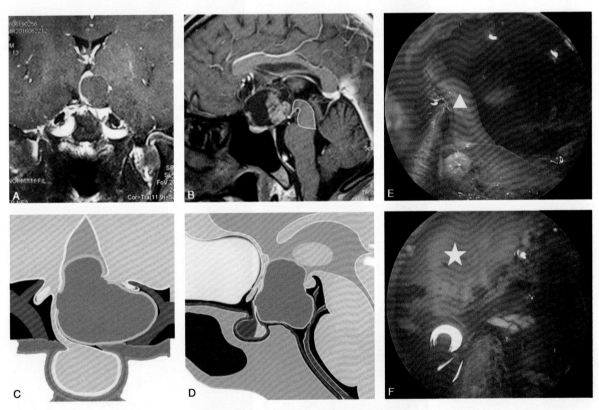

图 12-3-13　下丘脑垂体柄型颅咽管瘤
A. MRI 冠状位显示肿瘤偏侧生长,第三脑室下部偏向右侧,可预判为周围型,预估垂体柄被肿瘤推向右侧,易于保留;B. MRI 矢状位可见鹰嘴征下压,预判为下丘脑垂体柄型,预估左侧下丘脑被肿瘤侵犯;C、D. 冠状位及矢状位示意图;E. 术中见垂体柄(三角形)被推挤至右侧,肿瘤切除后予以保留;F. 肿瘤切除后,第三脑室开放(五角星),左侧下丘脑缺损,手术与术前经 MRI 预判一致

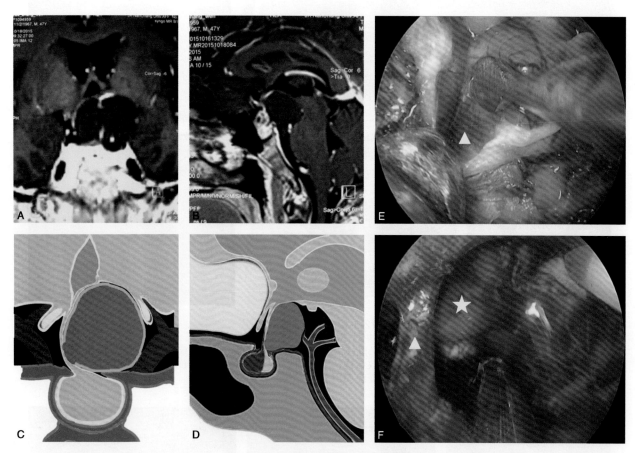

图 12-3-14　鞍上垂体柄型颅咽管瘤

A. MRI 冠状位显示肿瘤偏侧生长,第三脑室下部偏向右侧,可预判为周围型,预估垂体柄被肿瘤推向右侧,易于保留;B. MRI 矢状位可见鹰嘴征上翘,肿瘤横向生长,长入斜坡、桥前池,预判为鞍上垂体柄型,预估左侧下丘脑被肿瘤压迫;C、D 冠状位及矢状位示意图;E. 术中见垂体柄(三角形)被推挤至右侧,肿瘤切除后予以保留;F. 肿瘤切除后,第三脑室底完整(五角星),双侧下丘脑无损伤,左侧下丘脑被肿瘤推挤压迫变大变薄,手术与术前经 MRI 预判一致

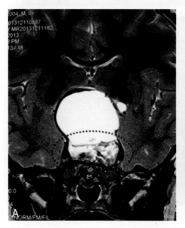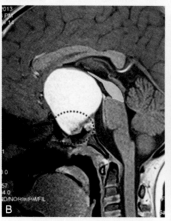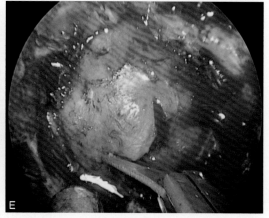

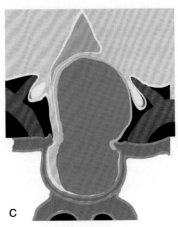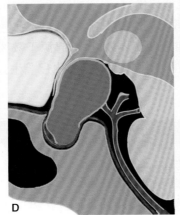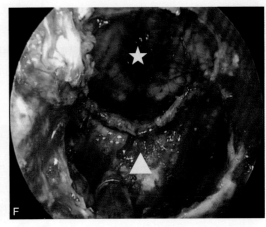

图 12-3-15　鞍内垂体柄型颅咽管瘤

A. MRI 冠状位显示肿瘤在鞍内生长并向鞍上生长,鞍底明显扩大,结合图 BMRI 矢状位,预判为鞍内型;B. MRI 矢状位见肿瘤明显向鞍上扩展,鹰嘴征上抬,预估肿瘤推挤压迫下丘脑;C、D. 冠状位及矢状位示意图;E. 术中见蝶鞍扩大;F 肿瘤切除后扩大的蝶鞍,及第三脑室底(五角星)完整,双侧下丘脑未见肿瘤侵犯,手术与术前经 MRI 预判一致

九、研究进展

虽然 QST 分型有助于颅咽管瘤外科治疗,但安全地达到肿瘤的全切除仍是非常困难。不仅要经过长期的学习过程积累丰富的经验,还要有围术期管理队伍,以及准确的垂体内分泌功能重建的能力。颅咽管瘤是可以通过手术治疗达到根治。但对所有颅咽管瘤都达到全切除仍然不切实际。颅咽管瘤炎症因子和炎性细胞研究、分子生物学研究、颅咽管瘤干细胞的研究,使得其病理生理机制更为通透明朗,这些应该是颅咽管瘤基础和临床研究的方向。通过基础研究从而降低手术难度,改善围术期的内分泌状态,以及对手术残留的肿瘤进行靶向治疗,未来颅咽管瘤的预后将得到改善。从长远来看,手术治疗转变为特异性靶向药物非手术治疗,是颅咽管瘤研究的终极目标。

两个方面基础研究尤为重要:第一,颅咽管瘤干细胞永生化,肿瘤干样细胞的存在,将为颅咽管瘤的各项基础研究奠定坚实的基础。第二,证实下丘脑组织能够再生,并据此开展相关的研究,有望使颅咽管瘤治疗中无法避免的下丘脑功能损伤得到恢复。

(洪涛　漆松涛)

第四节　脊　索　瘤

一、概述

(一)流行病学

脊索瘤是一种起源于胚胎时期残余脊索组织的呈低度恶性生物学行为的肿瘤,主要发生于颅底和骶椎。多数脊索瘤生长缓慢,但是呈侵袭性生长,部分甚至发生转移。脊索瘤早期多无明显症状,肿瘤较大时压迫周围的神经结构可导致明显的神经功能障碍。脊索瘤发病率较低。2001 年美国国立癌症研究所(National Cancer Institute)的 SEER(Surveillance,Epidemiology,and End Results)项目统计 1973 年 1 月 1 日至 1995 年 12 月 31 日,400 例手术切除并经病理证实的脊索瘤,脊索瘤的发病率为 0.08/10 万人。

脊索瘤可以发生于任何年龄,目前文献报道的发病年龄最小 2.5 岁、最大 95 岁。本病好发于中年人,各研究报道发病高峰略有不同,多数在 40~70 岁之间。北京市神经外科研究所张亚卓等总结 2006—2018 年,12 年脊索瘤病例 372 例,病人最小年龄 3 岁,最大年龄 83 岁。

(二)病理生理特征

多数观点认为,脊索瘤起源于胚胎时期残留的脊索组织,包含上皮和间叶两种组织。胚胎发育过程中,脊索组织逐渐退化并在第11周由水、胶原等替代,脊索残留物逐渐由中心退化至头端和尾侧,主要位于椎体内和中线部位骨质。这些良性的脊索残留物进展为脊索瘤,主要发生于颅底和骶椎。

目前认为,颅底脊索瘤最常起源于斜坡和颈枕交界处,也可起源于鞍区、蝶窦、鼻咽部、上颌、鼻旁窦等,多数主体位于硬脑膜外,向周围颅底骨质、海绵窦以及硬脑膜内侵袭生长(图 12-4-1)。少数主体位于硬脑膜内(图 12-4-2)。

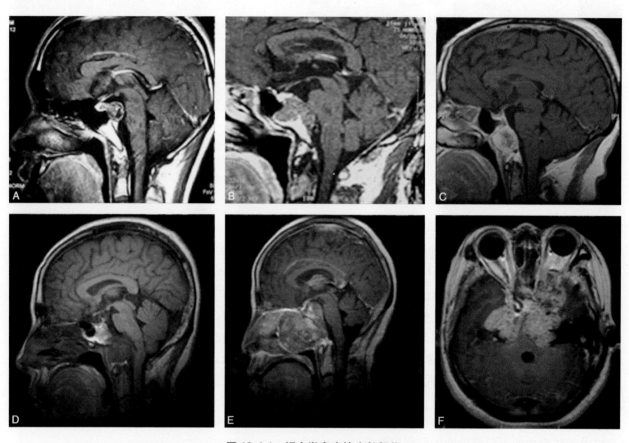

图 12-4-1 颅底脊索瘤的生长部位
A. 上斜坡脊索瘤;B. 全斜坡脊索瘤;C、D. 下斜坡脊索瘤;E. 脊索瘤生长侵犯蝶窦和鼻腔;F. 脊索瘤生长侵犯多个部位,包括蝶窦、海绵窦、岩尖,并压迫脑干

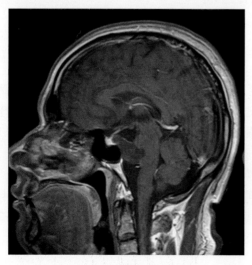

图 12-4-2 硬脑膜内脊索瘤

颅内脊索瘤病程一般较长,平均在 3 年以上方可出现症状,早期症状多不明显,随着肿瘤的体积不断增大,侵及周围组织和脑神经,出现相应的临床症状。

根据肿瘤病理分为 3 个亚型。①普通型:最为常见;②肉瘤样型:又称去分化型,恶性度最高,预后最差;③软骨样型:发育相对成熟,预后相对较好。分化成熟的组织,细胞排列稀疏,体积较大,呈梭形或多边形,细胞质内有明显的空泡,肿瘤的间质中有纤维间隔,且有多量的黏液积聚;分化差的组织,细胞排列紧密,体积较小,边缘清晰;高度恶化时可见核分裂象。免疫组化检查,脊索瘤中细胞角蛋白(CK)、波形蛋白(VIM)和 S-100 蛋白的阳性率高。脊索瘤大多生长缓慢,且呈局部侵袭性生长,但是肿瘤具有远处转移的潜质。

二、颅底脊索瘤的临床表现、诊断和鉴别诊断

（一）颅底脊索瘤的临床表现

颅底脊索瘤最常见的为斜坡脊索瘤，其典型症状是脑神经功能障碍。其症状和肿瘤位置密切相关。起源于三叉神经根以上部分、包括鞍背的斜坡脊索瘤，当其压迫视神经可导致视力下降、视野缺损，压迫动眼神经可出现动眼神经麻痹的症状，如眼睑下垂、眼球外展、瞳孔散大等；起源于三叉神经根与舌咽神经之间部分的斜坡脊索瘤，压迫外展神经可出现复视等症状；起源于舌咽神经以下部分的斜坡脊索瘤，累及后组脑神经时，可出现声音嘶哑、饮水呛咳等症状。

斜坡脊索瘤压迫脑干时可出现锥体束征、共济失调等症状；当脑桥背外侧的网状核团、网状结构或者蓝斑受累时，可出现下尿路刺激症状，如尿频、尿急、尿不尽等；当其侵及硬脑膜、压迫三叉神经或者因占位效应导致颅内压升高时，头痛也是其十分常见的症状。

（二）影像特点及鉴别诊断

1. **CT 表现** 表现为颅底中线区软组织肿块伴局部骨质破坏，肿块内常见钙化或残留骨质。骨质破坏区形态不规则，边界不清，无硬化。增强扫描，病变轻度至中度强化。

2. **MRI 表现** 软组织肿块多表现为长 T_1、长 T_2 信号，内可见短 T_1、短 T_2 信号影，增强扫描，病变不均匀强化，强化程度不一，多呈小蜂窝状。DWI 上，由于脊索瘤细胞密度较低，最小 ADC 值较其他良性颅骨病变较低。

3. **影像鉴别诊断** 斜坡脊索瘤需要与软骨肉瘤、转移瘤相鉴别。作为骨源性肿瘤，斜坡脊索瘤和软骨肉瘤增强扫描常呈小蜂窝状强化，而转移瘤没有此种表现。斜坡脊索瘤的发病率远高于软骨肉瘤，尽管两者均呈蜂窝状强化，但软骨肉瘤恶性度高，病变的强化边界往往不如脊索瘤清晰、完整。

三、颅底脊索瘤的临床分期、分型及手术入路选择

（一）临床分期

根据肿瘤的生长方式及进展程度，将颅底脊索瘤分为四期：

Ⅰ期：肿瘤生长限于某一部位，完全位于硬脑膜外，无颅内侵袭（图 12-4-3）。

Ⅱ期：肿瘤主要位于硬脑膜外，但对颅内结构产生压迫（图 12-4-4）。

Ⅲ期：肿瘤突破硬脑膜（图 12-4-5）。

Ⅳ期：肿瘤生长广泛，压迫脑干或与脑干粘连，并出现较多和较重的神经功能障碍（图 12-4-6）。

（二）临床分型

颅底脊索瘤，以往临床分型有：

1. **Thodou 分型** 蝶鞍型（图 12-4-7）、鞍旁型（图 12-4-8）、斜坡型（图 12-4-9）。

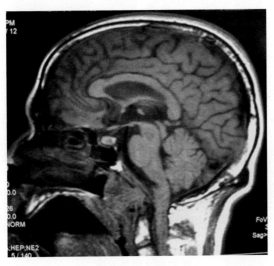

图 12-4-3 脊索瘤Ⅰ期

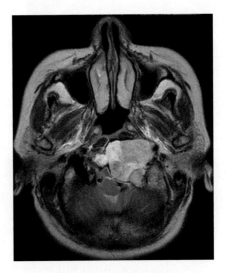

图 12-4-4 脊索瘤Ⅱ期

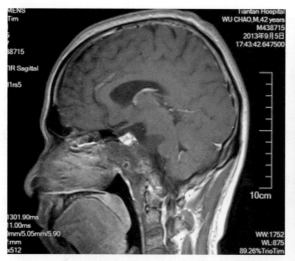
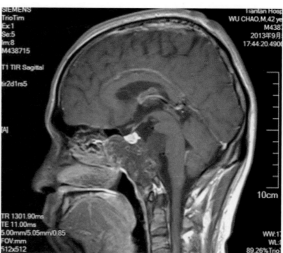

图 12-4-5　脊索瘤Ⅲ期

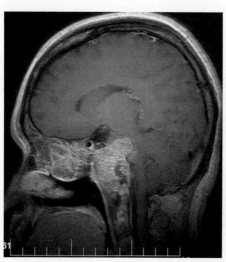
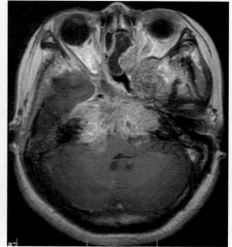

图 12-4-6　脊索瘤Ⅳ期

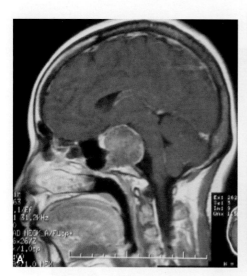
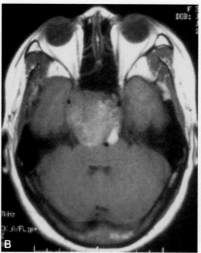
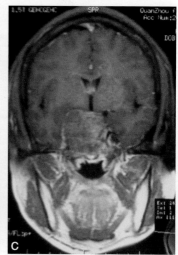

图 12-4-7　Thodou 分型-蝶鞍型脊索瘤
A.矢状位 MRI 增强图像；B.轴位 MRI 增强图像；C.冠状位 MRI 增强图像

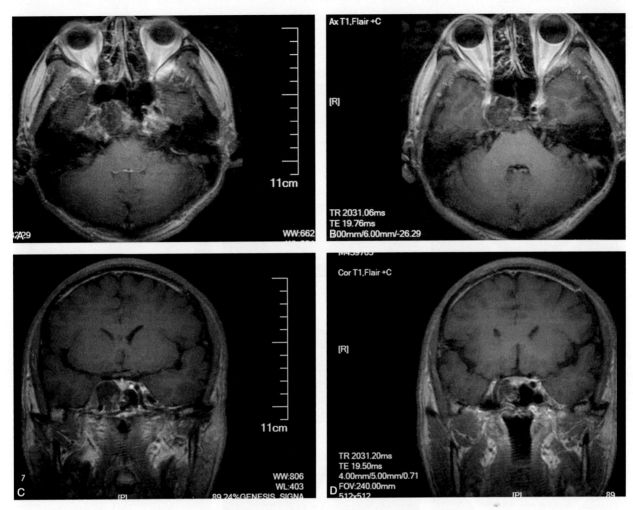

图 12-4-8　Thodou 分型-鞍旁型脊索瘤
A、B. 轴位 MRI 增强图像；C、D. 冠状位 MRI 增强图像

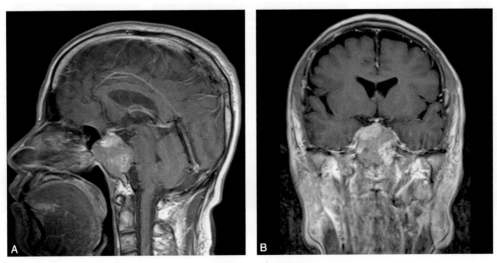

图 12-4-9　Thodou 分型-斜坡型脊索瘤
A. 矢状位 MRI 增强图像；B. 冠状位 MRI 增强图像

2. **AL-Mefty 分型**　Ⅰ型(局限于颅底单个解剖腔隙)(图 12-4-10)、Ⅱ型(侵犯 2 个甚至多个颅底解剖腔隙,但可通过一种颅底入路将肿瘤全切)(图 12-4-11)、Ⅲ型(广泛浸润颅底多个解剖腔隙,需联合应用多个颅底入路才能全切肿瘤)(图 12-4-12)。

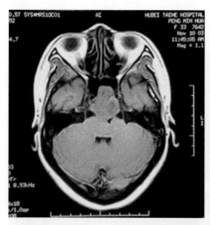 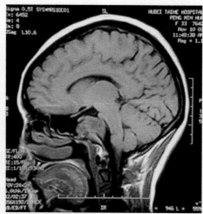 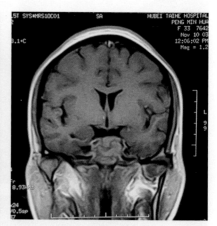

图 12-4-10　AL-Mefty Ⅰ型脊索瘤,瘤体局限于颅底某一独立的解剖部位,体积较小,易于切除

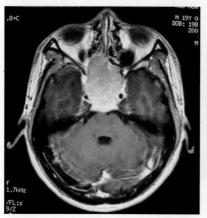 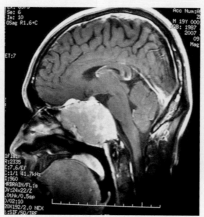 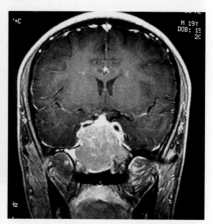

图 12-4-11　AL-Mefty Ⅱ型脊索瘤,瘤体扩散至两个或更多个相邻的颅底解剖部位,通过一种手术入路可行根治性切除

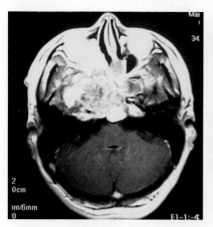 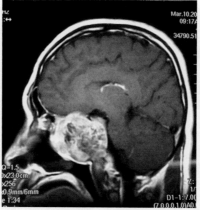 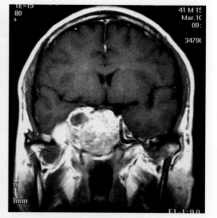

图 12-4-12　AL-Mefty Ⅲ型脊索瘤,瘤体扩散至多个相邻的颅底解剖部位,需要通过两种或两种以上手术入路才能将其根治性切除

　　以上分型中 AL-Mefty 分型更类似于肿瘤分期。其他分型全部是依据解剖位置、区域进行分型,但是更多是为了适应上方开颅入路手术的需要。

　　3. **脊索瘤内镜经鼻手术临床分型**　根据内镜经鼻手术临床需要,将脊索瘤进行以下分型。首先以内镜经鼻颅底手术目前所能达到的两侧界限为依据,采用两侧眼眶内侧壁、海绵窦外侧壁、内听道、颈静脉结节、舌下神经孔以及枕髁连线,将颅底分为中线区域和中线旁区域(图 12-4-13)。然后,中线区域划分为鞍底前方的前颅底区域和斜坡区域。

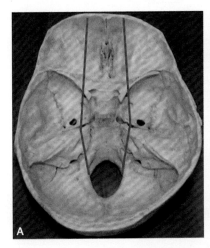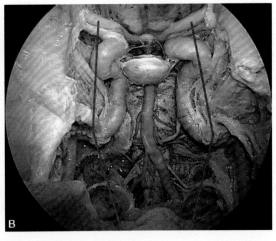

图 12-4-13　脊索瘤内镜经鼻手术临床分型
A. 颅底标本,红线内区域为大致颅底中线区域,红线外区域为大致颅底中线旁区域;B. 内镜解剖图,红线内区域为大致颅底中线区域,红线外区域为大致颅底中线旁区域(引自美国匹兹堡大学神经外科解剖实验室,The copyright of this figure belongs to the Surgical Neuroanatomy Lab at University of Pittsburgh)

中线区域的斜坡区域以经鼻手术角度观察清晰的斜坡腹侧解剖标志(鞍底平面和蝶窦底壁平面)为界限再进一步划分为上、中、下斜坡区域(图 12-4-14)。无论肿瘤向斜坡后、蝶窦或鼻腔或鼻咽部生长,区域划分以水平平面为标准。

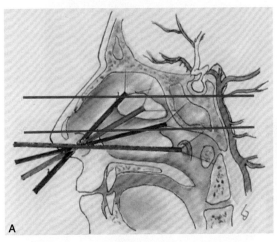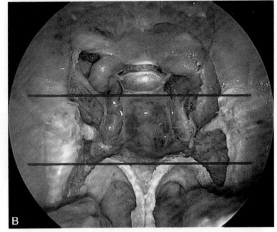

图 12-4-14　斜坡分区
A. 斜坡分区示意图,上方红色水平线平鞍底下缘,下方红色水平线平蝶窦下壁;B. 内镜解剖图,上方红色水平线平鞍底下缘,下方红色水平线平蝶窦下壁。上方红线至鞍背上缘为上斜坡区域,两个红线之间为中斜坡区域,下方红线至寰椎上缘为下斜坡区域(引自美国匹兹堡大学神经外科解剖实验室,The copyright of this figure belongs to the Surgical Neuroanatomy Lab at University of Pittsburgh)

根据以上颅底解剖区域划分方法将颅底脊索瘤分型如下(图 12-4-15):

(1) 中线区域型:肿瘤位于中线区域,进一步分为:①前颅底型(图 12-4-16、图 12-4-17);②上斜坡型(图 12-4-18、图 12-4-19);③上中斜坡型(图 12-4-20、图 12-4-21);④中下斜坡型(图 12-4-22、图 12-4-23);⑤下斜坡型(图 12-4-24、图 12-4-25);⑥全斜坡型(图 12-4-26~图 12-4-28)。

(2) 中线旁区域型:一般多为复发肿瘤,位于中线旁区域(图 12-4-29)。

(3) 广泛型:肿瘤广泛生长于中线及中线旁区域(图 12-4-30、图 12-4-31)。

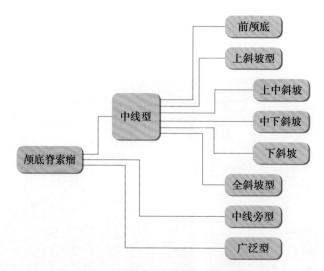

图 12-4-15 颅底脊索瘤内镜颅底外科分型

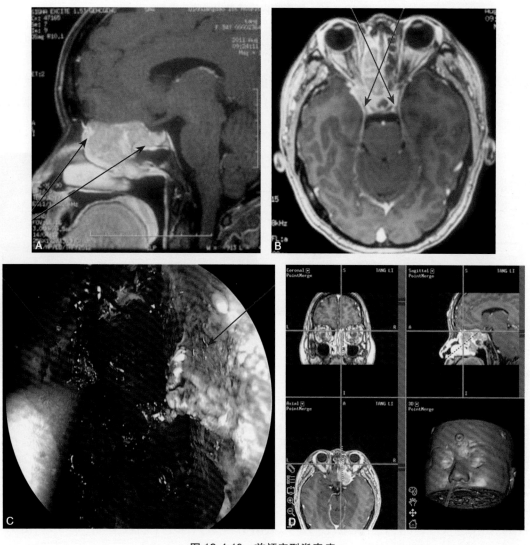

图 12-4-16 前颅底型脊索瘤
A、B. 红线所指为手术路径示意；C. 红线所指为眼眶内侧壁；D. 术中导航指导肿瘤切除

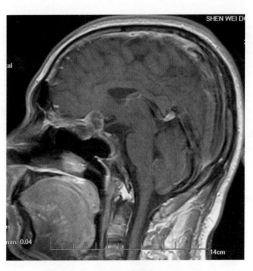

图 12-4-17　前颅底型复发脊索瘤
图示肿瘤位于前颅底和筛窦区域

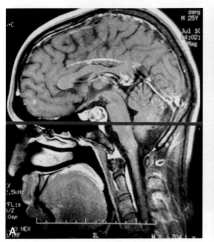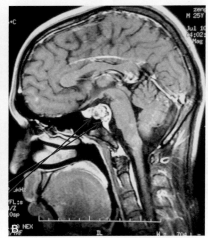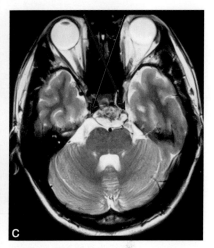

图 12-4-18　上斜坡型脊索瘤
A. 红线为平鞍底下缘的水平线,可见肿瘤主体位于红线上方;B. 红线所指为手术路径示意;C. 红线所指为手术路径示意,可见肿瘤位于海绵窦内颈内动脉内侧

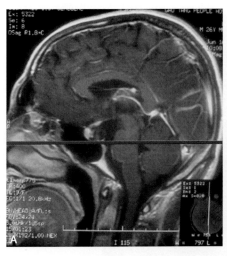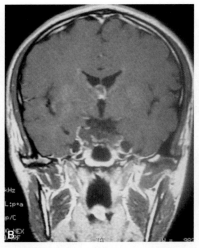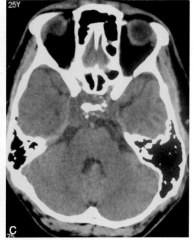

图 12-4-19　上斜坡型脊索瘤(肿瘤主体位于上斜坡)
A. 红线为平鞍底下缘的水平线,可见肿瘤主体位于红线上方;B. 肿瘤冠状位 MRI;C. 肿瘤轴位 CT

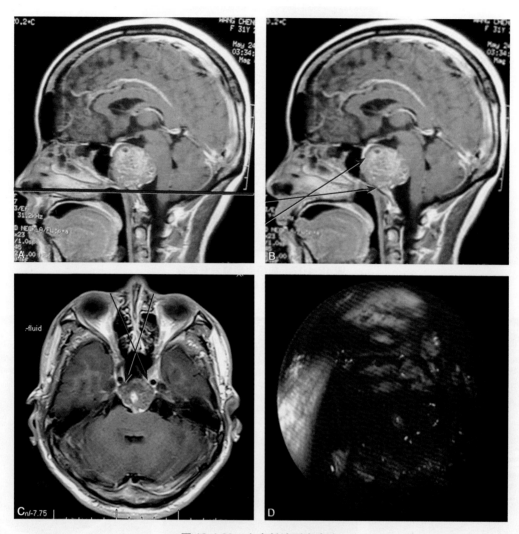

图 12-4-20 上中斜坡型脊索瘤

A. 红线为平蝶窦底壁的水平线,可见肿瘤主体位于红线上方;B. 红线所指为手术路径示意;C. 红线所指为手术路径示意,此时需要磨除斜坡旁颈内动脉管表面骨质,向外侧推开颈内动脉切除外侧边缘瘤体;D. 肿瘤切除后,显露鞍底及斜坡硬脑膜

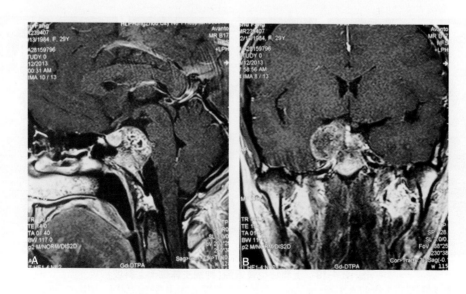

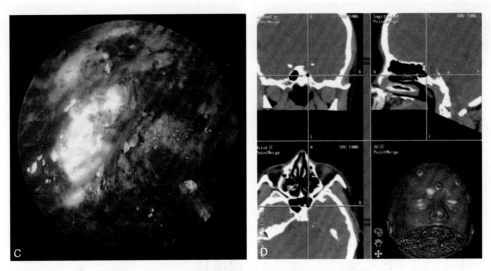

图 12-4-21　上中斜坡型脊索瘤（侵犯侧方海绵窦）

A. 显示肿瘤位于上中斜坡；B. 显示肿瘤侵犯右侧海绵窦；C. 术中显示海绵窦内下壁；D. 术中导航指导肿瘤切除

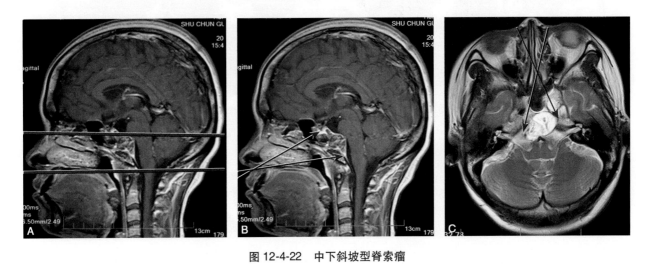

图 12-4-22　中下斜坡型脊索瘤

A. 上方红色水平线平鞍底下缘，下方红色水平线平寰椎上缘水平，可见肿瘤主体位于两个红线之间；B. 红线所指为手术路径示意；C. 红线所指为手术路径示意，可见肿瘤位于面听神经内侧

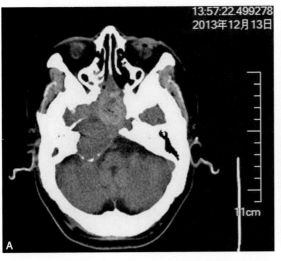
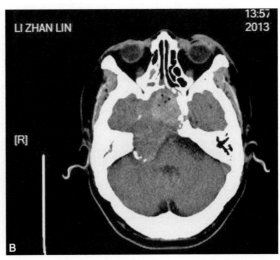

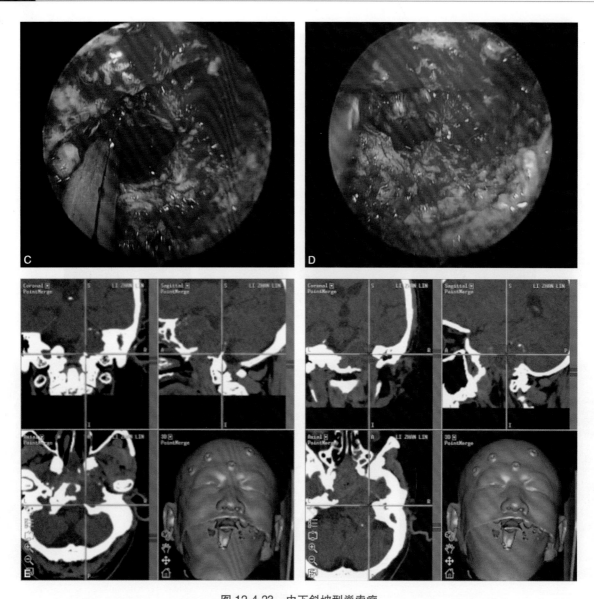

图 12-4-23 中下斜坡型脊索瘤

A、B. 显示肿瘤侵犯右侧方岩骨区域,破坏岩尖骨质;C、D. 术中内镜下切除肿瘤;E、F. 术中导航显示肿瘤切除已经到达右侧边界

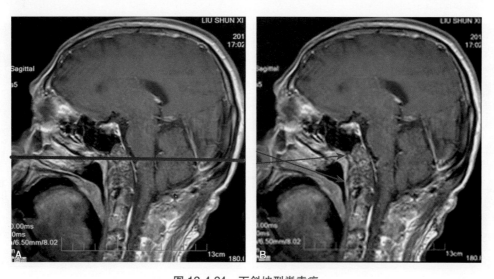

图 12-4-24 下斜坡型脊索瘤

A.红色水平线平蝶窦底壁,可见肿瘤主体位于红线以下的下斜坡区域;B.红线所指为手术路径示意

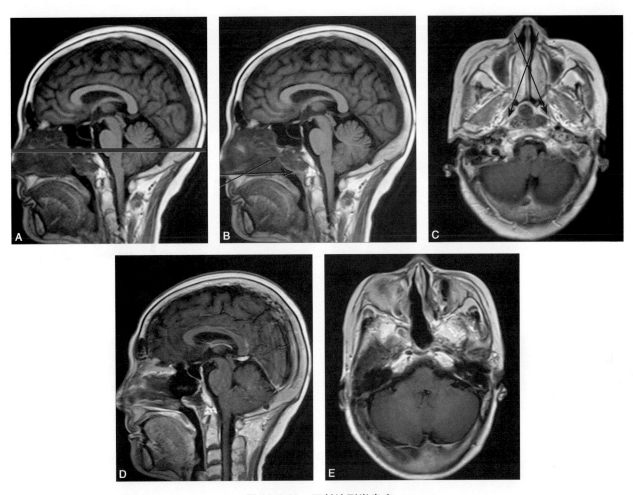

图 12-4-25 下斜坡型脊索瘤

A. 红色水平线平蝶窦底壁,可见肿瘤主体位于红线以下的下斜坡区域;B. 红箭所指为手术路径示意;C. 红箭所指为手术路径示意;D、E. 内镜经鼻入路手术肿瘤全切后

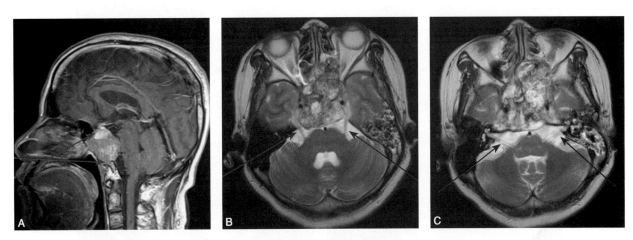

图 12-4-26 全斜坡型脊索瘤

A. 红箭所指为手术路径示意;B. 红箭所指为三叉神经,提示肿瘤位于三叉神经内侧;C. 红箭所指为面听神经,提示肿瘤位于面听神经内侧

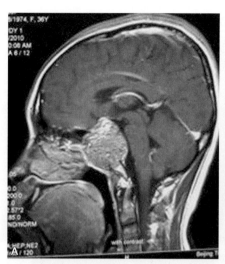
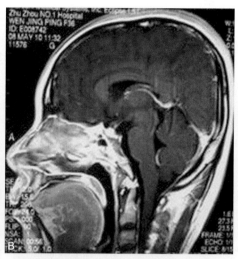

图 12-4-27 全斜坡型脊索瘤
A. 全斜坡型脊索瘤手术前;B. 内镜经鼻入路手术肿瘤全切后

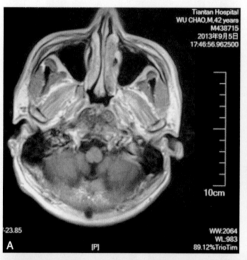
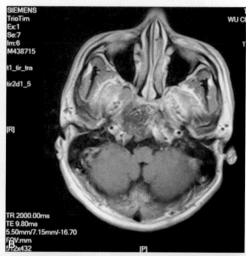
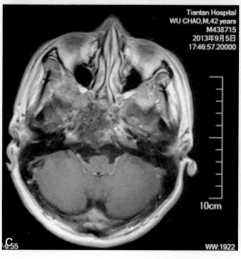
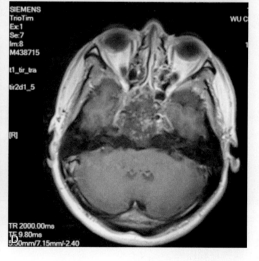

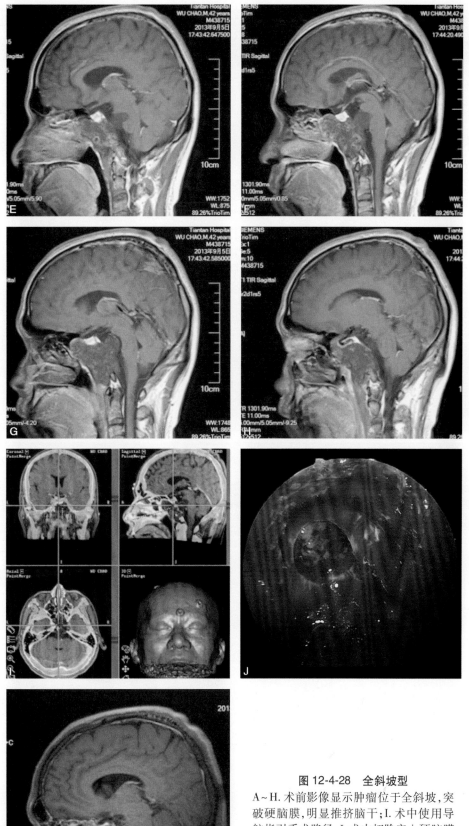

图 12-4-28 全斜坡型

A~H. 术前影像显示肿瘤位于全斜坡,突破硬脑膜,明显推挤脑干;I. 术中使用导航指引手术路径;J. 术中切除突入硬脑膜内肿瘤后显示硬脑膜缺损和后方脑干;K. 术后影像显示肿瘤全部切除

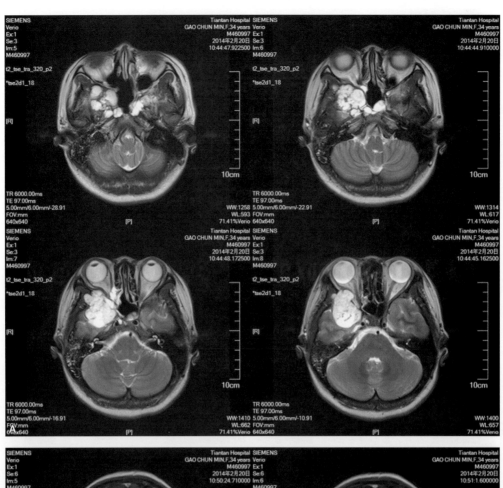

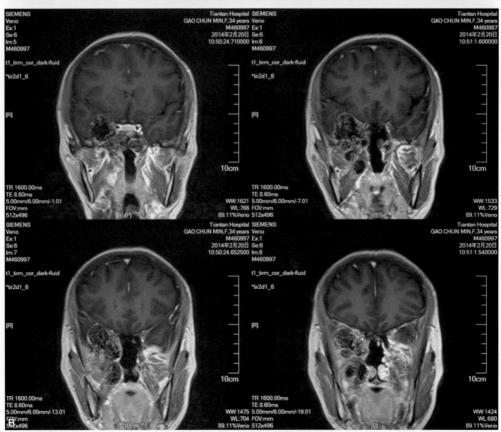

图 12-4-29 中线旁区域型复发脊索瘤

影像显示肿瘤位于右侧中颅底和颞下窝区域,该病例使用右额颞断颧弓入路切除

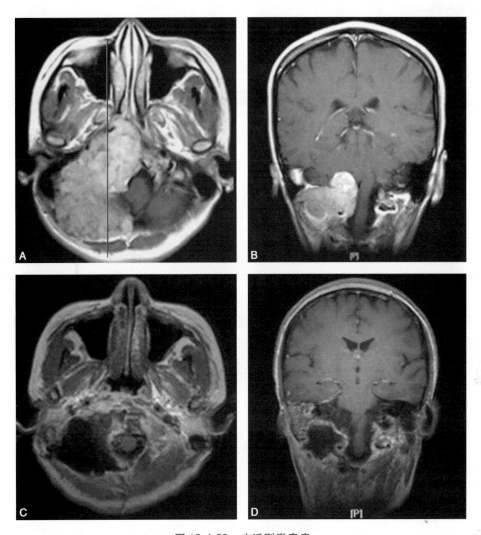

图 12-4-30　广泛型脊索瘤

A. 红线内侧为颅底中线区域内肿瘤,红线外侧为中线旁区域肿瘤;B. 冠状位术前;C、D. 内镜经鼻手术联合远外侧入路手术肿瘤全切后

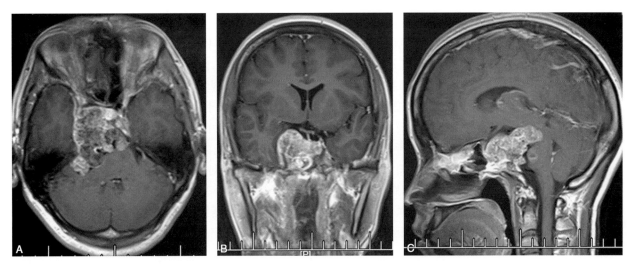

图 12-4-31　广泛型复发脊索瘤:使用耳前直切口颞下入路切除肿瘤

（三）手术入路

颅底脊索瘤为低度恶性肿瘤，具有手术后高复发率的特点。因为起源于颅底中线区域，周围重要动脉、神经组织众多，其手术切除到目前为止仍然为神经外科医生需要面对的挑战。对于颅底脊索瘤的切除，手术入路的选择至关重要。

颅底脊索瘤手术入路选择的原则：距病变最近；显露最佳；破坏最小，不牵拉甚至不暴露脑组织。

迄今为止，已经使用的常见手术入路有：

1. 下方入路（利用人体自然腔隙的入路）　①内镜经鼻蝶入路：适合从前颅底至下斜坡的颅底中线区域肿瘤（包括鼻腔、鼻咽部、前颅底、筛窦、蝶窦、鞍区、上中下斜坡）；②内镜经口咽入路：适合位于颅颈交界区域的颅底中线区域脊索瘤。

2. 上方入路　①侧方入路（颞颧入路、额颞入路、额眶颧入路、扩大中颅凹底入路、乙状窦前入路、颞下入路、经岩骨入路）；②前方入路（额下入路、双额扩展额下入路）；③后方入路（远外侧入路、乙状窦后入路）。

3. 其他　到达斜坡的入路还有经面、经上颌窦、经口等入路，因为内镜经鼻入路的不断扩展以及内镜经鼻相关设备的不断进步，目前上述入路使用较少。

位于颅底中线区域的脊索瘤使用上方开颅入路切除肿瘤：①需要牵拉脑组织以显露病变；②切除肿瘤前，首先面对的是肿瘤背侧及周边的血管和神经，要通过这些神经、血管之间的间隙切除肿瘤。而使用下方经鼻入路切除肿瘤：①可直接到达病变部位腹侧和肿瘤基底部，避免牵拉脑组织；②首先面对肿瘤腹侧，肿瘤切除后才面对肿瘤背侧的血管和神经，减少损伤重要结构的风险。所以，从解剖、生理以及病理学角度，下方入路切除颅底脊索瘤具有独特的优势，是更为理想的手术设计。

依据上述适合内镜经鼻手术的分型方法，可以使用四种内镜经鼻手术入路从下方切除中线区域颅底脊索瘤：内镜经鼻-前颅底入路、内镜经鼻-上斜坡入路、内镜经鼻-中斜坡入路、内镜经鼻-下斜坡入路。对于内镜经鼻无法到达的中线旁区域脊索瘤，使用开颅显微镜手术从上方入路切除。使用联合内镜经鼻下方入路和开颅显微镜上方入路分期切除广泛型颅底脊索瘤。其中：

（1）中线区域型：首选内镜经鼻颅底手术入路切除肿瘤。①前颅底型：内镜经鼻-前颅底入路。②上斜坡型：内镜经鼻-上斜坡入路。③上中斜坡型：联合应用内镜经鼻-上斜坡入路和内镜经鼻-中斜坡入路；对于侵犯海绵窦的肿瘤，联合应用内镜经鼻-海绵窦入路。④中下斜坡型：联合应用内镜经鼻-中斜坡入路和内镜经鼻-下斜坡入路；对于侵犯侧方岩骨区域的肿瘤，应用内镜经鼻-岩斜区入路。⑤下斜坡型：内镜经鼻-下斜坡入路。⑥全斜坡型：联合应用内镜经鼻-上、中、下斜坡入路。

（2）中线旁区域型：如果手术前评估，使用内镜经鼻入路无法到达病变或切除程度较低，则使用上方开颅显微镜入路切除。

（3）广泛型：使用内镜经鼻手术入路结合其他开颅手术入路（颞下、远外侧、额颞等）进行肿瘤切除或者根据病人病情需要使用单独上方开颅手术入路进行肿瘤切除（图12-4-31、图12-4-32）。

和以往颅底脊索瘤分型比较，本组分型的优势：①从经鼻角度出发，以经鼻清晰解剖标志划分区域，进行颅底脊索瘤分型，更加适合内镜经鼻手术的需要。首先将颅底简单划分为两个区域：中线区域和中线旁区域。主体位于中线区域脊索瘤首先选择内镜经鼻入路切除。主体位于中线旁区域的肿瘤则选择上方开颅显微手术切除肿瘤。如果脊索瘤广泛生长于中线及中线旁区域，则可以联合内镜经鼻入路和其他上方入路分期手术切除肿瘤。简单明确指导手术策略的制定。②对于中线区域，根据内镜经鼻手术角度进行斜坡分区，将斜坡分为上、中、下三个斜坡区域，并以此为基础进一步对中线区域颅底脊索瘤进行解剖分型，可以进一步规范指导内镜经鼻手术路径、手术入路的选择。不同分型对应不同入路，不同入路有不同的解剖标志和需要注意避免损伤的重要结构。同样简单明确，手术思路清晰，更加适合内镜经鼻手术切除颅底脊索瘤的临床实际需要。③上述区域划分的方法，还可以方便评估肿瘤切除程度，更好地评价手术效果。

同时掌握内镜经鼻手术和显微镜开颅手术技术非常重要，这在选择手术入路时，可以完全从颅底脊索瘤的生长情况出发，而不是根据手术医生对某种类型的手术入路的熟悉程度出发，围绕颅底从不同手术角

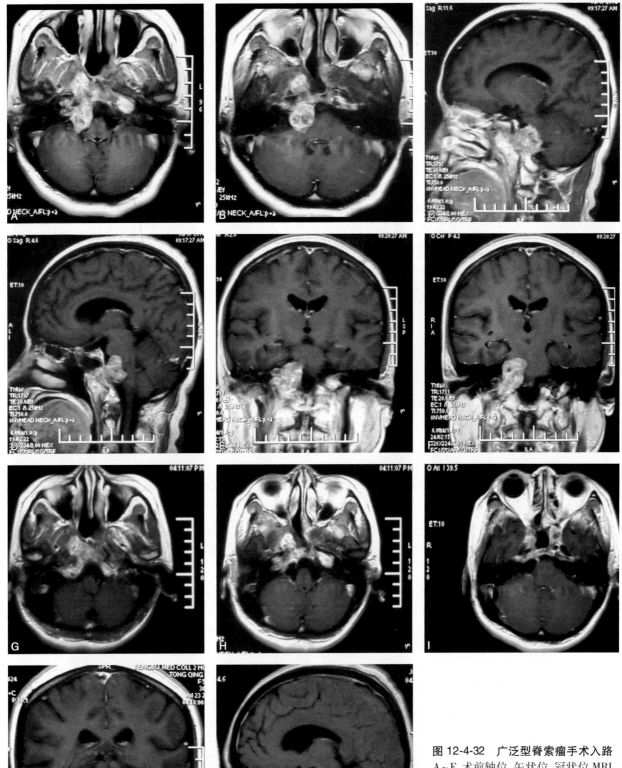

图 12-4-32　广泛型脊索瘤手术入路
A~F. 术前轴位、矢状位、冠状位 MRI 影像显示肿瘤位于右侧岩骨内和 CPA 区域,肿瘤推挤延髓和桥脑,选择右侧 CPA 入路切除肿瘤突入颅内部分;G~K. 显示手术后颅内肿瘤全部切除,残留岩骨内部分

度,设计个性化的手术方案,最大限度切除肿瘤同时尽量减少手术创伤。绝大多数中线区域的颅底脊索瘤,适合内镜经鼻手术切除,少数需要联合上方开颅切除。

四、颅底脊索瘤的内镜经鼻手术方法和入路要点

颅底脊索瘤一般起源于颅底中线区域骨质。部分脊索瘤生长局限,侵袭范围小,手术相对简单和安全。部分脊索瘤侵入硬脑膜内,并和视神经、下丘脑、脑干、椎-基底动脉系统以及脑神经粘连紧密,部分脊索瘤广泛侵袭中线区域以及中线旁区域骨质,并包裹、侵袭在颅底骨质内或周围走行的颈内动脉以及重要脑神经(图 12-4-33 ~ 图 12-4-35)。部分脊索瘤病人为幼儿或儿童,鼻腔通道狭小(图 12-4-36)。对于这些侵袭广泛和硬脑膜下结构紧密粘连的颅底脊索瘤,手术则可能极其复杂,是神经外科医生面临的巨大挑战。北京天坛医院神经外科神经内镜专业组,迄今为止,共完成颅底脊索瘤内镜经鼻手术近 400 例。本组经验,复杂颅底脊索瘤的内镜经鼻手术治疗,需要几个必不可少条件:①对手术区域内镜经鼻入路解剖的熟悉,熟悉路径中的重要解剖标志,需要熟悉避免损伤重要结构的位置,以及和邻近组织结构的相对关系。②熟练的内镜经鼻颅底外科手术技巧和丰富的手术经验。③需要高清内镜设备、神经导航系统、微型经鼻多普勒超声以及电生理监测设备。④可靠的颅底重建技术和经验。

（一）手术适应证

颅底脊索瘤肿瘤体积越小,累及区域越少,全切率越高。所以,对于有症状颅底脊索瘤,如果没有手术禁忌,提倡早期手术。对于没有症状、偶然发现的颅底脊索瘤或者仅有轻微症状、体积小的脊索瘤,同样提倡早期手术,争取切除彻底,达到长期治愈的目的。

（二）手术步骤

应用 0°、30°、45°硬性神经内镜。

1. 入路阶段

（1）通常需要经双侧鼻道切除肿瘤。如果肿瘤体积较小,并且单纯位于蝶窦和上中斜坡中线区域,也可以经单侧鼻道切除肿瘤。

（2）根据肿瘤生长方向,决定主要操作鼻道侧别。如果肿瘤范围局限于上中斜坡中线区域并且体积较小,可以考虑保留中鼻甲。多数情况下需要切除主要操作侧鼻道的中鼻甲,以增加侧方手术显露范围以及器械操作空间。

（3）显露主要操作鼻道侧蝶筛隐窝和蝶窦开口。有些肿瘤已经侵蚀蝶窦前壁或底壁,并突入鼻腔,

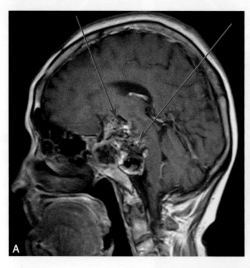
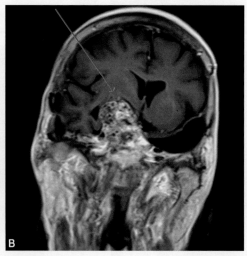

图 12-4-33 颅底脊索瘤
可见肿瘤完全突入硬脑膜内,并和下丘脑、脑干腹侧面、左侧基底节区下方粘连紧密(箭头指向)

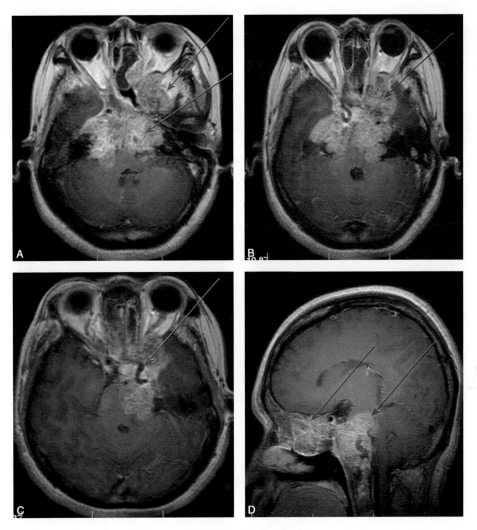

图 12-4-34　颅底脊索瘤

可见肿瘤广泛侵袭前颅底、鞍区、整个斜坡、翼腭窝、颞下窝、海绵窦、视神经管、眶内，并突入硬脑膜内，侵入脚间池和下丘脑、视神经颅内部分以及脑干广泛粘连。A. 箭头指示肿瘤侵犯翼腭窝和颞下窝；B. 箭头指示肿瘤侵犯视神经管和眼眶内，并突入到脑干腹侧；C. 箭头指示为侵入左侧海绵窦内肿瘤，并包裹颈内动脉；D. 箭头指示肿瘤侵袭前颅底，并突入至脚间池，和中脑粘连

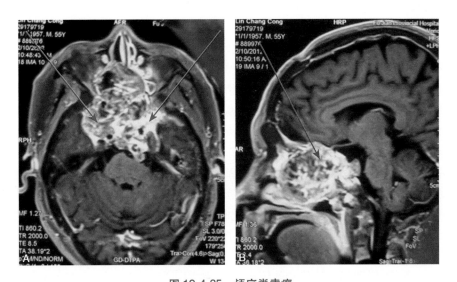

图 12-4-35　颅底脊索瘤

可见肿瘤广泛侵袭整个前颅底、全斜坡以及双侧海绵窦，完全包裹两侧颈内动脉，并突入硬脑膜内

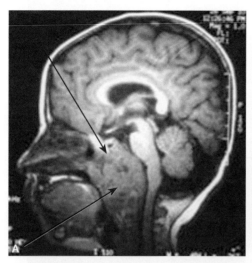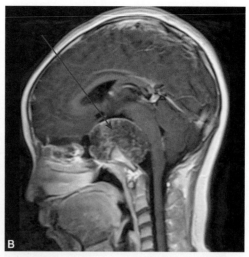

图 12-4-36 幼儿或儿童颅底脊索瘤
A. 3 岁患儿脊索瘤,箭头指示显示肿瘤完全侵蚀整个斜坡骨质;B. 9 岁患儿脊索瘤,箭头指示肿瘤
膨胀球形生长,位于鞍上和斜坡区域

此时需要切除部分肿瘤,直接显露残余蝶窦前壁。如果肿瘤完全位于硬脑膜外,做常规黏膜瓣,首先在蝶筛隐窝显露蝶窦开口,于其上方,弧形切开蝶窦前壁黏膜,然后从鼻中隔骨质、犁状骨以及蝶窦前壁上剥离黏膜瓣,并翻向鼻底部(图 12-4-37A)。如果术前影像提示肿瘤有侵袭生长入硬脑膜内可能,则需要做鼻中隔黏膜瓣。此时,如果肿瘤位于上中斜坡,没有累及下斜坡区域,通常于蝶窦开口上方切开鼻中隔黏膜至鼻前庭后方,然后向下切开至鼻底。暂时不做鼻底部黏膜切开操作,将黏膜瓣翻向下方鼻咽部区域备用(图 12-4-37B、C)。如果肿瘤切除后,有脑脊液漏,则切开鼻底部黏膜,完成黏膜瓣制作,并进行颅底修补。如果硬脑膜完整,则复位黏膜瓣,从而减少病人鼻腔的黏膜缺损。

(4) 磨除蝶窦前壁。此时,如果肿瘤已经侵袭入蝶窦腔,可以见到肿瘤。但不宜急于切除肿瘤。蝶窦前壁的切除应该尽量充分,垂直方向切除范围为从蝶窦顶部到底部,侧方要超过蝶窦开口。为方便器械进入双侧鼻腔,使用反咬钳切除鼻中隔后部约 1~2cm 区域骨质和黏膜。广泛磨除蝶窦底壁。

(5) 如果肿瘤表面仍有颅底骨质,则必须根据肿瘤累及区域,广泛磨除肿瘤前方所有的骨质结构,以充分显露肿瘤腹侧面(图 12-4-37D、E)。

2. 肿瘤切除阶段

(1) 首先尽量辨别并分离部分肿瘤边界,找到正常骨性结构作为参考标志。

(2) 使用吸引器、磨钻、剥离子以及取瘤钳分块切除所有硬脑膜外软性或硬质肿瘤。对于质地较软的肿瘤,可以用不同角度以及不同直径吸引器吸除肿瘤(图 12-4-38A);对于稍韧的肿瘤,需要取瘤钳和吸引器配合切除肿瘤;对于骨性肿瘤,则往往需要使用磨钻和咬骨剪切除肿瘤。

(3) 切除硬脑膜外肿瘤,直至显露后方的硬脑膜(图 12-4-38B)。此时,需要继续扩大磨除肿瘤周围骨质,以减少肿瘤复发概率。如果硬脑膜完整,肿瘤没有侵犯硬脑膜,建议保留硬脑膜,可以明显降低术后并发症发生率(图 12-4-38C)。

(4) 如果肿瘤侵袭入硬脑膜内或者硬脑膜被肿瘤侵蚀(图 12-4-38D、F),在硬脑膜外肿瘤切除以及骨质磨除步骤完成后,切除受侵蚀硬脑膜(图 12-4-38G),继续切除硬脑膜内的肿瘤。侵入硬脑膜内肿瘤通常和脑干、重要神经血管之间有一层蛛网膜隔离。此时,沿着肿瘤包膜和脑干以及神经血管结构表面的蛛网膜之间的界限锐性分离,将蛛网膜屏障保留下来(图 12-4-38H)。有时肿瘤已经破坏蛛网膜,切除残余肿瘤后可清晰显露后方脑干等结构(图 12-4-38I)。

血供极其丰富的肿瘤,需要术者冷静和熟练操作,将肿瘤迅速切除,然后再磨除受侵犯骨质。

切除肿瘤时应时刻注意通过直视、导航和多普勒精确定位颈内动脉的走行,避免损伤颈内动脉。对于部分侵袭包裹颈内动脉的肿瘤,此时动脉管壁可能已经瘤化,肿瘤切除后,会有动脉出血。如果破裂口较

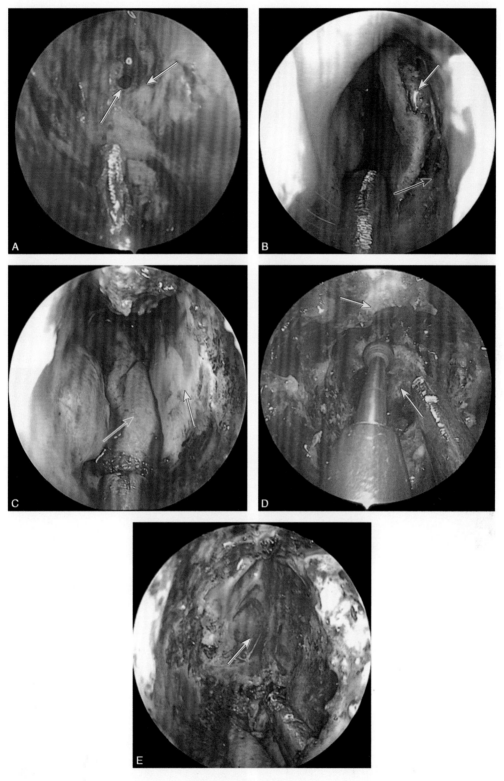

图 12-4-37　入路阶段

A. 在蝶筛隐窝显露蝶窦开口,于其上方,弧形切开蝶窦前壁黏膜,然后从鼻中隔骨质、犁状骨以及蝶窦前壁上剥离黏膜瓣,左侧箭头指示为蝶窦开口,右侧箭头指示为蝶窦前壁;B. 制作备用鼻中隔黏膜瓣,鼻底部黏膜暂时不切开,右侧箭头指示鼻前庭后方鼻中隔黏膜切口,左侧箭头指示鼻中隔骨质;C. 将备用鼻中隔黏膜瓣推入鼻咽部,左侧箭头指示黏膜瓣,右侧箭头指示鼻中隔骨质;D. 磨除肿瘤前方骨质,上方箭头指示鞍底骨质,下方箭头指示下方部分肿瘤腹侧面;E. 肿瘤表面骨质充分磨除后,箭头指示肿瘤腹侧面

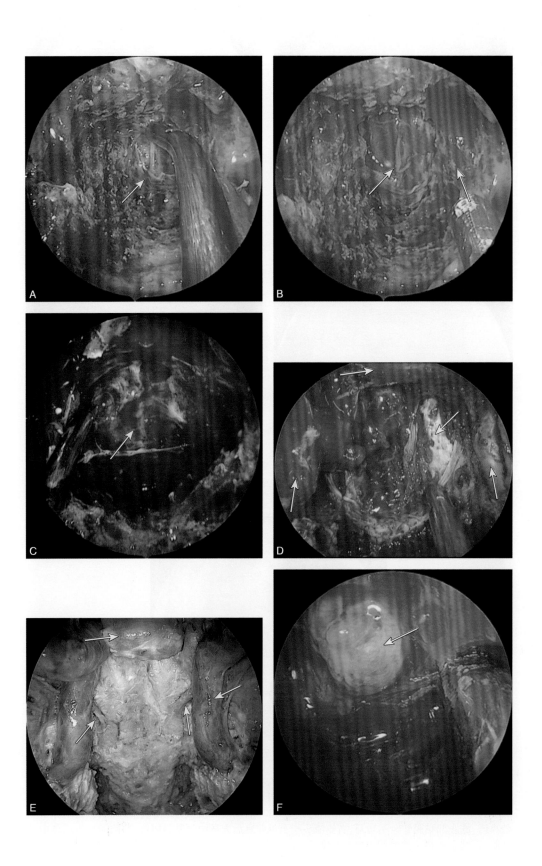

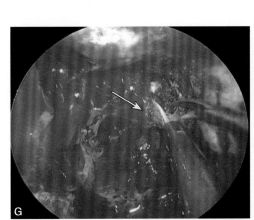
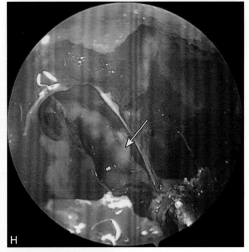
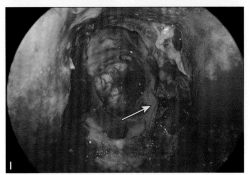

图 12-4-38　肿瘤切除阶段

A. 使用各种角度以及不同直径吸引器切除质地软的肿瘤,箭头指示斜坡硬脑膜;B. 肿瘤切除后,显露后方硬脑膜,右侧箭头指示肿瘤周围可能受侵袭骨质,左侧箭头指示斜坡硬脑膜;C. 继续扩大磨除周围肿瘤累及骨质,箭头指示斜坡硬脑膜;D. 充分切除肿瘤累及鞍底以及斜坡、斜坡旁颈内动脉管表面骨质,显露硬脑膜结构,右侧上方箭头指示斜坡硬脑膜,右侧下方箭头指示左侧斜坡旁颈内动脉表面硬脑膜,左侧上方箭头指示鞍底硬脑膜,左侧下方箭头指示右侧斜坡旁颈内动脉表面硬脑膜;E. 解剖对照图,下方双侧箭头指示需要注意保护的双侧外展神经,右侧箭头指示颈内动脉管表面骨质切除后下方的颈内动脉,上方箭头指示为鞍底骨质磨除后的鞍底硬脑膜;F. 显示部分硬脑膜被肿瘤完全侵蚀,显露出后方的蛛网膜,箭头指示蛛网膜结构;G. 切除受累硬脑膜,箭头指示肿瘤累及的斜坡硬脑膜;H. 硬脑膜内肿瘤切除后,显露后方的蛛网膜,隔着蛛网膜可见下方的基底动脉和脑干,箭头指示为基底动脉;I. 硬脑膜内肿瘤切除后,清晰显示后方的的基底动脉和脑干,箭头指示基底动脉

小,可以使用低功率电凝准确夹闭止血,如果裂口较大,需要自体肌肉和海绵填塞止血。所有颈内动脉破裂病人术后常规早期介入植入敷膜支架。

（桂松柏　张亚卓）

参 考 文 献

［1］赵继宗. 颅脑肿瘤外科学［M］. 北京:人民卫生出版社,2004.

［2］桂松柏,宗绪毅,王新生等. 颅底脊索瘤的内镜经鼻手术治疗分型及入路［J］. 中华神经外科杂志,2013,29(7):651-654.

［3］桂松柏,李储忠,赵澎等. 复发颅底脊索瘤的神经内镜经鼻手术治疗［J］. 中华神经外科杂志,2018,34(6):546-549.

［4］Maarouf M,El Majdoub F,Fuetsch M,et al. Stereotactic intracavitary brachytherapy with P-32 for cystic craniopharyngiomas in children［J］. Strahlenther Onkol,2016,192(3):157-165.

［5］Zielinski G,Sajjad EA,Robak L,et al. Subtemporal Approach for Gross Total Resection of Retrochiasmatic Craniopharyngiomas:Our Experience on 30 Cases［J］. World neurosurgery,2018,109:e265-e273.

［6］Yamada S,Fukuhara N,Yamaguchi-Okada M,et al. Therapeutic outcomes of transsphenoidal surgery in pediatric patients with craniopharyngiomas：a single-center study［J］. Journal of neurosurgery Pediatrics，2018，21（6）：549-562.

［7］ Kishimoto R，Omatsu T，Hasegawa A，et al. Imaging characteristics of metastatic chordoma［J］. Jpn J Radiol，2012，30（6）：509-516.

［8］ Yano S，Hide T，Shinojima N，et al. Endoscopic endonasal skull base approach for parasellar lesions：Initial experiences，results，efficacy，and complications［J］. Surg Neurol Int，2014，5（1）：51.

［9］ AlOtaibi F，Guiot M C，Muanza T，et al. Giant petroclival primary intradural chordoma：case report and systematic review of the literature［J］. J Neurol Surg Rep，2014，75（1）：e160.

［10］ Liu Y，Qi S T，Wang CH，et al. Pathological Relationship Between Adamantinomatous Craniopharyngioma and Adjacent Structures Based on QST Classification［J］. J Neuropathol Exp Neurol，2018，77（11）：1017-1023.

［11］ Qi S T，Peng J X，Pan J，et al. Hypopituitarism mode in patients with craniopharyngioma in relation to tumor growth pattern［J］. Zhonghua Yi Xue Za Zhi，2018，98（1）：19-24.

第十三章

松果体区肿瘤

一、松果体

松果体位于丘脑后下方,两上丘间的浅凹内,以柄附于第三脑室顶的后部,正常的松果体仅有5~10mm,组织学上由松果体细胞(95%)和胶质细胞(5%)组成。松果体在儿童期比较发达,一般自七岁后开始退化,成年后松果体部分钙化。松果体细胞是神经细胞的一种特殊形式,具有神经内分泌转导的功能。在低级别动物中,这些细胞表现出光感受器细胞的结构特征,在哺乳动物中,它具有神经递质分泌功能,然而松果体在人类中的功能还不是很清楚。松果体可以合成和分泌褪黑素和5-羟色胺,松果体中的5-羟色胺含量在大脑中最高,而褪黑素的释放遵循昼夜节律,其对下丘脑-垂体轴和性腺水平也有抑制作用,尽管褪黑素水平在1岁和5岁时水平最高,然后在青春期结束之前下降,褪黑素的功能仍不十分清楚。

二、松果体区

松果体区位置深在,解剖结构复杂,包括位于第三脑室后侧的松果体内部及周围多处结构。松果体区是四叠体池、两侧环池、胼周后池、小脑上池、中间帆池等6个脑池的交汇处,松果体区前壁由松果体、缰核、四叠体等构成,胼胝体压部构成该区的顶,颞叶、枕叶、丘脑枕构成该区的侧壁,第三脑室后壁恰位于松果体前方。

三、病理学和病理生物学

松果体区肿瘤起源于松果体及其邻近组织结构,生物学性质混杂,病理类型众多。按照2016年中枢神经系统肿瘤WHO分类,松果体区肿瘤大致可分为如下四大类:生殖细胞肿瘤、松果体实质细胞肿瘤、神经上皮肿瘤及其他来源肿瘤(表13-0-1)。

表 13-0-1 松果体区肿瘤的病理分类

病理分类	病理亚型	病理分类	病理亚型
生殖细胞肿瘤	生殖细胞瘤	神经上皮肿瘤	星形细胞瘤
	胚胎性癌		少突胶质细胞瘤
	卵黄囊瘤		室管膜肿瘤
	绒毛膜上皮癌		脉络丛肿瘤
	畸胎瘤	其他来源肿瘤	脑膜瘤
	混合性生殖细胞肿瘤		转移瘤
松果体实质细胞肿瘤	松果体细胞瘤		皮样囊肿及表皮样囊肿
	中分化型松果体实质细胞瘤		蛛网膜囊肿
	松果体母细胞瘤		其他少见肿瘤
	松果体区乳头状肿瘤		

1. 生殖细胞肿瘤 生殖细胞肿瘤可分为生殖细胞瘤、胚胎性癌、内皮窦瘤(卵黄囊瘤)、绒毛膜上皮癌(绒癌)和畸胎瘤。生殖细胞瘤是生殖细胞肿瘤中最常见的一种,由具有低分化潜能的细胞组成。胚胎性

癌被认为是由多潜能细胞组成的,它们进一步产生由三种胚层组成的胚胎肿瘤(成熟畸胎瘤和未成熟畸胎瘤)或产生胚胎外肿瘤,后者包括通过滋养细胞分化的绒毛膜癌和通过卵黄囊形成的卵黄囊瘤。在所有生殖细胞肿瘤中,只有成熟畸胎瘤被认为是良性的。多种生殖细胞肿瘤元素可共存于单一肿瘤中,这种类型的肿瘤被称为混合生殖细胞肿瘤。另一方面,畸胎瘤来源于胚胎结构的全部三种胚层,分化良好的具有器官样结构的组织组成,由成熟细胞组成的是良性畸胎瘤,而未成熟畸胎瘤则包含了来自所有或任何三个胚层的原始元素,表现为恶性表型。

生殖细胞肿瘤的起源是有争议的。卵黄囊壁在妊娠第三周出现原始生殖细胞,它们在第六胎周从卵黄囊经后肠背肠系膜进入生殖嵴。在胚胎早期,它们还广泛地在各种组织和器官中迁移和传播。在性腺外的位置,这些生殖细胞通常位于两个中线位置:纵膈和第三脑室周围。这一理论解释了为什么性腺外的生殖细胞肿瘤经常发生在胸腺、松果体和下丘脑区域。然而,在正常人体解剖中,原始生殖细胞并不存在于这些部位。Sano 的理论认为,在神经管形成时错位的胚胎组织被错误地包裹,成为颅内生殖细胞肿瘤的来源,尽管这些生殖细胞早期迁移,但它们往往在生命的较晚阶段,即青春期前后发生肿瘤转化。也有人认为青春期下丘脑分泌的促性腺激素或促性腺激素释放激素可能具有致癌作用。

2. 松果体实质细胞肿瘤　松果体实质细胞肿瘤来源于松果体腺的松果体实质细胞。这些肿瘤具有分化成多种细胞系的潜能,如神经元、星形细胞、室管膜及间充质成分。松果体母细胞瘤是一种分化较差的恶性肿瘤,属于原始神经外胚层肿瘤。松果体细胞瘤因分化较好被认为是良性肿瘤,一些实质肿瘤可能含有松果体母细胞瘤和松果体细胞瘤的混合成分。本肿瘤核分裂象不多见,但恶变后肿瘤细胞容易发生颅内沿脑脊液循环的播散,形成蛛网膜下腔的种植。

3. 神经上皮肿瘤和其他细胞的肿瘤　星形胶质细胞存在于松果体常见,但单纯的松果体神经胶质瘤极为罕见。几乎所有的神经胶质瘤都是由紧密围绕在松果体周围的神经胶质体组织成分引起的。星形胶质细胞通常起源于丘脑或中脑,并延伸至松果体区域。星形细胞瘤、室管膜瘤、少突胶质细胞瘤、脉络膜丛乳头状瘤均可发生于此区域。

4. 非肿瘤的囊肿　松果体囊肿是松果体局部变性的结果,含有胶质物质。囊肿壁由三层组成:外层为纤维层,中层为松果体实质细胞并伴有可变钙化,内层为低细胞胶质组织。其他发育性囊肿包括表皮样囊肿和真皮样囊肿。蛛网膜囊肿由脑脊液和蛛网膜组成的囊壁组成。这些囊性病变在神经影像上可能有类似的表现。

四、流行病学

松果体区肿瘤少见,可发生于各个年龄段,但以儿童和青少年多见,约占儿童颅内肿瘤的 3%~8%。松果体区肿瘤在日本人和其他亚裔人士中发病率更高。

在美国和欧洲,颅内生殖细胞肿瘤占颅内肿瘤的 0.4%~3.4%。其中最常见的是生殖细胞瘤,占生殖细胞肿瘤的 40%~65%。大多数的生殖细胞瘤发生在 30 岁以前,高峰出现在第二个 10 年的中期,对应于青春期的开始。大约 65% 发生在 10~21 岁之间,只有 11% 发生在 9 岁之前。绒毛膜癌比胚胎癌和内皮窦癌(平均年龄分别为 14 岁和 17 岁)发生得更早(平均年龄为 8 岁)。在绒毛膜癌中,35% 发生在 9 岁之前,而胚胎癌和内皮窦癌中只有 10%~12% 发生在 9 岁之前。据认为,松果体区生殖细胞肿瘤往往影响男性,男性与女性的比例为 4∶1。笔者所在医院统计的结果显示男女比例为 18∶1。

松果体母细胞瘤通常发生在婴儿和儿童,而松果体细胞瘤发生在较大的儿童和年轻人。生殖细胞肿瘤与松果体实质肿瘤的比例报道为 3.6∶1,而在所有年龄组的 282 例松果体区肿瘤中,生殖细胞肿瘤占 31%。在日本,生殖细胞肿瘤比松果体母细胞瘤更为常见,松果体母细胞瘤仅占松果体区域肿瘤的 5.1%。

五、临床表现

松果体区肿瘤病人病史长短不一,主要取决于肿瘤的组织学类型及肿瘤起源部位与导水管的关系。如绒毛膜上皮癌起源于松果体腺,恶性程度高,易卒中,病史多很短,而脑膜瘤多起源于大脑镰小脑幕交界处,属良性肿瘤,生长缓慢,病程较长。

松果体区肿瘤的常见体征和症状主要与脑积水引起的颅内压升高有关，绝大多数病例由于中脑导水管阻塞都有脑积水。颅高压表现是松果体区肿瘤最常见的症状，病人多以头痛、呕吐就诊。复视可能是由于外展神经麻痹或顶盖受压引起的。偶尔视物模糊可能是因为顶盖受压，但也可能是继发于视盘水肿的视物模糊。在脑积水的后期，病人表现出共济失调的步态和改变的精神状态。视盘水肿是继发于松果体区肿瘤的脑积水的常见征象。

其他体征与直接压迫神经组织有关，尤其是四叠体上丘和中脑的顶盖前区，引起眼球上视不能、双眼内收、瞳孔散大或不等大、对光反应迟钝但调节反射存在，即帕里诺（Parinaud）综合征，约有50%~75%的松果体区肿瘤病人存在该综合征。

松果体和鞍上的同步生殖细胞瘤可能伴有尿崩症和其他激素功能障碍以及视力障碍。松果体母细胞瘤和较少见的生殖细胞瘤可能在诊断时通过脑脊液途径播散，可引起脊髓受压、视神经受压等多种征象。性早熟和绒毛膜癌非常罕见，通常发生在男孩因为β-人绒毛膜促性腺激素（β-HCG）刺激睾丸间质细胞分泌雄激素。

六、诊断

1. 实验室检查

（1）肿瘤标志物检测：某些生殖细胞来源的肿瘤可在血清和脑脊液中找到特定的肿瘤标志物，不仅有助于诊断，而且对监测疗效和复发也很重要。甲胎蛋白（AFP）是一种糖蛋白，通常由卵黄囊和胎儿肝产生，但在出生时停止产生。血清和脑脊液中AFP值小于5ng/ml为正常。在中枢神经系统中，卵黄囊瘤（内皮窦瘤）是AFP生成最多的肿瘤，胚胎性癌和未成熟畸胎瘤产生AFP的程度较轻（<1 000ng/ml）。β-HCG是一种糖蛋白，通常是由在胎盘滋养层组织的合胞体滋养层巨细胞分泌，血清和脑脊液的正常值小于5mIU/ml，当β-HCG大于2 000mIU/ml时高度提示绒毛膜癌的可能，但轻微的升高（<770mIU/ml）可能发生在单纯的生殖细胞瘤或胚胎性癌病人。血清或脑脊液异常的AFP和/或β-HCG水平通常认为是非生殖细胞瘤性生殖细胞肿瘤（NGGCTs）。

约39%~70%恶性生殖细胞肿瘤存在肿瘤标志物β-HCG或AFP阳性，这些肿瘤标志物的阳性结果是可变的，然而，本组数据表明，在脑脊液β-HCG值往往是高于血清，而AFP值往往是血清高于脑脊液，这可能与β-HCG半衰期比较短有关。因此，从血清和脑脊液中获取肿瘤标志物的价值是非常重要的。

胎盘碱性磷酸酯酶（PLAP）被报道为原发性颅内生殖细胞瘤的特异性标志物。PLAP与其他常见的组织碱性磷酸酯酶的区别在于其耐热性和苯丙氨酸的抑制作用。血清或脑脊液中PLAP水平采用酶联免疫吸附法（ELISA）测定，但其敏感性和特异性尚需进一步研究。褪黑素水平可作为松果体肿瘤的肿瘤标志物。松果体褪黑素的分泌遵循着昼夜节律。当松果体受到侵袭性肿瘤如生殖细胞瘤的干扰时，褪黑素节律显著降低。然而，褪黑素资料的诊断价值在临床实践中是有限的。血清低褪黑素水平可作为松果体肿瘤破坏松果体腺的标志物。松果体细胞瘤病人夜间褪黑素水平较高，而松果体囊肿病人褪黑素分泌水平较低。

（2）脑脊液细胞学：由于松果体母细胞瘤、生殖细胞肿瘤除畸胎瘤外均易发生肿瘤细胞脱落，并沿蛛网膜下腔发生播散种植，因此，对于松果体区肿瘤，脑脊液无论何时都要尽可能提供，不管是通过腰椎穿刺或从脑室放置分流、第三脑室造口或室外引流，都应与肿瘤标志物结合细胞学研究进行分析，这对于病人的诊断以及治疗方案的确立都具有相当重要的意义。

2. 神经影像学检查

（1）头部CT：计算机断层扫描（CT）和磁共振成像（MRI）均有助于肿瘤检查。CT可以更好地识别相关的异常，如出血和钙化。松果体常发生钙化，生殖细胞瘤表现为相对于周围脑组织高度致密的软组织肿块，生殖细胞瘤的松果体钙化往往位于肿瘤肿块的中央或外缘，而松果体母细胞瘤的钙化，如果存在，则分散在肿瘤内。畸胎瘤因还有脂肪、牙齿和骨骼而呈混杂密度，绒毛膜癌可能有出血灶。松果体细胞瘤的CT平扫影像通常表现为等或高密度的松果体区肿物，钙化可以发生在中央或周围，但钙化在松果体母细胞瘤是罕见的。

　　良性星形胶质细胞瘤相对于周围脑组织通常密度低,它们主要是起源于中脑或丘脑后,但钙化并不常见,增强扫描常常表现为不均匀强化。松果体区皮样及表皮样肿瘤呈低密度、微细强化,它们的密度可能与脑脊液的密度相等,外观可能类似蛛网膜囊肿或松果体囊肿。

　　(2)头部MRI:由于松果体区的肿瘤基本位于中线,MRI较CT能更好地显示肿瘤大小及与周围结构的关系。生殖细胞肿瘤实体部分MRI表现为T_1WI相对于灰质信号是等或稍低信号,T_2WI是等或稍高信号,增强扫描后有不同程度的强化。增强MRI扫描对于松果体区生殖细胞肿瘤的诊断有重要意义。小的病变在MRI平扫可能是可疑的异常信号,增强扫描后病变均有显著的不同程度的强化。

　　不同亚型的生殖细胞肿瘤其MRI也有不同的表现。纯生殖细胞瘤信号较均一,肿瘤沿着第三脑室侧壁强化,形成"蝶形征"是松果体区生殖细胞瘤的特征性表现,原因为生殖细胞瘤沿着两侧丘脑室管膜下对称的浸润(图13-0-1)。畸胎瘤MRI信号高度不均一,有较多密集的钙化和囊变,囊变各种各样,呈典型的蜂窝状改变,脂肪成分仍较罕见(图13-0-2)。绒毛膜癌有较多出血的倾向(图13-0-3),与混合性生殖细胞肿瘤、胚胎性癌、内胚窦瘤MRI表现类似,较难鉴别,此时可结合肿瘤标志物来进一步判断生殖细胞肿瘤的亚型。

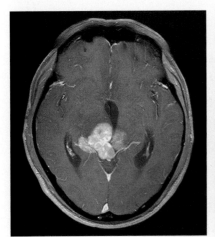
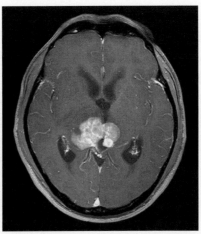
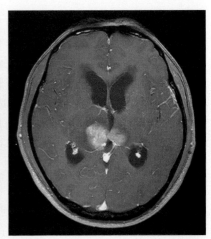

图 13-0-1　典型单纯性生殖细胞瘤的 MRI 强化扫描表现

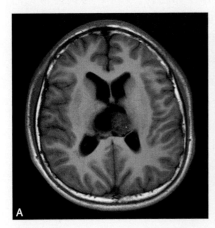
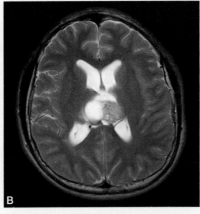
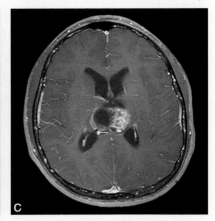

图 13-0-2　松果体区畸胎瘤的 MRI 表现
A. T_1 加权成像;B. T_2 加权成像;C. T_1 增强扫描

　　松果体实质肿瘤的MRI表现各式各样,一般是松果体区分叶状的实体瘤,增强扫描后致密强化。松果体母细胞瘤在T_2表现为与灰质相同强度的信号,也可以见到脑水肿或肿瘤浸润周边脑实质。松果体细胞瘤由于含有更高程度的细胞质,在T_2像有相对高的信号。

　　松果体区神经上皮肿瘤通常来源于周边脑实质结构向松果体区扩散,顶盖部胶质瘤通常是低级别胶

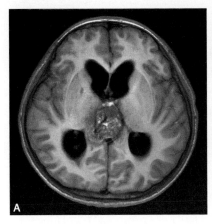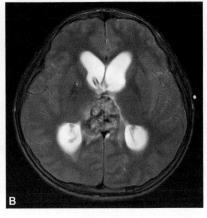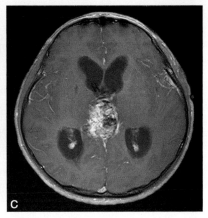

图 13-0-3　典型绒毛膜癌的 MRI 表现

A. T_1 加权成像；B. T_2 加权成像；C. T_1 增强扫描

质瘤，使顶盖扩大；胼胝体或丘脑来源胶质瘤多数是高级别胶质瘤，MRI 表现为 T_1WI 低或等信号，T_2WI 为高信号，增强扫描为明显强化，周边的结构可见到水肿。

松果体区脑膜瘤一般是邻近小脑幕尖来源扩散生长入松果体区，在 T_1WI 低信号，在 T_2WI 是等或高信号，增强扫描后均一明显强化，与大脑镰、小脑幕的关系及周边硬脑膜的增厚有助于诊断，若考虑手术治疗建议加做 MRV 检查。

松果体囊肿是含有胶原纤维、胶质细胞和松果体实质细胞的良性病变。小的无症状的松果体囊肿经常是在偶然间发现的，MRI 也很难与小的囊性病变鉴别。松果体囊肿在 MRI 囊壁圆且光滑，可位于松果体腺内或完全代替松果体，囊内容物的信号是一致的，要么是等强度的脑脊液信号，要么是均一的高强度信号，松果体囊肿通常不强化。

3. 组织活检　在肿瘤标志物和/或活检的基础上进行组织学验证，从而选择合适的治疗模式。活检有几种方式：立体定向活检、神经内镜活检和开放活检。

（1）立体定向活检：大多数报告表明手术干预的风险是最小的。然而，立体定向手术可能导致出血性并发症是一个严重的潜在问题，因为起源于松果体的肿瘤被大脑大静脉系统的深静脉所包围。此外，一些肿瘤，如松果体母细胞瘤和绒毛膜癌，通常是血管性的，术中出血风险较高。

（2）神经内镜活检：神经内镜技术发展迅速，在临床上的应用稳步增加，涉及的领域不断扩展，因此，对标志物检测正常的松果体区肿瘤病人，有学者主张先进行内镜下第三脑室底造瘘术，同时活检，然后依据病理结果确定下一步的诊治方案，或放化疗，或开放手术。标志物正常的松果体区肿瘤病理类型多样，但大体上可分为生殖细胞瘤和非生殖细胞瘤两大类，非生殖细胞瘤即使先行了内镜下手术，明确组织学诊断，大多也需再行开放手术以切除肿瘤。标志物正常情况下，仅临床特性高度提示肿瘤很可能为生殖细胞瘤时才适宜内镜下活检。如临床特性不支持肿瘤是生殖细胞瘤，则建议直接开放手术。对后者，先行内镜下活检并不是合理的策略，也不符合个体化原则。先活检既增加一次手术的风险、费用，延长住院时间，又增加肿瘤细胞脱落种植转移的机会。

分析比较本组各不同病理类型肿瘤的临床资料发现，在标志物正常的松果体区肿瘤中，生殖细胞瘤的临床特性最为明显，对其甄别不难，这为筛选内镜下活检病人创造了有利的条件。生殖细胞瘤多见于青少年，绝大部分发生于 25 岁以下，罕见超过 30 岁的病人。与其他病理亚型的生殖细胞肿瘤一样，男性好发倾向明显，文献报道男女病人之比，本组达 30∶1。影像上，特征同样突出，肿瘤边界清晰，多具有均匀的密度/信号，无坏死或囊变，钙化可见，但均为单一钙化，位于肿瘤内。部分肿瘤可沿双侧丘脑内侧壁向前生长，在轴位片上呈 C 形，强化多较明显，但无瘤周水肿表现。病人如在年龄、性别、影像特征上同时具备上述特点，那么生殖细胞瘤可能性很大，适合内镜下活检，而且活检后组织学证实的概率高，出现不一致而需开放手术的可能性小。其他病人，或在年龄、或在性别、或在影像特征上与生殖细胞瘤病人有所不同，对这些病例提倡直接实施开放手术。

七、治疗

1. 脑积水的治疗 通过外科切除或者其他手段减小松果体区肿瘤体积都可以开放堵塞的中脑导水管,从而治疗脑积水,也可通过脑脊液分流控制脑积水症状;部分生殖细胞瘤也可通过放射治疗、化疗来缩小肿瘤体积从而治疗脑积水;激素治疗也可用于协助放射治疗、化疗来加强其对脑积水的治疗效果,富含 T 淋巴细胞的生殖细胞瘤经过激素治疗后体积会明显缩小从而改善脑积水。通过非外科手段缩小肿瘤体积来达到脑积水治疗效果通常花费时间较长,至少需要数周时间。

脑室腹腔分流术作为最常用的治疗脑积水的手段,可迅速减轻脑积水程度,明显改善病人的状态,但同时也会增加肿瘤经过分流管向腹腔转移的风险。

随着内镜技术的进步,80%的松果体肿瘤的病人可以通过内镜下第三脑室底造瘘有效控制脑积水症状。通过内镜下第三脑室底造瘘,不仅可以迅速缓解脑积水程度,也可同时进行第三脑室后部的肿瘤活检。

2. 手术入路 1921 年,Dandy 首次提出半球间经纵裂胼胝体入路。1937 年,Horrax 以及 Poppen 于 1966 年分别提出枕部经小脑幕入路。1926 年,Krause 首先提出幕下小脑上入路,并由 Stein 广泛推广应用。随着手术入路、手术显微镜、手术器械、神经影像技术以及神经导航技术的发展,松果体肿瘤切除术已日趋成熟。其主要手术入路主要分为幕上入路与幕下入路,幕上入路包括枕部经小脑幕入路、前纵裂入路、后纵裂入路以及侧脑室入路。

各种手术入路各有优缺点,手术入路选择需结合病人具体情况、神经影像结果以及医师熟悉程度,同时也需要考虑肿瘤的位置和范围、深静脉系统和周围的神经结构,以及影响因素如病人的年龄、脑积水情况、头部的形状以及手术的目的(组织病理检查与完全切除)。

无论何种入路都要以膜性结构为解剖基础,松果体区的膜性结构包括蛛网膜袖套、环中脑后膜和小脑前中央膜,其中蛛网膜袖套由枕叶底、内侧面及小脑上表面蛛网膜在幕尖处汇合而成,包裹 Galen 静脉系统、松果体及松果体上隐窝;环中脑后膜由枕叶底面及小脑上表面蛛网膜在幕切迹处汇合形成,环绕并附着于中脑背侧;小脑前中央膜由小脑上表面蛛网膜和蛛网膜袖套汇合处发出,前下方附着于下丘。四叠体池与小脑上池通过小脑前中央膜分隔,与后胼周池通过蛛网膜袖套分隔,与环池后部通过环中脑后膜的升段分隔,环池后部与小脑中脑裂池通过环中脑后膜的水平段分隔。只有充分理解松果体区的膜性结构,才能达到安全的、完整切除肿瘤的目的。

(1) 幕上入路

1) 枕下经小脑幕入路(Poppen 入路):枕部开颅经小脑幕入路病人通常采取俯卧位接受手术,部分医师也使用坐位或侧俯卧位手术。笔者倾向于俯卧位手术,因俯卧位摆放简单安全,更重要的是可以根据术中需要,方便从枕下小脑幕间或后纵裂入路切除肿瘤。如果病人年龄足以接受头部固定器固定,则应将头部稍微旋转远离手术侧(约 15°)以便让重力使枕叶远离大脑镰以尽量减小术中牵拉。术中,应尽量通过释放脑脊液来实现大脑的牵拉,当脑室狭窄或者存在裂隙时,对枕叶、顶叶的操作时需要更加谨慎,尽量避免外力暴力牵拉。同时,术前需要给予甘露醇脱水,或者通过在术中行脑室外引流以尽量降低脑内压力。

枕下经小脑幕入路作为松果体区域手术常用入路。术者可以从大范围中选择开颅位置进行手术,一般取右枕部开颅,如肿瘤明显偏左侧,则左侧开颅。骨瓣显露横窦、矢状窦和窦汇缘。如脑积水严重,硬脑膜张力高,可穿刺侧脑室枕角,缓慢释放脑脊液。可安装脑自动牵开器将枕叶抬起,确认大脑镰、小脑幕及其交界处的直窦后,沿小脑幕向前直至显露小脑裂孔缘,沿直窦旁约 1cm 剪开小脑幕至裂孔缘,可见增厚的四叠体池蛛网膜,并呈袖套样包裹大脑大静脉,进一步剪开四叠体池蛛网膜,外侧至周围池,向下至小脑上池,内侧至大脑大静脉袖套。切除肿瘤主要利用大脑大静脉-大脑内静脉-基底静脉间隙,若该间隙扩张不明显,则可能需要牺牲如枕内侧静脉和小脑中央前静脉等小的分支以扩大空间。切除肿瘤过程中避免损伤大脑大静脉及其属支,若该血管出血,建议以吸收性明胶海绵压迫为主,慎用电凝,以防闭塞。如肿瘤较大,可向前牵拉胼胝体压部,甚至切开胼胝体后部,经中间帆进入第三脑室,肿瘤切除后,第三脑室多开放,可见此双侧丘脑枕部内侧面,中脑顶部,丘脑间黏合,并可探查双侧室间孔和第三脑室底部。确认止血满意后留置外引流管,常规关颅。

经 Poppen 入路可切除各种生长方式的松果体区肿瘤,不存在空气栓塞和张力性气颅的危险,术后远隔部位血肿的发生率也比较低,尤其适合小儿、高龄和全身情况差的病人。

2)经胼胝体入路:尽量减少由于皮质静脉受损引起运动皮质梗死的风险。半球间经胼胝体入路,病人采取仰卧位,头部处于中立位置,术者于冠状缝前 4~5cm 打开颅骨并延伸至冠状缝后方 1~2cm 处,并跨过中线至对侧大脑半球。电凝、切断 1~2 支皮质桥接静脉以进入肿瘤同侧前半球间裂隙,在胼胝体前部打开约 2cm 长切开暴露同侧侧脑室。

大脑半球间经胼胝体穹隆间入路被推荐用于松果体区域的肿瘤切除。通过打开单侧额叶骨窗进入大脑半球间,在胼胝体前打开约 2cm 切口,通过透明隔膜与穹隆的附着位置处严格在正中线附近、室间孔上方以及后方分离穹隆间区域,也可经透明隔腔分离穹隆间区域。通过脉络组织中的脑静脉之间的空间进入第三脑室,必要时切开丘脑间黏合以暴露第三脑室后部。

3)侧脑室三角区入路:1931 年 Van Wagenen 首先应用,通常采用左侧卧位,右侧颞顶枕部骨瓣开颅,马蹄形或十字形剪开硬脑膜,在颞后顶下切开皮质,亦可做皮质造瘘进入侧脑室三角区,可用脉络丛确认位置。侧脑室内侧壁由穹隆体和脚组成,较菲薄,沿穹隆纤维将其切开,可不损伤穹隆而到达第三脑室顶,此时可见肿瘤外上壁,表面上方可见到大脑内静脉和其后的大脑大静脉。该入路优点是自肿瘤侧方开始剥离和切除,适用于肿瘤大,脑室扩大明显者,大脑内静脉和大脑大静脉不易损伤。缺点是如脑室扩大不明显则暴露肿瘤困难,此外脑组织的切开容易损伤视放射而导致同向偏盲。

(2)幕下入路:幕下小脑上入路(Krause 入路)于 1926 年由 Krause 首先应用。采用坐位或左侧卧位。枕下后正中切开,枕骨的骨窗上缘显露横窦和窦汇,将小脑蚓部静脉与小脑中央前静脉切断以便进入松果体区域,切开小脑蚓部,并调整显微镜方向以避免损伤大脑大静脉。此手术入路的优点是沿中线可直接到达位于接近小脑和小脑幕开口之间的肿瘤,并且不会在肿瘤切除过程中损伤位于肿瘤的上方和侧面的静脉系统。如果病人使用坐位接受手术,肿瘤分离后在重力作用更易与上方 Galen 静脉系统分离,同时因为血液和脑脊液随重力排出,手术区域也相对清洁。然而,如果肿瘤位于大脑大静脉上方,通过此入路切除肿瘤便非常困难。

坐位进行幕下小脑上入路手术时,需要考虑到空气栓塞和低血压发生的风险。对于不能安装头部固定器的幼儿,难以保持坐位接受手术。脑积水病人术前需进行治疗降低颅内压,否则术中重力作用可能会导致脑脊液从开放的第三脑室,迅速排出引起脑室系统急性塌陷,发生硬脑膜下血肿以及颅内积气。因此,部分医师采用改良俯卧位实施幕下小脑上入路手术。小脑减压、小脑蚓部静脉受损均可导致术后小脑肿胀,特别是当部分肿瘤延伸到上髓帆的区域需要进一步小脑蚓部减压以切除肿瘤时更易出现。幕下小脑上入路手术切除位于深静脉系统上方、小脑幕开口侧方以及延伸进入侧脑室中的肿瘤也非常困难。因此,近期不少学者主张,内镜辅助幕下小脑上入路手术,进一步改善松果体病变切除效果。

八、辅助治疗

1. **生殖细胞肿瘤** 作为生殖细胞肿瘤的一种特殊类型,畸胎瘤由于对辅助治疗手段不敏感,因此不论成熟或未成熟的畸胎瘤,均需要进行手术切除,而且成熟的畸胎瘤手术切除后即使联合其他治疗,治愈率也极高。然而,对于其他类型松果体肿瘤(生殖细胞瘤和 NGGCTs),通常需要联合手术切除、放射治疗、化疗在内的多种治疗方式,而且因为通常它们对放射治疗和化疗敏感性较高,放、化疗法已日趋成为这些类型松果体生殖细胞瘤的主要治疗方式。

(1)放射治疗:生殖细胞瘤对放射治疗敏感性极高,有报道,仅用 1 600cGy 的放射治疗剂量就可以完全消除肿瘤。多个研究报道单独使用放射治疗松果体生殖细胞瘤后,5~15 年无病生存率高达 80%~100%。

对于松果体生殖细胞瘤的放射治疗剂量一直存在争议。部分文献报道对生殖细胞瘤的放射治疗剂量通常在 5 000~5 500cGy 之间。然而,有学者认为,对于这种放射治疗敏感性强的肿瘤,应该降低总辐射剂量。有报道称对肿瘤原发部位实施总剂量低于 4 800cGy 放射治疗便可达到与 5 000~5 500cGy 剂量一致的无病生存率,而对多灶性生殖细胞瘤病人,即使对整个脑室仅进行总剂量为 3 000cGy 治疗,其肿瘤控制也非常好。

另一个争议问题,放射治疗部位是否应局限于原发性肿瘤部位及其边缘,还是扩展到整个大脑及脑室系统,甚至全中枢。部分学者还建议结合立体定向或近距离放射治疗,以提高疗效并降低相关的放射治疗风险。文献报道,颅内生殖细胞瘤经脑脊液播散传播的概率为 10%~52%。对于局限性生殖细胞瘤,如有证据表明出现了脑脊液播散,则应对整个脑室或全中枢行放射治疗。Lafay-Cousin 等人报道在化疗后联合全脑室放射治疗,对双灶性生殖细胞瘤治疗中效果显著。多篇报道,不进行前期脊髓放射治疗,软脑膜中生殖细胞瘤复发为 6%~20%,而 Wolden 等报道,生殖细胞瘤的脊髓复发率仅为 2%。此前一项临床试验(COG ACNS0232),生殖细胞瘤病人接受全脑室总剂量约 2 100cGy 放射治疗,同时接受总剂量 2 400cGy 原发部位加强治疗,当使用新辅助化疗时,对原发肿瘤放射剂量降低至 3 000cGy,也可获得良好效果。美国一项临床试验(COG ACNS1123)表明,放射治疗敏感性好的生殖细胞瘤病人在化疗后接受全脑室总剂量 1 800cGy 放射治疗以及原发肿瘤部位总剂量约 1 200cGy 加强放射治疗,而放射治疗敏感性一般的病人在化疗后接受全脑室总剂量 2 400cGy 放射治疗以及原发肿瘤部位总剂量约 1 200cGy 加强放射治疗。

病人年龄越小,放射治疗剂量和照射区域越大,放射治疗引起小儿发育中枢神经系统的后遗症概率便越大。智力低下和内分泌功能障碍是相对常见的后遗症,在接受放射治疗的儿童松果体生殖细胞瘤病人中发生率约为 25%。然而,Merchant 等报道,在接受全中枢放射治疗的生殖细胞瘤患儿中,放射治疗前后智商之间没有显著差异,其中位辐射剂量为 2 560cGy。

尽管生殖细胞瘤对放射治疗高度敏感,但仍有约 10% 的生殖细胞瘤会出现复发。肿瘤复发可能原因是初始放射治疗区域过小,放射治疗抵抗的肿瘤成分(如畸胎瘤或 NGGCTs)的生长,以及分流管相关的颅外转移。同时,伴有 β-HCG 水平升高相关的病人(>50IU/L)对放射治疗的敏感性可能低于单纯生殖细胞瘤病人。

单用放射治疗对 NGGCTs 效果一直不理想,5 年生存率仅为 27%~60%。日本颅内生殖细胞肿瘤研究组指出 NGGCTs 病人中位生存时间仅为 18 个月,并且发生脑脊液播散的概率高达 45%。同一研究报告也指出,患有纯绒毛膜癌、卵黄囊肿瘤或胚胎细胞癌的病人 5 年生存率仅为 9.3%,而伴有 β-HCG 升高或伴有畸胎瘤的生殖细胞瘤病人、未成熟的畸胎瘤病人,或由生殖细胞瘤或畸胎瘤组成的混合肿瘤的病人 5 年生存率高达 70%,其他中心研究也肯定了放射治疗对于松果体恶性生殖细胞肿瘤的治疗价值。

(2)化疗:化疗对松果体生殖细胞肿瘤治疗效果也已得到充分肯定。Allen 等和 Kobayashi 等首先报道了新辅助化疗对生殖细胞肿瘤的疗效,之后的多项研究也均肯定了新辅助化疗对恶性生殖细胞肿瘤的治疗效果。1996 年,欧洲一项使用多药化疗前瞻性研究显示,生殖细胞瘤对化疗的反应率为 84%,NGGCTs 反应率为 78%。此外,在 2001 年日本小儿脑肿瘤研究组报道依托泊苷与卡铂或顺铂组成的多药化疗治疗生殖细胞瘤效果很好,完全缓解率高达 83.6%,而对 NGGCTs 治疗效果较差。

欧洲研究也提示,虽然早期对化疗的反应性高,但未联合放射治疗的新辅助化疗复发率较高,在 55 名接受新辅助化疗获得完全缓解的病人中,有 28 名病人出现了肿瘤复发,复发时间在完全缓解后 8~49 个月不等。在这项研究中,病人年龄、肿瘤位置、是否存在脑脊液播散、肿瘤切除的体积、肿瘤标志物表达情况与预后均无明显关系,仅不同病理类型肿瘤对 5 年生存率有显著性影响,生殖细胞瘤为 84%,NGGCTs 为 62%。

日本的报道在接受新辅助化疗并完全缓解的生殖细胞瘤病人中,约有 50% 的病人均在 1.5 年内出现肿瘤复发。欧洲研究中,对于复发的生殖细胞瘤病人,后续采用放射治疗联合化疗的方法进行治疗。此项研究肯定了化疗对于生殖细胞瘤治疗的积极作用,至少可以达到短期缓解作用。

一项 COG 方案(ACNS0122),采用新辅助化疗来治疗基于肿瘤标志物或病理活检确诊的 NGGCTs 病人。经过 2~3 个周期的化疗,根据肿瘤标志物以及神经影像学来评估治疗效果。对于治疗效果不满意,肿瘤残留情况较严重的病人,后续继续接受外科手术切除。化疗效果不佳,需要进行手术治疗的肿瘤通常也会产生放射治疗抵抗性,如成熟或未成熟的畸胎瘤,其可以在化疗期间或化疗后继续生长。接受手术切除后,病人后续接受放射治疗,原发肿瘤部位剂量为 5 400cGy,全脑全脊髓剂量为 3 600cGy。

化疗不仅对原发性肿瘤治疗有效,也可防止生殖细胞瘤转移、播散。在接受脑脊液腹腔分流的恶性生殖细胞肿瘤的病人中,化疗可以有效降低肿瘤细胞腹膜播散的可能性。部分恶性 NGGCTs 内容物富含血管成分,通过化疗不仅可以减小此类肿瘤的大小,还可以减少肿瘤内部血管成分。对于接受新辅助化疗后肿瘤仍有残余,包括放射治疗抵抗的畸胎瘤、没有活肿瘤细胞的坏死组织,建议通过手术切除方式完全去除病灶。COG 报道,19 例化疗后需接受手术治疗的病人中,13 例患有畸胎瘤,4 例伴有肿瘤纤维化和 4 例为 NGGCTs。研究指出,新辅助化疗可能加速成熟畸胎瘤(生长畸胎瘤综合征)生长。同时,化疗后联合局部放射治疗可显著提高肿瘤治愈率,并能够通过减少局部照射剂量从而降低包括垂体前叶功能障碍在内的多种放射治疗副作用。

2. 松果体实质细胞肿瘤　松果体母细胞瘤常发生于婴幼儿,如未得到及时治疗容易转移、复发,而松果体细胞瘤通常是良性的,并且可以通过早期手术切除治愈。

松果体母细胞瘤病人通常需接受综合治疗。对于婴幼儿,POG 以及 CCG 研究均采用手术切除联合术后辅助化疗方式,POG 研究中纳入了 11 名年龄小于 3 岁的未接受肿瘤全切的患儿,术后接受环磷酰胺、长春新碱、顺铂和依托泊苷联合化疗,所有儿童均在 2~11 个月内出现原发肿瘤位置以及脑脊液中复发,但均未出现软脑膜种植播散。CCG 研究纳入了 8 名年龄小于 18 个月的婴儿,采用"8 合 1"(一日八药)联合化疗方案治疗,所有病人治疗后均出现肿瘤进展,中位进展时间为 4 个月。Mandera 等报道,10 名患有松果体母细胞瘤的肿瘤切除术并联合化疗的患儿中,平均生存时间为 24.7 个月,3 年生存率为 36%。相比较而言,年龄大于 18 个月且接受全脑放射治疗联合化疗的松果体母细胞瘤病人预后更好,3 年无进展生存率为 61%,明显优于其他幕上原始神经外胚层肿瘤患儿。Ashley 等报道,手术切除联合高剂量环磷酰胺对于治疗松果体母细胞瘤的患儿也有一定程度的效果,而对复发性松果体母细胞瘤治疗无效。杜克大学一项大剂量化疗联合自体干细胞治疗以及后续放射治疗治疗松果体母细胞瘤的结果显示,4 年无进展和总生存率分别高达为 69% 和 71%。

具有成纤维细胞成分的松果体细胞瘤,被划分为恶性松果体母细胞瘤,应按松果体母细胞瘤进行相应治疗。而普通类型松果体细胞瘤通常被认为是良性肿瘤,并且很少发生转移。Mandera 等报道,16 例松果体细胞瘤患儿接受单纯手术切除治疗后,只有 2 例患儿出现复发。关于单纯松果体细胞瘤是否应使用放射治疗目前尚未有明确结论。Vaquero 等报道对总剂量约 2 000cGy 剂量的诊断性放射治疗,对于松果体细胞瘤没有治疗效果,且所有病人在单纯手术切除后均没有出现肿瘤复发。然而,Hasegawa 等报道,手术联合局部放射治疗可能对松果体细胞瘤效果更好,可达到 100% 的局部控制率。

九、治疗策略

松果体区肿瘤病理类型众多,组织学性质差异大,不同类型肿瘤的治疗方案有所差异,选择治疗方法前需要多病人进行完整的评估,包括临床表现、实验室检测和影像学检查等。南方医科大学南方医院神经外科基于病人年龄、性别、肿瘤标志物检测和肿瘤影像学特征分为标志物阳性和标志物阴性松果体区肿瘤。标志物阴性病人若同时满足①男性;②年龄小于 25 岁;③CT/MRI 检查示肿瘤密度/信号基本均一,增强扫描中等至明显强化,则归类为高度疑似单纯生殖细胞瘤,反之则归为其他类型(图 13-0-4)。

对于标志物阳性的松果体区肿瘤,属于恶性生殖细胞肿瘤,多包含两种或以上组织成分,也可能仅为单一的成分,但治疗方案基本相同,即采用新辅助化疗→手术→放射治疗→化疗的序贯治疗方案。先采用 1~2 周期的化疗,如果肿瘤仍有残留,进行手术切除,术后再放化疗,化疗需要联合用药,放射治疗需包括全中枢。

对高度疑似单纯生殖细胞瘤病人,可行神经内镜下或立体定向下活检,合并脑积水病人,优先推荐神经内镜下第三脑室底造瘘的同时活检,如果条件限制,可采取诊断性化疗或诊断性放射治疗。明确诊断后,以放射治疗为主要治疗方法,如没有脊髓种植转移的脑脊液细胞学或影像学证据,可采用脑室系统+局部照射。对低龄患儿,为减少放射治疗的副作用,推荐联合化疗,以减少照射剂量和范围。如存在脊髓种植转移的证据,则放射治疗需包括全中枢。

对于以上两种之外的松果体区肿瘤,不管临床表现是否典型,开放手术是最直接、最合理的选择,术后

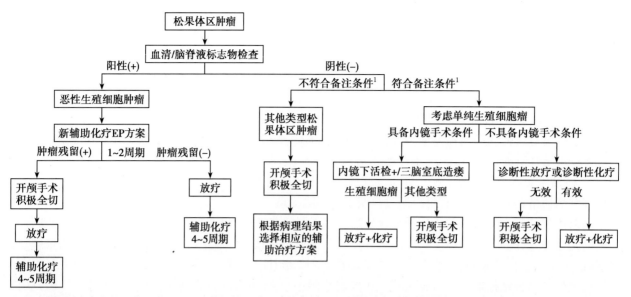

注1：患者同时满足①男性；②年龄小于25岁；③CT/MRI检查示肿瘤密度/信号基本均一，增强扫描中等至明显强化
注2：根据影像学评估肿瘤残留程度，若肿瘤实质部分残留多，则继续化疗至2个周期，若肿瘤囊性部分残留多，则化疗1个周期，然后直接手术

图 13-0-4　松果体区肿瘤治疗策略

依据病理结果采取相应的辅助治疗。

（漆松涛　宋烨　方陆雄）

参 考 文 献

［1］ 方陆雄,徐书翔,朱明华,等.含成熟畸胎瘤的松果体区肿瘤病理分析及诊治［J］.中华神经外科疾病研究杂志,2015,14（2）:142-145.

［2］ 朱明华,方陆雄,徐书翔,等.松果体区原发性绒毛膜癌的临床特点和治疗选择［J］.中国神经精神疾病杂志,2013,39（2）:98-101.

［3］ 方陆雄,宋烨,俞磊,等.松果体区脑膜瘤起源的再探讨［J］.中华神经外科杂志,2018,34（10）:1033-1036.

［4］ 方陆雄,徐书翔,张立,等.标志物正常的松果体区肿瘤临床分析及神经内镜下活检的适应证探讨［J］.广东医学,2015,36（17）:2638-2640.

［5］ 方陆雄,徐书翔,张辉,等.松果体区肿瘤所致脑积水的分类处理［J］.中国微侵袭神经外科杂志,2015,20（3）:105-107.

［6］ 漆松涛,樊俊,张喜安,等.松果体区肿瘤的手术治疗（附 158 例报告）［J］.中华神经外科杂志,2013,29（8）:788-791.

［7］ 方陆雄,朱明华,徐书翔,等.颅内原发性生殖细胞肿瘤 162 例诊断分析［J］.中华神经外科杂志,2014,30（6）:541-544.

［8］ Jia W,Ma Z,Liu I Y,et al. Transcallosal interforniceal approach to pineal region tumors in 150 children［J］. J Neurosurg Pediatr,2011,7（1）:98-103.

［9］ Uschold T,Abla A A,Fusco D,et al. Supracerebellar infratentorial endoscopically controlled resection of pineal lesions:case series and operative technique［J］. J Neurosurg Pediatr,2011,8（6）:554-564.

［10］ McNatt S A,Sosa I J,Krieger M D,et al. Incidence of venous infarction after sacrificing middle-third superior sagittal sinus cortical bridging veins in a pediatric population［J］. J Neurosurg Pediatr,2011,7（3）:224-228.

第十四章

血管性肿瘤及瘤样病变

第一节　血管网状细胞瘤

血管网状细胞瘤(angioreticuloma)又名 Lindau 瘤、血管母细胞瘤(hemangioblastoma,HGB)、毛细血管型血管瘤(capillary hemangioma)、血管内皮瘤、血管网状内皮瘤,是一种脑血管性肿瘤。1926 年 Lindau 首先报告,发现一例小脑半球血管网状细胞瘤,因此称为 Lindau 瘤。1928 年 Cushing 和 Bailey 将这一肿瘤称为血管母细胞瘤。本病起源尚不十分明确,组织学上属良性肿瘤,因"母细胞瘤"一词容易使人误认为该肿瘤具有分化不良、细胞形态多变等恶性肿瘤的性质,因此,1952 年 Olirecroma 将本病命名为血管网状细胞瘤。但血管母细胞瘤这一名称的应用还是非常广泛的,包括 MeSH 主题词表,仍将该肿瘤称为"血管母细胞瘤"。该病的 ICD-10 编码为 D33.2(benign neoplasm of brain,unspecified)。

如果一个或多个中枢神经系统血管网状细胞瘤,伴发视网膜血管瘤和内脏病变(通常为胰和/或肾脏肿瘤或囊肿),则称为希-林氏病(von Hippel-Lindau disease,VHL)。

一、流行病学

血管网状细胞瘤约占原发性中枢神经系统肿瘤的 1%~2%,主要发生于颅后窝,为成人颅后窝最常见的原发性髓质内肿瘤之一,占颅后窝原发肿瘤的 7%~12%。约85%的血管网状细胞瘤发生于小脑,3%在脊髓,2%~3%在脑干,只有 1.5%在大脑半球。小脑血管网状细胞瘤可见于小脑半球、蚓部和第四脑室顶部,脊髓血管网状细胞瘤占脊髓肿瘤的 1.5%~2.5%,脑干血管网状细胞瘤绝大多数位于延髓。小脑血管网状细胞瘤多为囊性(70%),脊髓和脑干的血管网状细胞瘤则多为实性。血管网状细胞瘤好发于 30~40 岁成年人,儿童少见,男性稍多于女性。首都医科大学附属北京天坛医院报道 174 例血管网状细胞瘤,发病年龄 21~40 岁,男多于女。Emery 报道 20 例脊髓血管网状细胞瘤,男女比例为 2:3,76%病人在 50 岁以前发病。Richard 报道 58.7%的 VHL 病在 30 岁前诊断,平均诊断年龄为(33.5±10)岁,而散发血管网状细胞瘤的发病年龄为(43.6±15)岁。

VHL 病是一种遗传性疾病,为常染色体显性遗传,是由于 3p25-26 染色体上的 VHL 肿瘤抑制基因突变造成,表现为一个或多个中枢神经系统血管网状细胞瘤,伴发视网膜血管瘤,肾透明细胞癌,嗜铬细胞瘤,胰腺囊肿或肿瘤等。VHL 病有家族倾向,VHL 致病基因人群携带率为 1/54 000~1/36 000。有研究认为,小脑散发血管网状细胞瘤与 VHL 等位基因突变和杂合子的丢失有关。西方国家研究发现,血管网状细胞瘤伴发 VHL 病高达 36%~40%,伴 VHL 病者多较年轻。日本东京大学医院对 1954—1998 年间收治的血管网状细胞瘤研究发现,1954—1968 年伴发 VHL 病的约为 6%,1969—1984 年为 15%,1985—1998 年为 36%,认为发病率的升高与检查技术的发展有关。小脑血管网状细胞瘤中,约 6%伴发视网膜血管网状细胞瘤或血管瘤。有人将 VHL 病分为两型,无嗜铬细胞瘤称为 I 型,有嗜铬细胞瘤则称为 II 型。

Maddock 总结 83 例 VHL 中 50 例有小脑血管网状细胞瘤,34 例有肾血管瘤,21 例肾细胞肉瘤,12 例脊髓血管网状细胞瘤,12 例嗜铬细胞瘤。其中 65 例有症状。中枢神经系统血管网状细胞瘤和肾细胞肉瘤是主要致死原因。

首都医科大学附属北京天坛医院曾收治一例女性 VHL 病人,33 岁,1998 年左小脑血管网状细胞瘤手术切除,术后恢复良好。病人的父亲(65 岁),2 年前右侧小脑血管网状细胞瘤手术切除,病人哥哥于 1989 年脑内血管网状细胞瘤手术后,疗效不佳,已故。病人 1995 年左眼视力下降,眼底检查发现多发视网膜血管瘤,确诊为 VHL 病,行眼底冷冻手术。病人 2001 年 7 月 29 日复查 CT 时又发现右侧小脑囊性血管网状细胞瘤,手术未切除肿瘤结节(图14-1-1A)。2002年3月复查MRI右侧小脑囊性血管网状细胞瘤仍在(图14-1-1B、C)。MRI平扫显示C_3、C_7~T_1椎体相应椎管内多发血管网状细胞瘤(图14-1-1D~G)。2002年7月29日右眼底造影显示为右视网膜血管瘤(图14-1-1H)。超声检查发现胰腺多发囊性占位性病变。2002年8月再次手术切除颈段三个肿瘤。

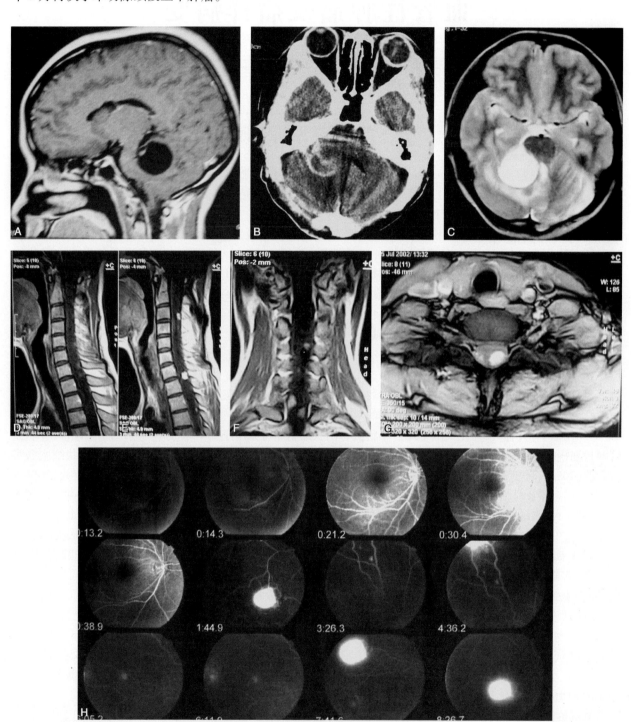

图14-1-1　病人女性,33岁,希-林氏病
1998年左小脑血管网状细胞瘤手术切除,术后恢复良好。A.2001年7月29日复查CT显示右侧小脑囊性血管网状细胞瘤,手术未切除肿瘤结节;B、C.2002年3月复查MRI右侧小脑囊性伴结节性血管网状细胞瘤仍在;D~G.MRI平扫显示延髓下端以下脊髓增粗,中央管扩张为长T_1、长T_2信号影,其内可见分隔,其中C_3、C_7~T_1椎体相应椎管内可见多发类圆形短T_2、等T_1信号影,边界清楚;增强扫描C_3、C_7~T_1椎体相对应病灶明显增粗,延髓也可见一个点状增强影;H.1995年左眼视力下降,眼底检查发现多发视网膜血管瘤,确诊为"希-林氏病",行眼底冷冻手术。2002年7月29日右眼底造影显示为右视网膜血管瘤;2002年再次手术切除颈段三个肿瘤(手术前颈段MRI仅能见到一个肿瘤)

二、病因学

VHL 病和散发脑内血管网状细胞瘤具有相同或类似的基因改变。VHL 病是由于 3p25 染色体上的 VHL 肿瘤抑制基因突变造成,大多文献称是染色体 3p25-26。在散发血管网状细胞瘤中,也有报道认为 VHL 肿瘤抑制基因突变,VHL 基因等位基因的丢失与突变也是散发小脑血管网状细胞瘤的病因之一。由于 VHL 基因突变,使血管内皮生长因子(VEGF)和血管渗透因子(VPF)增加,而二者在正常成人脑组织中很少。

并不是所有 VHL 病的临床与病理异常都会在某个 VHL 病家族中表现出来。小脑血管网状细胞瘤可以是 VHL 病的一种表现,也可以是散发。Tse 分析了 8 例血管网状细胞瘤,其中 3 例为家族性,5 例为散发,在散发 5 例血管网状细胞瘤中 2 例有基因突变。3p 染色体等位缺失在 2 例 VHL 病人和 1 例散发血管网状细胞瘤中发现,因此认为 VHL 肿瘤抑制基因的失活不仅是家族性血管网状细胞瘤,也是部分散发血管网状细胞瘤的病因。Oberstrass 报道 20 例中枢神经系统血管网状细胞瘤是由于 VHL 肿瘤抑制基因变异。Kanno 称 20% 的散发血管网状细胞瘤有 VHL 肿瘤抑制基因突变。70%~99% 的病人 VHL 基因在胚胎时期突变已经被肯定。

血管网状细胞瘤可能与基质细胞中的血管内皮生长因子和肿瘤内皮细胞的相关受体 VEGFR-1、VEGFR-2 的异常调节有关,这提示肿瘤的血管源性。

三、病理学

中枢系统血管网状细胞瘤病理的改变以血管和基质细胞的增生为特点,由毛细血管和/或血窦夹杂间质细胞组成。血管网状细胞瘤在组织学上为良性肿瘤,尽管手术后有通过蛛网膜下腔播散的可能,但无恶变。血管网状细胞瘤播散、远隔部位转移以及蛛网膜下腔种植也非常少见,截止到 1998 年,仅有英国文献报道 3 例。

血管网状细胞瘤分为实性(占 10%~40%)和囊性(占 60%~90%)两种。70% 的小脑血管网状细胞瘤为囊性,肿瘤呈粉红色,无包膜,病变表面蛛网膜或软膜下常可见扩张的血管,囊位于小脑皮质下,张力高,囊液为清亮黄色液体,富含蛋白,在空气中放置片刻即可自凝。囊内附壁有一个或几个圆形红色瘤结节向囊内突出,瘤结节常位于近软脑膜侧,表面有异常丰富的血管供应肿瘤,呈樱桃红色,血供丰富,大小不等,小的仅为 2mm,小脑囊性血管网状细胞瘤的囊壁为神经胶质细胞。实体肿瘤可生长很大,边界清晰,瘤体为怒张的血管,无包膜,呈紫红色,质地柔韧,血供极丰富,常有明显的血管蒂和引流静脉(图 14-1-2)。

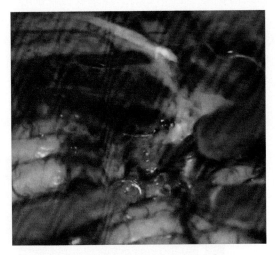

图 14-1-2　血管网状细胞瘤的手术大体所见
肿瘤樱桃红色,可见粗大的供血和引流血管(引自:Henry Ford Neurosurgery Digital Video Library)

血管网状细胞瘤组织显微镜下的主要特征是,大量毛细血管网或海绵状血管,细胞明显聚集,细胞质界限不清,细胞核深染并相似,染色体相对平均分布,常见含铁血黄素。毛细血管的管壁为单层内皮细胞,周围是网状纤维。电镜观察瘤组织内有三种细胞,即内皮细胞、周细胞和间质细胞,前两者组成扩张的毛细血管"网架",网织间为间质细胞,呈多角形,细胞质内含有脂质,似泡沫状。血管网状细胞瘤分为三型:①幼稚型,瘤组织内主要是不同成熟阶段的毛细血管;②过度型,薄壁扩张的毛细血管间混有间质细胞,其中有的细胞富含脂质;③成熟型,瘤组织内主要为吞噬脂质的间质细胞。

四、临床表现

血管网状细胞瘤的临床表现与肿瘤的生长部位和病理特点有关。实体肿瘤生长缓慢,病程可长达数年,囊性者病程短。偶有因肿瘤出血或囊性变而突然起病,症状急剧变化。

小脑血管网状细胞瘤的病人可表现为下枕部疼痛、头晕、呕吐和运动失调,病人行走不稳;肿瘤较大时可引起脑积水,主要症状是头痛、头晕、呕吐和平衡失调。肿瘤突入第Ⅳ脑室阻塞脑脊液循环造成脑积水,使临床症状加重。脑干内血管网状细胞瘤可有脑神经麻痹和锥体束征;脊髓血管网状细胞瘤可表现为蛛网膜下腔出血。

颞叶血管网状细胞瘤可引起癫痫。额叶血管网状细胞瘤病人可有行为改变,上、下肢无力。肿瘤位于优势半球时,病人可以有语言困难。枕叶血管网状细胞瘤会造成病人视觉丧失。顶叶血管网状细胞瘤会导致病人对侧空间定向能力丧失,不能认识熟悉物体以及偏瘫。视网膜血管瘤可因肿瘤出血引起视网膜剥脱,病人视力下降。

血管网状细胞瘤释放红细胞生成素,导致红细胞增多症,约 10%~15% 的血管网状细胞瘤病人伴有红细胞增多症,肿瘤切除后红细胞可随之减少,肿瘤复发红细胞又可升高。红细胞增多症还会造成深静脉血栓或其他血管异常。测定病人外周血的红细胞和血红蛋白,对疾病的诊断和预后有参考价值。Krieg 总结 11 例血管网状细胞瘤,皆有红细胞生成素 mRNA 检出,提示血管网状细胞瘤在非缺氧环境下,红细胞生成素和血管内皮生长因子可能不受 VHL 基因产物的调节。

五、影像学检查

1. **头部 CT**　头部 CT 检查可直接显示血管网状细胞瘤的形态,实体型血管网状细胞瘤表现为类圆形与脑组织等密度影,肿瘤边界清楚,没有钙化,瘤周水肿不明显,增强扫描强化明显。囊性肿瘤为低密度,增强扫描囊壁可呈环行强化,瘤结节明显强化并突向囊腔内,肿瘤周围可见脑水肿。

2. **头部 MRI**　头部 MRI 诊断囊性血管网状细胞瘤有特异性,可清楚地显示囊肿和增强的附壁瘤结节。小脑血管网状细胞瘤多为大囊小结节(图 14-1-3、图 14-1-4),囊液呈长 T_1 和长 T_2 信号,在 T_1 加权像上壁结节呈相对高信号,在 T_2 加权像呈相对低信号或等信号,此为重要依据。MRI 对实质型无特异性。肿瘤内或病变边缘可显示迂曲扩张的供血动脉或引流血管影,快速血流呈流空黑影,慢速血流呈高信号影,也可见陈旧出血的含铁血黄素沉积。通常瘤周水肿不明显,但有的病例伴有明显的瘤周水肿,肿瘤中心有非强化区域,容易同胶质瘤或转移瘤混淆(图 14-1-5)。

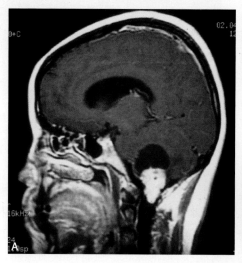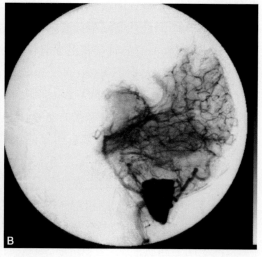

图 14-1-3　延髓血管网状细胞瘤
A. MRI 矢状位,病变显著强化,有囊变;B. 椎动脉造影显示肿瘤显著血管染色,小脑后下动脉供血

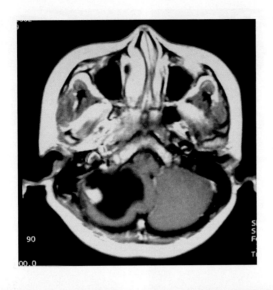

图 14-1-4　小脑半球血管网状细胞瘤，增强 MRI 显示肿瘤为大囊小结节

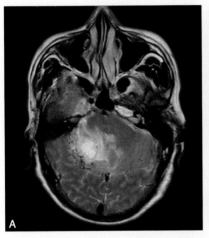
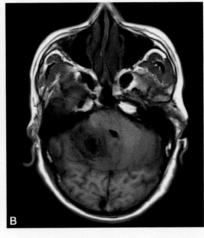
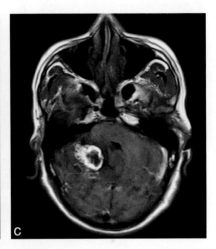

图 14-1-5　伴有明显瘤周水肿的血管网状细胞瘤

该病例血管网状细胞瘤周围伴有明显的水肿，特别是在 T_2 加权像中，难以辨别肿瘤的边界，容易误诊为小脑胶质瘤，但由于可以见到肿瘤周围粗大的流空血管以及肿瘤的结节状外观，做出正确的影像诊断并不困难

3. 脑血管造影（DSA）　椎动脉造影对血管网状细胞瘤的诊断和治疗具有重要意义，尤其对瘤结节太小的病变。DSA 可见肿瘤异常血管网或显著血管染色，而其他颅后窝肿瘤为相对无血管性病变（图 14-1-3B）。DSA 有四种表现：①血管性瘤结节位于囊壁上；②瘤结节位于囊肿腔内；③实体血管性病变；④多发、散在的血管性结节。

血管网状细胞瘤需注意与囊性星形细胞瘤和室管膜瘤相鉴别。

六、治疗

决定血管网状细胞瘤采取何种治疗手段，需考虑不同的治疗方法病人的得失，评估治疗的效果。

（一）手术治疗

手术治疗是血管网状细胞瘤的主要治疗方法，全切除肿瘤病人可以治愈。囊性病变瘤结节的切除是关键，囊肿壁没必要切除。寻找瘤结节务求仔细，小于 2mm 的结节极易遗漏。单纯行囊壁切开减压术，肿瘤易复发。手术中用双极电凝，将瘤结节周围的血管电灼剪断，将其完整切除。直径大于 1cm 的肿瘤结节均突入囊腔内，容易发现切除，但结节小于 1cm 时，常不易被发现，应在手术显微镜下反复检查有无影像学的结节未被发现。

实体肿瘤的切除较困难，术前栓塞可减少术中出血及手术危险性。文献报道，可以在手术前栓塞，栓塞后 24 小时到 7 天内进行手术切除肿瘤（图 14-1-6）。

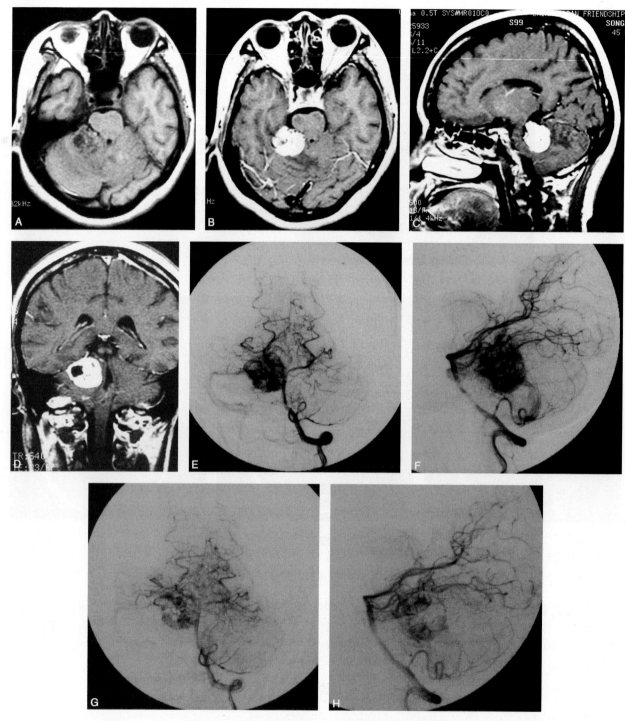

图 14-1-6 病人女性,48 岁,右小脑血管网状细胞瘤

头痛伴走路不稳 1 个月。A. MRI 平扫可见右小脑半球内病灶;B~D. 增强扫描后病灶明显强化,边界清楚;E、F. 椎动脉造影显示右小脑半球团状异常染色,右侧小脑上动脉参与供血(图 G、H. 行供血动脉丝线线段栓塞后,肿瘤供应血管部分闭塞,栓塞后 5 天手术切除肿瘤

切除实性肿瘤只能完整切除,切忌分块切除肿瘤,以免造成无法控制的大出血。手术中应严格在肿瘤周边与正常脑组织交界、靠近脑组织一侧分离,尽量避免在肿瘤表面的直接操作,不要行肿瘤穿刺或活检。术中应仔细辨认供血动脉和引流静脉,先逐步寻找切断供血动脉,再处理引流静脉。

对于多发性病变,直径在 0.8~1.0cm 以上的容易切除,小而深在的病变难以发现。

脑干血管网状细胞瘤手术风险较大,Fukushima 回顾 33 例延髓髓内血管网状细胞瘤的手术治疗,总死亡率 24.2%。

（二）放射治疗

1. 普通放射治疗　普通放射治疗血管网状细胞瘤的效果不肯定,也不能防止残余肿瘤的再生长。有的学者认为,放射治疗对不能手术的病变可能会缩小肿瘤的体积或延迟生长,但放射治疗不能阻止近全切除血管网状细胞瘤的复发。Chang 对 13 例手术困难或多发肿瘤的病人采用直线加速器放射治疗,5 例肿瘤消失,16 例缩小,7 例不变,1 例继续生长。Georg 在总结 34 例血管网状细胞瘤治疗后指出,传统放射治疗高剂量(45~60Gy)用于术后控制肿瘤有效,某些病例也可在术前放射治疗。如放射治疗剂量低于 20Gy 对于较大肿瘤效果则很差。

2. 立体定向放射治疗　1998 年法国神经外科会建议,无症状血管网状细胞瘤不推荐手术,而建议立体定向放射治疗。

复发血管网状细胞瘤可以立体定向放射治疗,但肿瘤直径必须<3cm,肿瘤边界清楚、部位深在、手术风险大。Patrice 总结 38 例血管网状细胞瘤立体定向放射治疗后,强调针对小肿瘤和高放射剂量治疗。

Chakraborti 报道,立体定向放射治疗 5 例血管网状细胞瘤后,4 例有效,建议对于多发和 VHL 病小脑血管网状细胞瘤先普通放射治疗 50~55Gy,休息一段时间后再行立体定向放射治疗。Niemela 报道伽马刀治疗 11 例血管网状细胞瘤,其中 4 例为 VHL 病表现为多发血管网状细胞瘤,结果 6 例肿瘤结节在平均 30 个月后缩小,4 例在平均 14 个月后无变化。

3. 抗血管生成治疗　由于血管内皮生长因子在血管网状细胞瘤形成中发挥作用,对于一些无法手术也无法放射治疗的病人,也许可以用抗血管生成药物治疗。但前期的试验是在视网膜血管瘤中进行的。

七、预后

血管网状细胞瘤手术全切除预后良好,肿瘤残余易局部复发,远处播散少见,其复发率约为 3%~10%,复发后可再次手术。实体肿瘤的术后死亡率是囊性的 3 倍,死亡的主要原因是术后血肿、脑干梗死和系统并发症(如肺栓塞)。非家族性或非 VHL 病的血管网状细胞瘤多为单发,全切除后很少复发;而 VHL 病变常为多发,肿瘤的发生可贯穿病人的一生。在 VHL 病人中,脑部血管网状细胞瘤手术全切除预后良好,肿瘤残余易局部复发,复发后可再次手术。

在 VHL 死亡原因中,死于血管网状细胞瘤占 61%,肾癌占 31%,嗜铬细胞瘤占 8%,死于肿瘤播散的极罕见。有文献报道一例小脑血管网状细胞瘤,手术后 12 年,切除部位出现转移胚胎细胞肉瘤。一例 VHL 病人在诊断嗜铬细胞瘤 25 年后,出现小脑血管网状细胞瘤。

建议对 VHL 病人每年常规神经科及眼科临床复查,定期检查腹部 B 超,每三年复查头部 MRI 一次。

（孙崇然　张建民）

第二节　血管外皮细胞瘤

1942 年 Stout 和 Murray 首次报道血管外皮细胞瘤。中枢神经系统血管外皮细胞瘤(hemangiopericytoma,HPC)是一种间质来源的罕见肿瘤,多为恶性,可能起源于毛细血管或毛细血管后微静脉内皮周围的 Zimmerman 周细胞。具有富细胞、高血供的特点,绝大多数与脑膜相连。肿瘤生长迅速,常侵袭局部骨组织,易发生局部复发和远处转移,常见转移部位为骨、肝及肺。

一、流行病学

颅内血管外皮细胞瘤所占比例不足中枢神经系统原发肿瘤的 1%,约占脑膜肿瘤的 2.5%,颅内血管外皮细胞瘤与脑膜瘤比例约为 1:50。好发于 40~60 岁成年人,男性略多见,儿童少见。

在中枢神经系统血管外皮细胞瘤大多以脑膜为基础,常单发。与脑膜瘤定位相似,好发于幕上,幕下和脊髓各约占 15%,脊髓血管外皮细胞瘤中一半发生于颈段。颅内病变常起源于矢状窦旁、大脑镰旁、小脑幕周围和颅底,常贴近或侵入硬脑膜静脉窦,也有发生于侧脑室、第三脑室、Meckel 氏腔和蝶鞍的个案报告。

二、病理学

2007 年第 3 版 WHO 中枢神经系统肿瘤分类中,将脑膜孤立纤维瘤(solitary fibrious tumor,SFT)和血管外皮细胞瘤归为不同的类别。近年来,全外显子测序显示 SFT 和 HPC 都具有 12q13 倒置和 NAB2-STAT6 融合,提示两者属同一疾病谱。因此,2016 年 WHO 中枢神经系统肿瘤分类中将 SFT 和 HPC 归为一类,即 SFT/HPC,并根据组织学特征分为 3 级。WHO Ⅰ级:肿瘤为细胞密度较低,富含胶原的梭形细胞病变,即经典的 SFT;WHO Ⅱ级:肿瘤细胞密度增高,胶原减少,可见肥胖细胞和"鹿角"样血管,核分裂象<5/10HPF,无坏死,即经典的 HPC,或与 SFT 混合存在;WHO Ⅲ级:核分裂象≥5 个/10HPF,和/或明显异型性或坏死,即间变性 HPC 或恶性 SFT 或二者混合存在。血管外皮细胞瘤接近 SFT/HPC 疾病谱的恶性一端,属于 Ⅱ、Ⅲ级。

血管外皮细胞瘤大体标本中,肿瘤呈结节状或分叶状,边界清楚,有包膜,常有硬脑膜附着部。粉红或灰白色,质地硬,有弹性。切面可见大小不等血管腔。肿瘤间质常伴有不同程度的黏液变、出血、囊性变或坏死,无钙化,可侵入脑实质。

显微镜下肿瘤细胞密度高,呈椭圆型或梭型,无序排列。可见特征性的管壁厚薄不一的"鹿角状"血管(图 14-2-1A)。细胞周围沉积有致密的网硬蛋白,分隔包绕单个或一簇肿瘤细胞(而脑膜瘤中网硬蛋白呈稀疏排列,并将肿瘤隔为小叶,可资鉴别)。细胞有丝分裂活跃。电镜下可见血管外皮细胞瘤的瘤细胞基底膜样结构,但细胞间无桥粒和缝隙连接,这有别于脑膜瘤。免疫组织化学检查,CD34、bcl-2 和 vimentin 等呈阳性。但与脑膜瘤不同,部分细胞ⅩⅢa 因子反应为阳性,而 EMA 免疫反应阴性。细胞增殖指数 Ki-67 与预后显著相关,较低的细胞增殖指数预示较长的复发时间、降低的转移率和延长的生存期。SFT/HPC 中 STAT6 表达率高达 96%以上,出现细胞核 STAT6 强阳性(图 14-2-1B),具有非常高的特异性及敏感性。

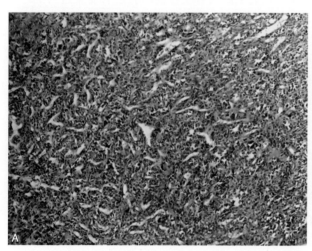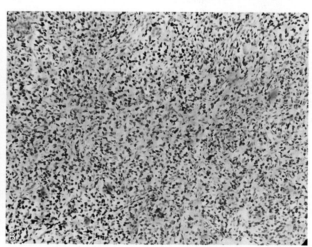

图 14-2-1   血管外皮细胞瘤典型影像表现
A. HE 染色示特征性的管壁厚薄不一的"鹿角状"血管(放大倍数×100);B. 细胞核 STAT6 染色强阳性(放大倍数×200)

三、临床表现

大多数颅内血管外皮细胞瘤和脑膜瘤相仿,临床表现为局灶性神经功能受损症状。病变位于幕上多表现为头痛,癫痫仅见于 16% 病人。病变位于颅后窝者,表现为步态不稳和平衡失调、脑神经功能障碍和脑积水症状。

四、影像学检查

大多数血管外皮细胞瘤与脑膜瘤,根据 CT 和 MRI 影像学检查结果难以区分。CT 可见病变为高密度轴外病变,呈分叶状,边界多较清晰,其内多见低密度的囊性变或坏死区域,有时可见肿瘤出血。无骨质增生和钙化。肿瘤侵蚀局部骨质,增强扫描肿瘤呈明显不均匀强化。如病灶内部有钙化斑提示不是 HPC,而可能是脑膜瘤。

血管外皮细胞瘤 MRI T_1 加权像显示为异质性病变,主体与灰质等信号,其内可见血管流空影。MRI T_2 加权像显示为异质性病变,主体与灰质等信号,其内常见血管流空影(图 14-2-3),病变周围可见脑实质水肿和间接占位征象。病变在 MRI T_1 增强像表现为显著异源性增强,与硬脑膜窄基底相连,约 50% 的病变可见硬脑膜尾征,病变内部可见坏死囊变区域(图 14-2-2、图 14-2-3)。MRV 检查对示静脉窦闭塞有提示作用。MRS 中肌醇/胆碱比值>0.9,提示血管外皮细胞瘤诊断。放射性核素骨扫描可显示骨转移情况。

血管外皮细胞瘤的 DSA 检查不同于脑膜瘤,表现为高血供占位,可见不规则的"开塞钻样"瘤内血管(图 14-2-2E),常见延长的静脉期肿瘤染色。肿瘤常为颈内动脉或椎动脉系统和颈外动脉系统双重供血(图 14-2-2、图 14-2-3),且主要供血来源于前者,而脑膜瘤以颈外动脉系统供血为主。

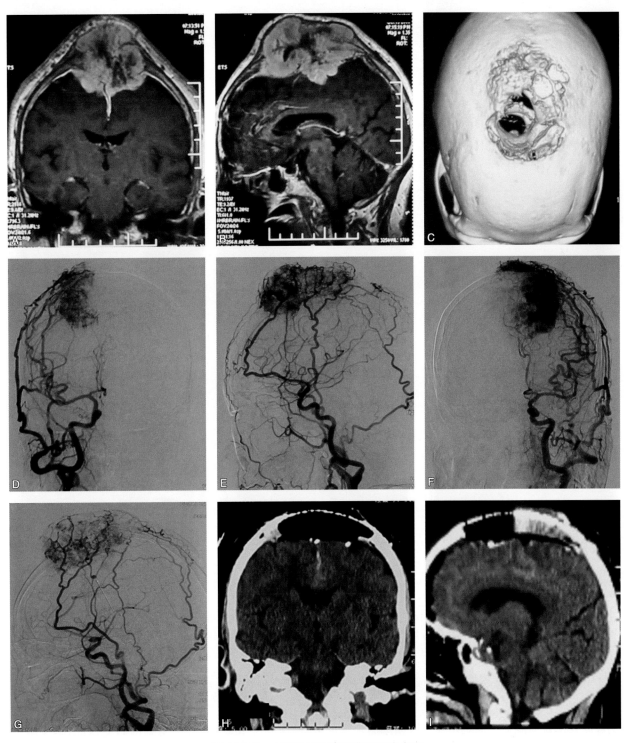

图 14-2-2　血管外皮细胞瘤典型影像表现

A、B. MRI T₁ 增强像示肿瘤位于顶部,侵犯矢状窦,其内见明显坏死灶;C. CT 颅骨重建示肿瘤侵蚀双重顶骨;
D~G. DSA 示肿瘤由双侧颈内动脉系统和颈外动脉系统多重供血,E. 可见多条不规则的"开塞钻样"瘤内血管;H、I. 术后 CT 示肿瘤及受累硬脑膜、颅骨切除,并行一期颅骨重建

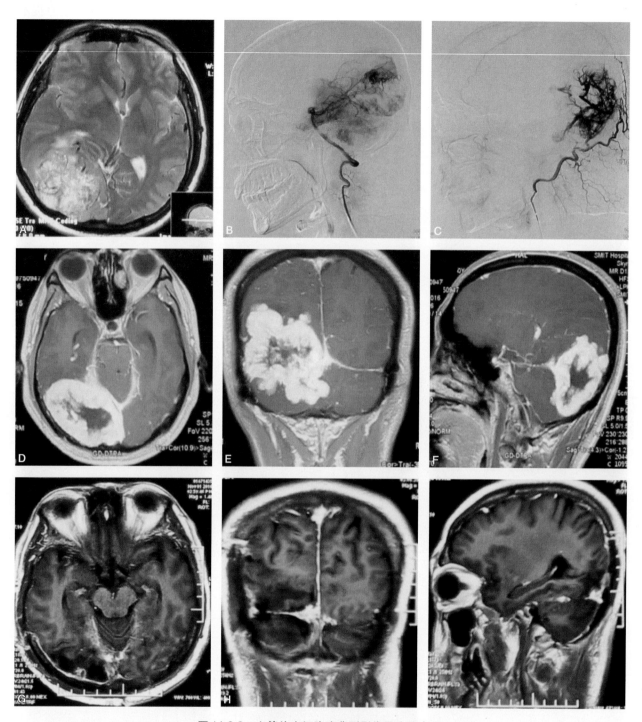

图 14-2-3　血管外皮细胞瘤典型影像及病理表现
A. MRI T_2WI 示瘤内血管流空影；B、C. DSA 示肿瘤由椎基底动脉系统和颈外动脉系统双重供血；D～F. MRI T_1 增强像示肿瘤侵袭直窦，瘤内有多发坏死灶；G～I. 术后 3 个月 MRI T_1 增强像示肿瘤近全切除

　　鉴别诊断：脑膜瘤常与硬脑膜宽基底相连，硬脑膜尾征较血管外皮细胞瘤更常见，常见瘤内钙化和邻近骨质增生（表 14-2-1）。硬脑膜转移性肿瘤与血管外皮细胞瘤相似有骨质破坏表现，但常呈多灶性，常可发现原发部位。胶质肉瘤是罕见的胶质细胞来源的肿瘤，也常累及硬脑膜，但呈脑内病变特征，脑实质广泛受累。累及硬脑膜的颅内淋巴瘤也与血管外皮细胞瘤相似，但常呈多灶性生长，由于较高细胞密度造成的 MRI T_2 像呈高信号是特征性表现，无颅骨侵蚀，也无血管流空影。神经系统结节病，常为累及硬脑膜的多灶性病变，无颅骨侵蚀，有典型的软脑膜增强表现。

表 14-2-1　血管外皮细胞瘤与脑膜瘤特征对比

肿瘤类型	发病率	性别比例	局部复发	脑外转移	影像模态	强化特点	瘤内钙化	骨质变化	术前栓塞	治疗策略
血管外皮细胞瘤	颅内肿瘤 4%	男性略多	高	多见	CT、MRI、MRS、MRV、DSA	不均匀、血管留空、坏死灶	无	受侵蚀	多用	手术＋放射治疗
脑膜瘤	颅内肿瘤 15%~20%	女性多发	较低	少见	CT、MRI	明显均匀	常见	反应性增生	少用	手术为主

五、治疗

血管外皮细胞瘤的主要治疗手段是手术完全切除病变。术前栓塞可有效减少术中出血。瘤细胞可随脑脊液播散,术中应注意无瘤操作。由于肿瘤血供异常丰富且病变范围广泛,常邻近重要神经血管结构,有时不得已而残留肿瘤。但由于有较高的局部复发倾向,无论是否全切,术后均建议辅助放射治疗。手术切除加辅助放射治疗的治疗策略可有效减缓肿瘤生长,延长总生存时间,但对防止轴外转移无明显作用,治疗后需密切随访。

1. **手术治疗**　手术过程应遵循"4D"原则:离断血供(devascularize);解除粘连(detachment);充分减压(debulking);解剖分离(dissection),此类肿瘤手术时更需要尽可能早期离断血供,以避免手术时因肿瘤出血导致术野模糊并影响操作。术中出血重在预防,但一旦发生大动脉出血,应迅速吸引并精确找到出血部位,小破口可用小功率双极电凝止血,如破口较大,需应用棉片暂时压迫后,游离和控制动脉近心端,夹闭或缝合破口以重建血管壁止血,如破口难以缝合,可采用血管吻合重建血管远端血流后,夹闭或孤立破口。小动脉出血多可精确电凝止血,如为重要分支血管,可在使用止血纱布或肌肉片确切压迫出血点后,应用生物蛋白胶粘合加固。静脉性出血多可在明胶海绵或止血纱布压迫后应用生物蛋白胶固定止血。静脉窦出血可采用缝合技术重建窦壁或应用明胶海绵、流体明胶等止血材料止血,应根据术前 MRV 结果评估病变周围重要回流静脉,保持优势侧静脉窦回流通畅。如遇到术区渗血,应考虑到全身状况变化引起的凝血障碍,需对因纠正。如肿瘤残端渗血,应进一步切除肿瘤,直至出现正常的组织界面。肿瘤切除过程可应用激光刀、超声刀等设备加速手术进程,如因肿瘤血供离断不充分,应用此类设备可能会导致术中出血增加。较大血管止血后有再出血的风险,需进行围术期血压控制和密切的临床观察及 CT 监测。

手术全切肿瘤延长病人总生存时间和无进展生存时间。生存率与肿瘤分级相关。Ghose A 等综述了 15 项研究中 523 例,发现肿瘤完全切除组病人平均生存时间达 157.97 个月,而部分切除组平均生存时间为 110.75 个月,两组有显著差异。这些病人 5 年生存率在 66.7%~100%,10 年生存率在 40%~75%。其中 WHO Ⅱ级病人 10 年生存率达 84.6%,而 WHO Ⅲ级仅为 35.7%。Melone AG 等回顾研究了 43 例病人,完全切除组 30 例(69.76%),部分切除组 13 例(30.23%),研究结果支持该结论。Melone AG 等的研究中,完全切除组总生存时间 235 个月,较未完全切除组的 175 个月显著延长。同时,完全切除组复发间期 117 个月,也显著长于未完全切除组的 54 个月,提示完全切除肿瘤延长病人无进展生存时间。

除手术全切肿瘤使病人生存获益外,手术还可明显改善病人生活质量和神经功能状态。因此,手术切除是血管外皮细胞瘤多模态治疗中的首要手段,且手术推荐 Simpson Ⅰ级切除。但由于肿瘤常侵蚀静脉窦等重要结构导致无法全切,不同报道中首次手术全切率为 50%~85%。对无法全切的病人,推荐最大安全切除,以减轻后续治疗的瘤负荷。无论是否全切均推荐辅助放射治疗。

首次复发的肿瘤推荐二次手术,术后是否放射治疗尚无定论。二次手术后中位生存时间缩短为 48 个月。

2. **放射治疗**　包括传统外放射治疗和立体定向放射外科治疗。放射治疗能有效地控制肿瘤复发,延长无进展生存,但对其是否能带来总生存获益尚存争议。鉴于单纯手术对血管外皮细胞瘤难以产生理想的治疗效果,无论手术切除程度如何都建议辅助放射治疗,放射治疗对复发肿瘤也有良好的控制作用。

Sonabend AM 等研究发现,手术全切肿瘤加辅助放射治疗可为病人带来显著的生存获益,但单纯的全切肿瘤与生存获益无显著相关性。Ghose A 等研究显示辅助放射治疗组与未放射治疗组相比,Kaplan-Meier 生存曲线右移,总生存时间由 93 个月延长至 123 个月,两者差异显著。Melone AG 等和 Rutkowski MJ 等的研究结果未提示放射治疗与生存获益相关。

术后辅助放射治疗对控制局部复发有较好效果。Guthrie 等报道术后辅助放射治疗组平均复发时间为 74 个月,显著长于单纯手术组的 29 个月。Dufour 等研究进一步证实该结论,结果显示肿瘤局部复发率在放射治疗组为 12.5%,未放射治疗组为 88%,提示术后辅助放射治疗能有效减低复发率。

1993 年伽马刀引入中枢神经系统血管外皮细胞瘤治疗以来,多项研究证实,立体定向放射外科治疗可降低和稳定肿瘤体积,对残留和复发肿瘤具有良好的控制作用,且无明显不良反应。边缘剂量大于 15Gy 有助于达到理想的治疗效果。但首次伽马刀治疗后,缩小的肿瘤可再次生长,需严密随访。直线性加速器和射波刀治疗血管外皮细胞瘤已有报道,效果与伽马刀相似。

3. 化学治疗　血管外皮细胞瘤的化学治疗效果尚不确切,有待进一步评估。由于该肿瘤具有富血供特性,抗血管生成药物对肿瘤的治疗作用已有先期报道,但仅限于个案报道和小样本回顾性研究。结果显示,贝伐单抗和舒尼替尼可能使病人获益。另外,新近研究发现血管外皮细胞瘤中 DNA 修复蛋白 O^6-甲基鸟嘌呤 DNA 甲基转移酶(O^6-methylguanine-DNA methyltransferase,MGMT)表达率达 45%,提示烷化剂替莫唑胺等可能具有抗肿瘤作用。

六、预后

血管外皮细胞瘤预后不良,术后局部复发和转移多见,局部复发为主,转移可发生在颅内和椎管内,中枢神经系统外转移主要发生于骨、肝、肺等部位。据报道,局部复发:中枢神经系统外转移:颅内和椎管内转移的比例为 8.58:3.83:1。

就病人生存率和生存时间而言,Guthrie 等 1989 年早期研究显示,血管外皮细胞瘤 5 年、10 年和 15 年的生存率分别为 67%、40% 和 23%,首次术后中位生存为 60 个月。Damodarand 等 2014 年研究显示,肿瘤 5 年、10 年和 15 年的生存率分别为 79%、56% 和 44%,中位生存时间为 216 个月。生存获益是由于全切率的提高,后者全切率可达 85%,而前者全切率仅为 55%。病人年龄较大、肿瘤定位于幕下和 WHO Ⅲ级与生存获益呈负相关。

就肿瘤局部复发而言,据报道血管外皮细胞瘤 5 年、10 年和 15 年的复发率分别为 65%、76% 和 87%,首次复发时间平均为 47 个月。Melone AG 等的研究结果与之相似,即首次手术和放射治疗后 1 年、5 年、10 年的局部复发率分别为 2.7%、50%、72%,平均复发时间 60 个月。肿瘤直径较大(大于 7cm)和侵袭静脉窦是复发的两个重要危险因素。复发时可由 WHO Ⅱ级转化为 WHO Ⅲ级。

就肿瘤远处转移而言,Guthrie 等发现血管外皮细胞瘤病人远处转移率随生存时间延长而增加,5 年、10 年和 15 年的远处转移率分别为 13%、33% 和 64%。Melone AG 等平均随访 10 年观察到的远处转移略低,为 11.62%。远处转移发生于首次诊断后 63~99 个月。手术切除肿瘤辅以放射治疗能有效减少局部复发,但不能控制远处转移。

中枢神经系统血管外皮细胞瘤系间质细胞来源的恶性肿瘤,具有较高的局部复发率和转移率,应对病人进行以全切为目的的根治性手术并辅助放射治疗,治疗后定期进行影像学检查并长期随访。随访时应特别注意常见转移部位的监测。

(屈延　衡立君)

第三节　脑海绵状血管瘤

脑海绵状血管畸形(cerebral cavernous malformations,CCM)亦称脑海绵状血管瘤(cavernous angioma,CA),是常见的脑血管畸形。CCM 切面形似海绵,由许多薄壁扩张的毛细血管组成,为非真性血管瘤。病变内大血窦样毛细血管彼此相连,几乎不侵入脑组织,流经病变内的血流缓慢。

一、发病率

CCM 在自然人群中的发生率为 $0.16\% \sim 0.5\%$，其占脑血管畸形的 $8\% \sim 15\%$。仅次于颅内动静脉畸形，CCM 在中枢神经系统血管畸形中排列第二。

CCM 可发生于中枢神经系统的任何部位。大多数 CCM 发生于小脑幕上（$64\% \sim 80\%$），主要位于脑皮质下区，其中额叶、颞叶、基底节和丘脑多见。也可见于颅中窝底、海绵窦、蝶鞍旁和眼眶内等脑实质外（轴外海绵状血管瘤）；$20\% \sim 36\%$ 的 CCM 位于小脑幕下，以脑干和小脑蚓部为主，其中桥脑最多见，其次为小脑半球和桥脑小脑角。脊髓内海绵状血管瘤少见，约占脊髓病变的 5%，各段脊髓的发病率大致相仿，胸段脊髓稍多，极少数发生于硬脊膜外。

大约 20% 的 CCM 为多发病灶。海绵状血管瘤通常分为二型，即散发型（sporadic）和家族型（familial）。前者主要为单发；后者为常染色体显性遗传，绝大多数为多发。美国西南地区或墨西哥北部的西班牙裔美国人遗传型 CCM 发病率高。

二、病因学

1. **散发 CCM** 散发 CCM 一般认为是先天性病变，确切病因尚不明了，可能与中枢神经系统局限性放射性损伤、外伤及特异性感染有关。动物实验研究提示肠道革兰阴性菌或是脂多糖介导了 TLR4/CD14 信号通路促使脑内 CCM 发生。

2. **家族性 CCM** 家族性 CCM 常为多发病灶，是由定位在人类第 7 号常染色体的长臂 7_q、短臂 7_p 和第 3 号染色体的长臂 3_q 上 3 种基因中的 1 种［CCM1（KRIT1），CCM2（MGC4607）和 CCM3（PDCD10）］的功能丧失性突变引起的。这些基因均参与维持血管内皮细胞之间连接完整性的信号传导通路。家族型 CCM 是具有不完全外显率的常染色体显性遗传病，并呈现等位基因及基因座的遗传异质性。对于可疑家族型 CCM 的病人，可进行家族基因检测。

三、病理学

CCM 为良性病变，由不规则的扩张的薄壁毛细血管组成。病变边界清楚，呈分叶状，剖面呈海绵状或蜂窝状。缺乏正常血管壁内的平滑肌和弹性纤维是 CCM 特征性病理表现。CCM 血管壁胶原变性，内衬单层内皮细胞，外膜为薄层纤维组织，异常血管间为疏松结缔组织，无脑实质组织，无大的供血动脉或引流静脉（图 14-3-1、图 14-3-2）管腔内可见新鲜血栓或已经机化的血栓，管壁内见有钙化或骨化。病变周围有不同程度的神经胶质增生，由于反复出血，周围脑组织呈棕黄色。CCM 可伴发其他脑血管畸形，如静脉发育异常、动静脉畸形和硬脑膜动静脉瘘，也可合并身体其他器官的类似病变或肿瘤。

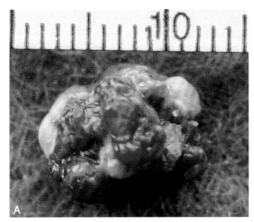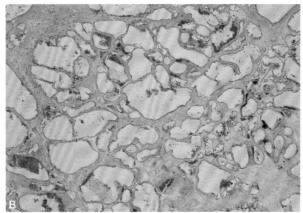

图 14-3-1 脑海绵状血管瘤组织
肉眼观察（A）及光学显微镜（B）下手术切除 CCM 的形态（HE，×50）

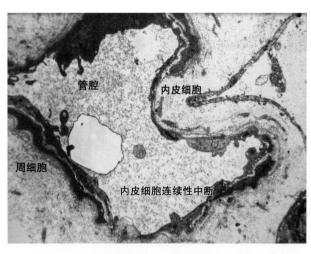

图 14-3-2　电子显微镜下的脑海绵状血管瘤组织
可见到基板的指状突起突向管腔、周细胞以及内皮细胞连结
中断现象(×4 000)

四、病理生理学

1. **CCM 生长缓慢,对周围脑组织形成慢性刺激**　病灶内以静脉性血液为主,间有少量动脉性血液,血流缓慢。血流动力学的这种特性极易使红细胞及血小板淤滞,使畸形内扩张的管腔再扩张而局部压力升高和小血管破裂,促进不断缓慢地向周围脑组织渗出血液,渗出物在病变周围机化。异常小血管及红细胞释放出血管生成因子,促使新生小毛细血管向病灶内生长,成为血肿机化的一部分。异常小血管反复破裂出血,病灶内小血肿壁血管内皮细胞不断化生,促进了小血管增生,终使病灶逐渐增大。出血或血性渗出形成病灶周围含铁血黄素的沉积和胶质增生的环化增强是 CCM 磁共振的特征性影像。CCM 生长缓慢,对周围脑组织形成慢性刺激往往导致临床癫痫和/或神经功能缺失等症状。

2. **病灶体积突然增加**　由于一个或多个海绵状窦腔内血栓形成、间隔融合或活动性出血使窦腔过度充盈,病灶急性扩张。病灶对周围脑组织的突发压迫可导致急性神经功能缺失、头疼或癫痫发作。

3. **出血**　CCM 破裂出血,可形成病灶内较大的血肿。血肿在缓慢吸收过程中内容物形成高渗状态,吸收间质内水分,造成病灶体积逐渐增大;CCM 出血也可破入周围脑组织,出现临床脑出血性卒中征象。但由于 CCM 病灶内的血流压力低,往往出血量较少,CCM 出血往往症状轻微,出血可逐渐自行吸收。

五、临床表现

CCM 主要症状为癫痫发作、颅内出血和局灶性神经功能障碍等。随着 CT 和 MRI 等影像学检查逐步普及,20%~50% 的 CM 的病人为偶然发现,不表现临床症状。

CCM 引起癫痫发作占 35%~70%,常见于大脑半球病变,为病人就诊的主要原因。目前认为 CCM 相关癫痫是由复发性微出血引起周围含铁血黄素沉积、周围神经胶质增生和炎性反应所导致。Josephson 等对 139 例 CCM 病人进行前瞻性研究,发现出现颅内出血(ICH)或功能障碍的 CCM 病人 5 年首次癫痫发作的风险为 6%,无症状病人 5 年首次癫痫发作的风险为 4%。对于无出血/神经功能障碍而出现癫痫的病人,5 年内 2 年癫痫不发作的比例为 47%。因此,患有 CM 的成年人在首次癫痫发作后可能具有较高癫痫再次发作风险。

20%~30%CCM 病人曾有反复少量出血,通常为脑内出血。也有报道 CCM 可表现为蛛网膜下腔出血。CCM 出血发生率明显低于脑动静脉畸形,且少有大量出血。CCM 病人的年出血率为 0.7%~3.1%。既往出血史、病灶位于脑干为再出血的重要危险因素。此外,女性、病灶体积大以及多发病灶也可能与出血风险增加相关。

约 25% 的病人首发症状为神经功能障碍。病变位于脑干、基底节和丘脑的病人多表现为神经功能障碍;病变出血量大,临床压迫症状加重,亦可出现神经功能障碍。儿童 CCM 急性发病多见,并呈进行性发展,表现为局部神经功能损害。CCM 压迫周围脑组织,可引起肢体麻木无力,病人复视或语言功能障碍。

六、影像学检查

1. **头部 CT**　CT 对脑海绵状血管瘤诊断的敏感性次于头部 MRI。CCM 的 CT 表现为富含血管的高密度占位病变征象,边界清晰,周围无明显脑水肿。出血急性期可见高密度影,等密度或低密度区代表血栓形成部分,或缓慢流动的血池。如病变有钙化,则呈不均匀斑点状或洋葱头状高密度(图 14-3-3)。注射造影剂后病变可轻度或明显强化,但不显示异常血管。

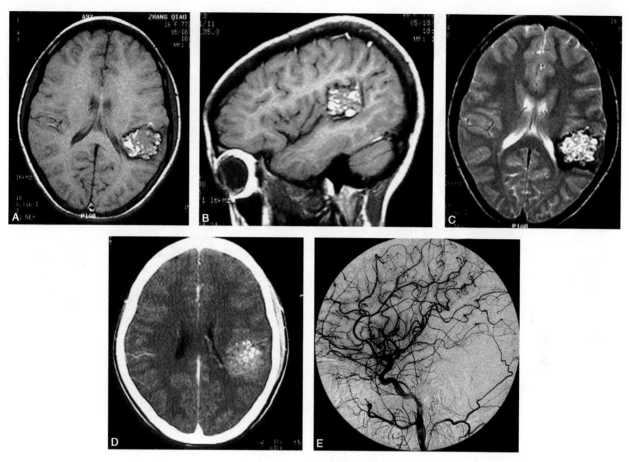

图 14-3-3 左颞顶海绵状血管瘤

A、B. MRI 显示左颞顶病灶 2cm×2cm×2cm 大小,呈长 T_1 信号;C. 长 T_2 信号,边界清楚,周围低信号围绕;D. CT 显示肿瘤有点状钙化;E. DSA 左颈内动脉造影未见异常

2. **头部 MRI** MRI 优于 CT,对 CCM 诊断非常敏感,尤其是病变位于颅后窝和脑干。CCM 慢性反复出血所存留的正铁血红蛋白(methemoglobin,MHB)、含铁血黄素沉积(hemosiderin deposition)、血栓、钙化及周围反应性神经胶质增生,MRI 均有特异性表现。出血急性期 MRI T_1 像表现为等或高信号,T_2 低信号。慢性期病灶既含游离稀释的 MHB,又有含铁血黄素沉积,MRI 表现为混杂信号(图 14-3-3)。CCM 出血 1 周后,病灶即有含铁血黄素沉积,沉积首先始于病灶周边部,逐渐向中心部扩延。含铁血黄素沉积在 T_1 和 T_2 像均为低信号,在 T_2 加权像更明显,在病灶外周形成含铁血黄素黑环(hemosiderin ring)。反应性胶质增生呈长 T_1、长 T_2 信号,可在含铁血黄素黑环外形成环型增强。MRI 对确定脑干内 CM 十分准确可靠,显示病变边界清楚,周围可有含铁血黄素黑环征,偶见静脉引流血管的流空影(图 14-3-4)。T_1 增强像可用来判断病灶是否合并发育性静脉异常或者毛细血管扩张症,也可与肿瘤进行鉴别。

3. **脑血管造影** 绝大部分脑海绵状血管瘤的脑血管造影表现正常。病变在动脉期难以见到供血动脉和病理血管,在毛细血管期也很难见到病灶染色。脑血管造影不作为常规推荐检查,常可用来与脑动静脉畸形进行鉴别。

4. **腹部 B 超检查** 病人可进行腹部 B 超检查,发现病人的肝脏是否同时存在 CCM。

七、治疗

(一)手术治疗

1. **术前评估** CCM 手术的目的是降低病灶出血风险,改善控制癫痫。手术治疗前需要谨慎评估病人的年龄、病人的家族史、神经系统检查、病灶的出血风险,既往出血的症状以及手术的风险。术前应行 MRI

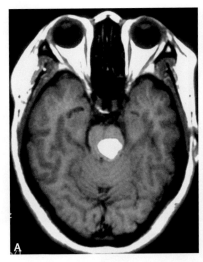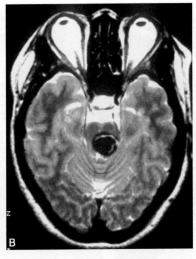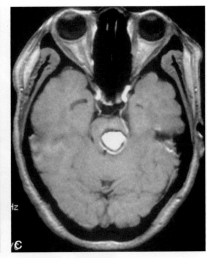

图 14-3-4　桥脑 CCM

A. MRI T₁ 像显示病变出血;B. T₂ 加权像,病灶中心低信号示出血早期,周边见含铁血黄素沉积增强;C. 中心高信号为出血早期,周边有含铁血黄素黑环,最外层环型增强为反应性胶质增生

检查,确定病变的位置和发现多发病变。

CCM 术前可行多模态磁共振,包括血氧水平依赖功能磁共振成像(BOLD-fMRI)、弥散张量成像(DTI)等,对病灶及功能区、功能性白质纤维束进行三维重建,明确病灶与功能区的位置关系,对手术风险进行精确评估。有研究提示皮质下纤维束与病灶边界的距离有助于更为合理地选择手术病人,提高整体手术预后。

合并癫痫的 CCM 病人,手术前应行脑电图(EEG)检查,确定 CM 是否与癫痫发作有关。长时程脑电图监测有助于鉴别多发 CCM 病灶中的责任癫痫灶。

下列情况建议保守治疗:①病人无临床症状。②伴有药物可控制的癫痫,可选择先行药物控制。目前尚缺乏对比早期手术与药物控制癫痫治疗效果的临床试验。③多发病变,且不能确定症状是由哪个病变产生的。④病人高龄、身体虚弱且症状不严重。保守处理的病人应随访,3~6 个月后再行 MRI 头部扫描,如病变发展应及时手术治疗。

手术治疗的适应证:①具有临床症状,手术容易到达切除的 CCM;②病变出血,或具有明显临床症状的深部 CCM;③CCM 诱发癫痫,尤其是药物治疗无效的顽固性癫痫,推荐早期切除;④病变增大,占位效应明显;⑤部分无症状、非功能区、容易切除的 CCM,手术切除可降低出血率,减少病人心理负担与随访经济负担;⑥脑干 CM 出现第二次出血,或病情进展快。

2. 手术技术

(1) 术前准备:术前行充分的多模态影像学检查,如采用神经导航技术,手术前一天做好导航计划(图 14-3-5)。脑干内海绵状血管瘤出血急性期的病人,入院时大多病情较重,或合并颅内压高,引起恶心、呕吐,进食差,机体营养状况下降甚至脱水。手术前应行水、电解质测定并予以纠正。其他手术前准备包括心肺功能测定、脑干诱发电位检查等。

(2) 手术技术:大脑皮质表浅的 CCM,切除前可应用术中超声或神经导航明确病灶定位、病灶周围引流静脉、功能区、纤维束的位置关系。位于功能区附近的 CCM,可同时行术中直接皮质定位电刺激,验证功能区的位置。切除时多可经脑沟分开进入,寻找病变。位于大脑深部或脑干的 CCM,可在多模态 MRI 影像导航引导下寻找病变,避开重要的功能性脑组织,减少手术造成的脑组织创伤(图 14-3-6)。病变较大时,为减少脑组织的损伤,可分块切除。

(二) 立体定向放射治疗

选择立体定向放射(SRS)治疗 CCM 应该极为谨慎。2017 年国际血管瘤联盟 CCM 共识提示,SRS 可以作为外科手术不能够达到、手术风险极大、既往症状性反复出血病例的替代治疗。

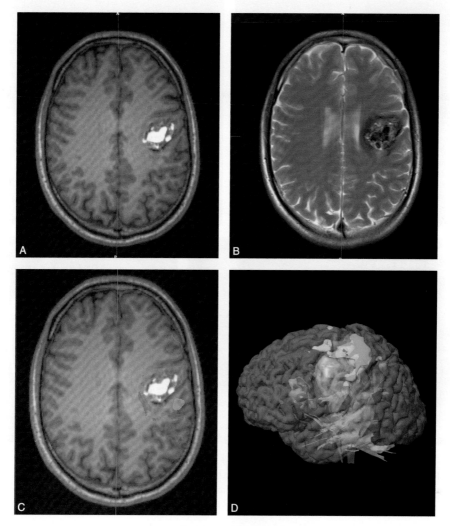

图 14-3-5　左侧额顶 CCM

A、B. MRI T_1WI 和 T_2WI；C、D. 术前应用多模态磁共振进行功能重构，评估病灶与运动区（绿色）、语言区（紫色）以及功能性白质纤维束的空间关系

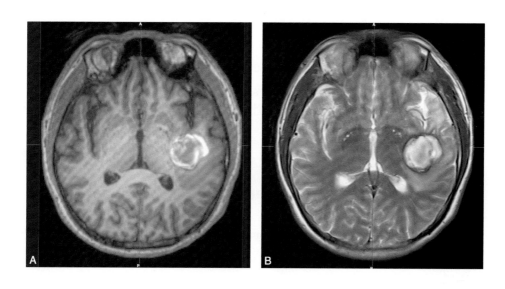

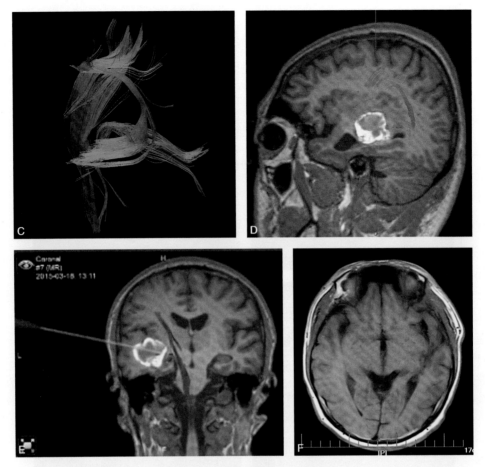

图 14-3-6　累及内囊后肢的 CCM

A、B. MRI T₁WI 和 T₂WI；C、D. 术前功能进行多模态磁共振重建，可见周围白质纤维束（皮质脊髓束、弓状束和视辐射）围成手术通道；E、F. 神经导航引导下经该通道切除肿瘤，术后 CRI 显示病灶完全切除。该病人术后长期随访未出现神经功能障碍

有荟萃分析发现，脑干 CCM SRS 后 2 年出血率有统计学的显著下降，病人死亡率为 5.61%，新发局灶性神经功能缺损率为 11.8%。关于 SRS 的治疗效果目前仍存在争议。应根据病人年龄，病变位置，出血风险，手术切除风险和既往出血情况选择适于 SRS 病人的治疗。家族性 CCM 病人中是否在照射后促使产生新的 CM 目前尚不明确，不推荐对家族性 CCM 病人应用 SRS 治疗。

八、预后

CCM 为良性病变，手术治疗能有效地预防出血和控制癫痫发作。对于癫痫发作频率低或持续时间 1 年以内的病人，CM 切除可以有效控制 70%~90% 的癫痫发生。CCM 的手术预后与病灶的位置密切相关。手术整体死亡率及致残率约为 6%，而对于深部的病灶，如岛叶、基底节区和丘脑位置的 CM，术后致残率为 5%~18%，致死率约为 2%。

（曹勇　焦玉明）

第四节　轴外海绵状血管瘤

轴外海绵状血畸形（Extra-axial cavernous malformations）亦称轴外海绵状血管瘤（extra-axial cavernous hemangiomas），即指位于脑实质外的海绵状血管瘤，区别于脑内海绵状血管瘤。

一、流行病学

轴外海绵状血管瘤属颅内血管畸形，其发病率明显低于其他颅内血管畸形，具体不详。轴外海绵状血管瘤绝大多数位于颅中窝底,因此也称为颅中窝海绵状血管瘤(middle cranial fossa cavernous hemangiomas),通常侵入鞍旁海绵窦区,也可发生于小脑幕,桥小脑角,眶内、Meckel 腔,窦汇,岩静脉窦,枕骨大孔以及脊髓外蛛网膜下腔,但较为罕见。文献中未见多发以及家族性轴外海绵状血管瘤的报道。

二、病理学

轴外海绵状血管瘤的组织病理学表现与身体其他部位海绵状血管瘤相同。病变富于血管,其血管壁由单层内皮细胞构成,缺少肌层和弹力层。管腔内充满血液,可有新鲜或陈旧血栓。异常血管间为疏松纤维结缔组织,其间无脑组织。其外观常为紫红色,呈海绵状或蜂窝状。病变可侵犯硬脑膜,也可有骨质的破坏。

三、临床表现

根据病变的部位及大小不同,轴外海绵状血管瘤的临床表现各异。头痛比较普遍,但没有定位价值。头痛可以引起恶心、呕吐。病变巨大可造成高颅压,可见到视盘水肿。

轴外海绵状血管瘤在出现症状及体征时往往体积巨大。病变起源于海绵窦,通常位于硬脑膜外,病变与硬脑膜形成一层假膜。随着病变的生长,对第三、四对、第五对第 1、2 支和第六对脑神经麻痹比较常见。病变可经视神经孔进入眶内侵蚀蝶窦,也可沿视神经及视交叉生长,对其造成压迫,造成视觉障碍,包括眼球突出,视野缺损,视神经萎缩等。

轴外海绵状血管瘤可表现为第 XII 脑神经麻痹,导致的周围性面瘫。也可有轻度肢体偏瘫、闭经/肥胖、溢乳、眩晕、耳鸣,肢端的感觉障碍和癫痫等少见的症状和体征。增大的病变可包裹颈内动脉。海绵窦海绵状血管瘤以海绵窦综合征(包括第三、四对、第五对第 1、2 支和第六对脑神经)为主,突眼比较少见。

当妊娠时或病变血管腔突然充血时,症状和体征会突然加重恶化。

四、影像学表现

1. **头部 X 线平片**　头颅 X 线平片的典型表现为骨质破坏,包括鞍背,前后床突,视神经孔上部和颅中窝底。少见骨质增厚,钙化也较少见。

2. **脑血管造影**　轴外海绵状血管瘤脑血管造影可见供血动脉和引流静脉的染色区域(图 14-4-1)。颅中窝的病变一般由颈外动脉的分支(特别是脑膜中动脉)和颈内动脉的海绵窦段分支特别是脑膜垂体干供血。血管造影还可显示由于病变占位造成的动脉及静脉移位。

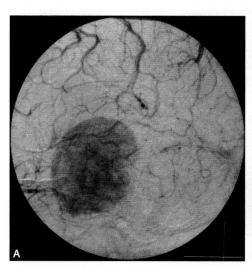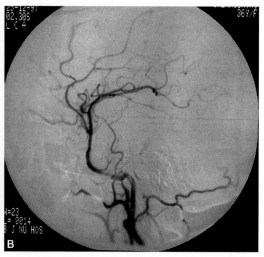

图 14-4-1　颅中窝的海绵状血管瘤
A. 颈动脉造影(DSA)动脉晚期可见海绵窦区肿瘤染色;B. 动脉早期显示大脑中动脉抬高,垂体脑膜干向肿瘤供血(图 B 中箭头所指为颈动脉垂体脑膜干)

3. **头部计算机断层扫描(CT)** 轴外海绵状血管瘤的 CT 表现易与脑膜瘤相混淆。脑膜瘤 CT 的骨窗像上可见骨质破坏或增生。轴外海绵状血管瘤少有骨质增厚。CT 平扫轴外海绵状血管瘤表现为高密度(图 14-4-2),也可为等或低密度,在静脉注射增强剂后一般表现为均匀一致的增强。

4. **头部磁共振扫描(MRI)** MRI 对术前诊断有重要作用,有助于鉴别海绵窦区脑膜瘤(图 14-4-3)。轴外海绵状血管瘤在 MRI T_1 像表现为等或稍高信号影,T_2 像表现为明显均一高信号影,增强 MRI 可表现为均一或混杂的增强。海绵窦区脑膜瘤除成血管型脑膜瘤在 T_2 像表现为显著的高信号影外,大约 80% 的海绵窦脑膜瘤在 T_1 和 T_2 像上,均表现为等信号或低信号影。

五、与脑内海绵状血管瘤比较

虽然二者具有相同的病理组织学特征,轴外海绵状血管瘤在临床表现、影像学以及治疗方法等方面,与脑内海绵状血管瘤有着显著的差异。

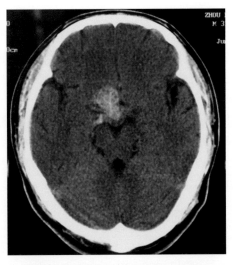

图 14-4-2　右鞍区海绵状血管瘤
CT 平扫显示右鞍区高密度病灶,边界清楚,周围无水肿

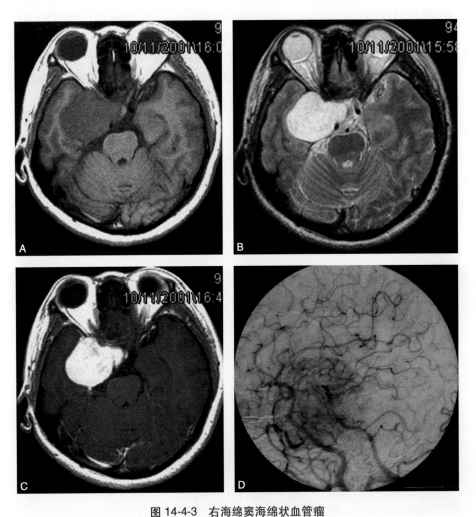

图 14-4-3　右海绵窦海绵状血管瘤
A. MRI 平扫 T_1 相显示肿瘤稍高信号;B. 平扫 T_2 相肿瘤为显著高信号;C. 增强扫描肿瘤明显强化;D. 右颈动脉造影(DSA)可见肿瘤染色

脑内海绵状血管瘤的症状表现往往决定于病变是否出血。幕上海绵状血管瘤,特别是脑干内海绵状血管瘤再出血,比癫痫的危险更严重。脑干及脊髓内海绵状血管瘤常因再出血,导致神经体征反复发作进行性进展。

轴外海绵状血管瘤出血少见,文献中未见轴外海绵状血管瘤造成蛛网膜下腔出血、硬脑膜下出血或硬脑膜外出血的报道。轴外海绵状血管瘤的症状及体征主要由于其不断增长,对周围组织的压迫及侵害造成。一旦被发现,轴外海绵状血管瘤的体积往往已经很大。

六、治疗

1. 手术切除　轴外海绵状血管瘤手术中极易出血,应尽量完整切除,避免分块切除。病变与周围的神经血管结构关系紧密,术后常出现脑神经麻痹。巨大轴外海绵状血管瘤多主张手术前先行放射治疗,可以减少手术中的出血。完整切除轴外海绵状血管瘤手术后不会复发。在次全切除的病例中,手术后放射治疗能够抑制病变复发。

2. 放射治疗　部分病人在仅接受放射治疗后可取得明显治疗效果。病变可在放射治疗后 4~6 个月出现体积缩小。放射治疗后病变的血管减少,能够较为容易与周围血管神经分离,有利于手术切除。

七、预后及术后并发症

术中大量失血可导致手术的高死亡率和不良预后。随着显微外科颅底技术的进步,部分轴外海绵状血管瘤可以达到全切,术后致残率降低。放射治疗已经成功地用于轴外海绵状血管瘤的术前和术后的辅助治疗。

（曹勇　焦玉明）

参 考 文 献

[1] 中华医学会神经外科学分会. 神经外科围手术期出血防治专家共识(2018)[J]. 中华医学杂志,2018,98(7):483-495.

[2] 李晓玲,付伟伟,张声,等. 中枢神经系统孤立性纤维性肿瘤/血管外皮瘤 71 例临床病理分析[J]. 中华病理学杂志,2017,46(7):465-470.

[3] A. T. Tang,J. P. Choi,J. J. Kotzin,et al. Endothelial TLR4 and the microbiome drive cerebral cavernous malformations[J]. Nature,2017,545(7654):305-310.

[4] Ghose A,Guha G,Kundu R,et al. CNS Hemangiopericytoma:A Systematic Review of 523 Patients[J]. Am J Clin Oncol,2017,40(3):223-227.

[5] Melone A G,D'Elia A,Santoro F,et al. Intracranial hemangiopericytoma-our experience in 30 years:a series of 43 cases and review of the literature[J]. World Neurosurg,2014,81(3-4):556-562.

[6] Kim Y J,Park J H,Kim Y I,et al. Treatment Strategy of Intracranial Hemangiopericytoma[J]. Brain Tumor Res Treat,2015,3(2):68-74.

[7] Chen LF,Yang Y,Yu XG,et al. Multimodal treatment and management strategies for intracranial hemangiopericytoma[J]. J Clin Neurosci,2015,22(4):718-725.

[8] K. D. Flemming,M. J. Link,T. J. Christianson,et al. Prospective hemorrhage risk of intracerebral cavernous malformations[J]. Neurology,2012,78(9):632-636.

[9] F. Lin,J. Wu,L. Wang,B. et al. Surgical Treatment of Cavernous Malformations Involving the Posterior Limb of the Internal Capsule:Utility and Predictive Value of Preoperative Diffusion Tensor Imaging[J]. World neurosurgery,2016,88:538-547.

[10] Zhou J L,Liu J L,Zhang J,et al. Thirty-nine cases of intracranial hemangiopericytoma and anaplastic hemangiopericytoma:a retrospective review of MRI features and pathological findings[J]. Eur J Radiol,2012,81(11):3504-3510.

[11] Winn H R. Youmans and Winn Neurological Neurosurgery[M]. 7th ed. Philadelphia:Elsevier,2017.

第十五章

颅内黑色素瘤

颅内黑色素瘤是一种罕见的中枢神经系统肿瘤,1859年由Virchow首先报道。2007年WHO中枢神经系统肿瘤分类中将原发性黑色素细胞性病变(归属于脑膜肿瘤大类),进一步分为弥漫性黑色素细胞增生症(diffuse melanocytosis)、黑色素细胞瘤(melanocytoma)、恶性黑色素瘤(malignant melanoma)和脑膜黑色素瘤病(meningeal melanomatosis),其中弥漫性黑色素细胞增生症属0级病变,黑色素细胞瘤属Ⅰ级病变,恶性黑色素瘤和脑膜黑色素瘤病同属Ⅲ级病变。而2016年最新的WHO分类则将黑色素细胞性肿瘤从脑膜肿瘤中单列出来,仍进一步分为四型,ICD编码及肿瘤级别没有变化,但具体命名则略有不同,改为脑膜黑色素细胞增生症(meningeal melanocytosis,ICD:8728)、脑膜黑色素细胞瘤(meningeal melanocytoma,ICD:8728)、脑膜黑色素瘤(meningeal melanoma,ICD:8720)和脑膜黑色素瘤病(meningeal melanomatosis,ICD:8728),最新版的分类中更强调其脑膜起源。

一、流行病学

颅内黑色素瘤可以分为原发性和转移性两大类。原发性颅内黑色素瘤十分罕见,约占颅内肿瘤的0.07%~0.17%,而转移性颅内黑色素瘤约占颅内肿瘤的0.11%~0.39%,占颅内转移瘤的2%~7%,后者多为皮肤的色素痣经血行或者淋巴转移至颅内,其向颅内的转移率约为6%~48%。本病男女性发病比例不同文献报道有所差异,年龄分布可从10~83岁不等,平均40岁,多见于青壮年。目前普遍的观点认为,周围皮肤黑色素瘤的病因与紫外线的暴露、遗传史、不典型增生及变化的黑痣、免疫抑制等因素相关,但这些病因对颅内黑色素瘤的发病影响仍存在争议。

二、病理学

黑色素细胞是一类神经源性细胞,来源于神经外胚层,即于胚胎发育期由神经嵴前体细胞衍生而来。软脑脊膜、脑脉管系统、皮肤结缔组织、色素层束都由早期胚胎形成过程中的神经嵴分化而来,均含有黑色素细胞,黑色素细胞总体稀疏地分布于软脑脊膜,但在脊髓腹侧面、脑干及颅底分布最密集,这些组织的黑色素细胞恶变即可产生原发性黑色素瘤。

中枢神经系统黑色素瘤多见于颅底及椎管内,偶见于大脑凸面的硬脑膜,也可位于脑实质内。肿瘤可表现为成黑色素细胞的增生形成结节性肿瘤、也可表现为沿脑膜呈片状生长,向蛛网膜下腔扩散或向脑实质内及颅骨内侵犯性生长(图15-0-1)。位于脑底部及脑干腹侧者,肿瘤组织较厚,可从延髓经软脑膜向周围蔓延,向前上到下丘脑、视交叉,向外侧达颞叶底面。在大脑凸面的黑色素瘤,则多在大的沟裂处,如中央沟、外侧裂等,沿大血管分布,肿瘤呈黑色,质地软。也可位于小脑的上面或下面,第Ⅳ脑室顶部,有

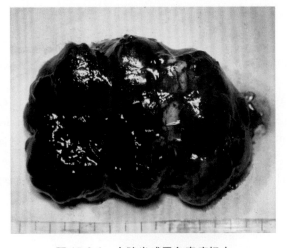

图15-0-1 大脑半球黑色素瘤标本

时可堵塞正中孔及侧孔,造成梗阻性脑积水。偶见于胼胝体背侧及松果体区。在脑脊液环境中肿瘤细胞容易脱落,并沿蛛网膜下腔向远方播散,在邻位或远隔部位的软脑膜上形成大小不等的瘤结节灶。肿瘤在原位侵蚀瘤旁脑膜血管,使之破裂出血。肿瘤内病理性毛细血管亦容易自发破裂出血,血液易沿蛛网膜下腔扩散。

Brat 等根据肿瘤细胞核大小、异形性,有丝分裂多少,MIB-1 指数,肿瘤坏死,对周围组织的侵犯程度等,将原发性颅内黑色素肿瘤分为 3 类:良性的脑脊膜黑色素细胞瘤、恶性黑色素瘤和介于两者之间的中度恶性肿瘤,三者分别占 52%、39% 和 9%。镜下肿瘤细胞之间大小、形态有一定差异,瘤细胞界限不清楚,胞体较大,呈合体状态。细胞呈小圆形、大圆形、气球样、多边形、卵圆形、梭形、星形等。异形明显者,可有畸形性细胞。细胞核大而突出,呈圆形或卵圆形,多被黑色素掩盖或挤向一侧,常有粗大的嗜酸性核仁。核分裂象多见。细胞质内黑色素细粒聚成粗大颗粒或小块,偶有巨核或多核巨细胞。组织结构呈多样性,细胞致密,瘤内间质很少,偶见有小血管。瘤细胞可为无一定排列方式,也可呈巢状、条索状或腺样排列的方式,在蛛网膜下腔聚集成堆或层。瘤细胞充满魏尔啸-罗宾间隙并使该间隙扩张,可沿血管四向伸延,也可随血管侵入脑实质内。黑色素瘤的肿瘤细胞胞体内同样具有黑色素体,有还原银溶液的能力,因此采用 Fontana-Masson 染色法,如有黑色素存在,则可染成黑色,也可用 Schmorl 法,这时肿瘤细胞染暗蓝色。免疫组化检查,黑色素瘤细胞对 Vimentin 及 HMB-45 有反应,表达 S-100 强染色,不表达 GFAP 及神经丝蛋白(图 15-0-2)。

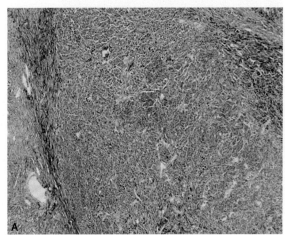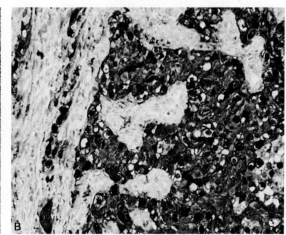

图 15-0-2　颅前窝底恶性黑色素瘤

A. 肿瘤在纤维组织中呈巢片状生长,瘤细胞上皮样形态,散在黑色素沉着(HE,×40);B. S100 呈细胞核/质强阳性表达(Ventana 一步法,×200)

三、临床表现

颅内黑色素瘤的病程一般较短,病情发展迅速,约有半数以上的病例,病史在 3~8 个月以内,也有报道长达 1~2 年或更长者。颅内黑色素瘤的临床表现无特征性,主要包括:①颅内压增高:可为首发症状,约有 80% 的病例首先出现头痛、呕吐、视盘水肿。特别是肿瘤位于颅底、第四脑室及肿瘤弥漫于蛛网膜下腔,使脑脊液循环受阻,导致脑积水,使颅内压增高更加明显。②脑神经损伤:此类肿瘤多累及脑底部,往往发生多组脑神经受累症状,尤以滑车及外展神经损伤症状明显,也可有三叉神经痛的表现。③蛛网膜下腔出血:肿瘤亦可侵蚀脑表面的小血管,表现为蛛网膜下腔出血或脑内血肿的临床症状,蛛网膜下腔出血大约占 2%~6%,自发性蛛网膜下腔出血可能为部分病例的首发症状。④脑膜炎:因肿瘤细胞代谢产物刺激脑膜,而产生脑膜炎性反应,表现为头痛,颈项强直。脑脊液中蛋白含量常常为轻到中度增高。白细胞数增高,其中以单核细胞增高为主。⑤黑色素尿:部分病例瘤组织可发生大面积坏死,细胞质中的黑色素释放入脑脊液中,继之进入血液循环,由肾脏排出,而出现黑色素尿。⑥神经功能损伤的定位体征:根据肿瘤所在部位的不同,其中主要为脑实质型病灶,可产生偏瘫、偏盲、失语、小脑症状及癫痫。位于额底部的病变可出现精神症状。⑦如果椎管内发生黑色素瘤,病人表现为脊髓压迫症,如放射痛、肢体麻木无力、大小便障碍等。肿瘤可以通过脑脊液播散。

四、影像学表现

颅内黑色素瘤的神经影像学表现没有特异性,无论在 CT 或 MRI 上,颅内黑色素瘤不易与胶质瘤、脑膜瘤及出血等区别。CT 平扫可表现等或稍高密度影,增强扫描可见不同程度的强化,伴有出血者表现高密度病灶。颅内黑色素瘤的 MRI 表现随着肿瘤内黑色素含量的不同而不同(图 15-0-3)。Isiklar 等根据 MRI 成像特点将黑色素瘤分为四型:①黑色素型:T_1 为高信号,T_2 为低信号,质子像为等信号或高信号。②无黑色素型:T_1 呈现低信号或等信号,T_2 高信号或等信号。③混合型:与前两型表现各不相同。④血肿型:只表现出血肿的 MRI 特征,根据处于出血的不同时期表现出不同的影像。前 3 型都可伴有出血,但三者的出血概率并无显著差异。对弥漫型黑色素瘤伴有广泛浸润脑膜者,T_1 加权像可见高信号的脑膜增厚,以及脑膜的广泛强化。

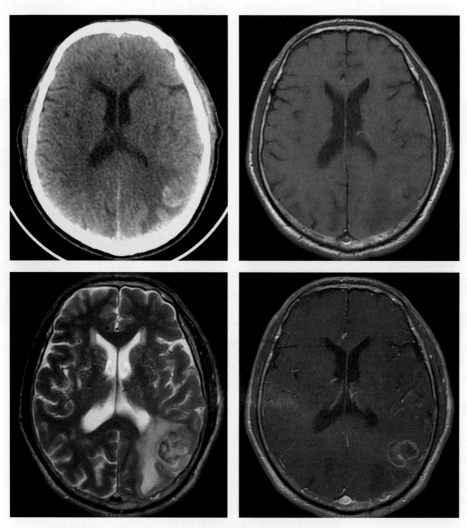

图 15-0-3　黑色素瘤病人典型影像学表现
CT 表现为左侧颞顶部稍高密度病灶,MRI T_1 为稍高信号,T_2 为高低混杂信号,增强后可见环状强化

五、诊断与鉴别诊断

由于颅内黑色素瘤多呈弥漫性生长,颅底居多,部位不一,症状多样化,使本病的诊断无典型特征可依据。肿瘤表面及其周围的出血常常出现自发性蛛网膜下腔出血及脑出血后的相应改变。由于黑色素瘤细

胞代谢产物对脑膜的刺激可表现为脑膜炎的表现及位于颅底的岩骨斜坡区占位征象均可先后或同时出现,使临床诊断十分困难,常常误诊为蛛网膜炎、结核性脑膜炎、脑血管病、脑积水、脑转移瘤及 AIDS 等。尽管前述的病理基础提到肿瘤细胞弥漫性生长,容易发生脱落并沿脑脊液在中枢神经系统中种植,但在临床实践中,脑脊液细胞学检查阳性率极低或不易被想到本病而漏诊。因此,大多数病例是在手术中及尸检时方得到确诊。Willis 提出诊断原发性颅内黑色素瘤的三个基本条件:①皮肤及眼球未发现黑色素瘤;②既往未做过黑色素瘤切除手术;③内脏无黑色素瘤转移。转移性颅内黑色素瘤因为多存在皮肤及外周脏器的黑色素瘤,诊断相对容易。

六、治疗

由于颅内黑色素瘤对放化疗不敏感,因此临床上仍以手术治疗为主,为延长病人存活期,可配合放射治疗和化疗。但因肿瘤常呈弥漫性生长,对位于颅底、包裹脑神经的病灶难以完全切除,而肿瘤位于大脑突面、病灶局限时,应尽量将肿瘤全切除。由于肿瘤与其邻近脑组织往往粘连不易分离,加之易出血,因此宜将周围脑组织一并切除,做到充分内减压。如果病变范围广泛,应同时去骨瓣减压。伴有脑积水者,是否行侧脑室-腹腔分流术要依据病情而定。既往研究发现,黑色素瘤细胞具有修复细胞损伤的能力,因此常导致放射治疗抗拒,传统的放射治疗效果往往欠佳。近年研究表明,立体定向放射外科治疗颅内黑色素瘤效果明显优于传统的全脑普通放射治疗,而对于颅底等结构复杂、肿瘤切缘难以保证的区域,术后辅助放射治疗的局部控制作用更加显著。黑色素瘤常用的化疗药物有替莫唑胺、尼莫司汀(ACNU)、长春新碱、达卡巴嗪(DTIC)、大剂量干扰素以及淋巴激活素的活化细胞(LAK)等,研究发现这些药物有一定疗效,但对总体生存率未见明显提高。

七、预后

本病恶性程度高,病变广泛,总体预后极差,尽量做到充分切除和综合治疗是改善颅内黑色素瘤生存率的有效手段。生存期为确诊后 5 个月~1 年,个别病例,全切除肿瘤术后辅助放化疗及免疫治疗,可存活 2 年以上。一般来说,结节性黑色素瘤比弥漫性预后要好。脑膜黑色素细胞瘤被认为是良性肿瘤,全切预后好,但复发仍然常见,诊断后大多能存活数年。

(王嘉炜　万经海　马杰)

参 考 文 献

［1］ Louis D N,Perry A,Reifenberger G,et al. The 2016 World Health Organization Classification of Tumors of the Central Nervous System:a summary[J]. Acta Neuropathol,2016,131(6):803-820.

［2］ Isiklar I,Leeds N E,Fuller GN,et al. Intracranial metastatic melanoma:correlation between MR imaging characteristics and melanin content[J]. AJR Am J Roentgenol,1995,165(6):1503.

［3］ An Y,Jiang W,Kim BYS,et al. Stereotactic radiosurgery of early melanoma brain metastases after initiation of anti-CTLA-4 treatment is associated with improved intracranial control[J]. Radiother Oncol,2017,125(1):80-88.

［4］ Byun J,Park E S,Hong S H,et al. Clinical outcomes of primary intracranial malignant melanoma and metastatic intracranialmalignant melanoma[J]. Clin Neurol Neurosurg,2018,164:32-38.

［5］ Feng R,Oermann E K,Shrivastava R,et al. Stereotactic Radiosurgery for Melanoma Brain Metastases:A Comprehensive Clinical Case Series[J]. World Neurosurg,2017,100:297-304.

［6］ Bian S X,Routman D,Liu J,et al. Prognostic factors for melanoma brain metastases treated with stereotactic radiosurgery[J]. J Neurosurg. 2016,125(Suppl 1):31-39.

［7］ Arai N,Kagami H,Mine Y,et al. Primary Solitary Intracranial Malignant Melanoma:A Systematic Review of Literature[J]. World Neurosurg,2018,117:386-393.

［8］ Wang J,Guo Z Z,Wang Y J,et al. Microsurgery for the treatment of primary malignant intracranial melanoma:a surgical series and literature review[J]. Eur J Surg Oncol,2014,40(9):1062-1071.

［9］ Xie ZY,Hsieh KL,Tsang YM,et al. Primary leptomeningeal melanoma. J Clin Neurosci,2014,21(6):1051-1052.

第十六章

颅内生殖细胞肿瘤

一、概述

颅内生殖细胞肿瘤(germ cell tumors,GCTs)是一组有特殊的病理性质、临床表现和治疗方法的肿瘤总称,它起源于胚胎生殖细胞。世界卫生组织(WHO)2016年中枢神经系统肿瘤分类将生殖细胞肿瘤分为生殖细胞瘤(germinoma)、胚胎癌(embryonal carcinoma)、卵黄囊瘤[yolk sac tumor,又称内胚窦瘤(endodermal sinus tumors)]、绒毛膜上皮癌(choriocarcinoma)、畸胎瘤(teratoma),包括未成熟畸胎瘤(immature teratoma)和成熟畸胎瘤(mature teratoma)、畸胎瘤恶变(teratoma with malignant transformation)、混合性生殖细胞肿瘤(mixed germ cell tumors)。

GCTs亚型又可分成两大类:即生殖细胞瘤和非生殖细胞瘤性生殖细胞肿瘤(non-germinomatous germ cell tumors,NG-GCTs),除成熟畸胎瘤以外的NG-GCTs又称为非生殖细胞瘤性恶性生殖细胞肿瘤(non-germinomatous malignant germ cell tumors,NG-MGCTs)。

颅内生殖细胞肿瘤好发于儿童和青少年,全球范围内东南亚地区发病率高,欧美发病率为(0.6~1.0)/100万,占颅内肿瘤的0.5%,占儿童脑肿瘤的0.3%~3.4%;日本发病率为2.7/100万,占颅脑肿瘤的2%~5%,在儿童脑肿瘤中占5%~15%。天坛医院统计1996—2002年资料显示GCTs占同期颅内肿瘤的1.9%。GCTs绝大多数位于中线附近,如鞍上和松果体区,基底节及丘脑,少数可发生在侧脑室、第Ⅲ脑室、大脑半球、小脑半球或脑干等。

颅内GCTs极具性别特点,松果体区生殖细胞瘤中男性远多于女性,基底节及丘脑生殖细胞瘤基本皆为男性,而鞍上生殖细胞瘤女性略占优势。

二、病因和发病机制

GCTs病因和发病机制尚不明确。多数学者认为,所有生殖性肿瘤均起源于胚胎生殖细胞。根据Teilum(1965)理论,生殖细胞瘤起源于胚胎生殖细胞,而生殖细胞又可演变为全潜能细胞及胚胎癌干细胞,进一步形成胚胎癌、绒癌、卵黄囊瘤和畸胎瘤。

除成熟畸胎瘤属于良性外,其他GCTs皆属恶性,肿瘤细胞可脱落至脑脊液中,在脑室内和蛛网膜下腔发生种植和播散,极少数可通过血行转移到中枢神经系统之外的部位,如肺、淋巴结、骨骼等;也可通过脑室-腹腔分流通路发生腹腔内种植。

三、临床表现

依据肿瘤位置、性质、大小等因素决定其症状和体征。除肿瘤占位效应、压迫邻近的脑组织外,还可梗阻脑脊液循环,引起脑室扩大导致颅内压增高;肿瘤在松果体区多引起颅压增高和眼球运动障碍;鞍上常有多饮多尿和发育迟滞;基底节丘脑则多表现为轻偏瘫等。

(一) 松果体区 GCTs

早期压迫导水管可导致颅压增高,继之压迫动眼神经核可导致眼球垂直运动障碍,晚期压迫四叠体下丘造成听力减退、压迫小脑上蚓部或小脑上脚造成走路不稳等,一般病程较短,自20天~1.5年,平均为4个月。

1. **颅内压增高** 表现为头痛、呕吐及视盘水肿,其他可有视力减退(视神经继发性萎缩)和双侧外展神经麻痹等。

2. **四叠体受压(Parinaud)综合征** 肿物压迫中脑背盖部的动眼神经核,表现为眼球垂直方向运动障碍,瞳孔散大或不等大。

3. **内分泌症状** ①性早熟:多数性早熟为松果体区畸胎瘤,极少数表现为性征发育停滞或不发育;②内分泌紊乱:可有尿崩表现,可能与松果体区 GCTs 脱落的肿瘤细胞,种植到漏斗隐窝及垂体柄附近所致,CT/MRI 上可显示第三脑室前部有较小的肿瘤。有时虽有尿崩症状,但鞍上未见到明显的影像学异常,可能与第三脑室前部扩张影响下丘脑激素分泌有关,也可能是肿瘤细胞浸润至下丘脑尚未达到影像学改变的程度。

4. **其他** ①肿瘤生长较大时可压迫四叠体下丘或内侧膝状体而出现听力减退;②肿瘤向后下发展可压迫上蚓部和小脑上脚,出现躯干性共济失调及眼球震颤,表现为走路不稳;③少数可有癫痫发作,单侧或双侧锥体束征,甚至可昏迷,为颅内压增高、颅内肿瘤播散或中脑受压所致。

(二) 鞍上 GCTs

通常表现有"三联征":即尿崩症、视力减退和垂体功能低下。

1. **尿崩症** 多饮多尿。肿瘤起源于神经垂体,早期浸润和破坏神经垂体引起尿崩症,90%以上的病例以尿崩症为首发症状,常被当做"原发性尿崩症"对症治疗,直到视力视野损害才发现为鞍上 GCTs。长期尿崩症者皆有消瘦,面色苍白或萎黄,皮肤干燥,发育矮小等,即使肿瘤完全消失,尿崩症可能长期存在而需要抗利尿药物来维持正常生活。

2. **视力视野障碍** 肿瘤浸润和压迫视神经及视交叉可引起视力视野障碍,主要表现为视力减退,甚至失明,视野多为双颞侧偏盲,个别有同向性偏盲或视野缩小。

3. **腺垂体功能减退** 肿瘤浸润和压迫腺垂体,造成内分泌功能减退,儿童表现为发育停滞,成人有性欲减退、阳痿或闭经等。

(三) 基底节丘脑 GCTs

1. **进行性轻偏瘫** 该区域生殖细胞瘤几乎皆为男性,女性偶见,病史较长。偏瘫是最常见的症状,最初发生对侧上肢或下肢,进展缓慢,其肢体肌力下降的程度并不严重,仅表现为一侧肢体动作笨拙,有时手指有不自主扭曲,下肢活动的准确性差,病程后期可出现关节畸形。

2. **智力减退和/或性早熟** 极少数表现为性征发育缓慢,个别还出现小脑神经功能联系不能、强迫症、局限性癫痫等症状。

四、诊断和鉴别诊断

(一) 诊断方法

主要依靠典型的临床表现,神经影像学检查,肿瘤标志物和肿瘤病理进行诊断和鉴别诊断,确诊 GCTs 亚型,活检/手术与肿瘤标志物各有利弊。

1. **神经影像学检查** 首选 MRI 检查,对于显示小的肿瘤病灶(小于 1cm),或脊髓病灶是 CT 所无法比拟的,CT 对钙化的观察明显优于 MRI,有些基底节丘脑区域生殖细胞瘤 CT 影像上比 MRI 更加清晰。

极少数 GCTs 可发生血源性颅外播散,如肺和骨,还可能通过分流管导致腹腔播散,相关检查必不可少。睾丸 B 超,纵隔 CT 用于鉴别外周 GCTs 的颅内种植。

2. **肿瘤标志物** GCTs 临床上常测定甲胎蛋白(alpha-fetoprotin,AFP),β-绒毛膜促性腺激素(human chorionic gonadotropin beta,β-HCG),胎盘碱性磷酸酶(placental alkaline phosphatase,PLAP)和癌胚抗原(carcinoembryonic antigen,CEA)等。其中 AFP 和 β-HCG 特异性较强,脑脊液中肿瘤标志物的浓度通常为血液的 8~10 倍。

生殖细胞瘤:AFP 阴性,β-HCG 多数为阴性或小于 100mIU/L;如 AFP 阳性则为 NG-MGCTs;绒癌或含有绒癌成分的混合性生殖细胞肿瘤 β-HCG 多大于 1 000IU/L;内胚窦瘤或含有内胚窦瘤成分的混合性生殖细胞肿瘤 AFP 值极高。肿瘤标志物的变化是评价治疗效果的可靠指标,往往先于影像学变化。

3. **脑脊液细胞学检查** GCTs 肿瘤细胞常常脱落于脑脊液中,但细胞学检查阳性率低,高颅内压是腰椎穿刺的绝对禁忌证。

4. **肿瘤病理活检** 开颅、立体定向穿刺和内镜活检是 GCTs 病理诊断的三种常用方法,可为治疗提供较可靠的病理依据。但很多情况下,活检因风险巨大而无法实施;还可能因活检标本量少,容易造成误诊。对于疑为松果体区 GCTs 伴脑积水者,第三脑室底造瘘并活检是优先选择。

5. **诊断性放射治疗** 诊断性放射治疗(diagnostic radiotherapy)又称实验性放射治疗,由 Bloom 于 1983 年率先提出。诊断性放射治疗是根据肿瘤对射线的敏感程度,间接判定肿瘤性质的方法。随着神经外科立体定向技术和内镜的发展,GCTs 诊断性放射治疗已经逐渐摒弃。目前,诊断性放射治疗仅仅适用于少数临床表现和影像学检查酷似 GCTs、且肿瘤标志物阴性、临床不宜活检者。诊断性放射治疗虽方法简单和较安全,但即使是临床经验十分丰富的医生也可能误诊误治,因此诊断性放射治疗不宜推广。

(二) 松果体区 GCTs 诊断和鉴别诊断

1. **诊断** 松果体区生殖细胞瘤男性远多于女性。CT 平扫示松果体区有等或稍高密度实性肿物,中心或周边可见弹丸状钙化或散在细小钙化斑,尤其是肿瘤呈蝴蝶形或肿瘤前缘有小楔形切迹,增强扫描呈明显均匀一致强化,第三脑室前部及双侧脑室中度扩张,MRI 明显优于 CT。

松果体区畸胎瘤病人年龄偏低,几乎皆为男性。CT 平扫时常为混杂密度,有骨和牙齿出现时是畸胎瘤的特征性改变,有脂肪样低密度区存在也是诊断畸胎瘤的重要依据。MRI 最大特点为 T_1 加权图和 T_2 加权图,畸胎瘤都呈很不均质信号。但成熟或未成熟畸胎瘤很难术前准确判定,即使术后病理诊断为成熟畸胎瘤,也可能出现误诊,必须定期复查 MRI 和肿瘤标志物(图 16-0-1)。

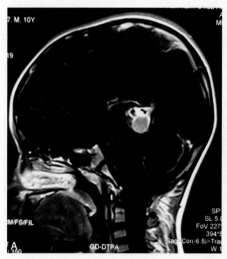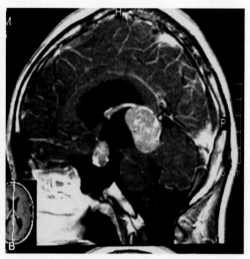

图 16-0-1 松果体区 GCTs(A),松果体区和鞍上 GCTs(B)

2. **鉴别诊断**

(1) 松果体囊肿:良性病变,多数较小,MR 影像示囊肿通常呈圆形,边缘光滑,境界锐利,CT 密度和 MR 信号均质。增强扫描囊壁呈轻度环形强化,囊肿较大可稍压迫四叠体上丘,多无临床症状,无脑积水,多数不需治疗。

(2) 松果体细胞瘤和松果体区乳头状肿瘤:影像上不易与 GCTs 区别,但以上肿瘤病人无性别倾向,平均年龄较 GCTs 者大。

(3) 神经胶质瘤:多数为星形细胞瘤,起源于四叠体或第三脑室后壁。儿童四叠体星形细胞瘤通常很小,但早期可引起梗阻性脑积水,MRT$_1$ 加权图上常呈等信号或稍低信号,在 T_2 加权图上呈中等高信号或高信号。在 CT 平扫时多呈低密度,也可表现为等密度或混杂密度。肿瘤比较局限并与四叠体融为一体,压迫导水管,增强扫描多不强化或轻度强化。

(4) 脑膜瘤:少见,多为成人,常有慢性颅内压增高。肿瘤常起源于小脑幕切迹游离缘,可在正中,也可偏向一侧。肿瘤常为圆形或椭圆形,CT 平扫多呈等密度或稍高密度,密度较均质。境界清楚。瘤内可有钙化。肿瘤血供丰富,DSA 肿瘤有染色。MRT$_1$ 加权图呈等信号或稍低信号,在 T$_2$ 加权图呈稍高信号或等信号,肿瘤周围常有低信号环带。CT 和 MR 增强扫描时呈均质显著强化,并可显示"脑膜尾征"。

（5）脂肪瘤:先天性病变,为胎儿生长发育过程中脂肪组织的异位和迷离的结果,多数很小,CT 平扫可见松果体区极低密度肿物,MRT$_1$ 加权图及 T$_2$ 加权图均为高信号,边界清楚,无强化,影像学随诊肿瘤体积可终身不变,也不引起症状,无需治疗。

（6）表皮样囊肿及皮样囊肿:前者 CT 平扫时多呈脑脊液样低密度,少数也可因含有较多胆固醇而呈极低密度,MRT1 加权图为低信号,T$_2$ 加权图可变化较大,DWI 成像时,表皮样囊肿呈高信号是其特征性表现。表皮样囊肿边界可不规则,部分边界可呈虫蚀状或锯齿状。后者 CT 平扫示不均匀低密度,边界清楚,MRI 表现为混杂信号影,有时脑室内可见流动性液态油脂。

（7）蛛网膜囊肿:囊内密度或信号在 CT 及 MRI 上相似于脑脊液,囊壁薄,增强扫描轻度或无强化,囊肿体积较大可导致幕上脑积水。

（三）鞍上 GCTs 的诊断和鉴别诊断

1. 诊断　鞍上生殖细胞瘤女性稍多于男性。CT 平扫示鞍上等或低密度影,无钙化。MRI 在 T$_1$ 加权图可见鞍上有等或低信号占位,T$_2$ 加权图为均匀一致的高信号,增强扫描显示肿瘤均匀强化。

鞍上畸胎瘤绝大多数为未成熟性或恶性。CT 密度和 MR 信号多混杂,增强扫描示不均匀明显强化（图 16-0-2）。

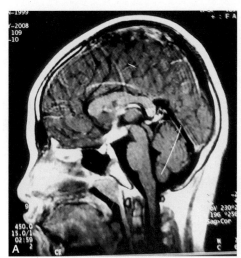
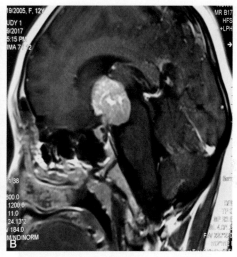

图 16-0-2　鞍上 GCTs（垂体柄增粗并强化）（A），鞍上巨大 GCTs（B）

2. 鉴别诊断

（1）颅咽管瘤:先天性胚胎残余组织肿瘤,多见于儿童,多有垂体功能低下,发育矮小和性征不发育。首发症状多为视力视野改变和颅压增高症,尿崩症发生率低且常在肿瘤的晚期才出现。CT 平扫示肿瘤周围以蛋壳样钙化为特点,也可在瘤内呈斑块状散在钙化,愈接近鞍部钙化愈明显,常阻塞室间孔使侧脑室对称性扩张。MRT$_1$ 加权图显示肿瘤为混杂信号,实质成分常为等或低信号,囊性成分可为等或高信号;尽管囊性成分和实性成分在 T$_2$ 加权图皆为高信号,但囊性区的胆固醇结晶成分比实性成分信号还高。

（2）下丘脑和视交叉胶质瘤:星形细胞瘤多见,多源于视交叉,也可发生于下丘脑。肿瘤多为实性,尿崩症症状少见,CT 平扫示等或稍低密度,无钙化,MRT$_1$ 加权图为等或稍低信号,T$_2$ 加权图为高信号,增强扫描可见轻度至明显强化。

（3）垂体腺瘤:发生于腺垂体,多见于成人,无功能腺瘤可有内分泌功能低下,出现闭经,性欲下降等表现;分泌性腺瘤表现为各种激素增多症状。CT 密度及 MR 信号不均匀,蝶鞍可有明显扩大,可有瘤内出血或囊变,肿瘤可由鞍内向鞍上发展,增强扫描示强化明显。

（4）原发性中枢神经系统淋巴瘤:少见,多见于成人,CT 平扫示鞍区等或高密度影,增强扫描呈明显强化;MRT₁加权图呈低信号,T₂加权图呈高信号,增强扫描示均匀强化。

（5）鞍结节脑膜瘤:多见于中年女性,无内分泌功能障碍,常有视力视野改变。CT表现为鞍结节区高密度肿块影,增强扫描示明显强化。MRT₁加权图可见边界清楚的稍高信号肿块影,病灶可延伸至鞍内,增强扫描示明显强化,可见"脑膜尾征"。

（6）垂体柄组织细胞增多症:累及垂体柄和下丘脑时可有尿崩症,CT及MRI可见鞍区占位,垂体柄增粗并强化,临床症状和影像表现与下丘脑-神经垂体的生殖细胞瘤相似,但本病多有溶骨性骨质破坏或肺部病变,确诊需做活检。

（7）淋巴性漏斗神经垂体炎:又名淋巴细胞性垂体炎。本病多发生在成人,可有头痛和尿崩,MRI可见垂体柄粗大及神经垂体增大,正常神经垂体在T₁加权图上的"高信号"消失。与生殖细胞瘤鉴别困难,确诊需病理。

（8）下丘脑错构瘤:发病多在婴幼儿期,表现为痴笑样癫痫(gelastic seizures)和性早熟(precocious puberty)。在乳头体或灰结节处有CT等密度或MR等信号肿物,增强扫描可无明显强化,肿瘤可突入第三脑室底部或向下突入脚间池,有些可伴有颅内先天畸形。CT或MR增强后可无强化影,随诊肿瘤不具有生长性。

（四）基底节丘脑GCTs的诊断和鉴别诊断

绝大多数为男性患儿,基底节生殖细胞瘤几乎皆累及丘脑,多数学者称之为基底节和丘脑生殖细胞瘤,约占所有颅内生殖细胞瘤的5%~10%,居第三位。

CT表现独特,肿瘤多为不均匀稍高密度影,有时呈多囊性改变,附近脑室受压较轻,局部皮质萎缩,可见邻近侧脑室额角轻度扩张;一般认为Wallerian变性为引起大脑半球萎缩的原因,病理基础为肿瘤浸润侵蚀了白质纤维,以内囊神经纤维为主。

基底节丘脑生殖细胞瘤早期仅出现一侧肢体肌力下降,MR信号可为正常或仅有轻微异常;部分MR信号改变不明显者,可于CT上见基底节区小片状异常高密度影,为基底节生殖细胞瘤较特异的改变。同侧脑室轻度扩张(主要为侧脑室额角),病程较长后才出现较明显的MR信号改变,MRT₁加权图可见病灶信号不均,或可见信号混杂的多房囊实性病变,多数无水肿,占位效应不明显,可见同侧的侧裂池增宽,邻近皮质可有轻度萎缩,增强扫描可见不均匀强化(图16-0-3)。

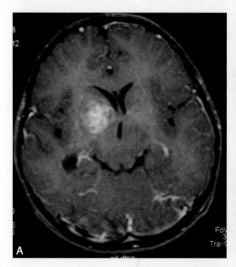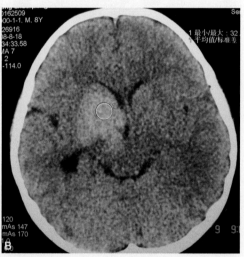

图16-0-3　基底节GCTs磁共振表现(A),基底节GCTs CT表现(B)

鉴别诊断:主要与该位置的胶质瘤相鉴别,CT平扫为等密度或稍高密度,增强可有不同程度强化。MRI平扫为等信号或稍高信号,增强后可有强化,同时肿瘤周围有不同程度的水肿,占位效应明显。

五、治疗

颅内GCTs治疗十分复杂,GCTs各亚型预后差异极大,治疗方法的选择取决于肿瘤位置、大小,肿瘤标志物和病理性质等诸多因素,建议组织多学科治疗小组(核心成员应包括神经外科、神经影像、神经病理、神经肿瘤和神经肿瘤放射治疗等),共同讨论诊断和治疗决策。2018年《儿童原发中枢神经系统生殖细胞肿瘤多学科诊疗专家共识》中明确建议,病人应该去对GCTs有丰富治疗经验的医疗中心就诊,以提高治疗质量。

目前颅内生殖细胞瘤治疗策略为,中低剂量放射治疗联合以铂剂为基础的化疗,总体治疗目标是,在保证生存的基础上,尽量减少对病人生长发育的影响。放射治疗联合化疗,可以减低照射剂量,从而降低远期毒副反应,而手术和活检的目的仅是取得准确的病理。

颅内NG-GCTs治疗策略为,手术与放、化疗的联合,总体治疗目标是改善生存。成熟畸胎瘤手术全切除后,无需后续治疗。NG-MGCTs则必须全面评估手术切除、术前和/或术后化、放疗的利弊,采取个体化的综合治疗。临床上常常采用先化疗再手术,术后再化疗和放射治疗的"三明治"式的治疗方法。

对于AFP和/或β-HCG阳性且临床症状、影像学表现一致的GCTs,可无需病理活检确认亚型,根据肿瘤标志物提示的诊断,选择治疗手段,在治疗中观察治疗反应,临床判断GCTs亚型。

(一) 放射治疗

常规分次放射治疗是GCTs主要放射治疗方法,立体定向放射治疗(stereotactic radiotherapy,SRT)是复发GCTs治疗选择之一。

1. **照射剂量**　GCTs照射剂量因生殖细胞瘤和NG-MGCTs而不同。其中生殖细胞瘤是少数可通过根治性放射治疗而治愈的肿瘤之一。既往的治疗模式为单纯放射治疗50~60Gy,但严重影响患儿的生长发育,因此,生殖细胞瘤单纯放射治疗的传统治疗模式已经摒弃,取而代之以中低剂量放射治疗与含铂化疗联合。放、化疗模式下的生殖细胞瘤瘤床放射治疗剂量通常推荐为30~40Gy,而对于NG-MGCTs,瘤床放射治疗剂量为50~60Gy。

2. **照射范围**　GCTs肿瘤细胞脱落可导致脑室内和蛛网膜下腔发生种植和播散。对于病人适用于何种照射范围并没有金标准。

一般有以下几种照射范围:瘤床局部、脑室系统、全脑、全脑全脊髓。对于仅限于局部的单发病灶,脊髓种植转移率很低,不推荐全脑全脊髓照射,但单纯瘤床局部放射治疗是不够的,放射治疗范围至少应该包括脑室(幕上脑室或全脑室)。

全脑全脊髓照射适应证:①影像学检查证实肿瘤脑室和/或脊髓播散种植;②脑脊液细胞学检查阳性。

除此以外,GCTs发生全脑全脊髓种植播散的高危因素有:①β-HCG阳性;②手术或活检;③鞍区肿瘤较大,突入脑室;④肿瘤位于第三脑室后部;⑤有二个及以上病灶。

3. **治疗反应**　肿瘤放射治疗中和治疗后常常出现一系列与治疗相关的治疗反应,如治疗期间常见的头痛、恶心、呕吐,治疗后出现的认知功能障碍、生长发育迟缓,严重时发生脑白质病、放射性坏死等。

GCTs放射治疗反应是一个复杂过程,主要与照射体积、分次量、照射总量和治疗持续时间有关。生殖细胞瘤放、化的毒副作用主要是对患儿生长发育的迟发性影响。放射性坏死为不可逆性的严重损伤,应尽力避免,发生放射性坏死的病例多见于放射治疗剂量50~60Gy的NG-MGCTs,此类肿瘤联合化疗,其延迟损伤更易出现。

(1) **消化系统症状**:厌食、恶心、呕吐、腹泻为GCTs治疗前后常见症状。特别是鞍上GCTs压迫下视丘导致垂体轴功能紊乱,如T3、T4、皮质醇低,往往加重了消化道症状,补充足量的激素特别是糖皮质激素尤为重要。全脑全脊髓照射者消化道症状甚至在放射治疗结束后3~6个月仍然存在。

(2) **循环系统**:鞍上GCTs多合并低钠、低钾血症,少数合并高钠、高氯血症,治疗中必须高度重视电解质调节。

(3) **血液系统**:脊髓照射时一般先有白细胞下降,然后血小板和红细胞下降。治疗期间应提供高蛋白、高维生素饮食,同时保证充足的睡眠非常重要。

(4) **智力障碍**:放射治疗后数月至数年发生的脑白质异常、脱髓鞘改变、微血管的钙化及脑萎缩是MRI最常见到的放射治疗后影像学改变,可导致认知功能紊乱、IQ下降,严重的会产生较大的语言障碍,这些损伤的发生与年龄、照射总剂量、单次量、照射体积、是否行化疗均相关联。

（5）生长发育：性发育迟缓和身材矮小。鞍区和脊髓照射剂量，是影响生长发育的两个最重要的因素。生殖细胞瘤化疗联合减量放射治疗，有效地减少鞍区和/或脊髓的照射量，减轻了对神经内分泌的影响。此外，甲状腺、性腺（睾丸与卵巢）、内听道等在放射治疗过程均可能受到照射，对生存质量也有影响。

（二）化学治疗

对于不伴有脑室或脊髓播散的 GCTs，放、化疗联合可以减低照射剂量，降低治疗的远期毒副作用。对于 NG-MGCTs 先行化疗，可能缩小肿瘤体积，改善患儿一般状况，为手术全切除创造条件（详见中枢神经系统肿瘤化疗章节）。

化疗毒副作用，除常见的消化道症状如恶心、呕吐、骨髓抑制、脱发、肝肾毒性外，博来霉素近期反应可有发热，远期反应可导致肺纤维化。依托泊苷可导致脱发和继发性白血病。长春碱类有神经毒性。铂类可导致听力减退。

（三）手术

与 GCTs 相关的手术主要有：侧脑室-腹腔（V-P）分流术，内镜下第三脑室底造瘘及活检术，肿瘤切除术等。

1. **V-P 分流**   为解决 GCTs 相关的梗阻性脑积水，先行 V-P 分流是临床常用缓解高颅内压的措施，分流后脑室缩小，颅内压降低，头痛、呕吐症状消失，但这种引流的副作用，如终身带管，肿瘤腹腔内种植的潜在风险等愈来愈受到重视，对原发灶尽早地有效治疗，可避免 V-P 分流。临床中，有时也采用暂时的脑室穿刺外引流后紧急放射治疗或手术切除肿瘤，以解决梗阻性脑积水。

2. **脑室镜下脑室脑池造瘘术**   松果体区 GCTs 引起的梗阻性脑积水除 V-P 分流外，也可采用内镜技术，即在右额后部中线旁钻孔，用脑室镜插入侧脑室额角，经室间孔进入第三脑室，在乳头体前方，漏斗隐窝三角的后壁造瘘并活检，造瘘口直径不小于 5mm，使脑脊液与脚间池相通，在解决梗阻性脑积水的同时，可取得病理诊断，该技术优势明显，并发症相对较小，已经成为松果体区 GCTs 伴梗阻性脑积水的优选治疗手段。

3. **直接手术切除肿瘤**   有几种情况：①疑畸胎瘤；②对放、化疗不敏感，肿瘤残留较大；③肿瘤巨大且一般状况差不宜首选放、化疗；④肿瘤性质不易判断，家属要求或同意开颅手术切除或开颅活检明确病理。

（1）松果体区肿瘤手术：松果体区位于颅腔的中心，其深在的定位使得肿瘤和中脑、丘脑、大脑内静脉、大脑大静脉、小脑前中央静脉、四叠体等脑部重要结构产生密切的关系。无论何种入路，肿瘤与头皮表面任何部位的距离几乎是相等的，肿瘤的暴露和切除十分困难，一直是神经外科领域中难度大及危险性高的手术。目前有许多种手术入路可以切除松果体区肿瘤，并使这一部位肿瘤的手术死亡率和致残率不断下降。

手术并发症：①深部静脉损伤：肿瘤与大脑内静脉及大脑大静脉关系密切，肿瘤剥离时可引起静脉破裂出血；②术后血肿：多数因肿瘤切除不彻底而断面出血；③术后颅内压增高等。各种手术入路的并发症可有所不同，应根据不同的手术方式加以预防。

（2）鞍区肿瘤手术：肿瘤压迫视神经和视交叉，损害垂体和下丘脑，肿瘤巨大可梗阻室间孔，手术危险性大。

主要术后并发症有下丘脑损伤和垂体柄损伤，一旦发生则后果严重，前者表现为昏迷、消化道出血、呼吸浅快、血压不升等，死亡率很高；后者表现为水、电解质紊乱，如不及时纠正低钠血症，可出现低钠导致的癫痫发作，严重者可为癫痫持续状态。

（3）基底节和丘脑肿瘤手术：此部位肿瘤少数为 NG-GCTs，主要术后并发症为偏瘫。

六、预后及随诊

GCTs 预后差别较大，病理类型决定了预后。Sawamura 等按 GCTs 预后将 GCTs 亚型分为 3 类：①预后好，包括单发的生殖细胞瘤和成熟畸胎瘤，其 5 年生存率超过 90%；②预后中等，包括伴 β-HCG 升高的生殖细胞瘤、多灶的生殖细胞瘤、未成熟畸胎瘤、含生殖细胞瘤及成熟畸胎瘤或未成熟畸胎瘤成分的混合性生殖细胞肿瘤，其 5 年生存率为 70% 左右；③预后差，包括畸胎瘤恶性变、胚胎癌、内胚窦瘤、绒毛膜上皮癌或含有上述恶性成分的混合性生殖细胞肿瘤,5 年生存率小于 50%。

GCTs 治疗结束后,应每 3~6 个月随诊一次,5 年后随访间隔可改为 6~12 个月。检查项目包括血常规、生化、神经内分泌、AFP 和 β-HCG 以及头颅及脊髓 MRI。此外包括视力视野、认知功能、生长发育在内的生活质量评估,也是必需的。检测 AFP 和 β-HCG 对判断肿瘤复发具有十分重要的意义,AFP 和/或 β-HCG 再次升高常提示肿瘤早期复发,其敏感性早于 MRI 和/或 PET。

（邱晓光）

参 考 文 献

［1］ Louis D N,Perry A,Reifenberger G,et al. The 2016 World Health Organization Classification of Tumors of the Central Nervous System:a summary［J］. Acta Neuropathol,2016,131(6):803-820.

［2］ Calaminus G,Kortmann R,Worch J,et al. SIOP CNS GCT 96:final report of outcome of a prospective,multinational nonrandomized trial for children and adults with intracranial germinoma,comparing craniospinal irradiation alone with chemotherapy followed by focal primary site irradiation for patients with localized disease［J］. Neuro Oncol,2013,15(6):788-796.

［3］ Murray MJ,Bartels U,Nishikawa R,et al. Consensus on the management of intracranial germ-cell tumours［J］. Lancet Oncol,2015,16(9):e470-e477.

［4］ Cheng S,Kilday JP,Laperriere N,et al. Outcomes of children with central nervous system germinoma treated with multi-agent chemotherapy followed by reduced radiation［J］. J Neurooncol,2016,127(1):173-180.

［5］ Kortmann R D. Current concepts and future strategies in the management of intracranial germinoma［J］. Expert review of anticancer therapy,2014,14(1):105-119.

［6］ Lee S H,Jung K W,Ha J,et al. Nationwide Population-Based Incidence and Survival Rates of Malignant Central Nervous System Germ Cell Tumors in Korea,2005-2012［J］. Cancer Res Treat,2017,49(2):494-501.

［7］ 中国抗癌协会小儿肿瘤专业委员会. 儿童原发中枢神经系统生殖细胞肿瘤多学科诊疗专家共识［J］. 中国小儿血液与肿瘤杂志,2018,23(6):281-286.

第十七章

儿童颅后窝肿瘤

第一节 髓母细胞瘤

髓母细胞瘤(medulloblastoma)是中枢神经系统的一种高度恶性肿瘤,Bailey 和 Cushing 于 1925 年首次报道,多发生于儿童颅后窝,亦可发生于新生儿、成年人,老年人偶见。70%的髓母细胞瘤于 19 岁以下发病,5~7 岁为本病的高发年龄段,该肿瘤是儿童期最常见的原发性脑肿瘤之一,约占儿童期所有中枢神经系统肿瘤的 20%和所有颅后窝肿瘤的 40%,占新生儿颅内肿瘤的 11.5%。成人髓母细胞瘤少见,占成人中枢神经系统肿瘤的 0.4%~1%,其中 80%在 21~40 岁发病,50 岁以上者罕见,文献报道年龄最大的为 84 岁。本病多见于男性,男性发病率约为女性的 2~3 倍。该病有一定的种族和性别差异,白种人的发病率为黑种人的 1.85 倍,男性是女性的 1.6 倍,而黄种人群的发病率目前仍没有定论,美国 2008 年的调查报告显示在 0~19 岁的人群中年发病率为 0.4/10 万,新加坡的调查显示该国的每年发病率为 0.73/10 万。

一、病理学

(一)肿瘤的大体病理

髓母细胞瘤是一种高度恶性的神经上皮性肿瘤。在儿童髓母细胞瘤主要发生于小脑中线部位,起源于小脑下蚓部绒球小结叶或上髓帆,约占 2/3,尤以婴幼儿位于中线者居多。其余 1/3 髓母细胞瘤发生于小脑半球和第四脑室。在青少年和成人,约 50%~60%的髓母细胞瘤位于小脑半球外侧,充满小脑延髓池并经枕骨大孔突入椎管,或向桥小脑角发展。15%~36%的髓母细胞瘤可侵犯脑干。髓母细胞瘤呈高度浸润生长,肿瘤生长迅速,瘤细胞易脱落,是少数几个易转移的中枢神经系统肿瘤之一,肿瘤细胞可随脑脊液在蛛网膜下腔播散种植。种植转移最常见的部位为脊髓马尾部、椎管其他部位及小脑半球、大脑半球亦可发生种植。髓母细胞瘤还可发生颅外转移,转移部位包括骨骼系统、腹腔、淋巴结和肺,临床相对少见。

髓母细胞瘤属于中枢神经系统胚胎性肿瘤。研究认为,其原始细胞起源于第四脑室顶部的神经上皮,在胚胎期向上和向外侧迁移成外颗粒层,这些神经上皮细胞可以向神经元、星形细胞、室管膜细胞、肌细胞等多方向分化的功能,形成髓母细胞瘤、视网膜母细胞瘤、松果体母细胞瘤、神经母细胞瘤、节细胞胶质瘤、室管膜母细胞瘤、成极性胶质母细胞瘤等原始神经外胚层肿瘤(primitive neuroectodermal tumors,PNETs),而以髓母细胞瘤最常见。这些 PNETs 形态学类同,且均可沿脑脊液播散,对放射治疗较敏感。

肿瘤起源分为两种情况:①起源于小脑胚胎的外颗粒层细胞。正常情况下,此层细胞约在出生后一年半内逐渐消失。②起源于下髓帆室管膜下的原始细胞,这些细胞可能在出生几年后仍然存在。成人及大龄儿童的肿瘤主要来源于前者,小龄儿童的肿瘤主要来源于后者。

髓母细胞瘤外观呈粉红色,质地软、脆,边界不清。切面呈鱼肉状,半透明胶样,可见小灶状坏死。肿瘤钙化、囊变者少见。肿瘤发生在小脑半球时,多为结节状、实性肿块。肿瘤浸润软脑膜,可引起软脑膜的反应性增生,瘤细胞与增生软脑膜细胞相互嵌合生长,胶原纤维和网状纤维增多,使肿瘤质硬如木,称为硬纤维性髓母细胞瘤。肿瘤沿蛛网膜下腔生长,可形成斑块状或蜡滴样转移灶。

髓母细胞瘤光镜下特点:①瘤细胞密集成群,片状或束状排列,细胞质少边界不清,细胞核大色深,核分裂象多见;②瘤细胞常形成典型或不典型的纤维菊形团结构,具有一定的诊断意义;③瘤细胞具有向神经元和胶质细胞不同方向分化的潜能;④瘤细胞可侵入蛛网膜下腔。在中青年病人中,软脑膜中瘤细胞的浸润可激发结缔组织增生,即软脑膜反应性增生。

2016 年 WHO 的中枢神经系统肿瘤分类中,髓母细胞瘤可以分为 5 个不同的类型(图 17-1-1),经典型(classic MB,CMB)、促纤维增生/结节型(desmoplastic/nodular MB,DNMB)、广泛结节型(MBs with extensive nodularity,MBEN)、大细胞型(large cell MB,LMB)及间变型(anaplastic MB,AMB)。

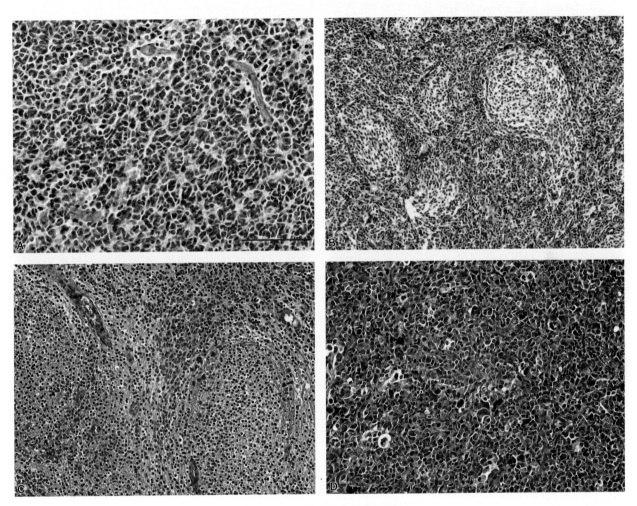

图 17-1-1　髓母细胞瘤病理学

A. 经典型髓母细胞瘤,原始神经上皮细胞密集分布,丛簇状排列,HE×200;B. 促纤维增生/结节型髓母细胞瘤,图像显示淡然的结节区(白岛)围以致密的分化差的肿瘤细胞伴丰富的网织纤维,HE×100;C. 伴广泛结节的髓母细胞瘤,分化良好的小圆细胞广泛分布,仅见少量原始神经上皮细胞,HE×200;D. 大细胞/间变性髓母细胞瘤,图像显示肿瘤细胞核体积增大,多形性,核仁明显,可见"细胞互相包裹"现象,HE×200

(二) 分子分型

髓母细胞瘤的分子亚型主要有 4 型:Wnt 型、Shh 型、Group 3 型和 Group 4 型,2018 年 Cavalli 等将髓母细胞瘤进一步分为 12 个亚型,因过于复杂,本文不再赘述。分子分型是 20 世纪以来,髓母细胞瘤诊疗的最大进展,由此髓母细胞瘤的个体化治疗和靶向治疗开始逐渐展开。目前首都医科大学附属北京天坛医院和上海交通大学医学院附属新华医院等单位均已经开始了髓母细胞瘤的分子分型工作。

1. **Wnt 型**　该亚型约占髓母细胞瘤总病例数的 11%,绝大部分为经典型,极少一部分为大细胞/间变型,无性别差异,好发于 5~13 岁,婴幼儿少见。该亚型预后极佳,相对于其他亚型,有显著差异表达的基因有 WIF1、DKK1 和 DKK2 基因,采用 DKK1 以及 β-catenin 抗体通过免疫组织化学检查鉴定 Wnt 亚型,CTNNB1 第 3 号外显子突变可以作为鉴别 Wnt 亚型的标志物。在细胞遗传学水平,第 6 号染色体单体是该亚型最常见的异常改变,其可作为儿童 Wnt 亚型的生物学标志物。

2. **Shh 型**　约占总病例的 28%,是唯一包含了所有髓母细胞瘤组织病理学亚型的一组分子亚型。此亚型无明显性别差异,但是存在婴儿和成人两个发病高峰期,也是该亚型的显著特点,婴幼儿和成人病人中绝大部分促纤维增生/结节型均有可能为 Shh 亚型。该亚型体细胞突变基因包括 PTCH1、SMO、SUFU、GLI2、PTCH2 等,扩增基因有 N-MYC、YAP1 和 MIR17/92 等。在细胞遗传学方面,9q 缺失的髓母细胞瘤大部分属于该亚型,还有一部分属于 Group 3 亚型。9p 扩增也经常与 9q 缺失共同出现在此亚型中。

3. **Group 3 型**　约占所有患儿的 27%,是预后最差的一个亚型,经常在手术切除肿瘤前就发生肿瘤播散。男女比例为 2:1,成年病人少见。主要组织学类型为经典型,其次为大细胞/间变型,婴儿的大细胞/间变型髓母细胞瘤几乎全部可归为 Group 3 亚型。尚未明确该亚型中起主要作用的信号通路,但是该亚型大都有 C-MYC 高表达,并且 C-MYC 高表达患儿预后极差。在细胞遗传学方面,i17q 较为常见,且基本局限于 Group 3 和 4 亚型中,并与患儿预后不良相关。

4. **Group 4 型**　该亚型最为常见,约占所有患儿的 35%~40% 和所有成年病人的 50%,发病年龄高峰期为 10~12 岁,婴幼儿少见。该亚型大部分为经典型,发病的男女比例为 2:1~3:1,预后中等,约 1/3 患儿发病时即可见播散,该亚型容易在 5 年后出现复发。该亚型和第三型较为接近,i17q 只是局限于 3 型和 4 型,因此可以和 Wnt 亚型及 Shh 亚型鉴别。N-MYC 也常见于该型,但是与该亚型的预后无关。

二、临床表现

髓母细胞瘤生长迅速,可充满第四脑室,约 5%~10% 的髓母细胞瘤因肿瘤自发出血造成急性脑脊液循环梗阻,引起梗阻性脑积水,不具有特异性的颅压高症状(与小脑星形细胞瘤、室管膜瘤等相比);不同年龄的病人症状有所不同,婴幼儿由于不能进行语言表达,可表现呕吐、精神淡漠或易激惹,精神运动发育(psychommtor development)受限甚至倒退。年龄大的儿童或成人可主诉头痛,晨起明显或睡眠中痛醒。早期头痛常位于额部,渐转为枕部,或伴有颈强直和头部歪斜,可能与小脑扁桃体下疝有关。颅内压增高和肿瘤压迫延髓呕吐中枢均可导致呕吐,呈喷射性,与进食无关。头痛、呕吐是髓母细胞瘤最常见的早期临床表现,但易被忽视而误诊为胃肠道疾病,尤其是在儿童。颅内压增高还可引起病人眼底视乳头水肿,而出现视物模糊;展神经麻痹病人可出现复视。由于肿瘤常位于蚓部,故单侧小脑症状不常见。当肿瘤增大、小脑受侵犯时可表现为躯干性共济失调,步态不稳,年龄较小者可呈现肌张力低下,晚期为肢体末端共济失调。当肿瘤侵犯到脑干,病人可出现脑神经功能异常,如面瘫、吞咽和语言功能障碍。肿瘤自第四脑室侧孔向桥小脑角发展时,第七、第八对脑神经麻痹则是疾病的早期表现。髓母细胞瘤就诊前约 1/3 病人已有软脑膜转移,年龄越小发生的概率越高,其中年龄大者为 10%~20%,年龄小于 3 岁者为 30%;90% 软脑膜转移至脊髓和圆锥周围的蛛网膜下腔,但大多数无症状,如出现背痛或局部放射性疼痛则高度支持脊髓转移。确诊时,伴随中枢神经系统以外的转移少见。

三、影像学

(一) 头部 CT

位于中线的髓母细胞瘤的 CT 表现较典型,肿瘤一般边界清楚,类圆形,呈略高密度影,部分病例可出现囊变、钙化、出血。瘤周有低密度水肿带。第四脑室受压变形,向前移位或闭塞、消失,幕上脑室不同程度扩大。如肿瘤发生脑室室管膜转移,脑室周边则出现完全或不全稍高密度病变影,注射造影剂后,肿瘤呈均匀强化,与瘤周组织界限更清楚。

位于小脑半球的髓母细胞瘤 CT 表现很不典型,平扫可见病变呈稍高密度影,注射对比剂后病灶稍有增强,因很少发生梗阻性脑积水,故此部位的肿瘤易与幕下脑膜瘤及小脑半球星形细胞瘤混淆(图 17-1-2)。

(二) 头部 MRI

MRI 无特异表现,一般呈长 T_1、长 T_2 信号,T_1 加权像肿瘤呈低密度信号,第四脑室受压前移;T_2 加权像呈类圆形高信号,肿瘤强化明显。由于肿瘤中心多位于小脑偏心侧的下蚓部,此特点有助于临床诊断(图 17-1-2)。另外,矢状位像肿瘤一般位于第四脑室头端,这一点有别于自第四脑室尾端生长的室管膜瘤。对于髓母细胞瘤等颅后窝肿瘤,MRI 可提供较 CT 更多的信息,完成 MRI 检查所需时间较长,病人需保持安静,必要时需用镇静剂甚至全麻。对神志淡漠的病人,使用镇静剂会导致呼吸抑制,二氧化碳潴留,加重颅内压增高甚至是致命的,故应小心谨慎。

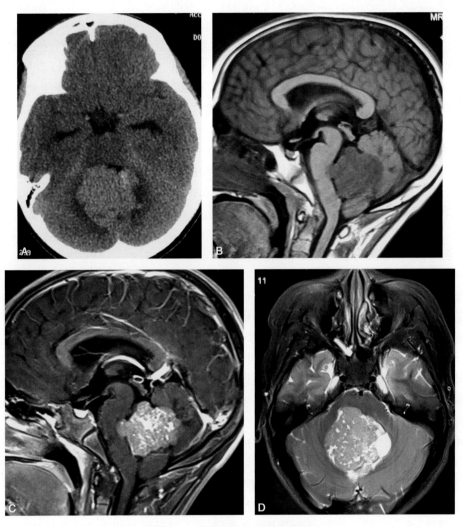

图 17-1-2 髓母细胞瘤的影像学

患儿,男性,11 岁,手术前有头痛、颅内压升高等症状,伴有右侧展神经麻痹,右侧周围性面瘫:A. 头部 CT 轴位平扫,可见颅后窝高密度占位,周边小脑组织轻度肿胀;B. 头部 T1 加权 MRI(矢状位),肿瘤位于第四脑室,低信号;C. 头部平扫 T1 加权强化 MRI(矢状位),可见肿瘤增强明显,部分肿瘤向前钻入脑干;D. 头部 T2 加权 MRI(轴位),肿瘤高信号,可见肿瘤浸润第四脑室底部

四、手术治疗

(一)术前评估

儿童出现持续性头胀痛、反复发作的呕吐及共济失调症状时,应考虑到可能存在髓母细胞瘤,并可通过头部 CT 及 MR 检查明确诊断。患儿往往有颅内压增高,可以不行腰椎穿刺。如行腰椎穿刺可发现,脑脊液化验蛋白含量增高,少数病人脑脊液中可发现脱落的肿瘤细胞,对诊断此病有帮助。

手术是髓母细胞瘤的主要治疗手段,手术的目的:①组织学定性和分子病理检查;②最大程度切除肿瘤;③恢复脑脊液循环通路。对于继发于髓母细胞瘤所致的脑积水,目前绝大多数作者认为,以尽早手术切除肿瘤以及术后脑室外引流为主,而不主张切除肿瘤之前行脑室分流术,因为术前高颅压状态下,脑室分流术有小脑幕上疝和诱发瘤卒中的危险。大多数髓母细胞瘤若能成功地切除,不需要行脑室腹腔分流。

真正需术后行分流术的约占 10%～30%。应注意,分流术后肿瘤有沿分流管播散的可能,Hoffman 等曾报道,髓母细胞瘤行侧脑室-腹腔分流术后,发生肿瘤在腹膜和全身转移。

在髓母细胞瘤手术前评估时,还应注意与以下疾病鉴别:

1. **室管膜瘤**　此类肿瘤好发于儿童及青年,肿瘤位于第四脑室内,可引起导水管梗阻而产生高颅压症状。但室管瘤病史一般较长,因肿瘤起自第四脑室底部,故病人有脑干神经核受压症状,如呕吐、耳鸣、展神经麻痹等。一般 CT 显示肿瘤为等密度,常伴有分叶状或点状钙化,此点较髓母细胞瘤明显。MRI 可见肿瘤起自第四脑室尾端,呈铸形样生长,可以钻入枕骨大孔和桥小脑角,有时可以看见肿瘤后方新月形脑脊液环流征,而髓母细胞瘤则可位于第四脑室头端,可见肿瘤与脑干之间脑脊液征象。有人认为 DWI-MRI 可以帮助鉴别室管膜瘤和髓母细胞瘤,儿童髓母细胞瘤多属于高信号,室管膜瘤可以为低信号,同时,髓母细胞瘤的 MRI 信号也更加均匀。

2. **星形细胞瘤**　主要发生于儿童,多位于小脑半球,一般病程长,主要表现为运动性共济失调。CT 见肿瘤为低或混合密度,多伴有坏死或囊变,其钙化较髓母细胞瘤重,MRI 见肿瘤位于一侧小脑半球,而髓母细胞瘤则起源于小脑蚓部。

3. **脉络丛乳头状瘤**　此肿瘤多发于第四脑室及侧脑室。发病年龄较髓母细胞瘤大。病程一般较髓母细胞瘤长。病人常以高颅压为主要表现,头部 CT 可见肿瘤呈高密度影,边缘不规则,钙化较髓母细胞瘤多。注射造影剂后,肿瘤增强明显。

(二) 手术治疗

虽然部分学者认为,肿瘤部分切除的预后和全切除的预后类似,但是髓母细胞瘤的手术治疗原则,仍然是在保证安全的前提下尽可能最大程度切除肿瘤,肿瘤全切除的标准为残余肿瘤体积小于 1.5cm³。对于肿瘤浸润脑干和后组脑神经的情况,可以残留少许以保护患儿的功能,手术中也要尽可能地保护周围小脑组织,降低小脑性缄默的发生概率。肿瘤复发时,二次手术切除肿瘤也是可以考虑的选择。

1. **病人体位**　常用侧卧位,此体位优点是可避免空气栓塞,并可控制脑脊液自导水管处流出,减少气颅及幕上硬脑膜外或硬脑膜下血肿的发生。颈部屈曲有利于暴露环枕交界处,但不宜过度,以免影响颈静脉回流和影响病人通气。

2. **枕下中线开颅术**　枕下正中直切口,起自枕外隆凸上 1cm,下至 C$_{2～3}$ 棘突。自枕鳞处分开骨膜及枕下诸肌层,开放枕大孔,一般不需要打开 C$_1$ 后弓。如有良好的开颅气钻,以骨瓣成形术开颅为宜;其优点在于更符合伤口解剖复位,减少枕下死腔,尤其是儿童枕下肌肉较薄弱,非骨瓣成形术易导致脑膨出。颅骨钻孔在横窦下缘,为确切判断窦汇及横窦位置,可在矢状位的 MRI 上测量窦汇至枕大孔的距离,依年龄不同,一般为 3.5～5cm 不等。骨瓣两侧距中线 2.5～3cm。对于年龄较大者由于枕内隆突处骨质厚,可在此处再钻一个孔。游离骨瓣时,因枕大孔处骨膜与硬脑膜粘连较紧,可锐性分离。完成骨瓣成形术后,"Y"形剪开硬脑膜,放除枕大池处脑脊液,同时应收集脑脊液送细胞学检查,送蛛网膜行病理学检查,了解肿瘤是否有转移便于肿瘤分期和手术后治疗。

3. **切除肿瘤**　肿瘤多自双侧小脑扁桃体间突出,并可自枕大孔处疝出,肿瘤背侧可见脉络丛组织。向两侧分离双侧小脑扁桃体,确定上颈髓、闩部以及第四脑室尾部等解剖结构。由于肿瘤位于小脑下蚓部深面而使其变薄,可将小脑下蚓部部分切开,以利于暴露肿瘤。切除肿瘤时应自下而上,始于未受肿瘤浸润一侧的小脑面。每切除一部分肿瘤后,将暴露出的脑组织用棉片小心保护。大多数髓母细胞瘤质地较软,有坏死,可吸除肿瘤内部,充分减压后,将肿瘤上极自蚓部和上髓帆处分离下来。注意导水管处用棉花保护,以防血液流入第三脑室。然后再处理受肿瘤浸润侧。若单侧小脑脚(cerbellar peduncle)受累可以力求全切肿瘤,当双侧小脑脚受累时,则不必力求全切,以免造成永久性小脑性共济失调。若肿瘤侵犯第四脑室底,切除肿瘤深度以不超过第四脑室底平面为宜,否则易引起严重的脑神经损伤,如面瘫、展神经麻痹、声带麻痹等。在小脑扁桃体的内上方有同侧的齿状核,小脑后下动脉也存在于此处的蛛网膜下腔内,切除肿瘤的过程中应避免损伤。切除肿瘤后第四脑室底处渗血应用明胶海绵轻轻压迫,止血后将其撤掉,用盐水冲洗导水管并引流逆流至第三脑室内的出血。第四脑室底出血应避免用双极电灼,以防产生脑神经麻痹。严密缝合硬脑膜,必要时以骨膜修补其缺损,骨瓣复位固定。解剖闭合各肌层,以减少术后脑脊液漏、假性脑膨出和化学性脑膜炎。由于肿瘤的切除程度直接影响病人的预后,手术后早期(72小时内)复查 CT 或 MRI,对判断肿瘤的切除程度,并为后续的辅助性治疗提供临床依据。术后早期的对比增强部分常为残余肿瘤。手术后脑室外引流可以达到控制颅压和引流脑脊液的目的(引流管高度和压力见本章第一节)。术后头痛、呕吐和意识变化尤其是高血压和心动过缓均与颅内压增高有关。通过调整脑室引流的高度可控制颅内压增高。只有10%的病人需行脑室-腹腔分流术。

五、术后并发症

1. **小脑缄默症** 小脑缄默症(cerebellar mutism,CM)也称为颅后窝综合征(posterior fossa syndrome,PFS),是儿童颅后窝肿瘤手术后较为常见的,尤其多见于儿童髓母细胞瘤术后,既往报道显示其发生率介于11%~29%之间。特征表现是,术后24~48小时病人突然出现言语减少或者不语,以构音障碍及语言困难为特征,伴有明显的情绪不稳和小脑共济失调,可以表现为吞咽困难、肌张力低下、运动失调、情绪不稳、情感淡漠、神经行为异常及持续认知功能损害。病人情绪不稳和偏瘫可持续数周,小脑共济失调可持续数月。语言恢复之初可表现为语言节律不稳定,完全恢复语言功能需2~6个月。

CM 的发生机制仍有争议,目前多认为是齿状核丘脑皮质束(dentatethalamocortical tract,DTC)作用,DTC 纤维束通过红核、丘脑腹外侧核联合齿状核和大脑皮质,DTC 损害可引起各种语言、认知及情感缺陷。目前认为发生 CM 的高危因素是肿瘤体积较大、肿瘤位于第四脑室上半部分等,导致 DTC 纤维容易受损。

2. **无菌性脑膜炎** 表现为手术后头痛、畏光、发热、颈强直等。可能与切除肿瘤过程中血性脑脊液进入蛛网膜下腔有关。故术中应严格止血,注意蛛网膜下腔和脑室系统的保护,严密缝合硬脑膜。

3. **其他** 手术后颅内血肿、气颅、小脑肿胀和脑神经损伤的发生率仍然很高,约为26%;术后最常见并发症仍是小脑共济失调,多为暂时性,术后数周后可以恢复。手术后一过性同侧肢体辨距不良(dysmetria)和脑神经功能异常,如展神经麻痹、面瘫和声带麻痹与损伤第四脑室底有关。

六、放射治疗及其并发症

1. **放射治疗** 髓母细胞瘤对放射治疗非常敏感,也是3岁以上髓母细胞瘤患儿标准的治疗手段。虽然很早 Cushing 就将放射治疗应用于髓母细胞瘤,但由于放射治疗方式存在问题,其效果不佳。这是因为肿瘤细胞脱落后,可随脑脊液循环在蛛网膜下腔播散,故此,放射治疗不能只局限于瘤床及全脑,而应采用全量中枢轴(全脑脊髓)照射。最先采用这种治疗方式的 Patterson 和 Farr,使髓母细胞瘤病人的存活率有了明显的提高。全中枢轴的放射治疗,不仅有益于控制肿瘤的局部复发,而且可以减少中枢神经系统的转移。目前广为认可的髓母细胞瘤的放射治疗,通常采用的肿瘤床剂量为50~55Gy,1.8Gy/d,肿瘤失控率<25%。剂量小于54Gy 时其效果差,失控率>75%,且会增加局部复发率。但全脑和全脊髓的照射量尚有争议,安全有效的治疗量尚未确定,一般认为放射量为36~40Gy,小于此剂量不足以防止肿瘤的播散。单纯辅助治疗,颅后窝照射量大于或等于50Gy,神经轴照射量大于或等于30Gy,5年存活率为50%~70%,若肿瘤全切除,无转移,其存活率更高。但放射治疗低于上述剂量,又未进行化疗,其疗效极差。为提高放射剂量,目前采用"高分隔法",其原理是将上述放射剂量分隔,使单次照射量减小,照射后正常脑组织可以存活,而肿瘤组织放射治疗后修复能力下降,从而达到维护正常脑组织功能和治疗肿瘤的目的。通过此方法提高放射剂量,观察是否能够达到既能提高肿瘤控制率,又不增加放射治疗的副作用的效果。

美国儿童肿瘤髓母细胞治疗协调委员会(MPCOG)推荐的放射治疗方案分为三部分:即全脑、脊髓及颅后窝,剂量分别为40Gy、35Gy、15Gy,每次放射的剂量不超过2Gy。这一治疗量现已为多数学者所接受,并被认为是脑脊髓对放射线耐受的极限量。成年人神经组织已完全分化成熟,无儿童因放射线造成继发损害之忧,放射治疗剂量可适当提高。有学者指出,亚临床灶放射治疗剂量大于25Gy 并无益处,而颅后窝肿瘤床的放射治疗量的增加才与生存时间成正比。

伽马刀治疗髓母细胞瘤报道较少。Tomital 报道,伽马刀治疗3例复发髓母细胞瘤效果满意,但远期效果尚待证实。

2. **放射治疗后并发症** 由于髓母细胞瘤放射野较广,放射量大,放射损伤可以累及多器官。血液系统的变化常是急性或亚急性损伤后的表现;而精神运动发育迟缓,内分泌异常等常是放射治疗后迟发的并发症。3 岁以下的儿童应避免放射治疗。

(1) 血液系统:放射治疗后的贫血常是暂时的,外周血中的淋巴细胞对放射治疗最为敏感,放射治疗后淋巴细胞可减少至放射治疗前的 17%~35%,且恢复较慢,达正常水平计数需 6 年。在放射治疗中期血小板继中性粒细胞下降而迅速减少,血红蛋白亦逐渐下降。

(2) 精神运动发育迟缓:精神运动发育迟缓(psychomotor retardation)是儿童髓母细胞瘤放射治疗后最为引人关注的严重后遗症,主要表现为智力退化。具有相同症状的小脑星形细胞瘤和髓母细胞瘤病人,放射治疗后髓母细胞瘤病人的智商明显低于小脑星形细胞瘤病人,这可能与前者全脑放射有关。对儿童髓母细胞瘤病人放射治疗前后智商进行比较,发现放射治疗后儿童的智商进行性下降。而智商下降水平与接受放射治疗时的年龄密切相关。3 岁以下儿童放射治疗后 5 年智商>80 者约为 45%,而放射治疗后 10 年的智商无一例超过 90。5 岁以下儿童放射治疗后 1~4 年智力下降 20 个百分点,同样情况下 6~8 岁患儿仅下降 10 个百分点,大于 9 岁的患儿智商无任何变化。

(3) 内分泌异常:放射治疗后内分泌异常主要表现为下丘脑-垂体轴、甲状腺、生殖腺等功能的异常。当全脑照射量超过 24Gy,一半病人可出现生长激素分泌异常,约 70%~80% 患儿放射治疗后出现对生长激素的刺激反应不足。在青春期前生长激素可以刺激肢体的生长,在青春期可以刺激脊柱的生长,故放射治疗后患儿可出现身材矮小。放射治疗对生长激素作用的影响可以是潜在性的,甚至在放射治疗后数年才表现出来。甲状腺功能异常多为亚临床型,发生率为 43%~68%。早期测定甲状腺刺激激素水平有助于发现这种异常。甲状腺刺激激素水平异常使儿童放射治疗后甲状腺肿瘤的发生率增加。性腺功能异常是因放射对卵巢或睾丸的损伤所致,女孩比男孩多见,占青春期髓母细胞瘤病人的 20%。

(4) 海绵状血管畸形:髓母细胞瘤放射治疗后可能会出现多种远期并发症,海绵状血管畸形(cavernous malformation)即是其中一种,又称之为放射治疗后海绵状血管瘤(radiation-induced cavernous hemangiomas,RICH),其机制尚不清楚。一种解释为患儿本身即有隐匿性的血管畸形,只是既往的影像学检查尚未发现;第二种解释为放射治疗会导致增生性的血管病变,进而导致毛细血管扩张,其后导致海绵状血管畸形的形成;第三种解释为放射治疗会导致静脉收缩和静脉压力升高,促进海绵状畸形形成。1994 年 Ciricillo 等首次报道,放疗后海绵状血管畸形,RICH 报道逐渐有升高的趋势。目前报道,放疗后出现 RICH 的概率为 3.4%~31%,而在正常人群中海绵状血管畸形的发病概率为 0.4%~0.9%。目前认为 RICH 的危险因素是接受放疗年龄小于 10 岁,放疗剂量大于 30Gy。RICH 出现时间多为接受放疗 2 年后,成年期接受放疗患儿不容易发生 RICH。RICH 多出现在放疗剂量最高部位其周围,原因可能为放疗剂量最高部位血管闭塞,故不易出现海绵状血管瘤。RICH 可以单发也可以多发,大多数发生于大脑半球,发生于小脑半球的较少。头部 CT 扫描大约可以发现 30%~50% 的 RICH,T_2 加权梯度回波成像 MRI 检查(gradient-echo MRI,GRE-MRI)可以更好地发现 RICH 病灶,对海绵状血管畸形最为灵敏。多数 RICH 为临床随访中发现,多无明显症状,也有患儿出现癫痫、感觉异常、运动障碍、头痛、呕吐等。其治疗方法有观察和手术两种,放射治疗目前不推荐用于 RICH 的治疗。手术治疗 RICH 的指征为:病变直径增大、急性出血、患儿症状加重。

七、化学治疗

现代放射治疗确实改善了髓母细胞瘤的预后,但因中枢神经系统组织对放射线耐受性的限制,常规放射治疗已很难再提高疗效。化疗的药物为 CCNU 和长春新碱(vincristine),主要用于肿瘤复发的病人,希望通过化疗来延长髓母细胞瘤病人的生存时间,减少放射治疗的剂量。Walker 和 Allen 是最早将化疗用做髓母细胞瘤辅助治疗,应用顺铂(cisplatin)成功地治疗髓母细胞瘤。目前许多报道证实化疗对髓母细胞瘤有效。国际儿童肿瘤学会和儿童癌症研究组,分别进行了多次儿童髓母细胞瘤化疗的随机研究,发现放射治疗合并化疗者的短期生存时间明显高于单纯放射治疗者;化疗对小于 2 岁的重症病人和肿瘤未达到全切者明显有益,对肿瘤较小的病人则无效。化疗改善了 2 岁以下患儿预后,因为化疗补偿了减少的放射线剂量。成年人髓母细胞瘤如合并使用化疗,则可使其中部分病人的临床症状缓解。目前世界各国对髓母细胞瘤化疗的基本观点不一,日本则对所有髓母细胞瘤全部予以化疗。在化疗手段上,现在前期临床和实验室研究表明,联合化疗比单一药物化疗毒性减小而疗效却有所提高。

髓母细胞瘤的化学药物治疗目的在于,降低放射治疗剂量,减少放射治疗远期的副作用,提高疗效。有许多化学制剂有抗肿瘤的活性,如环磷酰胺(cyclophosphamide)、顺铂(cisplatin)、卡铂(carboplatin)等。文献报道,从肿瘤对这些药物的客观反应率,即 CT 或 MRI 证实肿瘤横径缩小 25%~50%,显示药物联合应用可增强抗肿瘤活性。但目前认为,化疗应在放射治疗前施行。因为病人无放射治疗后骨髓抑制,对药物的耐受性较好。外放射治疗后微循环的改变包括内皮细胞缺失、毛细血管梗阻、退行性变等,可能影响药物的扩散,影响疗效。对于术后残存的肿瘤,Mosijczuk 等在放射治疗前用长春新碱(vincristine)、顺铂(cisplatin)和环磷酰胺联合化疗,有效率为 48%;Pendergress 等采用顺铂和依托泊苷(etoposide)等联合化疗有效率为 80%。他们认为,放射治疗前化疗比较有意义,不利之处在于延误了放射治疗时机,会导致残存肿瘤的快速发展。但放射治疗前 1~3 个月内行化疗是相对安全的。

化疗同样也有严重的副作用,且多为急性。大部分化疗药物可产生严重的骨髓抑制。病人表现为出血倾向、全身感染等。用顺铂化疗期间可引起感觉性听力减退,化疗晚期可引起脊髓发育不全综合征(myelodysplastic syndrome)。应用环磷酰胺还可引起膀胱纤维化和毛细血管扩张。化疗对智力的影响不如放射治疗确切,一些研究表明全脑放射治疗辅以化疗会加重智力下降。

八、危险分层治疗和靶向治疗

肿瘤切除后,根据患儿的年龄、肿瘤切除程度、肿瘤播散程度和分子分型等选择不同的治疗方案,是目前主流的治疗方法。不同的国家和地区,有着不同的分期和治疗方案,病人的预后也不尽相同。结合分子分型个体化治疗方法已经成为未来治疗的发展方向。分子分型可以更好地反映肿瘤的生物学特性,既往划分为低危组的患儿,其实可能是高度危险组,未能给予适合的治疗方案。

目前在近全切除肿瘤结合放、化疗的治疗原则下,对未发生肿瘤播散的患儿,WNT 亚型髓母细胞瘤患儿的 5 年无病存活率(progression free survival,PFS)非常好(>95%),Group 3 亚型预后国际报道为 50%~60%,其他两个亚型则位于两者之间(70%~80%)。对于 SHH 亚型伴有 P53 基因体细胞突变患儿,预后较差,Group 4 亚型伴有 11 染色体丢失和 17 染色体获得的患儿,预后较好。

1. Chang 氏颅后窝分期系统 髓母细胞瘤的术后治疗策略和预后评估,需要根据危险度分级来确定。髓母细胞瘤的危险度分级有多种方案,最早并沿用至今的是 1969 年发表的 Chang 氏颅后窝分期系统。TNM 分期方案中,T 代表肿瘤,N 代表淋巴结,M 代表转移,T 分期目前已经证明没有明显的效果。M0 期为无蛛网膜下腔转移证据,M1 期为脑脊液细胞学检查发现肿瘤细胞,M2 期为在脑部蛛网膜下腔或侧脑室三脑室发现结节性转移灶,M3 期为在脊髓蛛网膜下腔发现结节性转移灶,M4 期为神经系统外转移。M1~M4 期常常被统称为 M+期,临床医师需要注意 M0 期和 M1 期均需要对患儿脑脊液进行检查,检查的时间为术后 14 天以上,获取脑脊液的方法是需要腰穿检查,而不是从脑室中获取脑脊液,否则容易造成假阴性。

还有一种方法是在 Chang 氏分期基础上,根据患儿年龄、手术切除程度、是否合并蛛网膜下腔播散将患儿分为高危组和低危组。分期的依据:①蛛网膜下腔转移:有蛛网膜下腔转移者为高危组,否则为低危组;②患儿年龄:小于 3 岁者为高危组,大于 3 岁为低危组;③术后残留程度:术后残留大于 1.5cm³ 者为高危组,否则为低危组。

2. 分子分型相关的分期系统 近年,随着分子生物学和基因表达谱技术的进展,髓母细胞瘤的分子分型已经成为临床治疗不可或缺的环节。Ellison 等提出最新的危险度分期标准:①低度危险组(约占 13%):β-catenin 细胞核染色阳性,发病时没有发现肿瘤播散迹象,非大细胞型/间变型髓母细胞瘤,非 MYC 扩增阳性;②高度危险组(约占 28%):诊断时肿瘤已经有播散,大细胞型/间变型髓母细胞瘤,MYC 扩增阳性;③中度危险组(59%):非以上类型患儿。该分型方法在近几年来也得到了越来越多的接受。Gerber 等于 2014 年提出的分级方案以 3~5 岁为界将患儿分为两组,低龄组分为三个级别:低危组、高危组、极高危;正常年龄组分为四个级别:低危组、普通危险组、高危组、极高危组。该分级方案应用指标包括：WHO 分型、手术切除程度、Chang 氏 M 分期、c-myc 是否扩增等。2019 年，Northcott 等提出最新分期系统，肿瘤首先分为 WNT 亚型、SHH 亚型和非 WNT/SHH 亚型，其后根据肿瘤切除程度、肿瘤是否播散、是否合并 P53 基因突变、MYC 基因是否扩增等，将患儿分为不同的等级，并给予不同的放化疗组合。例如 WNT 亚型非播散患儿目前推荐的放疗剂量最低可以给予 15.0~18.0Gy，高危组则给予 36.0Gy 剂量，中间危险组则给予 23.4Gy 剂量的全脑脊髓放疗。同时对于 SHH 亚型，很多学者也推荐同时给予 SHH 抑制剂（图 17-1-3）。

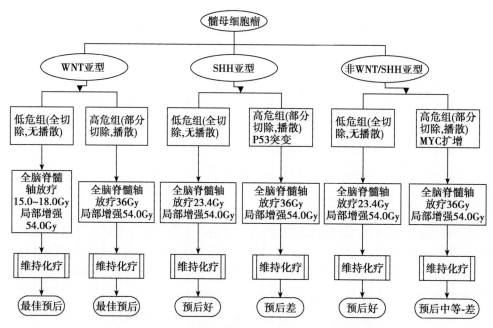

图 17-1-3　髓母细胞瘤危险度分型及治疗模式示意图

3. 成年患者髓母细胞瘤　成年人髓母细胞瘤与儿童有着较大的区别；肿瘤多位于小脑半球或者桥小脑角区域，而儿童期髓母细胞瘤多位于小脑蚓部。目前多认为成年人髓母细胞瘤生长相对缓慢，因此其肿瘤复发也多较儿童期晚一些，有更多比例的复发位于手术 2 年后，成年人髓母细胞瘤的病理类型中促纤维增生/结节型较为多见，而儿童期则以经典型为多见，由于成年人髓母细胞瘤较为少见，仅占所有成年人中枢神经系统肿瘤的 3%，成年髓母细胞瘤的分子分型与儿童髓母细胞瘤不同，成年患者主要由 SHH 型、WNT 型和 Group 4 亚型组成，几乎没有 Group 3 亚型。Group 3 亚型是所有髓母细胞瘤预后最差的一型，可以解释为什么很多文献中报道，成年患者的预后要好于儿童患儿的原因。成年人髓母细胞瘤的大规模随访资料仍然较少，难以进行大规模的统计学分析，有关成年人髓母细胞瘤的危险因素和治疗方案争论也较多。虽然很多医学中心将化疗常规纳入成年人髓母细胞瘤的治疗，但在该人群中是否应该常规引用化疗仍有争议。有学者认为，化疗对于成年人髓母细胞瘤是有益的。意大利 Brandes 等，1989 年开展成年髓母细胞瘤治疗的前瞻性研究，对低危组采用单纯放疗方案（颅后窝 54.8Gy，全中枢神经系统 36Gy），高危组应用三明治方案，高危组的 5 年 PFS 和 OS 达到了 69% 和 73%，这个数据显示了在成年高危组中应用化疗方案的必要性；其后该作者在 2010 年进一步报告了该试验结果：30 例低危组的 5 年、10 年 PFS 分别为 78%、46%；69 例高危组分别为 50%、36%，进一步证实了高危组中应用化疗的重要性。2018 年最新发表的有关成人髓母细胞瘤的多中心研究，共 30 例患者纳入研究，发现将化疗常规应用于成年髓母细胞瘤患者，很多会出现较多的反应，仍然难以耐受儿童的放化疗结合方案。

4. 靶向治疗　髓母细胞瘤的靶向药物目前已经开始逐渐应用于临床，研究最多的是 SHH 亚型髓母细胞瘤。SHH 亚型髓母细胞瘤中存在有 Hedgehog 信号通路的激活，Hedgehog 信号通路主要通过 Gli 转录因子蛋白家族（glioma-associated oncogene family members）来调控靶基因的转录，脊椎动物中包括三种 Gli1、Gli2 和 Gli3，Gli2 作为 Hedgehog 信号刺激后最初的激活蛋白促进 Gli1 和其他靶基因的表达。SHH 蛋白是一种高度保守的分泌型糖蛋白,PTCH(patched homolog)和SMO(smoothened)均是位于细胞膜上的跨膜蛋白,PTCH为SHH的受体,分别编码两种蛋白(PTCH1蛋白和PTCH2蛋白),当不存在SHH蛋白时,PTCH1和SMO相结合,抑制SMO的活性,进而抑制下游GLI蛋白启动下游靶基因的转录表达。而当PTCH1与SHH结合后,SMO被释放进入细胞质,解除了SUFU(supressor of fused)对于GLI2的抑制作用,GLI2将信号传递入细胞核,引发细胞内瀑布效应,启动靶基因的转录,GLI的靶基因包括c-myc、P53、TAF1、SGK1、MGMT等多个基因。

SMO抑制剂可以抑制SUFU的激活,进一步阻止下游GLI转录因子的激活,抑制肿瘤生长,然而在SMO抑制剂Vismodegib(GDC0449)和Sonidegib(LDE225)临床试验中,虽然该药物对于SHH亚型髓母细胞瘤有着很好的效果,可以明显地缩小肿瘤体积,但是有些患者很快就出现了耐药性,导致治疗失败和肿瘤复发。肿瘤内异质性、存在SMO基因点突变、SUFU和GLI扩增的亚克隆细胞是导致肿瘤耐药和再次复发的关键原因。

（姜涛　李春德）

第二节　室管膜瘤

一、流行病学

室管膜瘤是起源于脑室与脊髓中央管的室管膜细胞或脑内白质室管膜细胞巢的中枢神经系统肿瘤。肿瘤可沿第四脑室侧孔蔓延到桥小脑角池,或经正中孔蔓延至枕大池。室管膜瘤总发病率占颅内肿瘤的2%~9%,占神经上皮肿瘤的10%~18.2%,在源于脊髓的原发性肿瘤中占25%;全年龄组男性和女性病人的发病率约为1.9:1。多见于儿童及青年,儿童组的发病率较高,发病高峰年龄为5~15岁,占儿童颅内肿瘤的6.1%~12.7%,构成全部神经上皮肿瘤的8.0%~20.9%。儿童患者的中位诊断年龄为5岁,25%~40%的患儿小于2岁。第四脑室是室管膜瘤最常见的幕下部位,发生在该部位的患儿年龄小于其他部位室管膜瘤患儿的年龄,整体的男女比例为1:1。大约90%的患儿室管膜瘤位于颅内,其中60%位于后颅窝,其余位于脊髓。幕下室管膜瘤最常见于3岁以下儿童,而相比之下,大约75%的成人室管膜瘤位于椎管内。

由于第四脑室室管膜瘤与脑脊液循环关系密切,增加了肿瘤细胞沿软脑膜播散的可能性。早期尸检报告,沿脑脊液播散者可高达60%,发生脑脊液播散的多为间变型室管膜瘤。约3%室管膜瘤出现脊髓转移症状,但近期的报道低分级室管膜瘤细胞发生播散的机会较小。

二、组织与分子病理学

1. **组织病理学分类**　WHO的脑肿瘤分类将室管膜肿瘤分为四大亚型:黏液乳头状室管膜瘤(WHOⅠ级)、室管膜下室管膜瘤(WHOⅠ级)、典型室管膜瘤(WHOⅡ级)和间变性室管膜瘤(WHOⅢ级)。本章中所说的室管膜瘤是指发生于儿童和年轻成人的生长缓慢的肿瘤,在病理组织学上包括"典型室管膜瘤"(即WHOⅡ级)和"间变性室管膜瘤"(即WHOⅢ级),颅内最常见于第四脑室,常侵入蛛网膜下隙,有时包绕延髓和上颈髓。

2. **大体标本**　室管膜瘤通常呈分叶状,质地脆,有时可见钙化、出血和囊变,血供通常较为丰富,肿瘤界限清楚。

3. **镜下**　常见的特征为界限清楚、胶质瘤细胞密度适中、核形态单一、核圆形或卵圆形和胡椒盐状染色质。核分裂象罕见或缺如。室管膜瘤最具特征性的组织学改变是瘤细胞排列成菊形团或腔隙,有时亦可排列于小血管周围,称之为假菊形团。这一特征具有诊断意义但并非始终存在。室管膜瘤亚型包括:细胞型、乳头型、透明细胞型和伸长细胞型四个亚型。①细胞型常见于脑室外,细胞密度较高,但核分裂象不增多,假菊形团常不明显,真菊形团可不存在;②乳头型表现为室管膜瘤上皮样细胞形成线状,被覆于脑脊液所经腔面,偶尔可见高密度增生的细胞形成指状突起,被覆平整,紧密连接的单层立方细胞和肿瘤细胞;

③透明细胞型多好发于年轻人的幕上肿瘤,其组织学特点像少突胶质细胞,可见到核周空晕;④伸长细胞型好发于脊髓,顾名思义,该肿瘤细胞细长,呈双极,并生出胞突附在脑室表面,缺乏典型的室管膜菊形团,且假菊形团仅依稀可见,故容易与毛细胞星形细胞瘤相混淆。

4. 室管膜瘤分子分型 2016 年 WHO 对中枢神经系统肿瘤分型新增了室管膜瘤基因分型。一项综合基因组研究根据室管膜瘤的发生部位将其分为 3 个不同亚组(幕上、后颅窝和脊髓),结果表明每个解剖部位均存在分子学亚组。

(1)幕上亚组:在幕上室管膜瘤中发现了 *RELA*(NF-κB 信号通路的主要效应子)与 *C11orf95*(该基因特征不详,也位于 11 号染色体上)间的癌基因融合,并发现该癌基因融合与预后不良有关。文献报道 41 例幕上室管膜瘤中有 29 例存在该基因改变,而 64 例颅后窝室管膜瘤中均无该基因改变。另一研究小组发现,18 例幕上室管膜瘤中有 14 例存在相同的基因改变。*C11orf95-RELA* 融合基因最常通过荧光原位杂交(fluorescence in situ hybridization,FISH)检出。这些主要发生在幕上的室管膜瘤,表现出特异性的基因特征,及 C11orf95-RELA 融合,其组织学无特异性,可表现为组织学的 WHO Ⅱ 或 Ⅲ 级,预后较差。

(2)后颅窝亚组:另一研究小组证实,颅后窝肿瘤内存在两个易于鉴别且具有预后意义的分子学亚组,分别是 PF-EPN-A 和 PF-EPN-B(A 组和 B 组)。预后较差的亚组(A 组)主要见于婴幼儿,一般不位于中线部位,难以完全切除,伴有高复发率。同时表现为 CpG 岛甲基化表型和多梳抑制复合物 2 转录沉默,从而导致分化基因表达受阻。PF-EPN-B 亚组(B 组)好发于青少年和年轻人中,预后相对更好。这些分子学亚组是无进展生存率和总生存率(overall survival,OS)的强烈预测因素。

三、临床表现

1. 颅内压增高症状 第四脑室内室管膜瘤的主要症状和体征与颅内压增高有关,病人初始症状包括间断性恶心、呕吐(占 60%~80%),与肿瘤直接刺激呕吐中枢有关。其他症状包括头痛(60%~70%),步态不稳(30%~60%)、眩晕(13%)、吞咽困难(10%)。常见的体征包括小脑功能异常(70%)、视盘水肿(72%)、深反射异常(23%)。肿瘤浸润或直接压迫第四脑室底可出现展神经和面神经麻痹。肿瘤经第四脑室外侧孔(Luschka 孔)向桥小脑角发展可累及三叉神经、面神经和前庭蜗神经而出现相应的症状。肿瘤经正中孔下疝至枕大孔处有可能累及后组脑神经,约 1/3 的病人上颈髓压迫症状,表现为颈强直、斜颈等。文献报道出现脑神经麻痹症状者预后多较差。晚期常呈强迫头位,头多前屈或前侧屈。由于体位改变可刺激第四脑室底部的神经核团,尤其是迷走神经及前庭神经核,表现为剧烈的头疼、眩晕、呕吐、脉搏、呼吸改变,意识突然丧失及由于展神经核受影响而产生复视、眼球震颤等症状,称为 Brun 征。由于肿瘤的活动,可突然阻塞正中孔或导水管引起脑脊液循环受阻,因而可呈发作性颅内压增高,此现象多由于体位突然改变时发生。严重的颅内压增高可发生小脑危象。

2. 脑干症状和脑神经损害症状 脑干症状较少,当肿瘤压迫或向第四脑室底部浸润生长时,可以出现脑桥和延髓诸神经核受累症状,多发生在颅内压增高之后,少数也有以脑神经症状为首发症状。脑神经损害症状的出现、受累过程和范围与肿瘤的发生部位和延伸方向有密切关系。

3. 小脑症状 小脑症状一般较轻,因肿瘤沿侧方或背侧生长影响小脑脚或小脑腹侧所产生,表现为走路不稳,常可见到眼球震颤,部分病人表现共济失调和肌力减退。

4. 年龄因素 年龄对症状也有很大的影响,2 岁以下的患儿由于表达能力差,其症状主要为易激惹、进食差、体重不增、淡漠和头围增大等。

四、室管膜瘤的诊断

非增强 CT 扫描室管膜瘤的表现为混杂密度(55%),实性均匀一致(37%),囊变者少见(图 17-2-1),肿瘤可见钙化占 50%~80%。当四脑室肿瘤内存在钙化时,强烈提示(但不能诊断为)室管膜瘤。注射对比剂后肿瘤呈中度增强,均匀或不均匀。肿瘤边界清晰,肿瘤周围呈轻至中度水肿。有时急性肿瘤卒中时,头颅 CT 可以及时明确出血诊断(图 17-2-2)。

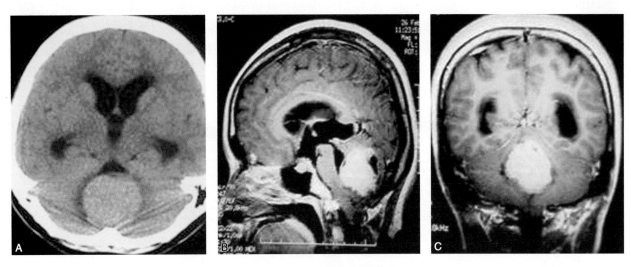

图 17-2-1　第四脑室室管膜瘤

A、B. CT 及 MRI 可见第四脑室巨大结节状混杂信号影,边界不清,约 3cm×4cm×4cm 大小,部分呈囊性变,周边水肿明显,第四脑室明显受压变形,小脑扁桃体下疝,幕上脑室对称扩大,增强扫描病灶明显强化;C. MRI 增强扫描,肿瘤呈均匀一致强化

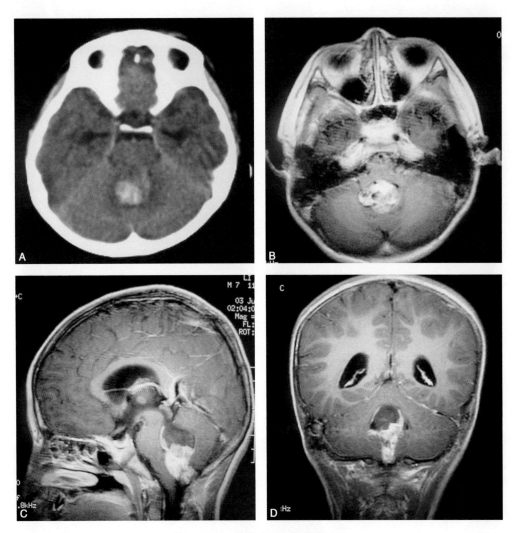

图 17-2-2　室管膜瘤急性肿瘤卒中

病儿男性,7 岁,突然头疼 1 周。A. CT 平扫可见第四脑室内肿瘤,肿瘤内有高密度出血影;B~D. MRI 显示肿瘤位于第四脑室下部,幕上脑室扩大

MRI 平扫,在 T_1WI 上呈混杂低信号,在 T_2WI 上呈混杂高信号,增强扫描时实性部分明显强化。有时可清晰显示其内蜿蜒走行的血管流空信号,其常合并脑积水。大脑半球室管膜瘤通常在顶、颞、枕三叶交界处,肿瘤一般紧邻侧脑室,绝大多数含有大囊并有钙化。约 73.7% 的肿瘤可见囊变,出血少见(图 17-2-2B~D;图 17-2-3)。可塑性生长是第四脑室室管膜瘤最重要的特征,不同程度沿正中孔和(或)沿侧孔蔓延,常见肿瘤侵入第四脑室外侧孔(Luschka 孔)。

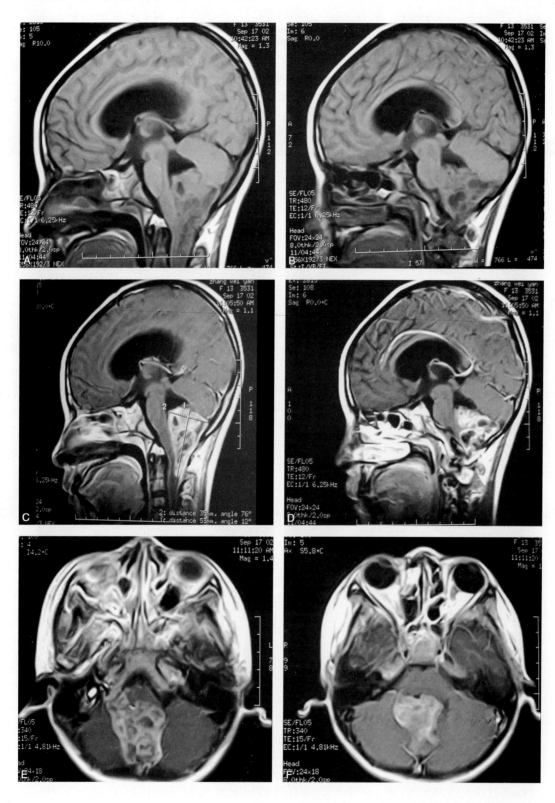

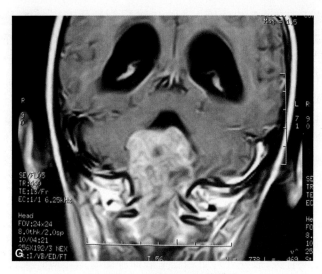

图 17-2-3 第四脑室室管膜瘤
A、B. MRI 可见第四脑室巨大结节状混杂信号影,边界不清,部分呈小囊性变,第四脑室明显受压变形;C~G. 肿瘤向下延伸至 C_1,压迫延、颈髓。幕上脑室对称扩大,增强扫描病灶明显强化

确诊室管膜瘤需进行组织学检查。由于肉眼下全切非常重要,所以对大多数病人需要进行开放式手术切除而非立体定向活检。高达 10% 的病人存在脊髓播散证据,因此所有病人均应行整个中枢神经系统的 MRI 以排除转移性病变。脑脊液细胞学检查对于后颅窝肿瘤病人非常重要。理想情况下,一般于术前或于术后 1~2 周经腰椎穿刺采集脑脊液,但病人术前常因梗阻性脑积水而禁忌行腰刺。尽管室管膜瘤较少有转移,但其发生转移时会显著影响治疗和预后。仅以脑脊液细胞学检查阳性为依据,可能会识别出 1/3 的转移性疾病病人。

五、手术治疗

1. **手术前准备及处理** 目前尚无评估手术切除范围的随机试验。观察性数据表明,行肉眼下全切的病人预后优于仅可行部分切除的病人。室管膜瘤一旦确诊,均应考虑手术治疗,并应力争全切除肿瘤。因此,手术是主要的治疗手段,手术的目的在于:①组织学定性;②最大程度切除肿瘤;③恢复脑脊液循环通路。伴有脑积水者可于手术前 2~3 天行脑室外引流,缓解颅压高症状,一般不需行脑室-腹腔分流术。对未合并脑积水者可应用激素及甘露醇治疗。切除颅后窝病变尤为棘手,因为这些病变紧邻脑神经和脑干,而在这些部位行肉眼下全切会引起较高的长期神经功能障碍风险。如果预期术中对脑干和脑神经操作,推荐术中进行神经电生理监测,脑干诱发电位(BAEP)对于早期脑干功能损害高度敏感,在对第四脑室底部操作过程中,可能出现一些重要监测指标的波动,警告停止该区域的牵拉和分离。

2. **手术体位、头皮切口及常用手术入路** 侧卧位最为常用,由于绝大多数肿瘤位于第四脑室内,故常选用枕下后正中切口。肿瘤主要位于桥小脑角(约 1/5)时,亦可采用枕下乙状窦后入路。若肿瘤发展至上颈部,亦可考虑切除寰椎后弓以利于充分暴露肿瘤。

枕下后正中入路:常用体位包括俯卧位及侧卧位,俯卧位时要求头应该尽可能地俯屈(下颌靠近锁骨窝),然后头架固定,处理第四脑室内肿瘤时尤应如此,这样利于术中对导水管部位的显露和打通,但此体位对护理要求高、也给气道的管理增加了些许难度,同时在头端手术增加了手臂的操作距离。侧俯卧时病人的身体应尽可能地靠近床边,其头位也同俯卧位一样,下颌应尽可能地靠近锁骨窝(俯屈),严格沿"白线"(项韧带)分开后颅窝肌层后,在枕外隆凸下、枕窦两侧各钻一骨孔,骨孔的上 1/3 恰好位于横窦上;然后在枕大孔下缘、枕窦两侧再各钻一骨孔。硬膜"Y"字形切开,注意离断枕窦的部位应与横窦至少达 2cm以上的距离,以避免钳夹时横窦及汇入横窦的引流静脉不必要的损伤,有时枕大孔附近的硬膜会有发达的静脉湖,这时应事先予以缝扎后切开。"Y"型剪开硬脑膜后放枕大池脑脊液,在两侧小脑扁桃体间可见到突出的肿瘤,注意保护小脑后下动脉的扁桃体支。打开蚓垂-扁桃体及延髓-扁桃体之间的腔隙,沿小脑扁桃体内侧缘与毗邻的蚓垂之间的界面进行分离。于小脑扁桃体内面将其向上外侧牵拉,而后向上向内牵开蚓垂,暴露脉络组织及下髓帆。使用显微剪刀避免钝性分离,保护 PICA 分支。通过分离小脑延髓裂蛛网膜可有助于暴露和切除位于中线部位的肿瘤,必要时可自小脑蚓部中间切开。切除肿瘤时,如肿瘤体积较小,可分离其边界后将肿瘤完整切除;如肿瘤体积较大,可先行瘤内切除,充分瘤内减压后分离肿瘤四周。第四脑室底部注意用棉条妥善保护。若肿瘤与第四脑室粘连紧密或浸润第四脑室底,不必勉强全切除肿瘤,以免造成严重后果。切除肿瘤后创面用明胶海绵或止血纱布(surgicel)贴附止血,尽量避免双极电灼。止血后严密缝合硬脑膜,必要时可取自体骨膜修补。关颅时回纳骨瓣或行颅骨成形术。瘤腔及硬膜外可不必放引流,推荐术后短期应用皮质激素减轻无菌性脑膜炎,术后必要时行腰大池引流,促进病人的早日恢复。

3. **手术后主要并发症及其预防** 第四脑室室管膜瘤术后并发症包括复视(外展神经核损伤),面瘫(面神经核损伤),吞咽困难及咳嗽反射异常等(后组脑神经损伤)以及锥体束征等,文献报道其发生率约为14%,多与第四脑室底受损有关,故在处理第四脑室底面肿瘤时操作应轻柔,尽量避免使用双极电凝,对侵犯第四脑室底而又不易分离的肿瘤部分,切除程度以平行第四脑室底为宜。随着显微神经外科技术的发展,第四脑室室管膜瘤的死亡率已由早期的22%~30%降至目前的0~13%左右。死亡的主要原因均与第四脑室底和脑干受损有关。

六、其他治疗

1. **放射治疗** 对于室管膜瘤首选手术治疗,术后辅助放疗的作用取决于肿瘤的解剖部位、组织学及切除范围。然而,对于年幼儿童,放疗可导致严重的神经认知功能障碍和其他放疗并发症。化疗在推迟或完全避免放疗需求方面的运用仍处于研究之中。由于大多数复发是局部复发,所以复发病人通常可经进一步手术和术后放疗而得到挽救。

适形放疗技术可照射瘤床及充分的邻近正常组织边缘,并同时避开大量脑组织。对于脑病变,至靶区剂量的当前标准为至少54Gy;对于肉眼可见残余病灶的区域,可能会推荐更高的剂量。

尽管曾经有人提倡对所有切除的室管膜瘤进行预防性全脑全脊髓照射(prophylactic craniospinalirradiatioon,PCI),但局部复发是治疗失败的主要原因,并且 PCI 似乎不能改善病人的生存情况。如果根据神经影像学或 CSF 细胞学检查发现肿瘤播散的证据,则需要扩大照射野。

放疗适应证:无法通过手术切除致肿瘤残存,除婴幼儿外需作术后放疗。

放疗禁忌证:有下列情况之一者,原则上不做放射治疗:①严重心、肝、肾功能不全;②病人一般情况差、恶病质;③手术切口未愈或伴有颅内感染;④骨髓抑制,药物治疗无法改善;⑤严重颅压增高未得到控制;⑥术后颅内活动出血;⑦≤3 岁的婴幼儿不做全脑、全脊髓放疗。

2. **化疗** 室管膜瘤是一种对化疗产生耐受性的脑部肿瘤,目前并没有可用的靶向性疗法,对于无法手术全切肿瘤的婴幼儿,可选择术后化疗以延缓肿瘤的生长而等待放疗时机。化疗主要适应于:①年龄较小,不适宜行大剂量放射治疗者;②恶性室管膜瘤;③手术后复发者。可用于室管膜瘤化疗的药物很多,如CCNU,长春新碱,环磷酰胺等,这些化疗制剂疗效差异并不显著。

综上所述,对于所有脑部室管膜瘤病人,在不会引起过度并发症的情况下,推荐进行全切而非活检或次全切除术。观察性研究表明,与范围较小的切除术相比,全切病人生存期延长的可能性更大。对于3岁以上的室管膜瘤病人,推荐在肿瘤全切后进行辅助放疗(RT),而非观察并等到肿瘤复发时再进行挽救治疗。对于行全切且切缘较宽的幕上非间变性室管膜瘤病人,也可选择术后观察。对于3岁以下、已行室管膜瘤全切的儿童,可在其术后进行辅助性三维适形放疗。为避免放疗引起的神经系统并发症,可选择术后化疗来代替术后放疗,但应仅在正规的临床试验中使用这种方法。对于所有未完全切除脑部室管膜瘤的病人,建议再行二次探查手术以试图实现全切。

七、肿瘤复发的治疗

复发性室管膜瘤病人的远期预后较差,尽管病人可有较长时间的缓解,但大多数病人最终会在复发后数年内死亡。复发性室管膜瘤可能是由局部复发、远处转移或两者共同所致。尽管现有多种治疗选择，但重要的是使病人及其照料者理解，放疗后出现室管膜瘤复发或进展的病人远期预后较差。对于这类病人，仔细选择治疗方案可产生极好的病情缓解并提供良好的生存质量。

积极的手术切除或许可有效缓解部分病人的病情。在尝试再次切除之前进行化疗（联合或不联合放疗），可能有助于缩小残余肿瘤或复发肿瘤，但这些治疗均旨在延缓病变进一步进展及病人死亡的时间。

对复发肿瘤采取再次放疗可能有益，且对经仔细选择的病人有一定的挽救率。根据复发病灶的位置和范围，现有的放疗技术包括立体定向放射外科（stereotactic radiosurgery，SRS）、局部分割再放疗和全脑全脊髓照射。接受局部再放疗的病人仍有发生播散性转移的风险，大多数病人最终会发生原发部位的复发。

尚未证实大剂量化疗联合干细胞解救对复发性室管膜瘤患儿有益处。在一项纳入15例病人的病例系列研究中，有5例病人于再输注骨髓后2个月内死于治疗相关毒性，8例病人在移植术后中位时间6个月时死于肿瘤进展，1例病人死于无关的原因，还有1例病人在2年时4然存活但伴有肿瘤进一步复发。

八、预后和远期结局

目前手术联合规范放疗为室管膜瘤公认的治疗方案，然而在临床上，病人的预后仍存在较大差异。影响室管膜瘤预后的因素包括手术切除范围、组织学类型、复发的速度和年龄等。国内资料术后复发平均在20个月内。根据神经影像、脑神经受损体征等所表现出的脑干受侵犯状况也与预后差密切相关。约90%的复发是局部复发，这突出了肉眼下全切对结局的重要性。虽然报道的获益程度各不相同，但所有研究均表明可行肉眼下全切的病人其预后较好。

因中枢神经系统肿瘤接受治疗的长期存活儿童面临着出现多种问题的风险，包括神经认知功能障碍、局灶性神经功能障碍、感音神经性聋、生长异常、内分泌异常和第二恶性肿瘤。出现这些问题的原因可能是最初由肿瘤或治疗（手术、放疗和/或化疗）造成的损伤。这些问题的性质和程度会受到肿瘤部位及所用特定治疗的影响。成人病人可能出现显著的远期并发症，包括乏力、麻木、疼痛和睡眠改变。儿童肿瘤研究组（Children's Oncology Group）也已发布了儿童期癌症治疗后具体的长期随访指南。

（马杰　赵阳　田帅伟）

参 考 文 献

[1] 姜涛,王军梅,杜江,等.儿童髓母细胞瘤的临床预后及危险因素分析[J].中华神经外科杂志,2016,32:338-343.

[2] Jiang T,Zhang Y,Wang J,et al. A Retrospective Study of Progression-Free and Overall Survival in Pediatric Medulloblastoma Based on Molecular Subgroup Classification:A Single-Institution Experience[J]. Front Neurol,2017,8:198.

[3] Louis D N,Perry A,Reifenberger G,et al. The 2016 World Health Organization Classification of Tumors of the Central Nervous System:a summary[J]. Acta neuropathologica,2016,131(6):803-820.

[4] Cavalli FM,Remke M,Rampasek L,et al. Intertumoral Heterogeneity within Medulloblastoma Subgroups[J]. Cancer cell,2017,31:737-754. e736.

[5] Yamasaki F,Takayasu T,Nosaka R,et al. Cavernous angioma after chemotherapy for desmoplastic/nodular medulloblastoma associated with anhidrotic ectodermal dysplasia[J]. Child's Nervous System,2016,32(2):395-398.

[6] Beier D,Proescholdt M,Reinert C,et al. Multicenter pilot study of radiochemotherapy as first-line treatment for adults with medulloblastoma(NOA-07)[J]. Neuro-oncology,2017,20:400-410.

第十八章

脑神经鞘瘤

第一节　前庭神经鞘瘤

前庭神经鞘瘤(vestibular schwannoma)是颅内最常见的肿瘤之一,约占颅内肿瘤的8%～10%,占小脑桥脑角区(cerebellopontine angle,CPA)肿瘤的80%～90%,年发病率约为1/10万。最早由Sandifort于1777年在尸检中首次发现。

一、病理学

前庭神经鞘瘤发生于内听道(internal auditory canal,IAC)内前庭神经上支的中枢部分与周围部分移行处髓鞘(obersteiner-redlich区)的施万(Schwann)细胞,该区位靠近内听道口,距离脑干约8～12mm。大体上肿瘤有清楚的包膜,与神经的分支相连,神经干或其他分支多被肿瘤推移到其包膜下。肿瘤质地多样,可呈实质性、囊性变、脂肪变或出血。囊性前庭神经鞘瘤是特殊类型,与实性相比,其生物学行为特殊、症状严重、治疗棘手、疗效不佳,而且目前对于囊变机制仍未完全清楚。

前庭神经鞘瘤显微镜下有两种结构:①致密型、束状型或Antoni A型:细胞与核呈梭形,两端可尖可圆,胞质丰富,边界不清,呈整齐栅栏状或漩涡状排列,栅行之间隔以无核的空白区;②网状型或Antoni B型:细胞形态不一,可呈星形、多角形、短梭形,胞核圆形、椭圆形或长圆形。胞间空间大,排列疏松,方向不定,间质中有大量水肿液或积液样基质,常形成微小囊腔或融合成大囊腔。上述两型可同时存在于一个肿瘤中,一般认为:致密型、束状型或Antoni A型代表肿瘤的生长期,网状型或Antoni B型代表肿瘤的退变期。双侧前庭神经鞘瘤则多见Verocay体(稀疏核区周边环绕木栅状的核区)、高细胞构成、分叶和葡萄样的生长方式。电镜表现在致密区瘤细胞呈长梭形,胞突细长,紧密成束地平行排列或交替指状排列。在疏松区瘤细胞极不规则,呈星芒状或树枝状,分支交叉成网。胞质疏电子性,细胞器较少。突出的外板,有纺锤形的Lose小体是本瘤的特征和诊断依据。其免疫组化检测显示S-100蛋白,Leu-7和波形蛋白多呈均一的强阳性反应。分子遗传学研究提示神经鞘瘤(单或双侧)的发生与NF2基因失活有关。NF2基因是一种抑癌基因,在染色体上的定位是22q12.2。NF1基因也是肿瘤抑制基因,在染色体上的定位是19q11.2。近年来有关前庭神经鞘瘤发病机制的分子生物学研究表明,前庭神经鞘瘤的发展趋势与抑癌蛋白merlin(神经纤维瘤病2型基因产物)的穿梭特性或表达状态密切相关。

二、解剖

小脑桥脑角区指脑桥、延髓与其背方的小脑相交的区域。它的前界为颞骨岩部后面,后界为小脑前面,上界是脑桥和小脑中脚,下界是小脑二腹小叶,其内的神经血管解剖关系复杂,是神经外科领域的重点和难点之一。

内耳道位于颞骨岩部后面(图18-1-1),向前外方走行,前上方与三叉神经孔相邻,后下方为颈静脉孔。在内耳道底,面神经、蜗神经和前庭上下神经分别通过横嵴和垂直嵴分成的相应孔区进入内耳。前上方为面神经区,后上方为前庭上区,横嵴下部的前内侧为蜗区,横嵴下部的后外侧为前庭下区。

面神经包括运动根和感觉根,前庭蜗神经包括前庭神经和蜗神经。面神经在桥延沟的外端起自脑干,中间神经、前庭神经和蜗神经依次在其后下方进出脑干(图18-1-2)。在CPA池内面神经走行在前庭蜗神经前上方,二者之间为中间神经。

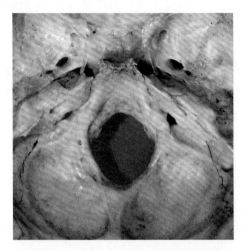

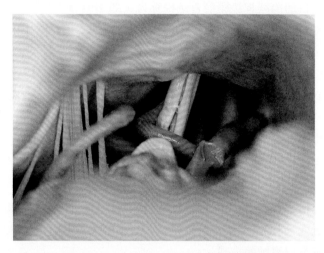

图18-1-1　颅骨示内听道位置及其周边结构　　图18-1-2　左侧枕下乙状窦后入路,可见面听神经复合体及于此呈祥的动脉血管,前方可见三叉神经,下方可见后组脑神经

相关的动脉主要包括小脑前下动脉、迷路动脉和小脑后下动脉,小脑前下动脉绝大多数从基底动脉下1/3段发出,发出后向外侧斜行,在小脑中脚处形成襻,至绒球外上方弯向下内侧,形成一个凸向外的内耳道襻,最后分为内侧支和外侧支,分布于小脑下面的前外侧部。小脑下前动脉与面听神经及内听道的关系很密切。迷路动脉细长,通常为小脑前下动脉的分支,从内耳门前内方与面神经之间入内听道并向道内行进,除分支至神经外,主支继续向内耳道底方向前行进入内耳。小脑后下动脉绝大多数发自椎动脉颅内段,该动脉与后组脑神经的位置关系极密切。

相关的静脉结构主要有岩静脉和颈静脉球。岩静脉(dandy静脉)是一粗短干,由来自脑桥、小脑半球及脑干的许多属支汇合而成,常于内耳门上方注入岩上窦,因此在牵拉小脑半球显露肿瘤时需要格外小心,勿损伤该静脉。颈静脉球是另一个需要引起重视的结构。它位于内耳道的后下方,与内听道的距离变异较大,可直接位于内听道下方,从而给手术入路设计带来难题。

三、临床表现

前庭神经鞘瘤临床症状的出现以及发展过程,受肿瘤起始部位、发展方向、肿瘤大小、血液供应情况等诸多因素影响。常见的症状为肿瘤压迫前庭神经及蜗神经从而出现相应的症状。典型的临床表现特点和发生次序:①耳鸣或发作性眩晕:耳鸣(高频)大多为首发症状,继而出现一侧听力隐匿性进行性减退,进而失聪。由耳鸣或眩晕到耳聋一般历时1年以上,肿瘤在内听道内生长,可压迫内听动脉,造成耳蜗缺血性病变而导致病人出现突发性耳聋。②相邻脑神经受损:继听力减退之后,常伴一侧面部麻木和角膜反射减退或消失。有时对侧角膜反射也减退,属假定位体征,系脑干受压推移,对侧三叉神经在小脑幕处受压所致,三叉神经运动根受累可出现同侧咀嚼肌无力、萎缩;若肿瘤向上发展,通过小脑幕裂孔达颅中窝而牵拉动眼神经,则可出现同侧部分眼外肌麻痹、瞳孔散大、光反射消失;随着肿瘤的继续发展,部分病人外展神经受累出现复视现象;肿瘤生长过程中推移、牵拉面神经而产生不同程度的周围性面瘫;后组脑神经麻痹可引起进食呛咳、咽反射消失、声音嘶哑等。③小脑受压症状:眼球水平震颤,向病侧注视更为明显,肢体肌张力减低、共济失调、辨距不良、小脑性构音障碍等。④锥体束征:常为病变同侧肢体无力、反射亢进和病理征。后期可出现双侧锥体束征。⑤颅高压症状:主要由肿瘤压迫脑脊液通路或静脉回流受影响所致,症状主要为头痛、呕吐和视盘水肿。长期的颅高压可引起视盘继发性萎缩,导致双侧视力下降甚至失明。⑥其他:面部及耳部疼痛、癫痫或昏厥,偶有无症状偶然发现。

四、辅助检查

目前前庭神经鞘瘤首选检查为头部 MRI 或 CT 等影像学检查,为明确病人的听力情况,可行听力测定及耳科学检查,用于对疾病进程的对比或手术治疗时术中监护及手术前后的对比。

1. 影像学检查

(1) MRI 为首选的诊断方法,敏感性接近 98%,特异性几乎达 100%,随着磁共振等影像技术的进步,前庭神经鞘瘤早期检出率大幅提高,越来越多的微小前庭神经鞘瘤得以发现,随访观察可明确部分肿瘤的生长史(图 18-1-3)。典型前庭神经鞘瘤表现为以内耳道为中心的占位,T_1 加权像上为略低或等信号,T_2 加权像上为高信号,如有囊变或出血,信号可不均匀。增强扫描时肿瘤实质部分强化。采用特殊的磁共振序列可清晰地显示肿瘤与周围血管(3D-TOF)及神经(DTI)结构的关系,三维可变翻转角快速自旋回波(3D-SPACE)是近年来应用的一种新的序列,神经呈线状低信号,脑脊液呈高信号,二者强烈的对比有利于显示神经形态及走行。面神经显示困难者可沿颞骨段逆行追踪。大型前庭神经鞘瘤(直径>3cm)在 MRI 上可见囊变,周围脑组织水肿轻微,脑干、小脑及附近脑池受压,严重时可引起脑积水,邻近的蛛网膜池梗阻也可有类似囊肿的表现。

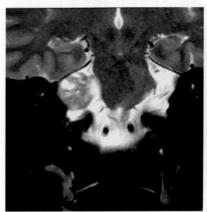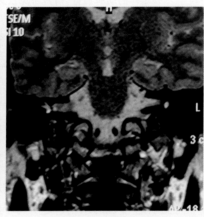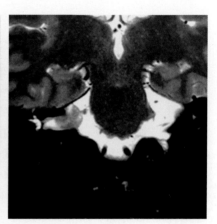

图 18-1-3　同一个病人的肿瘤进展,分别为肿瘤位于内听道内,突入桥小脑角池以及压迫脑干

(2) CT 平扫时肿瘤多呈均匀的等密度或略低密度,少数为混杂密度,后者多发生于肿瘤存在囊变、坏死或出血。肿瘤边界欠清楚,呈圆形、椭圆形或不规则形。增强后实质肿瘤呈均匀增强,囊变部不增强,但囊壁可呈环形增强。手术前行高分辨率的薄层 CT 扫描主要用以评价乳突气化程度、颈静脉球与内听道的位置关系、测定内听道后缘到后半规管的距离,为术中操作提供指导。正常内听道的直径为 5~8mm,许多前庭神经鞘瘤病人内听道扩大(图 18-1-4)(呈喇叭形),但仍有 3%~5%的病人 CT 上无内听道扩大,发病越早,肿瘤越小,这种比率越高。

(3) 其他影像检查:在 CT 扫描广泛应用之前,多应用 X 线平片及脑池造影,但现基本已被 CT 及 MRI 取代。

2. 听力测定及耳科学听力检查　常可显示感觉性听力丧失、语言辨识力下降、语言感受阈值高。

(1) 音叉试验:表现感音神经性耳聋,气导>骨导,韦伯(Weber)试验偏向健侧。

(2) 电测听检查:表现神经性耳聋和复聪试验阴性,用于本病与其他神经性耳聋和耳蜗病变鉴别(图 18-1-5)。

(3) 前庭功能试验:可区别病变在听神经前庭支还是耳蜗支,前者前庭功能丧失。

(4) 脑干听觉诱发电位检查:脑干听觉诱发电位反应潜伏期延长(尤其是 V 波),表现正常脑干听觉诱发电位只存在 I 波,有助于早期发现前庭神经鞘瘤。

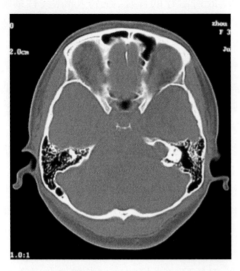

图 18-1-4 岩骨薄扫 CT 可见左侧内听道扩大

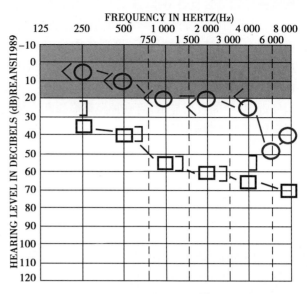

图 18-1-5 电测听可见一侧听力下降

3. 面神经功能综合评估

（1）术前临床表现及电生理评估：临床表现评估：按照 House-Brackmann 面瘫分级法对病人的面神经功能分为 6 级。电生理评估：对双侧面神经分支进行数据传导和肌电图检查，判断面神经是否受损及受损伤程度。

（2）术中电生理监测：包括监测脑干听觉诱发电位和体感诱发电位。

（3）术后面神经功能评估：可在术后 3 个月、1 年根据 H-B 分级来评估面神经功能。

五、鉴别诊断

1. 脑膜瘤在 CPA 病变中占 10%～15%，发生于 CPA 的脑膜瘤常不以前庭神经损害为首发症状，常表现为颅压增高症状，可伴有患侧面部感觉减退和听力下降，CT 和 MRI 肿瘤信号与实性前庭神经鞘瘤相似，但岩骨嵴的肿瘤基底较宽，其轴心不在内听道可有邻近硬脑膜强化的"尾征"，可见岩骨及岩尖骨质吸收或增生。

2. 表皮样囊肿多以三叉神经刺激症状为首发症状，面、听神经功能损害不明显，CT 显示为低密度，MRI 可见 T_1 为低或高信号，T_2 为高信号，典型可见 DWI 呈高信号，增强后无明显强化。可出现骨质的破坏。

3. 邻近脑神经鞘瘤其起源部位不同，如三叉神经鞘瘤常扩展至颅中窝与颅后窝，呈铃形，且囊变多见；后组脑神经鞘瘤常可见颈静脉孔扩大。肿瘤的首发症状也有助于明确诊断。

4. 蛛网膜囊肿常与前庭神经鞘瘤同时出现，囊肿内部信号与 CSF 一致，呈现均一的表现，与表皮样囊肿包绕血管神经组织不同，蛛网膜囊肿可使血管移位。

5. 其他原因所致的前庭神经和耳蜗神经损害，如内耳性眩晕病、前庭神经元炎、迷路炎、各种药物性前庭神经损害、耳硬化症、药物性耳聋。前庭神经鞘瘤为进行性耳聋，无复聪现象，可有邻近的脑神经的症状和体征，CT 和 MRI 均有相应表现，脑脊液蛋白质增高。

六、治疗

前庭神经鞘瘤病人的处理方案包括随访观察、手术切除和放射治疗。方案的选择要综合考虑到病人的年龄和一般状况、病人的意愿、肿瘤大小、术者的经验等各方面的因素。其他需权衡的因素包括：有用听力的保留，面神经和三叉神经功能的保留，影像学定期检查所提示的肿瘤的生长速度等，对神经纤维瘤病病人，还要考虑各种方法的局部控制率以及治疗措施的远期副作用等。

前庭神经鞘瘤是良性肿瘤,生长缓慢,大宗临床资料观察发现并非所有的肿瘤都会生长。对于大多数病人而言,手术彻底切除肿瘤是首选的治疗方式,但随着立体定向放射治疗的普及,在病人高龄、有系统性严重疾患等有手术禁忌的情况下,可选择伽马刀治疗。此外,在肿瘤体积巨大或与脑干粘连紧密等情况下,也不应强求肿瘤的全切除,可行肿瘤的次全切除或囊内切除,残余肿瘤可再次手术或伽马刀治疗。

1. 随访观察　随访观察的治疗模式主要得益于前庭神经鞘瘤诊断水平的提高和对其生长模式的理解。国外近 30 年的数据显示,前庭神经鞘瘤诊断直径明显减少,听力情况也更好,因此对于偶然发现的病人是否进行干预成为临床医生面对的问题。前庭神经鞘瘤呈现五种生长模式:进行性生长、稳定生长、顿挫生长、静止和缩小。部分肿瘤可能终身不长大,但并不意味着该方法成为治疗的首选。对年龄较大(超过 70 岁)或寿命有限,有同侧听力丧失但没有脑干压迫或脑积水证据的病人,可定期行 CT 或 MRI 检查(2 年内每 6 个月进行一次 CT 或 MRI 检查,如果稳定则每年一次),并密切观察症状,反复神经系统查体。对前庭神经鞘瘤的生长速度目前无法准确预测,通常认为其生长速度约 1~10mm,且绝大多数在 3 年内会有不同程度的生长,但有的多年不变,6% 可以变小,而另有一些每年直径可增大 20~30mm。症状和体征因肿瘤增大而加重或肿瘤生长>2mm/年的病人需要积极治疗。为提高病人的生存质量,初次就诊的小前庭神经鞘瘤病人可先随访观察 6 个月。

2. 外科手术治疗　前庭神经鞘瘤是良性肿瘤,手术治疗的原则是尽可能保留神经功能完整的前提下安全彻底地切除肿瘤。随着显微外科手术技术和方法的不断发展,神经功能包括面神经术中监测技术及脑干诱发电位监测、神经导航及神经内镜等技术的应用,前庭神经鞘瘤手术的全切除率和面、听神经功能的保留率均显著提高。手术入路的选择应综合考虑到肿瘤的大小及生长方向、肿瘤生长到 IAC 内的程度、周围结构位置如高颈静脉球、病人的听力和术者的经验等各方面的因素,手术入路可选择枕下乙状窦后入路、经颅中窝入路及经迷路入路,但不论选用何种入路,手术技术和经验比手术入路更重要。其中枕下乙状窦后入路和颅中窝入路在听力保留方面具有一定的优势,枕下乙状窦后入路可在不损伤迷路的前提下安全显露内听道的中 2/3 结构,而颅中窝入路对小型的内听道内肿瘤切除比较理想。对术前前庭神经鞘瘤诊断不确切、有乳突腔感染、高位颈静脉球或慢性中耳炎史的病人可选择枕下乙状窦后入路。

(1) 枕下乙状窦后入路是神经外科最熟悉、最常用的手术入路之一。常用的手术体位有侧俯卧、坐位和俯卧位。其中侧俯卧位为目前较多采用的体位,可以提供一个良好的颅后窝视野,且可使静脉空气栓塞等重大并发症的发生率明显降低,但有时头颈前屈、外旋的体位可能使枕骨大孔水平本已受阻的脑脊液通路进一步阻塞,此时可在手术开始放置脑室外引流,以防止内压增高或突然减压后出现远隔部位的血肿等情况的发生。坐位有利于手术区的静脉回流,有利于降低颅内压,减少静脉充血和出血,还有利于手术区的引流,也被很多医师采用,但坐位也有许多潜在并发症的风险,如静脉空气栓塞、低血压和体位相关脑干缺血等。俯卧位由于对肥胖病人易引起静脉充血和通气受限,对老年伴有严重颈椎病的病人也容易因颈部过度扭转造成颈髓受压和椎动脉供血不足,应用时应加以注意。

枕下乙状窦后入路切口可以有各种变化:直切口、"S"形切口、"C"形切口、钩形或倒钩形切口等。应熟悉枕下三角的解剖,分离枕下肌群时注意避开位于枕骨大孔和第一颈椎后外弓之间的椎动脉水平段。颅骨钻孔的关键点在于暴露横窦移行为乙状窦的拐角处。骨窗外缘应暴露至乙状窦,上缘暴露至横窦,枕骨大孔后缘和寰椎后弓可不必暴露。颅骨切除时开放的乳突气房应用骨蜡仔细封闭以防感染及脑脊液漏的发生。剪开颅后窝下部硬脑膜后,将小脑半球下外部向内上侧牵开少许,放出小脑延髓池脑脊液,对小脑充分牵拉可以获得最佳的内听道显露角度。由于小前庭神经鞘瘤其 CPA 区结构对面听神经的过度牵拉而引起失聪和面瘫,因此对于内听道基底的显露,颅中窝入路优于枕下乙状窦后入路。小肿瘤(直径≤2cm)应先磨除内听道后缘,辨认内听道内的脑神经及其走行,自内听道端向脑干端分离切除肿瘤。内听道口直径为 5~7mm,长约 1cm,术前应在 MRI 和岩骨薄扫 CT 上对迷路和肿瘤在内听道内的位置及内听道后壁可磨除的范围做出评估,一般内听道后壁向内侧 7mm 的骨质可以安全切除(图 18-1-6)。磨除内听道后壁时尽量避免打开颞骨岩部的气房,如打开则需要在关颅前用肌肉及耳脑胶仔细封闭。内听道内的面神经多数通过解剖关系可以确定位置,如无法明确则要通过电刺激器来认定,一般向前移位,出内耳门后伸展于肿瘤囊前壁的上方。在内耳门处,面神经通常受压,紧贴岩骨前缘向前成角,且常常被增厚的有血

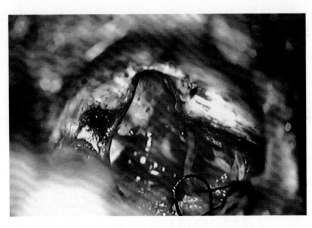

图 18-1-6　磨除内听道后壁后全切肿瘤

管附着的蛛网膜所包绕,肿瘤与面神经之间的界面不清,一般在分离面神经的管内段之后再分离此区。在切除肿瘤的内听道内部分后,对位于 CPA 内的肿瘤可先行瘤内切除减压,然后将肿瘤包膜与脑干、脑神经和小脑分离,在延髓脑桥沟外侧端、舌咽神经腹侧以及 Luschka 孔、绒球和从外侧隐窝突出的脉络丛的前上方确认面神经和前庭神经,从内侧向外侧分离肿瘤。前庭神经鞘瘤属脑外病变,其与周围的脑神经、脑干和血管之间多有蛛网膜间隙,手术中应重视蛛网膜间隙的辨认和保护,仔细将肿瘤表面的小动脉和静脉连同蛛网膜剥离下来,多数情况下,镜下较易分离,可有效避免神经、血管的损伤。大型肿瘤(直径>2cm)应先分离肿瘤周围的蛛网膜间隙,暴露肿瘤上、下、内侧,囊内分块切除肿瘤,达大部切除后,游离囊壁,妥善处理肿瘤周围的神经血管及脑干面,然后再处理内听道内或其附近的肿瘤(同小型前庭神经鞘瘤)。关颅前应绝对严格止血。在磨除内听道后缘时的气房开放一定要仔细地逐个封闭,必要时可用肌肉及耳脑胶或脂肪填塞,以尽量减少脑脊液漏的发生。

(2) 颅中窝入路:由于经颅中窝入路首先处理的是内听道上壁,所以可以充分显露内听道内的蜗神经、面神经、前庭神经和内耳的供应血管,对耳蜗神经和迷路动脉的保护非常有利。但这种入路视野狭小,对桥小脑角的解剖结构显露差,仅适用于小型位于内听道内、生长入 CPA 不到 1cm 且需保留听力的肿瘤,CT 显示骨性迷路位置靠后、接近内听道后壁者。House 诊所的数据表明:对于直径<1.5cm 的前庭神经鞘瘤,经颅中窝入路对于病人听力的保留效果要优于乙状窦后入路,面神经功能的保留率与后者相当。该入路采取的体位为仰卧位,头转向对侧。耳前颧弓上"S"形切口,将颞肌牵向前方,骨窗 2/3 位于外耳道前方,1/3 在外耳道后方,下缘靠近颅中窝底。将硬脑膜从颅中窝底分离,辨认颅中窝底的骨性标志,如棘孔中的脑膜中动脉、面神经孔发出的岩浅大神经和弓状隆起等,膝状神经节上有时无骨质覆盖,可能损伤膝状神经节而导致面神经麻痹,牵拉硬脑膜时应小心操作。上半规管的标志是弓状隆起,牵拉硬脑膜可以看到似一条蓝线,沿上半规管向内磨除,磨除内听道上区的骨质。位于 IAC 外侧末端的垂直嵴将面神经同其上方的前庭神经分隔开,辨认垂直嵴,然后从后方打开内听道内硬脑膜。从面神经、耳蜗神经和 IAC 边缘轻柔地分离肿瘤,分离前庭神经,切除肿瘤。应注意保护小脑前下动脉袢。虽然由于颅中窝底标志的变异性,需要牵拉颞叶和视野角度相对较差,使得这种入路在技术上有些困难,但神经导航及影像融合技术的应用增加了安全性和准确性,而且手术在肿瘤的前面进行,有利于分离保护面神经,可显露内听道的全貌,可以在保存听力的条件下,切除内听道内肿瘤。但这种入路的缺点是颅后窝显露不足。

(3) 经迷路入路:神经耳科学者常选择该入路。适用于肿瘤主要位于内耳道内、几乎无 CPA 扩展的小型无听力的前庭神经鞘瘤病人。手术采用耳后切口,将岩骨磨除达内听道口,切除内听道内的肿瘤,整个手术可清楚看到面神经、耳蜗神经等与肿瘤的关系,可早期确认面神经提高其保留率,小脑及后组脑神经损伤机会更小,病人不会有小脑延髓池等蛛网膜下腔出血的症状(硬脑膜外入路尤其如此),因此反应轻,恢复快。但这种入路的缺点是术后听力将完全丧失,另外在颈静脉球高位的病人或有明显的乳突气房者会受到限制。对于肿瘤较大,听力已丧失者,可通过切除后外侧颞骨(包括骨性迷路)改善肿瘤的前外侧显露。同时通过完全暴露 IAC 的远侧末端,可在垂直嵴前方确认面神经,然后可在直视下将肿瘤同该神经分离开。应从 IAC 至乙状窦前行硬脑膜切开显露 CPA。随着内切除减压,包膜内陷,可将其与周围的脑神经、血管、脑干分离开。可用脂肪填塞硬脑膜缺损和乳突缺损来闭合伤口,并封闭咽鼓管以防 CSF 漏。对于仍保留有听力的巨大肿瘤,尤其是那些有明显喙尾的肿瘤,也可采用经岩骨的其他入路(如经乙状窦前迷路后入路)。

(4) 显微镜内镜联合技术应用于前庭神经鞘瘤手术:桥小脑角区位置深在,是颅底外科最具挑战性的手术区域之一。显微镜下肿瘤切除视角从外向内单方向的,为显露位置深在病变,常需要较大的创伤;内镜手术可将视野充分前移,但需要单手操作,且为管状视野,移动内镜时易产生牵拉等钝性损伤。显微镜联合内镜在处理前庭神经鞘瘤时能够结合二者优势,避免各自的弊端。

（5）术中注意事项

1）脑积水处理:脑积水主要发生于肿瘤直径大于 3cm 的病人,但仅少数病人有颅内压增高的症状。如脑积水非常明显,可于术前 2~3 天预先做脑室外引流,也可在手术开始穿刺脑室引流,术后切除肿瘤后脑积水多可缓解,未缓解者可评估后行脑室-腹腔分流术。术后脑干及小脑的水肿、脑实质内血肿、颅后窝血肿等也可能导致急性脑积水的发生,可急诊行脑室外引流术。

2）面神经保留:随着手术技术的提高及各种神经监测的应用,绝大多数前庭神经鞘瘤病人的面神经可以得到功能性保留。术中对面神经进行持续神经电生理监测,提高了前庭神经鞘瘤手术切除的精确性。应用皮下针性电极记录眼轮匝肌和口轮匝肌等的肌电图,通过音频放大实时监测,可以早期辨别神经的机械或缺血性刺激,使手术医师及时调整手术步骤。用单极或双极探针,以恒定的电压刺激,可以探知面神经,并描绘其在肿瘤周围的行径。术中运动诱发电位阈值的变化,或者术中诱发动作电位所需刺激电流的大小,反映了神经所受损伤的程度。肿瘤切除后,在脑干面神经根区刺激面神经所需刺激电流大小,也反映神经的功能状况。手术时为保持面神经监测的敏感性,一般不使用去极化肌松剂。肿瘤常起源于前庭上神经,约 75%(50%~80%)的病人面神经被推至内上方,但有时也可推向上方、其次为下方、后方推移很少见。面神经在肿瘤囊壁上可被压成菲薄的窄带状。在较大的前庭神经鞘瘤中,由于面神经变细或粘连在脑干上,识别其局部解剖较为困难,此时应用面神经电生理监测十分重要。手术操作时应注意锐性分离,避免牵拉和电凝,保留微小血管,囊壁蛛网膜下分离,肿瘤囊内切除接近囊后壁时应多加小心。有时由于面神经过度扩展变薄,或因肿瘤囊和硬脑膜之间的粘连非常厚,如强行将神经与肿瘤分离可能造成不可逆的神经损害,此时可将小部分肿瘤囊壁残留在面神经上。即使术中面神经仅解剖保留,多数病人术后面瘫也可逐渐缓解,但可能需要长达一年的时间。如术中面神经难以保留,在颅内面神经断端可以确认时,可在充分显露其内、外侧两端后,用耳神经、腓肠神经或人工神经做移植物,置于其间,显微缝合神经鞘膜或束膜,或生物胶连接神经。如两端连接不起来,应行神经移植,一期修复。如术中面神经断端无法辨认,可于术后 2~4 周行颅外的面-副神经、面-舌下神经或面-膈神经吻合,于术后 3~6 个月可见到面肌的自主活动。解剖保留完好的面神经 1 年后功能仍未恢复,也应行面神经修复术。如果因面神经损伤致眼睛不能完全闭合,患眼可用人工泪液滴眼并用胶带将眼睑拉合。如果面神经完全瘫痪,眼睑闭合不能,尤其三叉神经也受影响,则极易形成角膜溃疡,导致眼内感染而失明,应术后早期行眼睑缝合,待神经功能恢复后拆开。

3）听力保留:前庭神经鞘瘤术后听力保留与否是受多因素影响的,与内耳结构、耳蜗神经、供应血管或内淋巴囊的完整性等密切相关,一般情况下,内听道部位的肿瘤,听力下降出现早,术后听力不易保留,而 CPA 的肿瘤则听力下降出现较晚,术后听力保留较内听道部位高。总体而言,肿瘤体积越大、术前听力减退或丧失时间越长,则术后听力保留的机会越小,如肿瘤直径>2cm 时,听力保留的机会很小,且术后听力改善者也极少。通常有效听力要求语言接受阈值<50dB,或语言分辨率>50%。具备这些条件者术后听力保存的可能性较大。管内型听神经病人听力保存率可以更高。下列情况下术后有效听力不可能保留:术前语言分辨率<75%,术前阈值缺失>25dB,术前 BAEP 异常波形,或肿瘤直径>2~2.5cm。术中脑干听觉诱发电位监测有助于提高听力保留率。而近年来耳蜗背核动作电位(dorsal cochlear nucleus action potential,DNAP)、复合动作电位(compound action potential,CAP)、畸变产物耳声发射(DPOAE)等技术应用于前庭神经鞘瘤术中听觉监护,目前听神经监护仍有大片空白亟待填补,前庭神经鞘瘤术后实用听力的保留率仍不尽如人意。

（6）手术并发症

1）前庭神经功能障碍:术后常因脑干的前庭传入不平衡,导致眩晕、恶心呕吐。因术前前庭功能的逐步减退,可缓解肿瘤切除造成的前庭神经突然中断的影响,眩晕和平衡障碍通常 3~4 个月后可缓解。单侧前庭神经功能障碍的病人,如果对侧正常,可通过对侧传入在一定程度上来代偿。因肿瘤或手术使脑干损伤导致脑干功能障碍的病人,可产生共济失调、对侧偏瘫等症状,尽管可能会逐渐改善,但部分症状将长期存在。因小脑的机械损伤、缺血或出血导致的共济失调可持续存在。一些病人术后早期前庭神经功能良好,术后数月后逐渐出现恶化,可能意味着前庭神经错误再生;极少数病人虽然听力有所保留,但出现持续强烈的耳鸣,针对此类病人可选择再次手术切断前庭神经及蜗神经。

2）脑脊液漏:多由于术中对乳突及内听道后壁气房封闭不严引起,可以由于缝合不严密而直接通过头皮切口漏出;或经过骨迷路及乳突气房到鼓室,通过鼓膜切口形成脑脊液耳漏;抑或经过乳突气房到达中耳,经咽鼓管到鼻腔(脑脊液鼻漏)或咽后壁漏出。磨开 IAC 外侧顶部越多,脑脊液漏出现的概率越高,脑积水可增加 CSF 漏的发生。CSF 漏多发生于术后 1 周之内,偶可见发生于数年之后,可诱发脑膜炎。大多数脑脊液漏可通过保守治疗治愈。抬高床头,伤口缝合及加压包扎,腰椎穿刺蛛网膜下腔置管引流可取得良好效果。保守治疗效果不好的病人,可手术经原切口或经乳突入路封闭气房,操作时务必在乳突或 IAC 后壁形成新的创面,再用肌肉及耳脑胶修补漏口。如果脑脊液漏是由脑积水引起,应行脑积水分流手术。脑脊液直接从伤口漏出者需将伤口重新打开清创缝合。

3）听力下降或耳聋:尽管目前面神经和蜗神经功能的保留率较高,但听力下降或耳聋仍是前庭神经鞘瘤常见的术后结局。若对侧听力正常,单耳聋对病人日常生活能力影响不大,但可导致生活质量下降,且健侧耳听力会随年龄增加而逐渐下降。对于双侧听力丧失的病人,听觉重建对于前庭神经鞘瘤的综合治疗、提高病人生活质量是极为必要的。目前国际、国内有报道前庭神经鞘瘤听觉重建主要方法有佩戴或植入骨导助听器、人工耳蜗、听觉脑干植入或听觉中脑植入。听觉脑干和听觉中脑植入效果较人工耳蜗差,仅适用于未能完整保留听神经的病人。植入骨导助听器作为一种新型的助听装置,通过收集外界的声音信号,振动颅骨,绕过外耳或中耳直接将声音振动传导耳蜗产生听觉,目前应用较多的是骨锚式助听器和骨桥式助听器。

3. 放射治疗　可单独治疗或作为外科手术的辅助性治疗。分外放射治疗和立体定向放射治疗（SRS）。SRS 利用聚焦的放射线束杀死肿瘤细胞,使得放疗更具有针对性,在对周围组织影响尽可能小的情况下,更准确地作用于肿瘤组织,可用于拒绝行手术治疗、一般状况不稳定、有症状的老年病人、手术后复发和手术次全切除后有残余病变的病人。SRS 后的最初阶段,约 5% 的病人出现肿瘤的短期增大,同时中央强化消失,但只有 2% 显示为真正的原发性生长。有文献对中小型前庭神经鞘瘤接受放射外科治疗和随访观察者进行比较,发现效果无差异,提示放疗效果很大程度上受到前庭神经鞘瘤缓慢生长的生物学特性的影响,因此放射治疗的应用应慎重,只有在证实肿瘤持续生长的情况下,才对 SRS 治疗后的病人采取进一步的治疗措施。

在进行治疗措施选择时需考虑以下几方面:①小型肿瘤(直径≤2.5cm)在听力和面神经功能保留方面,手术切除高于放射治疗;②直径为 2.5~3.0cm 的肿瘤:面神经损伤的危险手术切除高于放射治疗;③直径>3.0cm 的肿瘤:放射治疗后脑干放射性损伤的危险升高;④放射治疗的局部控制率低于外科切除,剂量越低并发症越少,但控制率也越低。放射治疗随肿瘤体积增大听力丧失率升高。其对神经组织、血管及肿瘤的作用是缓慢渐进性的,放射性损害一般在 6~18 个月发生,在此期间应避免行外科手术。一个疗程的皮质激素治疗可使半数以上的病人放射性脑神经损害在 3~6 个月内消退。直径≤3cm 的肿瘤 SRS 后暂时性轻度面瘫的发生率为 15%,三叉神经功能障得(通常为短暂性)发生率为 18%。个别文献报道前庭神经鞘瘤放疗后恶变的现象。

4. 药物治疗　随着对前庭神经鞘瘤发病机制和生物学行为的深入研究,药物治疗成为前庭神经鞘瘤治疗的另一个选择手段。其可行性基础在于前庭神经鞘瘤属于良性肿瘤,可以抑制肿瘤生长的药物即可达到治疗目的。Bevacizumab/Avastin 是首个靶向血管内皮生长因子的单抗型血管生成抑制剂,目前已被批准用于包括神经胶质瘤在内的多种肿瘤的治疗。血小板衍生生长因子受体的抑制剂 Sorafenib 和 Lapatinib 对前庭神经鞘瘤的药物靶向治疗作用已进入 2 期临床试验阶段。药物靶向治疗的缺点在于需要长期甚至终身治疗,有产生全身并发症的可能,目前仅偶有用于双侧或唯一听力耳的单侧前庭神经鞘瘤。

七、预后

手术后复发在很大程度上与肿瘤切除程度相关。所有病人均应行影像学(CT 或 MRI)随访,复发既可发生于肿瘤全切除的病人,也可发生于肿瘤次全切除的病人。对于术中肿瘤全切除的病人不推荐术后放射治疗,仅行影像学随访;不全切除的病人根据术中切除情况及随访情况决定再次手术或采用立体定向放射外科治疗。

八、诊疗的未来发展方向

前庭神经鞘瘤的长期随访资料亟待弥补,目前迫切需要中国特色的长期大样本随访资料,为各种临床决策提供符合我国的研究基础。另外需要考虑到的问题还有经济学、社会学及生活质量等方面的长期评估。治疗手段上手术切除效果明确,立体定向放射治疗长期效果有待明确,虽有死亡率低、面听神经功能保留好的优点,但也有再生长率高,再次手术发现肿瘤与神经黏连严重、面听神经功能保留率差等缺点,因此亟待长期随访数据支持。对于特殊类型的 NF2 研究开发针对特异性靶点,开发组织特异性强、副作用小且疗效佳的药物。另外通过改善病人生活质量,多学科协作综合治疗也是未来发展的重要方向。

第二节　其他脑神经鞘瘤

一、三叉神经鞘瘤

三叉神经鞘瘤(trigeminal neurilemmoma)占颅内肿瘤的 0.07%~0.36%,占颅内神经纤维肿瘤的 0.8%~8%。大多数三叉神经肿瘤为神经鞘瘤,少数为神经纤维瘤,后者常有家族史和神经纤维瘤病(neurofibromatosis)。

(一)分型

按肿瘤生长部位和方向,可分为下列四型:①颅后窝型:肿瘤起源于颅后窝三叉神经根鞘膜,局限于颅后窝;②颅中窝型:肿瘤起源于颅中窝三叉神经半月节的 Meckel 囊鞘膜或节后某一分支,局限于颅中窝;③哑铃型:肿瘤起源于半月节或节后神经丛,向前到颅中窝、海绵窦,向后长入颅后窝;④周围型:肿瘤起源于三叉神经节后分支,并从颅中窝或海绵窦长入眶上裂或眼眶,或经圆孔、卵圆孔长入翼腭窝。

(二)病理

同前庭神经鞘瘤。

(三)临床表现

三叉神经鞘瘤为良性肿瘤,生长缓慢,常以一侧面部感觉异常或疼痛、麻木起病,逐渐出现咀嚼肌无力和萎缩。肿瘤生长部位不同,可有其他不同的临床表现,如肿瘤位于颅中窝,还可引起第二、三、四和第六对脑神经症状,如视力减退、复视、眼球活动障碍等以及突眼、颞叶内侧受压症状,如钩回发作,大脑脚和颈内动脉受压引起对侧偏瘫等;如肿瘤位于颅后窝,还可引起第六、七和第八对脑神经症状,如复视、面瘫和听力障碍,后期可出现颅内压增高症状、小脑受压症状和后组脑神经症状、锥体束征等。应注意相当部分的三叉神经鞘瘤即使长得很大,引起相应症状却很轻微,或仅有头痛、头晕。至后期,无论肿瘤位于颅中窝还是颅后窝均可出现颅内压升高症状或脑积水等,因此,本病诊断主要靠神经影像学检查。

三叉神经鞘瘤约有一半位于颅中窝,起源于三叉神经神经节(Jefferson A 型肿瘤)。80%~90% 起源于神经节的三叉神经鞘瘤可有面部麻本或疼痛、角膜反射迟钝,60%的病人以此为初始症状。但有一些病人(10%~20%)可无三叉神经功能障碍。神经节肿瘤常比三叉神经根肿瘤更易合并面部疼痛(52% 和 58%)。15%的病人初始症状是复视,但到确诊时可达 50%。这通常是因展神经麻痹所致。面瘫和听力下降罕见,若有上述表现,可能的病因是肿瘤侵犯了颞骨内的岩浅大神经、面神经、咽鼓管或耳蜗。

三叉神经根肿瘤占三叉神经鞘瘤的 20%~30%,常限于颅后窝(Jefferson B 型肿瘤),常伴有听力下降、耳鸣、面神经和小脑功能障碍等症状。早期三叉神经症状可提示本病,但 10% 前庭神经鞘瘤初始表现可以是三叉神经功能障碍,而 6% 三叉神经鞘瘤初始表现可以是听力下降。

位于颅中窝和颅后窝的哑铃型肿瘤占三叉神经鞘瘤的 15%~25%(Jefferson C 型肿瘤),其临床表现是神经节和颅后窝肿瘤症状和体征的联合。

（四）诊断及鉴别诊断

CT 显示肿瘤为圆形或椭圆形、低密度或等密度肿块，增强后肿瘤均匀或不均匀强化。CT 骨窗可显示颅中窝或岩骨骨质的破坏吸收（岩尖骨质、圆孔、卵圆孔或眶上裂骨质吸收、骨孔扩大等）。MRI 检查可显示边界光滑清楚的肿块，T_1 加权为低或等信号，T_2 加权为高信号。注射造影剂后肿瘤呈均匀强化。MRI 还可显示肿瘤与邻近结构如脑干、海绵窦内颈内动脉等的关系。三叉神经鞘瘤的一个特点是可囊变，其在 T_1 加权显示为低信号，T_2 加权显示为高信号，增强后呈环形或不均匀强化；另外一个特点是约半数骑跨中后颅窝。

三叉神经鞘瘤主要应与颅中窝和 CPA 的其他肿瘤鉴别。如与颅中窝底的脑膜瘤、海绵状血管畸形、胆脂瘤等鉴别，根据临床表现和影像学特点较易区别。

（五）治疗

与前庭神经鞘瘤相同，完全切除肿瘤常常可以治愈。根据肿瘤生长部位不同可以采用不同的手术入路。

对颅中窝型和周围型者可采用改良翼点入路及其扩大入路开颅，经硬脑膜外暴露和切除肿瘤。颅中窝及哑铃型三叉神经鞘瘤可采用扩大中颅底硬脑膜外入路，如采用眶颧入路，病人取仰卧位，头转向对侧 45°~60°，头架固定，骨窗形成后，切除上裂、圆孔和卵圆孔外侧骨质，可同时去除颧弓、眶外侧壁及前床突，首先切除颅中窝部分肿瘤，在圆孔上颌神经表面切开进入硬脑膜夹层，向后、内游离，沿三叉神经第一支向前剥离硬脑膜夹层达上裂，向后翻开海绵窦外侧壁硬脑膜，直至小脑幕游离缘，可充分显露海绵窦内及中颅底肿瘤；对于颅后窝肿瘤可磨除岩尖骨质或经扩大三叉神经骨孔（必要时可切开小脑幕）暴露幕下肿瘤，分块切除颅后窝部分的肿瘤。必要时也可采用联合入路，肿瘤局限于颅后窝者可采用枕下乙状窦后入路。对颅后窝型，则可采用枕下乙状窦后入路。手术策略同前庭神经鞘瘤。如肿瘤巨大，一种入路难以全切除时可采用幕上下联合入路。

常见手术并发症为神经功能障碍，包括新发的或加重的三叉神经功能障碍、展神经麻痹、动眼神经麻痹、面瘫、听力下降等，多数情况下可逐渐恢复，但仍可以遗留不同程度的三叉神经感觉障碍和咀嚼肌萎缩。其他并发症有脑脊液漏、颅内感染、颅内血肿和脑积水等。故手术时应严密缝合硬脑膜，填补修复颅底，防止脑脊液漏。

由于显微外科技术的应用和手术入路的不断改进，三叉神经鞘瘤的手术全切除率有显著提高，大组病例报道已达 90% 以上，神经功能损害为 9%，死亡率<1%，长期随访肿瘤复发率<3%，故手术全切除肿瘤仍是提高治疗效果的关键。

二、颈静脉孔区神经鞘瘤

颈静脉孔区神经鞘瘤较少见，主要来源于舌咽神经的施万（Schwann）细胞，少数来源于迷走神经和副神经，特别见于神经纤维瘤病时。肿瘤主体在颈静脉孔，可分别向颅内或颅外生长，因此可呈哑铃形生长。临床表现缺少特异性，在早期以受累及的神经功能损害为主，如舌咽神经鞘瘤表现为舌后 1/3 味觉减退或消失、同侧咽反射减弱或消失等；迷走神经鞘瘤表现为颈静脉孔综合征：声音嘶哑、咽痛、吞咽困难；副神经鞘瘤表现为斜方肌痛、胸锁乳突肌萎缩、感觉迟钝。在肿瘤较大时，多伴有脑干受压症状。少数病人可有面肌抽搐、面部感觉减退、咀嚼无力和复视等。

CT 和 MRI 可显示肿瘤位于颈静脉孔区，并引起颈静脉孔的扩大。正常情况下约 95% 双侧颈静脉孔相差在 12mm 以下，两侧相差>20mm 或伴有骨质破坏则有诊断意义。影像学表现同一般的神经鞘瘤，肿瘤可呈实质性或囊性变。肿瘤较大时可向颅内、外生长，颅底骨质破坏明显。该部位神经鞘瘤需与颈静脉球瘤等鉴别，必要时可行 DSA 检查以明确诊断。

颈静脉孔区神经鞘瘤的临床治疗以手术治疗为主，入路可选择远外侧入路或外侧入路（Fisch 颞下窝入路），全切除病例大多伴有相应神经功能障碍，包括吞咽困难、呛咳、声音嘶哑、舌肌萎缩等，故应考虑该部位手术的危险性和神经功能损害的问题，术后有肿瘤残余者可行伽马刀治疗。

三、面神经鞘瘤

面神经鞘瘤罕见,仅占 CPA 肿瘤的 1.5%,多数面神经鞘瘤累及面神经管鼓室部或垂直部(分别为 58% 和 48%)。大多为多部分受累。主要起源于面神经的感觉支,可发生于面神经的任何部位。颅外的面神经鞘瘤在口腔颌面外科较多见,颅内面神经鞘瘤主要位于颅中、后窝。

慢性进展性面瘫是面神经鞘瘤的典型临床表现。但是约有 11% 的病例突发面瘫,27% 面神经鞘瘤者没有面瘫。有报道 17% 的病人有面神经痉挛。另一主要临床表现是听力下降,发生率约为 50%,耳鸣和眩晕(或头晕)的发生率分别为 13%、10%,30% 以上的病人有肿瘤的外在表现,如肿块、疼痛或伴外耳道溢液。影像学表现与前庭神经鞘瘤较难以区别,但部分面神经鞘瘤在 MRI 冠状位上可呈"葫芦状"表现,二者主要依据临床症状进行鉴别。

手术完全切除肿瘤可获得临床治愈。手术入路多取颅中窝或经迷路入路。罕见的小的肿瘤可同神经分离,但多数病例需要面神经切除和移植。术中即行神经修补或吻合。在面神经移植后,最好的结果是 House Ⅲ 级面瘫。

四、舌下神经鞘瘤

舌下神经鞘瘤很少见,主要起源于舌下神经的施万细胞,为各脑神经中发生率最低的神经鞘瘤,其中 10%~15% 为神经纤维瘤病的病人。本病好发于女性,年龄在 40 岁左右,舌下神经的全程均可发生肿瘤。根据其发生部位和临床表现可将其分为三类:颅外型,主要以颌下、颈部肿块及舌下神经核下性麻痹为主;颅内型,较多见,主要表现为颅内压增高,第九至第十二对脑神经麻痹,小脑和脑干受累表现;混合型,肿瘤呈哑铃状生长,兼有颅内、外型的表现。

常见的症状为单侧舌肌萎缩、伸舌偏斜和舌肌震颤,也可伴有其他相邻的神经功能损害症状,在肿瘤较大时,多伴有脑干受压症状,也可伴发颅内高压、传导束征、共济失调和其他后组脑神经功能异常。一侧舌下神经麻痹和舌肌萎缩,伸舌偏向患侧为本病特征性表现,常缓慢出现而被病人忽视。有的病人肿瘤生长巨大,引起颅内压增高、第九至第十二对脑神经受累和颈部、颌下肿块时才就诊。舌下神经鞘瘤通常完全限于颅内,偶尔可见位于颅内和颅外的哑铃型肿瘤,也可见单纯的颅外肿瘤。

舌下神经鞘瘤的 CT 和 MRI 影像学表现同其他脑神经鞘瘤,但同时有同侧舌肌萎缩、脂肪变性,在 MRI 的 T_1 和 T_2 加权像上舌肌均呈高信号,且见扩大的舌下神经孔。

治疗以手术切除为主,单纯的颅外肿瘤可通过单独颈前入路,通过颈部切口手术切除;颅内型可经枕髁入路切除;混合型处理较困难,可经枕髁入路切除颅内、舌下神经管内肿瘤,颅外部分若很大时可磨开颈静脉孔(经颈静脉孔入路),结扎颈内静脉,再磨开舌下神经管切除肿瘤或二期经颈部切口切除,也可切除颅内肿瘤,颅外部分肿瘤辅以伽马刀治疗。立体定向放射外科用于术后残留、复发或肿瘤直径 <3cm 者。

五、动眼神经鞘瘤

动眼神经鞘瘤极其罕见,目前报道仅有数十例。常被误诊为脑膜瘤、滑车或三叉神经鞘瘤、转移瘤、淋巴瘤或炎性疾病。动眼神经鞘瘤根据其发生的位置可分为三类:动眼神经池型、海绵窦型、动眼神经池-海绵窦型。主要位于动眼神经池内。

动眼神经鞘瘤最常见的早期症状是一侧动眼神经麻痹,随着肿瘤进展可逐渐出现海绵窦综合征及视力损害。肿瘤在 CT 上呈等密度,MRI 的 T_1 加权像上为等或低信号,T_2 加权像为低信号,强化明显。诊断主要根据肿瘤位于动眼神经走行及动眼神经麻痹的临床症状。动眼神经麻痹并非总是首发症状,而且症状的严重程度与肿瘤的直径并不相关。因较低的发生率及非典型的影像学特点,因此术前鉴别诊断比较困难。主要与同样可引起动眼神经麻痹的颅内动脉瘤和炎症鉴别。

对无症状的动眼神经鞘瘤可观察、随访。对占位效应明显、有脑神经症状或偏瘫的病人则选择手术治疗。手术入路多选择改良翼点或眶颧入路。几乎所有病例术后动眼神经麻痹症状会加重,由于动眼神经支配眼肌运动的复杂性,术后动眼神经重建的主要是以恢复美容为主要目的。

（贾旺 马顺昌）

参 考 文 献

［1］ 王忠诚.神经外科学［M］.2 版.武汉：湖北科学技术出版社，2015.

［2］ 赵继宗，周定标.神经外科学［M］.3 版.北京：人民卫生出版社，2014.

［3］ 吴皓.听神经瘤诊疗新进展［J］.中国耳鼻咽喉头颈外科，2017，24（9）：441-444.

［4］ Maurits de Vries，Andel G. L，van der Mey，et al. Tumor Biology of Vestibular Schwannoma：A Review of Experimental Data on the Determinants of Tumor Genesis and Growth Characteristics［J］. Otology & Neurotology，2015，36（7）：1128-1136.

［5］ Zane Schnurman，John G. Gol nos，J. Thomas Roland Jr. ，et al. Knowledge silos：assessing knowledge sharing between specialties through the vestibular schwannoma literature［J］. J Neurosurg，2018，129（5）：1278-1285.

［6］ Sameshima T，Fukushima T，McElveen JT，et al. Critical assessment of operative approaches for hearing preservation in small acoustic neuroma surgery：retrosigmoid vs middle fossa approach［J］. Neurosurgery，2010，67（3）：640-644.

［7］ Myrseth E，Møller P，Pedersen PH，et al. Vestibular schwannoma：surgery or gamma knife radiosurgery? A prospective，nonran-domized study［J］. Neurosurgery，2009，64（4）：654-661.

第十九章

原发性中枢神经系统淋巴瘤

原发性中枢神经系统淋巴瘤(primary central nervous system lymphoma,PCNSL)是一种侵袭性非常高的疾病,占所有原发脑肿瘤的3%~4%,结外淋巴瘤的4%~6%。男:女=1.5:1,免疫功能正常的发病组好发年龄为40~60岁,平均年龄为55岁,本病主要累及大脑、脊髓、眼、脑膜和脑神经,超过90%的原发性中枢神经系统淋巴瘤起源于弥漫性大B细胞。因为艾滋病病人容易因免疫力低下发生淋巴瘤,所以常把原发性中枢神经系统淋巴瘤分为艾滋病组和免疫功能正常组,在艾滋病组,发病年龄主要集中在30~50岁,平均38岁。发病年龄流行病学数据显示,随着艾滋病的发病率增加,原发性中枢神经系统淋巴瘤的发病率在过去二十年中由0.15/10万上升到0.48/10万。在发达国家的年轻艾滋病病人中,原发性中枢神经系统淋巴瘤的发病率有所下降,这可能与有效的抗艾滋病药物的研发和使用有关。本病在老年病人中的发病率持续上升,由于我国艾滋病的相对发病率并不高,免疫功能正常的原发性中枢神经系统淋巴瘤在我国占大多数。

一、发病机制

1. 某些病毒感染、炎症反应导致反应性淋巴细胞聚集于中枢神经,在中枢神经系统内转变成肿瘤细胞。

2. B淋巴细胞被激活增生,继而转变成肿瘤细胞随血流迁移,因其细胞表面携带有中枢神经系统特异性吸附标志物,可以在中枢神经系统内的某个部位增生,形成肿瘤。

3. 脉络丛基底和蛛网膜下腔的淋巴细胞被激活,引起增殖,最后变成肿瘤,然后这些细胞沿着血管周围间隙(virchow-robin)进入脑实质,最后到达肿瘤生长的部位。

二、病理学

原发性中枢神经系统淋巴瘤最常见的损害部位是脑白质或胼胝体,其次为基底节及深部中央灰质,也可发生在下丘脑、小脑及脊髓,也可累及葡萄膜或玻璃体。大脑白质以额叶受累最为常见,依次容易受累的分别是颞叶、顶叶和枕叶。50%会出现多发病灶,30%会出现软脑膜受累,有10%~20%的原发性中枢神经系统淋巴瘤会出现眼部受累的情况。

大体标本多为边界不清的肿块,弥漫性浸润生长,无包膜,鱼肉状,偶见坏死出血及囊变。

光镜下可见弥漫性淋巴样肿瘤细胞浸润,瘤细胞大小较一致,胞质少,核大,染色质呈颗粒状,瘤细胞围绕血管呈袖套样浸润,是诊断本病有价值的形态学特征。镜下表现与节内淋巴结相似,见肿瘤细胞大小、形态基本一致,圆形或卵圆形,与脑组织相互交错,核染色质粗,核膜清楚,核分裂多见。肿瘤呈片状排列,无淋巴滤泡形成,周围脑组织有不同程度变性,瘤细胞围绕血管呈袖套状排列为本病组织学特征。电镜下见淋巴细胞胞质少,细胞核大,常染色质丰富,细胞器缺乏,核糖体丰富。该病在病理上通常属中度恶性非霍奇金淋巴瘤,大部分为弥漫性大B细胞,较少来源于T细胞,约占2%(图19-0-1)。免疫组化染色可显示CD20(白细胞表面分化抗原簇)阳性,LCA(白细胞共同抗原)阳性。

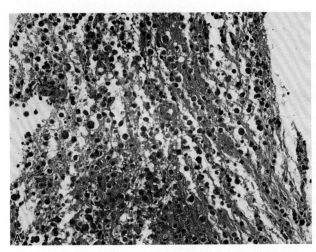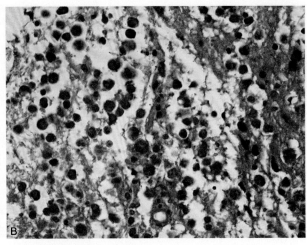

图 19-0-1　原发性中枢神经系统淋巴瘤特征病理学表现
A. 显微结构形态（10×20）；B. 显微结构形态（10×40）

三、临床表现

1. 病程短，发病急。

2. 头痛、恶心及呕吐等颅内高压症状。

3. 定向力下降、认知障碍、性格改变等。

4. 嗜睡、眩晕以及癫痫等症状。

5. 根据病变的部位不同，可出现相应脑损害区的定位体征。

四、辅助检查

1. **脑脊液细胞学检查**　脑脊液蛋白含量增高，细胞计数增加，糖含量降低，淋巴细胞也常增高，部分病人可以通过流式细胞术检出淋巴肿瘤细胞，增加了诊断的敏感率。目前还采用免疫细胞化学方法检测 B 细胞表面的 CD20、CD10、Bcl-6、MUM1 以及 Ki-67 等指标进行辅助诊断，脑脊液中 β_2-微球蛋白及 miRNA 的异常表达对原发中枢神经系统淋巴瘤的诊断和预后也都有一定意义。

2. **裂隙灯**　原发性中枢神经系统淋巴瘤可发生眼内转移，肿瘤转移到玻璃体、眼底等部位，因此对于所有的病例都建议在治疗前通过裂隙灯来辅助诊断。

3. **CT 检查**　早期病变可不明显，占位效应不重，常被误诊为血管性疾病或脱髓鞘性病变。瘤结节形成后，病灶可显示为稍高密度或者等密度团块，边界多数较清楚，增强明显，在肿瘤与正常脑组织间常有明显的水肿带，病变有时为多发，并可沿室管膜发生播散。头颅增强 CT 是一种能够帮助诊断的重要检查手段。

4. **磁共振检查**　磁共振检查是目前诊断颅内肿瘤最常用的检查方法，T_1 呈等或者稍低信号，T_2 呈稍低、等或高信号，边缘不规则，肿瘤周围常伴有明显水肿带，一般都表现为均匀一致的增强，偶可见到肿瘤钙化、坏死及出血。艾滋病导致的原发性中枢神经系统淋巴瘤常为多发，病灶呈环形强化。不同序列的磁共振检查对于明确原发性中枢神经系统淋巴瘤有比较高的指导意义，如在磁共振波谱（magenetic reso-nance spectroscopy，MRS）上，原发性中枢神经系统淋巴瘤表现为 N-乙酰天冬氨酸下降，脂质、乳酸和胆碱峰增高。在灌注加权成像（perfusion-weighted imaging，PWI）上，可以反映肿瘤血管生成的程度，因为原发性中枢神经系统淋巴瘤为乏血管肿瘤，肿瘤虽然对比增强，但血流灌注却没有明显增加。在弥散加权成像（diffusion-weighted imaging，DWI）和表观弥散系数（apparent diffusion coefficient，ADC）上，受肿瘤细胞特征的影响，其核质比较大，肿瘤细胞也比较密集，细胞外间隙较小，因此，弥散减少，在弥散加权像上为高信号，表观弥散系数为低信号（图 19-0-2）。

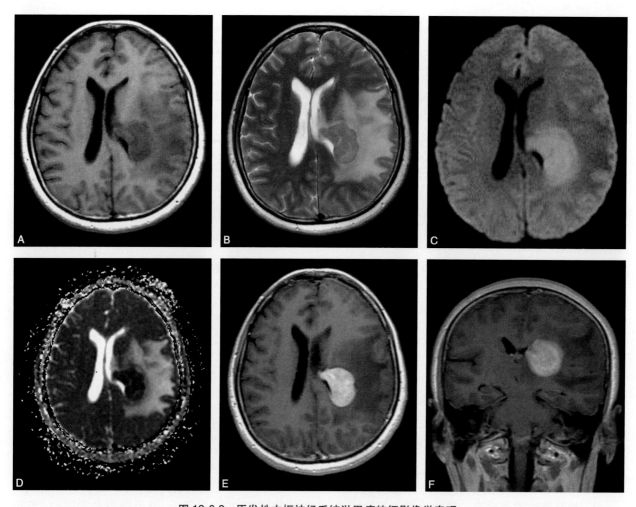

图 19-0-2　原发性中枢神经系统淋巴瘤特征影像学表现
A. 轴位 T_1WI,左侧侧脑室室旁见团块状等信号影,其内信号欠均匀;B. 轴位 T_2WI,病灶呈等信号影,边界清晰,灶周可见明显水肿信号影,侧脑室受压移位;C、D. 弥散加权成像,病灶弥散受限;E、F. 增强扫描,病灶呈"握拳样"明显强化,强化不均匀

5. **正电子断层扫描(positron emission tomography,PET)**　原发性中枢神经系统淋巴瘤对核素摄取水平较高,根据对核素摄取的程度不同可以与其他恶性肿瘤相鉴别,全身 PET 检查还可以帮助排除系统淋巴瘤颅内转移的情况。

6. **立体定向活体组织检查**　立体定向活体组织检查为诊断原发性中枢神经系统淋巴瘤诊断率最高的方法,需要注意的是术前应避免使用糖皮质激素,以免造成假阴性结果,影响活检的准确度。

7. **其他检查**　HIV 病毒学检查、血液科检查、脊髓检查、睾丸超声、骨髓穿刺,胸腹部还有盆腔增强 CT 检查等,能够帮助更全面地了解肿瘤。

五、鉴别诊断

1. **脑转移癌**　好发于老年人,病灶常为多发,常见部位在灰白质交界部位,周围明显水肿,CT 上病灶均匀或环形强化,PET 检查可以找到原发病灶,脑转移癌原发病灶多发于肺、消化道、乳腺等部位,按照每种癌发生脑转移的频率来看,黑色素瘤最容易发生脑转移,其次是乳腺癌和肺癌。但也有脑转移癌找不到原发病灶。因此对于有体部肿瘤的同时,尤其是有黑色素瘤、乳腺癌、肺癌和消化道肿瘤病史的病人,如果发现颅内病灶,尤其是多发病灶,首先考虑脑转移癌的可能。

2. **高级别胶质瘤**　是最常见的颅内原发肿瘤,占 40%~60%,发病率男性高于女性,在增强 MRI 检查中低级别胶质瘤一般不增强,高级别胶质瘤可表现为环形、斑块状或结节状强化,周围可伴有不同程度的水肿,常伴有癫痫,并可伴有慢性头痛病史,呈渐进性加重,随着肿瘤占位的加重,可出现恶心、呕吐、视盘水肿等颅内压增高症状,侵犯功能区后可出现相应部位的功能障碍的症状。

3. **脑膜瘤** 脑膜瘤属于良性肿瘤,主要发生在青壮年,20~50 岁为好发年龄,起源于蛛网膜颗粒,好发部位依次为大脑突面、矢状窦旁、蝶骨嵴、大脑镰、鞍结节等部位,发病时间比较长,在 T_1WI 上,与脑灰质相比为等信号,与脑白质相比为稍低信号。在 T_2WI 上,为等信号。增强扫描多数为均匀增强,也可为不均匀强化,有脑膜尾征。部分有囊变或者钙化,肿瘤较大时可出现明显占位效应及颅内压增高症状。X 线片上偶可见侵犯骨质。

4. **脑脓肿** 脑脓肿病人常可有无感染灶的菌血症,中耳炎、鼻炎、心内膜炎、先天性心脏病、呼吸系统感染、皮肤感染等病史。CT 和 MRI 已成为诊断脑脓肿最主要的影像学方法,较典型的表现为在增强扫描中呈现囊壁光滑的环形强化占位灶,周围伴有不同程度的水肿。但也有肿瘤坏死后表现为环形强化占位,与脑脓肿不易区分。另外,脑脓肿也可有不典型的影像学表现,如脓肿壁不规则、脓腔较小,加之病人临床症状不典型,造成脑脓肿误诊误治。近年,DWI 和 MRS 的临床应用为脑脓肿的诊断、鉴别和治疗提供帮助。脑脓肿腔内是炎性黏性液体,水分子弥散受限,在 DWI 上一般呈明显高信号,表观弥散系(ADC)值低,ADC 图呈低信号;脑肿瘤坏死囊变区以浆液为主,水分子弥散相对自由,在 DWI 上呈低信号,ADC 值增高,ADC 图呈高信号。

六、治疗

1. **一般治疗** 原发性中枢神经系统淋巴瘤一般都伴有明显的脑水肿,占位效应明显,常伴有颅内压增高症状,因此采用甘露醇能够有效控制脑水肿,缓解颅内高压症状。原发性中枢神经系统淋巴瘤对类固醇皮质激素非常敏感,临床使用地塞米松等激素药物后,症状会在短时间内明显缓解,临床表现和影像学结果也会明显变化,瘤体可以明显缩小甚至消失,周围水肿反应减轻。但停止激素治疗后,影像可发现肿瘤在原位或其周围再次出现。因此,除非病人诊断已经明确,应当避免或慎重使用激素。

2. **化学治疗** 在原发性中枢神经系统淋巴瘤确诊后,目前首选治疗方案是化疗(表 19-0-1),一般采用以大剂量甲氨蝶呤为基础的化疗方案。对于体质稍差的病人要充分考虑其耐受性。联合化疗明显提高

表 19-0-1 原发性中枢神经系统淋巴瘤常用化疗方案

诱导化疗
系统化疗
大剂量甲氨蝶呤($8g/m^2$)联合以下治疗
利妥昔单抗
利妥昔单抗联合替莫唑胺
大剂量甲氨蝶呤($3.5g/m^2$)联合以下治疗或者全脑放射治疗
长春新碱,甲基苄肼和利妥昔单抗
替莫唑胺联合利妥昔单抗治疗后+替莫唑胺同步放化疗
鞘内治疗
甲氨蝶呤
阿糖胞苷
利妥昔单抗
巩固治疗
大剂量化疗加干细胞解救
卡莫司汀联合噻替哌
噻替派联合白消安和环磷酰胺
大剂量阿糖胞苷±依托泊苷
大剂量阿糖胞苷
复发或者难治的原发中枢神经系统淋巴瘤
大剂量甲氨蝶呤±利妥昔单抗
依鲁替尼
替莫唑胺
利妥昔单抗±替莫唑胺
来那度胺±利妥昔单抗
大剂量化疗联合自体干细胞解救
大剂量阿糖胞苷
地塞米松、大剂量阿糖胞苷和顺铂
培美曲塞

肿瘤的控制率,可以加用替莫唑胺、异环磷酰胺、长春新碱、丙卡巴肼、利妥昔单抗等药物。有研究发现,老年人采用大剂量甲氨蝶呤联合口服烷化剂化疗药物能够有明显的生存获益。利妥昔单抗是针对 CD20 阳性的滤泡性非霍奇金淋巴瘤的单克隆抗体,是目前针对此类淋巴瘤有效的靶向治疗药物。对于出现脑脊液播散的病例,还可以考虑鞘内注射甲氨蝶呤、阿糖胞苷或者利妥昔单抗治疗。采用以大剂量甲氨蝶呤为主的治疗方案使肿瘤完全缓解一年以上的病例,在肿瘤复发后可以继续采用大剂量甲氨蝶呤治疗。如果病人不能耐受大剂量甲氨蝶呤方案化疗,也可以采用其他方案进行化疗。肿瘤复发后,可以采用大剂量阿糖胞苷联合依托泊苷等药物进行治疗。使用大剂量甲氨蝶呤化疗应注意及时采用亚叶酸钙解毒,避免造成肝肾功能以及骨髓和黏膜的损伤。谷卡匹酶是新型的解毒药物,它能够增加甲氨蝶呤的清除率,降低甲氨蝶呤的血浆浓度,预防甲氨蝶呤的毒性反应。考虑到大剂量甲氨蝶呤的化疗毒性,一般不建议 KPS 评分过低的病人进行化疗。

3. **放射治疗**　在传统治疗中,放射治疗多数情况下被当做治疗的首选治疗,因为放射治疗操作方便,安全性也较好,放射治疗能够明显增加原发中枢神经系统淋巴瘤的控制率。对于不适合采用化疗或者化疗后未能使肿瘤达到完全缓解的病例,可根据情况选择全脑放射治疗。对于肿瘤侵犯玻璃体或者发生脊髓转移的病例,可以选择进行局部放射治疗。但采用大剂量甲氨蝶呤化疗后再加全脑放射治疗会明显提高神经毒性反应发生率,造成病人的认知能力、记忆力不同程度的下降,这种现象在老年人中尤为明显。也有研究发现,大剂量甲氨蝶呤治疗后无论是否采取放射治疗,病人的总生存时间无统计学差异。因此,对于大剂量甲氨蝶呤能够达到完全缓解的病例,应当采用延迟放射治疗。目前一般采用分割放射治疗,推荐剂量为 24~36Gy,每次 1.8~2.0Gy,全脑放射治疗,不缩野。通常情况下,年轻病人(小于 60 岁)反应较好,老年病人发生神经毒性的比例比较高。虽然单纯采用放疗手段治疗原发性中枢神经系统淋巴瘤疗效并不令人满意,但是对于 KPS 评分过低不能采用化疗或者化疗失败的病例,采用全脑放射治疗仍然表现出比较高的缓解率。

4. **大剂量化疗联合自体干细胞移植**　虽然大剂量化疗联合自体干细胞移植的方法在原发性中枢神经系统淋巴瘤的治疗方面取得了一些进展,但本治疗方案还没有得到广泛的一致认可,且存在一定的风险。因此,目前采用大剂量化疗联合自体干细胞移植对于治疗原发性中枢神经系统淋巴瘤的疗效和前景还有待验证。

5. **手术治疗**　对于高度怀疑原发性中枢神经系统淋巴瘤的病例,应首选立体定向活体组织检查来确诊,再根据病理检查结果和病人的情况选择合适的治疗。如果肿瘤体积较大,占位效应明显,中线结构明显移位,病人随时可能会发生脑疝,有生命危险的病例,也可以通过手术的方法迅速减压,根据术中冷冻切片快速诊断结果、肿瘤的部位以及手术减压的效果来决定肿瘤的切除范围,但原则上应尽量保留神经功能。

七、预后

年龄是否大于 60 岁和体能状态是影响预后的重要因素。除此之外,也有人认为血清乳酸脱氢酶、脑脊液蛋白含量以及是否存在脑实质深部受累等因素也影响肿瘤的预后。在病理学方面,反应性血管周围 T 细胞浸润提示预后良好,血管增生提示预后不良。

单纯全脑放射治疗在原发中枢神经系统淋巴瘤的治疗中的缓解率为 80%~90%,中位生存期为 12~16 个月,其中 10%~29% 的病人能达到 5 年生存期。全脑放射治疗后联合大剂量甲氨蝶呤化疗,中位无进展生存期可达到 24~40 个月。在大剂量甲氨蝶呤治疗的基础上加用利妥昔单抗治疗原发性中枢神经系统淋巴瘤,也在一定程度上延长了病人的生存时间。

(陈宝师)

参 考 文 献

[1] Morris P G,Correa D D,Yahalom J,et al. Rituximab,methotrexate,procarbazine,and vincristine followed by consolidation reduced-dose whole-brain radiotherapy and cytarabine in newly diagnosed primary CNS lymphoma:final results and long-term out-

come[J]. J Clin Oncol,2013,31(31):3971-3979.

[2] Thiel E,Korfel A,Martus P,et al. High-dose methotrexate with or without whole brain radiotherapy for primary CNS lymphoma (G-PCNSL-SG-1):a phase 3,randomised,non-inferiority trial[J]. Lancet Oncol,2010,11(11):1036-1047.

[3] Gregory G,Arumugaswamy A,Leung T,et al. Rituximab is associated with improved survival for aggressive B cell CNS lymphoma[J]. Neuro Oncol,2013,15(8):1068-1073.

[4] Holdhoff M,Ambady P,Abdelaziz A,et al. High-dose methotrexate with or without rituximab in newly diagnosed primary CNS lymphoma[J]. Neurology,2014,83(3):235-239.

[5] Omuro A,Correa DD,DeAngelis LM,et al. R-MPV followed by high-dose chemotherapy with TBC and autologous stem-cell transplant for newly diagnosed primary CNS lymphoma[J]. Blood,2015,125(9):1403-1410.

[6] Glass J,Won M,Schultz CJ,et al. Phase Ⅰ and Ⅱ Study of Induction Chemotherapy With Methotrexate,Rituximab,and Temozolomide,Followed By Whole-Brain Radiotherapy and Postirradiation Temozolomide for Primary CNS Lymphoma:NRG Oncology RTOG 0227[J]. J Clin Oncol,2016,34(14):1620-1625.

[7] Kasenda B,Ihorst G,Schroers R,et al. High-dose chemotherapy with autologous haematopoietic stem cell support for relapsed or refractory primary CNS lymphoma—a prospective multicentre trial by the German cooperative PCNSL study group[J]. Leukemia,2017,31(12):2623-2629.

第二十章

遗传性肿瘤综合征相关性神经肿瘤

多数脑肿瘤是散发的，没有遗传倾向。但是有些遗传综合征是神经系统肿瘤的病因基础。遗传性神经肿瘤综合征的发现与确认、遗传方式与分子病因的认识是伴随着医学发展而逐步形成的。在医学发展的初期阶段，神经系统综合征的相关病例都是以个案的形成记载在医学文献中。随着分子生物学与分子遗传学的发展，人类细胞中癌基因与抑癌基因的发现和致癌机制研究，都为遗传性神经肿瘤综合征的病因学研究打下了良好的基础。

本章所述的所有遗传性神经肿瘤综合征的责任基因及其染色体定位都已被确定。这些综合征是由特定的遗传异常所致，具有明确的神经系统和神经系统以外的特征性表现。大多数遗传性肿瘤综合征是常染色体显性遗传，由肿瘤抑制基因突变所导致。根据 Knudson 的"二次打击假说"，一个失活的胚系突变引起"第一次打击"，继之而来的体细胞杂合性缺失的易感性增加，也就使第二次"打击"和引发肿瘤形成的易感性增加。认识这些综合征对临床医师来说很重要，因为这类病人常发病年龄轻并伴发神经系统以外的病症，疾病的自然史、治疗反应也均不同于散发病例。此外，这些综合征为我们理解与神经系统肿瘤发生相关的关键信号通路提供了很好的模型。因而，遗传肿瘤综合征的研究已经并将继续促进新型靶向治疗的开发，不仅可以用于家族性肿瘤的治疗，也可以用于散发性肿瘤治疗。表 20-0-1 列出了一些遗传性中枢神经系统肿瘤综合征，本章将主要讲述其中最常见或与临床关系密切的综合征及中枢神经系统肿瘤。

表 20-0-1　遗传性中枢神经系统肿瘤综合征

遗传综合征	责任基因	遗传类型	患下列肿瘤的风险				相关的神经系统肿瘤	神经系统外的表现
			胶质瘤	髓母细胞瘤	脑膜瘤	其他		
1型神经纤维瘤病	NF1	显性遗传	×			×	视神经胶质瘤,毛细胞型星形细胞瘤,脑膜瘤,良性和恶性外周神经鞘瘤	牛奶咖啡斑,雀斑,骨发育不良,虹膜异构体,乳腺癌,嗜铬细胞瘤,烟雾病,认知迟缓
2型神经纤维瘤病	NF2	显性遗传	×		×	×	脑膜瘤,前庭神经鞘瘤,星形细胞瘤	青少年后囊下白内障
家族性施万细胞瘤病	SMARCB1/INI1, LZTR1	显性遗传				×	施万细胞瘤,脑膜瘤	
结节性硬化复症	TSC1, TSC2	显性遗传	×		×		室管膜瘤,室管膜下巨细胞型星形细胞瘤,视网膜细胞瘤	肾错构瘤,心肌横纹肌瘤,肾癌,肾血管肌脂瘤,面部的血管纤维瘤,牙龈纤维瘤
希佩尔-林道(von Hippel-Lindau)病	VHL	显性遗传				×	小脑血管网状细胞瘤,脊髓血管网状细胞瘤	肺,肾脏,肝脏血管瘤,胰腺和肾脏的血管网状细胞瘤,双侧附睾乳头状囊腺瘤,肾细胞癌,肾上腺样瘤,副神经节瘤,嗜铬细胞瘤,胰腺癌,Vader壶腹腺癌
利-弗劳梅尼(Li-Fraumeni)综合征	TP53	显性遗传	×				星形细胞瘤,胶质母细胞瘤	横纹肌肉瘤,软组织肉瘤,骨肉瘤,乳腺癌,白血病,黑色素瘤,肾上腺皮质癌,淋巴组织或组织细胞的淋巴瘤,肺腺癌,性腺生殖细胞肿瘤,前列腺和胰腺癌
Cowden病	PTEN	显性遗传				×	小脑发育不良性节细胞瘤(Lhermitte-Duclos病)	面部毛鞘瘤,皮肤肿瘤,小肠错构瘤,乳腺癌的风险,甲状腺瘤/癌
Gorlin综合征	PTCH, PTCH1	显性遗传		×			小脑髓母细胞瘤	基底细胞痣,基底细胞癌,心脏纤维瘤,牙源性角化囊肿或多骨性骨囊肿,手掌或足底凹损,异位性钙化,卵巢纤维瘤,卵巢癌

续表

遗传综合征	责任基因	遗传类型	患下列肿瘤的风险				相关的神经系统肿瘤	神经系统外的表现
			胶质瘤	髓母细胞瘤	脑膜瘤	其他		
特科特(Turcot)综合征	hMSH2, hMLH1, hPMS, APC	显性遗传	×	×			髓母细胞瘤,胶质母细胞瘤,星形细胞瘤,室管膜瘤	家族性腺瘤性息肉病(髓母细胞瘤(胶质母细胞瘤),遗传非息肉性结肠癌),基底细胞癌,胃癌
卡尼(Carney)复合征	PRKAR1A	显性遗传				×	垂体腺瘤,黑色素性神经鞘瘤	眼睑和心房黏液瘤,黏液样皮下肿瘤,睾丸支持细胞瘤,垂体腺瘤,嗜铬细胞瘤,乳腺导管纤维腺瘤
横纹肌样肿瘤倾向综合征	SMARCB1/INI1					×	恶性横纹肌样肿瘤(即非典型畸胎瘤样横纹肌样肿瘤)	
黑色素瘤-星形细胞瘤综合征	CMM1, CMM2 或 CDKN2A, CDK4	隐性遗传	×				脑星形细胞瘤和其他中枢神经系统肿瘤	早期黑色素瘤,结构不良痣
毛细血管扩张样失调	ATM	隐性遗传	×	×			胶质瘤,髓母细胞瘤	小脑共济失调,舞蹈症,脊髓性肌萎缩,皮肤和结膜毛细血管扩张,各种免疫缺陷,淋巴瘤的风险,胃癌和乳腺癌
多发内分泌肿瘤	MEN1	显性遗传				×	垂体腺瘤	胰岛细胞腺瘤,甲状旁腺增生或腺瘤
视网膜母细胞瘤	RB1	显性遗传				×	松果体母细胞瘤(三侧性视网膜母细胞瘤)	视网膜母细胞瘤,骨肉瘤,其他恶性肿瘤

一、Ⅰ型神经纤维瘤病

Mark Akenside 医师记载：1761 年，一名 30 多岁的男士到 St. Thomas 医院就诊，他在有生的大部分时间忍受着头部、躯干、上下肢不断发生的肿瘤，这些病症来自于父亲的遗传。1822 年，苏格兰外科医师 James Wishart 报告了一位年轻面包师的病症和病理解剖发现，这位病人临床表现为进展性的双耳聋，颅脑肿瘤切除术后死于脓血症，病理解剖发现，除了双侧第八对脑神经的肿瘤以外，硬膜和脑还有多发的肿瘤。神经纤维瘤病之所以又称为 von Recklinghausen 病或 von Recklinghausen 神经纤维瘤，是因为 von Recklinghausen 医师在 1822 年首先系统报道了一组同时具有皮肤、外周和中枢神经系统肿瘤的病人。但由于Ⅰ型和Ⅱ型神经纤维瘤病存在一些相似的发病特点，在随后的时间里，临床医师常常将这两种病混淆。直到 1981 年Ⅰ型和Ⅱ型神经纤维瘤病各自的临床特点才被准确地归纳出来，von Recklinghausen 病也已专指Ⅰ型神经纤维瘤病（neurofbromatosis type 1，NF1）。

NF1 是最常见的基因遗传性神经系统疾病，较 NF2 常见，占神经纤维瘤病的 90% 以上，出生发生率为 1/3 000~1/4 000。此综合征与多个中枢神经系统和周围神经系统肿瘤有关。NF1 由位于 17 号染色体（17q11.2）上的 NF1 肿瘤抑制基因突变导致的。此基因编码神经纤维瘤蛋白，为胞浆蛋白，其公认的作用是在细胞增殖过程中作为 RAS-MAP 激酶通路的一个负性调控因子。当携带 NF1 胚系突变（即 NF1+/-）的病人的另一条野生型拷贝的等位基因也发生了体细胞缺失（NF1-/-）时就会形成肿瘤。

NF1 的遗传方式为常染色体显性，但有高达 50% 的病人可能由新发突变所致，成为首个家族发病成员。完全外显率是指人体内所有细胞都结构性表达胚系失活的 NF1。但 NF1 表达也可以形式多变，意味着基因型相似的个体之间的症状表现可能变化很大。因此，肿瘤的发生在任何一个病人都不能得到预测，家族成员患病与否对其他人来说也无预测意义。确切原因仍未知，可能的影响因素包括肿瘤微环境、其他基因或周围细胞的单倍剂量不足。

1. **临床诊断标准**　NF1 的临床诊断是基于皮肤、眼科、肌肉骨骼和神经系统的临床表现。诊断标准包括下列中的至少两项：①6 个或以上的皮肤牛奶咖啡斑，青春期前病人每块斑块的最大径≥5mm，或青春期后的病人每块斑的最大径≥15mm；②2 个或以上任何类型的神经纤维瘤或出现一个丛状神经纤维瘤；③皮肤褶皱处的雀斑；④视神经胶质瘤；⑤两个或以上的虹膜错构瘤（lisch 结节），表现为半透明的黄色或棕色隆起；⑥明显的骨病（如蝶骨发育不良、长骨变薄并伴或不伴假关节）；⑦一级亲属患 NF1。这些标准能很好的预测 NF1，95% 以上符合标准的病人遗传检测中可获得阳性结果。

2. **中枢神经系统 NF1 及治疗**　NF1 的神经系统肿瘤包括外周和中枢病变。毛细胞型星形细胞瘤（WHO Ⅰ级）是最常见的中枢神经系统肿瘤，15% 以上的 NF1 病人会发生毛细胞型星形细胞瘤。患有 NF1 的儿童，毛细胞型星形细胞瘤最常表现为视路胶质瘤（OPGs）。事实上，NF1 病人中，OPGs 占中枢神经系统肿瘤的 2/3。OPGs 在 NF1 中很常见，因此被纳入诊断标准。一旦在儿童中发现 OPGs，应立刻进行 NF1 评估。估计大约 15%~20% 的 NF1 患儿伴有 OPGs，但仅约 1/3 病人出现临床症状。肿瘤的临床症状可能是下列症状的组合：视力丧失、眼球突出、性早熟或视野缺损。NF1 所发生的 OPGs 一般进展缓慢，如果过了青春期仍无症状，多数在成人期会保持稳定，或偶尔消退。视路外的胶质瘤也能发生，高级别胶质瘤很少见。

患有 NF1 的儿童在青春期前每年都应进行综合的眼科评估来筛查 OPGs，青春期后每两年筛查一次。神经影像学筛查存在争议，除非存在临床症状，一般不建议进行。具有明确病变的病人，推荐颅脑（包括眼眶）磁共振增强扫描，应与眼科评估一起进行。

对于伴有 OPGs 的 NF1 病人，确定是否需要治疗以及何时开始治疗是最具挑战性的决策之一。临床干预应该只针对那些症状或相关影像进展的病人。临床治疗的典型指征包括视力进行性下降、眼球突出严重和性早熟。如指征明确，治疗应该在多学科组成的团队指导下进行。总的治疗原则为：存在严重视力障碍（视力<0.5）者应接受治疗，外科手术可切除孤立的视神经肿瘤；对于<5 岁的患儿可先采取化学治疗，使肿瘤得到暂时控制，>5 岁时再考虑施行放射治疗。放射治疗虽可以改善视力并减缓肿瘤的生长速度，但会造成垂体功能下降；对于弥漫性视神经胶质瘤，可选择卡铂或卡铂+长春新碱进行化学治疗；对于复发性肿瘤患儿,是否给予加强治疗尚存争议。

Ⅰ型神经纤维瘤病病人接受放射治疗后,有可能诱发其他中枢神经系统肿瘤,如视神经胶质瘤经放射治疗后发生脑桥小脑角区施万细胞瘤。对 NF1 病人行放射治疗将显著提高风险,导致如继发恶性肿瘤、认知减退和血管狭窄,必须慎重考虑。

视路以外的胶质瘤可发生于脑干、间脑或小脑,偶发于大脑。这些肿瘤更可能是症状性的,最常伴有颅内压升高。患有 NF1 的儿童发生视路以外的胶质瘤倾向于良性发展过程。相反,成人视路以外的胶质瘤,即使采取最大限度地手术切除以及放射治疗、化疗,会使肿瘤具有更强的侵袭性行为,也仍会进展。所有视路以外的占位病变应该通过影像学进行监测。肿瘤快速生长或临床恶化应该施行手术活检,获得肿瘤级别。对低级别病变考虑治疗时,如果可行,应推迟放射治疗。对高级别病变的治疗与散发病变的类似,都应实施最大限度的安全切除,以及放射治疗和化疗。Ⅰ型神经纤维瘤病伴发脑实质星形细胞瘤:应根据肿瘤部位、大小和具体情况争取手术切除。

对 NF1 肿瘤发生的生物化学通路的深入理解促进了新型治疗药物的发展。小规模研究的早期报道激发了对这类治疗方案的热情。前瞻性研究正在进行,例如药物依维莫司。

二、Ⅱ型神经纤维瘤病

NF2 为常染色体显性遗传病,出生发生率为 1/33 000～1/40 000。NF2 的特征是同时发生多种中枢神经系统和外周神经系统肿瘤,包括颅、脊髓和外周的施万细胞瘤、室管膜瘤和脑膜瘤。但实际上,NF2 与神经纤维瘤不相关。NF2 是由位于 22 号染色体(22q12)上的 NF2 肿瘤抑制基因突变导致的,此基因编码神经膜蛋白,是一个关键的支架酶,作用于膜相关蛋白与肌动蛋白细胞骨架的连接。尽管 NF2 控制细胞增殖的作用尚未完全弄清,但 NF2 确实作用于几个细胞增殖信号通路,包括 Hippo-YAP、ERK 和 Ras/Rac/PAK 信号通路。

如同 NF1,NF2 中神经膜蛋白是肿瘤抑制蛋白,需要胚系突变和体细胞突变都存在才引发肿瘤。NF2 也存在完全外显率,高达 50% 的病人具有新发突变,平均发病年龄为 22 岁。不同于 NF1,突变的类型和性质都会影响病情的严重程度、发病年龄和疾病的其他表现。NF2 遗传嵌合率高,即仅在一小部分体细胞中携带 NF2 突变,这种现象在高达 25%～30% 的新发 NF2 突变病人中存在。这种遗传嵌合体一般发病较晚且疾病进展较缓慢。

1. **临床诊断标准**　NF2 的临床诊断标准包括肿瘤性和非肿瘤性表现。临床标准:①双侧前庭神经施万细胞瘤;或②NF2 家族史合并下面两者之一,单侧前庭神经施万细胞瘤或任意两种 NF2 相关的其他肿瘤:脑膜瘤、神经鞘瘤、胶质瘤,包括青少年后囊下白内障的表现。相比 NF1,皮肤表现不太常见。牛奶咖啡斑和皮肤肿瘤可见于 NF2 病人,但数量较少。典型的皮肤肿瘤是施万细胞瘤,但神经纤维瘤也偶尔见到。

2. **中枢神经系统 NF2 及治疗**　总体治疗原则:对 NF2 伴发的各种肿瘤应积极地进行手术切除。双侧前庭神经施万细胞瘤(WHO Ⅰ级)是 NF2 的特征表现。听力丧失、耳鸣、平衡障碍和眩晕(少见)都可能是这些肿瘤的预兆。约 50% 的病人会患有多发脑膜瘤。这些都是典型的良性病变。当然病理为高级别的肿瘤也可能出现。脑膜瘤病尽管常见,但临床处理仍具有挑战性。另外,由脑膜瘤和施万细胞瘤构成的碰撞瘤具有诊断的特征性,同时治疗上也极具挑战。

脊髓的室管膜瘤大约发生于 33%～53% 的病人。一般无症状,呈隐匿性,最常位于延颈髓交界部位或颈髓。与散发病例相比,脑和腰髓的室管膜瘤在 NF2 中并不常见。其他的神经系统肿瘤,包括脑神经、外周神经和皮肤的施万细胞瘤也能见到;当颅内出现多发病变,以及少见情况下出现的进展性外周神经病变时,临床处理也很棘手。

NF2 相关性肿瘤的处理是复杂的,应该在多学科团队指导下进行。对 NF2 确诊或疑似病人的首次评估应包括:全面的病史和体格检查、正规的听力测定,颅脑 MRI 应加行内听道冠状位扫描、轴位薄层扫描(3mm 层厚)和颈椎 MRI 以评估脊髓室管膜瘤。是否行全脊柱脊髓的常规成像,取决于不同医师的决定。眼科学的基线检查很重要,用以评估后囊下白内障(青少年 NF2 的特征病症)或其他眼科表现。

确诊后,病人应该每间隔 6 个月对可疑病变进行神经影像学检查和听力测定,以记录肿瘤生长和功能变化的轨迹。多数伴有前庭神经施万细胞瘤的病人需每年进行包括内听道薄扫在内的神经影像检查和听力测定。进行脊柱脊髓影像的频率取决于肿瘤负荷和病人症状。

不同于散发性施万细胞瘤,NF2 相关性肿瘤的处理在共识推荐中已有综合性评述。对每一个肿瘤都实施切除既不可行也无临床必要。治疗应该关注于保留功能和最大化保证生活质量。对于前庭神经施万细胞瘤,手术仍是治疗的最重要手段。双侧前庭神经施万细胞瘤是 NF2 的治疗难点,对此类病人应施行个体化治疗方案。所有接受手术治疗者均须行术前评估,内容包括年龄和身体状况、双侧肿瘤的大小、评估双耳听力受损程度及进展、评估面瘫及其相邻脑神经受累程度。是否伴有脑干压迫及颅内高压等。最佳手术时机尚不明确。关于小肿瘤(<1ml)是否能获得肿瘤全切和听力保留,存在争议。由于双侧前庭神经施万细胞瘤见于大多数 NF2 病人,听力保留是手术的主要目标。手术切除的其他目标是保护脑干和大脑脚,或者在肿瘤累及其他脑神经前减小多组脑神经病变的风险。显微手术在一些病例中尽管能够保留听力和面神经功能,但术中未获全切的病变会再生长,仍需要进一步的治疗。证据表明,听力丧失可由各种各样的病理生理过程引起,包括前庭神经受压、耳蜗孔堵塞、迷路内蛋白积聚、原发性听毛细胞功能障碍以及其他机制。因此听力保留的可能性预测起来非常复杂。手术切除不能恢复已经丧失的听力功能(尽管减压在一些病例中能有帮助)。NF2 肿瘤质地坚硬,呈分叶状,包膜不完整,血供丰富,面、听神经多被肿瘤包裹而非推移,从而造成手术中面、听神经的保留率明显低于散发性前庭神经施万细胞瘤。对于手术危险高、拒绝接受手术或高龄病人,放射治疗可达到短期控制肿瘤的目的,但离子照射可能会促进遗传性神经肿瘤综合征病情的恶性进展和肿瘤侵袭性增高。

近来,各种靶向药物正在成为 NF2 潜在的治疗方式。2010 年有研究报道,使用贝伐单抗治疗 NF2 相关性前庭神经施万细胞瘤时,听力和影像学反应率约为 40%。另外,也有前瞻性研究正在评估贝伐单抗、拉帕替尼、依维莫司和其他靶向药物的作用,可能会影响未来对 NF2 相关性前庭神经施万细胞瘤的治疗。

NF2 相关性脑膜瘤的治疗类似于散发病例,手术是主要的治疗手段。许多病人会发生无症状性脑膜瘤病手术则应该针对那些肿瘤快速生长或导致症状性神经功能下降的脑膜瘤。由于外照射放射治疗有导致肿瘤继发恶性变和神经功能障碍的风险,因此应当慎重使用。脊髓室管膜瘤进展缓慢,以观察为主。

三、结节性硬化复征

结节性硬化复征(TSC)是一种常染色体显性遗传病,出生发病率约 1/10 000~1/6 000,是仅次于 NF1,为第二高发的遗传性神经系统肿瘤综合征。又名 Bourneville 病或 Bourneville-Pringle 病,由 Bourneville 医师在 1880 年首先描述。该综合征的特征性表现为发生错构瘤和皮肤、脑、心脏和肾脏部位的良性肿瘤,并常伴有其他特点,包括认知缺陷、神经行为异常(如孤独症)和癫痫。发病原因是两个 TSC 肿瘤抑制基因中的一个发生了突变。TSC1 基因位于 9 号染色体(9q34),编码错构瘤蛋白;TSC2 位于 16 号染色体(16p13),编码微管蛋白。这两个蛋白形成异二聚体通过抑制 mTOR 通路来调控细胞增殖。

神经系统外的表现包括:皮肤血管纤维瘤,甲周纤维瘤,心脏横纹肌瘤,小肠息肉,内脏囊肿,肺淋巴管肌瘤病,肾脏血管平滑肌脂肪瘤。中枢神经系统病症包括:皮层错构瘤,即皮层结节,皮层下神经胶质错构瘤,室管膜下结节以及视网膜和室管膜下巨细胞型星形细胞瘤(SEGAs)。临床三联征:癫痫发作、智力低下和皮脂腺瘤。

1. **临床诊断标准**　TSC 确诊需要满足 2 个主要标准,或 1 个主要及 2 个次要诊断标准。可能的结节性硬化复征需满足一种主要症状附加一种次要症状。疑似结节性硬化复征需满足:一种主要症状或两种及两种以上次要症状。①主要诊断标准:皮肤表现:面部血管纤维瘤,指甲纤维瘤,超过 3 个低黑色素叶状白斑,鲨革斑;脑及眼部病变:皮质结节,室管膜下结节,室管膜下巨细胞星形细胞瘤,多发视网膜结节错构瘤;其他器官肿瘤:心脏横纹肌瘤,淋巴管平滑肌瘤病,肾血管平滑肌脂肪瘤。②次要诊断标准:直肠息肉,牙釉质凹陷,骨囊肿,脑白质迁移异常,牙龈纤维瘤,非肾错构瘤,视网膜脱色斑,斑驳样皮肤斑,多发肾囊肿。

2. **中枢神经系统肿瘤及治疗**　皮质结节很常见,发生于约 70% 的病人。这些静止性的病变代表发育不良的区域,一般被认为是由于神经元迁移紊乱所致。影像学表现为在大脑皮质灰白质交界区非强化的 T_2 加权像或 FLAIR 像高信号,T_1 加权低信号。这一病变部位有很高致痫性,在 TSC 病人中癫痫发生率达 85%。研究证明,其结节负荷与癫痫及认知障碍存在相关性。

室管膜下结节是一种良性错构瘤,由表面包被有室管膜的异常的胶质和血管组织组成,常位于尾状核头部和侧脑室之间。高达 90% 的 TSC 病人出现室管膜下结节,表现为非均一性、无增强的病变,常伴病灶内钙化。室管膜下巨细胞型星形细胞瘤是一种生长缓慢的良性肿瘤,几乎仅见于 TSC 病人。高达 20% 的 TSC 病人合并有 SEGAs,典型发病年龄为 20 岁以下。该病可无症状,可在癫痫评估的常规筛查中发现,或者于癫痫跌倒发作或因肿瘤位于室间孔水平出现脑脊液流出障碍等其他表现时而被发现。从病理方面看,这些肿瘤属于 WHO Ⅰ级星形细胞瘤,特征为钙化且界限清楚的大肥胖细胞,类似于星形细胞,增殖指数低。不同于室管膜下结节,室管膜下巨细胞型星形细胞瘤影像学上几乎都表现为均一增强。

皮质结节属于良性病变,但若造成难治性癫痫,就应进行治疗。外科手术干预是一种选择,确定致痫灶通常需要结合癫痫术前评估和住院癫痫监测、单光子发射计算机断层扫描(SPECT)、正电子发射断层成像(PET)或脑磁图等。在一些罕见的严重顽固性癫痫病例中,胼胝体离断术或其他更积极的干预可予考虑。

室管膜下结节是良性肿瘤,不需要进行干预治疗,但可能转化为室管膜下巨细胞型星形细胞瘤,因此需要密切的影像学随访评估其生长或新强化病灶。在随访期间,若影像学检查发现儿童或成年室管膜下巨细胞型星形细胞瘤,可在病人出现临床症状前手术予以切除,防止因肿瘤局部侵袭及肿瘤增大而增加手术的难度,导致手术后并发症。肿瘤应争取全切除,如有残余可在术后辅助放射治疗。无症状性室管膜下巨细胞型星形细胞瘤常需影像学密切随访。一旦出现症状,手术切除是主要的治疗方式,且能治愈。但是,一些病例无法做到完全切除病灶,需要寻找另外的治疗手段。TSC 相关性中枢神经系统病变所致梗阻性脑积水可选用脑室腹腔分流术或者其他脑脊液分流方法得到缓解。靶向药物,包括 mTOR 通路抑制剂,如依维莫司、西罗莫司、地磷莫司(即雷帕霉素)在 SEGAs 治疗方面已具有肯定性的作用,依维莫司已经被批准用于治疗 TSC 合并 SEGAs 的病人。除了对肿瘤有效以外,初步数据提示此类靶向药物可能具有更广泛的作用,如减少癫痫发作及改善认知功能。SEGA 很少复发,恶性转化亦不常见,仅有个案报道。

四、希佩尔-林道病

希佩尔-林道(von Hippel-Lindau)病(VHL 病)是一种常染色体显性遗传病,出生发病率 1/36 000 ~ 1/31 000。1904 年,von Hippel 医师报告了 2 例有家族史的视网膜血管瘤病例;1926 年,Lindau 医师进一步把视网膜血管瘤和小脑血管瘤,以及肾和胰腺病变联系起来;以后发现该病还可伴发嗜铬细胞瘤和附睾囊腺瘤等。1964 年,Melmon 和 Rosen 在全面总结了上述病症表现基础上,正式命名该病为 von Hippel-Lindau 病。这一综合征具有导致多器官囊性病变和肿瘤性病变的倾向,包括各种各样的良性和恶性肿瘤。VHL 病是由 3 号染色体(3q25)上 VHL 肿瘤抑制基因的胚系突变所致。其编码的 VHL 蛋白(pVHL)参与下调缺氧诱导转录因子。

神经系统以外的临床表现包括多发的血管网状细胞瘤、肾囊肿、肾透明细胞癌、嗜铬细胞瘤、内淋巴囊瘤和其他器官的囊腺瘤。中枢神经系统的血管网状细胞瘤是最具特征性的神经系统表现,常见于小脑和脊髓。

1. 临床诊断标准　von Hippel-Lindau 病的临床诊断建立于以下两个方面:孤立病例出现≥两种特征性病变即可明确诊断,包括 2 个或 2 个以上视网膜或脑组织血管网状细胞瘤;或单发血管网状细胞瘤合并内脏表现如肾囊肿、胰腺囊肿、肾细胞癌、肾上腺及肾上腺以外的嗜铬细胞瘤,以及较少见的内淋巴囊肿瘤、附睾或阔韧带乳头状囊腺瘤和胰腺的神经内分泌肿瘤。有阳性 von Hippel-Lindau 病家族史的非症状性病人,若 60 岁以前有以下 1 种或超过 1 种疾病表现则可明确诊断,如视网膜血管瘤、脊髓或小脑血管网状细胞瘤、嗜铬细胞瘤、多发性胰腺囊肿、附睾囊腺瘤、多发肾囊肿和肾细胞癌等。

2. 中枢神经系统肿瘤及治疗　小脑血管网状细胞瘤是囊性的富含血管的 WHO Ⅰ级肿瘤,主要发生于成人。尽管中枢神经系统血管网状细胞瘤少见,在所有中枢神经系统肿瘤中不足 2%,但约 30% 病人患有 VHL 病。此外,VHL 病相关性血管网状细胞瘤倾向于多发,且年轻人发病(平均年龄为 33 岁)多见,而散发性血管网状细胞瘤发病的平均年龄为 43 岁。病理组织学上,这些良性的缓慢生长的病变表现为毛细血管网上镶嵌着大的多角形基质细胞,会让人联想起肾细胞癌的表现。

中枢神经系统血管网状细胞瘤,一旦被发现就必须慎重地进行随访。约 20% 的小脑和脑干血管网状细胞瘤有瘤囊,瘤囊进行性增大会使病人出现颅内压升高和神经功能缺损症状。有学者主张,无论症状性还是非症状性血管网状细胞瘤均应尽早手术切除,但也有学者认为对非症状性病灶应采取影像学随访。大多数中枢神经系统的血管网状细胞瘤最终都需进行临床干预。手术前可先行动脉栓塞,尤其适用于广泛累及脊髓的肿瘤,有助于减少手术中出血风险。伽马刀可用于小的或无法行手术治疗的肿瘤,虽可减小实体肿瘤的体积,但不能阻止瘤囊形成。单病灶的血管网状细胞瘤,尤其是位于小脑者,手术效果良好;但多中心、位于脑干或脊髓的血管网状细胞瘤手术风险较高。有研究显示,对于多发性血管网状细胞瘤应首先对直径>2cm 的病灶行单次或分多次手术切除,直径<2cm 的病灶行伽马刀治疗控制肿瘤进展。

五、利-弗劳梅尼综合征

利-弗劳梅尼(Li-Fraumeni)综合征是一种少见的常染色体显性遗传病,病人容易发生多种肿瘤,包括经前乳腺癌、骨肉瘤、软组织肉瘤、急性白血病、肾上腺皮质肿瘤和脑肿瘤。Li 和 Fraumeni 根据调查 280 例儿童横纹肌肉瘤的病历记录和 418 例死亡证明,报道在 5 个家族成员中有不同类型的癌症高度集中的现象。这一综合征是由肿瘤蛋白 53(TP53)基因的胚系错义突变所致,p53 蛋白调控细胞凋亡和 DNA 修复,而这些失活性突变破坏了 p53 蛋白的正常功能。

1. 临床诊断标准　Li-Fraumeni 综合征可以分为两种类型:即经典 Li-Fraumeni 综合征和 Li-Fraumeni 样综合征。经典 Li-Fraumeni 综合征的诊断标准:先证者在 45 岁以前罹患肉瘤;附加一级亲属在 45 岁以前罹患任何癌症或附加一级或二级亲属在 45 岁以前患癌症,或在任何年龄患肉瘤。Li-Fraumeni 样综合征的诊断标准:先证者在儿童期患癌症或肉瘤、脑肿瘤,或 45 岁以前患肾上腺皮质肿瘤;附加一级或二级亲属在任何年龄发生典型的 Li-Fraumeni 样综合征相关肿瘤(肉瘤、乳腺癌、脑肿瘤、肾上腺皮质肿瘤或白血病);或附加一级或二级亲属在 60 岁以前患有癌症。

2. 中枢神经系统肿瘤及治疗　中枢神经系统肿瘤发生于 10% 的 Li-Fraumeni 综合征的病人。肿瘤包括幕上的原始神经外胚层肿瘤、脉络丛癌和髓母细胞瘤,常发生于 45 岁以前。神经影像学筛查的作用还不确定。与散发性中枢神经系统肿瘤类似,应基于肿瘤的类型和病理级别来采取适当治疗,包括手术、化疗或放射治疗或综合治疗。无论中枢神经系统肿瘤还是中枢神经系统以外的肿瘤,均要争取手术切除,并给予其他辅助治疗。

六、Cowden 病

Cowden 病是一种少见的常染色体显性遗传病,出生发病率约 1/250 000。此综合征是由 10 号染色体(10q22-23)上的 PTEN 基因发生胚系突变所致。PTEN 在 PI3K-AKT-mTOR 细胞增殖信号通路中是一个重要的肿瘤抑制因子。外科医师应当清楚地认识到 Cowden 病和各种各样的系统性癌症之间的关系,包括甲状腺癌、乳腺癌和子宫癌。所以,对这些癌症进行适当的常规筛查是必须的。其他临床表现,包括毛鞘瘤、面部或颈部的良性皮肤赘生物、错构瘤、皮肤肿瘤,脑膜瘤也能见到。

1. 临床诊断标准　Cowden 病的主要诊断标准为:乳腺癌;甲状腺癌尤其是滤泡性甲状腺癌;巨颅症(发生率>97%);Lhermitte-Duclos 病。次要诊断标准:其他甲状腺疾病(如甲状腺腺瘤、多结节性甲状腺肿);精神发育迟缓(IQ<75);胃肠道错构瘤;乳腺纤维囊性疾病;脂肪瘤;纤维瘤;泌尿生殖系统肿瘤(如子宫平滑肌瘤)或畸形。个人发病符合下列条件者亦可明确诊断:①出现皮肤黏膜病灶,并符合:存在超过 6 个面部丘疹病灶,其中 3 个或以上须是毛根鞘瘤。出现面部皮肤丘疹和口腔黏膜多发乳头瘤(组织学特点为良性纤维瘤)。出现口腔黏膜多发乳头瘤和肢体远端皮肤角化病灶。手掌及足距面出现 6 个或以上角化病灶。②符合两项主要诊断条件,而且其中一项必须是巨颅症或 Lhermitte-Duclos 病。③符合一项主要诊断标准以及 3 项次要诊断标准。④符合 4 项次要诊断标准。家族发病符合下列条件者可明确诊断:

①家族中已有诊断明确的病例,并符合一项主要诊断标准伴或不伴次要诊断标准。②家族中已有诊断明确的病例,同时符合两项次要诊断标准。

2. **中枢神经系统肿瘤及治疗** 最常见的中枢神经系统肿瘤是小脑发育不良性神经节细胞瘤,当出现这种表现时,又称为 Lhermitte-Duclos 病(LDD)。在成人,LDD 是 Cowden 病的典型特征,由缓慢生长的良性错构瘤性扩大的小脑皮质构成。成因是发育不良的异常神经节神经元取代了小脑的浦肯野和颗粒细胞。影像的典型表现为,小脑叶的非增强性扩大,形成条纹状或虎斑状的外观。大约40%的病人缓慢进展为小脑综合征,表现为共济失调、颅内压增高和头痛。考虑到疾病的进展性,无症状的病人应行系列成像检查。对于有症状的病人,尽管由于肿瘤无明确边界而不能做到完全切除,手术切除仍是唯一有效的治疗方法,以减轻肿瘤占位效应和脑积水。对于复发肿瘤,放射治疗并不一贯有效。尽管手术能解决梗阻性脑积水,小脑症状仍会存在。

七、家族性施万细胞瘤病

家族性施万细胞瘤病是指多发施万细胞瘤而无双侧前庭神经施万细胞瘤的表现,病人多发展为脊柱、皮下、脑神经施万细胞瘤,5%的病人可患有脑膜瘤。遗传学角度分析,施万细胞瘤病不同于 NF2,但临床上很难区分,因为少数施万细胞瘤病的病人符合 NF2 的诊断标准。

家族性施万细胞瘤病的发病率目前还不确定,估计高达 1/40 000。约15%的病人有家族史,大部分病例是散发的。家族性施万细胞瘤病的基因突变定位于 22 号染色体,接近于 NF2 的基因位点。目前,在 22 染色体上鉴定出的两个致病基因是 SMARCB1 和 LZTR1。

1. **临床诊断标准** 病人需要符合下列诊断标准:2 个或以上非皮内解剖学上明显的施万细胞瘤(至少有一种组织学证实),颅脑扫描未见双侧前庭神经施万细胞瘤的证据,NF2 胚系突变阴性;或一种病理上证实的施万细胞瘤,单侧的前庭神经施万细胞瘤或颅内脑膜瘤和一级亲属确诊施万细胞瘤病;或 SMARCB1 或 LZTR1 胚系突变和一种病理学上证实的施万细胞瘤或脑膜瘤。单侧前庭神经施万细胞瘤或脑膜瘤的存在不能排除诊断。

2. **中枢神经系统肿瘤及治疗** 家族性神经鞘瘤病中枢神经系统常发的肿瘤为神经鞘瘤和脑膜瘤,同散发的病例一样,手术切除是可靠的治疗方式。

八、横纹肌样瘤

横纹肌样瘤是极具侵袭性和致死性的人类癌症之一,常见于婴幼儿,任何年龄段都可发病。由 SMARCB1(INI1)或 SMARCA4(BRG1)等位基因的结构性缺失或失活引起的常染色体显性遗传病,特征是高风险发展成为恶性横纹肌样肿瘤。横纹肌样肿瘤主要位于脑、肾脏、椎旁软组织、心脏、纵隔以及肝脏组织,大约 1/3 的病人存在中枢神经系统的表现。肿瘤发生于中枢神经系统,被称为非典型畸胎瘤。1987 年 Biggs 首次报道原发于中枢神经系统的横纹肌样瘤。该肿瘤除含有横纹肌样细胞外,还含有 PNET 样区域、肿瘤性间质成分和上皮组织,类似于畸胎瘤,但又缺乏典型的畸胎瘤组织分化特点,生殖细胞的标志物全部为阴性。1996 年 Rorke 等命名此肿瘤为非典型畸胎瘤样/横纹肌样瘤(AT/RT)。

1. **临床诊断标准** 目前对于 AT/RT 的正式诊断标准尚无共识。诊断建立在先证者的基础上并具备下面的两条:同步或合并发生的横纹肌样瘤和/或横纹肌样瘤家族病史;和/或多发性 SMARCA4 或 SMARCB1 缺陷的肿瘤。通过分子遗传学检测可鉴定存在 SMARCA4 或 SMARCB1 的胚系致病因素。

2. **中枢神经系统肿瘤及治疗** AT/RT 约占儿童脑肿瘤的 1%~2%,20%的病人在 3 岁之前发病。确诊时大于 3 岁的病人,尤其接受了放射治疗和化疗,存活率似乎更好。临床治疗主要是以手术切除为主的综合治疗。尚无标准的化疗方案,常包含烷化剂、大剂量甲氨蝶呤等。手术切除肿瘤后早期接受放射治疗能更好地延长生存期。

九、特科特综合征

1959 年,Turcot 报道了中枢神经系统肿瘤和结肠癌共患病的特科特(Turcot)综合征,常染色体显性遗

传病,特征是结肠腺瘤性息肉病和/或结肠癌与恶性神经上皮肿瘤共患病。Turcot 综合征有两个亚类:
Ⅰ型为 DNA 错配修复基因种系突变引起,发展成遗传性非息肉病性结肠癌,病人占结直肠癌发病的 4%,
伴发胶质母细胞瘤;Ⅱ型为 APC 基因种系突变引起家族性腺瘤性息肉病伴发髓母细胞瘤。

　　1. **临床诊断标准**　Turcot 综合征诊断依赖于家族性腺瘤性息肉病和遗传性非息肉病性结肠癌的诊
断。家族性腺瘤性息肉病诊断标准:出现超过 100 个结肠直肠腺瘤性息肉;或虽腺瘤性息肉数目少于 100
个,但一级亲属中有被明确诊断的家族性腺瘤性息肉病;如同时具有其他表现如色素膜上皮增生则更支持
诊断。遗传性非息肉病性结肠癌的诊断:根据 Amsterdam 标准,家族中至少有 3 例发生病理明确诊断的结
肠直肠癌,其中 1 例是其他 2 例的一级亲属。至少连续二代发病。至少 1 例在结肠直肠癌诊断时的年龄
<50 岁。排除家族性腺瘤性息肉病的可能。但该标准未考虑结肠外发生的恶性肿瘤的重要性,于是 Am-
sterdam 标准Ⅱ规定家族中至少有 3 例以上罹患遗传性非息肉病性结肠癌相关癌(结肠直肠癌、子宫内膜
癌、胃癌、卵巢癌、小肠癌、输尿管和肾盂癌、脑肿瘤、胆管癌、皮肤癌),其他标准同前。

　　2. **中枢神经系统肿瘤及治疗**　中枢神经系统的 Turcot 综合征可以伴发髓母细胞瘤、胶质母细胞瘤、
间变性星形细胞瘤,以及恶性淋巴瘤、垂体腺瘤、脑膜瘤、颅咽管瘤、颈髓星形细胞瘤和少突胶质细胞瘤等。
病人常在 10~20 岁罹患髓母细胞瘤,发病高峰为 15 岁。对于中枢神经系统肿瘤,总体治疗原则与散发性
肿瘤相同。

十、痣样基底细胞癌综合征

　　痣样基底细胞癌(Gorlin)综合征是 PTCH 基因种系突变引起的常染色体显性遗传病,特征是广泛的发
育异常和伴发良性和恶性肿瘤。主要临床表现包括多发皮肤基底细胞癌、牙源性角化囊肿、掌跖皮肤凹
损,以及中枢神经系统发生颅内钙化、巨颅症、髓母细胞瘤。

　　1. **临床诊断标准**　Gorlin 综合征的主要诊断标准:20 岁以前出现 2 个或以上皮肤基底细胞癌;腭部出
现牙源性角化囊肿;3 个或以上掌跖面的皮肤凹损;大脑镰有双片钙化;肋骨分叉、融合或呈"八字"型肋
骨;一级亲属中有明确的 Gorlin 综合征病人。次要诊断标准:巨颅畸形,先天畸形(唇裂、腭裂、额隆起、粗
糙面容、五官器官距离过远),先天性翼状肩胛骨畸形,胸骨畸形,并指(趾)畸形等骨骼的其他异常;影像
学异常如蝶鞍桥接、椎骨等异常(半脊椎或椎体融合扩大、手足形状缺陷或手足出现火焰形透光),卵巢纤
维瘤,髓母细胞瘤。

　　病人临床表现符合两项主要诊断标准,或一项主要标准及两项次要标准时可明确诊断为 Gorlin 综合
征。在儿童期,上述诊断标准并不都有所表现,例如,Shanley 等所报告的 Gorlin 综合征病例系列,基底细
胞癌的平均发生年龄是 20 岁,而腭囊肿的首次发现平均年龄是 15 岁;同样,掌部皮肤凹损也并不都表现。
因此,基底细胞癌、腭囊肿和掌部皮肤凹损这 3 项主要诊断标准在儿童病人中的表现有所不同,造成临床
确诊困难。

　　2. **中枢神经系统肿瘤及治疗**　散发性髓母细胞瘤的治疗包括手术切除、化学治疗和放射治疗。但
Gorlin 综合征出现的髓母细胞瘤多见于 2 岁以上病人,低龄本身就是髓母细胞瘤的一项不良预后因素;而
且,放射治疗方案对此类病人也有极大的局限性:其一,Gorlin 综合征病人对离子照射十分敏感,治疗性照
射剂量可以诱发多发性基底细胞癌,有些病人甚至可以出现数千个医源性基底细胞癌病变;其二,对 3~5
岁以下儿童实施治疗性照射会严重影响脑发育,如果符合接受放射治疗的年龄要求和必须采取放射治疗
者,也应采取避免皮肤放射损害和颅后窝局部照射等措施。对低龄儿童可以采用化学治疗进行干预。
Gorlin 综合征病人的髓母细胞瘤多为促纤维增生性亚型,侵袭性低于典型的髓母细胞瘤,但仍属 WHO Ⅳ
级肿瘤。医师有责任告诫 Gorlin 综合征病人,避免阳光暴晒,并在治疗过程中减少或尽量避免放射成像检
查和治疗性照射。

　　遗传性神经系统肿瘤综合征并不常见,但却是中枢神经系统肿瘤的重要致病原因。在这些综合征中,
出现中枢神经系统肿瘤的病人常为年轻人,发生肿瘤的类型多样而增加了治疗决策的复杂性,常表现有特
征性的非神经系统疾患,也常遵循不同的疾病自然史。意识到上述情况以及这些综合征所致肿瘤与散发
性肿瘤的相对区别,能优化治疗决策的制定和改善预后。对于这些综合征中发生的生长缓慢的肿瘤,监测

和早期手术治疗能延长生存期和提高生活质量。在这些综合征中,通过对导致肿瘤发生的主要信号通路进行分析得到了重要数据,这些数据为综合征背景下散发性肿瘤的治疗转化带来了令人欣喜的进展,使针对特定肿瘤的新靶向药物得以研发出来。遗传性神经肿瘤综合征的预防和治疗从根本上,可能还要依赖分子生物学和分子遗传学的发展。由于这些遗传性肿瘤综合征均为单基因突变致病,通过基因工程对发生胚系突变的生殖细胞或植入前胚胎细胞进行基因修饰,恢复野生型基因的正常序列,有可能彻底阻断疾病在家族中的传递。

(于圣平　杨学军)

参 考 文 献

[1] 杨学军.现代神经肿瘤学研究新世纪十年进展[J].中国现代神经疾病杂志,2010,(1):103-110.

[2] 杨学军,浦佩玉.遗传性神经肿瘤综合征的分子生物学与分子遗传学[J].中国现代神经疾病杂志,2007,7(4):306-313.

[3] 杨树源.神经外科学[M].2版.北京:人民卫生出版社,2015.

[4] Evans DG,Bowers NL,Tobi S,et al. Schwannomatosis:a genetic and epidemiological study[J]. Journal of neurology,neurosurgery,and psychiatry,2018,89(11):1215-1219.

[5] Foulkes WD,Kamihara J,Evans DGR,et al. Cancer Surveillance in Gorlin Syndrome and Rhabdoid Tumor Predisposition Syndrome[J]. Clinical cancer research,2017,23(12):e62-e67.

[6] Johansson G,Andersson U,Melin B. Recent developments in brain tumor predisposing syndromes[J]. Acta oncologica,2016,55(4):401-411.

[7] Nielsen SM,Rhodes L,Blanco I,et al. Von Hippel-Lindau Disease:Genetics and Role of Genetic Counseling in a Multiple Neoplasia Syndrome[J]. Journal of clinical oncology:official journal of the American Society of Clinical Oncology,2016,34(18):2172-2181.

[8] Rodriguez FJ,Stratakis CA,Evans DG. Genetic predisposition to peripheral nerve neoplasia:diagnostic criteria and pathogenesis of neurofibromatoses,Carney complex,and related syndromes[J]. Acta neuropathologica,2012,123(3):349-367.

[9] Stefanaki K,Alexiou GA,Stefanaki C,et al. Tumors of central and peripheral nervous system associated with inherited genetic syndromes[J]. Pediatric neurosurgery,2012,48(5):271-285.

[10] Vijapura C,Saad Aldin E,Capizzano AA,et al. Genetic Syndromes Associated with Central Nervous System Tumors[J]. Radiographics,2017,37(1):258-280.

第二十一章

颅脑胚胎性肿瘤

一、概述

一些中枢神经系统(CNS)肿瘤的组织学表现相同,但是生物学行为和预后可能有明显的差异,这提示肿瘤的分子遗传学背景不同。出于对 CNS 肿瘤精准治疗的需求,需要将组织学分类分型和分子分型相结合。

中枢神经系统胚胎性肿瘤均为 WHO Ⅳ级,属于高度恶性,主要累及儿童及青少年。2016 年 WHO 对髓母细胞瘤以外其他胚胎性肿瘤的分类进行了很大调整,删除了原始神经外胚层肿瘤(PNET)这一术语。

2016 年 5 月出版的世界卫生组织(WHO)CNS 肿瘤分类第 4 版的修订版中,将 CNS 胚胎性肿瘤进行分类,主要分为以下几大类(表 21-0-1)。

表 21-0-1　2016 版 WHO CNS 胚胎性肿瘤的分类及分型

肿瘤分类	肿瘤分型	ICD-O
髓母细胞瘤	WNT 活化型	9475/3
	SHH 活化/TP53 突变型	9476/3
	SHH 活化/TP53 野生型	9471/3
	非 WNT/非 SHH 活化型	9477/3
	第 3 组	
	第 4 组	
有多层菊形团的胚胎性肿瘤	C19MC 变异型	9478/3
	NOS	9478/3
髓上皮瘤		9501/3
CNS 神经母细胞瘤		9500/3
CNS 神经节细胞神经 CNS 胚胎性肿瘤,NOS		9400/3
		9473/3
非典型畸胎样/横纹肌样瘤		9508/3
有横纹肌样特征的 CNS 胚胎性肿瘤		9508/3

二、髓母细胞瘤

见第十七章第一节。

三、其他胚胎性肿瘤

(一)伴有多层细胞菊形团的胚胎性肿瘤,C19MC 扩增型(embryonal tumor with multilayered rosettes with C19MC-altered,ETMR)

1. 肿瘤特征　分子病理学表明很多胚胎性肿瘤均发现有 C19MC 扩增,包括以前分类中的富含神经毡和真菊形团的胚胎性肿瘤(embryonal tumor with abundant neuropil and true rosettes,ETANTR)、室管膜母细胞瘤及部分髓上皮瘤。这些肿瘤累及 CNS 的部位、好发年龄(均见于婴幼儿)、生物学行为(均具有高度侵袭性)以及预后(平均总生存期 12 个月)基本相同,同时具有相同的分子病因学。2016 CNS WHO 对这些罕见肿瘤重新分类,将伴有染色体 19q13.42(CMl9C)区域扩增的胚胎性肿瘤统一命名为伴有多层细胞菊形团的胚胎性肿瘤(embryonal tumor with multilayered rosettes,ETMR),C19MC 扩增型。ETMR 为高度恶性的胚胎性肿瘤,可沿软脑膜广泛播散,也可以向颅外软组织侵袭性生长,甚至发生颅外远隔转移。

ETMR 罕见,确切发生率尚不清楚。肿瘤主要位于幕上,常表现为头痛、恶心、呕吐、视觉障碍。ETMR 病人预后不良,不同数据显示平均生存时间是 9~12 个月。手术后放射治疗、化疗联合治疗可能对延长病人的生存期有效果。

2. 病理学表现　ETMR 病理上具有典型的双相结构。排列密集、核分裂象多见的未分化小细胞和由这些细胞组成的多层细胞菊形团在细胞稀疏的神经细胞瘤样背景中呈大片状或小叶状分布。免疫组织化学染色显示神经元标志物突触素等呈阳性,特别是分化区表达更强。偶见少量 GFAP 和 Oli92 阳性细胞,考虑为反应性胶质细胞。FISH 检测均提示有细胞核 19q13.42 位点的扩增。

3. 鉴别诊断　ETMR 有神经元方向分化的特点,需要和同样具有神经元分化的胚胎性肿瘤——中枢神经系统神经母细胞瘤和髓母细胞瘤鉴别。与 ETMR 相同的是,两种肿瘤都可以表现为密集的原始神经上皮区域和细胞稀疏的分化区域混合的双相结构,Homer—Wright 菊形团也可见到,并且都表达神经元免疫表型。区别是髓母细胞瘤是发生在小脑的肿瘤,而 ETMR 更多见于大脑半球;ETMR 的多层细胞菊形团和显著的神经毡结构在神经母细胞瘤和髓母细胞瘤中缺乏或不显著。NMYC 基因扩增是神经母细胞瘤特征性的基因改变,ETMR 中缺乏这些基因改变。近来发现的 ETMR 特异性的染色体 19q13.42 的扩增在髓母细胞瘤未被发现。间变性室管膜瘤常发生于儿童,幕上幕下、脑室内外均有发生。由于菊形团结构多见,需要与 ETMR 鉴别。室管膜菊形团的细胞一般不超过两层,间变性室管膜瘤中更多见的是血管周围假菊形团。ETMR 菊形团中心是真正的空腔而无血管内皮细胞,有内界膜且无核区,常可见到核分裂象,而室管膜瘤不存在这些特点。另外 ETMR 中表达突触素等神经元标志物以原始神经上皮细胞为主,间变性室管膜瘤细胞胞质丰富,且表达 GFAP、S-100 蛋白、EMA。

(二) 伴有多层细胞菊形团的胚胎性肿瘤,NOS 型(embryonal tumour with multilayered rosettes, NOS)

指具有富含神经毡和真菊形团组织形态学特征的胚胎性肿瘤和/或室管膜母细胞瘤,C19MC 基因座正常或者未做该项分子检测的 ETMR,诊断为 ETMR,NOS 型。同时将 C19MC 基因座正常的室管膜母细胞瘤也纳入 ETMR 的 NOS 型。

(三) 髓上皮瘤(medulloepithelioma)

1. 肿瘤特点　一些髓上皮瘤不伴 C19MC 扩增,故仅具有组织学特性者即可诊断髓上皮瘤。

髓上皮瘤是一种罕见的高度恶性胚胎性肿瘤,由未分化或低分化的神经上皮细胞构成。髓上皮瘤好发于 6 个月~5 岁儿童,约 50% 在 2 岁以下发病,平均发病年龄 45 个月,无明显性别差异。成人也可患髓上皮。该瘤可发生于幕上或幕下,最常见的部位是脑室周围组织,依次为颞叶、顶叶、枕叶和额叶。其侵袭性高,放化疗不敏感,治疗效果不明显,预后差。

髓上皮瘤恶性程度高,故核分裂活跃,肿瘤组织由小而深染的细胞构成,排列紧密,胞核圆形,细胞质稀少,核分裂多见。组织学特征为假复层柱状上皮常常排列成管状或乳头状玫瑰花节,没有多少不等的纤细间质成分。这些结构再现原始上皮,约 50% 的病例出现多系分化,包括神经元胶质和间叶,或与神经管混合密切,或出现境界明显的区域。

2. 影像学表现　髓上皮瘤的发病部位及影像表现特点不尽相同缺乏特异性影像学表现。髓上皮瘤具有以下特征性神经影像表现:平扫示肿瘤多呈等密度或略低密度表现,边界清楚,这与神经外胚叶肿瘤(如髓母细胞瘤)不同,后者在平扫时多呈稍高密度,强化显著。MR 显示肿瘤边界形态清楚,T_1 相呈低信号,T_2 和质子相上呈高信号表现,强化不明显。肿瘤卒中少见,但出血一旦发生,则强化明显,并预示着肿瘤为高度恶性。

3. **治疗** 髓上皮瘤的治疗无统一方案,研究表明,肿瘤切除结合术后放化疗有利于延长病人生存时间;肿瘤全切与否与生存时间有很大关系,肿瘤全部切除生存时间较长。

(四) 中枢神经系统神经母细胞瘤(CNS neuroblastoma)

神经母细胞瘤(neuroblastoma,NB)是小儿最常见的恶性实体瘤之一,占儿童肿瘤的 7%~10%,国内发病率约为(0.3~5.5)/10 万,占 15 岁以下青少年恶性肿瘤的 8%~10%,80%的 NB 病例发生于 5 岁以下的儿童。

中枢神经系统母细胞瘤又称为神经细胞瘤,其发病机制与肾上腺髓质有关,肾上腺及交感神经链区域是其多发区域,属于不常见恶性肿瘤。

该肿瘤多发于青少年,其男性发病人数多于女性人数,多位于幕上脑实质,且体积较大,占位明显,浸润生长较少,临床症状多为头晕、恶心、呕吐、头痛。

CT 及 MRI 是诊断中枢神经系统母细胞瘤的重要技术。肿瘤边界清晰,平扫多见低信号,T_1WI 呈现高信号。增强扫描发现肿瘤实体部分多见强化,水肿明显,未见转移。

根据肿瘤生长部位,需做好与室管膜瘤的鉴别诊断,因该肿瘤与中枢神经系统母细胞瘤瘤体位置相似,多发生在第四脑室内,且多为实质性脑瘤,平扫多见低密度。MRI 增强常见中度强化,少部分高度强化。

(五) 节细胞神经母细胞瘤(ganglioneuroblastoma)

节细胞神经母细胞瘤是起源于交感神经节或者肾上腺髓质的神经脊组织细胞,是儿童最常见的颅外恶性实体肿瘤。多位于腹膜后,其次是纵隔、肾上腺、颈部、小肠、盆腔,极少数发生于脑、椎管及小肠。其分化程度介于神经母细胞瘤和神经节瘤之间,以神经母细胞瘤组织中出现较成熟的神经节细胞为特征。目前国际病例报道较少,多为个案报道,可以发生于颞叶、顶叶、枕叶、额叶、松果体区及前额的颅骨部位。关于术后治疗,因为病例报道数量较少,尚不明确,有文章报道可以予以放射治疗。

(六) CNS 胚胎性肿瘤,NOS 型(CNS embryonal tumour,NOS)

将小脑以外无其他 CNS 肿瘤组织学及分子遗传学变异特征和分子标志物尚未明确者归为 CNS 胚胎性肿瘤,NOS 型。其多数相当于原先的 cPNET 经典型。CNS 胚胎性肿瘤 NOS,为排除性诊断。包括但是不限于 2007 版分类中 CNS 原始神经外胚层肿瘤 PNET,起源于幕上大脑组织及脊髓的神经上皮细胞,具有多向分化潜能,是少见的高度恶性肿瘤。

发生于年轻人巨大单发脑实质性肿瘤,边界较清楚,占位效应明显,瘤周水肿不成比例,瘤内信号混杂多样,易出血,有囊变,增强后明显均匀或不均匀强化应考虑此病诊断。同时需要与胶质母细胞瘤、室管膜瘤、淋巴瘤、AT/RT 等相鉴别。

(七) 非典型性畸胎瘤/横纹肌样肿瘤

非典型性畸胎瘤/横纹肌样肿瘤(atypical teratoid/rhabdoid tumor,AT/RT)确诊需要 INI-1 或 BRG1 突变的分子病理学诊断。

AT/RT 是高度恶性的中枢神经系统肿瘤,常发生于幼童。特征性病变为横纹肌样细胞,也常有原始神经外胚层细胞和向上皮间质、神经元或胶质的多向分化。所有病例中都伴有 INll/hSNF5 基因失活。

(八) 具有横纹肌样特征的 CNS 胚胎性肿瘤(CNS embryonal tumour with rhabdoid features)

近年发现一种组织学表现与 AT/RT 相同,但是既无 INI1 和 BRG1 基因失活突变,也无 INI1 和 BRG1 蛋白表达缺失的肿瘤,其好发年龄和部位以及生物学行为与 AT/RT 相同,则只能做出"具有横纹肌样特征的 CNS 胚胎性肿瘤"描述性诊断。

(田永吉)

参 考 文 献

[1] Ceccom J,Bourdeaut F,Loukh N,et al. Embryonal tumor with multilayered rosettes:diagnostic tools update and review of the literature[J]. Clin Neuropathol,2014,33(1):15-22.

[2] Müller K,Zwiener I,Welker H,et al. Curative treatment for central nervous system medulloepithelioma despite residual disease

after resection. Report of two cases treated according to the GPHO Protocol HIT 2000 and review of the literature[J]. Strahlenther Onkol,2011,187(11):757-762.

[3] Maris J M,Hogarty M D,Bagatell R,et al. Neuroblastoma[J]. Lancet,2007,369(9579):2106-2120.

[4] Louis D N,Ohgaki H,Wiestler O D,et al. WHO classification of tumours of the central nervous system[M]. Lyon:IARC Press, 2016.

[5] Louis D N,Perry A,Reifenberger G,et al. The 2016 World Health Organization Classification of Tumors of the Central Nervous System:a summary[J]. Acta Neuropathol,2016,131(6):803-820.

[6] Spence T,Sin-Chan P,Picard D,et al. CNS-PNETs with C19MC amplification and/or LIN28 expression comprise a distinct histogenetic diagnostic and therapeutic entity [J]. Acta Neuropathol,2014,128(2):291-303.

[7] 杨凤,郑小勇,马卫波,等. 中枢神经系统胚胎源性肿瘤 NOS 型的 MRI 分析[J]. 影像诊断与介入放射学,2016,25(6): 476-480.

[8] Jiang M,Stanke J,Lahti JM. The connections between neural crest development and neuroblastoma[J]. Curr Top Dev Biol, 2011,94:77-127.

[9] Hoehner JC,Hedborg F,Eriksson L,et al. Developmental gene expression of sympathetic nervous system tumors reflects their histogenesis[J]. Lab Invest,1998,78:29-45.

第二十二章

原发于颅内的其他肿瘤

第一节　颅内原发性肉瘤

肉瘤(sarcomas)是指起源于间质组织的肿瘤。术语 sarcomas 源自希腊词"sar",表示"鲜活"的意思,是对这些肿瘤肉眼外观的简短描述。WHO 对颅内肉瘤的分类主要是基于其病理形态的差异。

一、流行病学

在神经系统中,来自间质组织并有可能成为肉瘤来源的有:硬脑膜、软脑膜-蛛网膜、脉络丛的基质、血管内皮细胞和血管周围的平滑肌、纤维细胞等。回顾文献,颅内原发性肉瘤,包括胶质肉瘤、血管肉瘤、尤因肉瘤/原始神经外胚层肿瘤、脂肪肉瘤、纤维肉瘤、平滑肌肉瘤、横纹肌肉瘤、软骨肉瘤、骨肉瘤、组织细胞肉瘤、腺泡状软组织肉瘤及髓系肉瘤(绿色瘤)等。

颅内肉瘤可以发生在任何年龄的病人,分化不良的肉瘤常好发于婴儿和幼童,男女发病率则无明显差异。横纹肌肉瘤好发于颅中窝和颅后窝,软骨肉瘤好发于颅底中线部位,其余肉瘤在颅内各部位的发生率大致相同。

二、病理学

2016 年 WHO 中枢神经系统肿瘤分类扩大了神经系统间质肿瘤概念的范围。颅内原发性肉瘤的病理学鉴别是根据病变的光镜(如软骨肉瘤中的软骨岛)、免疫组化(如横纹肌肉瘤中 MyoD1 和 Myogenin 阳性)或电镜超微结构(如横纹肌肉瘤中的 Z-带)特征。这些病变的肉眼外观是多样的,与周围脑组织之间常有较明确的界限,在肉瘤内可见出血、囊变和坏死。

三、临床症状

颅内肉瘤病人的临床表现与其他颅内恶性肿瘤类似,病变的表现由肿瘤占位效应和瘤周水肿引起。临床症状包括:头痛、抽搐、力弱、精神症状或者脑积水的症状等。肿瘤侵蚀颅骨进入头皮软组织,可表现为能触及的肿块。

四、诊断与治疗

颅内原发性肉瘤没有典型的影像学特征。当其起源于硬脑膜时,类似于脑膜瘤的表现,若覆盖病变的骨质受侵蚀,则提示肿瘤恶性程度较高;而当其起源于脑实质时,则类似于胶质母细胞瘤的影像学特征。原发性肉瘤在磁共振成像中,在 T_1 加权像上常为低或等信号,在 T_2 加权像上可呈低、等、高等不同信号。目前,显微手术仍为原发性肉瘤的主要治疗方式,术后往往辅以放、化疗等综合治疗。

五、几种常见颅内原发性肉瘤

本节重点介绍胶质肉瘤、脑膜肉瘤、颅内原发性软骨肉瘤及颅内原发性横纹肌肉瘤。

1. **胶质肉瘤**　胶质肉瘤(gliosarcoma)是一种罕见的由恶性胶质细胞和肉瘤细胞两种成分组成的原发

性中枢神经系统恶性肿瘤,约占胶质母细胞瘤的 2%~8%。胶质肉瘤除了易侵犯脑膜、颅骨及发生颅外转移外,其临床生物学行为与胶质母细胞瘤相似。颞叶是最常见的发病部位,其次为额、顶、枕叶。可经血液播散发生远处转移,发生颅外转移的病人约占全部胶质肉瘤的 15%~30%。发生远处转移并不影响预后,因为颅内肿瘤导致的颅高压往往为首要致死因素。目前对胶质肉瘤的治疗方法尚无定论,在临床中,其治疗原则与典型胶质母细胞瘤基本相同。最大限度地手术切除为首选治疗措施,术后应予以同步放、化疗以及足疗程的替莫唑胺辅助化疗。胶质肉瘤预后极差,未经治疗者平均生存期仅为 4~6 个月,而经过综合治疗后生存期可延长至 10 个月。

2. **脑膜肉瘤**　脑膜肉瘤(meningiosarcoma)是指肉瘤样组织沿着脑膜扩展。脑膜肉瘤常发生于儿童,病程短,术后易复发。脑膜肉瘤多从硬脑膜或软脑膜长出,肿瘤边界不清,对周围脑组织浸润,瘤内常发生出血、坏死或囊变。脑膜肉瘤发生位置、临床表现与良性脑膜瘤基本相同,常位于大脑凸面或矢状窦旁,不易鉴别。鉴别诊断包括:远处病灶的转移肉瘤、来自软脑膜的病变(脑膜瘤、恶性脑膜瘤、血管外皮细胞瘤)、胶质肉瘤和非恶性软组织肿瘤。脑膜肉瘤可发生颅外转移,主要是肺和骨转移。手术切除是治疗脑膜肉瘤的重要手段,但因其恶性程度高,术后应常规辅以放疗。化疗对脑膜肉瘤的效果尚不明确。

3. **颅内原发性软骨肉瘤**　颅内原发性软骨肉瘤(chondrosarcoma)是最常见的颅内原发恶性骨源性肿瘤,占颅内所有肿瘤的 0.15%。主要位于蝶岩斜交界区,多见于 30~40 岁的男性。软骨肉瘤有三种组织学类型:标准型、间质型和低分化型。绝大多数软骨肉瘤生长缓慢,病程较长,表现为颅骨局部肿块及疼痛。当软骨肉瘤发生在颅内时,常有进行性的局灶性症状和体征。影像学中软骨肉瘤为不规则的溶骨性病变,混杂不规则的骨质或钙化,需与脊索瘤、脑膜瘤、转移瘤等相鉴别。大范围手术切除是唯一可能治愈的有效办法,但往往难以全切,复发常见,预后较差。常见死因是难以控制的局部蔓延,远处转移少见。鉴于其易局部复发,需要定期复查以早期发现,根据情况决定再次手术或放疗。

4. **颅内原发性横纹肌肉瘤**　横纹肌肉瘤(rhabdomyosarcoma)是一类好发于儿童的软组织肉瘤,占儿童恶性肿瘤的 5%。主要见于头颈部及泌尿生殖系统,颅内原发性横纹肌肉瘤十分罕见,常常位于颅后窝。横纹肌肉瘤由不同分化程度的横纹肌细胞组成,根据分化程度可分为 3 个亚型:胚胎型横纹肌肉瘤、腺泡状横纹肌肉瘤和多形性横纹肌肉瘤。其中胚胎型横纹肌肉瘤是最常见的亚型,约占所有横纹肌肉瘤的 49%。颅内横纹肌肉瘤的临床表现无特异性,取决于肿瘤的位置及侵犯范围。横纹肌肉瘤影像学表现亦无特异性,多数病变伴有邻近骨质的受累。病变性质的确定依赖病理学检查,免疫组化中 MyoD1 和 Myogenin 抗体对横纹肌肉瘤有高敏感度和特异度。临床治疗需手术、放疗和化疗相结合。预后取决于肿瘤的组织学类型、分期、年龄及生长部位等,年龄小者预后相对较好。

颅内原发性肉瘤较为罕见,缺乏特异的临床及影像学表现,常常需与胶质母细胞瘤、脑膜瘤等相鉴别。颅内原发性肉瘤恶性程度高,发展快,病程短,多预后不良。手术治疗为主要的治疗方法,术后常需辅以放疗和化疗,尽管目前尚缺乏放、化疗对预后有益的证据。

（刘献志）

第二节　脉络丛肿瘤

脉络丛肿瘤是起源于脉络丛的良性或恶性肿瘤。脉络丛位于四个脑室内,是由室管膜细胞转化而成,包括紧密连接的立方上皮细胞,形成脑脊液(cerebrospinal fluid,CSF)屏障,和其下方的疏松间质组织、血管共同组成复杂的组织结构。脉络丛是 CSF 的主要来源,脉络丛肿瘤同样可以产生 CSF,与病人临床表现密切相关。脉络丛肿瘤多为良性,很少向恶性转化,而恶性脉络丛肿瘤则被认为多是原发性的。根据 2016 年 WHO 中枢神经系统肿瘤分类分级,脉络丛肿瘤分为脉络丛乳头状瘤(choroid plexus papilloma,CPP)、非典型性脉络丛乳头状瘤(atypical choroid plexus papilloma,aCPP)和脉络丛癌(choroid plexus carcinoma,CPC),其良恶性程度分级分别为 WHO Ⅰ、Ⅱ、Ⅲ级。良性脉络丛肿瘤仅通过手术切除即可治愈,而恶性脉络丛肿瘤除了手术治疗还需要联合放射治疗或化疗等综合治疗措施。

一、流行病学

脉络丛肿瘤并不常见,仅占颅内肿瘤的 0.3%~0.6%,男女比例为 1.2∶1。在各年龄组均可发生,但儿童占大多数,尤其是婴幼儿。据统计,孕期超声检查发现脉络丛肿瘤占胎儿全部脑肿瘤的 7.9%。Laurence 报道称,小于 1 岁的病人占 45%,10 岁以内的病人占 74%;肿瘤发生部位的比例也不同,侧脑室占 50%,第四脑室占 37%,第三脑室占 9%,其他部位占 4%。脉络丛肿瘤在婴幼儿多发生在侧脑室和第三脑室,而在成人则多发生在第四脑室和桥小脑角区。

二、病理学

CPP 表面可呈现类似于脉络丛的柔软分叶,整体近似球形。次生结构分化良好,外观呈菜花状。间质可呈纤维状,质地坚韧,有时可见既往出血的迹象。CPP 常引起脑室扩张而不侵犯邻近的脑组织。CPC 与周围脑组织无明显边界,脑浸润也很常见。

aCPP 具有与 CPP 相似的组织学特征,但其分裂活性往往较高。CPP 中通常每 10 个高倍视野中有丝分裂象少于 2 个,而 aCPP 每 10 个高倍视野中有丝分裂象 2~5 个,CPC 每 10 个高倍视野中有丝分裂象多于 5 个。CPP 中的显微形态与正常脉络丛相似。CPC 表现出恶性肿瘤的各种组织学特征,包括核异型性、核浆比增加、有丝分裂象增多,以及正常乳头状结构缺失、出现脑浸润。

CPP 通常表达细胞角蛋白、波形蛋白、S100 和平足蛋白。虽然大部分脉络膜肿瘤表达钙黏蛋白 S100,但这一发现的诊断价值有限,因为胶质和正常脉络丛组织表达 S100、GFAP 程度都相同。Hasselblatt 等人报道了一种基于基因芯片的方法来识别脉络丛肿瘤中特异性的标记物,如 Kir7.1(钾通道)和 stanniocalcin-1(一种参与钙稳态的糖蛋白)在正常脉络膜丛和脉络丛肿瘤上皮细胞中过表达,比常用的甲状腺素转运蛋白更具有特异性。

抑癌基因 TP53 发生种系突变的病人(如 Li-Fraumeni 综合征),发生脉络丛肿瘤(尤其是 CPC)的风险增加。其他基因,如 TWIST1,在脉络丛肿瘤的发生过程中可能起一定作用,实验发现 TWIST1 在脉络丛肿瘤中高表达,敲减 TWIST1 可降低肿瘤细胞的侵袭性。

三、临床表现

脉络丛肿瘤最常见的临床表现包括头痛、恶心呕吐、视盘水肿、步态异常、脑神经功能障碍等。婴幼儿的典型症状表现为恶心、呕吐、易激惹、头痛、视力障碍和癫痫发作,最常见的体征是头颅增大、视盘水肿和意识水平下降,多是和肿瘤造成梗阻性脑积水、脑脊液分泌过多而引起的颅内压增高有关。大量的脑积水或肿瘤出血可迅速导致大脑功能失代偿,危及生命。

四、诊断

根据病人临床表现及原发于脉络丛肿瘤的典型影像学特征诊断并不困难。影像学检查手段主要包括 CT 和 MRI。CPP 头颅 CT 检查常表现为肿瘤位于脑室内,与脑组织分界清楚,呈分叶状,常伴有点状钙化,在造影剂的作用下均匀强化。形成脑积水后表现为脑室系统扩大。在 T_1 加权像上,CPP 表现为等或略低信号(图 22-2-1A,图 22-2-2A)。高信号区域提示出血坏死。应用钆造影剂后,肿瘤明显强化(图 22-2-1B,图 22-2-2C)。T_2 加权像表现为中-高信号,肿瘤内部信号不均(图 22-2-2B)。CPC 常与正常脑组织的边界不清,提示存在脑浸润。

脉络丛肿瘤常需要与脑室内的其他肿瘤相鉴别,包括室管膜瘤、髓母细胞瘤、小脑星形细胞瘤、脑膜瘤等。根据影像学检查,室管膜瘤往往强化不均匀;髓母细胞瘤密度更加不均,易与第四脑室 CPP 相混淆;小脑星形细胞瘤密度多不均一,常伴有囊变。脑室内的脑膜瘤,在儿童中很少见。

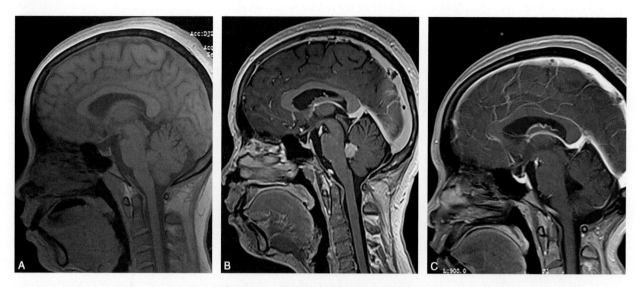

图 22-2-1 第四脑室 CPP 的 MRI 表现

A. T_1 加权像上肿瘤呈等信号；B. 钆剂增强扫描提示肿瘤明显强化；C. 术后 26 个月复查，未见肿瘤复发

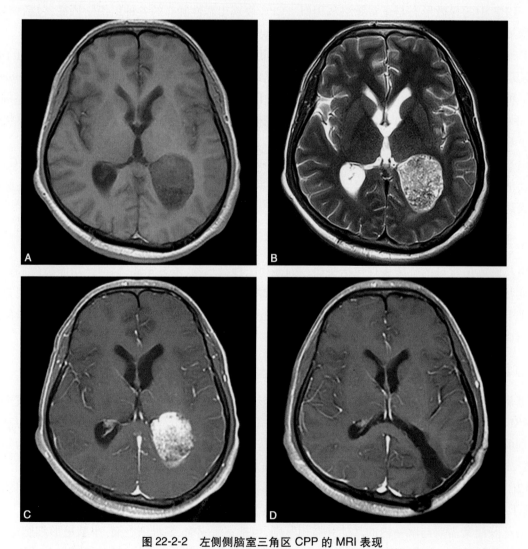

图 22-2-2 左侧侧脑室三角区 CPP 的 MRI 表现

A. T_1 加权像上肿瘤呈略低信号；B. T_2 加权像上肿瘤呈中-高信号，肿瘤内部信号不均；C. 钆剂增强扫描，肿瘤明显强化；D. 术后 11 个月复查，未见肿瘤复发

五、治疗

1. 脑积水的治疗　由于大多数脉络丛肿瘤病人合并脑积水,而脑积水常导致颅内压增高表现出相应的症状,所以首先应确定是否需要脑脊液外引流。对于骨缝未闭的婴幼儿来说,脑积水引起头颅缓慢扩大可以部分代偿,通常不需要行脑脊液外引流手术。但当神经功能下降时,在肿瘤治疗方案确定之前,应及时进行脑室外引流术。

2. 肿瘤的手术治疗　术前进行 MRI 平扫及增强扫描,对帮助术者判断肿瘤与脑室内重要结构的关系和制定手术方案非常重要。血管造影可以协助判断肿瘤的供血动脉,必要时可对供血动脉进行栓塞,以利于手术切除肿瘤。

手术入路应避开脑功能区,术中应尽快找到肿瘤供血动脉予以电凝,以减少术中出血过多。一般情况下,建议整块切除肿瘤。对于非常大的肿瘤,必须分块切除时,则应逐步、轻柔地电凝肿瘤的分叶,在不出现过度出血的情况下进行操作,减小肿瘤体积,创造更大的操作空间。

不同部位的肿瘤,手术入路不同。对于侧脑室 CPP,于角回后方切开脑组织可进入侧脑室三角区,识别瘤蒂并进行电凝。以脑室前部为主的肿瘤,可以在额回和侧脑室前外侧切开进入。对于颞角内的肿瘤则可通过颞中、下回进入。对于第三脑室的肿瘤,因位置深且周围组织结构重要,应尽早控制肿瘤血供,可经中线、胼胝体入路进行手术。如果肿瘤在第三脑室偏一侧,则可进入同侧侧脑室利用脉络膜裂作为手术通路。对于第四脑室肿瘤,常造成梗阻性脑积水,术前可能需要行脑脊液引流手术。此部位肿瘤起源于第四脑室顶的尾部,可通过标准的后颅窝经中线开颅,暴露小脑蚓部和小脑扁桃体,从内侧辨别肿瘤血供予以阻断,进行手术切除肿瘤。

无论对于 CPP 还是 CPC,肿瘤总体全切均能明显改善病人的预后,延长生存期。但是 aCPP、CPC 病人的全切率比较低,据报道,肿瘤全切除率在 aCPP、CPC 中分别为 63%、47%。后者全切除率可能与其血管密度增加、脑组织和肿瘤之间缺乏清楚界面,以及肿瘤组织的脆性增加有关。由于 CPCs 在低龄儿童中更为常见,因此在术前应充分考虑到术中输血的需要,10kg 的患儿循环血容量仅为 800～1 000ml,术中很容易丢失。术前栓塞、早期控制供血动脉、快速分离是减少失血的重要步骤。

3. 辅助治疗　目前无标准的化疗方案。对 CPC 和 aCPP 常用的化疗药物包括依托泊苷、长春新碱、卡铂、环磷酰胺。在这些化疗药物中,依托泊苷具有最高的反应率。对于 3 岁以下的患儿,化疗是目前唯一推荐的辅助治疗方法。

aCPP 和 CPC 术后放射治疗通常推荐用于 3 岁以上的儿童,放射治疗已被证实可以明显改善病人预后,尤其用于有软脑膜播散、种植转移和次全切除的病人。在 CPC 次全切除后,无论是单独应用放射治疗还是与化疗联合应用,都表现出生存获益。Wolff 等人认为 CPC 病人肿瘤全切术后也应补以放射治疗,肿瘤全切术后进行放射的病人治疗 5 年生存率为 68%,未接受放射治疗的人群中,这一比例仅为 16%。对于 aCPP 病人,肿瘤全切可产生良好的预后,但也可在数年后复发。目前尚不清楚对于 aCPP 病人肿瘤全切术后进行化疗能否降低其复发的可能性。

六、预后

由于影像技术、手术方式、监护质量的进步,CPP 病人的手术存活率已显著提高,从既往的大约 50% 到现在几乎 100%。相对于 CPP 病人有较长的生存期,CPC 病人的预后较差。在一项大型荟萃分析中,CPP 病人的 1 年、5 年和 10 年生存率分别为 90%、81% 和 77%,而 CPC 病人的生存率分别仅为 71%、41% 和 35%。另一项研究报道 CPP、aCPP 和 CPC 的 5 年无复发率分别为 92%、83% 和 28%。当肿瘤全切术联合辅助治疗(放射治疗或化疗)时,长时间随访研究表明,CPC 病人的总生存率在 40%～50% 之间。也有研究发现,CPC 病人的预后与 TP53 是否突变密切相关。TP53 未突变病人的 5 年总生存率为 82%,而 TP53 突变病人的 5 年总生存率为 0。

(刘献志)

第三节　颅内脂肪瘤

颅内脂肪瘤(intracranial Lipoma)并非真正意义上的肿瘤,而是主要由成熟脂肪细胞构成的瘤状结节,是原始脑膜组织异常发育、分化的结果,或可称之为"畸形"。

一、流行病学

颅内脂肪瘤罕见,颅内肿瘤中占不足 0.1%,多为偶然发现,无性别差异,各年龄均可发生。

二、病理学

颅内脂肪瘤肉眼可见病变为黄色肿块,质地较软,局部包裹脑神经或血管、与周围的脑实质粘连。镜下可见病变组织由成熟的脂肪细胞构成,亦可见原始脂肪组织,但无恶性征象,内有纤维、血管、神经穿行。脂肪瘤与邻近脑和/或神经组织的交界处有丰富的胶原纤维,胶原纤维深入到脑和(或)神经组织内。周围可见钙化。颅内脂肪瘤起源于原始脑膜组织,向蛛网膜下腔分化时异常残留或异常分化。WHO 神经系统肿瘤分类中,将颅内脂肪瘤归于间叶性非脑膜上皮细胞肿瘤。

三、临床表现

颅内脂肪瘤病人的临床表现多样,且无特异性,约50%无明显症状。主要临床表现有头痛、癫痫、精神障碍、智力障碍,少数有偏瘫、颅内压升高和脑神经麻痹症状。临床表现与病变所在部位及合并的其他先天畸形有关。

颅内脂肪瘤大多位于中线附近,最常见的部位是胼胝体区,约50%,还可位于桥小脑角、侧裂、四叠体区、脑干、小脑、第三脑室下部、侧脑室等,很少见于大脑半球表面。颅内脂肪瘤常合并中枢神经系统的其他先天性畸形,特别是中线部位的畸形,如胼胝体缺失、颅骨中线附近局限性缺损、脑膜脑膨出、脊柱裂、脊膜脊髓膨出,最常见的是胼胝体缺失。

胼胝体区脂肪瘤的主要临床表现为癫痫,其严重程度与病变的位置、体积甚至合并的其他畸形并无明显关联,是在病变-脑组织界面的胶质增生形成的兴奋灶所致。脑电图的定位作用有限。胼胝体区的脂肪瘤可分为胼胝体前部脂肪瘤和胼胝体后部脂肪瘤。胼胝体前部脂肪瘤外观多呈圆形,体积较大,常合并有胼胝体缺如和终板结构畸形,大的瘤体可阻塞室间孔引起脑积水,从而出现颅高压症状;胼胝体后部脂肪瘤的体积一般较小,很少合并有脑结构变异,少有临床症状。胼胝体前部脂肪瘤可沿第三脑室生长至颅底,直达视上核,并可通过脉络膜裂向两旁长入侧脑室前角并完全充满,或向两侧脑室顶部生长呈蝶形,称为管结节型;胼胝体后部脂肪瘤沿纵裂生长呈腊肠形,称为曲线型。

桥小脑角区脂肪瘤的临床症状与其累及的脑神经有关,个别仅表现为头晕,大多数因肿瘤包裹及压迫面神经、耳蜗神经、前庭神经,表现为头晕、耳鸣、听力减退等;少数仅以面神经受刺激症状为主,表现为患侧面肌痉挛;累及三叉神经时表现为三叉神经痛;累及后组脑神经时可出现呛咳、声嘶;肿瘤生长较大时可出现眼球震颤及共济失调。

四、诊断

(一) 影像学

1. CT　颅内脂肪瘤表现为边缘光滑、均匀低密度的占位,形态多变,其 CT 值为-50~-100HU,介于空气与脑脊液之间,周围的脑组织无低密度水肿表现。钙化同样是颅内脂肪瘤的一大特征,高龄病人的病变周围钙化较明显。增强 CT 扫描病变通常不强化。

2. MRI　颅内脂肪瘤在 T_1、T_2 加权像中表现为均匀高信号,但在 T_2 加权像中相对较低,脑组织附着处呈锯齿状,提示粘连紧密,在脂肪抑制序列可见高信号被抑制,此为脂肪瘤的 MRI 特征性表现(图 22-3-1)。病变内可见血管流空影。同时 MRI 还可进一步发现合并的其他结构变异或畸形。

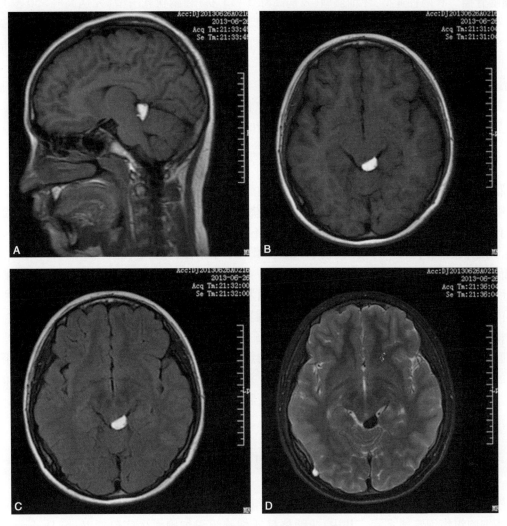

图 22-3-1　颅内脂肪瘤的 MRI 影像

男性,14 岁,头痛。A. T_1 加权像示四叠体池高信号;B. T_1 FLAIR 像示四叠体池偏左高信号;C. T_2 FLAIR 像示四叠体池偏左高信号;D. T_2 脂肪抑制序列示前述高信号被抑制

（二）鉴别诊断

1. **表皮样囊肿、皮样囊肿**　均含有脱屑的上皮组织及其他成分,CT、MRI 均表现不均匀密度、信号。表皮样囊肿因含有大量胆固醇和角蛋白,典型的病例在 CT 表现为接近脑脊液密度的分叶状占位,而皮样囊肿因含有汗腺、毛发等成分多为混杂密度。表皮样囊肿在 MRI 中同样表现为接近脑脊液的信号,在 T_1 加权像中为低信号,在 T_2 加权像中为高信号。皮样囊肿在 T_1 加权像中为不均匀稍低信号或等高信号,在 T_2 加权像中为高信号。

2. **畸胎瘤**　好发部位类似于颅内脂肪瘤,且主要成分也是脂肪组织,但畸胎瘤的影像学表现异质性更为突出,且可出现多灶性对比增强。

3. **蛛网膜囊肿**　先天性良性占位病变,儿童可有头痛、癫痫、运动障碍、发育迟缓等症状,阻塞脑脊液循环可出现颅内高压等梗阻性脑积水表现。在 CT 中表现为低密度囊性占位,在 MRI 的 T_1 加权像中为低信号,T_2 加权像中为高信号,与脑脊液一致。

4. **胶样囊肿**　起源于第三脑室前上部,穹窿柱与室间孔之间,囊肿内蛋白含量较高,CT 上多呈高密度,亦有等密度者。在 MRI 的 T_1 加权像中为等或高信号,T_2 加权像中信号多变。多无强化。

5. **亚急性脑内血肿**　多有外伤史或高血压病史,MRI 中两者 T_1 加权像均呈高信号,但 T_2 加权像及脂肪抑制序列能够帮助鉴别诊断。

6. 颅咽管瘤 有两种亚型:牙釉质型(发病高峰 5~15 岁)和鳞状乳头型(发病高峰>50 岁)。前者表现为鞍上囊性占位,可延伸至鞍内、前颅窝、中颅窝和下斜坡。超过 90% 的病例 CT 可见钙化。CT、MRI 显示鞍上囊实性占位,伴实质性和囊壁强化。囊性部分在 CT 上呈高密度,MRI 中 T_1 加权像呈高信号,由于蛋白成分增加或出血,T_2 加权像表现多样。

另外,鞍上的脂肪瘤还应与神经垂体异位鉴别。后者指神经垂体下降失败,MRI 见沿下丘脑下方 T_1 呈局限性高信号,认为是继发于血管加压素。可无症状,偶然发现。合并垂体柄断裂或缺失时,可出现垂体功能紊乱,如生长迟缓、尿崩。常与视隔发育不良和前脑无裂畸形有关。

五、治疗

颅内脂肪瘤整体于倾向非手术治疗。第一,颅内脂肪瘤为良性病变,生长缓慢,极少恶变,很少压迫周围正常脑组织;第二,颅内脂肪瘤本身富含血管或包绕较大血管、脑神经,肿瘤与周围脑组织粘连紧密;第三,由颅内脂肪瘤引起的癫痫、精神障碍在术后缓解不佳。

因此,无症状的颅内脂肪瘤一般不需治疗;仅少数有手术指征,如引起梗阻性脑积水,鞍区脂肪瘤引起视力、视野损害,桥小脑角脂肪瘤引起耳鸣、耳聋等。合并癫痫者,宜先用药物抗癫痫治疗,如癫痫控制不佳,兴奋灶定位明确时可行手术以期减轻或缓解癫痫发作。但术后常需继续口服抗癫痫药物;因颅内脂肪瘤引起颅内压增高或压迫症状者,需手术切除病变,但不应勉强全切,部分或大部分切除即可达到缓解症状的目的;脑积水者亦可单行脑室-腹腔分流术解除颅内高压。

颅内脂肪瘤罕见,各年龄均可发生。其主要由成熟的脂肪细胞构成,多位于中线,如胼胝体区,可合并中线部位的先天畸形,临床症状与所在部位及是否合并其他畸形或病变有关。影像学表现亦类似于脂肪。主要采取非手术治疗。手术目的主要是对症,如梗阻性脑积水、脑神经麻痹、难治性癫痫等,而非全切病变。

第四节 组织细胞增多症

累及颅内的组织细胞增多症包括朗格汉斯细胞组织细胞增生症(Langerhans cell histiocytosis, LCH)和非朗格汉斯细胞组织细胞增多症。其中,非朗格汉斯细胞组织细胞增生症包括 Rosai-Dorfman 病(Rosai-Dorfman disease, RDD)、Erdheim-Chester 病(Erdheim-Chester disease, ECD)、播散性黄色瘤(xanthoma disseminatum, XD)、浆细胞肉芽肿(plasma cell granuloma, PCG)等。

一、朗格汉斯细胞组织细胞增生症

朗格汉斯细胞组织细胞增生症(Langerhans' cell histiocytosis, LCH)是一种以树突状细胞和网状细胞克隆样增殖为特点的罕见疾病,LCH 的病因尚不清楚,但普遍认为与机体免疫功能紊乱有关。

1. 流行病学 LCH 是组织细胞增生性疾病的最常见类型,多在青春期前发病。LCH 多累及骨骼、软组织和内脏。局限于中枢神经系统而无其他系统器官受累的 LCH 极为罕见,颅骨是最为常见的受累部位,也可累及下丘脑、垂体柄、大脑半球等结构。

2. 病理学 HE 染色可见病变内混有大量组织细胞、泡沫状巨噬细胞及多核巨细胞。免疫组化可表现 CD1a、S-100 和 CD-68 阳性。确诊 LCH 需要如下条件:细胞为 S-100 和 CD1a 染色阳性,且必须在电镜下证实有 Birbeck 颗粒(Birbeck granules, BG)存在。虽然在透射电镜下发现 BG 被认为鉴定朗格汉斯细胞的金标准,但是这项技术在目前临床中很少应用。

3. 临床表现 病变累及下丘脑、垂体柄时,尿崩症是其最常见的临床表现,伴或不伴有垂体激素水平低下。病变累及大脑半球则可表现为癫痫发作、局灶性神经功能缺损以及颅内压增高症状。

4. 诊断 病灶在 CT 上多为低密度灶,并有均匀一致强化。病灶在 MRI 上大多界限清晰,T_1 加权像多为等或低信号,T_2 加权像为高信号,增强后可有明显均匀强化。当病灶累及相邻硬脑膜或颅骨时,其影像学表现类似脑膜瘤。原发于颅内的 LCH 的鉴别诊断包括脑膜瘤、淋巴瘤及感染性疾病(如结核瘤等)。

5. **治疗**　目前颅内 LCH 尚无统一的标准治疗方案,手术全切除仍然是首选治疗方式,且大多预后良好。辅助治疗手段包括激素治疗、化疗及放疗等。

二、Rosai-Dorfman 病

Rosai-Dorfman 病(Rosai-Dorfman disease,RDD)又名伴巨大淋巴结病的窦组织细胞增生症,最早于1965 年由 Destombes 所报道,并于 1969 年由病理学家 Juan Rosai 和 Ronald Dorfman 详细描述其病理特征。该病是一种病因不明的巨噬细胞增生性疾病,其发生可能与慢性感染或免疫反应有关。

1. **流行病学**　RDD 可发病于任何年龄,好发于儿童及青少年。发病率男性高于女性,男:女约为2:1。RDD 病灶可累及全身各处,如颈部淋巴结、皮肤、鼻腔、眼眶、骨及中枢神经系统等。累及中枢神经系统的RDD 较为少见,原发于颅内的 RDD 更为罕见。

2. **病理学**　RDD 的特征性病理学特点:①可见大量淋巴细胞及组织细胞;②组织细胞细胞质内可夹杂淋巴细胞或其他类型细胞;③免疫组化可表现 S100、CD68、CD163 阳性,CD1a 阴性。

3. **临床表现**　颅内 RDD 病人的临床表现与病灶所在的部位密切相关,常以头痛、癫痫及局灶性神经功能障碍等为首发症状,其中以头痛最为常见。鞍区受累者可能表现为口干、多饮、多尿、垂体功能减退及视力下降等症状。

4. **诊断**　病变在 CT 上多为等或稍高密度。在 MRI 上多界限清晰,T_1 加权像多为等信号,T_2 加权像以等、稍低信号为主,增强扫描多为明显均匀强化,可伴有"脑膜尾征"。由于病灶可侵犯静脉窦、累及硬脑膜并破坏周围颅骨骨质,邻近脑实质可伴有水肿,RDD 影像学表征与脑膜瘤极其相似,术前常难以鉴别。影像学检查及临床容易误诊为脑膜瘤、颅内转移瘤、垂体脓肿、淋巴细胞性垂体炎等。

5. **治疗**　本病极为罕见,随着影像及病理学的发展,国内外文献报道逐年增多。对于颅内局灶性病变,若无明显临床症状,可考虑随访或手术切除;若有明确相关临床症状,则倾向于尽可能手术全切,对于手术后有残留而无症状者可考虑继续随访,对于术后有残留且有相关症状者可考虑放疗。其他辅助治疗还包括激素、免疫调节剂等,但目前应用比较少,疗效尚不确定。

三、Erdheim-Chester 病

Erdheim-Chester 病(Erdheim-Chester disease,ECD),又称脂质肉芽肿病或脂质肉芽肿瘤样增生病,是一种罕见的细胞来源不明的非朗格罕组织细胞增多症,于 1930 年由 William Chester 和 Jakob Erdheim 首次报道,至今全世界报道约 600 例。病因及发生机制不明,最近研究认为可能源于体细胞突变,与免疫失调和炎症有关。

1. **流行病学**　文献报道,ECD 发病年龄范围为 7~84 岁,多见于成年人,中位患病年龄 53 岁。男性略多于女性。ECD 可发生于任何部位,常累及多系统多器官,最常累及骨、中枢神经系统、心血管系统、肺、腹膜后腔等。临床表现多样,缺乏特异性,预后较差。神经系统受累见于 25%~50% 的病人,包括脑实质和脑膜。ECD 中枢神经受累可以分为三种类型:脑实质型(44%);脑膜型(37%);混合型(19%)。

2. **病理学**　典型病理表现为 CD68(+)、CD1α(-)、S-100(-)的泡沫样脂质细胞异常沉积形成黄色肉芽肿样浸润,常伴纤维化。由于其形态学和免疫染色特点同幼年性黄色肉芽肿(juvenile xanthogranuloma,JXG)相同,国际组织细胞协会将其纳入 JXG 疾病家族近来,研究也认为 ECD 是不以皮肤侵犯为主的 JXG 的特殊类型。

3. **临床表现**　ECD 临床表现多样,与病变的部位有关。病变程度可以是轻微的局部受累,也可以是多系统累及。骨痛是最常见的症状,其他症状可有突眼,眼周黄色瘤表现。肾脏受累可出现尿路梗阻甚至肾衰。中枢神经系统受累者可有中枢性尿崩症、小脑性共济失调、全垂体功能减退、视神经水肿等症状。

4. **诊断**　CT 和 MRI 是 ECD 累及 CNS 的主要检查方法。半数 ECD 病人 MR 检查可见下丘脑-垂体轴异常,常累及垂体柄和神经垂体。垂体柄受累时表现为增粗或结节,呈明显均匀强化。脑实质和硬脑膜也是 ECD 常累及部位。脑实质任何部位均可受累,最常累及幕下脑组织如小脑和脑干,影像表现缺乏特异性。脑实质受累还可表现为结节或肿块,呈等 T_1、等或短 T_2 信号,增强后呈明显均匀强化,周围无或伴轻

中度水肿。脑膜病变常累及大脑镰、小脑幕及蝶鞍硬脑膜,表现为边界清晰的脑膜瘤样结节或肿块,也可表现为弥漫性硬脑膜增厚,呈明显均匀强化。少数病人可表现为脑实质和硬脑膜同时受累。CT 对脑实质和硬脑膜 ECD 病变敏感性不及 MRI,但可清晰显示颅骨骨质硬化。颅内 ECD 主要的鉴别诊断包括脑膜瘤和朗格汉斯细胞增生症。

5. 治疗　该病的预后较差,中枢神经系统受累是 CED 预后不良的因素。目前已证明,干扰素 α 对部分病人有效,可以延长病人的生存时间。目前对于该病的治疗主要是结合糖皮质激素、化疗、放疗和手术的综合治疗。

四、颅内播散性黄色瘤

播散性黄色瘤(xanthoma disseminatum,XD)是一种罕见的良性非朗格汉斯细胞起源的组织细胞增生性疾病,以全身皮肤播散性橘黄色丘疹为特征,累及颜面、躯干、四肢的屈侧面。累及颅内的 XD 极为罕见。

1. 流行病学　XD 的发病年龄从 5 个月至 70 岁均有报道,好发于年轻男性,男女发病率约为 2:1。脑内 XD 可累及垂体/下丘脑区、脑干、小脑及大脑皮质。

2. 病理学　本病的确诊主要依靠病理学检查,主要与 LCH 和多形性黄色瘤样星形细胞瘤进行鉴别。XD 的典型病理组织学表现为胞质为泡沫状的大型多形性组织细胞,多个组织细胞可融合形成特征性的多核 Toutan 巨细胞。免疫组化可见 XD 细胞为 CD68 阳性,但是作为 LCH 特征性高表达的 S-100 蛋白和 CD1a 却为阴性。另外 XD 组织细胞电镜下检测超微结构无 Birbeck 颗粒,也可与 LCH 鉴别。

3. 临床表现　典型的全身性 XD 为良性病变,可分为三种临床类型:持续存在型(最常见);进行性发展型(次常见);自发性消退型(罕见)。因此,XD 也有一定自愈倾向。XD 累及中枢神经系统的病人临床表现可有头痛、恶心、呕吐、眩晕、癫痫、共济失调、尿崩及视野缺损等。MRI 上病灶在 T_1 加权像多为低信号,T_2 加权像为高信号,增强后可呈不均匀强化。

4. 诊断　本病确诊主要依靠病理学检查。MRI 上病灶在 T_1 加权像多为低信号,T_2 加权像为高信号,增强后可呈不均匀强化。对于合并皮疹者,术前应行皮肤活检;而对于孤立性累及中枢神经系统者,临床应警惕患有尿崩症的青少年男性,此时影像学检查尤为重要,同时血脂及内脏 B 超检查也可提供线索。颅内 XD 主要与 LCH 和多型性黄色瘤样星形细胞瘤进行鉴别。

5. 治疗　针对颅内广泛播散的 XD 采用类固醇药物联合肿瘤化疗药物可有效控制病变进展,并明显改善临床症状、减小病灶体积及消除水肿。放疗可能对控制病情有一定作用,但仍有争议。对颅内播散范围较局限的 XD,可首选手术切除,但在如何评估手术适应证和选择手术策略上尚值得探讨。

五、浆细胞肉芽肿

浆细胞肉芽肿(plasma cell granuloma,PCG)又称炎性假瘤(inflammatory pscudotumor,IPT),是一种罕见的特发性炎性肉芽肿性疾病,其特征是以含有 Russel 小体的成熟浆细胞为主的炎性细胞良性增生病变。大多数发生于肺或上呼吸道,偶发于消化道、肝、肾、甲状腺、皮肤、扁桃体和淋巴结等处。

1. 流行病学　文献报道 PCG 的发病年龄范围 11~80 岁,平均 45 岁,男女比例为 1:1.2。PCG 大多数发生于肺或上呼吸道,偶发于消化道、肝、肾、甲状腺、皮肤、扁桃体和淋巴结等处。发生于中枢神经系统的 PCG 极其罕见,多为单发,也有多发的报道。发生部位涉及大脑额、颞、顶部、鞍区、第四脑室、颅后窝和脊髓等。

2. 病理学　病变多边界清楚,可伴有出血、坏死和钙化,且与脑膜关系密切。无浸润性生长特征,病变周围可合并脑水肿。病变均由纤维组织和以浆细胞为主的炎性细胞组成,含有大量的 PAS 阳性的 Russel 小体。镜下主要由 3 种细胞组成,即浆细胞、淋巴细胞和组织细胞。免疫组化染色可见多克隆的浆细胞积聚,细胞质内 κ 和 λ 链均呈阳性表达。

3. 临床表现　颅内 PCG 最常见的表现是头痛,也可因病灶的部位和病灶大小出现癫痫、肢体无力、感觉障碍、共济失调、视力障碍和垂体功能低下等症状。

4. 诊断　PCG 的确诊主要依靠病理学检查。影像学上，CT 扫描为分叶状圆形或类圆形低、等密度病灶，伴有出血和钙化时，肿块为高密度。常单发，可伴有灶周水肿，增强后多呈均一强化。病变常与颅骨内板、大脑镰、小脑幕关系密切，可有脑膜尾征。MRI 扫描在 T_1 加权像上为等或稍低信号，T_2 加权像上为稍高或等信号，增强后多呈明显均匀强化。本病的诊断需要与脑膜瘤、淋巴瘤、颅内孤立性浆细胞瘤以及 LCH 相鉴别。

5. 治疗　由于颅内 PCG 术前难以确诊，绝大多数的诊断为术后病理证实，故目前仍以手术切除为首选治疗，全切有望治愈此病。放疗对于颅内 PCG 的疗效不确切，可作为手术未能全切者的辅助治疗。激素疗法的效果有争议，可尝试作为辅助治疗手段。颅内 PCG 总体预后良好。

发生于颅内的组织细胞增多症是一种临床少见疾病，若病变累及颅外其他部位，可结合疾病的特点及其他部位的穿刺活检或手术切除加以诊断；若单纯发生于颅内，则术前诊断十分困难，往往需要术后病理才能确诊。临床医师应该有意识地将这类疾病纳入颅内病变尤其是多发病变的鉴别诊断，必要时行活检确诊。此外，各学科临床医师进行良好有效地沟通与合作，从而加深对此类疾病的认识，才是提高诊治水平的关键。

（刘献志）

参 考 文 献

［1］Abhinav Jain, Jason Correia, Patrick Schweder, et al. Analysis of outcomes of multidisciplinary management of gliosarcoma: a single-center study, 2000-2013［J］. World Neurosurg, 2017, 106:30-36.

［2］Uhl M, Mattke M, Welzel T, et al. High control rate in patients with chondrosarcoma of the skull base after carbon ion therapy: first report of long-term results［J］. Cancer, 2014, 120(10):1579-1585.

［3］Reilly BK, Kim A, Peña MT, et al. Rhabdomyosarcoma of the head and neck in children: review and update［J］. Int J Pediatr Otorhinolaryngol, 2015, 79(9):1477-1483.

［4］Sun MZ, Ivan ME, Clark AJ, et al. Gross total resection improves overall survival in children with choroid plexus carcinoma［J］. J Neurooncol, 2014, 116:179-185.

［5］Sun MZ, Ivan ME, Oh MC, et al. Effects of adjuvant chemotherapy and radiation on overall survival in children with choroid plexus carcinoma［J］. J Neurooncol, 2014, 120:353-360

［6］Dalia S, Sagatys E, Sokol L, et al. Rosai-Dorfman disease: tumor biology, clinical features, pathology, and treatment［J］. Cancer Control, 2014, 21(4):322-327.

［7］Munoz J, Janku F, Cohen PR, et al. Erdheim-Chester disease: characteristics and management［J］. Mayo Clin Proc, 2014, 89(7):985-996.

［8］Puntambekar P, Santhakumar S, Kupsky WJ, et al. Primary intracranial plasma cell granulomas presenting as malignant neoplasms［J］. J Neurooncol, 2012, 106(2):327-337.

第二十三章

与免疫缺陷综合征相关的颅内肿瘤

第一节 概　述

艾滋病的全称为获得性免疫缺陷综合征（acquired immune deficiency syndrome，AIDS），简称艾滋病。引起艾滋病的病原体为人类免疫缺陷病毒（human immunodeficiency virus，HIV），主要经性接触、血液及母婴传播。HIV 是一种能攻击人体免疫系统的病毒，把人体免疫系统中最重要的 $CD4^+T$ 淋巴组织作为攻击目标，大量破坏 $CD4^+T$ 淋巴组织，产生高致命性的内衰竭，导致机体免疫功能受损乃至缺陷，最终并发各种严重的机会性感染和肿瘤。HIV 可以破坏人体的免疫系统，产生各种各样的并发症，其中有许多是颅内并发症，如结核球、真菌感染、淋巴瘤等颅内占位性病变以及脑膜炎等引起的脑积水等，这些并发症随时可能引起脑疝，进而威胁病人生命。HIV 感染伴随中枢神经系统并发症具有高致残率和高病死率的特点，需要神经外科医师处理。

一、HIV 侵犯中枢神经系统的病理生理机制

当人体感染了 HIV 后，病毒感染血液内的单核细胞，后者在单核细胞趋化蛋白-1 的作用下透过血-脑脊液屏障，进入脑实质的病毒进一步感染星形胶质细胞和小胶质细胞，病毒在细胞内复制并释放各种病毒相关蛋白，受到感染的细胞也会释放各种细胞因子，或者发生胶质反应，从而对神经系统产生毒性作用，这种现象称为"旁观者效应"。

病毒包膜糖蛋白 gp120 的释放会通过谷氨酸介导的神经兴奋作用损伤神经元，在此过程中由于半胱天冬酶的大量激活从而引起胶质细胞的增生、树突的损伤以及弥漫性椎体神经元的消失。gp120 还会通过对受损感受性神经元及轴突内线粒体功能的抑制导致远端多发性感觉神经病变。受病毒感染的星形胶质细胞会产生转录激活蛋白（transcription activating protein），从而导致海马区神经元细胞线粒体功能的丧失以及细胞的凋亡。

二、HIV 相关中枢神经系统疾病的分类及临床特点

HIV 相关的中枢神经系统并发症一般发生于免疫功能严重受损时，特别是 $CD4^+T$ 细胞计数小于 200/ul 时。主要包括急性爆发性脑病、神经免疫重建炎症综合征、HIV 相关性神经认知功能障碍、中枢神经系统机会性感染、中枢神经系统淋巴瘤、卒中、空泡样脊髓病、远端多发性感觉神经病变等，临床表现为脑膜炎、脑炎、脑脓肿及恶性肿瘤。

机会性感染病原体一般包括弓形虫、分枝杆菌、新型隐球菌、EB 病毒、JC 病毒等，部分病人可以同时感染几种病原菌，临床表现极其复杂。由于免疫系统处于抑制状态，脑脊液化验检查可能正常。只有 16% 的 HIV 相关颅内占位性病变病人中脑脊液化验对诊断有辅助作用，通过脑组织活检获取组织病理学诊断及微生物鉴定对治疗有指导意义。

第二节　HIV 相关的原发性中枢神经系统淋巴瘤

人类 HIV 相关的原发性中枢神经系统淋巴瘤（primary CNS lymphoma，PCNSL）是一种少见的 B 细胞非霍奇金淋巴瘤，大多与 EB 病毒（Epstein-Barr virus，EBV）感染有关。免疫功能正常人群的 PCNSL 与 HIV

相关的 PCNSL 有诸多共性,但在诊断、治疗及预后方面,两者存在许多差异。

一、流行病学

HIV 相关 PCNSL 多发生于 20~60 岁之间,而免疫功能正常人群的 PCNSL 的发病高峰一般大于 60 岁。随着高效逆转录抗病毒治疗(highly active antiretroviral therapy,HAART)的应用,PCNSL 的发病率已经明显下降,但仍然是艾滋病病人的高发病,特别是对于 $CD4^+T$ 细胞计数偏低(小于 100/ul)的病人。

二、病因与病理

一般认为,HIV 相关 PCNSL 与 EBV 的感染有关,B 细胞被 EBV 感染后恶性变是导致 PCNSL 的主要机制。在感染的 B 细胞内,EBV 通过影响相关蛋白的表达使 B 细胞终止凋亡而持续增殖,此过程发生在免疫功能正常的人群时,机体可以通过特异性细胞毒性 T 细胞(cytotoxic T cells,CTL)将感染细胞杀死,但对于 HIV 感染病人,由于辅助性 T 细胞的破坏,细胞免疫应答严重受损,感染 EBV 的 B 细胞能"逃脱"免疫监控,最终导致细胞迅速增殖与恶性变。

在 HIV 感染合并淋巴瘤病人中有四种亚型:弥漫性大细胞性 B 细胞淋巴瘤、Burkitt 淋巴瘤、霍奇金淋巴瘤和 PCNSL,其中 90%~95% 为侵袭性 B 细胞淋巴瘤。在 PCNSL 之中,几乎全为弥漫性大细胞性 B 细胞淋巴瘤(diffuse large B-cell lymphoma,DLBL),偶尔可见 Burkitt 淋巴瘤。

三、临床特征

HIV 相关的 PCNSL 一般表现为多发或单发的颅内占位性病变,多发生于幕上脑室周围的白质及基底节区,也可见于小脑。神经功能症状与正常人群颅内占位病变相比并无特异性,包括高颅压症状(头痛、恶心、视力下降等),认知功能下降(错觉、嗜睡、失忆等),局灶性功能缺失(偏瘫、失语、脑神经麻痹等)以及癫痫等。

四、诊断

HIV 相关的 PCNSL 的明确诊断需要组织病理学确认,如果能从肿瘤中心到周边多点取材进行活检,诊断的准确性会明显提高,但活检引起颅内出血的概率较免疫功能正常人群要高。由于淋巴瘤对糖皮质激素非常敏感,在应用此类药物后诊断准确率会明显下降。同免疫功能正常的 PCNSL 一样,本病可能累及椎管内,亦有 15%~25% 的病人合并有玻璃体视网膜淋巴瘤,有 15%~30% 的病人在脑脊液中能发现肿瘤细胞,建议对 PCNSL 的疑似病例进行全脊髓磁共振检查、裂隙灯眼科检查和脑脊液化验。在脑脊液中检测到 EBV 的 DNA 有助于诊断,但并非特异性诊断标准,其阳性预测值(positive predictive value,PPV)只有 29%~50%。

五、影像学检查

MRI 扫描可见单发或者多发病灶,在 T_1 加权像显示为低或等信号,在 T_2 加权像显示为稍高及高信号,具有明显的占位效应,伴轻或中度瘤周水肿。免疫功能正常人群的 PCNSL 多发生于脑室周围,且有 85% 的病人表现为均匀一致的强化。在免疫功能受损人群中 PCNSL 也可发生于皮质或者皮质下,强化表现变化不定,对于 HIV 相关的 PCNSL 一般表现为环形强化,偶见均匀或不均匀强化、室管膜下或脑回的增强(图 23-2-1)。

单光子发射计算机断层成像术(single-photon emission computed tomography,SPECT)对于诊断 PCNSL 具有独特的临床意义。由于淋巴瘤细胞代谢高,较感染病灶显示更高的摄取率,以此来与 HIV 感染病人最常见的弓形虫脑病相鉴别。由于在病灶的体积过小(特别是直径小于 8mm 者)、位置靠近颅骨、恶性程度差别较大以及坏死或出血的影响,可能出现假阴性结果。相对于其他颅内恶性肿瘤,PCNSL 细胞密度小、血管不够丰富,可以通过磁共振 DWI 和 PWI 进行鉴别。

六、治疗

立体定向活检是诊断与治疗的金标准,手术全切并不能改善病人的预后。但是肿瘤对放化疗敏感,目

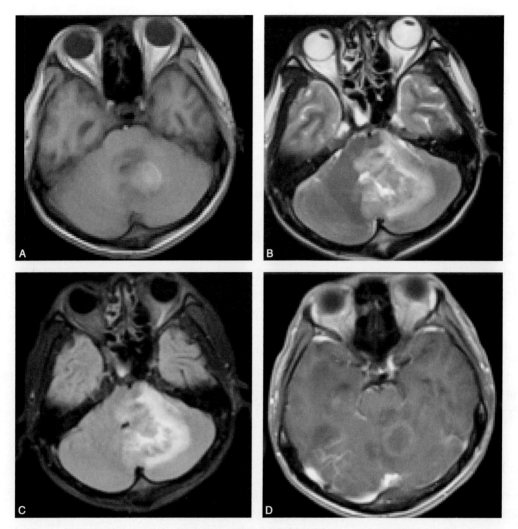

图 23-2-1 HIV 相关的原发性中枢神经系统淋巴瘤典型 MRI 表现

左侧小脑半球可见结节、团块状异常信号。A. 在 T_1WI 上为低信号或不均匀高信号；B. T_2WI 上为混杂稍高信号；C. DWI 上为中央低、周围环形高信号；D. 增强扫描病变大部分呈环形明显强化；病变周围见大片水肿

前主要采用高剂量甲氨蝶呤（HD-MTX）的化疗方案，部分联合放疗方案，利妥昔单抗也逐步应用于临床。由于淋巴瘤具有浸润性及多灶性，一般建议全脑放疗，对于 HIV 相关的 PCNSL 病人，不低于 30Gy 的放射剂量是有效的。

七、预后

对于免疫功能正常的 PCNSL 的病人，总生存时间约 14 个月。但 HIV 相关的 PCNSL 病人受免疫状态、是否应用 HAART 治疗、是否合并其他机会性感染等诸多因素干扰，评估其预后有一定的难度。早期应用以甲氨蝶呤为基础的化疗联合 HAART，HIV 感染病人可与免疫功能正常病人的预后相当，3 年和 5 年生存率分别可达 64% 和 23%。

第三节　弓形体脑病

一、流行病学

弓形体脑病（toxoplasma encephalitis，TE）是由刚地弓形体原虫引起的一种脑部寄生虫病。弓形体是一种广泛存在于细胞内的寄生虫，为人畜共患疾病，随感染动物的粪便排出体外，通过消化道传染。艾滋病相关性弓形体脑病是艾滋病病人合并颅内占位性病变中最常见的疾病,95%的病人是由于弓形体隐匿性感染后再次激活所致。在血清学检查弓形体抗体阳性的 HIV 感染病人中,如果未经抗弓形体治疗,最终有 25%~50%发展为弓形体脑炎。

二、临床特征

病变多位于幕上基底节区或灰白质交界区,也可累及丘脑、小脑及脊髓,病灶可为孤立,但一般为多发。由于疾病为慢性进展,临床多表现为局灶性神经功能缺失症状,如肢体力弱、言语障碍、脑神经功能障碍、视野缺损、感觉缺失、小脑功能障碍等,可伴随部分或全身性癫痫发作。病情加重者可逐步发展为剧烈头痛、恶心、呕吐等颅内压增高症状,甚至出现意识障碍、脑疝。部分病人可伴随眼部和肺部病变。

三、影像学检查

CT 扫描可见脑内炎性肉芽肿所形成的低密度区,周围伴有血管源性水肿。磁共振增强扫描可以显示孤立或多发的结节状或者环状强化病灶,有时可见“靶征”,呈周围环状强化、中心点状强化,病变周围伴水肿,具有明显占位效应。尽管这种有典型“靶征”的病人仅占 30%,对临床诊断却有指导意义。T_1WI 上多呈现低到稍低信号,T_2WI 上呈混杂信号,病变治愈后可以显示钙化(图 23-3-1)。

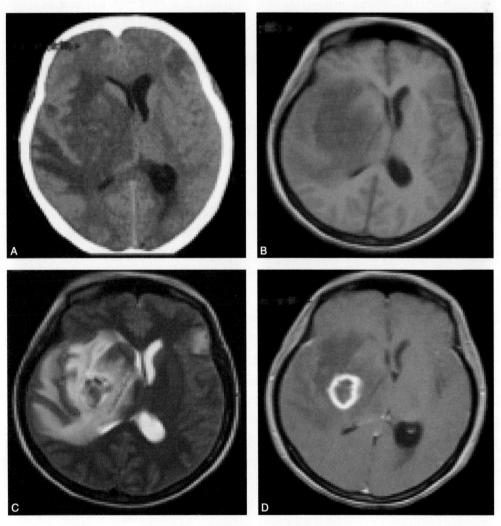

图 23-3-1　弓形体脑病典型影像学表现

A. 头部 CT 平扫示:右侧大脑半球大片状稍低密度影,右侧为重,边界欠清晰,右侧侧脑室受压变形,中线结构轻度左移;B~D. 右基底节区可见 T_1WI 等信号、T_2WI 混杂信号,增强扫描病灶环形强化,较大病变大小约 2.7cm×2.2cm,周围明显水肿,右侧侧脑室受压

SPECT 对于鉴别弓形体脑病与 PCNSL 具有独特的临床意义。但在应用 HAART 后,由于免疫重建后炎性细胞的激活导致肿瘤细胞对放射性元素摄取增高,使弓形体感染灶区高摄取率,导致 SPECT 检查的灵敏度和特异性分别下降至 77% 和 46%。

四、脑脊液化验检查

血清中抗弓形体抗体 IgG 和 IgM 可阳性,在萨宾-费尔德曼染料试验中,IgG 抗体阳性为诊断弓形体感染的金标准。脑脊液化验显示细胞数轻度增高,以单核细胞增高为主,伴随脑脊液蛋白升高。通过聚合酶链反应(PCR)对弓形体 DNA 检测可达 12%~70% 的敏感性和 100% 的特异性。在血液、脑脊液或者支气管肺泡灌洗液以及组织活检标本中也可培养到弓形体。脑组织活检显示速殖子或包囊可明确弓形体脑病的诊断。

五、治疗

吡啶胺/磺胺嘧啶联合叶酸是治疗弓形体病的标准方法。对于有典型影像学表现、血清学检查见抗弓形体抗体 IgG 阳性、CD4$^+$T 细胞计数少于 200 个/mm^3 的有症状病人,可进行实验性药物治疗,试验性治疗观察期为 10~14 天,如果治疗后占位明显减小,则继续治疗至完全消失;如果治疗 CD4$^+$T 细胞计数持续高于 200 个/mm^3 达 6 个月可以停药。根据 CT 及 MRI 随访情况决定继续药物治疗还是脑组织活检。对症状进行性加重,出现严重的颅内压升高者,应积极进行病灶切除或者去骨瓣减压。

第四节　HIV 相关的中枢神经系统真菌感染

HIV 感染引起机体免疫功能进行性受损,CD4$^+$T 淋巴细胞进行性下降,从而导致各种机会性感染的发生。由于致病真菌的变应原性、产毒性、致病性、神经毒性和(或)毒力等不同,可引发不同病症。

一、病理生理机制及临床特点

1. 脑膜炎、脑膜脑炎及脑积水　引起此类临床表现的真菌(隐球菌、芽生菌、组织胞浆菌、球孢子菌)体积小,可以进入脑组织微循环中种植,从而感染脑脊液及软脑膜,在蛛网膜下腔中通过血管周围间隙进入脑实质,引起脑膜炎或脑膜脑炎。真菌的渗出液积聚于蛛网膜下腔池,特别是颅底脑池,引起软脑膜炎性反应,使脑组织顺应性下降,影响了脑脊液循环,也可引起交通性或梗阻性脑积水。其病程一般为慢性发展,少见亚急性表现。临床表现为头痛、恶心、呕吐、视力障碍、视盘水肿、颈部僵硬、发热、人格改变、癫痫发作、意识状态恶化、脑神经麻痹和脑积水。

最常见的真菌性脑膜炎或脑膜脑炎为新型隐球菌引起,少见于其他双相型真菌及丝状真菌。在免疫缺陷的病人中,隐球菌脑膜炎是最常见的中枢神经系统真菌感染之一。约有 1/10 艾滋病病人伴发隐球菌脑膜炎。而以隐球菌脑膜炎发病的病人中,相当数量为艾滋病病人。大量酵母多聚糖在蛛网膜粒水平阻碍脑脊液吸收,可能是导致高颅压、脑积水的原因。而部分病人虽然有显著的高颅压,但脑室形态基本正常,并无脑积水表现。有学者认为是多聚糖覆盖脑表面、进入脑实质内及血管周围间隙,使脑组织顺应性下降,脑室形态不能随颅内压升高、脑脊液增多而改变。

2. 颅内占位病变　颅内真菌性占位病变可表现为肉芽肿、脓肿或囊肿。引起这类临床表现的真菌直径一般大于 20μm,足以使颅内微小动脉堵塞,从而引起局部缺血及梗死,坏死组织及高毒力的真菌感染会迅速在脑组织形成微小脓肿。这种真菌性脓肿一般由念珠菌病、曲霉菌病、隐球菌病、分枝孢子菌病及毛霉菌病引起。这种富含真菌的脓肿一般发生于免疫抑制状态的病人,脓肿一旦形成,病情可迅速恶化致死亡。

中枢神经系统真菌性肉芽肿一般由曲霉菌病、组织胞浆菌病、芽生菌病、隐球菌病、副球孢子菌病、分枝孢子菌病、毛霉菌病及隐球菌病等引起。鼻旁窦内曲霉菌和毛霉菌的感染可侵犯周围脑膜及脑实质,导致额叶及颞叶肉芽肿形成,少数病人通过血液播散至顶叶、后颅窝或脑室系统。这种肉芽肿在影像学上并无特异性,需要与颅内结核球、转移瘤、脑膜瘤、胶质瘤、淋巴瘤等鉴别。

肉芽肿的质地与发生部位相关。由颅面部扩散至颅内的肉芽肿一般质地较硬,而脑实质内或脑室内的肉芽肿质地较软。这种质地的不同主要是由病理检查中所见的纤维成分不同所致。

3. 急性脑血管意外　在中枢神经系统的真菌感染中,急性脑血管意外少见,发病率约为6%~10%,多以缺血性卒中形式出现,有时也表现为出血性卒中。引起此类真菌的体积均较大,并有分枝样菌丝(有隔菌丝、无隔菌丝),一般感染颅脑邻近区(鼻旁窦、眼眶、口腔等)并能长期定植。当机体免疫力低下时,真菌可侵犯邻近颅骨、脑膜结构、颅底的静脉窦等结构而进入颅内,侵犯颅内中等或大动脉。菌丝堵塞血管致动脉栓塞或闭塞,进而导致脑梗死,病人一般表现为缺血型卒中发作。随着病情的进展,可表现为出血性脑梗死、脑脓肿或肉芽肿。

极少数情况下,定植于血管内的真菌栓子可发展为孤立或多发动脉瘤,如果动脉瘤破裂可表现为急性蛛网膜下腔出血。

4. 椎管的真菌感染　椎管的真菌感染相对少见,一般发生于免疫缺陷或者处于免疫抑制状态的病人。表现为硬脊膜下、脊膜外及椎体感染,需与结核感染、溶骨性疾病、肉芽肿及脓肿等相鉴别。血沉,皮肤试验(结核菌素试验、球霉菌试验等),血培养,血清学试验,活检后进行细胞学检查、组织培养及病理检查,结合神经影像及病史等有助于明确诊断。

二、手术治疗

1. 立体定向取活检术　适用于肿块位于丘脑、脑干、基底节区等较深区域或功能区者,以及不能耐受全身麻醉者。尽管手术目的是明确诊断及获取组织培养,但如能结合适当的药物治疗,可获得较好的疗效。建议取活检时要同时取肿块周边组织,因为真菌菌丝有时可能仅存在肿块周围。在病变区直接注入两性霉素B可以减少全身的药物不良反应,并能使药物通过血-脑脊液屏障,明显提高疗效。

2. 开颅手术切除术　适用于非功能区肿块,特别是病人的颅内压过高时,手术切除降低颅内压的同时获取足够的病变组织以明确诊断和培养真菌。手术切除肿块后,将术区覆盖一层用两性霉素B浸泡过的明胶海绵可以增强抗真菌的疗效。若肿块增长或水肿导致严重高颅压、脑疝时,应积极行去骨瓣减压术。

3. 脑脊液分流术　对于因新型隐球菌脑膜炎所致的交通性脑积水,如果颅内压>25cmH₂O建议每天行腰穿放液,持续至少1周。甘露醇、皮质醇及乙酰唑胺等药物治疗无效。颅压持续增高是预后不良的标志。对于行腰穿放液后颅内压不能恢复至正常水平的病人,需及时行脑室-腹腔分流术(V-P shunt)。对于脑室狭小的病人,行V-P分流术难度很大,可以行L-P分流术。

进行分流术治疗的同时,病人需同时接受全身抗真菌感染治疗,两性霉素B在组织中的分布浓度不同,脑脊液内浓度较低,因此若能达到颅内有效治疗剂量,腹腔、血液中药物浓度应高于颅内药物浓度,故不至于导致感染播散。同时脑脊液分流促进脑脊液循环代谢,有助于病情缓解并减少药物的不良反应。

三、药物治疗

手术切除、明确诊断和足量使用抗真菌药物是治愈颅内真菌感染的重要手段。术后抗真菌治疗应早期、足量、足够疗程、联合用药,残留和复发的颅内真菌肉芽肿需要长期治疗。根据病变的部位和范围,抗真菌药物应用疗程有所不同。对于没有累及中枢神经系统的真菌感染单独应用氟康唑治疗,而累及中枢神经系统则使用两性霉素B联合5-氟胞嘧啶治疗。

第五节　HIV合并中枢神经系统结核感染

艾滋病合并颅内结核感染有多重表现形式,最常见的是结核性脑膜炎,其次是脑结核节和结核性脑脓肿,部分病人还表现为结核性蛛网膜炎,多累及鞍上池(视神经-视交叉蛛网膜炎)。

脑结核节是结核杆菌血行播散于脑实质内形成的结核性肉芽肿,是一种少见的肺外结核病,同时也是一种少见的颅内占位病变。近年来,随着 HIV 感染者增多和多重耐药结核菌的出现,结核发病率有增多趋势。脑积水是结核性脑膜炎最常见的并发症,一般发生在发病后 4~6 周,其中约 80% 表现为交通性脑积水。

一、病理生理机制及临床特点

局灶性结核性脑炎、结核球、结核性脑脓肿是脑部结核三个相关的发展过程。结核是一个小的上皮细胞核,围以淋巴细胞,大小 1~3mm。局灶性结核性脑炎含有数个小的结核。真正的结核球由许多结核结节组成,中心为干酪样坏死区,周围为朗格汉斯巨细胞,再外为上皮细胞、纤维组织囊及反应性胶质增生,三者形成无血管硬块,周围环绕脑水肿。结核球比较坚实,呈圆形或者分叶状。极少数结核球进展为厚壁结核性脑脓肿。

由于疾病为慢性进展,临床多表现为癫痫,伴或者不伴局灶性神经功能缺失症状,较少伴有发热盗汗等全身中毒症状。未成熟结核节为增生性结节,以炎性渗出为主,病灶内有丰富的炎性细胞,缺少干酪样坏死形成,可能导致结核性脓肿甚至合并脑膜炎,结核中毒症状相对较为明显。多发性结核节、体积较大的结核节以及后颅窝结核节可以表现为高颅压。由于结核节成熟程度不同,周围脑组织水肿程度差别较大,导致占位效应与局灶性神经功能缺失症状并不匹配。部分位于鞍上池的结核性蛛网膜炎(视神经-视交叉蛛网膜炎)可发展为鞍区结核节,临床表现与垂体瘤卒中相似,有时会累及海绵窦区而引起脑神经功能障碍。极少数的幕上皮质区结核节伴发硬膜下血肿。

脑积水形成的主要原因是厚厚(浓稠)的渗出液积聚于蛛网膜下腔池,使脑组织顺应性下降,影响了脑脊液循环,而脑室炎所致的室间孔、导水管及四脑室出口梗阻也可加重脑积水的程度。

二、影像学检查

结核节的信号特点取决于病灶是否干酪化及干酪化中心是实性的还是液化的。不同病理阶段的结核节 MRI 特点不同。未成熟型的结核节 MRI 表现为 T_1WI 等或低信号,T_2WI 高信号,结核节周围水肿较重,增强后病灶呈均匀结节状强化。成熟型结核节包括实性中心和液化的中心结核节,前者 MRI 表现为 T_1WI 低或等信号,T_2WI 低信号,后者因瘤中心液化坏死,T_1WI 呈低信号,T_2WI 呈高信号。外周为炎性肉芽组织,T_1WI 为低信号,T_2WI 为高信号,增强扫描呈显著的环形强化,环壁厚薄欠均匀。结核节周边存在不同程度的水肿,早期水肿明显,可有不同程度的占位效应,当结核节成熟时水肿程度减轻,水肿越明显表明病变越具活动性。结核节的 CT 表现也与不同病理阶段相关,成熟型结核节一般表现为等密度、高密度或者混合密度,周围有轻度水肿,并有占位效应,有时有高密度的钙化。增强扫描病灶呈环状强化,或不均匀强化,强化多数连续而厚薄不均,边缘光滑或不规则,环中心的密度可以类似于周围脑组织。当有干酪坏死时,中央呈低密度。在周围强化的结核节中心经常表现为等密度,这可与化脓性脑脓肿相鉴别,后者一般中心呈低密度改变。增强磁共振检查可以显示基底池内集聚的渗出液,可伴随结核节。磁共振弥散加权成像(DWI)检查可发现位于基底节区、间脑或者脑内其他区域的早期梗死灶(图 23-5-1)。

三、诊断

结核节的最终诊断依赖于组织病理学检查,典型表现为伴有上皮细胞及朗格汉斯巨细胞的干酪样肉芽肿结构。嗜酸性染色可以发现结核杆菌。由于无论影像学特征还是手术中所见,结核节与真菌性肉芽肿都难以分辨,手术获取的标本应该常规进行结核杆菌和真菌的培养。由于抗结核药物的应用等原因,只有 40% 的脑结核节病人培养结果为阳性。

四、药物治疗

以下病人应该及时进行试验性药物治疗:①来自结核病流行区,影像学疑似结核节的病人;②具有活动性系统性结核依据,即使没有组织学依据,只要颅内占位性病变符合结核节的影像学特征者;③颅内占位性病变具有结核节的影像学特征,但病人存在手术禁忌证;④颅内占位性病变具有结核节的影像学特

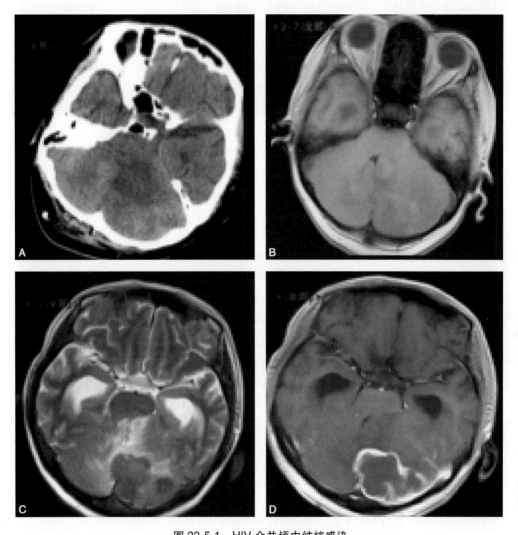

图 23-5-1　HIV 合并颅内结核感染

A. 左侧小脑半球可见低密度结节,边界欠清晰,周围可见多发大片状低密度影,第四脑室及脑干受压;B~D:左侧小脑半球可见不规则性长 T_1 短 T_2 信号占位,增强扫描病变环形强化;第四脑室及脑干受压;双侧脑室系统扩张

征,但病变位于重要功能区者。试验性治疗应该避免使用皮质类固醇药物,防止与对激素敏感的其他颅内占位性病变混淆(比如淋巴瘤)。对于进行实验性抗结核治疗的病人,应该常规 6~8 周进行磁共振复查。如果影像学显示病灶明显减小或水肿减轻,应该继续药物治疗,总疗程 18 周以上。

药物治疗方案:所有确诊为颅内结核节的病人,都应该接受常规的抗结核药物治疗。考虑到手术过程中结核菌可能会播散或者残留,即使完整切除结核节也建议继续使用抗结核药物。化疗方案应以能透过血-脑脊液屏障的药物为主,多采用异烟肼、利福平、吡嗪酰胺或乙胺丁醇中三联以上用药,采用常规剂量,持续治疗 3 个月后改为二联药物(异烟肼、利福平)巩固治疗 15 个月。尽管对于治疗持续时间问题没有统一标准,但一般建议至少 18 个月。85%以上的病人预后良好。颅内病变可于 1~3 个月内减小,3~12 个月内消失。但部分病人抗结核治疗中会出现病灶矛盾反应增大,考虑为类赫氏反应,原因为大量结核菌在短期内被杀死,大量的死菌、菌体的游离成分作为炎症反应和免疫系统的强有力诱导剂,作用于已经处于高敏状态的机体组织,引发更强烈的变态反应所致。此时需要与耐药性结核、合并感染、药物热等鉴别,可行耐药基因检测等明确。一般类赫氏反应多发生于青壮年,抗结核治疗的前 3 个月,经治疗后一般于 2 周至 2 个月内治愈。即使持续治疗 18 个月,仍然只有 40%的病人通过 CT 或者 MRI 证实结核节消失。因此,抗结核药物治疗应该持续到影像学检查结果没有明显强化及周围水肿。部分病人会继续存在小的残留(大于 1cm),但没有强化及周围水肿,对于此类病人尚不明确是否应该继续药物治疗。

五、手术治疗

以下病人可实施手术,以明确诊断及获取组织进行细菌培养:①对于影像学疑似脑结核节,且位于非功能区者;②无论影像学是否典型,经过正规试验性治疗 6~8 周,复查磁共振见改变不明显或反而增大者。手术的目的不仅是为了明确诊断,更重要的是进行细菌培养及药物敏感试验,以明确细菌是否已经耐药(多重耐药或者泛耐药)。

结核节的手术方式包括:①立体定向取活检术。适用于肿块位于丘脑、脑干、基底节区等较深区域者,以及不能耐受全身麻醉的成年人。立体定向取活检术的缺点是有 50% 的病人仅仅能够明确肿块为炎性物质,却不能定性病原微生物;对于部分质地坚硬的结核节,立体定向穿刺针不能准确获取肿块组织,而是周围胶质细胞增生带。②开颅切除术。适用于非功能区肿块(前额叶、小脑半球、前颞叶等),特别是病人的颅内压过高时,手术切除降低颅内压的同时获取足够的病变组织以进行明确诊断和细菌培养。③去骨瓣减压术。出现肿块增长或者水肿加重所致的严重高颅压、脑疝表现时,积极行去骨瓣减压术。

脑积水的外科干预手段包括脑室-腹腔分流术和内镜下第三脑室底造瘘术。对脑室-腹腔分流术而言,可在抗结核药物治疗的同时进行分流术,尚无沿分流管播撒、种植导致结核性腹膜炎的相关报道。相对于其他原因所致的脑积水,结核性脑膜炎所致脑积水的脑室-腹腔分流术并发症似乎较多,包括分流管梗阻、感染、腹腔假性囊肿、沿分流管走行区对皮肤的侵蚀等。

在结核性脑膜炎的急性期,第三脑室底部由于炎症变厚,水肿后充血、脆性增加,手术中容易导致出血。因为急性期的脑脊液是混浊、模糊的,脑池内充满大量的炎性分泌物,对周围结构显示不清,特别是不能清晰显示基底动脉顶端,容易造成血管损伤。由于浓稠的渗出液积聚于蛛网膜下腔池,使脑组织顺应性下降,造成脑脊液循环和吸收障碍,及时进行第三脑室底造瘘,将脑室内脑脊液引流至蛛网膜下腔,也不能解决脑积水。因此,在急性期行第三脑室底造瘘术风险较大、效果差,具有一定挑战性。对于正规抗结核治疗大于 4 周或者感染已经进入稳定期的病人,实施第三脑室底造瘘术更为安全。

第六节 其他 HIV 相关的中枢神经系统疾病

一、进行性多灶性脑白质病

在免疫抑制状态下,乳头空泡(John Cunningham,JC)病毒感染中枢神经系统会导致进行性多灶性脑白质病(progressive multifocal leukoencephalopathy,PML),因发病部位不同可表现为进行性神经功能缺失和认知功能下降。JC 病毒主要侵犯大脑半球的少突胶质细胞致脱髓鞘性改变,病理学改变主要包括脱髓鞘、星形细胞的异形性增加及少枝(少突)胶质细胞内细胞核肥大。相对于其他 HIV 感染相关的颅内占位性病变,PML 一般不伴有其他系统感染,也不会引起严重的高颅压。

HIV 相关的 PML 没有占位效应,一般发生于皮质下的弓状纤维,只有 5.1% 的病人可以发生轻度强化(图 23-6-1)。经 HAART 治疗后如果不发生免疫重建炎性综合征(immune reconstitution inflammatory syndrome,IRIS),影像学一般也不会发生变化,脑脊液中发现 JC 病毒 DNA 有助于明确诊断。行 HAART 前,脑敏感性达 90%,但 PPV 极低;行 HAART 后,脑敏感性明显降低,只有 57%,但 PPV 可达 100%。

目前唯一有效的治疗是 HAART。

二、免疫重建相关的中枢神经系统疾病

免疫重建炎性综合征(immune reconstitution inflammatory syndrome,IRIS)是指部分 HIV 感染者或艾滋病病人在开始 HAART 后,尽管血浆 HIV 载量及 CD4$^+$T 淋巴细胞计数均有所改善,却出现临床症状恶化,甚至死亡。主要与机体在免疫功能恢复过程中产生了针对残存活性/非活性抗原的过度免疫炎症反应,以及免疫调节功能的缺失有关。随着 HAART 的广泛推广,该病的发生正在快速增长。

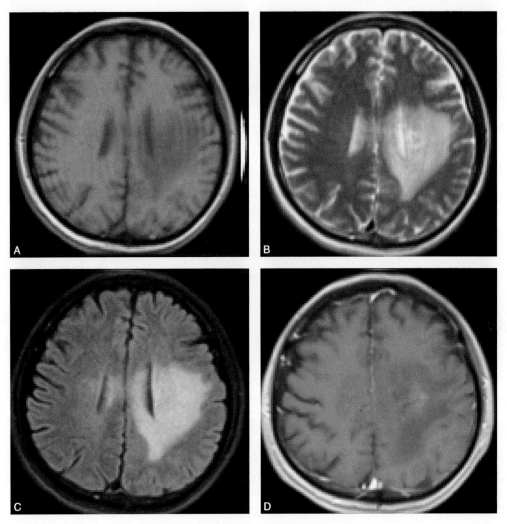

图 23-6-1　进行性多灶性脑白质病 MRI 表现

左侧顶叶病灶部分呈 T_1WI 低信号，T_2WI 高信号、FLAIR 低信号，增强扫描病灶内见不规则点片状强化

中枢神经系统的 IRIS 表现为 HAART 后神经系统症状迅速恶化，可表现为高颅压、脑积水，严重者可发展为脑疝，常见于弓形虫脑病、新型隐球菌脑炎、PML 以及结核感染。

HAART 治疗前 $CD4^+T$ 淋巴细胞计数越低，或者治疗后免疫状态改善速度越快，发生 IRIS 的可能性越大，症状也越明显。应用大剂量激素冲击治疗，可以减弱免疫系统对中枢神经系统的损害。

PML 与 IRIS：对有 PML 病史的 HIV 感染病人开始 HAART 后，出现神经系统症状的加重，提示有发生 IRIS 的可能性，最常见的症状是癫痫发作。有 44.4% 的病人在 MRI 上出现病灶强化。通过立体定向活检技术，计算组织标本中 $CD4^+T$ 淋巴细胞计数与 JC 病毒感染细胞比例有助于明确诊断。

新型隐球菌感染与 IRIS：在 HIV 相关新型隐球菌性脑炎死亡病例中，有 20% 病人死于 IRIS。在进行 HAART 前，先进行 5 周的抗真菌治疗，可以明显提高生存率。任何 HIV 阳性病人，建议进行 HAART 之前进行新型隐球感染的筛查，降低 IRIS 的发生，而对存在新型隐球感染的病人实施大剂量激素冲击治疗，可以减弱 IRIS 症状。

结核感染与 IRIS：对有结核感染病史的 HIV 感染病人开始 HAART 后，出现结核相关性 IRIS 的中位时间为 14 天，但有的病人可在 3 个月发病，9 个月的死亡率可高达 30%。在进行 HAART 前，建议使用 2~8 周的抗结核药物治疗，具体时间根据病人 $CD4^+T$ 淋巴细胞计数来决定。在 HAART 期间，常规给予大剂量激素治疗[泼尼松，1.5mg/(kg·d)]4 周，2~4 周后逐步停药。

第七节 手术防护与职业暴露

在神经外科住院病房及手术室,锐器损伤是造成 HIV 职业暴露的最常见途径。急诊手术、深部手术、血管破裂、颅骨粉碎性骨折、带有空心的针刺伤等都是造成职业暴露的高危因素。因术中锐器伤感染率为 0.3%,通过血液或者脑脊液溅至术者眼部黏膜感染率为 0.09%。

外科操作中需要遵循一系列防护措施以减少职业暴露,包括:"不接触"缝合技术、为传递手术器械预留缓冲区、传递的持针器要把锋利的针尖部夹住、缝合表面组织和肌肉时选用"较钝"的缝合针等。

在手术室门口需要悬挂标志,以提醒手术参与人员高度重视,手术过程尽量缩短,手术参与人员尽量少,尽量不安排学生或操作技术不熟练的医师参与手术,手术过程中佩戴防护眼镜,戴双层手套或者专业防护手套,穿不透水手术衣,穿戴防护脚套,术中注意检查手套的完整性等。

一旦发生锐器刺伤,在伤口旁轻轻挤压,尽量挤出伤口处血液,并用清洁水持续冲洗伤口,再用肥皂水或者碘伏反复冲洗。第一时间上报医院职业暴露管理部门,并在 1 小时内实施预防性抗病毒治疗,最迟不超过 72 小时,连续用药 28 天。服药过程中检测药物副作用并调整用法,并分别在暴露当时、伤后 6 周、12 周以及 6 个月测定 HIV 抗体。

(冯恩山 梁庭毓)

参 考 文 献

[1] Lehmann H C,Chen W,Borzan J,et al. Mitochondrial dysfunction in distal axons contributes to human immunodeficiency virus sensory neuropathy[J]. Annals of Neurology,2011,69(1).100-110.

[2] Helweg-Larsen J,Astradsson A,Richhall H,et al. Pyogenic brain abscess,a 15 year survey[J]. BMC Infectious Diseases,2012,12(1).332.

[3] Shiels M S. Proportions of Kaposi Sarcoma,Selected Non-Hodgkin Lymphomas,and Cervical Cancer in the United States Occurring in Persons With AIDS,1980-2007[J]. JAMA The Journal of the American Medical Association,2011,306(14):1548. 1450-1459.

[4] Rios A. HIV-Related Hematological Malignancies:A Concise Review[J]. Clinical Lymphoma,Myeloma and Leukemia,2014,14S:S96-S103.

[5] Phillips E H,Fox C P,Cwynarski K. Primary CNS Lymphoma[J]. Current Hematologic Malignancy Reports,2014,9(3):243-253.

[6] Kim,Sahn B. The 18F-FDG PET/CT Finding of a Condyloma Acuminata Mimicking Primary Anorectal Carcinoma in an HIV-Infected Patient[J]. Clinical Nuclear Medicine,2013,38(10):e402-e403.

[7] Bierman P J. Surgery for primary central nervous system lymphoma:is it time for reevaluation? [J]. Oncology,2014,28(7):632-637.

[8] Weller M,Martus P,Roth P,et al. Surgery for primary CNS lymphoma? Challenging a paradigm[J]. Neuro-Oncology,2012,14(12):1481-1484.

[9] Gupta N K,Nolan A,Omuro A,et al. Long-term survival in AIDS-related primary central nervous system lymphoma[J]. Neuro-Oncology,2017,19(1):99-108.

[10] Moulignier Antoine,Lamirel Cedric,Picard Herve,et al. Long-term AIDS-related PCNSL outcomes with HD-MTX and combined antiretroviral therapy. Neurology,2017,89(8):796-804.

[11] Satish G,Patel M R,Yanik E L,et al. Temporal Trends in Presentation and Survival for HIV-Associated Lymphoma in the Antiretroviral Therapy Era[J]. Journal Of The National Cancer Institute,2013,105(16):1221-1229.

[12] Abassi,M.,D. R. Boulware,J. Rhein. Cryptococcal Meningitis:Diagnosis and Management Update[J]. Curr Trop Med Rep,2015,2(2):90-99.

[13] Berger J R,Aksamit A J,Clifford D B,et al. PML diagnostic criteria:Consensus statement from the AAN Neuroinfectious Disease Section[J]. Neurology,2013,80(15):1430-1438.

[14] Van Toorn R,Solomons R. Update on the Diagnosis and Management of Tuberculous Meningitis in Children[J]. Seminars in

Pediatric Neurology,2014,21(1):12-18.

[15] Clifford,D. B. Neurological immune reconstitution inflammatory response:riding the tide of immune recovery[J]. Curr Opin Neurol,2015,28(3):295-301.

[16] Boulware,D R,Meya D B,Muzoora C,et al. Timing of antiretroviral therapy after diagnosis of cryptococcal meningitis[J]. N Engl J Med,2014,370(26):2487-2498.

第二十四章

头皮和颅骨肿瘤

第一节 头皮肿瘤

头皮是覆盖于颅骨穹窿部之外的软组织。头皮按位置可分为额顶枕部和颞部。额顶枕部头皮由浅入深分为五层,依次为:皮肤、浅筋膜、颅顶肌及帽状腱膜、腱膜下疏松结缔组织和颅骨外膜。颞部头皮分为六层:皮肤、皮下组织、颞浅筋膜、颞深筋膜、颞肌和颅骨外膜。

头皮肿瘤可来源于头皮各层,但大多数来源于皮肤层,包括表皮、真皮、皮肤附属器及皮肤的血管和神经。头皮肿瘤的危险因素是多方面的,包括遗传因素和环境因素。许多头皮肿瘤与遗传综合征和染色体异常有关,如神经纤维瘤病,家族性皮肤黑色素瘤等。环境因素包括紫外线、电离辐射、砷等。

头皮肿瘤按其性质可分为良性肿瘤和恶性肿瘤。良性肿瘤生长缓慢,不发生转移,如表皮样囊肿、皮样囊肿、血管瘤。常见的恶性肿瘤有基底细胞癌、鳞状细胞癌、恶性黑色素瘤等。有的肿瘤虽属良性,经过一定时间后,也可演变为恶性肿瘤,如脂肪瘤、神经鞘瘤等。

一、头皮癌

(一)基底细胞癌

基底细胞癌(basal cell carcinoma)又称为基底细胞上皮瘤,来源于表皮或其附属器,尤其是毛囊的基底细胞。基底细胞癌是全世界范围内最常见的恶性皮肤肿瘤。基底细胞癌的发病率有明显的人种差异。白种人发病率远高于其他人种,黄种人次之,黑种人罕见。男性发病率高于女性,中老年人多见。

1. 病因 研究发现紫外线照射、p53 和 PTCH 基因突变等因素与其发病密切相关。有皮肤癌家族史的人群中的基底细胞癌的发病率高于正常人群。一些遗传性疾病,如白化病、着色性干皮病等也与基底细胞癌发病相关。基底细胞癌多见于儿童时期频繁皮肤晒伤者。其他环境因素包括电离辐射、接触砷等有害化学物质。接受免疫抑制治疗者患病风险增加。

2. 临床表现 基底细胞癌表现多样,临床上常分为结节溃疡型、色素沉着型、囊肿型、浅表型、微小结节型及硬斑病样型等。头皮基底细胞癌以结节溃疡型为主,早期通常表现为棕褐色或粉红色的结节,其周边可见毛细血管扩张。随着病情进展,结节逐渐生长,中央发生破溃形成溃疡,周边较硬呈卷边样突起,形成该病典型的侵袭性溃疡表现。色素型基底细胞癌可见不规则棕色或黑色色素沉着,常见于肤色较深者。囊肿型基底细胞癌表现为半透明蓝色或灰色囊性结节,常被误诊为良性囊肿。浅表型基底细胞癌在头皮很少见,局部皮肤发红,伴有鳞屑,似银屑病样。微小结节型典型表现为黄色或白色实性小结节,侵袭性强。硬斑病样型基底细胞癌表现为瘢痕样硬斑块,进展快,复发率高。

基底细胞癌为低度恶性,生长相对缓慢,很少发生血行或淋巴转移,但呈浸润性生长,肿瘤可向深部浸润,造成严重的破坏。基底细胞癌可伴有鳞状细胞化生,具有一些鳞状细胞癌的特征,容易发生转移。

3. 治疗

(1)手术治疗:早期手术是目前头皮基底细胞癌的首选治疗方法。头皮基底细胞癌手术治疗中,不但要切除肿瘤,还要兼顾美容,避免对容貌造成不必要的影响。手术方式包括刮除手术法、传统手术切除和 Mohs 显微外科手术。手术方式的选择取决于肿瘤的大小、位置、性质等。

刮除手术法指刮除肿瘤后,电凝烧灼止血,适合较小的浅表基底细胞癌或位于额部等对美容要求高的部位的基底细胞癌。刮除手术无法判断肿瘤刮除边缘有无癌组织残留,因此刮除手术不适用于较大的、复发的、硬斑病样型或面部危险部位的肿瘤。

手术切除的主要优点在于可以作组织学检查以确定切除边缘是否有癌组织残留。对于较小的肿瘤,切除范围应距肿瘤边缘4mm。对于较大的肿瘤(最大直径>2cm),周边切除范围应当扩大至距肿瘤边缘6mm。标本应送冰冻切片检查,如边缘仍有肿瘤细胞浸润,则需继续扩大切除范围直至送检标本无肿瘤细胞为止。手术时应考虑到基底细胞癌在病理学上的局限性和生物学上的很少转移的特性,不可一味强调扩大手术范围。既要彻底切除肿瘤,又要将手术对于容貌的影响降至最低。当肿瘤累积颅骨甚至硬脑膜时,应将受累的颅骨和硬脑膜一并切除,再做修复手术。

(2) 放射治疗:放射治疗可用于高龄、全身状况差等不能耐受手术的病人,也可作为基底细胞癌发生转移或复发风险较高病人的术后辅助治疗。考虑长期接受放疗的危害,不建议青少年病人接受放射治疗。

(3) 化学治疗:基底细胞癌发生远处转移时,可采用全身化疗,常用卡培他滨、5-氟尿嘧啶、干扰素联合用药方案。局部应用氟尿嘧啶会使皮损表皮愈合,而皮下则会有广泛转移,故不可用作基底细胞癌的局部治疗。

(4) 激光治疗:较浅表的基底细胞癌可考虑激光治疗。常用二氧化碳或 Nd:YAG 激光,采用高能量切割,低能量凝固。激光治疗的优点是损伤小,容易修复,缺点是无法对边缘组织行病理检查。

(二) 鳞状细胞癌

鳞状细胞癌(squamous cell carcinoma)又名棘细胞癌,是来源于上皮组织角质形成细胞的恶性肿瘤。我国皮肤癌中以鳞状细胞癌最为多见,其中约3/4发生在头颈部。男性发病率是女性发病率的2~3倍,最常见于老年人,60岁以后发病率明显升高。过去数十年,皮肤鳞状细胞癌发病率呈逐年上升趋势。

1. 病因 鳞状细胞癌的病因尚不明确。紫外线是皮肤鳞状细胞癌发病的主要诱发因素,过量的紫外线照射会导致上皮细胞内产生过量的活性氧,损伤皮肤中天然的抗氧化防御机制使其失活。砷可引起癌基因激活、扩增而诱发皮肤癌变,其他化学致癌物质包括多环芳香族碳氢化合物、烃类化合物等。应用免疫抑制剂者、艾滋病病人等易并发或继发皮肤鳞状细胞癌。光化性角化病、黏膜白斑、着色性干皮病、慢性皮肤溃疡、皮肤瘢痕(尤其是烧伤瘢痕)、白化病等可诱发皮肤鳞状细胞癌。

2. 临床表现 鳞状细胞癌往往由癌前病变发展而来,病程发展与其恶性程度有关。病变早期为较硬的小结节或斑块,表面光滑或角化,可随皮肤移动。多数无明显自觉症状,少数病人可有瘙痒或疼痛等症状。肿瘤生长快,易出血,多在数月内演变为较硬的浸润性结节或肿块,中央可发生破溃形成溃疡,溃疡基底高低不平,质硬且活动度小。并发感染时可见坏死组织和脓性分泌物,伴有恶臭。如果继续进展,可转移至周围淋巴结。区域淋巴结增大常见,转移淋巴结质硬,一般无压痛。通过血液转移者很少。

鳞状细胞癌一般分化较好,高分化的鳞状细胞癌约占75%。根据分化细胞与未分化细胞的比例,可将鳞状细胞癌分为四级:Ⅰ级:未分化细胞不超过25%,存在典型癌珠;Ⅱ级:未分化细胞占25%~50%,癌珠较少;Ⅲ级:未分化细胞达50%~75%,不见癌珠,癌细胞极不规则;Ⅳ级:几乎全为未分化细胞。Ⅲ级和Ⅳ级鳞状细胞癌侵袭性强,容易发生转移,预后相对较差;Ⅰ级和Ⅱ级鳞状细胞癌一般预后较好。

3. 治疗

(1) 手术治疗:不论病变大小,早期手术切除是目前首选的治疗方法。手术切除的范围应足够大,切除范围应距肿瘤边缘1cm以上,同时应达到足够深度。如有颅骨受累,则连同部分骨板应一并切除。转移到区域淋巴结的应做局部淋巴结清扫术。面积较大的鳞状细胞癌切除后,若头皮缺损过大,可行皮瓣移植术或游离植皮术。

显微外科手术尤其适用于复发的或有高复发风险的鳞状细胞癌。对发生于口周、眼周的鳞状细胞癌采用此种手术可最大限度地保留正常组织。

(2) 放射治疗:鳞状细胞癌对放射线敏感,放射治疗效果较好。放射治疗适用于有手术禁忌者及尚未远处转移的未分化癌病人。对疑有切除不完全者,术后也应放疗。放化疗联合治疗效果优于单纯放疗。

(3) 化学治疗:局部应用 5-氟尿嘧啶、维 A 酸类制剂、干扰素等药物,对分化良好的早期浅表型鳞状细胞癌有一定疗效,也可作为其他治疗方法的辅助治疗。

（4）激光治疗:激光治疗适用于表浅的小病灶,常用二氧化碳或 Nd:YAG 激光。

二、黑色素瘤

黑色素瘤(melanoma)起源于黑色素细胞,大多数黑色素瘤发生在表皮和真皮交界处,恶性程度极高。黑色素瘤占皮肤恶性肿瘤的第三位,仅次于基底细胞癌和鳞状细胞癌,好发于 30 岁以上的中老年人,男性明显多于女性。在我国,黑色素瘤多见于下肢和足部,头皮黑色素瘤罕见,但预后极差。研究表明,无头发覆盖区域头皮原发性黑色素瘤的 5 年生存率为 86%,而头发覆盖区域头皮原发性黑色素瘤的 5 年生存率仅为 47%,可能与诊断的延误有关。

1. 病因 黑色素瘤的病因目前尚不清楚,一般认为和多种因素有关,如黑痣恶变、日光（紫外线）照射、种族差异等。过多的紫外线照射是黑色素瘤发病的主要因素,良性黑色素斑块,即黑痣,可恶变为黑色素瘤,尤其是交界痣最易恶变。家族性黑色素瘤占 10%,大约有 40% 的家族性黑色素瘤病人有 p16 基因突变。

2. 病理学 黑色素瘤大多数发生在表皮和真皮交界处,瘤细胞形似痣细胞,但可见明显异型,细胞内和细胞间质之间充满黑色素。根据细胞形态和黑色素量含量的不同,黑色素瘤细胞可分大上皮样细胞、小上皮样细胞、梭形细胞、畸形细胞和树状突细胞 5 种类型。

目前有两种广泛应用的黑色素瘤病理分级方法。Breslow 研究发现黑色素瘤的预后与肿瘤的侵袭深度密切相关,提出了按肿瘤最厚部位的垂直厚度将之分成<0.75mm、0.76~1.50mm、1.51~4.00mm、>4.00mm 四级。另一种分级方法是由 Clark 提出,根据瘤细胞的侵袭程度将黑色素瘤分为五级:Ⅰ级:黑色素瘤细胞局限于表皮,即原位黑色素瘤;Ⅱ级:侵入真皮乳头层;Ⅲ级:侵入真皮网状层;Ⅳ级:穿透真皮网状层;Ⅴ级:侵入皮下组织。Breslow 的分级方法对预后的预测更有价值。

3. 临床表现 头皮黑色素瘤一般表现为无痛性、边界不清的黑色斑块样改变。原有头皮黑痣的大小、颜色、形状和质地发生改变时,都应考虑恶变为黑色素瘤的可能性。

黑色素瘤可以分为 4 个亚型:浅表型黑色素瘤、结节型黑色素瘤、恶性雀斑样黑色素瘤和肢端雀斑样黑色素瘤。浅表性黑色素瘤最为常见,约占所有黑色素瘤的 60%~75%。浅表性黑色素瘤沿着表皮和真皮边界横向生长,边界不规则,直径通常大于 6mm。如能早期诊治,一般预后良好。结节型黑色素瘤约占所有黑色素瘤的 15%~30%,通常为黑色和蓝色结节,以垂直纵向生长为特征,病变发展较快,转移早,并且转移预后较差。恶性雀斑样黑色素瘤约占所有黑色素瘤的 5%~10%,常继发于原位置的面积较大的雀斑,病程较长,生长时间至少为 10~15 年,表现为斑点样褐色或黑色色素沉着样改变。可进展为结节型黑色素瘤,侵犯真皮层时原位置可出现蓝黑色结节。肢端雀斑样黑色素瘤约占所有黑色素瘤的 2%~8%,见于手掌、脚掌及甲床。

根据肿瘤的厚度和侵袭程度,黑色素瘤可以分为 4 期。Ⅰ期:病变局限于皮肤,厚度小于 1mm。Ⅱ期:病变局限于皮肤,厚度达 1mm 及以上。Ⅲ期:伴有周围淋巴结转移。Ⅳ期:转移至远处皮肤、皮下组织、骨骼、内脏或中枢神经系统。

头皮黑色素瘤病变最初多在表皮和真皮交界处,继续发展向深层组织及皮肤表面侵犯。淋巴结转移为常见的转移方式,转移率根据病变类型和侵犯程度而不同。血行转移亦常见,由于头皮主要由颈内外动脉系统供血,颅内转移常见。头皮黑色素瘤病人出现颅高压症状时,应考虑颅内转移的可能。淋巴转移和血行转移可以同时或相继发生。

4. 治疗 任何怀疑为头皮黑色素瘤的病变都应取活检。取活检时应注意谨慎操作,避免损伤病变结构,因为肿瘤的厚度和侵袭范围对肿瘤分期和确定诊疗方案至关重要。当肿瘤厚度>1mm,或肿瘤厚度在 0.76~1mm 之间,但伴有溃疡、广泛浸润、高分化或淋巴管浸润等高危因素时,应行前哨淋巴结活检。

治疗方法取决于黑色素瘤的分期,但早期切除边界尚清楚的病变是治疗的主要原则。原位黑色素瘤切除范围应距肿瘤边缘 5mm,深度<1mm 黑色素瘤切除范围应距肿瘤边缘 1cm。为降低复发风险,建议深度>1mm 的黑色素瘤切除边缘为 2cm,尤其是深度达 4mm 及以上的黑色素瘤。复发黑色素瘤也可考虑手术治疗,延缓病情进展。

对 I 期黑色素瘤病人,手术切除效果很好,没有证据表明行淋巴结清扫能使病人获益。II 期病人若无特殊的禁忌证,均应行区域淋巴结清扫,尤其是结节型黑色素瘤、肿瘤表面出现溃疡和已有局部复发者。淋巴结清扫应在原发灶切除的同时或之后 2~3 周进行。对于 III 期病人,因有周围淋巴结受累而尚无远处转移,也应行淋巴结清扫;但对于 IV 期病人,因已经有多个淋巴结受累和远处转移,淋巴结清扫的意义不大。

对于晚期黑色素瘤病人,单纯手术治疗很容易复发,因此术后辅助治疗是很有必要的。研究表明,术后辅以放射治疗能显著降低肿瘤的复发率。黑色素瘤对药物的敏感性越差,化疗效果越差。黑色素瘤单克隆抗体治疗恶性黑色素瘤目前还是一种不成熟的方法,确切疗效有待于进一步评估。化学治疗和免疫治疗的疗效尚不确切,对一些黑色素瘤病人,能在一定程度上缓解病情进展,延长病人生存期。

头皮黑色素瘤的转移率高,易复发,预后差,其预后和其分期密切相关。I 期黑色素瘤病人的 5 年生存率可达 91%~95%,相比之下,IV 期病人的 5 年生存率只有 7%~19%。此外,黑色素瘤预后还与肿瘤厚度、溃疡大小、淋巴转移情况有关,肿瘤厚度和溃疡面积越大,预后越差。女性预后好于男性,青年人预后好于老年人。淋巴结未转移者预后明显优于淋巴结转移者。

三、脂肪瘤

脂肪瘤(lipoma)来源于脂肪组织,是一种常见的皮肤良性肿瘤。脂肪瘤好发于四肢和躯干,头皮脂肪瘤少见。

1. **病理学** 脂肪瘤为正常脂肪组织样的瘤状物,由成熟的脂肪细胞构成。有些脂肪瘤中可混杂有其他成分,如纤维脂肪瘤混有较多的纤维组织,血管脂肪瘤含有丰富的血管组织。脂肪瘤可恶变为脂肪肉瘤。

2. **临床表现** 头皮脂肪瘤可见于头皮各部位,通常生长于皮下,可深达帽状腱膜。肿瘤通常单发,境界清楚,呈分叶状,质软,不与皮肤粘连,活动度大,生长缓慢,一般无疼痛等症状。位于脂肪组织者常有完整包膜,而位于肌肉或肌肉间者则无包膜,界限不清楚,称为浸润性脂肪瘤。多发性脂肪瘤的瘤体常较小,常呈对称分布,多有家族史。少数脂肪瘤可伴疼痛,称为痛性脂肪瘤。

3. **治疗** 肿瘤一般位于包膜内,手术切除多无困难。术中应注意将肿瘤完整切除,若残留肿瘤小叶将引起复发。深部脂肪瘤和老年病人应警惕恶变可能,要及时手术切除。

四、神经鞘瘤和神经纤维瘤

神经鞘瘤(neurilemomas)和神经纤维瘤(neurofibromas)均为起源于施万细胞的外周神经肿瘤。施万细胞又称神经膜细胞,是周围神经系统的成髓鞘细胞。神经纤维由神经纤维索内的神经轴索及其外包绕的神经鞘细胞和神经纤维细胞构成,神经鞘瘤由神经鞘细胞组成,而神经纤维瘤由神经纤维细胞和神经轴索组成。神经鞘瘤和神经纤维瘤可单发或多发,均可散发或表现为家族聚集。神经鞘瘤比神经纤维瘤更少见。神经纤维瘤又可分为孤立性神经纤维瘤(solitary neurofibroma)和神经纤维瘤病(neurofibromatosis)两类。

(一) 神经鞘瘤

1. **病理学** 神经鞘瘤是来自神经鞘细胞的良性肿瘤,根据其瘤细胞的排列方式,分为 2 种类型:致密型(antoni A 型)和网状型(antoni B 型)。致密型神经鞘瘤瘤细胞呈梭形,排列紧密,边界不清,互相平行或漩涡状排列。细胞核呈棒状,呈栅栏状,栅栏之间隔以无核区,称之为 Verocay 小体。网状型神经鞘瘤瘤细胞较小,呈星状或多角状,排列疏松,呈网状,间质明显水肿,血管较丰富,常形成囊腔,出血及坏死常见。神经染色可见瘤组织中无神经纤维或仅有少许神经纤维。神经鞘瘤的病理学特征为肿瘤内缺乏神经纤维和存在 Verocay 小体。

2. **临床表现** 神经鞘瘤常见于老年人,多为单发,一般无症状。肿瘤沿周围神经或脑神经分布,好发于大的外周神经干,常见于四肢和头皮,偶见于躯干和内脏。肿瘤呈圆形或椭圆形结节,多有包膜,质地较坚硬,可在皮下活动,生长缓慢,部分有压痛。根据肿瘤和载瘤神经干的关系,可分为中间型和边缘型。中间型神经鞘瘤在神经干中间,其包膜即为神经纤维。手术切除时应沿神经纵轴切开,以免过多损害神经纤维。边缘型神经鞘瘤源于神经干边缘,神经干沿肿瘤侧面而行。极少情况下,神经鞘瘤可发生恶变。

3. 治疗 治疗方法以手术切除为主。出现疼痛等症状或影响功能和美观时,应尽早行手术切除。一般能彻底切除。

(二) 孤立性神经纤维瘤

孤立性神经纤维瘤是指无神经纤维瘤病表现,局限于某一部位的神经纤维瘤。

1. 病理学 神经纤维瘤由神经鞘细胞、胶原纤维等周围神经的各种成分组成。显微镜下可见细胞染色较深,含大量 S 形细胞,排列杂乱,有散在的肥大细胞。神经染色可发现有髓或无髓神经轴索。胶原纤维呈稀疏波纹状排列。神经鞘细胞分散在神经纤维组织中,细胞核呈长梭形。

肿瘤无完整包膜,但一般与周围组织界限清楚,也可浸润周围真皮及皮下组织。大约10%会恶变为神经纤维肉瘤,主要见于分布在深部大神经干的神经纤维瘤,头皮神经纤维瘤恶变少见。肿瘤细胞排列成条索状或腺泡状,细胞核排列成栅栏状或漩涡状排列,这些特征是诊断神经纤维瘤发生恶变的组织学依据。

2. 临床表现 孤立性神经纤维瘤无家族史,常见于老年人,男性略多于女性。常为单发,好发于头面部。瘤体较小,表现为突出的圆形或椭圆形实性结节,边界清楚,可在皮下活动,肿瘤表面可有色素沉着。肿瘤生长缓慢,常无症状。肿瘤沿神经干走行方向,长轴与神经干方向一致。有时可发生营养障碍,致使受累神经所支配的范围内出现皮肤增厚变硬,皮下组织水肿,失去弹性。

有一种特殊类型的神经纤维瘤,主要由神经轴索组成,称为丛状神经纤维瘤(plexiform neurofibroma)。同样好发于头面部,但瘤体较大,边界不清,肿瘤由许多扭曲、增生、变性和萎缩的神经轴索组成,常致皮肤和皮下组织增生,表现为肥厚、隆起和皱褶,皮肤色素沉着粗糙,称之为神经瘤性橡皮病(图24-1-1)。如生长在面部呈巨面征。

3. 治疗 以手术切除为主,小的病灶可完整切除,一些大的丛状神经纤维瘤只能部分切除。神经纤维瘤边界不清,血供丰富,术前应做好充分准备。瘤体内有血管窦,术中血窦开放,渗血不易控制,切除肿瘤时应从瘤外正常组织切入。创面大者需要头皮修复。

(三) 神经纤维瘤病

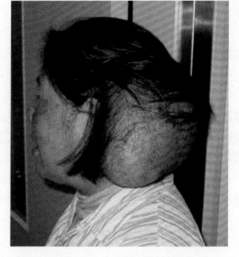

图 24-1-1 头部神经纤维瘤

神经纤维瘤病又称为多发性神经纤维瘤,是源于神经嵴细胞分化异常而导致多系统损害的一种先天性发育不良性疾病。神经纤维瘤病又分为 I 型神经纤维瘤病(neurofibromatosis type I,NF-1)和 II 型神经纤维瘤病(neurofibromatosis type II,NF-2)。I 型神经纤维瘤病是一种较为常见的神经皮肤综合征,多有家族史,一般与常染色体显性遗传有关。1882 年由 Von Recklinghausen 首先描述该病,故又称 Von Recklinghausen 病。II 型神经纤维瘤病以前庭神经鞘瘤为主要特征,其中 90% 表现为双侧前庭神经鞘瘤,故亦称前庭神经鞘瘤病。

1. 发病机制 神经纤维瘤病的发病机制与常染色体显性基因突变相关。I 型和 II 型神经纤维瘤病的遗传缺陷在不同染色体上,I 型神经纤维瘤病致病基因位于常染色体 17q11.2,II 型神经纤维瘤病致病基因定位于常染色体 22q11.2,二者均属抑癌基因。

I 型神经纤维瘤病致病基因基因位点突变,使基因产物神经纤维素结构和数量上改变,导致肿瘤的发生。神经纤维素是一种肿瘤抑制因子,通过加快降低原癌基因 p21-ras 的活性从而减缓细胞增殖。

II 型神经纤维瘤病致病基因位点缺失,致使病人体内不能产生施万细胞瘤蛋白。施万细胞瘤蛋白的功能目前尚不清楚,但其可能在细胞周期运行、细胞内及细胞外信号传导中起作用,在某些条件下参与生长抑制反应。如果施万细胞瘤蛋白出现异常,就可能使其生长抑制功能丧失,最终导致肿瘤的形成。

2. 临床表现　神经纤维瘤病常见的症状为皮下多发神经纤维瘤,表现为大小不等的孤立结节,呈串珠样生长,病变累及范围广泛,以躯干及下肢多见,数量可达数十个甚至数千个以上。肿瘤较大时因重力作用而下垂呈"囊袋"状。

咖啡牛奶斑为本病的一个重要体征,约一半的病人出生时即已存在,为暗棕色色素沉着,一般不高出皮肤,色斑间皮肤正常,色斑常伴有毛发生长。咖啡牛奶斑随年龄的增长而逐渐变大,且颜色变深,数目增多。多见于躯干、四肢,也可见于其他部位,但以非暴露部位多见,大小不一,边界清楚,多呈卵圆或其他形状。约20%的病人腋窝和会阴都有雀斑样色素沉着,具有诊断意义。咖啡牛奶斑在正常人也可见到,但数目很少。一般情况下,牛奶咖啡斑直径在1.5cm以上,数量超过6个时,应考虑本病的可能性。

除了皮肤表现外,可伴有橡皮病、骨骼畸形、中枢神经系统的肿瘤及畸形,某些器官的巨大发育。

3. 治疗　目前尚无能够预防或逆转神经纤维瘤病的特征性病变的疗法。如肿瘤体积过大,影响肢体活动或面部肿瘤影响容貌,或有压迫症状时,可行手术切除。若肿瘤生长迅速并有剧痛时,也应及时手术切除,以防恶变。但由于疾病常为多发,且散在分布,波及身体许多部位,并常侵犯深部组织,或由于体积巨大,肿瘤无明显清晰界限,没有包膜,通常无法完全切除,难以根治。

五、血管瘤

血管瘤是起源于血管的良性肿瘤。停滞在血管分化早期发育阶段的胚胎全能成血管细胞局部聚集并异常增生而形成血管瘤。血管瘤可以分为毛细血管瘤(capillary hemangiomas)和海绵状血管瘤(cavernous hemangiomas)。二者还可以同时存在,称为混合型血管瘤。

（一）毛细血管瘤

1. 病理学　增生期瘤内的毛细血管和内皮细胞均明显增生,基膜增厚,肥大细胞数量增多。瘤细胞呈圆形或椭圆形,条索状排列。血管壁仅由未成熟的内皮细胞组成,缺乏胶原纤维、弹性纤维和平滑肌纤维。消退期内皮细胞数量减少,变扁平,血管壁变薄,血管腔变大,形成叶状结构,伴有纤维脂肪组织沉积。

2. 临床表现　好发于头面部,女婴多见,男女发病率约为1∶3。毛细血管瘤多在出生后数天出现,有自限性,一般在第一年迅速生长,称为增生期。一年后常停止生长,随后数年大部分病人会逐渐自行消退,称为消退期。大多数病人在4岁之前完全消退。4岁以后仍可消退,但进程缓慢,并且完全消退的可能性很小。病变为一个或数个,呈数毫米点状至十余厘米片状,边界清楚,质软,略高于皮肤表面,增生期颜

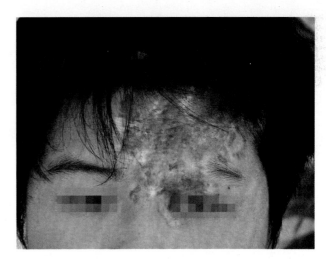

图 24-1-2　头皮毛细血管瘤

色逐渐加深,消退时颜色逐渐由鲜红色转为暗紫色,压之褪色,呈草莓状分叶,故又称为"草莓状痣",或"草莓状血管瘤"(图24-1-2)。受毛囊的影响,发际内的毛细血管瘤一般颜色较暗。完全消退后部分患儿会遗留瘢痕、皮肤萎缩、脱色素等。

3. 治疗　鉴于毛细血管瘤的自然病程,增生期可酌情使用激素等药物抑制其生长,停止生长的病变可观察,待其自行消退。若观察数年病变仍不能自行消退者,或生长迅速者,应积极采取治疗措施。治疗方法有以下几种:

(1)冷冻疗法:常用液氮,尤其适用于局灶性病变,可作为局灶性病变首选的治疗方法。有效率达90%以上,且很少产生后遗症。

(2)硬化剂注射:适用于较小的毛细血管瘤。常用5%鱼肝油酸钠溶液或1%~10%硫酸酸盐溶液,注射于血管瘤基底部,每次注射0.1~0.5ml,分3~5处注入,每周一次,需注射数次方可见效。

（3）同位素敷贴：适用于面积较小的表浅的婴幼儿毛细血管瘤，常用微小剂量^{32}磷，不损伤皮肤，起效迅速。

（4）药物治疗：病变较大、难治性、多发性的婴儿期毛细血管瘤，可首选口服激素治疗。增生期血管瘤也可口服激素，抑制血管瘤扩大。使用激素时应注意其并发症和禁忌证。危及生命而激素治疗无效的重症血管瘤，可使用干扰素或长春新碱治疗。

（5）手术切除：适用于血管瘤面积较大，病变影响美观或导致功能障碍者，及伴有严重出血者。反复受损发生溃疡，继发感染的毛细血管瘤，也应尽快行手术治疗。

（二）海绵状血管瘤

1. 病理学　海绵状血管瘤由大量小静脉和脂肪组织构成，无完整包膜，可有一层致密的结缔组织与周围正常组织分界。显微镜下可见大量脂肪组织和大小不等、形状不规则的血窦。窦内衬以单层内皮细胞，外膜细胞增生，外周包绕疏松胶原纤维和少量平滑肌细胞，窦内可有血栓或钙化。

2. 临床表现　海绵状血管瘤是最常见的头皮血管瘤。好发于小儿，常为先天性或出生后不久发病，可随年龄增长而逐渐增大。海绵状血管瘤多为单发，常见于头面部，尤其是睑裂，大多数位于皮下组织内，少数可到达帽状腱膜下层。头皮海绵状血管瘤表现为局部轻微隆起的青紫色肿块，无毛发生长，质软，有弹性，边界不清（图24-1-3）。部分病变可被压缩，压迫后瘤体缩小，解除压力后又可复原。部分病人病变大小和体位有关，低头时局部突起明显。一般无疼痛表现，少数病人有压痛。巨大海绵状血管瘤可能会导致血小板减少，继而出现紫癜，称为卡萨巴赫-梅里特（Kassabach-Merritt）综合征。部分海绵状血管瘤也可自行消退。

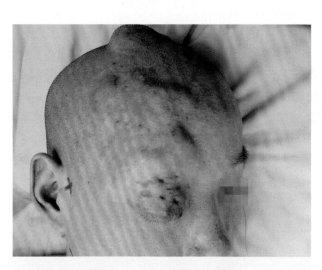

图 24-1-3　头皮海绵状血管瘤

头部 CT 可显示头皮隆起的软组织病灶。脑血管造影可以明确肿瘤的血供来源，B 超检查可以确定肿瘤组织的大致轮廓，可为手术前评估提供更多的信息。

3. 治疗

（1）手术治疗：头皮海绵状血管瘤的治疗以手术切除为主，手术前应充分评估，术中应注意控制出血和尽量全切病变，避免残留和复发。如手术创面过大，应同时行植皮术。一般安全可靠，效果较好。

（2）激素治疗：海绵状血管瘤迅速生长期的首选治疗方法，有效率超过 90%，但起效较慢，病变常需 2~3 个月才会消退。

（3）激光治疗：常用 Nd-YAG 激光，能准确破坏病灶，对周围正常组织损伤小，但仅适用于病变局限的表浅病灶。

六、动静脉畸形

头皮动静脉畸形（arteriovenous malformations，AVM）是动静脉异常交通形成的高流量血管畸形，一支或多支动脉不经过毛细血管，直接与静脉交通。头皮动静脉畸形少见，发病率仅为颅内动静脉畸形的 1/20。

1. 病因　动静脉畸形来源于胚胎第 4~8 周形成的鸟巢状的沟通动静脉所形成的异常血管团，与缺氧诱导因子、血管形成相关因子的分布和作用相关。随着年龄的生长，血流动力学异常是动静脉畸形扩大的促进因素。头部外伤也可诱发头皮动静脉畸形。

2. 病理学　显微镜下可见病变以静脉成分为主，管腔散在，扁平的内皮细胞形成管腔的内壁，基膜薄、为单层，管壁发育不良。动脉外膜增厚，外周包绕弹力纤维。有明显结缔组织增生，组织间出血常见。

3. 临床表现　头皮动静脉畸形好发于青少年，可随年龄增大而生长。常发生在皮下组织或肌肉内，

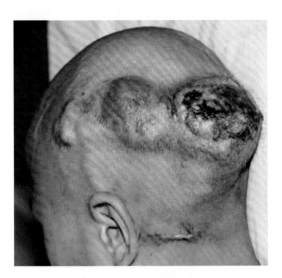

图 24-1-4　头皮动静脉畸形

亦可侵犯颅骨,甚至可累及全层头皮。如破坏颅骨外板而侵入板障静脉,可与颅内静脉窦连接。头皮动静脉最常见于额颞部。病变由粗大迂曲的血管构成,表现为动脉条索状弯曲迂回和静脉怒张,外观呈条索状或蚯蚓状。皮肤弥漫性紫红,局部皮肤温度高,触之柔软,有弹性,有膨胀感和搏动感,可在皮下活动(图 24-1-4)。肿物压之可缩小,撤去压力后又恢复原状。听诊时可闻及吹风样杂音,如压闭交通的动脉,则血管搏动和杂音可消失。因皮下神经与血管相互缠绕,血管搏动时若牵拉神经,会引起较剧烈的疼痛,有时还可引起耳鸣。动静脉畸形如发生破溃,会导致大出血。相比其他部位动静脉畸形相比,头皮动静脉畸形易形成溃疡、出血和感染。

头部 CT 和 MRI 可见头皮软组织增厚或相应部位颅骨增厚,有助于了解病变与颅内有无关系。脑血管造影对头皮动静脉畸形有确诊价值。头皮动静脉畸形多由颈外动脉的分支供血。但部分病变颅内血管或对侧颈外动脉分支也参与供血,因此,应对颈内动脉和颈外动脉分别造影,以了解供应动脉、引流静脉情况以及颅内外动脉是否沟通。

4. **治疗**　头皮动静脉畸形通常会影响美观,而且易继发溃疡、出血和感染。因此,一旦确诊,应立即积极治疗。治疗原则和颅内动静脉畸形类似,应根据病灶的大小、位置、血供来源等选择合适的治疗方法。治疗方法包括手术切除、结扎供血动脉、经动脉或静脉栓塞、硬化剂注射治疗等。

栓塞和结扎供血动脉对于小的病变可能有效。对于体积大的病变,虽然可暂时阻断部分畸形血管,但新生血管会快速再生,重新供应畸形血管病灶,同时周围小交通支也扩张成为大的供血动脉,使病灶进一步扩张,增加复发后再次手术切除的难度。术前栓塞或结扎供血动脉减少手术出血。

手术切除是治疗头皮动静脉畸形首选的方法,可以根治。术中应仔细辨别头皮的正常血管和动静脉畸形的供血血管。分离暴露病灶的供血血管后结扎离断,待动静脉畸形团萎陷后,将病灶从皮下组织中完整分离切除。分离过程中保留完整的真皮层,可以减少手术出血和术后头皮缺损。应彻底切除骨膜和颞肌中异常增多的迂曲血管,防止术后复发。

七、头皮囊肿

(一) 表皮样囊肿

表皮样囊肿(epidermoid cyst)又称表皮囊肿,是最常见的体表肿物。表皮样囊肿是表皮基底细胞层进入皮下生长而形成的囊肿。可有家族史,病因尚不明确。有头部外伤史者可能与外伤时表皮碎屑被带入皮下有关,先天性头皮表皮样囊肿可能是胚胎发育时期表皮被包埋在真皮层内所致。

1. **病理学**　表皮样囊肿来源于毛囊漏斗部,位于真皮内或皮下组织。囊肿壁完整,囊肿壁为一层较薄的复层扁平上皮,与皮肤的表皮结构相同,无皮肤附件。显微镜下见囊肿壁被覆鳞状上皮,角化层朝向囊腔,角化特点与表皮相同。囊内可有脱落的角化上皮细胞、鳞屑、胆固醇等皮脂状物,偶见钙化。合并感染后,上皮细胞可萎缩或消失,可见巨噬细胞和炎性细胞浸润。

2. **临床表现**　表皮样囊肿多为单发,可见于任何年龄。头皮表皮样囊肿表现为局部微隆的皮下肿块,与表皮粘连,但可随皮肤推动,大小不等,直径一般为 1~2cm,囊肿表面光滑,皮肤色泽正常,无黑点和小孔。如囊肿破溃,囊内容物流至真皮可引起异物反应。若继发感染,囊肿迅速增大,囊腔内积脓,囊壁及囊内容可钙化,头皮表面可破溃形成窦道。表皮样囊肿生长缓慢,部分可长期静止不发展,发生恶变者罕见。

3. **治疗**　局部麻醉下手术切除是主要的治疗方法。手术时完整切除囊肿壁和粘连的皮肤,以防术后复发。如继发感染形成脓肿,可先用抗菌药物控制感染,待炎症消退后再行手术切除。

（二）皮样囊肿

皮样囊肿（dermoid cyst）是囊性畸胎瘤，是胚胎发育结合期遗留在周围组织中的外胚叶成分和组织的错构所致，多位于胚胎融合缝处。

1. 病理学 皮样囊肿周围有结缔组织包膜，边界清楚，囊肿的内壁由皮肤及其附属器（汗腺、皮脂腺、毛囊等）组成。囊腔内容物有脱落的上皮细胞、毛发、皮脂和角质蛋白等，为油脂样或牙膏样，有酸臭味，常混有毛发，还可见有骨和软骨。

2. 临床表现 皮样囊肿多见于儿童，在出生时即存在，但常不被发现。头皮皮样囊肿好发于颅骨骨缝处，多见于头顶、眉外侧、额部颞侧、鼻根及鼻周围、耳后及耳下、枕部中线附近等处。囊肿位于皮下深层，多为单发。一般为圆形，直径1~2cm，与周围组织界限清楚，其表面光滑，皮肤稍隆起，颜色正常。有时表面头皮可见脱发，周围有毛发增生。囊肿与头皮不粘连，但与深处组织、筋膜、骨膜粘连紧密，基底宽而不能推动。囊肿质地通常较硬，但有囊性感，挤压似面团，一般无压痛。囊肿呈膨胀性生长，生长缓慢，有时可达数十年，病人通常无不适，随囊肿生长可仅有轻微胀痛。颅骨可因肿物长期压迫而有小的凹陷，偶尔突入颅骨或颅内而呈哑铃状。少数皮样囊肿可发生癌变。

3. 治疗 明确诊断后应尽早手术切除。皮样囊肿位于头皮下，边界清楚，一般能完整切除。与骨膜粘连紧密者，可连同骨膜一并切除。囊肿可与颅内交通呈哑铃状，术前应有充分评估和准备。若术中发现囊肿有细蒂通过骨孔与颅内沟通，需要咬开骨孔，将细蒂和颅内囊肿全部切除。术中如有内容物外溢，应彻底冲洗术野，以减少术后炎症反应。

（三）皮脂腺囊肿

皮脂腺囊肿（sebaceous cyst），俗称"粉瘤"，是皮脂腺排泄受阻引起皮脂潴留积聚而形成的潴留性囊肿，非真性肿瘤。头皮皮脂腺分布密集，是皮脂腺囊肿的好发部位。

1. 病理学 囊肿边界清楚，囊壁结构与皮脂腺腺泡相同。显微镜下可见囊肿壁由扁平的皮脂腺细胞构成，囊肿壁外为纤维结缔组织。囊肿腔内是皮脂和表皮角化物集聚的豆渣样内容物，并含有大量的胆固醇和胆固醇结晶，常见钙化。

2. 临床表现 皮脂腺囊肿常为单发，青年多见。囊肿大小不一，通常为圆形，边界清楚，一般位于皮肤和皮下组织内，高于皮肤表面，与皮肤表面有粘连，但与基底无粘连，基底可推动。囊肿表面光滑，表面皮肤因不断受挤压而逐渐变薄，皮肤颜色可能正常，也可能为紫色。硬度中等，稍有张力，有囊性感，无波动感。有时囊肿中央可见有一脐状小窝，即为堵塞的皮脂腺导管口，有时可挤出皮脂样物，伴有恶臭。皮脂腺囊肿生长十分缓慢，多无任何症状。易继发感染，并形成脓肿破溃，感染时可出现红肿、疼痛。发生恶变者很罕见。

3. 治疗 头皮皮脂腺囊肿影响外观，且易继发感染，应手术切除。以囊肿为中心做棱形切口，将粘连皮肤连同囊肿一并切除。在分离囊肿时，应紧靠包膜外面，小心沿囊肿壁完整剥离，勿将囊壁弄破。如果有囊壁残留，术后容易复发。如伴有红、肿、热、痛等炎症变现，应在炎症控制后，再行手术治疗。

八、头皮转移瘤

头皮转移瘤是恶性肿瘤通过直接蔓延、血液或淋巴道转移或手术种植而继发于头皮的病变。

1. 流行病学 恶性肿瘤转移至头皮少见，通常见于恶性肿瘤终末期。近些年，随着恶性肿瘤发病率升高，以及恶性肿瘤生存期的延长，头皮转移瘤发病率有所上升。头皮转移瘤以远处的肿瘤，经血行或淋巴转移多见，如肺癌、乳腺癌、甲状腺癌、肾癌等（图24-1-5）；邻近的肿瘤直接蔓延侵犯头皮少见，包括来自颅内的恶性室管膜瘤、混合性胶质瘤等，及来自颅外的成骨肉瘤、颞肌横纹肌肉

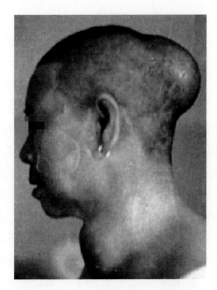

图24-1-5 甲状腺癌头皮转移

瘤等。头皮转移瘤中以乳腺癌、肺癌和黑色素瘤转移最为常见,男性以肺癌转移最多见,女性则以乳腺癌最多见。经血行转移者,单纯转移至头皮者很少见,多伴有颅内转移。

2. **临床表现**　多数头皮转移瘤在发现原发癌后出现头皮转移,有明确的原发病灶。有少数头皮转移瘤在发现原发病灶前出现,头皮转移可以是恶性肿瘤的首发症状,但因其临床表现特异性不明显,易被误诊或漏诊。头皮转移瘤表现为生长迅速的肿块,边界清楚,活动度差,质地硬韧,一般无压痛,多为单发。有时头皮转移瘤可向颅骨方向迅速生长,侵蚀颅骨。

对原发病灶已确诊者,头皮出现迅速增大的肿块时,应考虑发生头皮转移的可能。对无明确原发病灶,但生长迅速的头皮肿物,可采取针吸活检细胞学检查明确诊断,不能确定的可做切除活检。转移瘤病理学上与原发肿瘤相似,但多数情况较原发肿瘤的分化更差。全身 PET 检查有助于发现原发肿瘤。

3. **治疗和预后**　应当综合考虑病人的全身状况、原发肿瘤的部位及病灶的数目等,选择适当的治疗方法。应重点关注对原发肿瘤的治疗。对头皮转移瘤,若病人全身状况能耐受手术,可行手术切除。若原发肿瘤对放疗敏感,术后可辅以放疗。

恶性肿瘤一旦发生头皮转移,往往预示着肿瘤细胞广泛浸润和免疫功能严重低下,预后差。病人的生存时间与肿瘤进展程度和原发肿瘤有关。原发于乳腺、肾脏肿瘤及恶性黑色素瘤者的生存时间要明显长于原发于肺、食管、肝、胰腺等部位肿瘤病人。若还伴有其他脏器转移,说明如肿瘤在体内已广泛转移,预后极差。

(董金千　刘佰运)

第二节　颅　骨　肿　瘤

颅骨肿瘤(tumors of the skull)占全身骨骼肿瘤的 1%~2%,因其在部位上的特殊性,诊断和治疗与全身其他部位的骨骼肿瘤相比有很大特殊性。颅骨肿瘤可以分为原发性、继发性肿瘤和肿瘤样病变。继发性肿瘤常为其他远处的肿瘤经血运播散到颅骨或邻近组织的肿瘤直接扩散至颅骨。亦有良、恶性之分,其中良性颅骨肿瘤最多见;恶性颅骨肿瘤少见。颅骨肿瘤的病理性质不同,其好发部位亦不同。颅骨肿瘤的诊断以 CT 和 X 线为主,CT 对于骨质改变敏感,而 X 线头部平片对于诊断和整体观察颅盖骨肿瘤,仍然有一定的价值。MRI 对于判断颅底骨肿瘤与周围组织结构的关系有很大帮助。大多数颅骨肿瘤以手术治疗为主,根据肿瘤性质和部位的不同,必要时需采取综合性治疗。良性颅骨肿瘤在可能的情况下,应该积极进行神经外科手术干预,可以明确诊断、美容、延缓神经功能缺损的发展。恶性颅骨肿瘤在手术基础上进行综合治疗,也可能延长病人的生存期,改善生存质量。颅底骨肿瘤手术中应该注意脑神经的保护,不要勉强全切除肿瘤,而给病人带来严重的残疾。

一、颅骨良性肿瘤

(一)颅骨骨瘤

颅骨骨瘤(osteoma of the skull)是颅盖处最常见的原发性骨肿瘤,生长缓慢,为良性肿瘤。占颅骨肿瘤的 20%~30%,本病好发于青壮年,预后良好。国外有报道认为女性居多,但国内报道本病男性稍多于女性。骨瘤多见于颅面部,如额顶部、乳突、鼻旁窦、颌骨。统计发现性别与发生部位有一定关系,如额窦骨瘤男性较多,而乳突部骨瘤则多见于女性。发生于鼻旁窦的骨瘤多由骨密质形成,可引起局部压迫、头痛、突眼或鼻塞等症状;可以表现为反复发作的鼻窦炎。个别病人肿瘤的发生与外伤有关,亦有作者认为肿瘤发生于胚胎起源时期,或与慢性炎症有关。有学者将颅骨骨瘤分为四种类型:①脑实质内骨瘤:肿瘤与硬脑膜或颅骨无关,极为少见。②硬脑膜骨瘤:是真正的颅内肿瘤,而非钙化,最常位于脑镰和硬脑膜的结合部,与颅骨无附着,多无症状,偶然发现。③颅底骨瘤:最常见的部位是额筛区域,也见于岩骨。一般无症状,常见的临床表现依次为:头痛,侵犯并造成眶部畸形,颅内积气,并可能伴随脑脊液鼻漏和脑膜炎,很少有脓肿形成。④颅盖骨骨瘤:较颅底骨骨瘤少见。外生型发生于外板向外生长,内生型发生于内板向内生长。外生型更常见。

1. **病理学** 由位于成骨组织内的骨样组织构成,周围为反应性增生骨。与纤维性结构不良难以区别。颅骨骨瘤有 3 种病理学分类:致密型(象牙瘤)、网状骨质型(成熟型)和纤维型。最典型的骨瘤是致密型,类似于骨皮质。网状骨质型骨瘤内包含致密骨、骨小梁、脂肪和纤维组织。纤维型骨瘤周围是成熟的薄层骨,瘤内有大量软组织基质,在头部 X 线平片和 CT 扫描上常常与息肉、肉芽肿和囊肿等黏膜性病变相混淆(图 24-2-1)。

2. **临床表现** 骨瘤呈缓慢生长的无痛性肿块,在头皮下扪及,其表面光滑、质硬、无压痛、不活动。肿瘤生长缓慢,待全身骨骼发育

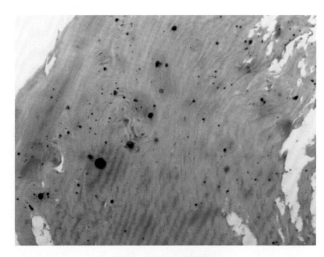

图 24-2-1 颅骨骨瘤

成熟后可停止生长,无恶变倾向。依骨瘤所在部位的不同,可有不同的临床表现。肿瘤生长于颅顶部骨外板,表现为局部无痛性肿块,与头皮无粘连。起源于板障的肿瘤呈膨胀性生长,颅骨突出较圆滑,可有局部疼痛。起源于内板的肿瘤少见,向颅内生长,可引起颅内压增高及相应的神经系统压迫症状。起源于鼻旁窦的肿瘤可引起鼻旁窦黏液囊肿,筛窦骨瘤突入眼眶导致眼球突出及视力障碍。鼻旁窦的骨瘤还可引起反复的鼻旁窦炎,甚至穿破硬脑膜而引起脑脊液鼻漏及颅内感染。多发颅顶部骨瘤伴皮肤或软组织的纤维瘤或皮脂囊肿,及家族性结肠息肉症构成 Gradner 综合征,其结肠息肉有癌变倾向。Gardner 综合征的三联征:多发颅骨骨瘤(颅盖、鼻窦和下颌骨)、结肠息肉病和软组织肿瘤。

3. **影像学表现** 颅骨 X 线片:边界清楚,密度均匀的突起。通常起源于外板(内板少见)。可分致密型及疏松型两种表现。前者一般生长于颅外板上,为圆形或椭圆形高密度影,向外隆起,密度均匀,似象牙质样,常不能与骨板明确分开(图 24-2-2)。疏松型骨瘤密度较疏松,内部不均匀,视其含骨组织的多少,其密度可较正常颅骨增高、减低或相似。肿瘤瘤体一般不大,不引起板障膨胀,亦无破坏现象。板障保留且血管通道不增加是与脑膜瘤的不同之处。鼻旁窦内的骨瘤可呈分叶状。

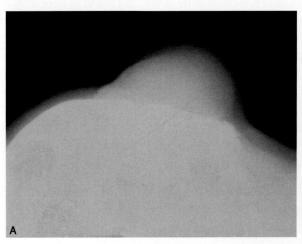 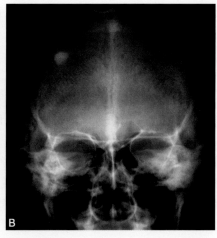

图 24-2-2 颅骨外生致密型骨瘤,X 线平片

头部 CT 平扫亦可见到骨瘤的高密度影,特别是 CT 骨窗像对确定肿瘤的部位、骨质的增生和破坏程度都能清楚地显示,有助于判断外生型骨瘤(图 24-2-3)或内生型骨瘤(图 24-2-4)。

核素骨扫描中骨瘤表现为"热"区。

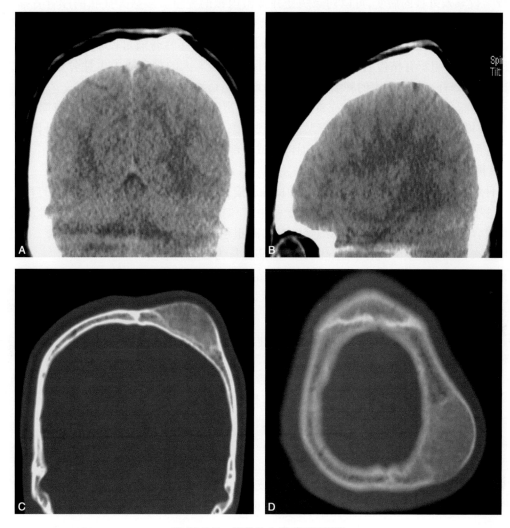

图 24-2-3　颅骨外生骨瘤 CT 影像
A、B. CT 平扫；C、D. CT 平扫骨窗

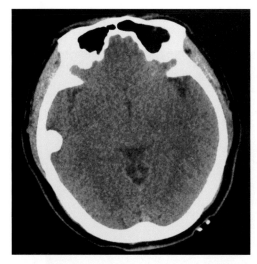

图 24-2-4　颅骨内生骨瘤，CT 平扫

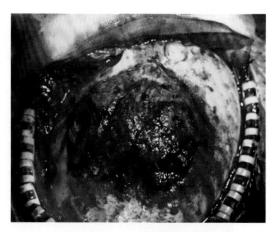

图 24-2-5　颅骨骨瘤术中观

4. 治疗   仅累及外板的病变,可以切除病变并保留内板的完整。多数无症状的颅骨骨瘤无需治疗,但应注意随访。对于肿瘤较大,影响美观,或内生性肿瘤,出现颅内压增高或神经系统受损症状者应考虑手术治疗。鼻旁窦骨瘤可穿破硬脑膜,应积极手术治疗。小的外生性骨瘤可以单纯凿除骨瘤。当肿瘤和硬脑膜、脑组织、血管组织有粘连时,应注意保护,可保留内板。大的骨瘤或内生性骨瘤可以钻孔取下骨瓣,并一期行颅骨修补。鼻旁窦中的肿瘤可经颅或鼻腔入路切除。

术中可见肿瘤呈膨胀性生长,白色或黄白色,血运丰富时可呈粉红色,基底较宽,与周围颅骨分界不清,多起源于外板,内板可完整存在。致密型骨瘤坚硬如象牙。疏松型骨瘤密度不一,其外围为菲薄骨壳;亦可同时具有两种成分,多表现为外部坚硬,而内部或下部为松骨质(图 24-2-5)。

(二) 颅骨软骨瘤

颅骨软骨瘤(chondroma of the skull)是一种良性肿瘤,其发生率很低,仅占颅内肿瘤的 0.5%,以 20~50 岁的女性多见。病变常发生在颅底,最常见于颅中窝和桥小脑角区,如蝶骨、筛骨、枕骨、蝶鞍旁、岩骨尖端的软骨联合部,可不同程度的侵及海绵窦。有文献报道,个别肿瘤发生于蝶鞍后床突,主要向海绵窦内生长。肿瘤来自胚胎残余的软骨细胞,生长缓慢,病程长为本病的显著特征。

1. 病理学   肿瘤一般分三层结构,表层为胶原结缔组织,与骨膜相连;中层为软骨组织;基层为肿瘤主体,内含脂肪或胶冻状组织,血管较少。

2. 临床表现   肿瘤较大时可出现相应部位受压的症状,肿瘤体积大时可引起桥脑小脑角综合征。常可引起第三至第六对脑神经受压症状,如视力减退、眼肌麻痹、眼球运动障碍、面部感觉障碍或三叉神经痛等,以及颅内压增高的症状。颅骨软骨瘤很少恶变成软骨肉瘤,但对于有 Maffuci 综合征(软骨发育不全合并多发性软骨瘤和多发性血管瘤)的病人,要高度怀疑有骨软骨肉瘤的可能性。

3. 影像学诊断   X 线片特点是局部骨质广泛破坏,为边缘不整的骨性肿物,其内常有钙化。肿瘤内散在的钙化或骨化是诊断的主要依据。

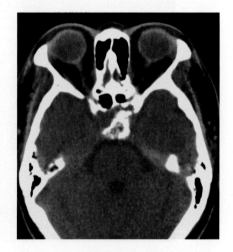

图 24-2-6   颅骨软骨瘤(鞍区)CT 平扫

CT 平扫可见颅底或大脑凸面不规则分叶状高密度肿块伴钙化影,基底较宽,与颅底相连(图 24-2-6)。肿瘤的非钙化部分可有强化。

MRI 检查对诊断有较大帮助,有作者报道,肿瘤可呈长 T_1 长 T_2 信号,边界可光滑清楚,无瘤周水肿(图 24-2-7)。MRI 与 CT 结合可于术前确诊此病。

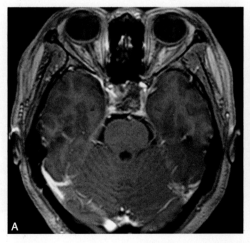
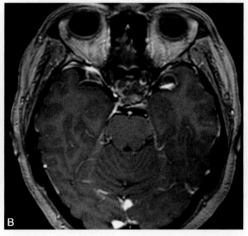

图 24-2-7   颅骨软骨瘤(鞍区)MR 增强扫描

本病应与颅底脑膜瘤、脊索瘤、上皮样囊肿和颅咽管瘤等疾病相鉴别。脊索瘤常侵犯斜坡,软骨瘤侵犯斜坡较少见。脑膜瘤在骨窗像上多无严重的骨质破坏。颅咽管瘤以钙化为主,骨质亦无明显破坏。

4. **治疗**　手术切除肿瘤是首选的治疗方法。但由于肿瘤多位于颅底,基底较宽,且肿瘤常与颅底神经血管及脑干等重要结构相紧贴,一般只能做到部分切除,以解除对脑神经及脑干等重要结构的压迫。肿瘤起源于硬脑膜外颅骨,可侵犯至硬脑膜下。肿瘤切面为灰白色或灰红色透明软骨,可呈胶冻状,内有砂砾状钙化组织,血运有的丰富,有的不丰富。术中应注意保护颅底的血管及脑神经。放射治疗效果不明显。约有1%~2%恶变。死亡原因为肿瘤生长无法控制。而手术即使不能全切除肿瘤,亦可大大延长病人的生存期。

（三）骨巨细胞瘤

颅骨巨细胞瘤(giant cell tumor of the skull)是一种局部具有侵袭性的良性肿瘤,相对少见。多发生于长骨骨骺,其次为椎骨、肋骨及盆骨。巨细胞瘤偶见于颅骨,有病例统计报道约占同期颅内肿瘤的0.1%;占所有骨巨细胞瘤的1%。颅骨骨巨细胞瘤常见于颅中窝,蝶骨和颞骨的岩骨乳突部是最多见的部位。蝶鞍、岩骨、下颌骨和上颌骨也有发病的报道。肿瘤组织学上可呈良性表现,但局部可能具有很强的侵犯性,少数甚至远处转移至肺。颅骨巨细胞瘤的病人与长骨发病的巨细胞瘤病人相比,年龄偏大,20%~33.3%的病人超过了50岁;在长骨巨细胞瘤病人中可以看到女性占优势,这种性别特点在颅骨巨细胞瘤病人中更明显。

1. **病理学**　一般认为肿瘤起源于骨髓内非成骨性结缔组织的中胚叶细胞。肿瘤由单核间质细胞及散在多核巨细胞组成,间质细胞是肿瘤的主要成分,它决定肿瘤的性质。骨巨细胞瘤的组织病理学特征多种多样,质地可软或胶状,也可硬如橡胶状。显微镜下肿瘤的主要成分为基质细胞、多核巨细胞和圆形单核细胞。基质细胞除了自身能分裂增殖外,还能分泌单核细胞化学刺激蛋白-1、转化生长因子-β1等化学因子,刺激单核细胞聚集,融合形成多核巨细胞。基质细胞是促使肿瘤增殖的主要细胞。恶性骨巨细胞瘤很罕见,只占1.8%。骨巨细胞瘤的组织学分级与病人的预后无明确关联。53%病人的骨巨细胞瘤周围可见到大片梭形细胞增生,梭形细胞没有恶性肿瘤的特性,其出现与否,也和预后无关。Jaffe根据组织学特点将肿瘤分为3级,分别为:良性、潜在恶性和恶性。良性发病率占此类疾病的绝对优势。肿瘤一般生长缓慢,很少发生转移,而在局部浸润生长。肿瘤溶骨性很强,但对软组织则无破坏。肿瘤内多有出血区域。

由于颅骨巨细胞瘤恶性程度相对较高,所以在组织病理上应该与发生部位相同的含巨细胞的肿物相鉴别,包括巨细胞修复性肉芽肿、甲状旁腺功能亢进、成软骨细胞瘤、骨纤维结构不良和动脉瘤样骨囊肿。巨细胞修复性肉芽肿可侵犯面颊、颚部以及颚外区域的骨质,巨细胞修复性肉芽肿有不规则片状分布的巨细胞,成纤维胶原基质上有骨质化生。巨细胞修复性肉芽肿的一致特征是围绕巨细胞的细胞呈细长型。甲状旁腺功能亢进与巨细胞修复性肉芽肿的组织学特征相同,必须通过实验室检查来鉴别二者。成软骨细胞瘤比巨细胞修复性肉芽肿更少见,它的特点是局部软骨分化增生,形成结节样或带状的深染上皮样细胞,巨细胞和血铁质色素颗粒分散分布。动脉瘤样骨囊肿和骨纤维结构不良可以通过梭形细胞增生的成纤维特性,以及骨质生成的结构,与骨巨细胞瘤区分。偶尔骨巨细胞瘤与转移癌病理区分困难,需要寻找原发灶,明确诊断。巨细胞修复性肉芽肿通常可以通过单纯手术治疗控制,不需要放射治疗。而放射治疗是颅骨骨巨细胞瘤完整治疗的一部分,单独手术治疗不能控制病情的发展。所以鉴别骨巨细胞瘤和巨细胞修复性肉芽肿有重要意义。

2. **临床表现**　病程缓慢,大小不等的囊状物突入颅内引起相应症状。早期肿瘤体积小时病人可无症状,肿瘤达到一定体积时表现为疼痛的、进行性增大的颅骨肿块,较大的肿瘤可有相应的脑神经损害和颅内压增高等。如发生在蝶骨和鞍区附近可引起视力障碍、视野缺损以及动眼神经、外展神经和三叉神经受损症状。有文献报道,发生于颅中窝底的巨细胞瘤累及鼓室及外耳道,可引起反复感染及听力下降。肿瘤可能表现出很强的侵蚀性,甚至造成病人死亡。

3. **影像学表现**　与身体其他部位的骨巨细胞瘤相同,呈单纯溶骨性改变,最常见的部位是蝶骨近中线处。软组织样肿瘤扩张常见,软组织影与骨质破坏有关。但影像学上没有特异性特征来明确诊断。

X线片上表现为边缘锐利的骨破坏区。头部X线平片可分外三种类型:①多囊型:不规则多房性骨破坏区,内有残存粗大骨梁,边缘锐利规则,呈高密度线条状影。②单囊型:呈膨胀性骨破坏区,瘤内无骨小梁间隔,X线如骨囊肿,内外板分离,周围有高密度骨硬化带。③单纯骨破坏型:非膨胀性骨破坏,无囊肿样表现。

CT表现为膨胀性生长的、密度不均的颅骨肿块,均一高密度病灶,不强化或轻微强化。外周可有骨性包壳,肿瘤内骨质被破坏,形成实质性的软组织肿瘤。"交界角征"是其典型的CT表现:肿瘤和正常颅骨交界处表现为高密度角状区域,该区域边缘超过正常颅骨的边界,角度<180°。

MRI上肿瘤表现为颅骨部位的不规则异常信号区,与脑实质分界清楚,瘤周水肿不明显。T_1加权为低、等信号,在T_2加权上肿瘤呈明显低信号呈其特征性表现(图24-2-8)。MRI可明确肿瘤的部位及与周围组织的解剖关系。

全脑DSA可见肿瘤染色,血管丰富。

本病应与好发部位常见的其他肿瘤鉴别,如脊索瘤、大的垂体腺瘤、鼻咽癌以及转移癌等。

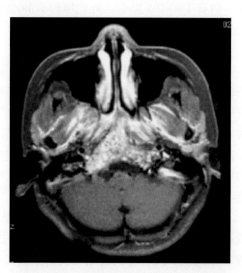

图24-2-8 蝶骨巨细胞瘤MRI轴位T_1加权像

4. 治疗 以手术治疗为主,彻底切除肿瘤是最理想的治疗方法。以往由于肿瘤多位于颅底且血运丰富,并且肿瘤经常有局部侵犯,造成肿瘤全切较为困难,因此肿瘤常常复发。由于现代显微神经外科手术技术的进步,可以做到更完全的切除。肿瘤可呈实质性或囊肿性两种。实质性肿瘤切面呈灰白色或黄褐色,常可见出血及坏死区,如有大片出血,则呈红棕色或暗褐色。肿瘤间质血管丰富者,肿瘤生长活跃。囊性肿瘤则呈多房性或形成单发较大囊腔。有的囊腔内壁仅有一层薄膜,囊内充满咖啡色、黄褐色等浆液性或血性液体。随着放射治疗设备和技术的提高,特别是兆伏级放射治疗技术的应用,对手术未能全切的骨巨细胞瘤病人进行术后放射治疗,可得到较为满意的疗效。化疗的疗效不明确。

(四)骨化性纤维瘤

骨化性纤维瘤(ossifying fibroma of the skull)是一种少见的原发性良性骨肿瘤,常发生于颌骨,亦可发生于颅底、额部或鼻旁窦。肿瘤生长缓慢。有作者认为,肿瘤发生于鼻旁窦时较发生于颌骨时更具有侵蚀性。有文献报道,颅骨骨化纤维瘤可与神经纤维瘤病并发。

1. 病理学 病理表现如纤维瘤,但有骨小梁,形似骨纤维结构不良,但与周围骨组织有明显边界。成纤维细胞和纤维细胞呈无定型排列,且形成胶原纤维,基质中可见完好的血管,纤维基质内散布着骨小梁,形态不规则,分布紊乱,呈条状或刺状,周围有单层整齐的成骨细胞包围。骨小梁有程度不等的钙盐沉着,有的已形成明显的板层骨,骨小梁的周边有散在的多核破骨细胞。破骨细胞附着处可见吸收陷窝。

2. 临床表现 可表现为头部肿块,病人可有头痛等症状。肿瘤发生于颅底时,产生与部位相应的神经系统受压症状,如视力受损、复视等。

3. 影像学表现 头部X线平片呈现边缘清晰的骨缺损,边缘有明显的硬化带,呈蛋壳样。

4. 治疗 以手术切除为主,肿瘤倾向于不断生长,故应力争做到早期全切。肿瘤呈灰白色或灰粉色,呈囊状或编织样结构,质地软而韧,软而脆或较坚实,偶有沙砾或硬渣感。全切肿瘤应切至正常颅骨。但由于肿瘤所在部位的原因,全切困难,有时只能做到部分切除来减压,当复查磁共振时仍将看到肿瘤生长。颅骨骨化纤维瘤对放射治疗不敏感。

(五)颅骨血管性肿瘤

颅骨血管性肿瘤(vascular tumor)较常见,约占颅骨肿瘤的7%。多发生在中青年,女性的发病率为男性的2倍。好发于顶骨和额骨。颅骨血管性肿瘤通常导致颅骨外板向外膨胀,呈无痛性缓慢生长的头皮下肿块,有时有搏动感,很少有血管杂音,病人可有头痛,这常是颅骨内外板同时膨胀性生长的结果。根据血管瘤内血管成分的不同,可分为海绵状血管瘤(最常见)和毛细血管瘤(少见)。

海绵状血管瘤的主要成分是扩张的血窦,窦内壁衬以发育良好的内皮细胞;毛细血管瘤由大量毛细血管丛组成。

1. **病理学** 肿瘤由不规则排列的骨小梁及大的薄壁血管、血管窦构成。血管呈团状聚集,管壁较薄,管腔大小不等,形态不规则。血管内皮细胞增生轻度肥大,分化良好。部分血管内膜破坏,内弹力层消失,血管破溃出血。

2. **临床表现** 病程缓慢,症状轻微,多数病人在发病数年后就诊。主要临床表现是无痛性或仅有轻微头痛的颅骨肿物。肿物柔软或坚硬,边缘不甚清楚,无压痛。局部皮肤正常或有周围血管怒张。肿物巨大者可伴有颅内压增高症状及相应的神经系统定位体征。有作者报道本病可引起癫痫发作。

3. **影像学表现** 不同的组织类型,有不同的影像学表现。海绵状血管瘤的头部平片可见局部颅骨骨质吸收和增生,特征性表现为环形透明区,伴有蜂窝状或小梁状结构(见于约50%的病例),或小梁排列成放射状,产生日光放射结构(见于约11%的病例)(图24-2-9)。明显的硬化边缘仅见于约33%的病人。头部CT平扫病灶呈圆形或类圆形混合密度,内有钙化,骨小梁放射状排列呈"光芒状",外板扩张,病灶周围有完整的边界(图24-2-10),增强后见病灶强化明显;在MRI的T1和T2加权图像上病灶有完整边界,信号高低不均,强化明显。骨扫描典型者表现为"热"区。

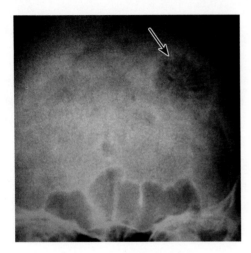

图24-2-9 血管瘤X线平片

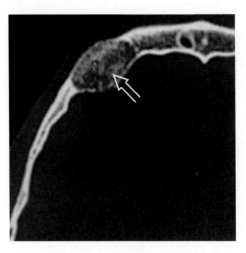

图24-2-10 血管瘤CT平扫

毛细血管瘤的CT和MRI表现为由颅骨外长入的均匀而有不同程度侵袭性的软组织影,肿瘤可穿入颅骨的组织间隙内,病灶强化明显。

4. **治疗** 手术完整切除颅骨内的整个肿瘤,暴露正常颅骨边缘,是治疗颅骨血管性肿瘤的最有效方法,很少复发。切除范围为全层骨板,并要达到正常颅骨以减少肿瘤复发。肿瘤恶变时可侵犯骨膜、颞肌和头皮,术中应将受侵组织一并切除。肿瘤巨大时血运丰富,术中出血多,造成手术困难而不能全切。术前可行颈动脉血管造影,了解血运情况,必要时可阻断肿瘤供血动脉,以减少术中出血。术中见肿瘤由较多骨小梁构成网状支架,表浅部位骨小梁较粗大且垂直于颅骨表面,呈放射状。肿瘤深部骨小梁呈蜂窝状排列。骨小梁空隙之间为大小不一的扩张充血的红色血窦。手术造成颅骨缺损过大时可行颅骨修补术。术中未能全切的肿瘤,术后可行小剂量放射治疗。多数为良性肿瘤,全切后预后良好。

(六) 颅骨脑膜瘤

脑膜瘤(meningoma)是最常见的累及颅骨内板的肿瘤。脑膜瘤一般起源于蛛网膜细胞,常常累及颅骨内板;但也有一部分的脑膜瘤直接起源于颅骨板障。原发和继发的颅骨脑膜瘤均可导致局部颅骨的增生和破坏。

典型影像学表现为:CT、MR可见继发性颅骨脑膜瘤表现为密度均匀,部分钙化和明显增强的病灶影,同时可见局部颅骨内板的吸收或增厚;原发性颅骨脑膜瘤可见局部颅骨向颅内和颅外膨隆,板障内有密度均匀的软组织影,增强明显,颅骨内外板骨皮质可变薄或消失(图24-2-11)。

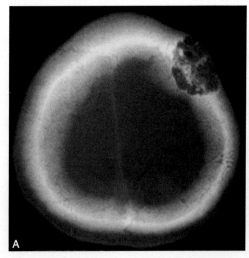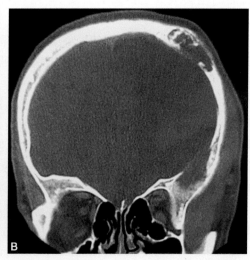

图 24-2-11　颅骨脑膜瘤影像
A. CT 平扫轴位；B. CT 平扫冠状位

手术切除是治疗颅骨脑膜瘤的唯一方法,切除病变颅骨后,可酌情作颅骨修补术。

（七）胚胎样颅骨肿瘤

胚胎样颅骨肿瘤(embryonal tumor)生长于板障内的良性先天性肿瘤,是神经管闭合过程中细胞异常分化所造成,常发生于中线部位,常见的病例类型包括表皮样囊肿、皮样囊肿和畸胎瘤。颅骨表皮样囊肿和皮样囊肿是由于胚胎发展过程中残余的外胚叶组织异位于颅骨内而发生的,有时也可由于感染、外伤或医源性操作不当等因素,使表皮和真皮组织种植到颅骨板障内发展形成肿瘤,也称为获得性或继发性肿瘤。颅骨的表皮样囊肿和皮样囊肿可见于任何年龄,以额顶部多见,原发于板障,可分别侵蚀颅骨内外板。表皮样囊肿又称为胆脂瘤,是上皮组织角化不断脱落形成,主要生长在颅盖骨。皮样囊肿除含有上皮角化组织外,尚有皮肤的其他结构如皮脂腺、汗腺、毛囊、毛发等,以前囟周围和前颅底中线部颅骨受累多见。肿瘤呈膨胀性缓慢生长,常发生于板障内,内外板有不同程度的骨质变薄、分离和破坏。颅骨畸胎瘤则发生于新生儿和婴幼儿,最常见于鞍旁和眼眶处。

1. **病理学**　囊肿壁由复层扁平上皮以及其外的结缔组织构成,上皮组织角化不断脱落,构成囊内容物,皮样囊肿内尚含有皮肤的其他结构。

2. **临床表现**　临床症状主要是取决于肿瘤的生长部位。肿瘤生长缓慢,颅骨破坏前无任何症状,当肿瘤穿破颅骨外板部分外露时可出现骨缺损,扪诊可觉察到部分区域有囊性感。生长于板障的肿瘤,有局部皮下水肿,有时病人诉头痛。有的肿物可形成头皮破溃而流出干酪样物,可感染形成窦道。肿瘤很少侵入颅内,神经系统的定位症状少见,少数的病人有癫痫发作史;少数病例可通过内板上的小孔突入颅内,甚至与颅内同样肿瘤相连。内生性肿物可压迫脑组织而出现相应症状。眼眶部位的肿瘤常表现为无痛性突眼或眼外肌功能障碍。

3. **影像学表现**　颅骨的皮样囊肿和表皮样囊肿在 X 线平片上表现为颅骨局部骨质呈圆形、卵圆形或分叶状边界锐利的低密度区,四周骨质硬化增白。

CT 扫描见局部颅骨内有如脑脊液状的低密度影,板障增宽,内外板分离、变薄,增强扫描病变无增强(图 24-2-12A)。CT 还可检查颅内有无相同肿瘤。

头部 MRI:T_2 加权像病变为高信号,T_1 加权像病变信号高低不定。如 T_1 加权像为高信号,则可能为肿瘤出血,或病变含高浓度的甘油三酯和不饱和脂肪酸(图 24-2-12B)。

颅骨畸胎瘤头部 X 线平片和 CT 表现为颅骨局部类圆形或不规则形密度不均匀影,内有钙化,边界清晰,CT 增强扫描可见瘤内不同程度的强化;MR 检查 T_1 加权为高低混杂信号影,增强后瘤内有部分强化,T_2 加权也为高低混杂信号影(图 24-2-13)。

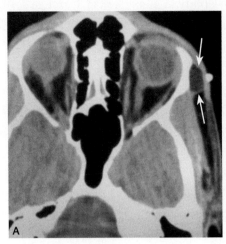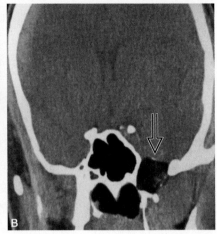

图 24-2-12　皮样囊肿 CT 平扫

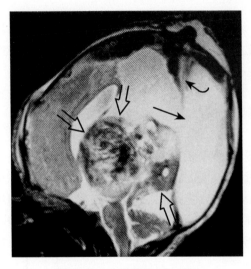

图 24-2-13　畸胎瘤 MR 平扫

4. 治疗　手术切除是根治胚胎样颅骨肿瘤的唯一方法，应对肿瘤尽可能全切。术中可见表皮样囊肿壁多呈银白色，内容物为大量银屑或豆渣样角化物质，可有珍珠样光泽。皮样囊肿外观与表皮样囊肿相似。但囊内容物为黄白色，有皮脂腺分泌物和角化物，且可能有毛发。术中可将粘连的硬脑膜和颅骨一并切除，修补硬脑膜及颅骨。肿瘤位于中线及窦汇附近时应小心切除，病变可能与颅内相通。段国升教授认为，若肿瘤与硬脑膜粘连紧密，且累及静脉窦，难以彻底全部切除时，不必勉强刮除，以免造成不必要的损伤和出血，可用双极电烧电灼囊壁，或用 75% 酒精、0.3% 石炭酸或 10% 福尔马林涂抹残留囊壁，来减少复发。肿瘤预后良好，多无恶变。肿瘤复发的主要原因是肿瘤累及重要的结构而使肿瘤残留。

二、颅骨恶性肿瘤

恶性颅骨肿瘤（malignant tumors of the skull）包括转移癌，可能来自前列腺、乳腺、肺、肾、甲状腺；可能是淋巴瘤、多发骨髓瘤或浆细胞瘤的一部分表现；软骨肉瘤；成骨肉瘤；纤维肉瘤等。当颅骨病变呈大的单发病灶或小的多发病灶（多于 6 个），病变边缘为毛刺状，有骨质破坏，并且缺少硬化表现时，应该想到恶性颅骨肿瘤的可能性。

（一）颅骨成骨肉瘤

成骨肉瘤（osteogenic sarcoma of the skull）又称成骨细胞瘤（osteoblastoma），是一种常见的原发性颅骨恶性肿瘤，好发于青少年。如发病年龄超过 40 岁，常有以下病史：如佩吉特（Paget）病、骨纤维结构不良、骨巨细胞瘤、慢性骨髓炎和放射治疗史等。起源于原始间充质细胞的成骨细胞类，少数继发于畸形性骨炎（osteitis deformaus）或骨纤维异常增殖症（fibrous dysplasia）。发生于颅骨很少见，低于 2%，主要位于颅盖部、上颌骨，少数位于颅底。成骨肉瘤生长快、病程短。半数病人诉疼痛，肿瘤早期向外生长，头部有局灶性隆起，以后向颅内扩展。血供丰富，局部温度升高，甚至可有搏动和血管性杂音。该肿瘤易早期向肺部转移，此时症状出现早，预后不佳。

1. 病理学　镜下由明显间变的梭形或多边形肉瘤细胞组成，细胞大小不等，核形奇异，大而深染，易见病理性核分裂象。肿瘤细胞直接形成肿瘤性类骨组织或骨组织是诊断成骨肉瘤的重要组织学依据。所形成的骨组织或类骨组织在不同肿瘤及同一肿瘤的不同部位含量不一,血管十分丰富。组织病理学分类有4型:成骨型、成软骨型、成纤维型和毛细管扩张型。成骨型在显微镜下可见大量明显间变、有丝分裂象的骨样组织;并有出血、坏死和毛细血管扩张;肿瘤内血管丰富,汇合成窦状。

2. 临床表现 表现为颅盖部肿块,局部自觉疼痛并有压痛,头皮血管扩张屈曲,有时甚至有搏动及血管杂音,肿物生长较快。

3. 影像学表现 头部X线平片表现为溶骨性或成骨性改变,前者呈浸润性弥漫性骨破坏,边缘不齐,境界模糊;成骨型成骨肉瘤为大小不等和形状不一的骨质破坏区,边缘不清;瘤内有成骨现象,由新生骨组成的粗大的骨针呈"光芒状"侵入肿瘤周围的软组织中,局部有不规则的骨皮质增厚区和散在的钙化灶。瘤骨是肿瘤细胞形成的一些分化不良的骨组织,表现为数量不等,形态多样,密度不均,排列紊乱的致密影,亦可有垂直外板的针状瘤骨形成,是诊断骨肉瘤的可靠依据。在成骨肉瘤的发展过程中,骨破坏和瘤骨形成是交错进行的。并可见到以骨破坏区为中心的软组织肿块。

CT扫描显示不规则的颅骨破坏区,其内见密度不均匀软组织影,并呈膨胀性生长。

MRI表现为:病灶呈膨胀性,边界不清,但很少侵及硬膜下。T_1加权为等高混杂信号,T_2加权为高信号影,甚至超过脑脊液的信号。增强后常常是不均匀强化。

4. 治疗 颅骨成骨肉瘤的治疗很棘手,目前主要采取手术切除肿瘤合并放射治疗和化疗的综合措施,但疗效不佳。影响手术彻底切除的主要因素是肿瘤的部位。对手术残留的肿瘤应行放射治疗和化疗,包括大剂量的甲氨蝶呤或合并使用其他的化疗药物,但远期生存率低,为3~10年。

肿瘤骨少时术中可见瘤组织为灰白色鱼肉样,质较脆,富于血管而极易出血,故常呈暗红色。肿瘤骨多时呈黄白色或淡黄色,质地坚硬,可有沙砾样小点或条纹。肿瘤常有广泛坏死、液化及囊腔形成。

(二) 颅骨软骨肉瘤

颅骨软骨肉瘤(chondrosarcoma of the skull)是一种生长缓慢的局部侵袭性肿瘤,很罕见,可以单独发病,也可以发生在软骨发育不良的基础上。可从原来存在的软骨瘤(chondroma)的基础上发展而来,亦可由间质细胞发展而来,后者称为间质性软骨肉瘤(mesenchymal chondrosarcoma),临床及病理表现都有别于典型的软骨肉瘤,与一般的软骨肉瘤的区别在于它的分化不好。好发于颅底,尤其在蝶骨和斜坡,侵袭性较强。中年男性多见。早期病人无症状,随着肿瘤增大长向颅内,可出现脑神经损害和颅内压增高的症状。肿瘤很少发生远处转移。

1. 病理学 不同软骨肉瘤及同一软骨肉瘤的不同部位的镜下表现可以不同。主要能见到分化不同的瘤细胞,形态多样,排列紊乱,瘤细胞间为数量不等的软骨基质,含有钙化或少量纤维组织,部分基质呈黏液性。间质性软骨肉瘤是软骨肉瘤的一个亚型,由未分化间质细胞和散在成熟的小岛状软骨细胞组成。

2. 临床表现 软骨肉瘤生长较慢,病程较长,表现为颅骨局部肿块及疼痛,疼痛呈逐渐加重。本瘤若与骨骼上其他软骨病变例如成骨骨骺的病变伴同发生,称为Ollier病;如与软组织及某些脏器的血管瘤伴同存在则称为Maffuci综合征。

3. 影像学表现 头部X线平片主要表现为颅骨的溶骨性、膨胀性破坏,破坏区边缘不清,很少有硬化边缘,常有大小不一的软组织肿块,破坏区及肿块内可见各种形态的钙化斑点。

头部CT显示不规则溶骨性病变,杂有不规则的骨质或钙化。常侵及颅内外,蝶骨和蝶窦常受累,向后可长入颅后窝,其密度较肌肉低而较脂肪高,内有钙化。增强扫描有明显的不规则强化。

MRI表现为:T_1加权为高低不等信号,有些部位的信号非常高,T_2加权为高信号影,甚至超过脑脊液的信号。增强后常常是不均匀强化。

4. 治疗 争取早期手术全切肿瘤,手术切除肿瘤应包括其周围的骨质。但颅骨软骨肉瘤常位于颅底,很难做到彻底切除。术中可见肿瘤边缘不清,常分叶,呈灰白色或淡黄色,半透明状,可发生黏液变性或出现小囊,因肿瘤出血坏死呈暗红色,肿瘤内常有白色钙化区及灰白色纤维化部分。本病对放射治疗和化疗不敏感,因此术后常复发,预后不佳。

（三）颅骨尤因肉瘤

尤因肉瘤（Ewing sarcoma of the skull）为恶性肿瘤，1921 年由 Ewing 首先报告。在原发骨瘤中其发生率为 6%~9%，占儿童骨瘤的第二位，发生高峰年龄在 10~20 岁，成人少见。本病多见于男性，是女性的两倍。尤因肉瘤常见在长骨、肋骨、骨盆和脊椎。原发颅骨的尤因肉瘤相当少见，发生于颅骨的尤因肉瘤多为转移而来，此瘤也易转移至身体骨骼的其他部位，肿瘤侵犯其他骨的倾向明显。肿瘤早期即可通过血行发生广泛转移，常转移至肺、肝等部位，发展很快。有病例统计报道，原发于颅骨的尤因肉瘤平均发病年龄为 11 岁，病例中有 8.8% 发生于颅骨的肿瘤侵及到脑组织。目前认为，此瘤来自骨髓未成熟的网状细胞。

1. **病理学**　肿瘤呈结节状，质地柔软，切面呈灰白色，部分区域因出血或坏死呈暗红色。肿瘤可破坏外板后，侵犯软组织。肿瘤坏死后，形成充满液化坏死物质的囊肿。镜下瘤细胞呈圆形或多角形，形态一致，核分裂象多见。瘤组织内细胞丰富，细胞排列呈巢状，可形成"菊花团"样结构。瘤组织被纤维组织分隔成大小不等的片状，肿瘤周围有反应性新生骨。

2. **临床表现**　临床上主要表现为疼痛性肿块，肿块生长迅速，表现为红、肿、热、痛的炎症表现，表面有静脉怒张，局部压痛明显。病人往往有发热、贫血、乏力等全身症状。血白细胞和血清碱性磷酸酶可增高。

3. **影像学表现**　头部 X 线平片表现为圆形或椭圆形的骨破坏区，表现为斑片状或泡沫状的骨破坏区或表现为增生硬化。在破坏区内有时出现絮状瘤骨及少量钙化斑点。伴有软组织肿块。

头部 CT 片可见到孤立的占位病变，造成骨破坏、骨增生、钙化斑点及软组织肿块。周围围绕高密度或低密度区，注射对比剂病变呈均匀性增强（图 24-2-14）。

在 MRI 的 T_1 像肿瘤呈低信号，在 T_2 为混杂信号，可被强化（图 24-2-15）。

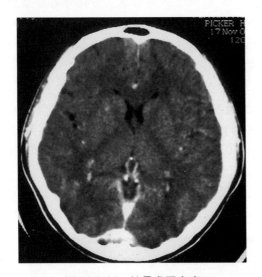

图 24-2-14　枕骨尤因肉瘤
头部 CT 片可见枕部的占位病变，钙化斑点及软组织肿块

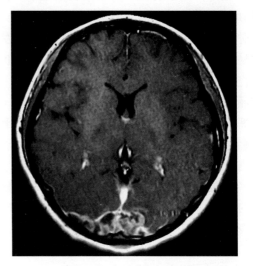

图 24-2-15　枕骨尤因肉瘤
MRI 的 T_1 像增强扫描肿瘤为混杂信号，可被强化

脑血管造影肿瘤出现染色（图 24-2-16）。

4. **治疗**　发生于颅骨部位的肿瘤应早期切除，或行多种药物联合化疗及放射治疗。当肿瘤生长于颅底骨时放射治疗较为困难。本病 5 年生存率为 39%~65%。

（四）颅骨骨纤维肉瘤

颅骨骨纤维肉瘤（fibrosarcoma of the skull）是起源于骨髓结缔组织的恶性肿瘤，常起源于颅骨板障和骨膜的成纤维细胞。好发于颅盖或颅底，多见于青壮年，其恶性度较骨肉瘤低。多数病人有佩吉特（Paget）病、放射治疗史、骨纤维结构不良、骨巨细胞瘤、骨折和慢性骨髓炎等病史。有文献报道，本病可继

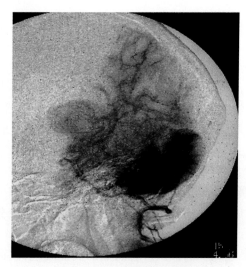

图 24-2-16　枕骨尤因肉瘤
椎动脉造影可见大脑后动脉向肿瘤供血

发于颅脑放射治疗之后。

1. 病理学　显微镜下可见数量不等排列成栅栏状的成纤维细胞,胞核呈梭形,有核分裂象,间质中有成束的胶原纤维,而缺乏其他组织分化。分化良好者肿瘤细胞呈梭形,核分裂及间变不明显,胶原纤维多。分化不良者,细胞呈圆形或椭圆形,体积小,大小不一,核分裂象多,基质中胶原纤维少,恶性程度高。与成纤维型骨肉瘤、骨纤维结构不良、梭形细胞转移瘤或有成纤维反应改变的良性肿瘤等鉴别很难。

2. 临床表现　病情发展迅速,早期表现为局部肿胀疼痛,出现头部肿块。如肿瘤侵入颅内,可引起相应的神经系统症状和颅内压增高。肿瘤恶性程度高者,常发生肺部转移,而出现咳嗽、胸痛、呼吸困难等症状。远处转移发生较晚。

3. 影像学表现　头部 X 线平片主要表现为大量骨质破坏,伴有残余骨质。分化好者,骨破坏边缘不规则,肿瘤境界清楚。分化不良者,肿瘤生长快,常呈斑片状溶骨性破坏,边缘模糊,境界不清。破坏区偶见絮状瘤骨或钙化斑点。

CT 检查表现为无特征性的颅骨破坏病灶,边缘不清,病灶内呈均匀、囊性扩张的软组织影,不明显强化。

4. 治疗　应早期切除,术中可见肿瘤有一假性包膜,呈圆形、椭圆形或分叶状。分化好者肿瘤质地坚硬,切面为灰白色。分化不良者,质地较软,粉红色,常有坏死及出血。肿瘤内无成骨现象。术后可行化疗。肿瘤对放射治疗不敏感。分化好者,早期发现,并彻底切除,可望治愈。如有肺内转移,则预后较差。肿瘤易向肺部转移,因此彻底切除肿瘤不仅有助于防止复发,还减少远处转移的机会。

（五）颅骨骨髓瘤

颅骨骨髓瘤(myeloma of the skull)起源于骨髓未分化的网织细胞,是骨髓浆细胞异常增生所致的全身性恶性肿瘤,以侵犯骨骼系统为特点,约占骨肿瘤的 3%,约 2/3 为多发性。中老年多见。好发于肋骨、胸骨、锁骨、脊椎骨(胸椎中段最为多见)等,颅骨亦为好发部位,颅骨的多发性骨髓瘤起源于板障,侵蚀内板。国内统计在骨髓瘤的发病部位中,颅骨占第三位。常为多发,孤立的颅骨单发病变少见,且有向多发病变发展的倾向。瘤组织代替了骨髓组织,瘤细胞浸润骨组织及软组织,多伴有异常免疫球蛋白的形成。单独孤立的颅骨骨髓瘤称为浆细胞瘤(plasmacytoma),病人可在几年后出现多发性骨髓瘤的全身表现。

1. 病理学　肿瘤切面呈灰白色或深红色,质软而脆,血运丰富,有广泛出血及坏死。骨质极度疏松,骨小梁稀少。显微镜下根据瘤细胞的形态不同,可以分为浆细胞型及网织细胞型,前者较多见,由较成熟的骨髓瘤细胞组成,细胞体积较小,大小一致,核为圆形,偏于一侧,染色质似车轮状。网织细胞型由分化不良的骨髓瘤细胞组成,细胞体积大小不一,核分裂象多见。两种瘤细胞常混杂存在,有时以一种为主(图 24-2-17)。

多发性骨髓瘤,其肿瘤性浆细胞可合成并分泌免疫球蛋白。由于肿瘤性浆细胞为单克隆性,故所产生的免疫球蛋白类型都相同。有时浆细胞除合成

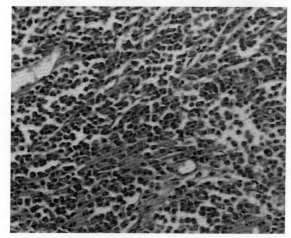

图 24-2-17　骨髓瘤

完全的免疫球蛋白外,可能合成过多的轻链或重链。在血液内检出的这种类型相同的免疫球蛋白称为 M 蛋白或 M 成分。有时肿瘤性浆细胞只合成轻链或重链,而没有完整的免疫球蛋白,这种游离的轻链称为本周(Bence-Jones)蛋白,可通过肾脏由尿排出。99% 的多发性骨髓瘤病人血液内都有一种免疫球蛋白增高。约 60% 的病人的 M 成分为 IgG,20%~25% 为 IgA,很少为 IgM、IgD 或 IgE,其他 15%~20% 的尿中有 Bence-Jones 蛋白,但血清中无 M 成分。约 80% 的骨髓瘤病人血中 M 成分和尿中 Bence-Jones 蛋白两者都有。

2. **临床表现** 出现明显症状前常有 1~5 年的无症状期,此期内可出现血沉增快及尿蛋白等表现。临床症状是肿瘤破坏骨髓和血液中产生异常免疫球蛋白所致。病人头部出现局部肿块,单发或多发,生长快,有间歇性或持续性疼痛,质软,压痛明显。疼痛是最常见的症状,由肿瘤对骨骼的破坏引起。临床症状主要表现为局部疼痛逐渐加重。当肿瘤生长在颅底,可弥漫性沿脑神经进入海绵窦和三叉神经节,可引起多组脑神经麻痹、眼球突出等症状。生长在脊椎椎体的肿瘤的病人,6% 会发生脊髓压迫症状。多发性骨髓瘤的全身症状,包括间歇性发热、高钙血症、高球蛋白血症、恶性贫血、肾衰竭、尿中可查出 Bence-Jounes 蛋白和骨髓增生活跃等。活检及骨髓检查可以确诊,但有报道认为,需行免疫组织化学检查,可以减少病理的误诊。

3. **影像学表现** 头部 X 线平片主要表现为溶骨性骨质破坏。局部圆形破坏区大小不一,边缘清晰,但亦可模糊,呈现特征性的凿状骨硬化边缘,病变增大时可彼此融合呈虫蚀状破坏。周围无硬化及骨膜反应。病变以顶枕骨多见。

目前,CT 和 MRI 等神经影像学检查对本病有帮助,可以显示肿瘤部位对颅骨和硬脑膜的破坏程度(图 24-2-18~图 24-2-20)。

脑血管造影(DSA)对富于血管的肿瘤,能显示肿瘤的供应动脉,本病通常主要由颈外动脉供血(图 24-2-21)。

4. **治疗** 颅骨多发性骨髓瘤不宜手术,目前主张早期放射治疗和化疗,待取得明显疗效后,再行骨髓移植,可能获得较好的效果。单发的浆细胞瘤属低恶度肿瘤,以全身保守治疗为主,可行化疗和放射治疗。对于单发的病变可行手术切除加术后放射治疗。术后应严密随访,以防局部病变复发,或骨骼其他部位发生新的病变。切除富于血运丰富的浆细胞瘤时,可以结扎颈外动脉分支如颞浅动脉或枕动脉,减少手术中出血。如果肿瘤累及头皮应将肿瘤从头皮上分离下来。开颅钻孔时,应将被肿瘤破坏颅骨包括在骨瓣内,彻底切除,可以使用钛钢板修补颅骨。硬脑膜被肿瘤侵犯,切除肿瘤后,应用阔筋膜或人工硬脑膜修补硬脑膜。一般肿瘤边界较清楚,只要手术中注意止血,切除肿瘤困难不大。(图 24-2-22)

预后与病理学分型有关,亦与免疫学分型有关。IgG 型预后较好,非分泌型预后最差。一般认为,发病后仅能生存数月至 2~3 年,但亦有长期生存的个别病例。

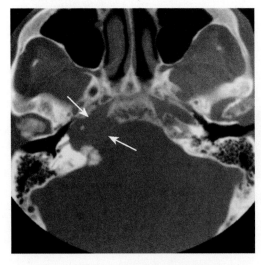

图 24-2-18 CT 示骨髓病破坏颅骨

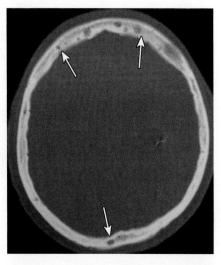

图 24-2-19 多发性骨髓瘤 CT 平扫骨窗

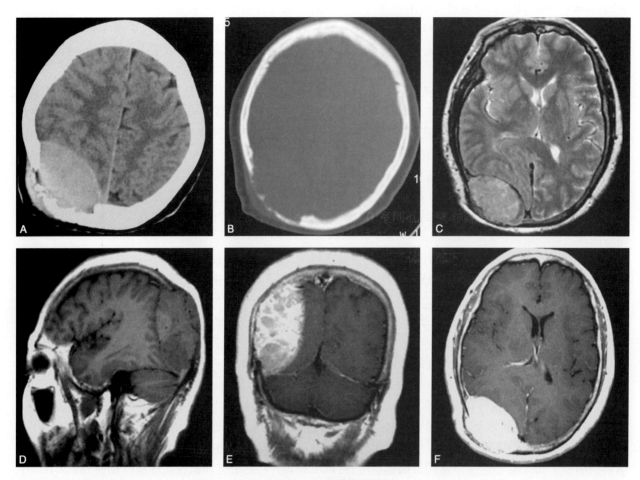

图 24-2-20 颅骨骨髓瘤示例

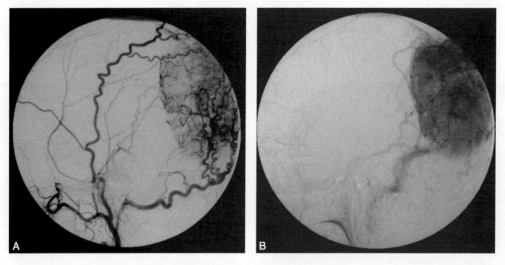

图 24-2-21 骨髓瘤 DSA

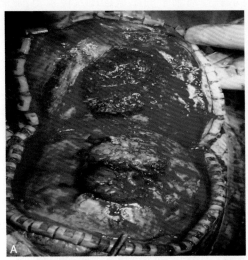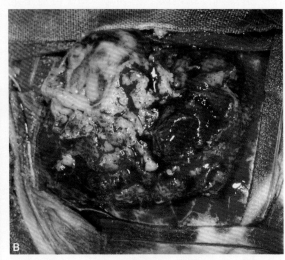

图 24-2-22 骨髓瘤术中见

(六) 颅骨脊索瘤

脊索瘤(chordoma)为原始脊索(正常情况下分化为椎间盘和髓核)残余物质来源的肿瘤,很少见(发生率约 0.51/100 万)。占颅内肿瘤的不到 1%,原发脊柱肿瘤的 3%。好发于成年人,男女发病率基本相同,儿童很少发生;发病高峰为 50~60 岁,年龄<30 岁的病人罕见。可以发生于神经轴上具有脊索残余物的任何部位,不过多数肿瘤好发于原始脊索的两端:35% 发生在颅内,位于蝶枕区(斜坡),肿瘤位于硬脑膜外,但亦可突破硬脑膜,向硬脑膜下生长。53% 发生在脊柱,位于骶尾区。偶尔也发生于骶骨上方的脊柱。转移率低(5%~20%),但手术后复发率高,可达 85%,因此术后常采用积极的放射治疗。

1. **病理学** 组织学上,这些肿瘤具有低度恶性。然而,由于难以完全切除、复发率高和能够发生转移(通常较晚),因此表现出较高的恶性行为。肿瘤生长缓慢,能够局部浸润和造成骨质破坏。约 10% 的骶部肿瘤发生转移,转移通常发生较晚,且发生于多次切除术后,最常见的转移部位为肺、肝和骨。向纤维肉瘤或恶性纤维组织细胞瘤进行恶性转化的情况罕见。镜下肿瘤由上皮样细胞组成,常排列成条状或岛状,埋于黏液组织之内,可含软骨、钙化及小片状骨骼组织。瘤细胞的细胞质内含大量空泡。含空泡细胞在组织学上是具有特征性的空泡细胞,可能代表着超微结构中细胞质内的黏液空泡。

2. **临床表现** 肿瘤生长缓慢,病程较长,常见症状为不定期的广泛性头痛。与颅底骨浸润有关,当肿瘤引起颅内压增高时,头痛加重。临床表现依肿瘤的部位及发展方向而不同。

(1) 鞍区型:累及视路和垂体,出现与垂体瘤相似的表现。有视力减退、视野缺损及垂体功能紊乱。个别病人尚有下丘脑受累表现。

(2) 颅中窝型:出现同侧第三至第六对脑神经受累症状,有时表现为海绵窦综合征。

(3) 颅后窝型:突向后方压迫脑干、后组脑神经及基底动脉。常有双侧锥体束征、眼球震颤、共济失调和脑神经麻痹。肿瘤向桥脑小脑角发展者可引起第三至第八对脑神经症状,累及颈静脉孔者出现后组脑神经的症状。

(4) 鼻咽型:出现鼻塞、疼痛、血性或脓性分泌物等症状,也可引起咽下困难。鼻咽部症状常出现在神经受累之前。以上各型症状可能混合出现。

3. **影像学表现** 头部 X 线平片上可见肿瘤所在部位骨质破坏,常见斑点状或团块状肿瘤钙化,溶骨范围可累及鞍背、斜坡、前后床突、颅中窝底、蝶骨大翼、蝶窦及岩尖等。

头部 CT 可见颅底较大范围内不规则混合密度影,边界不清楚或分叶状,瘤内散在钙化,平扫钙化以外的瘤体呈稍低或等密度,无瘤旁水肿。增强扫描病灶可以强化。可采用放大骨窗像,进一步了解颅底骨质破坏的程度及范围。

MRI 见混杂信号,表现为短 T_1 长 T_2 信号或等 T_1 长 T_2 信号,内部信号不均匀,有斑片状高强度信号或低强度信号,肿瘤周围蛛网膜下腔增宽。MRI 可清楚地显示肿瘤对脑干的压迫程度及侵及范围(图 24-2-23)。

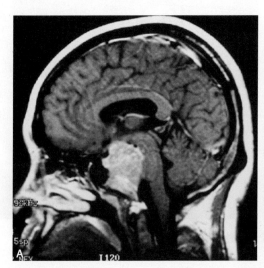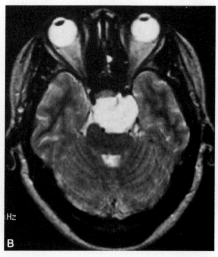

图 24-2-23　斜坡脊索瘤 MRI
A. T₁ 加权增强扫描像;B. 轴位 T₂ 加权像

4. 治疗　尽管可能只有短期效果,但广泛完全切除加术后放射治疗仍是常用的最佳方案。最好避免进行减压术,因为进入瘤内会引起肿瘤播散进而导致复发。为了尽可能多地切除肿瘤,又不损伤重要的神经组织结构,选择手术入路甚为重要。术中可见肿瘤可有硬纤维包膜或假包膜,与脑组织界限清楚,质地硬而有弹性,亦有软而脆者。可为半透明黏液状。如发生液化坏死,可有大小不等的囊腔形成。如有出血,则切面呈粉红色。瘤内含数量不等的黏液,为肿瘤变性产物,黏液含量越多,肿瘤越良性。如包膜粘连紧密,则不易剥离,质硬而有钙化者,则恶性倾向大。由于肿瘤深在且位居中线,有时难以彻底切除,术后应行放射治疗。早期放射治疗可以延长生存期。文献报道对于不能手术的斜坡脊索瘤亦应可行质子放射治疗。有研究表明伊马替尼(Imatinib,Gleevec)(一种酪氨酸激酶抑制剂)有抗肿瘤效应。整体预后不好,平均生存期 6.3 年。

(七) 颅骨转移瘤

全身的恶性肿瘤均可转移至包括颅骨在内的骨骼内,称为颅骨转移瘤(metastatic tumors of the skull),其中以癌多见。颅骨转移癌多来自肺癌、前列腺癌、甲状腺癌、乳癌、肾癌、宫颈癌、膀胱癌等。其中 60% 为乳腺癌和肺癌转移,90% 病人同时伴有其他部位的骨转移,1/3 以上合并脑转移。转移途径有:直接转移,头颈部肿瘤可直接转移至颅骨,如鼻咽癌;淋巴转移,如乳癌可以通过淋巴系统转移至颅骨;血行转移,是主要的转移途径。转移癌以发生于颅顶部多见,均位于板障内,可多发。质稍硬、不活动。病理表现与原发肿瘤有关。

1. 临床表现　早期症状不明显,中晚期常有局部疼痛,肿瘤增大并向颅内发展者,有局部神经功能障碍和颅内压增高的症状。全身检查可发现肿瘤的原发病灶。肿瘤可分为溶骨性、增生性和混合性。溶骨性肿瘤最多见,常多发,发生于板障内,破坏内外板,向颅内或颅外生长。原发肿瘤恶性度越高,年龄越小,发生转移越早。转移瘤的发现时间与原发肿瘤相比可先可后,有的病人只发现了转移瘤,甚至死后尸检亦未发现原发肿瘤。病人出现颅骨上的小肿块,多发或单发,多数较硬,基底较宽,其表现与原发肿瘤有关,如甲状腺癌颅骨转移,其病变区局部的血运有时极丰富。随病程发展出现逐渐加重的疼痛。

2. 影像学表现　头部 X 线平片可分为:溶骨型、成骨型及混合型。①溶骨型:最多见,原发灶多来自甲状腺癌、肾癌、肺癌、宫颈癌及消化道的肿瘤。表现为局限骨破坏区,界限不清,周围无硬化带。少数骨破坏呈囊状扩张,骨皮质变薄膨胀,同时有骨膜增生形成骨壳。②成骨型:绝大多数来自前列腺癌。表现为骨外形没有改变而出现圆形或椭圆形的致密影,边缘不整,有的呈地图状或小结节状边缘清楚的病灶。

病变密度不均,有时呈棉絮状,继续发展密度逐渐增高,骨小梁被遮盖而显示不清。③混合型:较少见,溶骨性病变与成骨性病变同时并存。

头部 CT 对颅底转移癌有诊断价值,表现肿瘤四周脑组织明显水肿,呈大片低密度。可见颅骨局部破坏,有片状密度增高影,内外板增生,向周围膨隆,有硬化带形成(图 24-2-24)。

MRI 的敏感度比 CT 高,还可以显示脑膜受累情况(图 24-2-25)。

放射性核素扫描对骨骼(包括颅骨)转移瘤的检测很敏感。

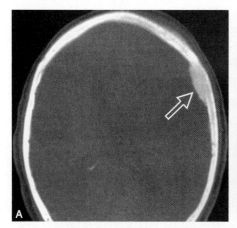
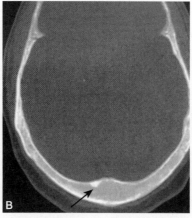
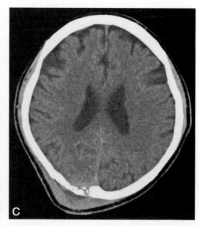

图 24-2-24　CT 平扫
A、B. 颅骨转移瘤 CT 平扫(骨窗);C. 颅骨转移瘤 CT 平扫

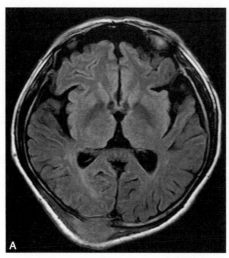
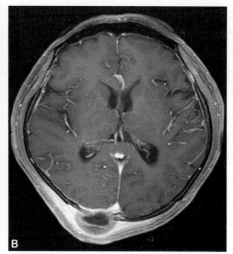

图 24-2-25　颅骨转移瘤
A. MR 平扫;B. MR 增强

3. **治疗**　应根据原发肿瘤的性质及转移瘤的部位等具体情况,采取放射治疗、化疗、激素疗法、碘疗法或手术治疗。若病人一般情况尚好,原发肿瘤得到有效治疗后,颅骨转移瘤如单发并在颅盖骨时,可考虑手术切除。若颅骨转移瘤症状明显,可行手术切除转移瘤,术后积极治疗原发病灶。若病人全身情况差,不能耐受手术,仅行放射治疗和化疗。本病预后不良。

(八) 颅骨的原发性非霍奇金淋巴瘤

颅骨的原发性非霍奇金淋巴瘤的发生率极低。表现为头皮下疼痛性包块,肿瘤对颅骨的破坏或对脑膜的浸润或向颅内生长引起颅内压增高均可导致头痛。位于颅底的肿瘤沿硬脑膜表面侵犯蝶骨平板、海绵窦、小脑天幕和岩骨等产生相应的脑神经损害症状。颅骨淋巴瘤主要是肿瘤细胞对颅骨的浸润,很少引起颅骨结构的直接破坏。

影像学表现中 X 线平片很难发现肿瘤。头部 CT 和 MR 检查可以发现肿瘤对颅骨的浸润。头部 CT 表现为板障内不规则的中等密度影,沿骨皮质生长,可强化。MRI 的 T_1 加权、T_2 加权均表现为低信号影,可明显增强。

颅骨淋巴瘤的治疗常采用局部放射治疗加全身放疗,单纯的颅骨内淋巴瘤的 5 年生存率在 60% 以上;但如果肿瘤侵入颅内或有软脑膜的种植,则预后不良。

三、颅骨肿瘤样病变

颅骨肿瘤样病变(similar disease of the skull tumors)是一种原因不明良性全身疾病,表现为颅骨受损增生,类似肿瘤样改变,如颅骨黄脂瘤病为脂质沉积性代谢性疾病,是网状内皮系统疾病之一,与血液系统有关的朗格汉斯组织细胞增生症。颅骨皮样囊肿及表皮样囊肿是由于胚胎发展过程中,残余的外胚叶组织异位于颅骨内而发生的。而颅骨畸形性骨炎、嗜酸性肉芽肿和颅骨骨纤维异常增殖症等的发病原因不明。这些颅骨肿瘤样病变可能是全身骨疾患的一部分,诊断时须进行全身检查。本节将对上述颅骨疾病做一介绍。

(一) 颅骨黄脂瘤病

颅骨黄脂瘤病(xanthomatosis of the skull)亦称黄色脂瘤,Hand 于 1893 年,Sehüller 于 1916 年,Christian 于 1919 年分别报道了此病,所以该病也被称为汉-许-克(Hand-Sehüller-Christian)综合征。本病为一种脂质沉积性代谢性疾病,属于网织内皮系统疾病之一,不是肿瘤,病因尚不明确,有人认为有遗传倾向。好发于儿童,多见于 10 岁以下,3~5 岁年龄组好发。本病为全身性疾病,常为多发性,主要发生在骨骼系统的骨髓内,特别是头部的膜状骨,常累及颞顶骨,除颅骨外也见于身体其他扁骨。

1. **病理学** 镜下尚可见散在或成群的嗜酸性粒细胞,有的较成熟,有的则显幼稚。有时出现多核细胞。随病程发展生成肉芽肿、结缔组织瘢痕,最后可能骨化。肉芽组织为黄色或灰黄色的肿块,内有油灰样组织。显微镜下可见大量含胆固醇结晶的网状内皮细胞,即泡沫细胞,体积较大,细胞质呈泡沫状,胞核圆形或肾形,呈固缩状态。晚期多有结缔组织增生。

2. **临床表现** 本病病程缓慢,典型病例可发生地图样颅骨缺损、眼球突出和尿崩症,三者组成 Christian 三联征。颅骨缺损部位可触及柔软的皮下肿物,无红肿。病灶破坏全层颅骨造成局部软化和膨隆,有时局部头皮表面可见脑搏动。病变侵犯神经垂体及视丘下部可有尿崩症。眶内类脂质积聚形成突眼。尚可伴发垂体性侏儒,以及肥胖、低热、贫血、关节酸痛等症状。

3. **影像学表现** 头部 X 线平片可见典型的单发或多发的颅骨缺损,病变大小不等,周围有少量的硬化带,以额顶骨居多,枕骨及颞骨次之。病变不受颅缝限制,先侵犯内板继而累及板障及外板。呈不规则穿凿样骨缺损,边缘锐利,大片骨缺损时,边缘蜿蜒不齐,呈地图状。有时在大片骨缺损中见到残留高密度骨片。约 1/3 病人有颅底及蝶鞍破坏。

头部 CT 和 MRI 扫描可见颅骨缺损区内软组织肿至帽状腱膜下或硬膜外;若病变仅破坏一侧骨皮质,其形状如香槟瓶塞,如果内外板同时破坏,病变则呈纽扣状。

4. **治疗** 本病的治疗方法是手术切除病灶,术后辅以小或中等剂量的放射治疗。放射治疗可以消除和缓解病变的发展。小的病灶可手术切除。术中可见到肿瘤呈黄色或灰黄色肉芽肿结节,病变质软,脆而易碎。多发病灶难于手术。肿瘤对放射线敏感,可于手术活检后行放射治疗,同时对症治疗,控制尿崩症及内分泌症状。婴幼儿期发病预后不良,常死于并发症,大龄儿童预后尚好,有经放射治疗后长期存活者。约有 30% 的病人术后复发,复发常在原位,儿童比成人更容易复发。对于全身症状可采取对症治疗,如垂体后叶粉(尿崩停)控制尿崩症,激素及促皮质激素改善内分泌症状和骨骼的发育。

(二) 颅骨嗜酸性肉芽肿

颅骨嗜酸性肉芽肿(eosinophilic granuloma of the skull)是一种原因不明的全身性疾病,不是肿瘤。是以骨骼病变为主或局限于骨的含大量嗜酸性粒细胞的肉芽肿。全身除指骨及趾骨外均可发病,多发生于扁平骨,如颅骨、骨盆、肩胛骨和肋骨等,有时也可侵犯脑及其他内脏。其中颅骨为好发部位,常见于额颞顶骨。多发生于儿童和青年，偶见于老年人，男性多于女性。多数病例为多发，单发于颅骨者预后较佳。有学者指出，如单发病灶持续 12 个月以上未出现新病灶，则不再可能发生新病灶。

1. **病理学**　其病理学特点为颅骨骨质被破坏，呈肉芽肿样改变，内有大量嗜酸性粒细胞浸润，同时有结缔组织生成的新骨。本病病理上可分为四期：①增殖期：有大量组织细胞出现，呈堆状或条索状，其间尚有少量浆细胞、淋巴细胞和嗜酸性粒细胞。②肉芽期：出现富于血管的肉芽，有大量嗜酸性粒细胞出现，并可见大单核吞噬细胞，间或尚有泡沫细胞。肿瘤有局限性坏死或出血。③黄色肿块期：出现大量含有脂质的细胞。④纤维化期：由结缔组织生成新骨，肉芽组织为结缔组织代替。

2. **临床表现**　在较短的时间（一般在一个月以内）内出现头部疼痛性肿块，头皮水肿。起病时常有低热、乏力、局部肿胀疼痛和体重减轻。实验室检验可见血沉加快，血象中白细胞总数偏高，血中嗜酸性粒细胞增多有诊断意义。血钙、磷、碱性磷酸酶激酶正常。

3. **影像学表现**　头部 X 线平片或 CT 骨窗像，表现为圆形或椭圆形溶骨性破坏，密度不甚均匀，颅骨内外板及板障均有破坏，内有小的新骨形成，边缘不齐，为凿齿状/地图状，周围有增厚的骨反应（图 24-2-26）。可单发或多发，大小范围不等。

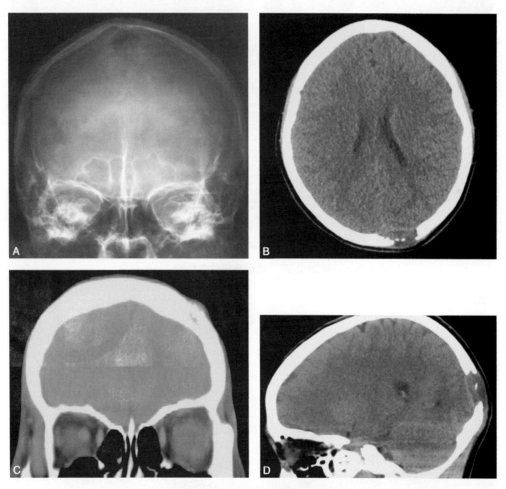

图 24-2-26　颅骨嗜酸性肉芽肿
A. X 线平片；B. CT 平扫（横断位）；C. CT 平扫（冠状位）；D. CT 平扫（矢状位）

MRI 可见颅骨骨质部分缺如，偏左团块状，等 T_1 等 T_2 信号影，局部头皮软组织肿胀（图 24-2-27）。

4. **治疗**　嗜酸性肉芽肿属良性，对放射治疗敏感。病变小者可手术切除。病变呈溶骨性，破坏区一般较小，边缘清楚。较大的病灶可行病灶刮除术。肉芽肿呈灰黄色或灰褐色，如有出血则为红色，肉芽肿质地脆软，可穿破骨质侵入软组织（图 24-2-28）。激素和抗肿瘤药物可控制病情发展。病变广泛者经活检证实后应进行放射治疗，一般只需 1.5Gy 的放射剂量。偶见自愈。因可能复发，故应定期复查头部平片。

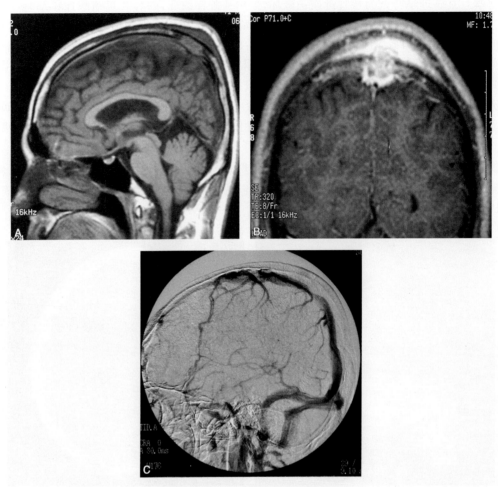

图 24-2-27 颅骨嗜酸性肉芽肿
A、B. MR；C. DSA

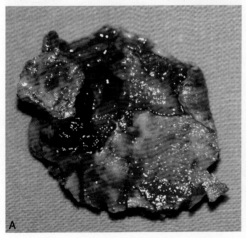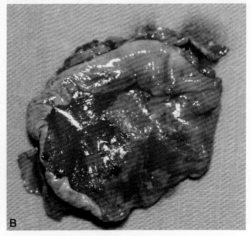

图 24-2-28 颅骨嗜酸性肉芽肿术中大体标本

(三) 黏液囊肿

黏液囊肿(mucous cyst)是一种良性、缓慢生长的病变,常累及蝶窦、额窦和筛窦。由于鼻旁窦引流不畅,使黏液在窦内积蓄引起鼻旁窦的囊性扩张,部分囊肿可突入颅内。

主要症状为视力障碍、视交叉型视野缺损、动眼神经麻痹、突眼,但无内分泌障碍。影像学检查:CT扫描可见扩张的鼻旁窦腔,腔壁的骨质变薄,囊腔内呈均匀的中等密度影,增强不明显;MRI的T_2加权为高信号影,T_1加权则信号多变,增强比较明显。

手术治疗的目的是解除囊肿对周围结构的压迫,引流窦内黏液,防止囊肿的复发。手术入路的选择根据病灶的位置而定。窦腔的出口扩大,改善引流。一般术后症状迅速消退。

(四) 颅骨骨纤维异常增殖症

颅骨骨纤维异常增殖症(fibrous dysplasia of the skull)又称颅骨纤维结构不良(fibro-osseous dysplasia, FD),是由于成骨细胞的分化缺陷,使颅骨成熟障碍,导致纤维组织替代骨质,引起颅骨增厚、变形。FD并非肿瘤,病因尚不明确,多数学者认为,本病是一种胚胎发生学上的障碍。也有人认为,本病发生与胚胎中期形成的间质生长异常或与代谢、内分泌紊乱有关。没有遗传学的证据。临床并不少见,发病率占所有骨肿瘤的2.5%。多见于儿童和青少年,发病年龄在10岁左右,女性多于男性。病变好发于额骨、筛骨、蝶骨和上颌骨,多侵及颅底。如发生多骨性骨纤维异常增殖症、区域性皮肤色素沉着及性早熟则称为Albright综合征。

1. **病理学** 病理基本变化是异常结缔组织代替颅骨骨质所致的颅骨变形,增厚的颅骨骨质较软。以结缔组织增生为主,成纤维细胞、胶原蛋白和骨小梁排列成螺纹状,病变中可有小囊肿或出血灶,并可见散在的沙砾样骨化小岛。肉眼见受累骨被坚韧且有弹性的灰白色或棕红色结缔组织所代替,如有出血则呈红色。骨质较软,增厚,呈橡皮状,常有囊性变,囊内含有血液或浆液。切面有透明软骨小结节。镜检组织学特点视病变是否活动而有所不同。活动期病灶结缔组织基质中含有多量黑染的梭形或星形细胞,有丝分裂象多见,结缔组织内可见骨小岛,一般肿瘤越处于活动期,骨小岛越少。静止期病灶基质中细胞较少,有丝分裂象少,骨小岛大小及数目均有增加。

2. **临床表现** 本病发展缓慢,表现为额眶部肿物,一般多向颅外突出,局部膨起呈"骨性狮面"畸形。很少向颅内突出,多无脑组织受压症状。症状主要是由颅骨增厚引起,病变多位于一侧,可单发或多发。表现为头部骨质畸形,相当一部分病人出现视神经萎缩及视力减退;另外可出现听力受损、头痛及其他脑神经麻痹,少数病人可致眼球突出。80%为单发,没有全身骨质疏松和钙磷代谢紊乱。少数病人除颅骨外,四肢骨骼亦可受累,影响多处骨骼,如脊椎骨骨盆和股骨等。女性病人伴有内分泌紊乱,如性早熟、甲状腺功能亢进、肢端肥大、库欣病等。

3. **影像学表现** 头部X线平片特点,片状海绵状或多囊状X线透光区,可有小片状新骨形成。可见局部骨质增厚、密度增高,骨膨胀、囊状骨质破坏、不规则骨化、骨结构模糊,骨小梁消失呈"毛玻璃样"改变。颅骨内板增厚,但多不向颅内突出,可分为三型:①囊型:多见于穹隆部的板障,可见局限性或广泛的圆形、椭圆形或多囊性改变,外板膨胀变薄向外突出,内板可见增厚或不受侵犯,边缘较清晰,有时伴有围绕病变的硬化带。②硬化型:常见于颜面骨及颅底骨,表现为骨质致密增厚,密度增高,边缘清楚,可厚达1~5cm,范围大小不等,可同时累及数块颅骨。③混合型:具有以上两种表现。广泛骨质增生,同时伴有骨质破坏。有时在圆形或椭圆形透亮区周围及骨疏松区内有骨增生硬化现象。大多数病变呈混合型表现,单一类型少见。

头部CT可见病灶局部骨质增厚,骨密度增高或高低混杂密度,板障增厚,骨皮质消失,增强后可见病灶明显强化,密度不均(图24-2-29)。头部CT可显示病变范围及邻近器官组织受累情况及病变边界,较平片分辨率高。

头部MRI检查病灶信号呈多样性,无特异性(图24-2-30)。

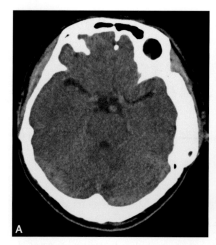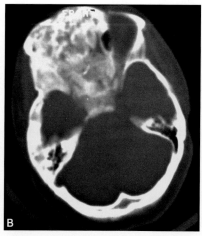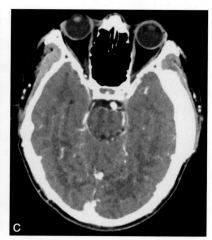

图 24-2-29 颅骨骨纤维异常增殖症 CT 影像
A. CT 平扫;B. CT 平扫(骨窗);C. CT 增强扫描

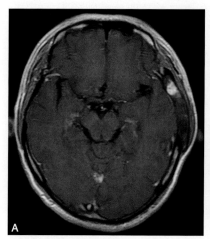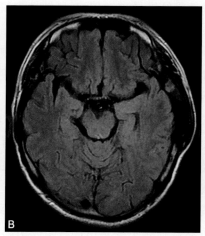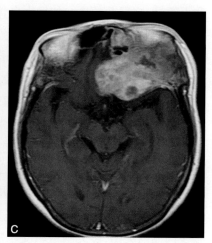

图 24-2-30 颅骨骨纤维异常增殖症 MR 表现

4. 治疗 本病有自愈倾向,至青春期以后可停止发展。病人无特殊神经功能障碍,则不做手术治疗。可试用钙剂及维生素 D 治疗。若累及颅面部造成畸形者,可将隆起的骨性部分切除,同时行颅骨修补术,以达到整容的目的。广泛切除病灶引起的破坏或容貌的改变太大,不宜施行。病变引起的视力受损是由于视神经孔狭窄压迫视神经造成的。所以,如果骨纤维异常增生综合征位于眶部,应该早期切除,并进行视神经管减压,以减轻或消除症状,虽然手术造成神经系统受损的危险并不大,但手术本身也有可能损伤视神经,使视力进一步下降。另一种机制是:眼球的移位和扭曲,牵拉视神经造成视力减退甚至丧失。也有血管性原因造成视力下降的报道。但有作者认为,视力受损最可能的原因是,病变内的出血、黏液或者快速囊性增长等形成占位性病变,压迫视神经。在这种情况下,单纯视神经管减压效果不明显。所以对于视力受损的病人应该仔细分析其解剖学基础,如果不是由于视神经管狭窄造成的,而是由于原发或继发的占位性病变造成了视力受损,则应手术切除占位性病变在内的病灶,以挽救视力。但是,应注意手术切除颅骨纤维异常增殖的病灶时,特别是磨除眶顶的颅骨时,必须十分小心。手术中要使用高速颅钻,保证钻头的锋利,手术者有效地控制颅钻不能伤及正常的神经和血管。在不具备高速颅钻的情况下,使用手摇颅钻,进行骨纤维异常增殖症的手术是十分危险的。病灶对放射治疗 和化疗均不敏感。报道 0.5% 颅骨纤维异常增殖症的病人,可发生恶变,恶变为骨肉瘤、纤维肉瘤、软骨肉瘤或巨细胞肉瘤。

(五) 颅骨畸形性骨炎

颅骨畸形性骨炎(osteitis deformans of the skull)又称佩吉特(Paget)病,是一种原因不明的慢性进行性骨病。其本质不是炎症,也不属于肿瘤。发病率随年龄的增长而增高,多见于中年及中年以后,较多见于男性。可有家族性倾向。多发生于颅骨,但也可见于骨盆、股骨、脊椎等处或多发。本病特征是病变发生过程中同时存在骨质破坏及增殖现象。

1. **病理学** 骨质吸收与新生交替进行,起病时血管和破骨细胞增多,骨小梁有不规则破坏,在额部及枕部骨板常呈弥漫性的斑点状增厚,或出现弥漫性但分界清楚的骨破坏区。以后成骨细胞活动,形成类骨质及骨化而显示硬化现象。

2. **临床表现** 畸形性骨炎可导致颅骨增厚,内外板和板障同时增刺激骨膜和硬膜,产生不成熟的新骨,新骨不断地被再破坏和再形成,最终出现广泛的颅骨增生,早期无症状,逐渐出现局部压迫从而产生相应的症状,以后出现有沉重感的头痛。病变严重侵及颅底时可出现颅内压增高及相应的脑神经和血管受压症状。骨质增生,可使视神经孔变小,压迫视神经而造成失明。在病变的颅骨、骨膜和硬膜上血供特别丰富,严重的病人可出现高排出量充血性心力衰竭。血清钙在病变的不同时期可有不同程度的增高,血清AKP 和尿羟脯氨酸明显增高。

3. **影像学表现** 头部 X 线平片早期显示单发或多发的骨质疏松区,范围大小不等,周围无硬化带。骨板三层结构逐渐消失,骨板增厚,出现大小不等由钙化斑引起的点状影。一般先侵犯板障和外板,逐步累及内板使之硬化。当外板还有疏松性变化时,内板即显示有硬化现象,为本病最重要的特征性表现。在病变的不同时期,X 线平片表现可分为硬化型、溶骨型和混合型。硬化型表现为骨皮质和骨小梁均匀增厚;溶骨型则为病灶处有显著的透光区;混合型最常见,表现为不均匀的高低混杂密度的病灶,板障膨胀呈疏松状,在新骨的周围有低密度溶骨区形成。如发现局限性骨破坏或玻璃丝样骨增殖及软组织影,则可能并发肉瘤。

4. **治疗** 畸形性骨炎的治疗是增加病人营养,改善体质。服用降钙素和二磷酸盐、睾酮或雌激素等药物,有助于改善代谢。缓解骨质的破坏和吸收。由于畸形性骨炎的血供极为丰富,手术治疗是困难的。早期可试行放射治疗。如有枕骨陷入引起颅内压增高,或视神经受压造成严重视力障碍,可考虑行相应的减压手术。术中可见早期病骨出现骨质疏松,并逐渐为纤维组织及分化较差的骨组织所代替。以后发生骨质增生硬化,骨骼增厚粗糙,骨皮质为海绵质所代替。骨皮质增厚。病骨钙化不足,可用刀切开,如钙化正常,则表现为脆而硬。

本病可发生恶变,约占 2%~14%,可恶变为骨肉瘤、纤维肉瘤、网状细胞肉瘤及巨细胞肉瘤。

(六) 颅骨动脉瘤样骨囊肿

颅骨动脉瘤样骨囊肿(cranialaneurysmal bone cyst)是一种很少见的病因不明的良性非肿瘤性病变。动脉瘤性骨囊肿并非真正意义上的肿瘤、"动脉瘤"或"囊肿",可能是由于损伤导致局部血流动力学紊乱而形成。多见于青少年,发病年龄多小于 20 岁,无明显的性别差异。通常发病于长骨的干骺端,侵及颅骨少见。颅骨中主要累及颅盖部,如枕骨、额骨、颞骨和顶骨,发病于颅底骨少见。多数报道认为男女发病相当。确切病因不明。Lichtenstein 认为,与病灶血流动力学改变以及继发的静脉压增高有关。有人观察到有些动脉瘤样骨囊肿形成前有局部的外伤。骨纤维结构不良、成软骨细胞瘤、骨肉瘤、非骨化性纤维瘤、骨巨细胞瘤、纤维黏液瘤以及单房性骨囊肿可以与动脉瘤样骨囊肿并发,可能诱发动脉瘤样骨囊肿。

1. **病理学** 大体病理的典型特点是病变被纤维性或骨性分隔成多个大小不等的充满血液的小房,呈蜂房样结构。板障扩大,病变被内外板包绕。腔内有液体或固体性成分。液体成分为静脉血或淡黄色血清样。固体成分为肉样、易碎、纤维样或肉芽状组织。组织学检查:多房性结构中,每个小房中均充满血液,壁上即没有内皮结构,也没有弹性纤维或平滑肌组织。实性部分和分隔内含有增生的梭形纤维原细胞,以及分散分布的多核巨细胞,巨噬细胞,基质细胞。分隔中常有新骨形成的结节。

2. **临床表现** 颅骨动脉瘤性骨囊肿同时累及颅骨内外板呈对称的膨胀性生长,因而可造成局灶性神经功能障碍和颅内压增高症状。最常见的表现是无痛的增长性肿块。一些病人因囊肿长入颅内而出现颅内压增高,引起相应的症状,头痛、呕吐、视物模糊以及复视等。因部位不同,可出现不同的局部压迫症状。肿物压之坚硬,但也有报道,肿物的中央触摸时发软。肿块表面的头皮不受累。枕骨和颞骨是最常受累的部位。

3. **影像学表现** 头部 X 线平片表现为板障内低密度病变,呈膨胀性生长,内外板分离。周边有一层硬化的壳样皮质骨。骨皮质也可受到侵蚀。病变内密度不均,有骨小梁形成,提示病变内有软组织和骨样组织。

CT 扫描可见界限清楚伴骨皮质中断的膨胀性肿块,约 35% 的病人可出现液平,不同的分层结构具有不同的 CT 值,邻近的颅骨无侵蚀迹象。强化前等密度的区域,注射对比剂后,可明显强化,而囊性部分仍不强化,从而病变整体形成不均匀强化。

MRI 表现为显著膨胀性骨质破坏,T_1 加权低信号,T_2 加权高信号,大部分呈不规则的分叶状;由多个大小、信号强度不等的囊组成,病灶边缘在 T_1 加权、T_2 加权上均呈光整的低信号,部分病人可见囊内液平。

脑血管造影:文献报道不一致。可出现典型的肿瘤染色,周边血管密集,中心没有血管。通常由颈外动脉供血。也有报道未见病理血管给病变供血,只有病变占位引起的血管移位。

骨同位素扫描:病变摄取同位素,呈热成像。

4. **治疗** 尽可能全切除肿物,以达到治愈。肿瘤的软组织部分通常血供丰富,容易出血。内壁有时与硬脑膜有粘连,但并不穿透硬脑膜,并且容易从硬脑膜上剥离。肿瘤侵犯颅底骨时,全切除困难,有时只能部分切除或刮除病变,可能控制病变的发展,甚至造成病变衰退。部分切除时,一些病人还会复发。血管内栓塞堵塞病变的血液供应,被用作一种单独的治疗手段。但通过血管内介入治疗颅骨动脉瘤样骨囊肿的报道不多,少量资料表明,有时当不能手术治疗时,单独的栓塞治疗也能取得好的效果。当动脉瘤样骨囊肿由小的血管组成的血管网供血,而不是由一定口径的动脉供血时,选择性动脉栓塞很困难。术前应用血管内栓塞,可以显著地减少术中出血。不推荐使用放射治疗或化疗,但术前放射治疗可降低术中大出血的风险。

(七) 朗格汉斯组织细胞增生症

1953 年,Lichtenstein 把早年学者提出的几种疾病,即莱特勒-西韦(Letter-Siwe,L-S)病、汉-许-可(Hand-Schüller-Christian,H-S-C)病和骨嗜伊红肉芽肿合并为一类,同属于一种疾病的不同过程或不同时期的表现,由于病因不明,命名为组织细胞增生症 X。现在已知,组织细胞增生症 X 起源于朗格汉斯组织细胞,而将这类疾病通称朗格汉斯组织细胞增生症(Langerhans cell histocytosis)。近年的研究,也有人认为本病属肿瘤性疾病。本病多见于儿童和青少年,年长者少见。朗格汉斯组织细胞增生症的临床表现,与所受累的部位和范围有关。病变多累及垂体区的颅底骨。同时,病变还可以累及骨盆、股骨及内脏。如有肺部病变及纤维化者可并发右心衰竭。

头部 X 线平片显示边缘清楚,圆形或椭圆形的局限性骨缺损,可大可小,可单发亦可多发(图 24-2-31)。CT 通常表现为中等扩大的低密度区(图 24-2-32)。MRI 可见病变为长 T_1、长 T_2 周围水肿(图 24-2-33)。如果病人同时合并肺部或其他部位骨质病变,X 线平片可以表现为相应的改变。

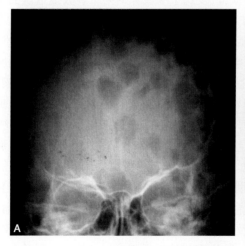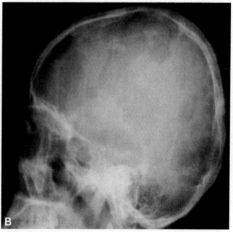

图 24-2-31 颅骨骨纤维异常增殖症 X 线平片

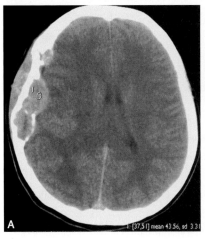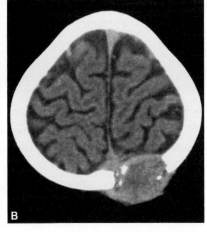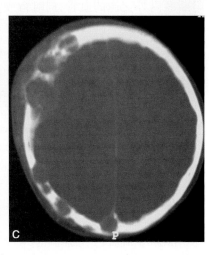

图 24-2-32 颅骨骨纤维异常增殖症 CT 片
A、B. 平扫;C. CT 平扫(骨窗)

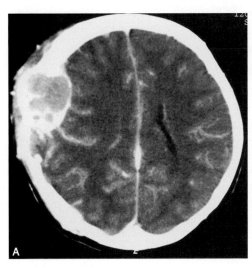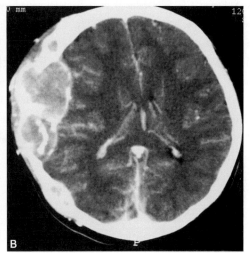

图 24-2-33 颅骨骨纤维异常增殖症增强 CT

在本病的治疗前,应首先行组织活检明确诊断。对与限局的颅骨病变可以手术切除后,给予放射治疗和化疗。合并身体其他部位的损害需同时给予治疗。

(八) 颅骨膜窦

颅骨膜窦(sinus pericranii)为颅骨上先天小缺损,不是肿瘤。一般位于中线或旁中线,常在额顶部上矢状窦处。上矢状窦的腔隙部通过缺损与扩张的颅骨外衣面的静脉相通,在低头下垂时出现局部隆起的肿块,质软,能被压缩,抬头时消失,颅骨膜窦一般不会引起神经丛功能的障碍,但上矢状窦正常血流反复受干扰会引起头痛、呕吐、心动过缓和呼吸过慢等。颅骨中线部位附近有柔软的、可随体位变化的肿块。头部 X 线平片见边缘整齐,诊断不难;颅脑 MR 可区分毗邻结构(图 24-2-34)。除非有美观上的考虑,一般无须治疗。手术有大出血和空气栓塞的危险性。手术方法有两种:一是开颅切除病变颅骨,

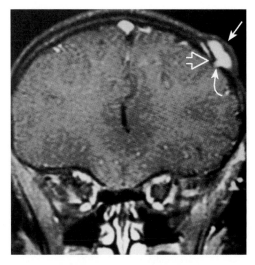

图 24-2-34 颅膜血窦 MR

阻断颅内外交通的血管,同时行颅骨修补;另一种方法为直接切除颅外的颅骨膜窦,电凝颅内外交通的血管蒂。

(刘　健)

参 考 文 献

[1] 赵继宗.颅脑肿瘤外科学[M].北京:人民卫生出版社,2004:577-628.

[2] Raposio E. Scalp expansion:Surgical considerations and possible future directions[J]. Indian J Plast Surg,2018(1):84-88.

[3] Mosterd K,Krekels G A,Nieman F H,et al. Surgical excision versus Mohs micrographic surgery for primary and recurrent basal-cell carcinoma of the face:a prospective randomised controlled trial with 5-years follow-up[J]. Lancet Oncol,2008,9(12):1149-1156.

[4] Bhaskar S,Sobti S,Singh A K. Massive scalp hematoma due to diffuse neurofibroma in NF-1[J]. Clin Neurol Neurosurg,2013,115(4):477-480.

[5] Tavío-Hernández E,Cañete-Ruiz Á,Moreno C,et al. Multiple scalp metastases as a first manifestation of pancreatic adenocarcinoma[J]. Rev Gastroenterol Mex,2015,80(4):287-289.

[6] Handa U,Kundu R,Dimri K. Cutaneous Metastasis:A Study of 138 Cases Diagnosed by Fine-Needle Aspiration Cytology[J]. Acta Cytol,2017,61(1):47-54.

[7] de Rosa N,Lyman GH,Silbermins D,et al. Sentinel node biopsy for head and neck melanoma:a systematic review[J]. Otolaryngol Head Neck Surg,2011,145(3):375-382.

[8] 孟国路,赵继宗,吕刚,等.颅骨肿瘤119例临床分析[J].中华肿瘤杂志,2002,24(1):90-92.

[9] 周定标,张纪.颅底肿瘤手术学[M].北京:人民军医出版社,1997.

[10] Chondhury A R,Haleem A,Tjan G T. Solitary intracranial osteoma[J]. Br J Neurosurg,1995,9:4 557-559.

[11] Tisch M,Hehl K,Kraft K,et al. Chondroma of the petrous bone. A contribution to differential skull base tumor dianosis[J]. Laryngorhinootologie,1997,176(60):371-373.

[12] Sheikh, B. Y. Cranial aneurysmal bone cyst "with special emphasis on endovascular management"[J]. Acta Neurochir (Wien),1999,141:601-611.

第三篇

特殊部位颅脑肿瘤的外科治疗

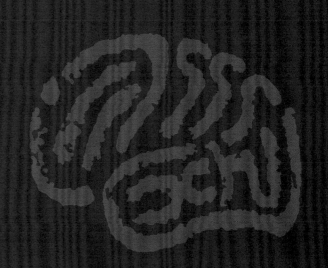

第二十五章

颅底肿瘤的外科治疗

第一节 概　述

颅底肿瘤是对于发生在颅底或颅内外沟通肿瘤的总称。因此既包括原发于颅底的神经、血管、脑膜或骨质的肿瘤,也可包含各种原发于面颅骨及其他组织继而向颅内侵袭形成的肿瘤。颅底肿瘤除侵犯颅底骨质及硬脑膜外,常侵犯鼻窦及鼻旁窦、眼眶、咽腔以及其他颅外潜在腔隙,因此颅底肿瘤的治疗常常需要神经外科、眼科、耳鼻咽喉科、头颈外科、颌面外科等会诊,联合治疗。颅底外科作为上述学科的交叉学科,近年来在我国逐渐形成并快速发展壮大起来。

颅底高低起伏甚不平整,且遍布各种神经血管进出颅的孔、裂、管、腔隙,因此颅底肿瘤具有早期出现神经血管功能、手术全切困难、术后并发症多等特点,这为颅底肿瘤的治疗提出了巨大的挑战。近年来,随着神经显微技术、神经内镜技术、电生理检测技术以及颅底修复重建技术的快速发展,一定程度上解决了颅底肿瘤的手术难题,推动了颅底外科手术的发展。

一、颅底肿瘤的分类

颅底肿瘤的分类,常用的分类方式有以下两种,一是按解剖部位分类,二是按组织病理结果及分子病理分类,即组织病理学分类。

(一) 颅底肿瘤的解剖部位分类

颅底按照从前到后可大致分为颅前、中、后底,其中蝶骨嵴是前颅底及中颅底的解剖界限,岩骨嵴则是中颅底与后颅底的区分标志。由于不同肿瘤好发部位不同,因此又可以特化出一些较小的解剖分区,如嗅沟、鞍区、海绵窦区、斜坡、桥小脑角区、颈静脉孔、枕骨大孔区等。不同部位常见肿瘤分类见表 25-1-1。

表 25-1-1　颅底不同部位及常见肿瘤

部位	病　变
蝶窦/上颌窦	垂体腺瘤;黏液囊肿;囊腺癌;蝶骨巨细胞瘤
颞骨	腺癌;腺瘤/垂体肿瘤;血管肿瘤
垂体	腺瘤;颅咽管瘤;粒细胞肿瘤;副神经节瘤
视交叉	星形细胞瘤
嗅沟	脑膜瘤;成神经细胞瘤;浆细胞瘤;炎性假瘤
鞍区	颅咽管瘤;脑膜瘤;垂体腺瘤;生殖细胞瘤;软骨瘤;软骨肉瘤
第三脑室	星形细胞瘤;室管膜瘤;少突胶质细胞瘤;淋巴瘤;胶样囊肿;错构瘤
松果体腺	生殖细胞瘤;松果体瘤;成松果体细胞瘤
海绵窦	脑膜瘤;动脉瘤;转移瘤;成骨细胞瘤
桥脑小脑角	神经鞘瘤;脑膜瘤;皮样/表皮样囊肿;转移瘤
颈部	脑膜瘤;脊索瘤
斜坡	脊索瘤;脑膜瘤;鼻咽肿瘤;黏液瘤;软骨肉瘤

由于颅底不同解剖区域其血管神经分布不同,周围毗邻结构不同,因此临床症状往往不同,常可凭临床表现即做出初步的定位诊断(表25-1-2)。

表 25-1-2　根据局部解剖定位颅底肿瘤

局部解剖	定　位	常见症状
颅前窝底	眶上或眶额;嗅沟(筛板)	嗅觉减退/丧失,视力视野缺损,视物重影
颅中窝底	床突;海绵窦;蝶骨嵴;蝶窦/上颌窦	视物重影、面部疼痛或麻木、癫痫发作
鞍区	鞍旁;鞍内;鞍上;鞍后	闭经泌乳、多饮多尿、视野缺损、视力下降
颅后窝和咽后区	斜坡;颞骨;颞骨岩部;小脑幕	耳鸣、听力下降、面瘫、声音嘶哑、吞咽困难、饮水呛咳、共济障碍
颈部	枕大孔;椎体(寰椎和枢椎)	头颈部疼痛不适、双上肢麻木、后组脑神经症状

(二) 颅底肿瘤的组织病理学及分子病理学分类

颅底肿瘤的组织病理分类首先根据其来源分为原发颅底部位的肿瘤和转移瘤。转移瘤根据其来源部位,依照其所属系统分类原则进行分类。原发性颅底的肿瘤又可进一步分为神经系统来源肿瘤及非神经系统来源肿瘤。

原发于颅底的神经系统肿瘤的分类工作主要是以 WHO 中枢神经系统肿瘤分类为指导进行。其最近一次修订,即 2016 年修订版,强调在组织病理学诊断基础上应该增加分子病理诊断,并且在组织病理学与分子病理学诊断存在分歧时首先考虑分子病理诊断。其具体肿瘤分类见 2016 年 WHO 中枢神经系统肿瘤分类。

原发于颅底的非神经系统肿瘤,主要包括口腔、眼耳鼻喉、头颈部起源的肿物,目前尚无统一的肿瘤分类。此外,有些颅底占位不属于肿瘤范畴,如结节病、肉芽肿、猪囊尾蚴病等炎性病变,其症状与影像表现均可类似颅底肿瘤,最终诊断只能依靠病理确定。

二、颅底肿瘤的诊断

颅底肿瘤的诊断,首先需要细致的病史采集以及详细的查体。由于颅底神经血管密布,很多颅底肿瘤在其早期就可以出现明显症状,如鞍结节脑膜瘤早期可出现视力视野问题,部分前庭神经鞘瘤病人早期会出现耳鸣症状,舌下神经鞘瘤病人可有伸舌偏斜表现等。这些症状对于占位的定位有一定的意义。

影像学手段是颅底肿瘤诊断最重要的工具,磁共振(MRI)为大多数颅底肿瘤的首选诊断手段。MRI 相比于 CT 具有组织对比度高的优势,可以准确反映颅底肿瘤的组织特性;应用显影剂的增强 MRI 有利于发现较小的颅底肿瘤,常常可以明确显示其肿瘤边界,对于肿瘤范围估计有巨大作用。另外脂肪抑制序列、DWI 序列对于表皮样囊肿的诊断,SWI 序列对于肿瘤出血卒中的诊断,都有较大帮助。

CT 相比 MRI 在肿瘤钙化、颅骨受损情况以及出血情况的诊断上有独到的优势。有些颅底肿瘤 CT 上可有特殊的钙化表现,对其诊断常有提示作用。部分颅底肿瘤存在侵蚀骨质的特性,如脊索瘤常可侵袭局部骨质,部分听神经鞘瘤向外生长可侵犯内听道,颅前窝肿瘤常可侵袭鼻窦,CT 检查可以较好地明确骨质受累程度,对于后期手术方式选择和判断是否颅底重建都有重要价值。

根据病史、查体及影像学检查,大部分颅底肿瘤可以获得初步的定位及定性诊断,但最终诊断必然需要手术后病理确定。目前病理诊断主要还是组织病理学检查确定,但是分子病理学的快速进展以及新分子标志物的不断发现,都预示着分子病理学诊断必将在今后颅底肿瘤的诊断中发挥越来越重要的作用,对于颅底肿瘤的诊断和后续指导治疗必将更加精准。

三、颅底肿瘤的术前评估及治疗策略

颅底肿瘤具有高度的异质性,没有任何两个肿瘤是完全相同的,而且即使大致相似的肿瘤也可以因个体差异导致相差悬殊的预后。因此颅底肿瘤必须进行详细的评估,一方面评估肿瘤严重程度以及各种治

疗手段的风险及收益,另一方面需要评估病人的接受程度,包括病人自身对术后并发症的接受程度、术后坚持随访的可能性、病人家庭经济情况等,只有充分与病人交流之后,才能确定合理的治疗方案,真正贯彻个体化的治疗理念。

首先,评估的起点应该是对肿瘤对病人神经功能受损程度有充分的认识,这首先有赖于细致准确的神经系统查体。当发现有阳性体征但严重程度难以确定时,应该增加相应的辅助检查,如视力受损病人增加视力视野检查,听力下降病人需要纯音测听检查等。

此外,影像学检查对于颅底肿瘤的评估也至关重要。平扫+增强 MRI 对于颅底肿瘤的术前诊断是必须的,它可以清楚地显示颅底肿瘤的部位、大小、软硬程度、范围、与周边组织关系等。对于有颅底骨质受侵袭的肿瘤,骨窗像 CT 薄扫是判断肿瘤对骨质破坏程度的必要检查。如果考虑肿瘤对于脑内动静脉情况有影响,那么术前常规应行 MRA 或 MRV 检查明确。其他辅助检查,如脑血管造影、DTI 检查等,可以视病情需要选用。

术前评估还必须重视病人的基本情况。病人的年龄、性别、婚育情况、既往手术史,其他系统疾病史都是医师在术前评估中必须要加以重视的。基本情况不同的病人其治疗的风险收益可能差距甚远,治疗决策是需要变化的。如同样的听神经鞘瘤,病人听力轻度下降,对于 80 岁的病人可能更倾向建议保守观察或者放射治疗,而 30 岁的病人可能更倾向于给予手术治疗。

综上所述,针对每一个颅底肿瘤病人,需要考虑以下问题:①针对此病人的肿瘤可以选择的治疗方案有哪些;②不同治疗方案的潜在风险情况及收益;③首先选用的治疗方法是否会影响后续治疗;④病人自身情况是否可以接受首选方案。根据这些最终与病人及家属沟通,决定综合治疗顺序和目前治疗方案。

对已经有症状、手术指征明确的病人推荐早期手术。新出现症状的病人,如鞍结节脑膜瘤导致视力视野障碍的病人,术后症状往往能够得到一定程度的好转。其手术治疗的收益远远大于风险。

但并非所有有症状的病人均推荐积极手术。对于有一些慢性症状肿瘤病人,其手术治疗往往不能够导致症状减轻,此时应该侧重关注手术可能出现的并发症对病人的影响以及病人的接受程度,不应盲目进行手术。如一侧前庭神经鞘瘤的病人,一侧听力下降多年,无其余阳性症状,那么对于手术后可能出现的面瘫等症状病人往往难以接受。此时可以建议病人定期复查磁共振,根据肿瘤生长情况和病人症状发展及手术意愿再行手术。此外,对于有症状的老年人,虽然年龄并不是手术的影响因素,但是其身体基础情况差、合并症多等情况,会影响老年人术后恢复,因此制定决策时应充分考量、慎重决定。

对于无症状的病人,其治疗决策需要综合考虑肿瘤部位、大小、性质等情况。如果良性肿瘤,周围无血管神经走行,对于脑组织影响也不大,那么可以建议病人定期复查增强 MRI 观察肿瘤生长情况,视其生长速度和后续症状改变再做决定。如果肿瘤部位不佳,引起脑组织严重水肿、有脑疝征象或者已经压迫重要神经血管但尚未出现症状,应尽早手术解除压迫。对于良恶性质不确定的肿瘤,可以开颅探查进行活检。

应该注意的是,第一次手术的切除程度是很多颅底肿瘤预后的独立危险因素,即切除越彻底,其复发率越低,无进展生存期越长。然而,许多肿瘤侵犯血管神经富集区域时,全切往往会造成较多的术后并发症,严重影响病人生活质量。这对矛盾的存在需要神经外科大夫根据自己能力来平衡。如侵入海绵窦的岩斜脑膜瘤,如果打开海绵窦全切肿瘤,术后必然出现眼球运动障碍,眼睑上提困难,三叉神经麻木等症状,且术中颈内动脉出血风险大。因此,术中不强求肿瘤的完全切除,术后密切观察疾病变化,可能是更加合理的手术策略。

四、颅底肿瘤的多学科合作

近年,对于颅底肿瘤的治疗理念也在一定程度上逐渐达成共识:颅底肿瘤的治疗,应是以多学科合作为主要指导思想,以手术根治性切除为主要手段,辅以放化疗治疗的综合治疗模式。

对于颅内外沟通肿瘤的手术治疗,需要更加关注多学科合作。颅底肿瘤的手术治疗是颅底外科工作的重要组成部分。颅底外科是一门交叉学科,不仅涉及神经外科,还包含部分的眼科、耳鼻咽喉科、头颈外科、颌面外科、整形外科等临床科室。颅底的解剖部位对于神经外科来说是"地板",对于其他科室来说是"墙壁"或"天花板"。因此多学科合作,各展其长,对疾病治疗就显得尤为重要。对于颅前窝的肿瘤,往往可能会影响眼眶、侵入鼻窦,这就需要请眼科、耳鼻咽喉科会诊,甚至联合手术;对于颅中窝或颅后窝手术,常常需要耳鼻咽喉科、头外科、颌面外科会诊来确定手术入路并共同手术。颅外入路可达到颈静脉球、颈内动脉、岩骨尖、斜坡、翼腭窝以及鼻咽部等结构,对于一期最大程度切除肿瘤有重要意义。

近年来,新技术发展使颅底外科的手术更加精准和安全。多模态技术的应用及神经导航使得脑部解剖、功能结构和代谢信息的同步化成为可能,对于精准定位肿瘤部位、术中明确病变切除范围、避免损伤重要结构方面有重大作用。电生理检测技术的应用,使得术中神经损伤降低,病人术后并发症明显减轻。此外,术中磁共振、虚拟现实技术、手术机器人系统、神经修复等技术的不断发展和广泛应用,都为颅底外科手术的安全和疗效发挥了重要的作用。

需要注意的是,虽然颅底肿瘤的手术治疗发展较快,多学科的广泛合作、新技术新方法的不断涌现,提高了颅底肿瘤的疗效,降低了手术的风险和术后病人致残率。但目前仍然存在不少尚未解决的问题,诸如术后脑脊液漏、血管神经损伤、肿瘤复发等。这些问题的解决,单纯依靠手术解决是不现实的,需要改变观念,重视发展综合治疗。以多学科协作,手术为主,辅以放射治疗、化学治疗、免疫治疗、基因治疗、康复治疗等是未来颅底肿瘤治疗的必然方向,也是颅底外科发展的必然趋势。

五、颅底肿瘤的手术治疗

(一) 传统手术治疗

颅内的颅底肿瘤,从前到后常用入路包括双额冠切入路、额颞入路、额眶颧入路、经岩骨前入路(硬膜外、硬膜下)、经乙状窦前入路、经乙状窦后入路、远外侧入路等。这些入路能够充分暴露几乎所有颅底肿瘤,是颅底肿瘤手术切除的基础。在此基础上切口的不断改良,使得在肿瘤暴露范围不变情况下,病人切口得以显著缩小,同时术后并发症、疾病致残率和死亡率下降。

(二) 内镜手术治疗

传统的颅底肿瘤治疗方式多是开颅手术,近年来,随着人们对于微侵袭要求的提高和神经内镜技术的进步,许多原本需要开颅的手术逐渐转向了内镜治疗,内镜手术具有的优势:①可迅速到达手术区域;②视野好,有助于显露深部的解剖结构,提高手术的精准度和安全性;③可减少对脑组织的牵拉;④可缩短手术时间;⑤体现了微创手术的特征。内镜技术已经由最初的主要处理鼻窦病变和切除垂体腺瘤,发展到切除脊索瘤、软骨肉瘤、鞍结节脑膜瘤等颅底肿瘤,其入路暴露范围几乎已经可以达到整个颅底。内镜手术的标准手术入路包括:通过自然间隙在中线矢状面上可到达额筛窦、嗅沟、蝶骨平台、鞍区、斜坡至寰椎和齿状突,冠状面上两侧可到达眶内、翼腭窝、颞下窝、岩尖和岩骨下方、颈静脉孔。此外,由于内镜存在门镜效应,即可以通过较小孔径看到较大视野,因此实际临床工作中可以延展外科显微镜的暴露范围,特别是对于颅底肿瘤侧方的显露有较大的帮助。然而,需要注意的是,内镜操作空间小、不易控制出血、术后脑脊液漏比率高,这就需要精通内镜颅底解剖并掌握娴熟的内镜技巧,方能够游刃有余。

六、颅底修补重建

颅底肿瘤手术可能会造成颅底组织的大面积缺损、脑组织暴露,这会导致脑脊液漏、感染等严重的术后并发症,严重者危及病人生命。因此,许多病人手术切除肿瘤后都需要颅骨修补重建。对于颅底修补重建,其根本是防止漏液,而各种重建技术最重要的任务是软组织重建。

颅骨修补可以使用自体移植物和异体移植物,前者包括自体组织游离移植、带血管蒂的组织移植或吻合血管的游离组织移植。对于简单和小面积的缺损,可采用自体组织游离移植;对于大面积和复杂性的缺损,多采用带血管蒂的组织移植或吻合血管的游离组织移植。此外,随着颅骨修补材料和新的适形技术的不断发展,颅底修补重建的异体移植物不断增多。除了常规应用于建立骨性重建的薄钛片外,临床上还有离子聚合水泥、聚四氟乙烯、低压冻干牛皮质骨移植物、多孔聚乙烯、丙烯酸树脂等人工合成板的应用。可吸收异体修补材料也在快速发展,有报道临床使用效果良好,但尚缺乏大量临床证据支持。

七、颅底肿瘤的综合治疗及新技术

颅底肿瘤由于颅底情况复杂、部位深在、周围重要血管神经密布等情况,很多时候难以做到根治性切除,尤其是发展较快、侵袭性较强、恶性度较高的肿瘤组织,其对血管神经及周围骨质多有侵袭破坏,与周围组织缺少明确界限,单纯手术效果往往欠佳。因此手术后辅以放射治疗、化学治疗、免疫治疗、基因治疗、康复治疗等综合治疗就显得尤为重要。

对于颅底良恶性肿瘤,放射外科治疗是目前应用最广的辅助治疗,其在一定程度上能够延缓肿瘤进展,推迟肿瘤复发,延长病人无进展生存期。对于大多数颅底肿瘤,普通光子放疗即可达到治疗目的,而部分特殊肿瘤,如脊索瘤等,建议在手术后辅以质子刀治疗。化学治疗方案目前多用于鼻咽部、口腔、骨组织起源的恶性肿瘤的术后综合治疗中,对于病人疾病预后有一定帮助。基因治疗及免疫治疗是当前颅底外科疾病研究的热点,尤其是对于恶性肿瘤,研究者试图通过明确病灶的特定基因突变,评价肿瘤预后,进而通过血、脑脊液等标本筛查,提前获知肿瘤发病的危险因素,早期进行治疗。

本章将从颅眶,颅前、中、后窝等颅底解剖的不同部位,分别介绍颅底肿瘤的分类、临床表现、影像学特点等情况,并对手术中的血管保护和术后并发症及其预防进行专门介绍。

(吴震　陈雨佳)

第二节　颅眶肿瘤

颅眶肿瘤一般分为原发性和继发性的两大类。各种颅眶肿瘤的发病率因地域、病人年龄和肿瘤病理学特点而异。随着显微神经外科、眼科学和影像学的发展,眶内和视路肿瘤的诊治水平已得到很大提升。

一、眼眶解剖

(一)眼眶的骨性结构

1. 眼眶的构成和形态　眼眶位于面部上方、鼻根两侧,呈四棱锥形分为眶口、眶尖、内侧壁、外侧壁、上壁和下壁(图 25-2-1)。

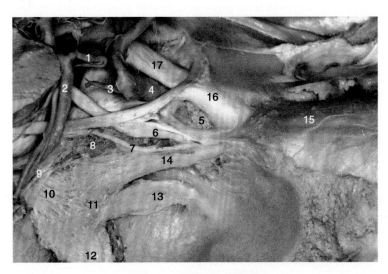

图 25-2-1　眶尖区显微解剖

1. 后交通动脉;2. 大脑后动脉;3. 脉络膜前动脉;4. 颈内动脉;5. 视柱;6. 动眼神经;7. 滑车神经;8. 海绵窦;9. 岩上窦;10. Meckel 囊;11. 三叉神经半月节;12. 下颌神经;13. 上颌神经;14. 眼神经;15. 额神经;16. 视神经鞘;17. 视神经

2. **眼眶的孔和裂眼** 眶有很多孔和裂,借此与周围腔隙相沟通,此中多数走行神经、血管。

(1) 视神经管:又称视神经孔,内有视神经、眼动脉及交感神经分支通过。视神经管中部为最狭窄处,且在去除骨性结构后,总腱环、镰状韧带是视神经的重要束缚因素。

(2) 筛前孔和筛后孔:分别位于眶上壁与眶内侧壁之间的额筛缝的前、后方。它们分别是眶颅管和眶筛管在眶内的开口,眶颅管通向颅前窝,眶筛管通向筛窦。

(3) 眶上裂:位于眶上壁与眶外侧壁之间,动眼神经、滑车神经、三叉神经第一支——眼神经、展神经、脑膜中动脉的眶支及随动脉分支的交感神经、眼静脉等通过此裂。此裂如受损伤,可出现眶上裂综合征(图 25-2-2)。

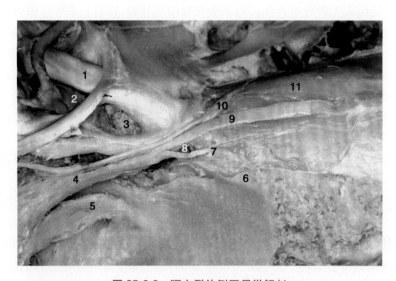

图 25-2-2 眶上裂外侧区显微解剖
1. 视神经;2. 颈内动脉;3. 视柱;4. 眼神经;5. 上颌神经;6. 眶上裂外缘;
7. 泪腺神经;8. 眼上静脉;9. 额神经;10. 滑车神经;11. 眶脂体

(4) 眶下裂:三叉神经第二支——上颌神经、颧神经、眶下动脉、翼腭神经节的眶支及眼静脉与翼静脉丛的交通支等由此通过。

3. **眼眶的毗邻和交通** 眶通过筛前孔与颅前窝交通;经视神经管及眶上裂与颅中窝相通;经筛后孔和鼻泪管与鼻腔相通;由眶下裂达翼腭窝及颞下窝;通过眶下管和眶下孔达面部;自颧眶孔经颧面孔及颧颞孔至颜面及颞窝。

(二) 眶内容物

包括眼球、眼球筋膜、眼球外肌、血管、淋巴管和神经等。

1. **眼球** 眼球占眶腔的前半部,可分为眼球壁和眼球内容物两部分。眼球壁由眼球外膜、中膜和内膜构成。

2. **眼眶骨膜与筋膜**

(1) 眶骨膜:是黏附于眼眶各壁内侧面的坚韧结缔组织。在眶缘、骨缝、各个眶裂与孔、泪囊窝及滑车凹等处与眶骨壁粘连牢固,不易分离。

(2) 眼球筋膜:是一薄层的弹性纤维膜,被进出眼球的血管、神经及眼外肌所穿过。眼球筋膜能够有效防止出血和感染在眼球与球周组织之间相互蔓延。

(3) 眶脂体:是充填于眶内各结构之间的脂肪组织团块。可减少外力对眼球活动的影响,使其运动自如;另外对视神经、血管、神经及泪腺等有保护作用。

3. **眼球外肌** 是运动眼球的骨骼肌,包括支配眼球运动的上直肌、下直肌、内直肌、外直肌、上斜肌、下斜肌以及提上睑肌。

(三) 眶内神经、血管

1. **穿行区域** 眶上裂被 Zinn 腱环分为外、中、下三个区:①外侧区:滑车神经、额神经、泪腺神经和眼上静脉经此区出入眶;②中央区:即动眼神经孔,动眼神经上、下支,外展神经、鼻睫神经及睫状神经节的交感根和感觉根均经腱环内出入眶;③下侧区:充满眶脂体,仅有眼下静脉通过(图 25-2-3)。

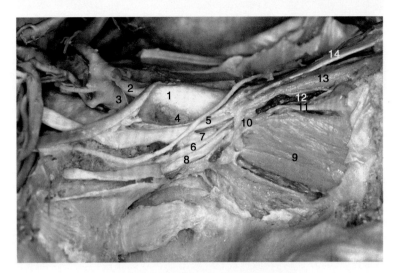

图 25-2-3　经眶上裂中央区穿行结构

1. 视神经鞘;2. 视神经;3. 颈内动脉;4. 视柱;5. 动眼神经上支;6. 鼻睫神经;7. 动眼神经下支;8. 展神经;9. 外直肌;10. Zinn 腱环;11. 泪腺神经;12. 眼上静脉;13. 上直肌;14. 额神经

视神经及眼动脉经视神经管入眶。眶下动脉和上颌动脉经眶下裂入眶。

2. 眶内穿行的神经

(1) 视神经:经视神经管入颅至视交叉。可分为眼内部、眶内部、管内部、颅内部四部分。

(2) 眶上裂外侧区穿行脑神经

1) 滑车神经:是脑神经中最细长的神经,起于滑车神经核,由中脑下丘下方出脑后,进入海绵窦外侧壁,从 Zinn 腱环外侧与额神经进入眶上裂。

2) 额神经:为三叉神经第一支眼神经的最大分支。在海绵窦外侧壁内位于动眼神经及滑车神经下方,斜向上穿行进入眶上裂。紧贴滑车神经外侧入眶。

3) 泪腺神经:是眼神经最小的分支,由眼神经下部发出后,在眶上裂后部进入眶上裂,紧贴眶上裂上外缘硬膜入眶分布于泪腺,末梢分支穿出泪腺分布于上睑外侧的皮肤及结膜。泪腺神经是经眶上裂穿行最细的一根神经。

(3) 眶上裂中央区穿行神经

1) 动眼神经:动眼神经自脚间窝出脑,紧贴小脑幕缘及后床突侧方前行,达海绵窦外侧壁,在抵达眶上裂前 2~3mm 处分为上支和下支,上支支配上直肌及提上睑肌;下支支配内直肌、下直肌和下斜肌,其中支配下斜肌的分支发出睫状神经节的副交感根。

2) 鼻睫神经:是眼神经的分支,经筛前孔出眶至颅前窝,行至鼻腔顶部,发出分支至鼻中隔和鼻部皮肤、黏膜。

3) 外展神经:在眶上裂入眶后,分成若干小分支支配外直肌。

(4) 上颌神经:为三叉神经的第二支,经过海绵窦,通过圆孔进入翼腭窝,再经眶下裂入眶内,延续为眶下神经。经眶下沟或管最后出眶下孔而达面部,分布眼裂和口裂之间的皮肤、上颌牙齿以及鼻腔和口腔黏膜。

3. 眶内的血管

(1) 眼动脉:多数眼动脉起源于颈内动脉出海绵窦处内上壁,在视神经管内,与视神经平行向前入眶。其主要分支包括:视网膜中央动脉、睫状后动脉、泪腺动脉、眶上动脉、筛动脉、滑车上动脉、鼻背动脉等(图 25-2-4)。

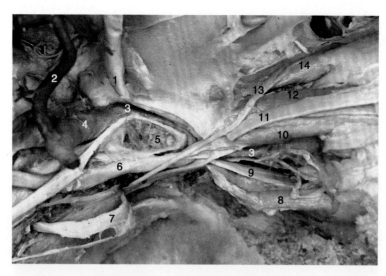

图 25-2-4　眼动脉及其周围结构
1. 视神经;2. 大脑前动脉;3. 眼动脉;4. 颈内动脉;5. 视柱;6. 动眼神经;
7. 额神经;8. 外直肌;9. 展神经;10. 上直肌;11. 额神经;12. 上睑提肌;
13. 滑车神经;14. 上斜肌

（2）眶下动脉:是上颌动脉的终末支,经眶下裂入眶,在眶内发出分支营养下直肌、下斜肌和泪腺。

（3）脑膜中动脉眶支:由脑膜中动脉主干或其终末支之一发出。自眶上裂入眶,与泪腺动脉的脑膜返支吻合。

（4）眼上静脉:行走在腱环的外侧面,自眶上裂外侧部从额神经的外侧入颅,自眼神经及外展神经下边到达海绵窦,沿途收集眼肌静脉、筛前静脉、筛后静脉、视网膜中央静脉等的静脉血。

（5）眼下静脉:在腱环下穿过眶上裂的下侧区抵达海绵窦。起始于眶内侧壁及下壁前部的静脉丛,收集下睑、泪腺、下直肌与下斜肌的静脉支等的静脉血。

（四）眶内手术入路显微解剖

1. 内侧入路（图 25-2-5）　是经上斜肌和提上睑肌、上直肌之间的手术间隙。将上斜肌牵向内侧,提上睑肌及上直肌牵向外侧。可暴露从球后到视神经管间的视神经全长。此入路对位于视神经外侧、穿过眶上裂的结构影响较小,由此入路可见位于视神经内侧的结构有:前方近眼球处有眼动脉、鼻睫神经、眼上静脉,后方近眶尖处有滑车神经和筛后动脉。部分滑车神经与眶骨膜粘连较紧,切开眶骨膜后需小心分离。筛后动脉起自于眼动脉刚跨过视神经处,向后内穿行经筛骨管至筛窦,分布于筛窦后小房。此血管很大程度上限制了内侧入路对视神经内侧后 1/3 的暴露。术中如需暴露从眼球至视交叉整段视神经,必须从上直肌和内直肌附着部之间打开腱环,打开腱环时,应注意保护滑车神经。内侧入路适用于病变位于视神经内上方时或需要显露视神经管至眼球的视神经的病例,常用于视神经鞘脑膜瘤及视神经胶质瘤的切除,但不适用位于视神经外侧、眶上裂和海绵窦的病变。

2. 中央入路（图 25-2-6,图 25-2-7）　是经上直肌与提上

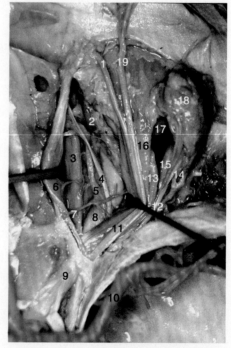

图 25-2-5　眶内手术入路-内侧入路
1. 滑车神经;2. 眼上静脉;3. 内直肌;4. 鼻睫神经;5. 眼动脉;6. 上斜肌;7. 筛窦动脉;8. 视神经;9. 视神经鞘;10. 大脑中动脉;11. 额神经;12. 泪腺神经;13. 上直肌;14. 泪腺动脉;15. 外直肌;16. 上睑提肌;17. 眼球;18. 泪腺;19. 眶上神经

睑肌之间的手术间隙。将提上睑肌牵向内侧，上直肌牵向外侧。根据额神经牵拉方向，次入路可分为Ⅰ型（额神经可以随提上睑肌牵向内侧）和Ⅱ型（自提上睑肌表面分离后牵向外侧）。Ⅰ型不会损伤该神经，但限制了对眶尖部视神经的显露。Ⅱ型虽较好地显露眶尖部视神经，但在分离和牵拉过程中容易损伤额神经。提上睑肌与上直肌起止点相互重叠，也减少了对眶内段视神经前、后1/3的显露。经中央入路可看到，眼动脉及鼻睫神经横越视神经中后1/3处，其中眼动脉、筛后动脉、眼动脉肌支、鼻睫神经及动眼神经至提上睑肌肌支限制了此入路对视神经内侧间隙的暴露；眼上静脉限制视神经前1/3的显露；而睫状动脉、睫状神经及眼动脉肌支又限制了对眶外侧间隙的显露。故中央入路仅能解决位于视神经眶内段中1/3且向上发展的病变。但此入路抵达眶内段视神经路径最短，手术间隙也最窄。中央入路适用于病变位于视神经眶内段的中部或视神经活组织检查。

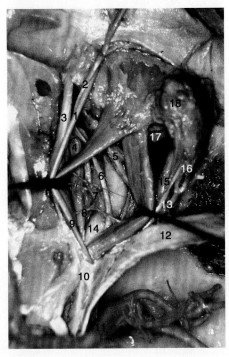

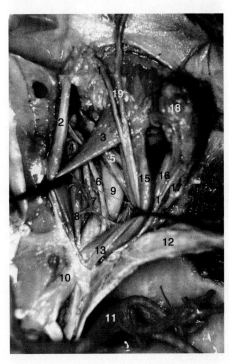

图25-2-6　眶内手术入路-中央入路Ⅰ型
1.眶上神经；2.滑车上神经；3.下斜肌；4.内直肌；5.眼上静脉；6.鼻睫神经；7.眼动脉；8.筛后动脉；9.额神经；10.视神经鞘；11.大脑中动脉；12.蝶骨嵴；13.泪腺神经；14.视神经；15.外直肌；16.泪腺动脉；17.眼球；18.泪腺

图25-2-7　眶内手术入路-中央入路Ⅱ型
1.眶上神经；2.上斜肌；3.上睑提肌；4.内直肌；5.眼上静脉；6.鼻睫神经；7.眼动脉；8.筛后动脉；9.视神经；10.视神经鞘；11.大脑中动脉；12.蝶骨嵴；13.额神经；14.泪腺神经；15.上直肌；16.外直肌；17.泪腺动脉；18.泪腺；19.眶上神经

　　3. 外侧入路（图25-2-8，图25-2-9）　是经外直肌与上直肌、提上睑肌之间的手术间隙，将外直肌牵向外侧，上直肌和提上睑肌牵向内侧。根据眼上静脉牵拉至内侧还是外侧，外侧入路分为Ⅰ型和Ⅱ型，如果眼上静脉与上直肌、提上睑肌一并牵向内侧，此为Ⅰ型，无须将眼上静脉从眶上裂附近的结缔组织中分离出来，也不会损伤睫状神经节。但由于眼上静脉的阻挡，无法显露眶尖深部。Ⅱ型为将眼上静脉分离并牵向外侧，虽然提供了向眶尖深部的良好暴露，但增加了损伤静脉及周围神经、血管的机会。另外，外侧入路可经上直肌与外直肌之间切开Zinn腱环显露眶上裂区结构。外侧入路的术野较内侧入路、中央入路大，当眼上静脉靠内侧时，此入路适用于眶及眶尖外侧区病变，当其靠外侧时，适用于眶尖深区外侧病变及涉及眶上裂或海绵窦的病变。

二、颅眶肿瘤的分型

　　根据肿瘤的主要部分所在部位和侵袭范围分为五型：颅眶型、颅眶鼻型、颅眶-颅内外型、眶颅型、鼻眶颅型。根据原发部位可分为眶源型、颅源型、转移型。根据肿瘤病变性质和特点将颅眶沟通性肿瘤分为四

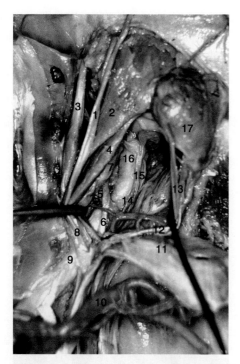

图 25-2-8　眶内手术入路-外侧入路Ⅰ型
1. 眶上神经；2. 上睑提肌；3. 上斜肌；4. 上直肌；
5. 眼动脉；6. 鼻睫神经；7. 眼上静脉；8. 额神经；
9. 视神经鞘；10. 大脑中动脉；11. 蝶骨嵴；12. 泪腺
神经；13. 泪腺动脉；14. 睫后动脉；15. 睫状短神经；
16. 视神经；17. 泪腺

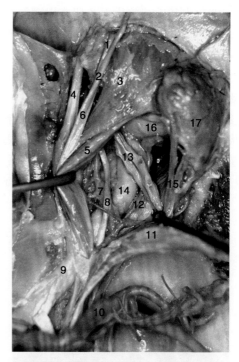

图 25-2-9　眶内手术入路-外侧入路Ⅱ型
1. 滑车上神经；2. 眶上神经；3. 上睑提肌；4. 上斜
肌；5. 上直肌；6. 额神经；7. 眼动脉；8. 鼻睫神经；
9. 视神经鞘；10. 大脑中动脉；11. 蝶骨嵴；12. 睫后
动脉；13. 眼上静脉；14. 视神经；15. 泪腺动脉；
16. 眼球；17. 泪腺

类：良性病变和肿瘤、恶性肿瘤、转移性肿瘤、罕见的恶性肿瘤。

三、颅眶肿瘤临床表现

1. **视器症状**　最常见的视器症状表现为眼球突出或移位，多数是由于肿瘤生长推挤眼球。视力、视野改变也是常见症状之一，由肿瘤压迫引起脉络膜、视网膜改变及视神经直接受压引起。当肿瘤生长累及眼外肌或神经，可引起眼球活动障碍或复视，当肿瘤过大或与眼球粘连，可引起眼球固定。若肿瘤压迫眼静脉，常发生眼睑及球结膜水肿，眼睑及前额皮下静脉扩张，视网膜静脉怒张呈蛇形。

2. **其他症状**　部分肿瘤向颅内生长，可有头痛、恶心呕吐、癫痫等症状。眶内转移瘤可有原发病灶症状。

四、颅眶肿瘤诊断

颅眶肿瘤的诊断主要依靠详尽的病史，细致的临床检查，特别应注意病人年龄，全身状态，病程快慢，眼部症状出现的迟早和程度等。根据临床印象选择适合的特殊检查手段，明确诊断肿瘤位置和性质。颅眶沟通肿瘤主要影像学诊断方法包括 X 线、CT、超声、MRI、数字减影血管造影（DSA）。

1. **X 线检查**　如果病变区发生钙化、骨化或由于颅眶沟通肿瘤继发有眶质改变时，则会出现阳性 X 线表现。

2. **眶内压的测定**　通过眶内压测量可知眼球后异常组织的硬度和弹性，连续测量比较，可了解病变的进展情况，有助于球后肿瘤早期诊断。其测量方法包括指示法及眼压计测量，但此测定对颅眶肿瘤的诊断不具备特异性。

3. **DSA**　DSA 检查能直观地观察肿瘤的供血动脉、引流静脉，必要时可行栓塞，有利于手术方式的选择，但难以确定肿瘤性质。

4. **多层螺旋 CT(MSCT)** CT 检查具有无创、高分辨率的特点,是颅眶沟通肿瘤常用的检查方法。随着 MSCT 的广泛应用,能够更立体、直观地观察肿瘤造成的骨质破坏情况,为选择合适的手术入路提供依据。

5. **超声** 眼眶超声检查是一种安全、无创、方便的检查手段,常用于眼眶肿瘤筛查,常采用经眼睑探查的方式观察眼眶肿瘤位置、形态、大小、内部回声等,并可多角度探查肿瘤与周围结构的关系,有助于良恶性肿瘤的鉴别。

有研究表明,B 超与 CT、MRI 相比,对眼眶肿瘤定位、定性诊断更有帮助。但也存在一定局限性,如不能显示肿瘤颅内部分,无法探及骨质破坏范围。

6. **MRI** MRI 是颅眶沟通肿瘤重要的影像学检查。MRI 检查有利于诊断,同时能清晰观察肿瘤生长方式。有研究表明高分辨 MRI 及多平面重建技术对视神经相关病变的诊断中具有重要价值。弥散加权成像对于良恶性肿瘤鉴别也有一定帮助。

五、常见颅眶肿瘤临床和影像学特点

(一) 脑膜瘤

颅眶脑膜瘤好发于 35~60 岁中年妇女,多数为颅源性,以蝶骨嵴脑膜瘤向眶内生长多见,少部分为眶源性,以视神经鞘脑膜瘤最常见,极少数发生于眶骨膜及埋于眶脂肪内的异位脑膜细胞。生长缓慢,可以出现突眼、眼球运动障碍及视力障碍。

X 线可有脑膜瘤特征性改变,视神经孔扩大、管壁硬化和眶壁骨增生,CT 平扫见肿瘤多为结节状,边界清楚,呈等密度。当肿瘤较大时可有眶尖骨质增厚,有硬化征象。颅眶沟通性肿瘤多呈哑铃状。增强扫描后肿瘤均匀一致强化,而中间视神经仍为均匀的条状略低密度,形成"索道"征象的典型表现。脑膜瘤在 MRI 上表现为 T_1 加权像呈低信号、T_2 加权像呈略低信号,增强扫描后肿瘤为均匀一致强化(图 25-2-10)。

(二) 视神经胶质瘤

起源于覆盖在视神经表面的星形胶质细胞的肿瘤,颅眶沟通性视神经胶质瘤比较罕见。57% 视神经胶质瘤发生在 10 岁以内,以 4~6 岁儿童最为常见。临床表现为患侧眼视力下降及轻度突眼,若肿瘤较大累及颅内,可出现下丘脑异常症状及脑积水。80% 的视神经胶质瘤原发于视神经或视交叉,约 1/3 病人同时伴有神经纤维瘤病。儿童的视神经胶质瘤在组织学上多见为毛细胞型星形细胞瘤,在成人则多为胶质细胞型,且有浸润。

肿瘤沿视神经生长,由于受硬脑膜限制而常较局限。X 线检查多可见视神经管呈圆形扩大、管壁整齐,侧位片上由于压迫视神经孔、视交叉沟等,蝶鞍呈"梨状"扩大。超声检查可见视神经梭形肿大,边界清楚,内回声少而弱。CT 表现为患侧视神经梭形增粗,肿瘤呈均匀等密度,强化扫描可见均匀或不均匀强化。肿瘤在 MRI 检查中,T_1 加权像呈低信号,肿瘤边缘可见条状脑脊液积聚的低信号,T_2 加权像为高信号,增强扫描后肿瘤明显强化(图 25-2-11)。

(三) 神经鞘瘤

是神经鞘膜细胞增殖形成的一种良性肿瘤,眶内神经鞘瘤多起源于眶上部,来源于眶上神经和滑车上神经多见。视神经不含鞘膜细胞,故视神经多不发生神经鞘瘤。可发生于任何年龄,无明显性别差异,肿瘤生长缓慢,主要表现为眼球突出、视力下降、复视等。

神经鞘瘤多为实质性,边缘光整,超声见圆形占位,边界清楚,回声较低。CT 平扫呈均匀等密度肿块,增强扫描呈均匀强化;若肿瘤较大时可出现囊变,肿瘤压迫骨质可引起眶骨变形、骨质缺损。与眼肌相比,肿瘤在 MRI 的 T_1 加权相呈等信号或略低信号,在 T_2 加权相上呈高信号,且均匀一致,肿瘤有囊变时,囊变部分呈水样信号,增强扫描后肿瘤实质部分强化而囊变部分不强化(图 25-2-12)。

(四) 海绵状血管瘤

是眶内较常见的良性肿瘤,均起源于内皮细胞,与正常的血管系统相对分离。多见于中年人,可有眼球突出及眼球偏位,有时可影响视力,眼球运动多不受影响。

在 CT 上呈类圆形肿块,边界清楚,通常发生在眶锥内,视神经常被推挤移位。肿瘤密度因血窦和间质

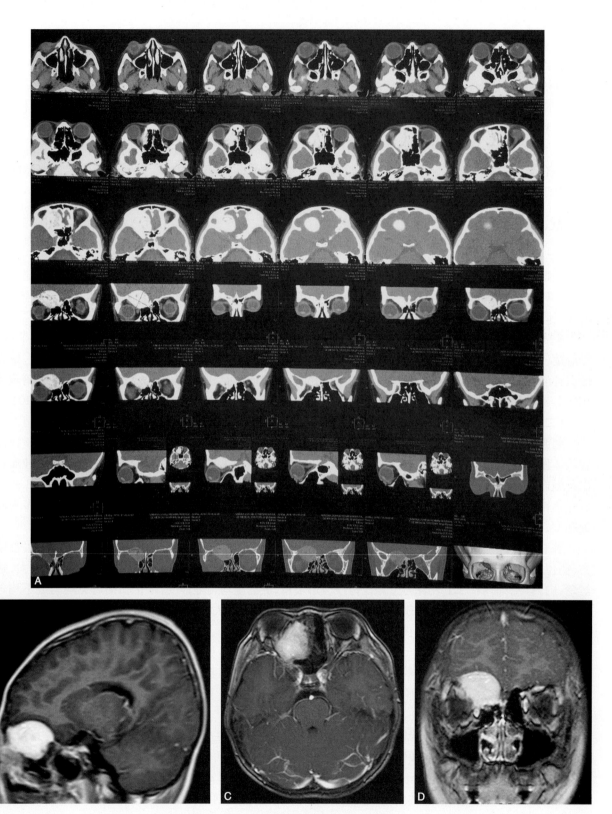

图 25-2-10　颅眶沟通脑膜瘤 CT 及 MRI
A. 脑膜瘤 CT；B. 增强 MRI（矢状位）；C. 增强 MRI（轴状位）；D. 增强 MRI（冠状位）

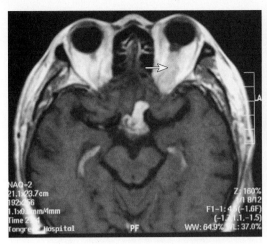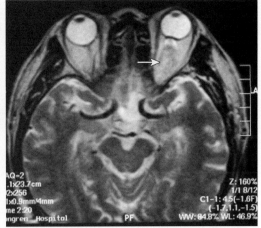

图 25-2-11　左侧视神经胶质瘤

左图为 T_1 像,右图为 T_2 像,图中箭头所示为肿瘤部位

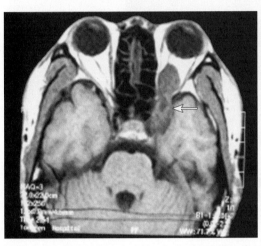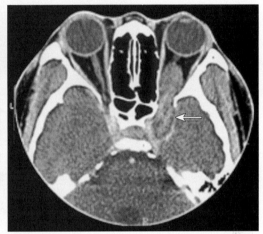

图 25-2-12　左侧神经鞘瘤

左图为 MRI 轴状位 T_1 像,右图为 CT 轴状位平扫,图中箭头所示为肿瘤部位

的多少而不同,出现圆形钙化时提示有静脉石形成。CT 增强后有明显强化。肿瘤在 MRI 的 T_1 加权相上与眼肌相比呈等信号,T_2 加权相为高信号,由于肿瘤内血管、钙化及血栓形成而使肿瘤的信号不均匀。增强扫描后肿瘤明显强化。

（五）泪腺混合瘤

大部分为良性,恶性占 20% 左右。多见于中年病人,男性多于女性,起病缓慢。典型的临床表现为眼睑外上方可触及一质地坚硬,表面呈结节状的肿块。

CT 平扫肿瘤呈等密度的均匀实体,增强后均匀强化。MRI 可见肿瘤结节状,边界清楚。与眼肌相比,肿瘤在 T_1、T_2 像均为等信号,信号多均匀一致,增强扫描为中度强化。

（六）眶内炎性假瘤

本病预后较好,临床特点为反复发作,常有眼球突出,发作前有高热病史,应用抗感染和激素治疗可好转。MRI 上表现为软组织信号,急性期表现为 T_1 低信号,T_2 高信号,慢性期表现为 T_1 低信号,T_2 等/低信号,根据信号不同可判断炎性假瘤生长时期。CT 可见眶内边界不清的占位病变（图 25-2-13）。

（七）恶性肿瘤

眶内恶性肿瘤分为原发性和继发性,原发性恶性肿瘤多见于儿童及老年人,儿童以横纹肌肉瘤最多见,成人则以淋巴细胞肉瘤、网状细胞肉瘤较多见。

继发性恶性肿瘤多指转移瘤,50% 眼眶转移性肿瘤的病人,临床有原发病灶的病史。部分病人首发症

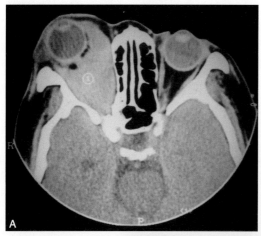
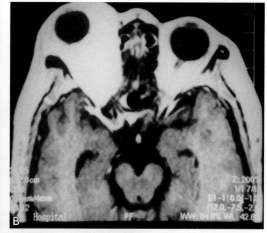
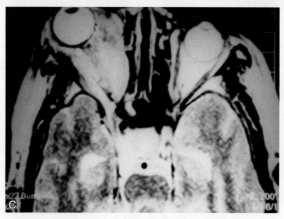

图 25-2-13　右侧眶内炎性假瘤

A. CT 可见呈略高密度,右眼球外突;B. MRI 轴位,可见右眶内侧壁受压,内、外直肌明显梭形膨胀,视神
经被病变压迫包绕,眼球外移;C. 增强 MRI 病变明显均匀强化

状为转移瘤的症状,成人以肺癌、乳腺癌和甲状腺癌多见。转移瘤可累及眶内任何结构,病人常突然出现复视、视力障碍、突眼,眼睑下垂或疼痛等症状。CT 平扫时呈等密度或等低混杂密度,周围组织水肿,增强扫描后均匀或不均匀强化。当肿瘤累及眶骨时,可出现眶骨的破坏征象。MRI 显示肿瘤边界不清,在 T_1 加权相上呈低信号,T_2 加权相呈等信号,增强扫描后有强化(图 25-2-14)。

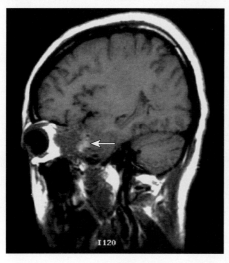
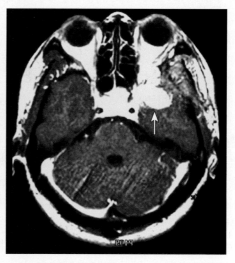

图25-2-14　甲状腺癌颅内转移,累及左眶部

左图为 MRI 矢状位平扫,右图为轴状位增强扫描,可见肿瘤明显强化

六、颅眶肿瘤的治疗

眶内肿瘤的治疗应为手术、放射治疗及化学治疗相结合的综合治疗。关于眶内和颅眶部沟通肿瘤的手术适应证和手术时机目前尚有争议。除炎性假瘤外,其余病变均应采取手术治疗,对良性肿瘤最好在视力受损前彻底手术,恶性肿瘤术后容易复发,确诊后应做眶内容物剜除术,并配合行放射治疗或化疗。

(一) 术前评价

眶内肿瘤的手术方式的选择,取决于肿瘤的具体位置。通过 MRI 及 CT 影像,能够确定肿瘤位置、肿瘤与周围组织,特别是肿瘤与视神经的关系。单纯位于眼眶内的肿瘤,眼科医师主要通过经眶入路切除肿瘤。当肿瘤位于眶尖或侵及颅内,以及颅内肿瘤侵及眶内则需要神经外科医师通过经颅入路来完成手术。近年来,随着神经外科影像学及颅底内镜技术的发展,经鼻内镜技术已在颅底外科中广泛应用。针对眶内、眶周、眶尖等部位疾病同样可以应用,如视神经减压术、眶减压术、眶周或眶内占位性病变手术等。因其微创、无切口、视野清晰的特点,经鼻内镜颅底外科手术已发展成为专科领域内一项具有特色和挑战性的新技术。

术前评价颅眶部肿瘤病人治疗方案时,要综合考虑肿瘤的性质、部位、范围,病人的视觉功能和外观美容。位于眶内肌锥外和与重要结构无密切关系的良性或者比较局限的恶性肿瘤,应及早手术,并力争全切。肿瘤位于眶尖肌锥内或与颅内重要结构关系密切,而病人又无明显视力损害和其他功能障碍时,宜在保留正常神经功能的前提下切除肿瘤。已经失明者则应争取全切肿瘤,眼球本身已受累者可将肿瘤连同眼球一并切除。

(二) 手术入路

1. 经眶入路

(1) 经眼睑入路:可直接暴露眶隔和提上睑肌腱膜,用于皮样囊肿或其他起源于提上睑肌内角和上斜肌腱膜向眶中部生长的肿瘤等病变。目前多用于泪腺活检。

手术方法:在局部麻醉下进行,多选择眶上或眉弓下切口。切开上睑外侧的皮肤和眼轮匝肌,钝性分离达泪腺水平。

(2) 经结膜入路:适用于结膜下及球周表浅的眶内肿瘤;无明显粘连的肌锥内海绵状血管瘤。

手术方法:结膜切口选择球结膜或穹隆部结膜与肿瘤位置对应的象限,肌锥内肿瘤依靠肿瘤与视神经的关系。将内直肌从肌中隔及翼状韧带分离,双线悬吊于术野边缘。将内直肌轻轻牵向内侧,眼球向外侧轻轻牵开。切除眶内脂肪,直至显露肿瘤。

(3) 眶外侧入路:眶外侧入路是摘除球后肿瘤的标准手术入路,目前常用的外侧开眶术式有 3 种:①常规外侧开眶:适用于球后肌锥内视神经外侧及视神经本身肿瘤的切除;②外上开眶:用于外上及上方较大肿瘤的切除;③外下开眶:用于眶下方或内下方较大肿瘤的切除。

手术方法:从外眦到耳廓(相当佩镜时镜脚所在位置)作 3~3.5cm 长横切口或上外侧及下外侧切口。依次切开皮肤、皮下组织等,并切开颞肌,在眶外壁前缘处暴露骨膜,上达眶上缘水平,下至眶下缘水平,暴露眶骨面,可切断额颧神经及血管,在眶上下缘水平横形切开骨膜,剥离骨膜向内至眶隔并分离眶内骨膜,外侧至颞肌筋膜,显露外侧眶缘(额颧缝、颧骨额突),锯开外侧眶缘两端,下界接近颧弓,上至额颧缝以上,取下后,切除部分外侧壁显露眶内骨膜,切开后即可显露外直肌。在外直肌的上方及下方可窥见肿瘤,肿瘤切除后,眶骨膜缝合,眶外缘应复位固定,外眦部对合好分别缝合各层。

(4) 眶内侧壁入路

1) 前方经眶内侧壁入路:指从经眶内侧皮肤或结膜等入路,部分内容与前路开眶重叠。主要适用于视神经内侧特别是眶尖部视神经内侧肿瘤以及眶筛窦沟通肿瘤的切除。

手术方法:在内眦与鼻根间作一弧形切口,切开皮肤、皮下组织和骨膜;分离骨膜,显露鼻骨、上颌骨额突,额骨鼻部和泪骨。分离眶骨膜和眶内壁,磨钻磨除上颌骨额突和筛窦前壁,磨开筛窦气房和内侧壁,切除的上界以额筛缝为止,超过之可进入颅前窝。刮除筛窦黏膜,即进入眶内。切开眶骨膜即可显露并切除肿瘤,若肿瘤位于肌锥内,注意勿损伤内直肌及其支配的神经。

2）经鼻内镜经眶内侧壁入路:眶内侧入路近年来发展最大亮点在于鼻内镜技术的引入,此入路主要经鼻腔和鼻窦入眶进行操作,此入路优势在于从鼻腔经鼻窦可直接到达眶尖、眶周和眶内,具有空间大、损伤小、出血少、视野暴露好的优势。且鼻内镜可控区域前方可达泪囊,后方可达视神经、视交叉和几乎全部眶内侧壁,这些区域在传统眼外科认为暴露和处理较困难的区域,在鼻内镜使用中均能得到有效处理。目前主要适用于泪道系统疾病、眼眶骨折修复、眼眶内侧肿瘤切除、眼眶减压术、海绵状血管瘤等。若肿瘤中心位于视神经鼻侧,且直径超过2cm,即使边界扩展至视神经上方或颞下象限,都可行鼻内镜手术入路。

手术方法:鼻腔黏膜浸润麻醉,内镜经鼻切除钩突,开放筛窦和蝶窦后,充分暴露眶纸板,定位眶尖区,显露眼眶内壁和蝶窦侧壁视神经管。根据术前影像学资料确定切除眶内壁的部位和范围,一般2cm×1cm范围即可,切开眶筋膜,切除少许脱出的脂肪组织,以生理盐水棉片推开脂肪和内直肌扩大视野。分离、切除肿瘤。去除肿瘤后,重建眶壁结构。将疝出眶脂肪还纳眼眶,用1mm厚硅胶板衬垫后,压碘仿纱条;或取筛骨垂直板,做眶壁重建。

（5）眶下入路:此入路适用于位于后下方的眶内肿瘤,但由于眶下血管神经束的阻挡,不适用于前下方病变的处理。

手术方法:在齿龈做水平切口,暴露上颌窦下壁并开窗,暴露眶底。辨认颧骨下方的隆起,继而切开后下部眶底。入眶前,沿手术入路经上颌窦所开骨窗观察周围结构。辨认下直肌,将其牵向一侧。显露肿瘤。切除肿瘤后,复位下直肌。骨性眶结构不必封闭。鼻腔-鼻窦开窗利于上颌窦引流。

（6）内外侧联合入路:对于体积大、主体位于内侧肌锥内的肿瘤,尤其是眶内侧深部体积较大的神经纤维瘤或血管瘤,内外联合入路是最理想的选择。

侧方入路与先前描述的入路基本相同,不同点在于联合入路的外侧切口直达外眦,向后3cm。因此眼球可以移位到外侧的骨性缺口以提供更多的内侧暴露利于肿瘤切除。

2. 经颅入路

（1）额下硬膜外入路:此入路操作简单,有3种方式进入眶内:内侧、外侧及中央入路。适用于眶上部、视神经管上部及颅眶沟通瘤的颅内部分位于颅前窝底硬膜外者,但对额叶的牵拉相对较大。

手术要点:常规冠状切口开颅,暴露颅底,连同额叶一起抬起牵开。根据肿瘤大小、部位用高速磨钻或咬骨钳磨（咬）除眶顶。如果需要,眶顶切除后缘可沿蝶骨小翼到眶尖、前床突和视神经管。一般在分离抬起颅前窝底硬脑膜时,颅眶沟通瘤的颅内部分即已暴露,将之整块或分块切除。如累及视神经管、眶上裂或眶壁颅内面的病变,则需要打开硬膜。若硬膜受累,亦应切除并修复。眶内肿瘤选择相应的眶内入路进行切除。

（2）眶上入路:较传统入路能够更好地显露额底及眶上,而且对脑的牵拉也大大减轻。

手术方法:仰卧位,冠状切口,越过眶上缘进入眶内,将眶顶和眶外侧前部的眶骨膜与眶壁分开。磨开眶上切迹,将眶上神经游离后与骨膜一起牵向前方。从前方附着点离断颞肌牵向后下方,暴露颞骨、蝶骨额骨连接部。颅骨钻孔两处,第一孔位于鼻根上方的额骨,第二孔即Mactarty关键孔,位于额骨颞突后方,该孔的上半部应暴露硬脑膜,下半部应暴露眶骨膜。第一、二孔间的额骨（包括眶上缘、部分眶顶和眶外缘）用线锯锯开。然后用铣刀向上方弧形切开额骨骨瓣,连同眶上缘作为一个完整骨瓣去除。此时对额叶稍牵引,即可广泛地暴露额底及眶上区域。

（3）眶上外侧入路:更大程度暴露眶上、外侧内容物,特别适合大的眶尖肿瘤以及向颅内延伸的肿瘤。

手术方法:在眶上开颅的基础上,沿关键孔继续向下锯开眶外侧壁,连同眶外侧缘、眶上缘及额部骨瓣一块去除。另外用铣刀将残余的眶外壁及眶顶切下,故此开颅术包括两个分离的骨瓣。有利于术后重建眶顶。

（4）翼点入路：此入路既可以从硬膜内入路，又可以从硬膜外入路，还可以联合入路，且能够非常好地显露眶的上、外侧区，视神经管、眶上裂以及颞前窝。翼点入路为神经外科常用手术入路，具体方法不再赘述。

（5）眶上-翼点入路：该入路优点是既有助于眶内容物的暴露，又能减轻对脑组织的牵拉，还可使术者经过多种途径（额下、外侧裂、颞下）处理肿瘤的颅内部分。该入路最适合于鞍上及鞍旁大的肿瘤及向眶内、海绵窦侵入的肿瘤。

手术方法：仰卧位，头高 20°稍后仰并旋向病变对侧 30°。冠状切口，皮瓣及颅骨上钻第一、二孔同眶上入路。在接近颅中窝底钻第三孔，用铣刀切开，将眶上缘、眶外缘、部分眶顶连同额颞骨瓣一并取下。磨除蝶骨嵴至前床突底，以翼点为中心，弧形切开硬脑膜。根据肿瘤的部位、大小，经额下、颞下、侧裂显露肿瘤的颅内部分，抬起额叶，切开颅前窝硬脑膜，磨除眶后顶、视神经管顶，切除眶内部分肿瘤。

（6）改良眶上入路：该入路适用于大的起源于蝶骨嵴或眶内且向颅前窝延伸的肿瘤及颅内部分主要位于颅中窝底的巨大颅眶沟通肿瘤。

手术方法：该入路仍采用仰卧位，头稍高并旋向病变对侧 15°。冠状切口，皮瓣及颅骨钻孔同眶上-翼点入路。先暴露并锯断颧弓，然后将剩余的颧骨、眶上缘、眶外侧缘及额颞骨瓣作为一个完整的骨瓣锯下。因颧弓离断，故颞叶骨瓣可以更靠近颅中窝底。根据术中情况可以磨除眶顶、视神经管。通过该入路可以很容易显露颅前窝底、眶内、同侧颅中窝及海绵窦。而且术后骨瓣很容易复位。

（田继辉）

第三节　颅前窝底肿瘤

颅前窝底肿瘤多以筛窦为中心，向颅内、外侵犯，累及硬脑膜和额叶脑底面。起源于鼻及鼻旁窦的颅前窝底肿瘤，大部分为恶性肿瘤，如鳞状细胞癌和成感觉神经细胞瘤。原发颅内常见的颅前窝底肿瘤有脑膜瘤、脊索瘤、侵袭性垂体瘤和神经纤维瘤。起源于颅前窝颅底骨质的肿瘤中，良性者居多。

切除颅前窝底肿瘤，可根据肿瘤部位采用经（双）额入路、翼点入路和眶颧入路、经鼻内镜入路等。本节重点介绍扩大经额下入路和近些年发展较快的经鼻内镜入路应用于前中颅底肿瘤的手术。

一、颅前窝底解剖

颅前窝底由额骨、筛骨和蝶骨构成。鸡冠为颅前窝底主要的解剖标志。鸡冠前方是额骨盲孔，内有小血管通过。脑膨出或嗅神经胶质瘤可破坏盲孔区而形成裂口。每侧筛板约有 40 余小孔，嗅丝随硬脑膜、蛛网膜延伸部以及筛前、后动脉分支穿过筛板（图 25-3-1）。

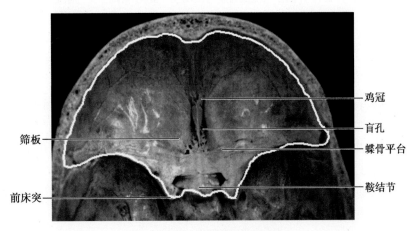

图 25-3-1　颅前窝底骨性结构

颅前窝底硬脑膜在蝶骨平面和蝶骨小翼后方较厚。硬脑膜由筛动脉、脑膜中动脉额支和颈内动脉供血。筛动脉有细支穿过筛板达鼻腔内、外壁,其分支镰前动脉较大,支配大脑镰。脑膜中动脉额支向颅前窝底侧方和眼眶部供血。

二、常见颅前窝底肿瘤

(一) 成感觉神经细胞瘤(嗅神经母细胞瘤)

成感觉神经细胞瘤起源于嗅神经纤维。肿瘤被发现时通常体积比较大,首先导致一侧筛窦壁骨质的破坏,相继侵犯筛板和邻近的颅底骨质,如一侧或双侧眶内侧壁,向下可侵及面部结构。肿瘤从硬脑膜外向上扩展顶起硬脑膜。随着病情进展,肿瘤还可能穿透硬脑膜侵及蛛网膜下腔或脑实质。

肿瘤在 MRI 的 T1 加权图像呈中等混杂信号,在 T2 加权像呈等信号或稍高信号,肿瘤强化明显但不均匀。恶性肿瘤的局部浸润和局部的鼻旁窦炎两种病理变化经常同时存在。鼻旁窦内积留的分泌物和炎症组织,在 MRI 的 T2 加权像上呈高信号,可与肿瘤相鉴别。

(二) 脑膜瘤

颅前窝底脑膜瘤发生于颅底的中线部位,通常好发筛板和蝶鞍周围,分别称为嗅沟脑膜瘤和鞍上(鞍结节及鞍隔)脑膜瘤。

嗅沟脑膜瘤向后生长可达蝶骨平面,如累及双侧额叶,可伴有脑水肿。有时,颅前窝底脑膜瘤会穿透硬脑膜侵入面部结构。脑膜瘤周围骨质增生,瘤内伴有钙化,这一现象在成神经母细胞瘤中很少见。60%~70%的脑膜瘤在 MRI 呈现等 T_1 等 T_2 信号,另外 30%~40%病例中,肿瘤在 T_2 加权图像呈现略高信号。如果肿瘤细胞结构紧密,细胞间质少,含水量较低,在 T_1 和 T_2 像中可呈略高信号(图 25-3-2)。

鞍结节(鞍隔)脑膜瘤多起自鞍结节、鞍隔和蝶骨平面。MRI 可显示鞍上肿瘤,边界清楚。脑血管造影呈现大脑前动脉抬高,有时还可见肿瘤染色(图 25-3-3)。

脑膜瘤在 CT 或 MRI 扫描时明显均匀增强,15%的脑膜瘤增强后可见肿瘤内部或周边有囊性变、出血、脂肪沉积。肿瘤侵入血管外膜可以引起血管狭窄,也可以侵入周围硬脑膜,这部分硬脑膜增强后表现出"硬脑膜尾征"。脑膜瘤可以引起硬脑膜和周围软组织的充血性反应,增强时这一部分也得以强化,但并不代表肿瘤已有浸润,二者较难鉴别。通常肿瘤浸润时增强明显,不伴有结节状增厚的强化代表充血性反应。是否存在肿瘤浸润,最后只能依靠病理诊断确定。

(三) 鼻窦癌

生长于鼻窦的肿瘤通常为鳞癌和未分化癌,属鼻颅沟通肿瘤。这些肿瘤通常无特异的影像学表现。在 MRI 的 T1 加权图像上多表现为低信号或混杂信号,而在 T2 加权图像上表现为混杂信号或稍高信号。MRI 对鉴别肿瘤与鼻旁窦炎症很有价值。增强扫描可判定肿瘤向颅内扩展程度。鼻旁窦肿瘤可以导致骨质破坏并侵入颅前窝,类似于成感觉母细胞瘤或侵袭性脑膜瘤,CT 有助于诊断判明颅骨受累情况,对指导外科手术具有重要意义(图 25-3-4)。

三、临床表现

颅前窝底肿瘤的临床表现取决于肿瘤的起源部位、肿瘤性质以及肿瘤向颅内外侵犯生长的程度。颅前窝底良性肿瘤早期可有嗅觉障碍,如肿瘤向鼻腔、鼻窦或眼眶内生长,病人晚期可出现眼球突出,眼球运动障碍,进行性单侧鼻阻,甚至鼻腔内可见肿物。鞍结节(鞍隔)脑膜瘤主要症状包括单眼视力下降,视野模糊,继之两眼进行性视力下降,复视,癫痫发作和内分泌功能障碍。

鼻腔鼻窦恶性肿瘤早期可因肿瘤压迫神经引起同侧面颊部麻木,上臼齿疼痛,一侧鼻腔流血、流涕、鼻阻。肿瘤一旦破坏颅前窝底骨质而侵入颅腔,病人可出现头痛和嗅觉障碍。

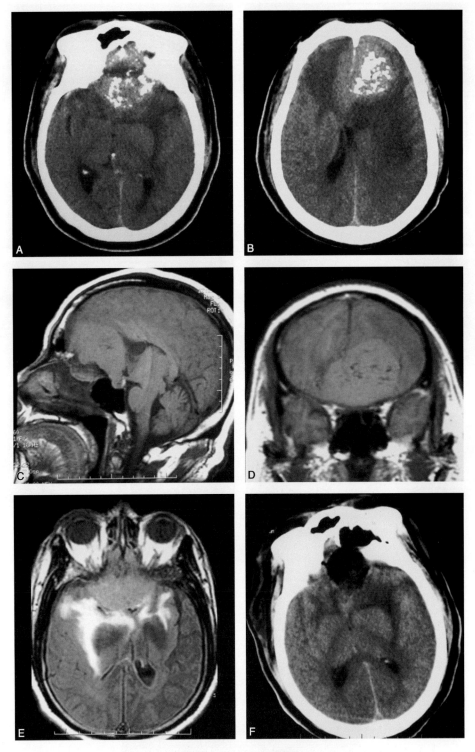

图 25-3-2　嗅沟脑膜瘤

男,65 岁,嗅觉减退一年,视力下降一个月。A、B. CT 扫描可见颅前窝底肿瘤,瘤内大片钙化,双侧侧脑室额角受压,肿瘤周伴有脑水肿;C~E. MRI 扫描可见肿瘤位于颅前窝底,向后抵达蝶骨平面,呈现等 T_1 信号,加权图像中呈略高信号,累及双侧额叶,颅前窝底骨质增生(C),肿瘤伴有脑水肿(E)。术后复查 CT,显示肿瘤全切除(F)

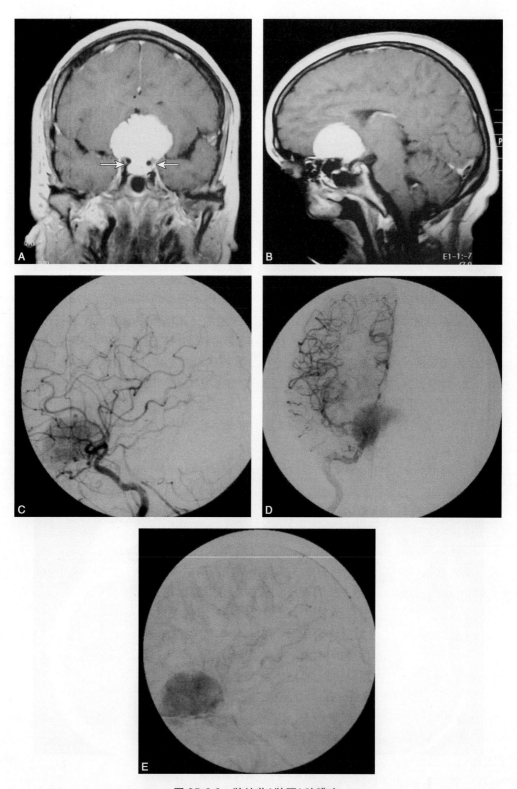

图 25-3-3　鞍结节（鞍隔）脑膜瘤

A、B. MRI 扫描明显均匀增强，显示肿瘤起自鞍结节，占据鞍隔和蝶骨平面，边界清楚，约 30cm×
42cm×40cm 大小，注射对比剂病灶均匀增强，颈内动脉被包裹（A 图箭头所指）；C～E. 脑血管造影
呈现大脑前动脉抬高，眼动脉增粗供血，动脉晚期可见肿瘤团状染色（E）

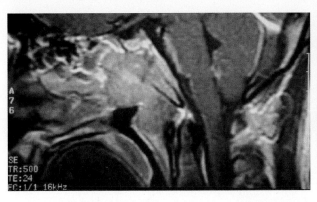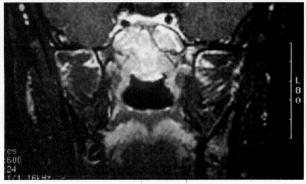

图 25-3-4 鼻窦癌 MRI 表现

四、术前评估

颅底肿瘤术前评价时,除考虑病人年龄、全身状况外,还应根据 CT 和 MRI 检查所显示颅底肿瘤的范围,肿瘤与颅内动脉、海绵窦的关系,肿瘤对周围结构的侵犯程度,判明肿瘤性质,肿瘤是否能切除,综合治疗的可行性以及治疗程序等。了解病人对病情理解以及对治疗的要求。如决定手术治疗,需进一步制定手术方案,设计手术入路,估计肿瘤切除的程度,术后可能发生的并发症及其防治措施。

成感觉神经细胞瘤的生长速度快,有人建议先用两个病程顺铂和依托泊苷化疗,如反应好,可继续放射治疗。如对化疗反应不佳,应手术切除肿瘤,采用扩大额部入路,连同受累的外侧筛骨一并切除。对向颅内发展的鼻旁窦癌,需采用联合治疗。设计手术入路时,应考虑如何重建颅底,防止脑脊液漏。源于鼻和鼻窦的鼻颅沟通肿瘤应与耳科医师或颌面外科协作共同完成手术。

颅前窝底脑膜瘤以外科手术切除为主。根据术前 MRI,注意肿瘤与颈内动脉和大脑前动脉的关系,通常不必行肿瘤血管栓塞。病人如伴有视力视野障碍,需注意肿瘤与视交叉的关系。手术未能全切的肿瘤,术后可给予放射治疗。

五、手术治疗

(一)术前准备

1. 对侵及鼻旁窦和海绵窦的肿瘤,术前应与颌面外科医师共同研究手术方案,尽量合作完成手术。

2. 术前 24~48 小时,应进行鼻腔细菌培养和药敏试验。术前 3 天,抗生素鼻液点鼻每日 3~5 次。

3. 切除颅前窝底脑膜瘤时,开颅前最好行腰椎穿刺,置管于蛛网膜下腔持续引流以降低颅内压,便于抬起额叶,减少术中对脑的牵拉。

4. 开颅术前 48 小时应用类固醇,可减轻瘤旁组织水肿,预防术后脑水肿。

5. 开颅术前一周给予抗癫痫治疗,预防术后癫痫发作。

(二)手术入路

切除颅前窝底肿瘤,可根据肿瘤部位采用经鼻内镜入路、经(双)额入路、翼点入路和眶颧入路(图 25-3-5)等,本节重点介绍扩大经额下入路及经鼻内镜入路。

1. 扩大经额下入路(extended subfrontal approach) 扩大经额下入路,也称颅面联合入路(extracranial trasfacial approach),主要用于颅前窝底硬脑膜外的肿瘤和上斜坡中央部位肿瘤的手术切除(图 25-3-6)。

此入路完全在硬脑膜外进行,先行双额开颅,再取下眶上缘、眶顶和筛窦颅底骨。因去除眶上缘可以在额叶下方提供

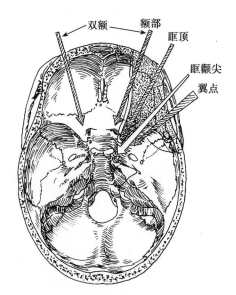

图 25-3-5 切除颅前窝底肿瘤可供采用的手术入路

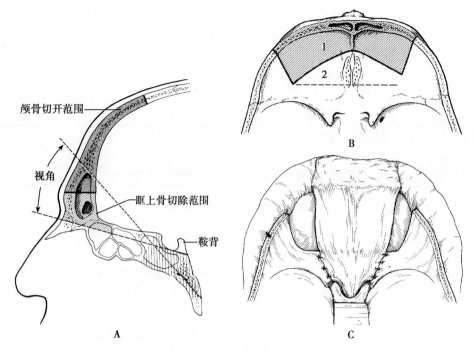

图 25-3-6　扩大的经额下入路

A.切除眶顶骨和部分筛窦后,可在额叶底面空间,向深部达斜坡;B.可暴露的颅前窝底区;
C.可利用额部帽状腱膜重建颅底

2cm 的空间,使颅前窝底术野暴露的更低,可达到蝶窦和斜坡。如欲显露海绵窦内侧壁有粘连的肿瘤,则需要较大范围地切除硬脑膜外视神经管的上壁、内侧壁,以及筛窦后部。为保证手术安全,需在颈部控制颈内动脉近端。

该入路术后一般会造成双嗅觉丧失。对再次手术者,发生脑脊液漏的机会较大,需利用骨膜,帽状腱膜瓣和钛钢板等材料重建颅底。有时颅面联合入路手术需与颌面外科医师合作完成。

(1)体位:常规气管内插管全身麻醉。可用 26 号线将气管插管固定病人下牙列上,这样既可保证病人术中呼吸道通畅,又可以避免使用胶布固定气管插管,影响对病人面部的观察。病人仰卧位,头略高于心脏。避免手术器物压迫颈内静脉,影响颅内血液回流。病人头部使用 Mayfield 头架固定。头架固定点选在耳后,避开双额冠状开颅切口。

(2)头皮切口:如图 25-3-7 所示冠状切口藏于发际内,自耳廓前中点,发际后 2~3cm,后缘抵冠状缝。额部头皮的供血动脉如图 25-3-8 所示,设计皮瓣时基底要宽,以保证足够的血运。

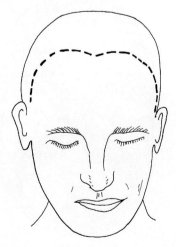

图 25-3-7　冠状切口藏于发际内,自耳廓前中点,后缘抵冠状缝

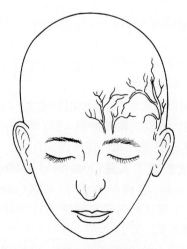

图 25-3-8　额部头皮的供血动脉,设计皮瓣时基底要宽,保证足够血运

（3）分离：切开头皮，在手术显微镜下分离可减少出血，尽可能保留骨膜和颞肌组织完整，将皮瓣连同骨膜一起翻起，推至眶上缘水平，然后向下在颞肌筋膜下转向颞肌区，这样可防止损伤支配额部肌肉的神经。骨膜自中线处切开后向两侧分离，或将一侧颞肌下的骨膜完全剥离，用于颅底重建。

（4）双额骨瓣切除：根据肿瘤的部位、生长范围而设计骨窗的范围。肿瘤仅限于颅前窝底，可选用单侧或双额开颅（图 25-3-9 中的 1、2）。钻孔后用铣刀锯下双额骨瓣。如额窦开放，需将额窦内黏膜全部去除，并用骨蜡封闭额窦破口。清理术野。

（5）双侧眉弓及眶顶骨瓣切除：如肿瘤侵及筛窦，术中切除双侧眉弓及眶顶骨瓣（图 25-3-9 中 3）。先行双额开颅，取下双额部骨瓣后，于颅内硬脑膜外分离至鸡冠、前床突水平，显露双侧眶顶骨板。用铣刀切开眶顶双眶外缘及鼻根部，并游离取下（图 25-3-10）。移走双侧眉弓及眶顶骨瓣，为额下入路增加 2cm 空间，可更清楚地暴露蝶

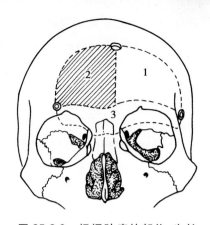

图 25-3-9　根据肿瘤的部位、生长范围而设计骨窗范围
图中 1 或 2 为左、右单侧额部入路；1+2 为经双额开颅入路；1+2+3 为经额鼻眶入路

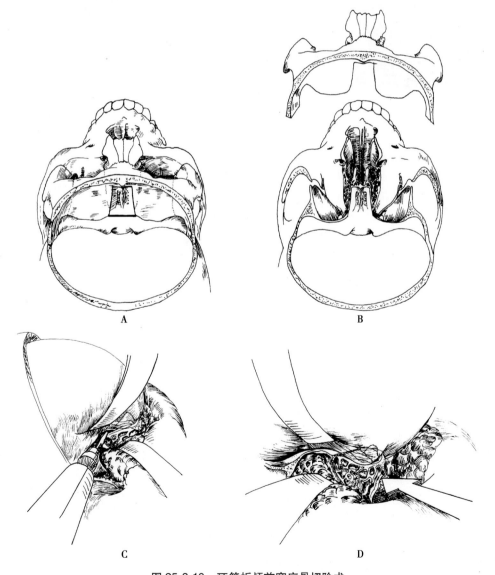

A　　　　　　　　　　　B

C　　　　　　　　　　　D

图 25-3-10　环筛板颅前窝底骨切除术
A. 颅前窝底骨切除；B. 除了颅前窝底筛板后缘，额-鼻-眶骨切除，眶顶、眶缘一并游离取下；C. 牵开额叶硬脑膜和鼻旁软组织，切开颅前窝底筛板后缘；D. 分离筛板小梁并推开黏膜，将筛板完整取下

骨平台,可观察到海绵窦内侧面肿瘤,便于手术切除。

(6)经硬脑膜外切除鞍旁和斜坡肿瘤:用自动脑板在硬脑膜外轻轻拉开额叶,显露颅前窝底。如颅骨破坏不明显,可用微钻磨开蝶骨平台及双侧视神经管,磨开直径可达2~3cm,直至海绵窦内侧,即可经垂体窝到上中斜坡切除上述部位肿瘤,整个手术操作均在硬脑膜外进行。切除肿瘤时注意双侧海绵窦下方的颈内动脉。鼻咽腔为污染部位,术中应用庆大霉素盐水反复冲洗术野,尽可能减少对手术区的感染。

(7)经硬脑膜下切除肿瘤:如肿瘤主要位于硬脑膜下,也可经硬脑膜下切除肿瘤。切开双额硬脑膜,结扎切断矢状窦前端,翻开硬脑膜,用自动脑牵开器抬起额底面,分离肿瘤。依肿瘤性质、质地和血运等具体情况,分块或完整切除肿瘤(图25-3-11)。如肿瘤过大,可使用超声吸引器在瘤内分块切除肿瘤,待瘤体缩小后再瘤外分离,以免损伤额叶脑组织。

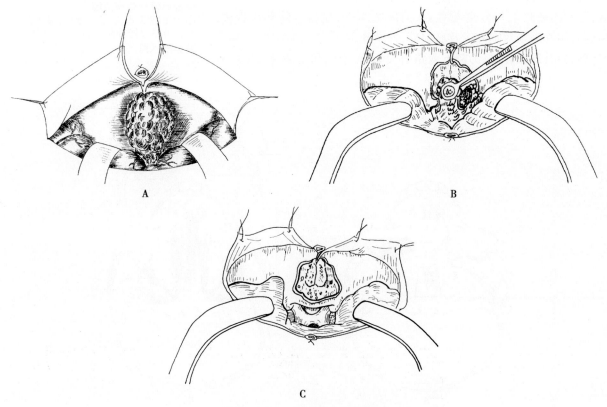

图25-3-11　经硬脑膜下切除肿瘤
自动脑牵开器抬起额底面,分离肿瘤。分块或完整切除肿瘤

(8)颅前窝底重建:肿瘤切除后可能会造成颅前窝底的颅骨和硬脑膜缺损,使颅腔与鼻旁窦相通,脑的保护屏障受到破坏,脑脊液漏的发生率较高,术后出现颅内感染和积气。另外,颅前窝底骨缺损较大时还会发生脑组织下疝。遇此情况,需用带蒂的骨膜、帽状腱膜和颅骨修补材料重建颅前窝底。颅前窝底重建的目的是将颅腔与外界隔离,保护颅腔的完整性,防止脑脊液漏,同时不影响病人外貌,消除颅前窝底无效腔。具体手术方法如下:

1)颅前窝底硬脑膜缺损的修补:颅前窝底肿瘤切除后,对不伴颅前窝底骨质缺如的单纯硬脑膜缺损,可将以眶上动脉及滑车上动脉为蒂的额部帽状筋膜瓣,血运供应长度可达2~7cm,翻转至额叶底面,覆盖开放的额窦和颅前窝底硬脑膜缺损处,并与蝶骨平台和蝶骨小翼处硬脑膜缝合,周围用生物胶粘合,使之达到水密性,从而阻止脑脊液漏出,骨瓣复位固定(图25-3-12)。

也可游离一侧颞肌筋膜翻转至颅前窝底,覆盖开放的额窦和颅前窝底硬脑膜缺损处,再将额-鼻-眶骨瓣复位、固定(图25-3-13)。

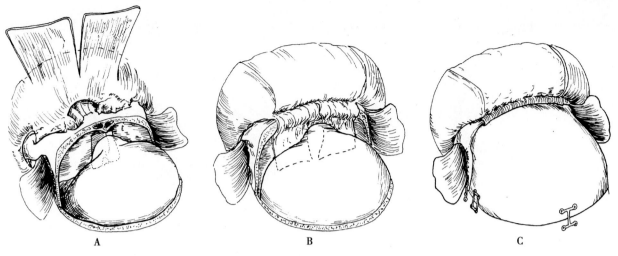

图 25-3-12　颅前窝底硬脑膜重建

A.游离额部帽状筋膜翻转至颅前窝底;B.填塞在颅前窝底硬脑膜的缺损处,肌肉瓣可与硬脑膜缝合固定数针,再使用生物胶粘连;C.额-眶-鼻骨复位、固定

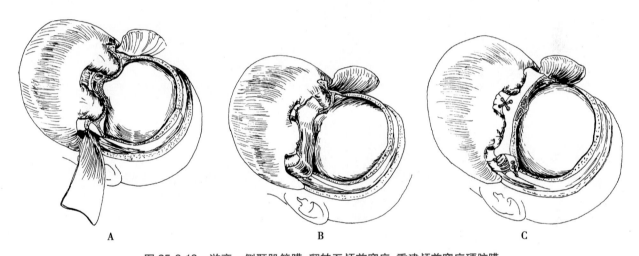

图 25-3-13　游离一侧颞肌筋膜,翻转至颅前窝底,重建颅前窝底硬脑膜

A.游离左侧颞肌筋膜翻转至额叶底面;B.覆盖开放的额窦和颅前窝底硬脑膜缺损处;C.额-鼻-眶骨瓣复位、固定

2）颅前窝底颅骨修补:颅前窝底骨缺损较少时,可不必修补颅骨。颅前窝底硬脑膜缺损修补后,鼻腔内填塞油纱条,防止修补的硬脑膜下垂(图 25-3-14)。

颅前窝底骨缺损范围较大时,应修补骨缺损。颅骨修补材料有自体颅盖骨,钛合金筛孔板和聚甲基丙烯酸甲酯(PMMA)等。钛合金筛孔板强度和可塑性较好,质地轻,可用钛合金钉将其固定在颅前窝底,不影响术后复查 CT 和 MRI,是良好的颅骨修补材料。方法是先将左侧带蒂颞肌盖在颅前窝底骨缺损处缝合固定,然后剪取适当面积的颅骨修补材料放在颅底骨缺损处(图 25-3-15)。再将右侧颞肌筋膜翻转与左侧颞肌缝合(图 25-3-16)。最后再分离额部帽状腱膜翻转,封闭开放的额窦,并与颅前窝底硬脑膜缝合(图 25-3-17)。颅前窝底重建后,在硬脑膜外置引流,术后引流 24~48 小时后拔除,可减少皮下积液。

(9)术后处理

1)术后病人送 ICU 或麻醉复苏室,待病人完全清醒后再拔除气管内插管,防止因病人鼻腔内出血性分泌物过多而出现误吸。观察病人神志,生命体征变化。病情变化可行头部 CT 检查,及时发现术后血肿。

2)术中重建颅前窝底时,应严密缝合硬脑膜,术后出现脑脊液漏的机会很少。一旦出现脑脊液漏,嘱病人平卧,保持头高位,尽量避免引起颅内压增高的因素,如咳嗽、擤鼻和屏气用力。持续腰椎穿刺

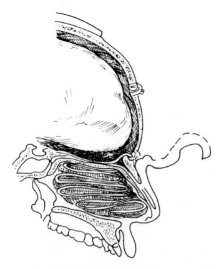

图 25-3-14 鼻腔内填塞油纱条,防止修补的硬脑膜下垂

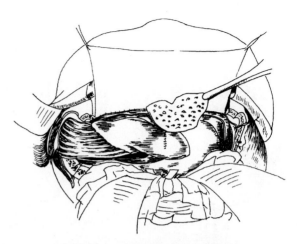

图 25-3-15 颅前窝底骨缺损修补
先将左侧带蒂颞肌覆盖在颅前窝底骨缺损处,缝合固定,然后剪取适当面积的颅骨修补材料放在颅底骨缺损处

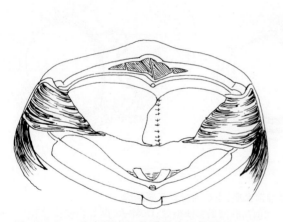

图 25-3-16 将右侧颞肌筋膜游离翻转覆盖修补颅骨,与左侧颞肌筋膜缝合

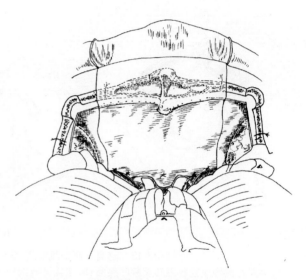

图 25-3-17 分离额部帽状腱膜翻转,封闭开放的额窦,并与颅前窝底硬脑膜缝合

引流脑脊液,可促使颅前窝底漏口尽早封闭。脑脊液漏经久不愈,需行 CT 检查,确定脑脊液漏口,重新手术修补。

3)常规给予脱水剂,尽可能降低颅内压,可减少脑脊液漏机会。

4)手术后 24~48 小时拔除硬脑膜外引流管。头部用弹力绷带包扎,避免皮下积液的发生。

5)为预防术后癫痫,术前一周应口服抗癫痫药,如卡马西平或苯妥英钠,术后继续口服 3 个月,无癫痫发作逐渐减量,最后停用。服药期间注意药物过敏,肝功能和血象变化。苯妥英钠还可有齿龈增厚等并发症。

6)颅前窝底重建手术后,全身应用通过血-脑屏障较好的抗生素 3~5 天,预防颅内感染发生。

2. 经鼻内镜入路(endoscopic endonasal approach) 经鼻内镜入路目前已广泛应用于切除颅底肿瘤,如垂体瘤、脑膜瘤、颅咽管瘤等。经鼻内镜入路对于切除前颅底脑膜瘤,需结合术者自身经验严格把握适应证,对于以下几种情况:肿瘤直径<4cm;嗅沟脑膜瘤不超过眶中线;鞍结节脑膜瘤不超过视神经外侧首选内镜经鼻入路。以下几种情况者被认为经鼻内镜是唯一或最佳的选择:颅底骨质增生明显;肿瘤侵入视神经管,视神经管狭窄需视神经减压;肿瘤到达经颅死角,如筛窦扩张症、肿瘤侵及 ICA-视神经三角;肿

瘤向筛窦蝶窦内侵犯,形成颅内外沟通,有时需开颅与经鼻内镜联合;肿瘤基底扩展至鞍膈及后床突等,甚至到达鞍内、海绵窦等。总之,内镜这一新技术的出现,让许多复杂的颅底病变的治疗有了新的更好的选择。

（1）术前准备:经鼻内镜入路术前准备大致同经颅入路,但术前一般无需使用脱水剂及腰椎穿刺置管。

（2）手术通道:经鼻内镜前颅底脑膜瘤切除手术通道角度示意图见图 25-3-18。

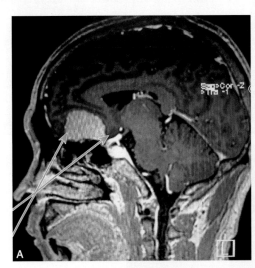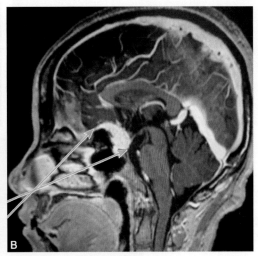

图 25-3-18　经鼻内镜前颅底脑膜瘤切除手术通道角度示意图
A.经鼻内镜嗅沟脑膜瘤切除术手术通道图;B.经鼻内镜鞍结节脑膜瘤切除术手术通道图

（3）病人体位:全身麻醉后,使用导航头架固定头部,病人取仰卧位,头后仰 10°～15°,向术者方向转 5°～10°。

（4）手术步骤

1）鼻腔阶段:面部及鼻腔消毒后,肾上腺素棉条收缩鼻腔黏膜;切除右侧中鼻甲,扩大手术通道(尽可能保留中鼻甲);辨认右侧蝶窦开口,根据术者操作习惯,一般取右侧鼻中隔黏膜瓣,推至后鼻孔备用;磨除部分蝶窦前壁并切除鼻中隔后部 1～2cm 区域骨质及左侧部分鼻中隔黏膜,实现双鼻腔通道;将左侧中鼻甲推向外侧,扩大手术操作空间。具体参考经鼻内镜垂体瘤切除术。

2）蝶窦阶段:广泛切除蝶窦前壁和底壁,向两侧显露蝶窦外侧壁,向上显露蝶骨平台,磨除蝶窦下壁残余的犁骨至斜坡水平;去除蝶窦内所有间隔及蝶窦黏膜;切除鞍结节脑膜瘤时,通常只需磨除后组筛窦气房以显露蝶骨平台,一般不要超过筛板和蝶骨平台交界处,以保留嗅觉黏膜。最终形成一个前方到蝶骨平台和筛板交界,后方到斜坡隐窝,两侧到眶尖的颅底手术空间。而对于嗅沟脑膜瘤,需继续向前磨除前、中组筛窦气房,以显示蝶骨平台、筛板,两侧至眶内侧壁,最终形成前方至额窦,后方至蝶骨平台或鞍结节,两侧至眶内侧壁,中间为筛板、筛顶、蝶骨平台、鞍结节的手术空间。

3）识别颅底解剖标志

①鞍结节脑膜瘤:识别鞍底、斜坡、双侧颈内动脉隆起、视神经管隆起、双侧 MOCR、LOCR、鞍结节、蝶骨平台。

②嗅沟脑膜瘤:识别鞍结节、蝶骨平台、筛板、筛前、后动脉、额隐窝、双侧眶内侧壁(图 25-3-19)。

4）磨除颅底骨质:鞍结节脑膜瘤:导航定位肿瘤边界,从后向前磨除鞍底、鞍结节和蝶骨平台的骨质。若肿瘤侵犯视神经管及双侧海绵窦,需磨除双侧颈内动脉隆起表面骨质。嗅沟脑膜瘤:导航定位肿瘤前、后界,从鞍结节向前磨除筛窦气房、筛板、筛顶骨质,向两侧磨除部分眼眶内侧壁骨质,最终显露前方到额窦、后方到鞍结节,两侧至眼眶内侧壁的颅底硬脑膜区域。注意重要区域的骨质磨除时应将骨质磨成蛋壳样薄层后,再用咬骨钳咬除(图 25-3-20)。

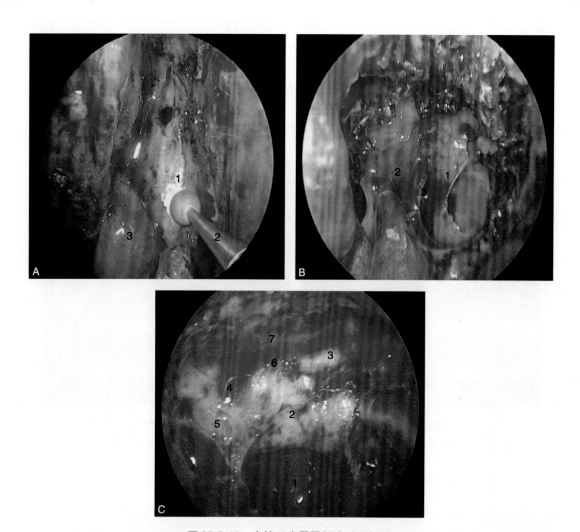

图 25-3-19 内镜手术暴露颅底过程解剖
A. 磨除蝶窦前壁:1. 蝶窦前壁,2. 高速磨钻,3. 黏膜瓣;B. 广泛磨除蝶窦前壁后,可见蝶窦腔内间隔及蝶窦黏膜:1、2. 蝶窦内黏膜,3. 蝶窦中隔;C. 暴露颅底,辨认颅底解剖标志:1. 斜坡隐窝,2. 鞍底,3. 左侧视神经隆起,4. 右侧 OCR,5. 右侧鞍旁段颈内动脉隆起,6. 鞍结节,7. 蝶骨平台

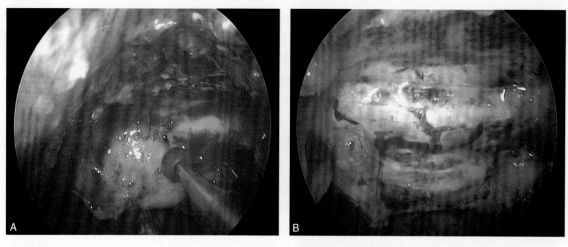

图 25-3-20 内经下颅底暴露范围解剖
A. 磨除颅底骨质;B. 磨除颅底骨质后,暴露前方至蝶骨平台,后方至鞍底,两侧至颈内动脉管的颅底硬脑膜区域

5）离断肿瘤血供：磨除颅底骨质后，暴露肿瘤基底硬脑膜。嗅沟脑膜瘤多由筛前、后动脉供血，可电凝切断减少肿瘤血供，导航确定肿瘤基底范围，电凝肿瘤基底区域硬脑膜及表面血管，进一步减少肿瘤血供；沿着肿瘤基底边界切开硬脑膜（图 25-3-21）。

6）肿瘤切除：切开硬脑膜后，分块切除肿瘤，进行瘤内减压，瘤壁塌陷后，分离肿瘤边界，尽可能蛛网膜外分离，注意肿瘤周围重要结构的保护，鞍结节脑膜瘤切除时尤其注意保护肿瘤周围视神经、视交叉、垂体柄、前交通动脉、回返动脉等重要结构的保护（图 25-3-22）。

7）冲洗术区，充分止血。

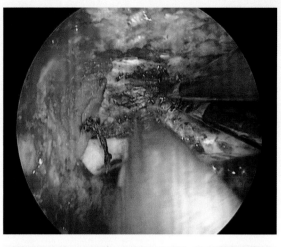

图 25-3-21　电凝肿瘤基底硬脑膜，减少肿瘤血供

8）颅底重建：肿瘤切除、术腔彻底止血后，用带抗生素生理盐水冲洗术区，使用脂肪、人工硬脑膜、生物蛋白胶、筋膜及带蒂鼻中隔黏膜分层进行颅底重建，再将扩张的球囊置于最外层以支撑颅底黏膜瓣，最后碘仿纱条填塞鼻腔（图 25-3-23）。

（5）术后处理

1）手术后根据病人病情可至 ICU 过渡，待病人完全清醒后再拔除气管内插管，防止误吸。

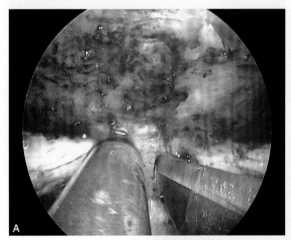

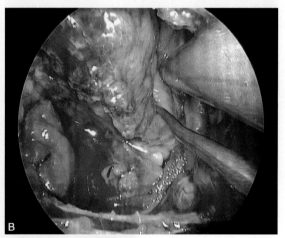

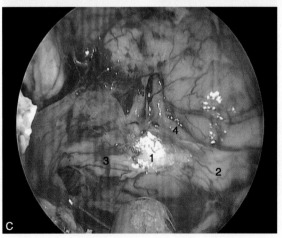

图 25-3-22　肿瘤暴露与切除相关解剖

A. 切开肿瘤基底硬脑膜；B. 瘤内减压后，蛛网膜外分离肿瘤；C. 全切肿瘤后，图中 1 视交叉，2、3 双侧视神经，4 左侧大脑前动脉 A1 段

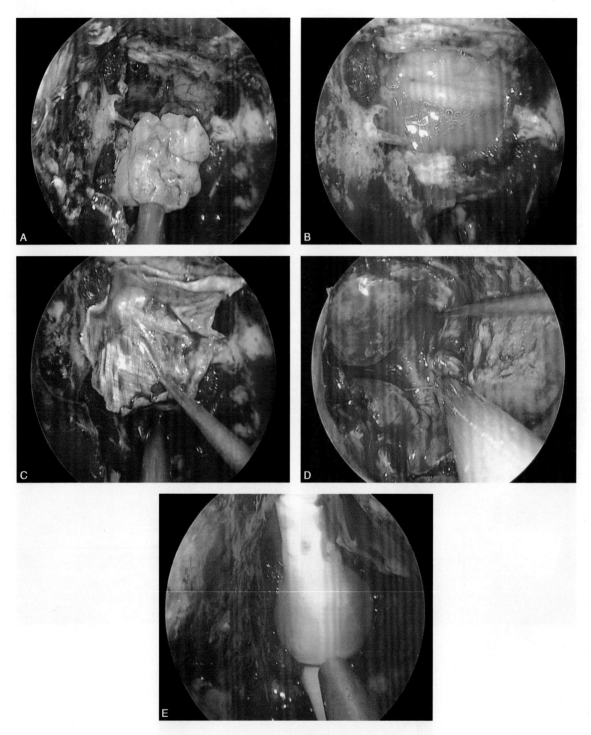

图 25-3-23   颅底重建过程

A. 冲洗术腔后,使用自体脂肪填塞术腔;B. 填塞脂肪后,人工硬脑膜嵌入硬脑膜下,生物蛋白胶封闭;C. 自体筋膜
贴附;D. 黏膜瓣覆盖术区;E. 黏膜瓣翻转至术区后,使用球囊固定

2)术后嘱病人平卧,尽量避免引起颅内压增高的因素,如咳嗽、擤鼻和屏气用力。常规行腰大池脑脊液引流,减小脑脊液对重建颅底的冲击,利于黏膜瓣贴敷生长。

3)内镜经鼻入路的优势之一是能减少甚至避免对大脑的牵拉,若肿瘤巨大或术中有额叶等牵拉,术后应用丙戊酸钠预防癫痫。

4)术后全身应用血-脑脊液屏障透过性较好的抗生素 3~5 天,预防颅内感染发生。

5)若拔除鼻腔填塞物后出现脑脊液漏,在持续腰大池引流无效的情况下,需再次行鼻内镜下脑脊液漏修补术。

6）多数经鼻内镜术后，因鼻腔较多内分泌物、血痂等会出现鼻塞、嗅觉减退等不适症状，常规建议病人术后 2 周、4 周行鼻腔清理。

典型病例：

病人中年女性，因"双眼视物模糊 1 年余"入院，诊断为"鞍结节脑膜瘤"。术前完善鞍区 MRI、头部 CT 及视力视野等检查（图 25-3-24A），行经鼻内镜鞍结节脑膜瘤切除术，术后 1 周左右病人自诉视力明显改善，复查 MRI 显示肿瘤完全切除（图 25-3-24B），术后未出现颅内感染、脑脊液鼻漏等并发症。

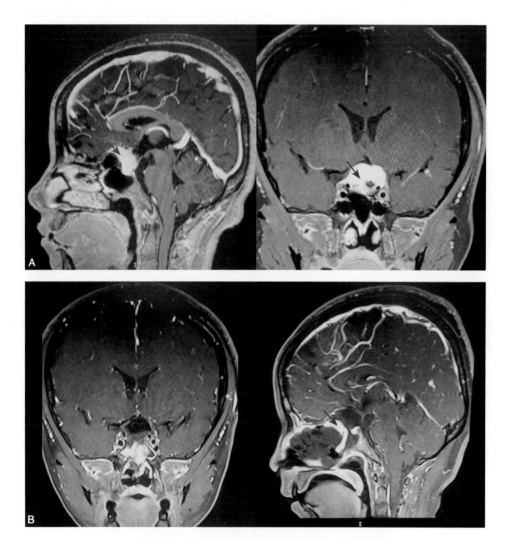

图 25-3-24　鞍结节脑膜瘤病人术前鞍区 MRI 增强

A. 图中箭头示鞍区明显均匀强化肿块，病人术后 1 周复查头部 MRI 示肿瘤全切；B. 图中箭头示贴附于颅底的鼻中隔带蒂黏膜瓣

（丁函　洪涛）

第四节　颅中窝底肿瘤

颅中窝由蝶骨和颞骨形成，容纳颞叶，颅中窝底其前界为蝶骨嵴和前床突，后界为颞骨岩部骨嵴，内侧为小脑幕缘及海绵窦。颅中窝底肿瘤包括：①原发于颅内的肿瘤，起源于脑膜或脑神经，如脑膜瘤和神经鞘瘤；②起源于颅骨或软骨的肿瘤，如脊索瘤和软骨肉瘤；③局部侵犯累及颅中窝底的肿瘤，如鼻咽癌和嗅神经母细胞瘤；④转移瘤。颅中窝底肿瘤最常见的是脑膜瘤，其中蝶骨嵴脑膜瘤最多见。有

关章节已对上述肿瘤作详细介绍,本专题重点讲解海绵窦区肿瘤,以及暴露颅中窝底和海绵窦区的手术入路。

一、颅中窝底和海绵窦区的解剖

颅中窝底容纳颞叶,前界为蝶骨嵴,后界为颞骨岩部骨嵴,是小脑幕外侧缘附着处。额骨、顶骨、颞骨鳞部和蝶骨大翼形成颅中窝底部分外壁,其交接点称为翼点(图 25-4-1)。

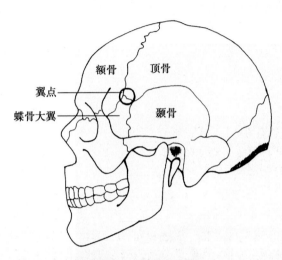

图 25-4-1　翼点位置
额骨、顶骨、颞骨鳞部和蝶骨大翼形成颅中窝底部分外壁,其交接点为翼点

蝶骨大翼中后部与颞骨岩部和岩内颈内动脉骨管毗邻,颞骨岩部骨质厚薄不均。在颞骨岩部尖(锥体)上,有一指尖大小的浅压迹,为三叉神经节(半月节)的位置,称三叉神经半月节压迹。压迹向前下延伸到破裂孔和岩浅大神经沟,内有岩浅大神经通过。压迹外侧有一圆形隆起叫弓状隆起。隆起外侧为鼓室盖,是鼓室(中耳)的顶。岩骨部位肿瘤手术损伤岩骨时,如鼓膜完整,脑脊液可沿耳咽管流入鼻腔,引起脑脊液鼻漏。

颅中窝的中央部为蝶骨体,其中央部形如马鞍称为蝶鞍;蝶鞍中央凹陷,称为垂体窝,容纳垂体。垂体凹的前外为视神经管,有视神经通过入眶。蝶鞍前方为鞍结节,后方向上突起为鞍背。颅中窝底有眶上裂、圆孔、卵圆孔、棘孔和破裂孔等诸孔,分别有脑神经和血管通过(图 25-4-2)。在颅中窝的前方可见眶上裂,

是动眼神经、滑车神经、外展神经、三叉神经的第一支通入眶的通道。眶上裂内侧端的后方有圆孔,是三叉神经上颌支的通道。破裂孔的前外方有卵圆孔,其后外方有棘孔。蝶体两侧有浅沟,为颈动脉沟,与破裂孔后方的颈动脉管内口相续连。

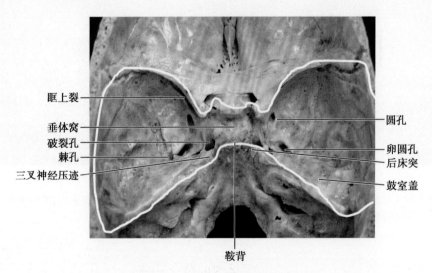

图 25-4-2　颅中窝底骨性解剖结构

海绵窦位于颅中窝底蝶鞍两侧,包围垂体,是一静脉血管丛的腔隙,内含颈内动脉、动眼神经、滑车神经、外展神经、三叉神经的第一支和结缔组织(图 25-4-3)。颈内动脉穿过海绵窦进入硬脑膜下腔(图 25-4-4)。海绵窦的外侧壁由硬脑膜和骨膜闭合而成。海绵窦外侧下部为三叉神经半月节腔(Mechel 腔)。内下侧为蝶窦的薄骨质和骨膜;前方达前床突和眶上裂;后方至后床突和岩骨尖部;两侧海绵窦通过前、后海绵窦间窦相互交通。

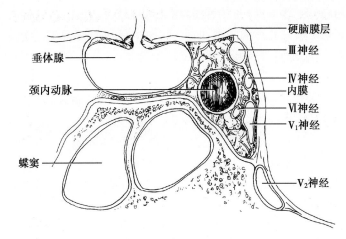

图 25-4-3　海绵窦冠状切面示意图,显示海绵窦内部结构

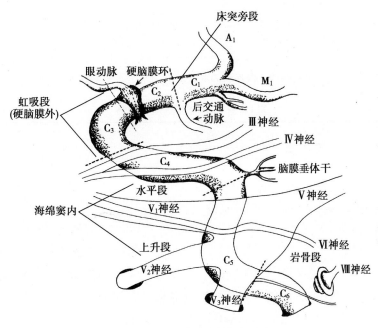

图 25-4-4　颈内动脉的解剖分段

C1 段:起自后交通动脉分叉;C2 段:起自硬脑膜环,和 C1 段组成颈内动脉硬脑膜外段;C3 段:颈内动脉虹吸段,位于硬脑膜外,在硬脑膜环与动眼神经之间;C4 段:居海绵窦内,亦称颈内动脉水平段,起自脑膜垂体干;C5 段:起自脑膜垂体干至海绵窦外标志点——侧后硬脑膜环,在三叉神经下方;C6 段:颈内动脉岩骨段

　　根据海绵窦的解剖标志,可将其分为若干解剖三角,选择这些间隙可切除海绵窦内肿瘤(图 25-4-5,表 25-4-1)。常用的三角有 Parkinson 和 Mullen 三角。Parkinson 三角是一尖端指向眶尖的三角,切开此三角区的海绵窦外侧壁可显露颈内动脉中襻、水平段及其分支脑膜垂体干、外展神经等。切开 Mullen 三角可显露颈内动脉水平段和外展神经。Parkinson 和 Mullen 三角联合,可显露颈内动脉海绵窦全程。磨开 Glasscock 三角可显露颈内动脉岩骨段,用于术中控制颈内动脉或血管重建。

　　交感神经丛附着于颈内动脉海绵窦段后上部,发出神经纤维随三叉神经和外展神经进入不同的效应器。在海绵窦内手术触及这些神经时,病人可出现血压突然升高及心率改变等。

二、海绵窦区肿瘤的分类和术前评估

　　原发海绵窦区肿瘤有脑膜瘤(图 25-4-6)、神经鞘瘤(图 25-4-7)和海绵状血管瘤(图 25-4-8)等。许多从海绵窦区周围结构发生的肿瘤也可侵犯海绵窦,如骨软骨瘤(图 25-4-9)、脊索瘤(图 25-4-10)、软骨肉瘤、侵袭性垂体腺瘤、鼻咽癌（图25-4-11）和转移瘤（图25-4-12）等。一般将良性海绵窦肿瘤如脑膜瘤分为限局灶和侵袭灶。发自海绵窦本身的小的肿瘤，向鞍旁、颅中窝和Meckel腔发展者属限局灶；肿瘤侵及眶顶，前颅窝底，后颅窝岩斜区，甚至向对侧海绵窦发展属侵袭灶。

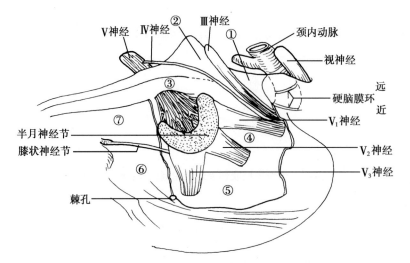

图25-4-5　海绵窦的解剖三角，①~⑦三角的位置

表25-4-1　海绵窦的解剖三角

	中边	侧边	底边	内含结构
前中角	CN Ⅱ	CN Ⅲ	前床突岩骨襞	前床突，颈内A环、虹吸段及水平段远端
旁中角	CN Ⅲ	CN Ⅳ	前床突岩骨襞	颈内A水平段
Parkinson	CN Ⅳ	CN V1	前床突岩骨襞	颈内A水平段，CN V1
前侧角（Mullen）	CN V1	CN V2	眶上裂至圆孔	颈内A水平段，CN V1
侧角	CN V2	CN V3	圆孔至卵圆孔	颈内A上升段
后侧角（Glasscock）	岩大浅神经	棘孔至岩骨弓状隆起	V3侧缘	颈内A上升段，咽鼓管侧壁
后中角（Kawase）	CN V3、三叉神经节	岩大浅神经	岩骨尖	颈内A，Meckel腔

注：CN为脑神经；V1、V2、V3为三叉神经第一、二和三支

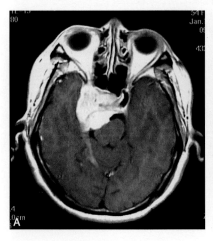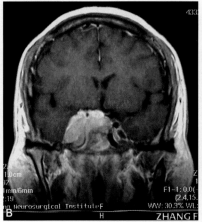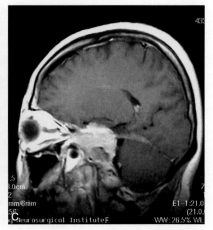

图25-4-6　右海绵窦区脑膜瘤
A. MRI轴位 T_2 像右海绵窦区可见高信号肿瘤，边界清楚；B. MRI冠状位颈内动脉被肿瘤包裹；C. MRI矢状位

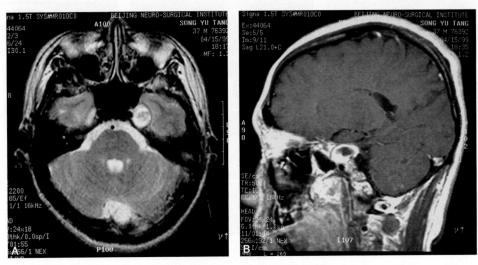

图 25-4-7　左海绵窦区神经纤维瘤
A. MRI 轴位；B. MRI 矢状位显示左侧海绵窦区肿瘤，边界清楚呈球形

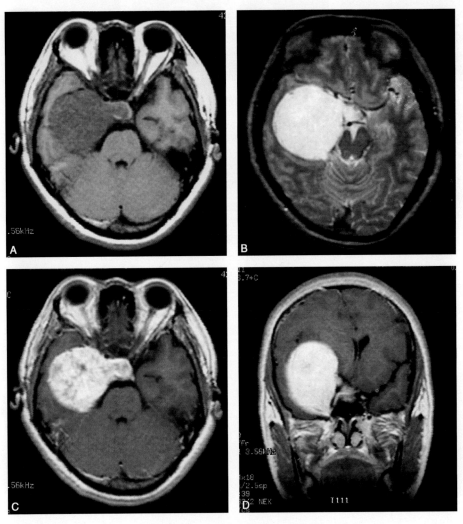

图 25-4-8　右海绵窦海绵状血管瘤
A. MRI 轴位见右海绵窦巨大肿物，T_1 像呈低信号；B. MRI 轴位 T_2 像肿瘤呈高信号；C. MRI
轴位增强扫描；D. MRI 冠状位增强扫描，肿瘤向鞍区生长

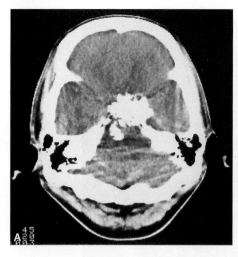
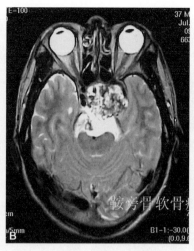
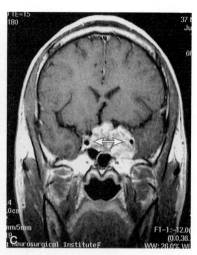

图 25-4-9 左海绵窦区骨软骨瘤

A. CT 扫描可见肿瘤位于左鞍旁呈高密度影,内含钙化;B. MRI T$_2$ 像显示肿瘤呈混杂密度区;C. T$_1$ 像显示肿瘤为高信号,双颈内动脉被肿瘤包裹(箭头所示)

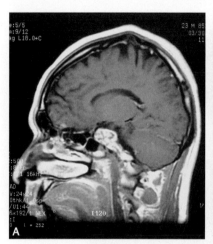
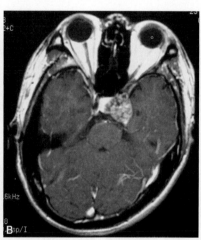
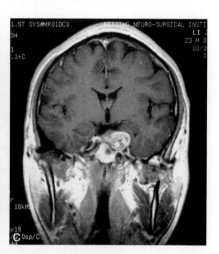

图 25-4-10 左海绵窦区脊索瘤

MRI 显示肿瘤呈混杂密度区,边界清楚,鞍旁骨质破坏

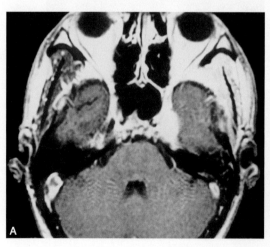
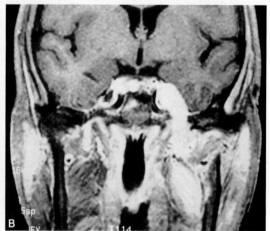

图 25-4-11 鼻咽癌侵及左侧海绵窦 MRI

A. 轴位和 B 冠状位,显示肿瘤经咽旁间隙通过颅底孔侵及海绵窦,肿瘤呈等 T$_1$ 等 T$_2$,边界清楚,颈内动脉受压内移,加强扫描肿瘤增强

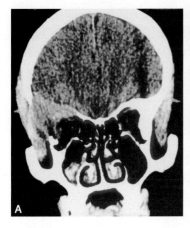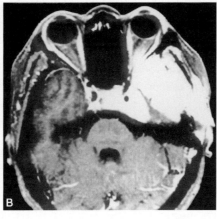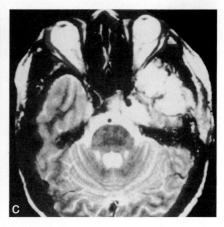

图 25-4-12　肺癌脑转移

A. CT 冠状位见肿瘤将左颞、眼眶骨质破坏,累及左颞皮下;B、C. MRI 轴位见肿瘤呈等 T_1,长 T_2 信号,注药后明显增强

　　海绵窦区肿瘤除依病理分类外,还可以根据肿瘤对海绵窦和颈内动脉的侵犯程度分类。因为后一种分类对判断手术的难度及预后有帮助。Sekhar 等依据肿瘤大小,颈内动脉受影响程度将海绵窦肿瘤分为 5 级,见表 25-4-2。

表 25-4-2　海绵窦肿瘤影像学分类

分级	海绵窦受侵情况	颈内动脉被包裹	颈内动脉狭窄
I	1 个区	无	无
II	2 个或更多区	部分	无
III	全部	全部	无
IV	全部	全部	狭窄/闭塞
V	双侧	+/-	+/-

　　海绵窦区肿瘤常规术前检查应包括头 CT、MRI、CTA。①CT 可显示肿瘤对颅骨的侵犯程度;观察正常骨性解剖结构以帮助制订手术计划(如气化前床突);肿瘤钙化程度判断肿瘤质地。②MRI 检查是最理想的海绵窦肿瘤检查方法,根据 MRI 特征有助于判断肿瘤的类型;流空效应能显示肿瘤与颈内动脉的关系,显示血管是挤压移位还是包裹;T_2 像根据周围脑组织水肿情况评估肿瘤周边蛛网膜界面完整性。③CTA 可显示肿瘤的血供情况,可多角度观察肿瘤和血管的关系,以及颈内动脉狭窄和闭塞情况。

　　DSA 是有创检查,可清楚显示肿瘤的供血动脉;对于血运丰富的肿瘤可术前栓塞供血动脉,以减少术中出血降低手术风险及难度。一些学者主张对于既往有海绵窦手术或放疗史,或预计术中海绵窦段颈内动脉破裂风险较高的病人,进行 DSA 并行球囊闭塞试验。颈内动脉闭塞试验的结果,为手术中是否可结扎颈内动脉提供依据。单纯球囊闭塞试验有时不能有效评估迟发性脑缺血的危险,球囊闭塞试验结合氙CT 或 PET 检查有助于筛选可能发生迟发性脑缺血的病人。如果证实侧支循环代偿较差,术中可能损伤或者打算牺牲颈内动脉,应先行血管重建,然后再切除肿瘤。

　　海绵窦区曾经被认为是"手术禁区",该区手术可损伤多束脑神经、海绵窦段颈内动脉及其分支等重要结构,因此早期该区手术死亡率及致残率均较高,然而,随着海绵窦相关解剖知识积累、显微神经外科技术和电生理技术及手术理念的进步,手术风险已经显著下降。海绵窦区肿瘤的手术适应证、手术时机及肿瘤切除程度等仍存在争议,如海绵窦海绵状血管瘤目前越来越倾向立体放射外科治疗。海绵窦区脑膜瘤手术的保守与激进仍有较多争议,随着立体放射外科的进步,目前海绵窦区脑膜瘤手术越来越趋于保守,为避免脑神经及重要血管损伤,尤其包绕颈内动脉的肿瘤多选择保留神经功能前提下的保守切除,后选择立体放射外科治疗。目前有学者采用颈内动脉血管重建后,将肿瘤连同包裹的颈内动脉一并切除争取全切海绵窦区脑膜瘤,但适应证范围很窄,适应证的选择仍有争议,Couldwell 选择手术后放射治疗仍复发的良性脑膜瘤的年轻病人作为血管重建的适应证,Sekhar 适应证的选择相对稍大。尽管目前对血管重建后力争全切肿瘤的做法争议较大,但仍为颅底肿瘤手术的重要方法。

三、手术入路

海绵窦区手术入路,可分为显露海绵窦区的入路(一级入路)和进入海绵窦的入路(二级入路)。显露海绵窦的入路主要有四种:①硬脑膜外入路;②硬脑膜内入路;③硬脑膜内外联合入路;④内镜下颅底入路。

良好的显露是安全切除肿瘤的前提,可降低神经血管等重要结构损伤的风险、减少肿瘤残留降低复发可能性。临床上多采用扩大翼点入路开颅(额颞骨瓣),伴或不伴去除眶和颧弓来显露海绵窦区。眶颧入路中骨瓣的成形有三种方法,单片法、双片法、三片法。为最佳平衡显露与损伤的关系,以及灵活决定是否卸眶或断颧弓,目前以三片法较为常用。根据肿瘤的起源部位、生长方式、生长方向及到达位置,符合术者经验和习惯,决定额颞骨瓣的额部及颞部暴露范围大小,以及何时卸眶、何时断颧弓。根据暴露需要形成额颞、额颞+颧、额颞+眶、额颞+眶颧四种不同的骨瓣情况,明确每一部分颅骨去除后对深部目标结构暴露及操作角度的差异,最终制订出最高效、最微创、最个性化的手术入路。

(一) 额颞眶颧入路

1. 病人全身麻醉后,腰椎穿刺留置引流管,可根据手术需要释放脑脊液降低颅内压,对于硬脑膜外操作极为重要。

2. 术前制订手术计划。打算牺牲颈内动脉或术中损伤颈内动脉可能性较大,为术中控制颈内动脉,可于开颅前在颈部下颌骨角后侧,胸锁乳突肌前缘切开皮肤,分离显露颈段颈内动脉。绕过颈内动脉暂置一根皮筋,以备颈内动脉颅内段出血时紧急结扎用,也可用于颈外动脉-移植大隐静脉-颈内动脉吻合,重建颈内动脉。

3. 病人仰卧位,头架固定头部。头部略抬高,使高于心脏水平,头顶下垂 10°,并向健侧旋转 45°,使颧突位于手术野的最高点。摆置头位时须避免扭曲或压迫气管、颈静脉。正确的头位对暴露颅底至关重要,有利于额叶垂落自然离开眶顶。额颞问号形弧形头皮切口,切口起自耳屏前方约 1cm、颧弓下方,向上向前止于中线发迹处或过中线。

4. 切开头皮和皮下组织,向前翻起皮瓣直至出现颞浅脂肪垫,锐性切开颞浅筋膜,在颞肌筋膜下平面分离,将颞浅筋膜连同脂肪垫一同从颞深筋膜上分离并掀起,避免损伤面神经颞支,应用骨膜剥离器暴露外侧眶缘和整个颧弓,游离颧弓的上方和内面,保留颧弓下方的咬肌附着点,用铣刀铣下颧弓,切开颞肌,于颞上线处留有宽约 1cm 一肌肉筋膜梁,利于颞肌复位与缝合,头皮拉钩将颞肌连同颧弓一同拉向下方。暴露颧弓时需注意对颞下颌关节保护,暴露眶上缘时需注意对眶上神经的保护。

5. 根据个人习惯和开颅工具差异,决定钻孔个数。McCarty 孔较为关键,同时显露眶骨膜以及被眶顶隔开的额叶硬脑膜。铣刀将颅骨切开形成额颞部骨窗。

6. 自眶顶和眶外侧壁剥离额颞部硬脑膜,剥离眶骨膜,切割时需注意用脑压板对硬脑膜及眶骨膜的保护,卸眶时根据切割的位置、工具的选择有较多变式,将眶缘、眶顶、眶外侧壁卸下。用高速颅钻磨除蝶骨嵴,磨除或咬除颞骨至颅中窝底。

7. 硬脑膜外前床突的磨除,硬脑膜环及膜结构的处理。电凝并切断眶上裂外侧的眶脑膜动脉,剥离眶上裂附近硬脑膜与海绵窦外侧壁内层之间的间隙,实现前床突后表面的充分暴露,用金刚砂磨钻在前床突内部打磨至仅剩一薄层骨皮质,仔细剥离后用细小咬骨钳咬除,视柱的磨除更需谨慎。根据笔者的经验用超声骨刀进行骨质磨除似乎具有更高的安全性。磨除前床突时应注意勿伤及其下方的视神经、颈内动脉及动眼神经。硬脑膜环及膜结构打开较为重要,不仅可增加颈内动脉及神经的移动度,同时也增加操作空间和显露范围,有利于对重要结构的保护。是否需要行前床突的磨除要根据肿瘤切除需要而决定。三叉神经鞘瘤通常起源于 Meckel 氏囊,一般不累及海绵窦前部,通常无需磨除前床突,如肿瘤骑跨中后颅窝,可根据需要磨除 Kawase 三角。

8. 硬脑膜外入路仅适合一小部分海绵窦区肿瘤,包括局限于海绵窦内,体积较小的肿瘤,如表皮样囊肿、皮样囊肿,三叉神经鞘瘤、脑膜瘤等。当肿瘤较大突破海绵窦壁,硬脑膜内肿瘤向海绵窦内侵入时,通常采用硬脑膜下入路,或硬脑膜外操作后硬脑膜下入路。以蝶骨嵴为基底,半弧形剪开硬脑膜,并将硬脑膜悬吊在颞肌上。在手术显微镜下分开侧裂,释放侧裂池脑脊液后,用自动拉钩将颞叶牵开或抬起,调整显微镜视角后即可见到海绵窦区的肿瘤,于海绵窦上壁、外侧壁上选择安全三角切开,处理病变,当海绵窦内长有肿瘤时,大多情况下理论上的三角不易辨识,多采用沿神经走向长轴切开凸起的海绵窦外侧壁硬脑膜,显露海绵窦内层,可边切开边观察海绵窦内的脑神经,避免损伤。

9. 肿瘤切除后,连续缝合硬脑膜。如颅中窝骨质被破坏缺损者,可用额部筋膜或肌肉配合生物胶修补,防止脑脊液漏。骨瓣复位固定。颞肌复位与颞肌筋膜缝合,严密缝合且对齐。颅骨缺损处可用开颅时保留的碎骨屑修补。颧弓复位及固定后,复位并缝合颞浅脂肪垫,逐层缝合皮下及头皮切口。

(二) 内镜下颅底入路

随着神经内镜及辅助设备的进步、内镜解剖知识的积累、内镜技术的提高,神经内镜技术为海绵窦区病变治疗提供新思路、新方法。目前学界已经对内镜下海绵窦区解剖进行了详细的研究,虽各学者采用的解剖入路不尽相同,但总体来说内镜下的海绵窦入路分为三种:①经鼻蝶入路,可显露海绵窦的内侧壁。②经鼻筛窦入路,可以通过筛窦的磨除显露海绵窦中部区域,必要时可以切除中鼻甲增加显露;③经鼻上颌窦入路,显露范围较大,可以显露海绵窦外侧壁。海绵窦区肿瘤目前应用最多的仍是鞍区向海绵窦侵犯的肿瘤如垂体瘤、脊索瘤等,从实践来看,内镜手术的适应证正逐渐扩展,内镜的应用正焕发着新的活力并具有极大的潜力。

(三) 海绵窦区手术入路的几个问题

眶颧入路使目标区域变得更表浅,具有更充足的照明和更广的操作视角。额颞区域暴露的调整,可灵活实现颞前、颞下、岩前甚至后颅窝的扩展,可显露整个颅前、颅中窝,包括海绵窦各三角,可经岩前入路到达脑干前外侧。

前床突磨除是脑血管及颅底外科中的重要技术,前床突的磨除联合视神经管的开放可显露颈内动脉眼动脉段的近端和床突段,并同时显露视神经近端,可通过安全地部分游离、松解和移位颈内动脉和视神经,扩大视神经-颈内动脉间隙和颈内动脉-动眼神经间隙,易于对海绵窦前部的操作,尤其适用于肿瘤生长钻进视神经管的肿瘤。前床突硬脑膜外或硬脑膜内磨除适应证的选择仍有争议。气化的前床突磨除后,可在硬脑膜缝合后,使用一小片颞肌填补前床突骨质缺损,并用纤维蛋白胶加固。

内镜下颅底入路手术的并发症主要有脑脊液漏和感染。脑脊液漏的主要原因是手术引起颅底骨质和硬脑膜的缺损,术中严密确切的颅底修复是预防脑脊液漏的有效措施。颅底重建后早期腰大池置管引流有助于预防和治疗脑脊液漏。

(赵刚　吕中强)

第五节　颅后窝肿瘤

一、颅后窝底脑膜瘤

脑膜瘤起源于蛛网膜的帽状细胞(arachnoid cap cell),较常发生于硬脑膜窦附近,也是颅后窝底最常见的肿瘤之一。根据解剖部位可将颅后窝底分为四个区:①岩骨斜坡区;②桥脑小脑角区;③颈静脉孔区;④枕大孔区。而各个区域的解剖特点和手术方式均不相同。本节分区域介绍颅后窝底各部位脑膜瘤的治疗。

(一) 岩斜区脑膜瘤

岩斜区脑膜瘤一般起源于岩斜裂上 2/3 的斜坡及岩骨,三叉、面听神经复合体、后组脑神经的内侧,大部分位于颅后窝并延伸到中颅窝、桥前池、海绵窦后壁、蝶窦、枕骨大孔下部,可以包绕基底动脉及其主要分支、小脑上动脉、小脑前下动脉、小脑后下动脉。大型肿瘤可以推挤这些血管和脑干向对侧移位。Cushing 将岩斜脑膜瘤按照起源和解剖部位分为斜坡、岩斜及蝶岩斜脑膜瘤 3 种类型。肿瘤起源于上 2/3 斜坡,向后挤压脑干被定义为斜坡脑膜瘤。肿瘤也起源上 2/3 斜坡,三叉神经内侧缘,外侧至蝶枕联合,脑干及基底动脉被肿瘤推挤向对侧移位被定义为岩斜脑膜瘤。肿瘤起源相同,但是肿瘤沿着内侧蝶骨翼侵犯至海绵窦外侧壁被定义为蝶岩斜脑膜瘤。

1. **治疗策略** 手术切除对不同类型和特征的岩斜脑膜瘤治疗效果是不同的。对于大、中型(岩斜区、蝶岩斜区)岩斜脑膜瘤全切率的提高往往导致术后并发症和神经功能障碍率的升高,而次全和部分切除肿瘤又增加术后残留肿瘤组织的复发或进展可能;小型岩斜脑膜瘤全切率高,且术后并发症和神经功能障碍较低,病人术后长期生活质量是满意的。因此,倡导多学科协同治疗理念,手术入路可以借鉴颌面外科和五官科颅底入路的优势。手术理念由以往的单纯切除肿瘤,解除脑干和小脑的压迫,逐渐转变为尽可能切除肿瘤,同时更加注意保护毗邻重要的神经和血管,必要时通过磨除部分岩骨,获得手术空间和视野,减少对小脑和颞叶的牵拉。由于岩斜脑膜瘤生长缓慢、渐进性破坏的生物学特性,对包绕脑神经和重要血管、与脑干粘连紧密、质地硬韧或延伸入海绵窦内的部分肿瘤,目前提倡残留肿瘤保护重要结构,并通过术后近期的立体定向放射治疗(r-刀)来控制肿瘤的再生长和防止复发。Little 等对 137 例岩斜脑膜瘤病人手术切除率和术后神经功能障碍相关分析认为,对于与脑神经和重要血管粘连紧密且肿瘤质地硬韧的岩斜脑膜瘤,对比全切除肿瘤,行次全切除术明显减少了术后的神经功能障碍发生率,同时通过长期随访没有发现肿瘤的复发率增加。Zachenhofer 等通过 8 年多的长期随访,回顾性分析 γ 刀对颅底脑膜瘤的治疗效果,认为 γ 刀对颅底脑膜瘤是一种安全有效的治疗方式,能够控制肿瘤的生长和提高临床疗效。Metellus 等通过分割放射治疗和 γ 刀对海绵窦区脑膜瘤的两种治疗方式,长期随访对比分析后认为,相比传统放射治疗,伽马刀治疗效果更好,方便经济,病人远期生活质量好,推荐 γ 刀治疗应作为首选的海绵窦区脑膜瘤治疗方式。Park 等回顾分析 75 例岩斜脑膜瘤病人手术及放射治疗与远期预后关系,通过 7 年随访,认为部分切除术后结合放射治疗,病人神经功能状态和控制肿瘤进展明显好于全切术后病人,辅助放射治疗的病人病情是稳定的。岩斜脑膜瘤治疗策略是切除肿瘤的同时尽可能降低术后神经功能障碍和并发症,提高病人远期生活质量,因此手术全切除或部分切除结合放射治疗应根据病变特征而定。岩斜脑膜瘤生长模式和影响因素仍然是难以预知和可变的,因此建议岩斜脑膜瘤的合理治疗策略应该是根据病人病变特征的个体化最适治疗。

2. **手术入路的选择** 乙状窦前入路(经岩骨入路)或其扩大及改良入路切除岩斜区脑膜瘤,到达脑干腹侧斜坡处的肿瘤基底较近,对位置深在、体积较大的脑膜瘤的切除有一定优势。但此入路耗时较长,易损伤听力,损伤相对较大。Spetzler 等经过对 46 例岩斜脑膜瘤不同手术入路 3 年多随访分析,则认为经岩部入路逐年减少,单独或联合经眶颧入路和经乙状窦后入路可以替代经岩部入路,肿瘤全切率(43%),3 年无病生存率(96%)显示良好,残余肿瘤辅助伽马刀治疗后没有发现肿瘤进展。同时通过 18 例尸头解剖研究 Kawase 入路和经乙状窦后入路显露范围,认为经乙状窦后入路有效显露桥小脑角、脑干腹侧病变,而 Kawase 入路可以到达中颅窝及内听道上部岩斜区部分病变。岩斜脑膜瘤常涉及颅中、颅后窝缓慢生长,病人出现临床症状来医院时,多数肿瘤已经发展很大(最大直径>3cm),且包绕重要的脑神经和血管,因此选择合理的手术入路显得尤为重要。Little 等回顾分析 137 例岩斜脑膜瘤病人手术入路,包括联合经岩部入路(迷路后、经迷路、经耳蜗),乙状窦后入路,额颞入路,中颅窝入路(颞下,乙状窦前),经乳突,经迷路等诸多入路分析,肿瘤的切除率(全切除、次全切除、部分切除)和术后神经功能障碍发生率无统计学差异(P>0.05)。近年来我们多采用单纯颞下经小脑幕入路或 Kawase 入路、枕下乙状窦后入路,二者联合的幕上下联合入路切除岩斜区脑膜瘤,均能取得良好疗效。至于单独使用幕上、幕下入路,还是联合入路,则根据肿瘤基底侵及的范围决定。一般情况,单独幕下入路难以安全处理基底侵及上斜坡并侵入脚尖窝的肿瘤,而单独的幕上入路难以安全处理侵及下斜坡及内听道下方的肿瘤。如肿瘤侵及范围广泛,已经同时累及上述两区域,则需采用联合入路。

（1）经岩骨乙状窦前入路：该入路对肿瘤暴露直接、充分，可直视肿瘤脑干界面，而且到斜坡的距离短，其疗效肯定，适用于上-中斜坡的肿瘤。如肿瘤较大需采用联合入路的方法切除，如乙状窦前经幕上、幕下联合入路（图25-5-1）。

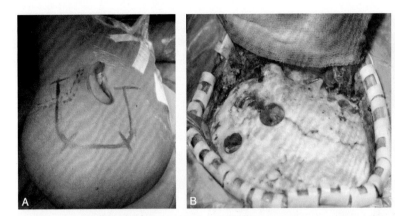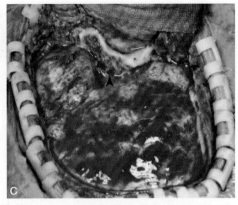

图25-5-1　乙状窦前入路
A. 乙状窦前入路切口示意图；B. 骨窗显露范围；C. 骨瓣取下后，需磨除乙状窦前方的骨质（箭头所示为岩骨磨除范围）

（2）乙状窦前幕上下联合入路：该入路被认为是岩斜区肿瘤最有效的手术入路，能充分暴露桥小脑角、中上斜坡，甚至可暴露中下斜坡，适合于岩尖肿瘤向上述部位生长且肿瘤较大时采用（图25-5-2）。

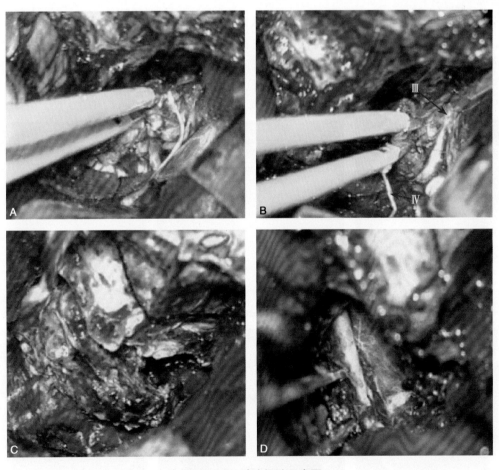

图25-5-2　肿瘤切除示意图
A、B. 离断肿瘤基底，分块切除幕上肿瘤（Ⅲ. 动眼神经，Ⅳ. 滑车神经）；C、D. 分块切除幕下肿瘤

（3）颞枕开颅经小脑幕入路：适合肿瘤较小局限在岩尖、上斜坡和桥小脑角内侧。对岩尖、上斜坡暴露充分，对海绵窦和桥小脑角内侧暴露也满意。术中需切开小脑幕，有时为了充分显露肿瘤，也需磨除岩尖骨质（图25-5-3）。

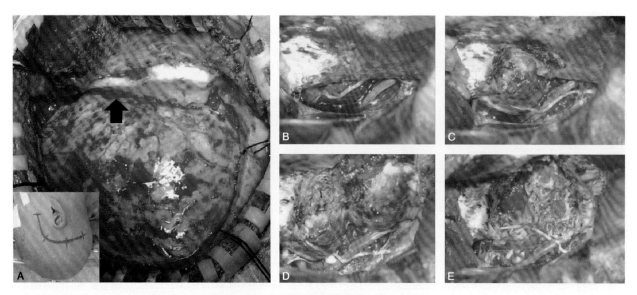

图25-5-3 颞枕开颅经小脑幕入路示意图

A. 弧形切口及游离骨瓣（箭头指示为颧弓根，注意骨窗与中颅窝底平齐）；B. 释放脑脊液，显露肿瘤；C. 切开小脑幕；D. 显露肿瘤后，阻断其血供；E. 分块切除肿瘤

（4）岩尖—小脑幕入路：该入路在颞下小脑幕入路的基础上，磨去岩骨尖，扩大对中斜坡区和桥小脑角的暴露，可以切除同时累及海绵窦、岩尖、中上斜坡和颅后窝的肿瘤（图25-5-4）。

（5）枕下乙状窦后入路：优点可以直接显露肿瘤，通常不需切开小脑幕，但是肿瘤位置深在，位于神经腹侧，手术需在神经之间的狭窄间隙内进行，需牵拉小脑，可能引起脑神经的损伤（图25-5-5）。

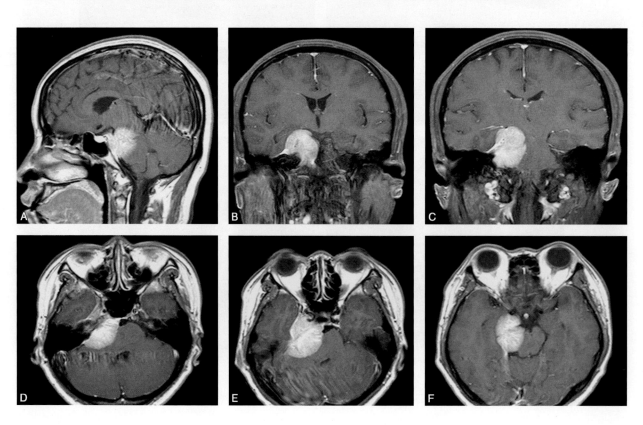

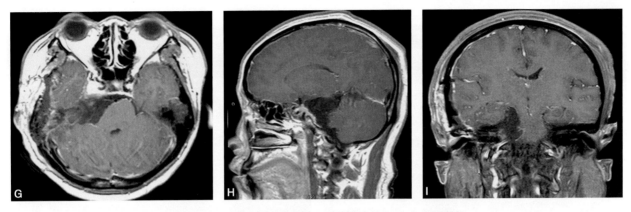

图 25-5-4 颞枕开颅颞下经小脑幕及岩嵴入路肿瘤切除术

女性,48 岁,"右面麻木两月余"。采用颞枕开颅颞下经小脑幕及岩嵴入路。A~F. 术前 MRI 显示肿瘤幕上部分较多且侵及海绵窦。幕下肿瘤仅至中斜坡,未到达内听道下方;G~I. 术后复查示肿瘤切除满意

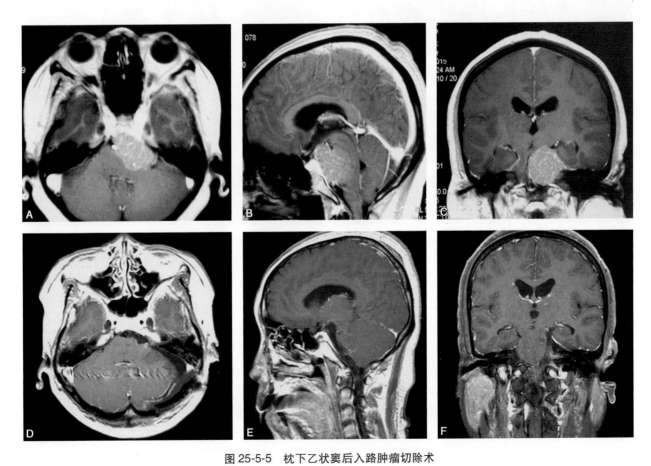

图 25-5-5 枕下乙状窦后入路肿瘤切除术

女性,52 岁,"视力下降 20 个月,吞咽困难 8 个月"。采用枕下乙状窦后入路。A~C. 术前 MRI 示肿瘤未侵及小脑幕上,斜坡部分基底侵及较高,但对下丘脑及脚间池尚无明显压迫和侵犯;D~F. 术后复查见肿瘤全切

（6）颞枕开颅经小脑幕入路联合枕下乙状窦后入路：相对乙状窦前入路此入路开颅相对简单、耗时较短且损伤较小，对体积较大及侵袭广泛的岩斜区脑膜瘤的显露及切除均与前者相当。基本可代替乙状窦前幕上下联合入路使用（图25-5-6、图25-5-7）。

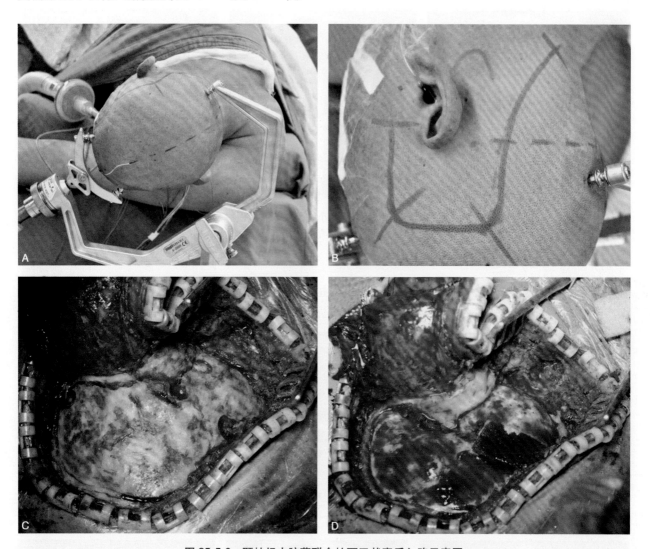

图25-5-6　颞枕经小脑幕联合枕下乙状窦后入路示意图
A、B.颞枕经小脑幕联合枕下乙状窦后入路的体位及切口设计；C、D.需显露的骨窗范围、钻孔位置和一块骨瓣开颅。中颅窝骨窗下缘仍需与中颅底平齐，颅后窝部分需显露乙状窦边缘，暴露的横窦需海绵妥善保护。本入路不需去除乳突深部骨质

3. **术中神经电生理监测的应用**　颅底肿瘤解剖位置深在和不易显露，使用牵开器过度地牵拉，不适当的牵引和电凝，以及磨钻等器械的频繁使用，易造成脑干、脑神经及重要血管及分支的损伤，导致严重难以恢复的术后并发症或神经功能缺损。术中神经电生理监测已逐渐成为神经外科医生在术中保护病人神经功能，减少术后并发症和神经功能障碍最有利的工具。术中神经电生理监测能及时反馈术中神经组织或神经通路损伤的信息，避免不可逆的神经损伤。岩斜脑膜瘤相关的颅底手术术中电生理监测技术包括：①运动诱发电位监测；②皮质延髓束运动诱发电位监测；③自发肌电图；④躯体感觉诱发电位；⑤脑干听觉诱发电位。

4. **术后神经功能障碍和并发症**　岩斜脑膜瘤肿瘤起源的解剖位置深在，大、中型肿瘤常包绕和挤压毗邻的重要脑神经、血管、小脑和脑干组织，与脑神经和血管发生粘连和融合，瘤周脑组织出现水肿和梗死，使得手术切除肿瘤非常困难和充满风险。虽然手术技巧、器械和辅助设备条件已经明显提高，由于手术医生的经验和熟练程度，术后并发症和神经功能障碍发生率差异较大。

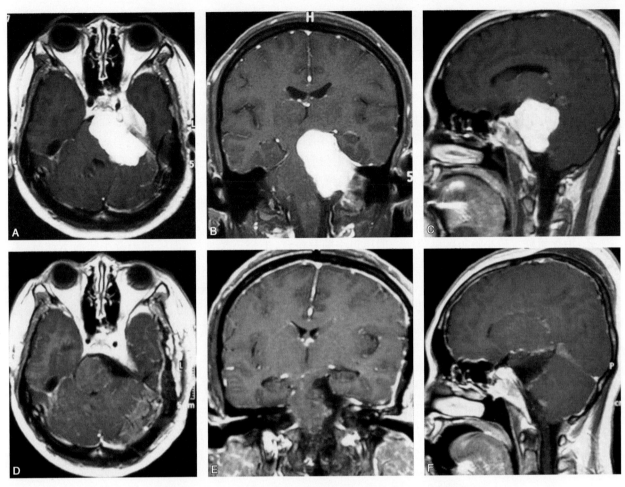

图 25-5-7　颞枕开颅经小脑幕入路联合枕下乙状窦后入路肿瘤切除术

女性,39 岁,"左耳鸣、听力下降 1 年,行走不稳 3 个月"。采用颞枕开颅经小脑幕入路联合枕下乙状窦后入路。A~C. 术前 MRI 示肿瘤侵及较广泛,海绵窦、脚间窝及内听道下方均受侵及;D~F. 术后复查示肿瘤切除满意

5. 治疗方案与远期预后的关系　岩斜脑膜瘤的治疗策略和理念虽然仍有争议,但是倾向由单一外科手术治疗转向多学科协同治疗模式,手术入路可以借鉴颌面外科和五官科颅底入路的优势,同时术后辅助以放射治疗或立体定向放射外科治疗(γ 刀),追求术后尽可能低的并发症和神经功能障碍,提高病人远期的生活质量。Sekhar 等评价岩斜脑膜瘤病人术后远期生活质量时发现,72% 的病人术后能够正常工作或退休生活,14% 的病人只能保留部分工作能力,2% 的病人严重残疾需要照顾生活。大多数病人术后短时期生活质量评分较术前下降,但是 1 年后这些病人生活质量评分都恢复到术前水平,长期随访这些病人远期生活质量评分都不同程度地高于术前评分。多数的术前生活质量评分低于 70 分的病人术后 1 年生活质量评分较差。

（二）桥小脑角脑膜瘤

桥小脑角脑膜瘤(cerebellopontine angle meningiomas)是指起源于岩锥、岩骨后面及其附近颅底硬脑膜的脑膜瘤,部分基底位于小脑幕下面,起源于斜坡脑膜瘤不属于桥小脑角脑膜瘤。对此病的首例报告可追溯到 1855 年。Cushing 在 1928—1938 年报告了 6 例,但治疗效果都不够理想,平均术后存活 12 个月。近年随着显微手术的发展,本病的治疗效果取得非常显著的进展。

文献报告,在桥小脑角肿瘤中以前庭神经鞘瘤多见,占 70%~80%,脑膜瘤占 6%~8%,胆脂瘤占 4%~5%。本组 199 例桥小脑角脑膜瘤,占 6.33%,居颅后窝脑膜瘤第三位,在前庭神经鞘瘤和胆脂瘤之后。发病以中年女性为多,平均年龄 43.8 岁,女∶男为 1.53∶1。

1. 临床及影像表现　桥小脑角脑膜瘤的肿瘤基底位于岩下窦、乙状窦的硬脑膜,多为半球形,呈结节状或分叶状,少数为扁平形。肿瘤生长缓慢,早期症状不明显,出现症状时,肿瘤的体积已很大,故桥小脑

角脑膜瘤的病史一般较长。桥小脑角脑膜瘤的临床表现依肿瘤发生位置不同而异,以第五、七、八对脑神经损害和小脑功能障碍最常见。晚期肿瘤较大时病人可合并颅内压增高。90%以上病人有听力障碍和早期耳鸣。面部麻木,感觉减退,角膜反射消失,颞肌萎缩等三叉神经损害表现也较常见,占65.3%。约有2/3的病人就诊时已有小脑体征。本病出现吞咽发呛,声音嘶哑等后组脑神经损害表现比较少见。

影像检查可见肿瘤与小脑幕、硬脑膜或岩锥骨质呈宽基底相连,可有脑膜尾征,附近脑白质或小脑皮质可出现受压内移,肿瘤较大的、第四脑室可受压变形,同侧桥小脑角池增宽。与前庭神经鞘瘤相比,脑膜瘤进入内听道较少,肿瘤常挤压天幕抬高或延伸到小脑幕切迹上,而大部分前庭神经鞘瘤内听道会增宽。MRI平扫多呈均匀的长 T_1 长 T_2 信号,增强可见均匀明显强化。CT检查肿瘤内可见钙化或岩骨骨质破坏或增生,内听道一般不扩大,有时可见岩骨尖骨质增生或破坏。当肿瘤较大时,脑血管造影有助于提供肿瘤的血液供应情况。桥小脑角脑膜瘤既可接受硬脑膜动脉供血,又接受椎基底动脉分支供血,血运十分丰富,手术前可在脑血管造影同时行肿瘤血管栓塞,可以减少手术中出血。

2. 治疗策略 桥小脑角区脑膜瘤一般压迫小脑及桥臂,推挤三叉神经、面听神经及小脑前下动脉,基底则位于岩骨后方及小脑幕硬脑膜。此区域手术并发症相对较轻,治疗上以手术全切为主。神经功能上则需重点保护面神经及蜗神经功能,以减少对病人的生活质量的不良影响。

根据肿瘤起源部位与内听道的关系可将桥小脑角区脑膜瘤分为内听道后型、内听道前型和全岩骨型(图25-5-8)。当肿瘤基底位于内听道后外侧时,面、听神经及小脑前下动脉被肿瘤挤压到肿瘤腹内侧,后组脑神经和小脑后下动脉位于肿瘤的后下方,三叉神经和小脑上动脉位于肿瘤的前上方,通过乙状窦后入路,首先显露肿瘤,一般不易损伤上述重要结构,术后并发症较少。肿瘤侵入内听道时,面听神经功能很难得到完好保护,术中需结合电生理监测,仔细判断神经走行,同时要小心处理内听道内肿瘤,此处操作极易损伤面听神经。当肿瘤基底位于内听道腹内侧时,三叉神经、面神经、听神经及后组脑神经位于肿瘤的外表面,并且卡压严重,有时仅呈薄片状,手术需于神经血管间隙内进行,对神经血管的保护相对困难,出现并发症的概率较高。为了避免手术中损伤脑神经,手术应在神经电生理监测下进行。

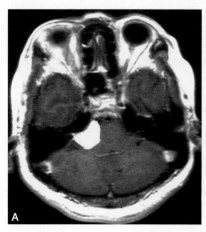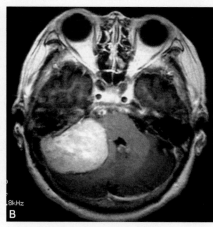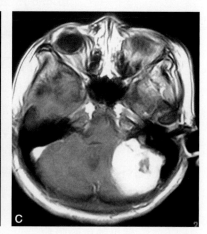

图25-5-8 CPA脑膜瘤

A. 内听道前型CPA脑膜瘤;B. 全岩骨型CPA脑膜瘤;C. 内听道后型CPA脑膜瘤

3. 手术入路的选择 经典的桥小脑角脑膜瘤的手术入路为枕下乙状窦后入路。而颞下入路,切开小脑幕暴露和切除肿瘤,也是切除桥小脑角脑膜瘤的常用方法。但是牵拉颞叶会造成颞叶脑组织和 Labbe's 静脉损伤,术后脑水肿严重,甚至会造成病人癫痫和偏瘫。除肿瘤沿岩尖、小脑幕或斜坡侵及幕上部分较多,一般已不常使用。枕下乙状窦后入路 开颅相对简单快捷,损伤较小,对于桥脑小脑角区域的肿瘤显露直接且充分,是此区域肿瘤的首选入路。

(1)操作方法:病人取侧卧位,头部尽量拉伸,向健侧旋转并屈曲,示乳突根部位于最高点。耳后发际内取直形或S形切口,依次切开皮肤、筋膜及肌肉,骨膜下剥离,向两侧牵开皮瓣暴露乳突根部及枕鳞,星点前下方钻一骨孔,如乳突导静脉较发达,可于其下方另钻一骨孔,铣刀游离骨瓣,上方显露横窦,外侧显露乙状窦后缘(图 25-5-9)。

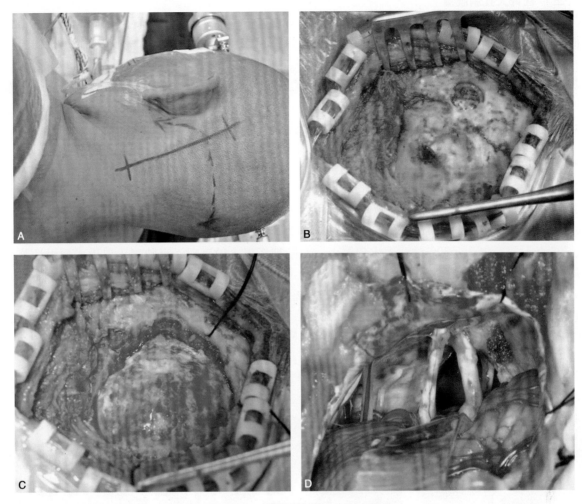

图 25-5-9　枕下乙状窦后入路示意图
A. 枕下乙状窦后入路采用的体位及切口,术中需采用神经电生理监测,途中面部可见监测电极及导线。B、C. 开颅时的打孔位置及骨窗范围,需显露横窦及乙状窦边缘。D. 肿瘤切除后显露小脑膜瘤、三叉神经、面听及前庭神经、外展神经及舌咽神经,深部可见动眼神经

(2) 术中注意事项:对于枕下乙状窦后入路,如开颅时向外侧扩展骨窗完全暴露出乙状窦前的硬脑膜,有助于将乙状窦向外侧牵拉,以扩大手术野。完全切开硬脑膜之前尽量充分释放脑脊液,避免过分牵拉小脑。首先由浅入深地离断肿瘤基底,阻断供血。而后沿肿瘤周边的蛛网膜界面分离,分块或完整切除肿瘤。如肿瘤较大,与附近的神经或动脉粘连紧密,应先肿瘤内分块切除,待肿瘤体积缩小后再继续肿瘤外分离,最后将肿瘤壁取出。应仔细分离与被肿瘤推挤粘连的神经及血管,尽量循蛛网膜界面分离。摘除肿瘤后需切除或电凝灭活受累的硬脑膜和小脑幕。岩窦可能尚有残存肿瘤,可用双极电凝烧灼肿瘤,暴露岩骨尖直达三叉神经鞘。如肿瘤影响到岩上窦、侧隐窝静脉和岩静脉,可以切除这些结构。小部分肿瘤可能沿小脑幕缘生长至幕上,注意仔细阅片,可切开部分小脑幕将其切除。如幕上部分肿瘤较大,则需考虑幕上下联合开颅。为了避免手术中损伤脑神经,手术需在神经电生理监测下进行。

4. **并发症及预后**　桥小脑角区脑膜瘤术后最常见的并发症是面、听神经功能障碍,内听道型及内听道前型脑膜瘤最易产生面瘫,而内听道后型脑膜瘤的面神经功能术后较易得到改善。Schaller 等报道术前听力完全丧失的内听道前型脑膜瘤病人,术后不可能保存前庭蜗神经。但部分术前听力完全丧失的病人,术后听力可显著改善或能恢复有效听力。术前面瘫越严重,术后面神经功能恶化的程度愈加重,因此术前面瘫的程度是术后面神经功能恶化的危险因素,与脑膜瘤的起源部位和侵袭位置有关。桥小脑角脑膜瘤

的手术效果较好,预后一般较好。但是,提高巨大桥小脑角脑膜瘤的手术效果,很大程度上还寄希望于脑神经再造技术的改进。对复发的肿瘤可考虑再次手术切除。

(三) 枕骨大孔脑膜瘤

枕骨大孔脑膜瘤是指发生于枕骨大孔四周的脑膜瘤,其中一半发生于枕骨大孔前缘,常造成对上述重要神经血管及延髓的压迫。肿瘤可向下延伸到颈 2 水平。枕大孔区位置深在,神经血管结构众多,有椎动脉、小脑后下动脉,第九至第十二对脑神经、延颈髓等重要结构,此区肿瘤又常常推移甚至包裹这些结构,所以是神经外科手术难点之一。枕骨大孔区脑膜瘤占颅内脑膜瘤的 1.5%~3.2%,占颅后窝脑膜瘤的 6.6%,占颅颈交界区良性肿瘤的 74%。大多于中青年发病,女性、男性发病比例为(2~3)∶1。根据肿瘤的生长方式可以分为 3 种:腹侧型、腹外侧型和背外侧型。

1. 临床表现及辅助检查 该区域肿瘤往往既有脑干症状,又有颈髓症状。早期常被误诊为脑供血不足或骨质增生、颈椎病,病人出现了脑神经和颈、延髓的严重压迫症状才得以确诊。常见症状包括:颈部疼痛:往往发生于一侧,几个月后方出现其他症状;头痛,头晕;手和上肢麻木也是常见的症状。肿瘤压迫延颈髓,病人会出现肢体力弱,多出现于双上肢,约占 1/3;双上肢和一侧下肢力弱较少见,病程较长者可出现肢体肌肉萎缩;步态不稳,平衡功能障碍,常表明肿瘤生长已影响至小脑。神经系检查还可发现痛觉或温度觉的减退或丧失。近 30% 的病人出现第十一对脑神经损害的表现。当肿瘤压迫形成梗阻性脑积水时,病人可以出现颅内压增高。

目前有助于诊断枕骨大孔脑膜瘤的辅助检查主要为 CT、MRI。CT 可见肿瘤是否有钙化,CT 骨窗像可以对岩骨、枕骨局部骨孔大小,枕髁磨除范围提供参考,CTA 检查可以显示肿瘤与椎动脉的空间关系。MRI 检查序列有 T_1WI、T_2WI、T_2-Flair、T_1 增强、MRA,MRA 等(图 25-5-10)。

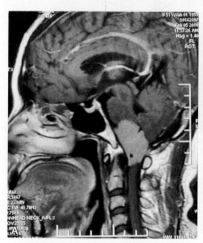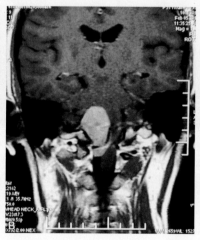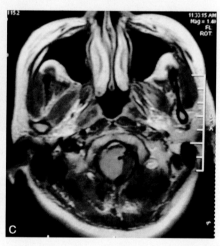

图 25-5-10 枕骨大孔脑膜瘤

女性,50 岁,"右侧肢体无力半年"。A~C 显示肿瘤位于枕大孔腹侧偏右,基底位于下斜坡至 C1 水平。由于枕大孔处空间狭小,延髓及高位颈髓严重受压,椎动脉被肿瘤部分包绕

2. 治疗策略 枕骨大孔脑膜瘤首选手术治疗,手术全切则可治愈,力争全切肿瘤。如肿瘤与延髓、椎动脉及后组脑神经粘连过于紧密,或将其完全包裹,则不必强求全切肿瘤,尽量避免严重并发症的出现。可参见岩斜区脑膜瘤手术切除联合立体定向放射外科的治疗策略,尽量保证病人生活质量的同时最大程度地控制肿瘤。但对于无法全部切除的肿瘤,应尽量离断肿瘤基底,孤立包裹及与重要结构粘连紧密的部分肿瘤,这样才能更好地减少肿瘤的复发概率。

3. 手术入路的选择 枕骨大孔区位于枕颈交界,内部容纳延髓及高位颈髓,椎动脉及后组脑神经穿行于其腹侧及外侧。此处手术易出现上述结构损伤,引起严重并发症,影响病人生活治疗甚至危及生命。此区域脑膜瘤多采用枕下后正中入路、远外侧入路切除。另外,采用神经内镜技术经鼻及口咽前方入路也可达到这一区域,但切除质地相对较韧且血供丰富的脑膜瘤相对困难。

（1）枕下后正中入路：枕下后正中入路是最早用于切除枕骨大孔区脑膜瘤的手术入路，主要适用于位于延颈髓背侧或背外侧型枕骨大孔脑膜瘤。

1）操作方法：采用后正中切口，枕骨粗隆处沿上项线向病变侧横行延长切口约 3cm 左右，在中线切开组织后向肿瘤一侧较多暴露寰椎后弓及椎动脉，尽量咬除肿瘤侧寰椎后弓及枕骨大孔骨质，甚至可以达到枕骨髁，剪开硬脑膜后，从后外侧切除肿瘤（图 25-5-11）。适用于肿瘤位于延髓背侧，或向后外方发展并将延颈髓推于一侧的病人。该入路手术操作较为简单，创伤相对较小，对颅颈交界的稳定性影响较小，为大多数神经外科医师所熟悉。但不适合于完全位于延颈髓前方的肿瘤切除。

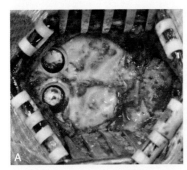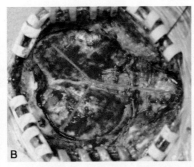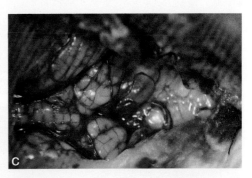

图 25-5-11　枕下后正中入路示意图

A. 枕下后正中入路显露枕外隆突、枕鳞及寰椎后弓；B. 取下骨瓣，咬除寰椎后弓及硬脑膜切开方式；C. 打开硬脑膜后显露延髓、双侧小脑扁桃体及小脑蚓部（本例为血管网状细胞瘤病人，可见肿瘤周边的异常血管）

2）术中注意事项：因肿瘤基底均附着在硬脑膜上，而肿瘤与颈髓延髓之间有蛛网膜相隔。手术显微镜下分离时要注意保护脑脊髓组织。先将瘤内分块切除，得到充分的空间后，方可将肿瘤向外方牵引分离，直至沿基底处电灼切下肿瘤，应注意保护延髓颈髓。因肿瘤占位，枕大孔和 $C_{1\sim2}$ 处硬脊膜饱满张力高，当咬除枕大孔和 $C_{1\sim2}$ 后弓时，要避免压迫颈髓和延髓，以防影响呼吸。若手术未能全切除肿瘤，病人又同时合并脑积水，可行侧脑室腹腔分流术。术中如果发现肿瘤与椎动脉关系密切，无论肿瘤与硬脑膜是否粘连紧密，都不要为全切肿瘤而损伤椎动脉。

（2）远外侧经髁入路：远外侧经髁入路是切除枕骨大孔腹侧和腹外侧脑膜瘤的最佳手术入路，其优点是显露充分，便于保护重要神经血管并彻底处理肿瘤基底。但是，切除枕髁增加了椎动脉及脑神经损伤的风险，同时可影响枕颈的稳定性。

1）操作方法：头端抬高 15°以利于静脉引流，头部向前屈 10°并向健侧旋转 15°，颈稍屈曲，以便使同侧的颞骨乳突部和上项线位于最高点。Mayfield 头架固定。切口可分为倒"L"形切口、直切口、"S"形切口以及"C"形切口等主要类型。直切口和"S"形切口或"C"形切口对颈静脉孔区和枕骨大孔后外侧暴露较好，且软组织剥离少，创伤小，术后皮下积液少。相对于其他切口，倒"L"形切口显露充分，易于确定和寻找椎动脉，可以更好地显露邻近神经、血管的结构关系，并可于肿瘤切除后行颈枕融合。采用倒"L"形皮瓣，切口起自颈后正中线 C3~4 棘突处，向上达枕外隆凸后转向外侧到达乳突根部，可以根据情况继续下延。切开皮肤和皮下组织，同时切开肌肉层，翻向外侧。枕下三角内的椎动脉及其周边静脉丛受到肌肉的保护，损伤概率较小。如无必要可不必显露和翻转椎动脉。减少对椎动脉的牵拉导致的血管损伤及痉挛等并发症。找到椎动脉后可咬开环椎横突孔，将椎动脉从寰椎横突孔中牵开后可以获得侧方更好地暴露。骨窗形成：上方至横窦下缘，外侧磨除部分乳突，暴露乙状窦内侧缘，内侧至中线，向下打开枕骨大孔。根据肿瘤位置，咬除寰椎后结节及病变侧寰椎后弓、枢椎棘突及病变侧椎板。进一步可以切除部分枕骨髁以暴露延髓前方。该入路扩大了脑干及上颈髓腹外侧区域的暴露，视野和手术操作空间较大；手术路径较短，脑组织牵拉较轻；易确认和控制椎动脉及其分支，便于切断供血来源；术中可直视和保护后组脑神经。但此入路亦可能造成乙状窦和颈静脉球损伤以及术后颅颈失稳和颈部疼痛等并发症（图 25-5-12）。

2）椎动脉的显露和保护：由于枕骨大孔区脑膜瘤与椎动脉关系密切，术前行 CT 血管造影检查可使术者对椎动脉行程有充分了解，便于术中预判椎动脉的位置，从而避免误伤椎动脉。掌握椎动脉解剖标志

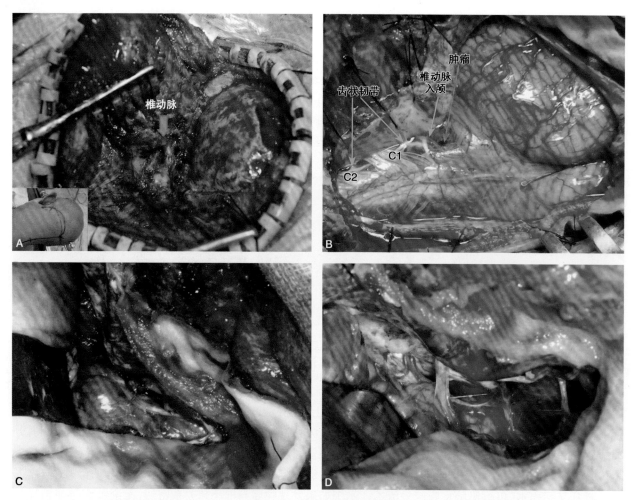

图 25-5-12　远外侧入路示意图

A. 远外侧入路采用的切口,翻开肌皮瓣并去除枕骨骨瓣并咬除寰椎后弓后的显露范围,箭头处为椎动脉;B. 切开硬脑膜后显露小脑、延髓、颈髓及其神经根,隐约可见肿瘤;C. 脑膜瘤自腹侧向后外方推挤压迫延髓及神经,手术操作需于神经血管间隙中进行;D. 肿瘤切除后延髓及周边神经经血管得到充分减压并被完好保留

有利于术中保护和暴露椎动脉,由于椎动脉 V3 段大多都有静脉丛包绕,因此在分离寰椎和枕骨大孔时,发现静脉丛时就表示已经接近椎动脉,剪开硬脑膜后,颈髓最上方的齿状韧带附着于椎动脉下方,有可能据此寻找椎动脉。寻找到椎动脉的进颅处后,如有可能,可边分离肿瘤与椎动脉的界面,边缩小肿瘤体积,多数肿瘤与椎动脉没有紧密粘连,有可能将肿瘤与椎动脉完全分离。如果肿瘤与椎动脉粘连过紧,不必强求全切。如果术中难以找到椎动脉,可使用超声吸引装置(cavitron ultrasonic surgicalaspirator,CUSA)缩小肿瘤体积,降低对椎动脉损伤的概率;术中超声探头的使用也有利于寻找和保护椎动脉。相对于椎动脉主干的保护,椎动脉的分支保护更为困难,由于脊髓前动脉和小脑后下动脉以及脑干小穿支血管易被肿瘤包绕,或因为肿瘤推挤张力过高而呈现纤维索样改变,很易被误伤,因此,术中不能轻易离断任何可疑的血管样结构。

3)术中注意事项:在肿瘤切除前,打开肿瘤上极的蛛网膜池充分释放脑脊液和切断上颈段的齿状韧带有利于肿瘤的暴露。枕骨大孔肿瘤不仅包绕或挤压血管,还常常将后组脑神经向后方推挤,如果能够辨认椎动脉及脑神经孔,首先从基底切断肿瘤血供是最理想的手术方式,但是实际操作有一定的困难,所以更多的时候术者不得不从相对较宽的脑神经缝隙电凝并切开肿瘤包膜,先行瘤内减压,待神经略有松动后再分离神经,并从不同的神经间隙逐步切除肿瘤。在此过程中,避免损伤后组脑神经尤为重要:电凝功率不能过大,尤其应谨慎使用滴水电凝,否则可能导致神经的热损伤,推荐使用射频电凝,因其产热较少,且不易粘连,可以减少神经损伤。在切除此类肿瘤过程中,常规使用 CUSA,尽管部分肿瘤质地偏硬,但是耐心地进行超声吸引还是能够有效地切除肿瘤的非纤维成分,达到不牵拉神经而减压肿瘤的目的。如果有术中电刺激协助辨认神经,对神经的保护可能更有帮助。由于肿瘤与延颈髓多有蛛网膜相隔,在肿瘤充分减压后,分离肿瘤与延颈髓应保持好蛛网膜平面,对于粘连过紧部分,可残留少许肿瘤。另外,术中对脑干诱发电位、体感诱发电位和运动诱发电位的监测有利于延颈髓的保护。手术前与麻醉师的沟通和术中麻醉配合非常重要,当心率和血压发生较大波动时,手术医师最好暂停危险区域的手术操作,等待生命体征恢复正常后继续手术,建议在生命体征发生波动时不首先使用相关药物进行调控,而是等待病人自行恢复,否则容易矫枉过正,导致生命体征波动过大。

(3)经鼻、口腔入路:随着神经内镜的发展,经鼻或口腔入路可以直接抵达下斜坡和寰椎、枢椎,显露延颈髓腹侧,主要适用于部分位于中下斜坡和上颈段的硬脑膜外肿瘤。也有学者采用此入路切除枕骨大孔腹侧脑膜瘤,但由于脑膜瘤血供丰富,质地较韧且基底广泛,目前临床应用较少。

4. **并发症及处理**　枕骨大孔区脑膜瘤的治疗结果和预后取决于肿瘤的位置、切除程度和术中对脑干、后组脑神经、椎动脉是否损伤及损伤程度。手术后神经功能的恢复很大程度上取决于术前神经功能状态及损害持续的时间。术后主要的并发症有脑神经损伤、脑干损伤、椎动脉损伤及继发吸入性肺炎等。术后须待病人完全清醒,证实咳嗽、吞咽反射良好后,再拔除气管插管,如果病人呼吸浅慢或咳嗽、吞咽反射弱,则需早期行气管切开,利于术后呼吸功能的恢复。综合文献报道,枕骨大孔区脑膜瘤手术死亡率约为0~5%。Samii 等报道 38 例枕骨大孔区脑膜瘤,全切率 63%,次全切除 30%,大部分切除 7%,并发症发生率 30%,死亡率 6%。

5. **预后**　本病的预后取决于肿瘤的切除情况。如未能全切除肿瘤,肿瘤复发者约 5% 死于术后三年。手术死亡率约为 5% 左右。本组术后死亡率为 4.5%。术前存在的神经功能缺损,术后恢复较困难。本组2/3 的病人术后可从事轻工作,约 25% 生活可以自理。早期确诊,及时手术对提高枕大孔脑膜瘤的手术效果尤为重要。

二、颅后窝底黏液瘤

黏液瘤(myxoma)于 1871 年首先由 Virchow 提出,用于描述在组织学上类似于脐带中的黏蛋白样物质的肿瘤。男性略多于女性,平均发病年龄为 32.7 岁。多生长在中颅窝底,颅后窝常见于斜坡,临床表现可出现:头痛、头晕、视力下降,第三、四、五和六对脑神经障碍的临床表现。影像学检查 CT 可见肿瘤钙化,钙化并没有规律,可以是点片状散在钙化,也可为不规则大的钙化团,也可为环形蛋壳样钙化;MRI 示病变位于颅底硬脑膜外,肿瘤边界清楚光滑,富于黏液基质者一般呈均匀长 T_1 长 T_2 信号,肿瘤内钙化及骨成分多时可见散在低信号,呈不均匀长 T_1 长 T_2,增强后可见肿瘤不均匀异常增强,典型者呈"蜂窝煤样"改变;DSA 示肿瘤不染色,只间接提示肿瘤占位效应(图 25-5-13)。

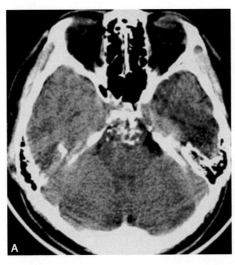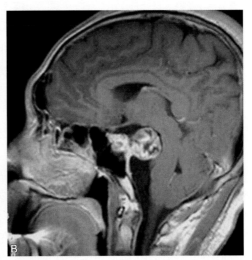

图 25-5-13　斜坡黏液瘤影像
A. CT 肿瘤位于斜坡,肿瘤内高低混杂密度影,内有钙化;B. 强化后可见典型的"蜂窝煤"样增强

　　黏液瘤为良性肿瘤,如能全切即可治愈,颅底黏液瘤起源于颅底骨缝中,与颅底组织结构关系密切,肿瘤常有钙化或坏死的碎骨片,与脑神经及颅内动脉等大血管粘连紧密,这是肿瘤难以全切的主要原因。黏液物质才是肿瘤的实质成分,所以切除黏液基质,不强行切除钙化团块及碎骨片,病人照样存活时间较长(图25-5-14、图25-5-15)。

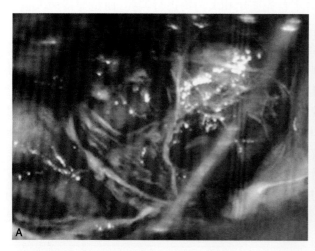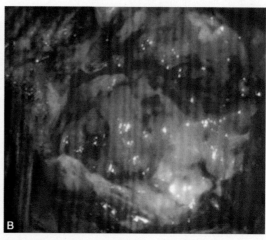

图 25-5-14   斜坡黏液瘤术中所见

典型的黏液瘤为灰白色半透明胶冻样,质软脆,肿瘤边缘钙化,内有碎骨片,血供丰富。肿瘤侵袭破坏骨的能力很强,肿瘤均为实质性无囊变,少数硬韧

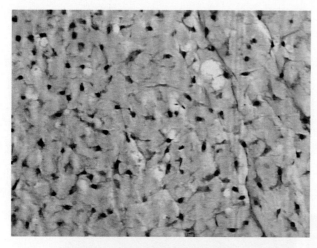

图 25-5-15   黏液瘤术后病理图片

疏松的黏液基质中含有梭形细胞和星状细胞;不含成软骨细胞、成脂肪细胞、横纹肌及其他分化的细胞;肿瘤血管少,毛细血管少,毛细血管没有丛状排列

三、颅后窝底软骨性肿瘤

　　软骨肿瘤包括软骨瘤、骨软骨瘤、软骨母细胞瘤、软骨肉瘤,女性多于男性,软骨瘤多见于中青年,软骨肉瘤多见于中老年。有时软骨肿瘤可伴有全身一些特殊表现,如 Ollier 病和 Maffucci 综合征。肿瘤的 CT 表现:肿瘤为低密度或混杂密度,肿瘤均有钙化,钙化没有规律;MR 示肿瘤边界规则且清楚,一般呈均匀长 T_1、长 T_2。当肿瘤内存在破坏的骨质和钙化成分时呈不均匀长 T_1、长 T_2。增强后肿瘤均强化,大多数为不均匀强化,呈蜂窝样,也可以是肿瘤的内均匀强化,有的可见肿瘤的边界呈环形强化。

　　颅底软骨肿瘤与黏液瘤类似,起源于颅底骨缝中,与颅底组织结构关系密切,肿瘤常有钙化或碎骨片,与脑神经及颅内动脉等大血管粘连紧密,全切困难,良性软骨瘤预后较好,软骨肉瘤预后差(图25-5-16)。

　　斜坡骨肿瘤的影像鉴别诊断:脊索瘤、软骨肿瘤、黏液瘤、浆细胞瘤和骨巨细胞瘤可发生在斜坡。脊索瘤发生于胚胎时期的脊索残余,多数脊索瘤发生在斜坡骨质内,呈膨胀性生长,骨破坏明显,而且可发生在整个斜坡。黏液瘤和软骨肿瘤发生枕骨和蝶骨结合处,基底一般都在上斜坡,向脑干方向生长,很少向斜坡骨质内生长,骨质破坏不明显。但是有的脊索瘤可在斜坡表面生长,此种情况则很难鉴别。浆细胞瘤发生在斜坡骨松质中的脂肪组织,所以也生长在斜坡骨质内,浆细胞瘤均匀明显强化,脊索瘤呈不均匀强化,骨巨细胞瘤也明显强化,但是坏死常见(图25-5-17)。

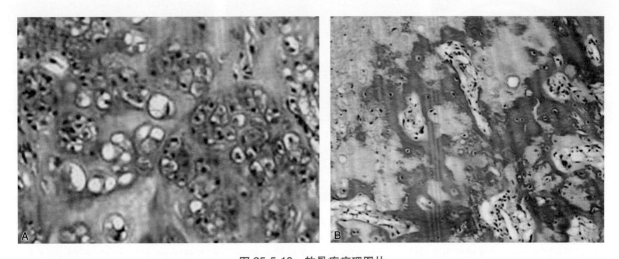

图 25-5-16　软骨瘤病理图片

A. 软骨瘤可见软骨细胞成群排列,软骨细胞分布疏松,呈圆形,卵圆形或多角形,位于淡蓝色软骨基质中的陷窝内,核浓染(HE 染色×400);B. 骨软骨瘤可见活跃的软骨化骨和散在的钙化点(HE 染色×400)

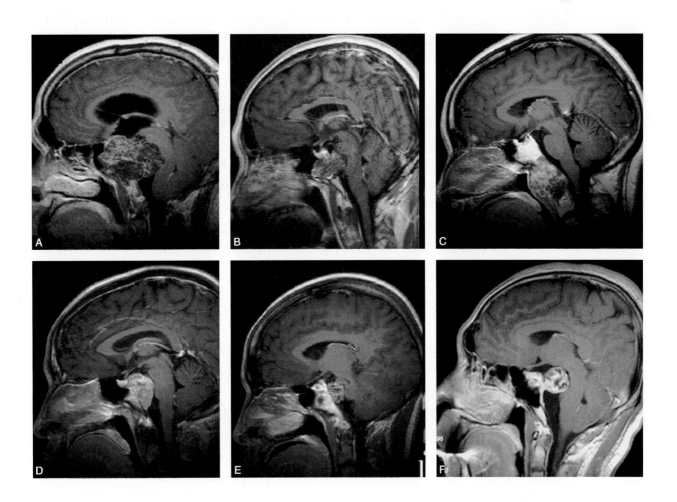

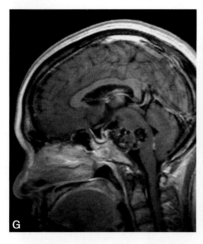
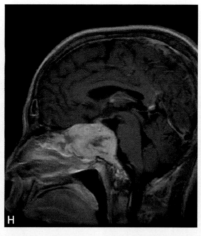
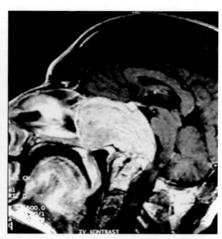

图 25-5-17　斜坡脊索瘤

脊索瘤可发生在斜坡的各个位置　A.全斜坡脊索瘤;B.斜坡脊索瘤位于上斜坡;C.斜坡脊索瘤位于下斜坡,他们都生长在斜坡骨质内,骨质破坏明显,肿瘤不均匀强化;D、E.在斜坡表面生长;F.黏液瘤;G.软骨瘤,二者都位于上斜坡,从蝶枕缝中长出,但是 D、E、F、G 不易区别;H.骨巨细胞瘤;I.浆细胞瘤二者可见肿瘤生长在蝶窦和斜坡骨质内,强化明显,骨巨细胞瘤内部有坏死灶

四、颈静脉孔肿瘤

颈静脉孔肿瘤是颅后窝比较常见的肿瘤,其位置深在,神经和血管结构众多,此处肿瘤往往是颅内外沟通生长,肿瘤侵犯颅内,岩骨和颈部,手术全切困难,术后并发症多。颈静脉孔常见的肿瘤有神经鞘瘤、化学感受器瘤、脑膜瘤和软骨瘤等。手术入路有枕下乙状窦后入路、远外侧路入路。近年来随着颅底多学科的深入交流,耳科入路切除颈静脉孔肿瘤的优势突显,本章也一并介绍。

(一) 临床表现

颈静脉孔处主要走行舌咽神经、迷走神经和副神经,肿瘤影响上述神经,可产生相应的脑神经受损的表现,常见有 3 个颈静脉孔区综合征。

1. **颈静脉孔综合征或 Vernet 综合征**　单侧第九到十一对脑神经受累,表现为声音嘶哑、饮水呛咳、吞咽困难、咳嗽无力、咽痛等症状。体检发现咽部感觉减退、咽反射消失、声带及软腭肌瘫痪、舌后 1/3 味觉缺失、斜方肌萎缩伴肩下垂等。提示肿瘤累及该区域。

2. **枕髁后外侧综合征或 Collet-Sicard 综合征**　单侧第九到十二对脑神经受累,除了颈静脉孔区综合征的症状和体征外,还伴有舌肌萎缩和伸舌偏向患侧,提示肿瘤侵及颈静脉孔及枕骨髁区。

3. **咽后下综合征或 Villaret 综合征**　单侧第九到十二对脑神经受累及霍纳(Hornor)综合征,除枕髁后外侧综合征,还可以表现为 Horner 综合征的临床表现,如患侧瞳孔缩小,眼睑下垂,眼裂狭小,眼球内陷,患侧额部无汗。提示病变进一步生长,侵及咽旁间隙内的颈交感干或颈内动脉周围的颈内动脉交感丛。

(二) 颈静脉孔肿瘤的鉴别诊断

1. **颈静脉神经鞘瘤**　中年病人多见,以后组脑神经损害症状为首发症状,也可出现听力下降,耳鸣等症状,CT 为等或略高密度,骨窗 CT 为颈静脉孔骨质扩大,扩大通常较规则。MRI 平扫颈静脉孔区肿块多呈囊实性,增强扫描呈不均匀强化(图 25-5-18)。

2. **颈静脉球瘤**　又称化学感受器瘤或副神经节细胞瘤,青、中年多见,男性多于女性,首发症状以后组脑神经受损症状多见,如声嘶、呛咳等。CT 为等或略高密度,增强后明显强化,骨窗 CT 为颈静脉孔骨质不规则破坏和扩大。MRI 平扫颈静脉孔区肿块多呈实性,边界不规则,瘤内可有点状,迂曲条状低信号影,即"椒盐"征。DSA 可见同侧颈静脉变细或闭塞,肿瘤内可见血管(图 25-5-19)。

3. **颈静脉孔脑膜瘤**　中年多见,女性略多于男性,首发症状以头痛及听力下降为最常见,颈枕部疼痛及后组脑神经症状常见,CT 骨窗像内听道形态正常,颈静脉孔扩大,边缘规则;MRI 显示肿瘤呈位于颈静脉孔,呈等 T_1,等 T_2,强化呈均匀一致增强(图 25-5-20)。

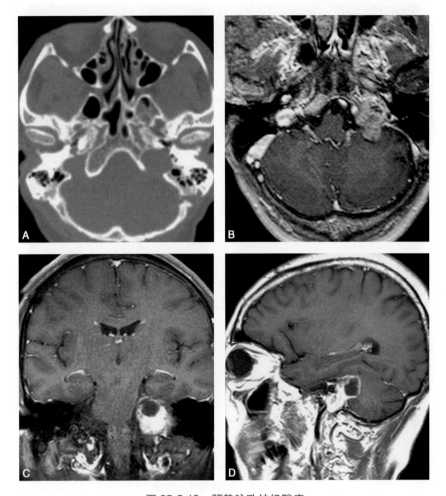

图 25-5-18 颈静脉孔神经鞘瘤

A.可见左侧颈静脉孔扩大,扩大的骨质边界较光滑;B~D.轴,冠,矢强化磁共振可见肿瘤囊实性,呈不均匀强化

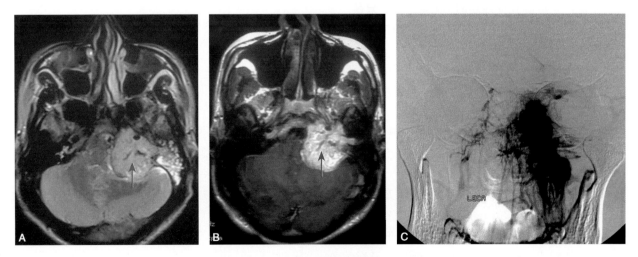

图 25-5-19 颈静脉球瘤的典型影像学表现

A.为轴位 T_2 扫描,可见肿瘤位于左侧颈静脉孔区,肿瘤呈圆形,肿瘤内可见血管流空像(红色箭头所指);B.为轴位 T_1 强化像。肿瘤呈明显强化,也可见肿瘤内有粗大的异常血管(红色箭头所指);C.脑血管造影可见肿瘤染色明显

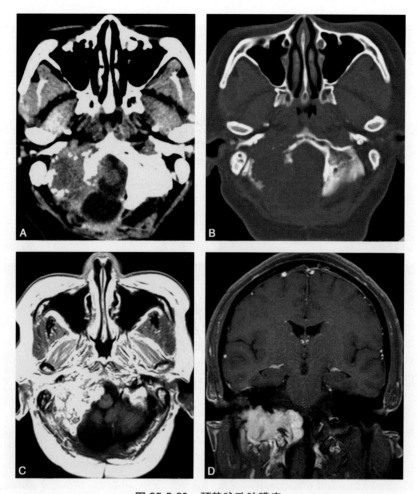

图 25-5-20 颈静脉孔脑膜瘤

A. 为头颅 CT；B. 为岩骨骨窗 CT，可见肿瘤位于颈静脉孔，侵袭岩骨，岩骨破坏
明显；C、D. 为轴位，冠状位强化磁共振，可见肿瘤实性，均匀一致强化

4. 颈静脉软骨肉瘤 青年男性多见，亚急性起病，主要以耳鸣、听力下降为首诊症状。CT 可见颈静脉孔区斑点状钙化或骨化。MRI T_1 为均一长信号，T_2 为高信号。增强扫描呈均质中等强化（图 25-5-21）。

（三）颈静脉孔神经瘤的 Kaye/Pellet 分型

A（颅内型）：肿瘤主体位于颅内，可有部分孔内生长；

B（孔内型）：肿瘤主体位于孔内，可部分向颅内生长；

C（颅外型）：肿瘤主体位于颅外，可部分向孔内生长；

D（颅内外沟通型）：肿瘤主体呈哑铃型分布于颅内和颅外。

（四）颈静脉孔球瘤的 Ficsh 分期

颈静脉孔球瘤的 Ficsh 分期 A 型（鼓室球瘤），B 型（下鼓室球瘤），这两型肿瘤起源于鼓室，五官科常见，神经外科常见 C 型和 D 型（图 25-5-22）。其中 C 型根据肿瘤与颈内动脉岩骨段的关系分为 4 个亚型：

C1：肿瘤浸润了颈内动脉孔，但未累及颈内动脉；

C2：肿瘤浸及了颈内动脉管垂直段；

C3：肿瘤沿着颈内动脉水平段生长，但未达破裂孔；

C4：肿瘤达到破裂孔，沿着颈内动脉侵及海绵窦。

侵入颅内的肿瘤为 D 型，分为 De（硬脑膜外）和 Di（硬脑膜下）：

De1：肿瘤致颅后窝硬脑膜移位小于 2cm；

De2：肿瘤致颅后窝硬脑膜移位大于 2cm；

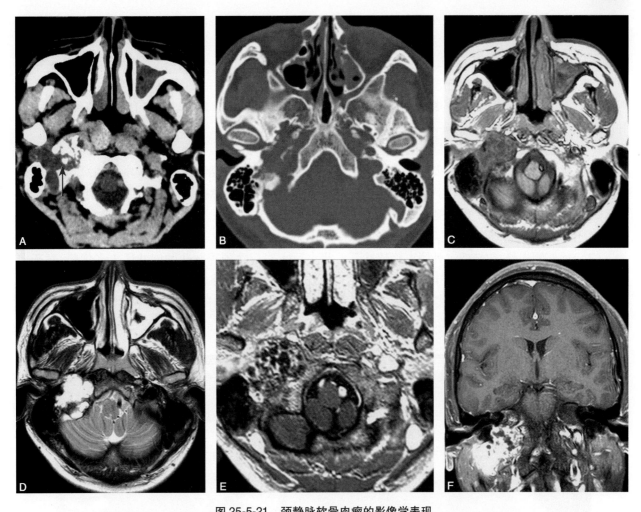

图 25-5-21　颈静脉软骨肉瘤的影像学表现
A. 为轴位 CT 扫描,可见肿瘤呈低密度,内可见钙化团块(红色箭头所指);B. 为轴位 CT 骨窗像,右侧颈静脉扩大;C. 轴位 T_1 加权像,肿瘤呈长 T_1 信号;D. 轴位 T_2 加权像,肿瘤呈长 T_2 信号;E. 轴位 T_1 增强像;F. 冠状位 T_1 增强像,肿瘤呈不均匀强化,呈蜂窝状

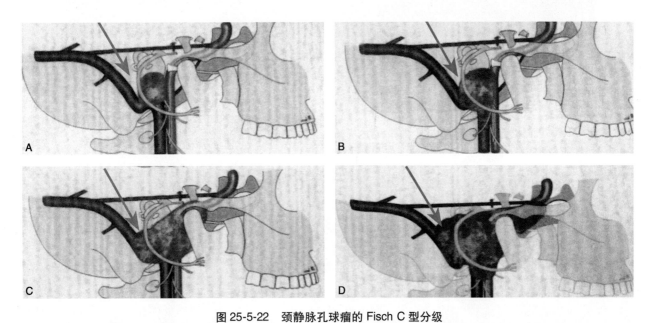

图 25-5-22　颈静脉孔球瘤的 Fisch C 型分级
A. C1:肿瘤浸润了颈内动脉孔,但未累及颈内动脉;B. C2:肿瘤浸及了颈内动脉管垂直段;C. C3:肿瘤沿着颈内动脉水平段生长,但未达破裂孔;D. C4:肿瘤达到破裂孔,沿着颈内动脉侵及海绵窦

Di1:肿瘤硬脑膜下浸润移位小于2cm;

Di2:肿瘤硬脑膜下浸润移位大于2cm;

Di3:肿瘤硬脑膜下广泛浸润。

(五) 颈静脉孔肿瘤的治疗

对于颈静脉孔区体积较小的鞘瘤,如果没有临床症状,可以影像随诊观察。对于有症状的颈静脉孔区肿瘤,首选手术治疗,手术的主要入路包括:

1. 枕下乙状窦后入路和远外侧入路

(1) 枕下乙状窦后入路:主要适合颈静脉孔入口扩大明显者,或颈静脉孔入口狭窄,但肿瘤只侵入颈静脉孔内,未向颈部生长者。对于颈静脉孔入口狭窄的病例,术中颈静脉孔内的肿瘤主要靠刮圈和吸引器吸除,可以磨钻扩大颈静脉孔周围骨质,增大空间,也可以内镜辅助切除,但是对于生长至颈部的肿瘤,通过CPA开颅的空间很难切除(图25-5-23、图25-5-24)。

(2) 远外侧入路:单纯的远外侧入路较枕下乙状窦后入路切除颈静脉孔肿瘤并无太多优势,对于向颈部生长的肿瘤远外侧入路往往需联合颈部的切口。枕下乙状窦后入路或者远外侧入路缺点在于开颅骨瓣的上界至横窦,外侧界至乙状窦,乳突不处理,颈静脉孔往往就在乳突的深部。这两个手术入路易造成此处肿瘤的残留(图25-5-25、图25-5-26)。

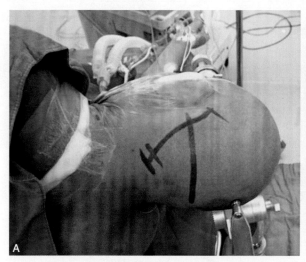
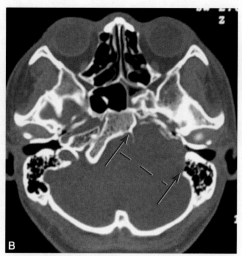

图 25-5-23　枕下乙状窦后入路病人体位和切口示意图
岩骨平扫骨窗 CT 可见颈静脉孔扩大,骨质吸收破坏

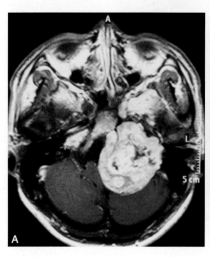
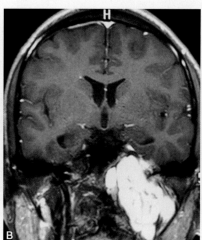
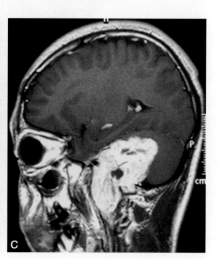

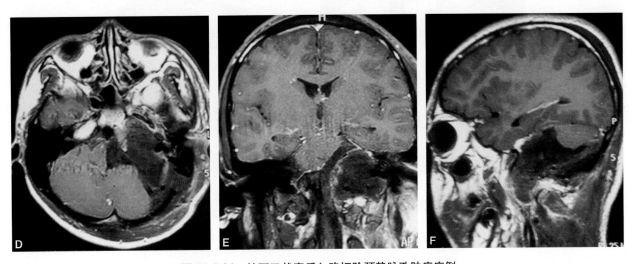

图 25-5-24　枕下乙状窦后入路切除颈静脉孔肿瘤病例

图 A、B、C 术前磁共振，可见肿瘤体积较大，位于颅内，岩骨内及颈部，图 D、E、F 术后磁共振，可见肿瘤全切除

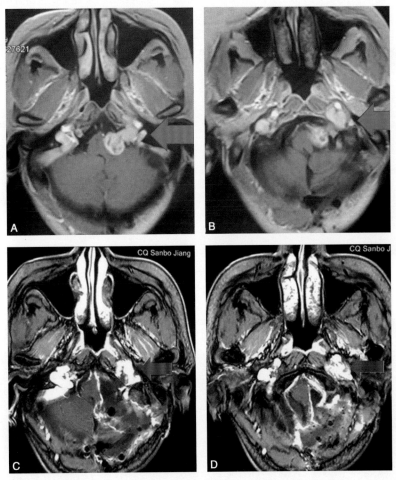

图 25-5-25　远外侧入路切除颈静脉孔内外沟通肿瘤病例

A、B 为术前磁共振，肿瘤位于颅内和颈静脉孔，C、D 术后磁共振，可见颈静脉孔内肿瘤有残留

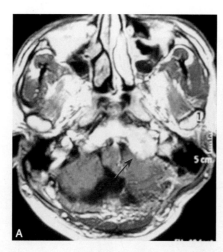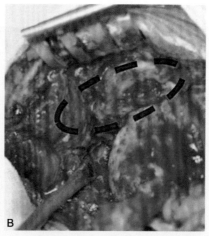

图 25-5-26 枕下乙状窦后入路和远外侧入路
乳突一般不处理,乳突深部为颈静脉孔,此处不处理,颈静脉孔显露欠佳

2. Fisch 颞下窝 A 型入路 Fisch 颞下窝 A 型入路手术适应证:分期 C 和 D 级的颈静脉孔球瘤,向岩尖方向生长的鞘瘤及脑膜瘤且肿瘤主要位于硬脑膜外生长,听力下降者(图 25-5-27、图 25-5-28)。

3. 岩枕入路 岩枕入路是利用枕部开颅及去除部分岩骨,适用于硬脑膜下生长较多的神经鞘瘤或脑膜瘤,病人术前存在有效听力。耳科医生首先使用。枕部开颅,然后磨除乳突,通常不需离断外耳道,不需显露面神经垂直段。需联合硬脑膜外和硬脑膜下操作(图 25-5-29,图 25-5-30)。

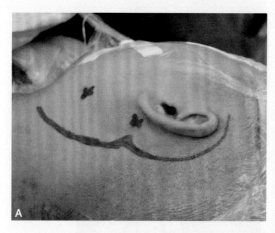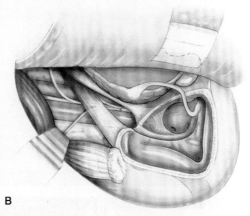

图 25-5-27 Fisch 颞下窝 A 型入路示意图
A. Fisch 颞下窝 A 型入路切口;B. 为此入路所能显露的范围

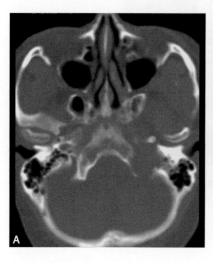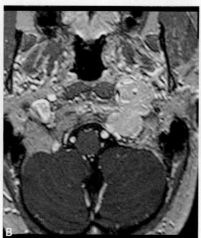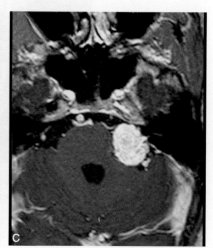

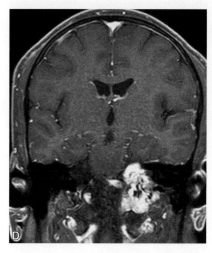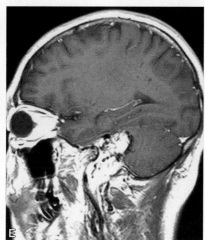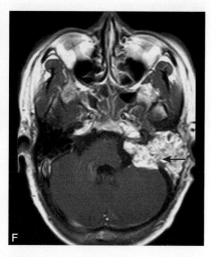

图 25-5-28　Fisch 颞下窝入路切除颈静脉球瘤病例

A. 为岩骨 CT,可见左侧颈静脉孔扩大,颈静脉孔内扩大明显,入口狭窄;B~E. 为术前磁共振,可见肿瘤呈实性,强化明显,内有血管流空影像;F. 为术后磁共振,可见肿瘤全切,缺损的空腔为自体脂肪填塞(红色箭头)

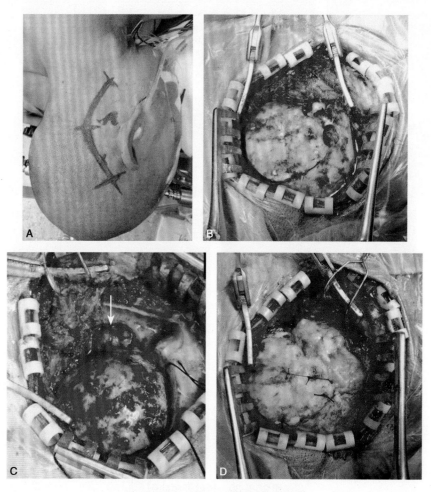

图 25-5-29　岩枕开颅的切口示意图

A. 入路切口;B. 为枕部开颅骨瓣;C. 枕部骨瓣去下后,磨钻磨除乳突骨质,显露颈静脉孔内肿瘤(白色箭头所示);D. 手术结束,骨瓣复位,乳突缺损的骨质自体腹部脂肪填塞

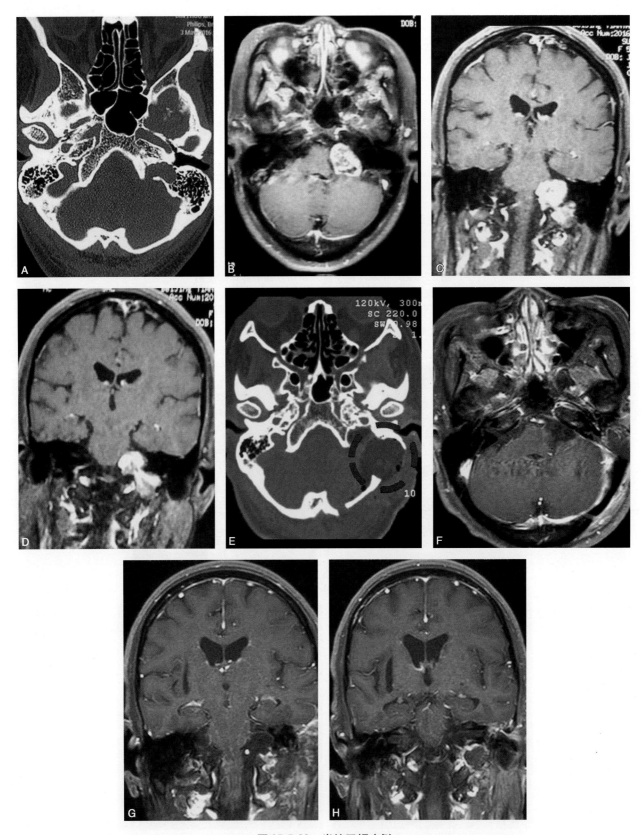

图 25-5-30　岩枕开颅病例

A. 为术前 CT 骨窗平扫,可见左侧颈静脉孔扩大,入口非常狭窄;B~D. 可见肿瘤颈静脉孔内外生长,呈哑铃状生长;
E. 术后 CT 骨窗平扫(红色显示乳突磨除范围);F~H. 术后磁共振,可见肿瘤全切除

（六）颈静脉孔神经鞘瘤常见的术后并发症

1. 呛咳,声嘶,吞咽困难,舌肌麻痹。

2. 面瘫,听力消失。

3. 眩晕,恶心,呕吐。

4. 脑脊液漏,皮下积液。

5. 发热。

6. 颅内血肿。

（七）颈静脉孔神经鞘瘤术后出现后组脑神经损伤后的护理

1. 病人咳嗽反射差时应保留气管插管,雾化,吸痰,观察咳嗽反射恢复情况,如果咳嗽反射短期内无法改善者需行气管切开。

2. 床头抬高30°,有利于呼吸及吞咽,吞咽困难时鼻饲饮食,少量多次饮食,防止食物误吸气管内。

（于春江　张明山）

第六节　颅底肿瘤术后常见并发症及其预防

颅底肿瘤在颅底的分布范围广泛,累及的解剖结构多而且复杂,常破坏邻近的骨质结构,同时组织来源多样,手术创伤大、操作复杂,术后并发症多,颅底肿瘤的术后处理极其重要。各种术后并发症可导致病情恶化,关系手术成败。因此,手术医师应在术前全面估计可能发生的并发症并制定详尽的处理方案。例如,术后意识障碍加重或出现新的神经系统体征时应将病人送往 NICU,行专科监护治疗监测水及电解质平衡,血压及通气状况等;术后必要时须即刻行 CT 扫描,明确有无手术相关颅内血肿、脑挫伤、脑水肿、气颅等并发症,尽快采取相应治疗措施。颅底解剖关系复杂,涉及多学科领域,尽管近年手术死亡率已经下降,但主要并发症还是较多。通过术前对颅底肿瘤的准确诊断和对病人全身状况的正确评估,对颅底手术各种径路的精准选择和娴熟掌握,术中彻底止血并防止重要神经、血管损伤以及术后的严密观察和细致护理,可提高肿瘤的手术切除程度和安全性,降低术后并发症的发生率。本节分别介绍手术切口相关的术后并发症,手术相关颅内血肿、脑梗死、脑脊液漏、颅内感染、脑神经损伤、颅底重建和大血管损伤等相关的颅底肿瘤术后并发症及其防治措施。

一、手术切口相关的术后并发症

手术切口相关的术后并发症包括感染、帽状腱膜下积液、脑脊液漏所致的切口不愈。其原因有全身因素(年龄、营养状况、全身性疾病、不良生活习惯、心理因素和药物影响)和局部因素(切口局部的皮肤条件、手术入路的选择、术中操作及术后护理),二次手术将增加切口相关并发症出现的概率,特别是接受过放射治疗的病人。关键因素为切口局部本身血液循环不良或术中操作影响了切口局部的血液供应,以及术中硬脑膜缝合不严致脑脊液漏。因此术前须改善病人的全身状态,尽可能减少年龄、营养状况、全身性疾病、不良的生活习惯、心理因素和药物对切口愈合的影响,同时避免局部因素对切口愈合影响。设计头皮切口时,要保证皮瓣的血供。术中操作时,尽量减少对切口及皮瓣血管的电凝;保障硬脑膜的严密封闭;尽可能避免鼻旁窦、鼻腔或口腔与硬脑膜下间隙相通。手术结束时应在污染区及硬脑膜间保留一层有活力的组织。经迷路入路时用带蒂的肌瓣封闭开放的乳突腔。

二、手术相关颅内血肿

颅底肿瘤切除术后形成颅内血肿常常难以预料且概率并不高,但致残率及死亡率均较高。颅底肿瘤术后出血多见于手术部位或邻近部位,而远隔部位的出血尤其是硬膜外血肿,由于过程隐匿,尽管发生率较低但易因此而威胁病人的生命。

术后手术部位或邻近部位的出血,均会对脑组织尤其是对脑干构成压迫,甚至发生脑疝而威胁病人生命。以上情况应及早发现,及时处理。术后病情出现变化时早期复查 CT,在脑疝发生之前再次手术探查并清除血肿。如病人一旦出现脑疝,则预后不良。术后手术部位或邻近部位的出血原因包括由于局部脑组织受到过度牵拉致脑挫伤,术中止血不彻底,以及硬膜或颅骨止血不彻底、骨窗边缘硬膜剥离、高血压以及凝血机制障碍引起。

颅底肿瘤手术远隔部位的硬膜外血肿与低颅压及全身不利因素相关。术前有明显颅高压或脑积水者,术中使用脱水剂、过度换气、过快放出脑脊液颅内压发生骤降或过度引流使脑脊液大量流失,或巨大肿瘤切除后致使颅内压降低,脑体积明显缩小塌陷使硬膜从颅骨内板剥离,导致硬膜颅骨疏松部位或矢状窦旁静脉窦和蛛网膜颗粒剥离出血,是发生远隔部位硬膜外血肿的主要原因。术后继续使用脱水剂或持续引流可进一步降低颅压,使病情进一步加重。此外,低颅压也可造成皮层血管或桥静脉受牵拉、裂开而形成硬膜下或皮层血肿。全身不利因素如高血压、凝血机制障碍等也是术后颅内血肿的原因。高血压病人在全麻时行气管插管、拔管等刺激较大的操作时,使血压进一步增高,从而造成颅内出血。

颅底肿瘤术后并发手术相关颅内血肿处理措施:①术前适当降血压、脱水,减少术中不利因素,改善凝血机制,必要时应用少量皮质激素,提高病人应激能力;②根据肿瘤的大小和颅内压情况,术前腰大池置管和术中打开脑池缓慢释放脑脊液,尽可能减轻对脑组织的牵拉,避免发生脑挫伤;③颅后窝肿瘤明显脑积水者,术前2天行侧脑室穿刺引流,缓慢放出适量脑脊液,使受压脑组织逐步膨隆;④注意肿瘤术中的颅内压力平衡,吸除脑脊液,腰穿放脑脊液的量和速度要适当;⑤肿瘤切除后,脑组织塌陷明显者,应向瘤腔注满生理盐水,使脑脊液膨隆;⑥术后严密观察外引流,根据颅内压情况适当、适量脱水,及时发现血肿和及时处理。

三、脑梗死

导致术后发生脑梗死的原因包括术中重要的脑动脉及静脉的直接损伤和迟发性脑血管痉挛。术中重要的脑动脉及静脉的直接损伤多因术中分离肿瘤时穿通动脉被损伤,而直接损伤颈内或椎基底动脉的可能较少。如术前计划周详,术中细心操作,常可避免上述严重情况的发生。术后脑梗死应以预防为主,术中应注意保护大脑半球的侧支循环,如颈内动脉或大脑中动脉与肿瘤一并切除,则需行颈内动脉重建。当肿瘤包裹重要血管时,术中应根据具体情况决定肿瘤切除的程度。为了保证病人的生存质量,必要时可残留少许肿瘤组织而避免重要血管的损伤,对残余的少许肿瘤组织术后可行立体定向放射治疗。

颅底肿瘤解剖部位深在,血管结构复杂,术中对血管的牵拉以及蛛网膜下腔出血等因素常造成术后迟发性脑血管痉挛的发生,易导致迟发性神经功能障碍,是术后病人致残和死亡的重要原因。迟发型脑血管痉挛的发生机制复杂,包括机械因素:①颅底肿瘤手术过程中对血管壁、脑组织的牵拉、电灼、挤压等机械性损伤;②术中蛛网膜下腔出血,术后肿瘤完全或部分切除,囊壁下塌牵拉使小动脉断裂,或者术毕病人清醒用力,使颅内压力改变拉断小动脉分支导致蛛网膜下腔出血;③术中或术后持续性的脑灌注压减低;④脑组织局部压力增高导致脑血管受压、移位;⑤血液状态的改变;⑥肿瘤体积的大小和手术操作时间的影响;⑦手术损伤下丘脑;⑧较大肿瘤全切反应性脑水肿逐渐消退之后,脑组织及血管发生移位,造成大动脉的牵拉,扭曲等影响血流;⑨老年人、动脉粥样硬化,以及一系列的生物化学因素。经颅多普勒超声(TCD)是诊断迟发型脑血管痉挛的可靠的无创方法。治疗主要用钙拮抗剂和自由基清除剂,而预防其发生的关键在于完善细致的术前准备和科学轻柔的术中操作。

四、脑脊液漏

颅底肿瘤术后脑脊液漏的发生率占18.5%。脑脊液鼻漏多见于经蝶颅底肿瘤切除术后,脑脊液耳漏多见于经岩骨入路术后,颅眶沟通手术、翼点入路可发生脑脊液眼漏,伤口漏多发生于幕下手术。颅底肿瘤术后脑脊液漏主要与以下原因有关:①术者经验;②手术入路的选择;③肿瘤大小和生长方式;④岩骨气化程度;⑤多次手术或术前曾行放射治疗,局部形成血运较差的瘢痕;⑥脑脊液搏动冲击颅底创面形成漏口;⑦颅底重建时硬膜缝合不严;⑧对开放的岩骨气房封闭不严;⑨术中采用没有血运的组织、骨片和钛网重建颅底,影响组织间的血管重建。

颅底缺损重建,防止鼻腔、呼吸道与颅内直接相通,保证硬膜的完整性和严密封闭,是预防颅底肿瘤术后脑脊液漏等主要并发症发生的关键。术中硬脑膜破损后，必需重建硬脑膜；岩骨气房开放，必须严密封闭气房。许多脑脊液漏在术后早期即出现，但也有术后1年才出现脑脊液漏的报道。脑脊液漏一旦确诊，应首先试行重新加压包扎等保守治疗，不要过早拔除硬膜外引流管。术后早期发现的轻微脑脊液漏，经放置腰椎穿刺引流或脑室持续引流4~5天，多可自行愈合。对于保守治疗2~4周，若出现漏液量无减少迹象，或伴有颅内感染或气颅，则需尽早再次手术探查和修补。

五、颅内感染

颅底肿瘤手术后感染可表现为皮肤切口感染、脑脓肿和/或脑膜炎。皮肤切口感染处理不当将导致深部感染。大多数的术后感染是由于术中皮肤病原体直接污染术野所致。感染细菌谱分析结果大体与头皮正常菌落一致，包括金黄色葡萄球菌、表皮葡萄球菌和痤疮丙酸杆菌，院内感染革兰氏阴性菌也时有发生。以下几种因素增加了感染的机会，如肿瘤邻近鼻旁窦（清洁-污染切口）、活动性脑脊液漏（污染切口）、异物植入、手术时间过长、大剂量使用类固醇皮质激素、再次手术、有放射治疗和化疗史。术前应该预防性使用抗生素，以便使切口皮肤达到有效的血药浓度。严密仔细关颅和术后严密监测可以减少切口感染的发生，进而避免进一步发展为深部感染。对于深部感染应根据感染致病菌的类型给予相应的抗生素治疗，总体来说，抗生素应当可有效地作用于引起颅内感染的皮肤病原体。颅内、外分期手术切除颅底肿瘤可减少颅内感染的发生。

六、脑神经的损伤及其重建

颅底肿瘤手术时，十二对脑神经均有可能受到损伤，术后神经功能障碍可能是暂时的，也可以是永久性的。损伤可能因牵拉神经造成功能性麻痹，或为切除肿瘤而被迫将神经切断。后组脑神经损伤的术后并发症最严重，病人的气管保护作用和吞咽功能被破坏，引起吸入性肺炎和营养不良，有时甚至产生致命性的后果。年轻病人如单侧后组脑神经损伤，对侧神经可有一定程度的代偿作用；而老年病人则代偿困难，后果严重。术前必须对后组脑神经功能作出仔细评价。能否在切除颅底肿瘤过程中妥善保护脑神经，除了术中采用的脑神经功能监测技术外，主要取决于术者对脑神经解剖知识的掌握程度和显微手术技术的操作水平。

1. **嗅神经**　嗅神经起源于鼻腔黏膜中的双极嗅细胞，其周围突伸入黏膜表面，中枢突组成无髓鞘的嗅丝，即嗅神经，止于额叶眶面嗅球。多种原因可造成嗅神经损伤，其中外伤为主要原因，其次是颅内压增高、脑膜炎、前颅底肿瘤或者手术损伤。目前尚无修复嗅神经的好方法，术中应尽量保护。前颅窝底肿瘤（嗅沟脑膜瘤、嗅神经母细胞瘤、筛窦区骨肿瘤）术中，分离肿瘤与神经的粘连时应尽可能保存一侧嗅神经完整。鞍区肿瘤（鞍结节脑膜瘤）手术中抬起额叶时，将嗅神经自额叶底面分离出来，可减少神经的损伤。

2. **视神经**　视神经由视交叉分出，分为球内段、眶内段、骨管段和颅内段。颅底肿瘤术中视神经损伤，可以发生于视神经的各段。视神经在脑神经中较粗大，一般不易被完全离断。但在前颅底肿瘤（鞍区脑膜瘤、垂体瘤、颅咽管瘤、视神经胶质瘤）术中磨出前床突、视神经管骨质，以及分离肿瘤时可能造成视神经的牵拉伤、挫伤、撕裂伤。视神经供血动脉的损伤同样导致视神经继发性损伤可造成病人术后的视力、视野障碍，因此保护视神经的供血动脉与保护视神经一样重要。视神经和视交叉的供血来自颈内动脉，大脑前动脉和眼动脉，术中应尽量保护所有进入视神经和视交叉的小血管。鞍区肿瘤较大时可将视神经和视交叉压迫变薄，甚至粘连较紧密，术中分离时应尤需注意神经及其营养血管的保护。

3. **动眼神经、滑车神经、外展神经**　动眼神经从脚间窝的大脑上脚发出，在小脑上动脉和大脑后动脉之间走行，从基底池向前贴小脑幕下缘，在海绵窦的外壁穿进硬脑膜。动眼神经由于支配多条眼球运动肌肉，损伤后难以得到满意恢复。若术中能保持动眼神经解剖上的完整，术后麻痹多是暂时的，一般2~8个月后神经功能可有一定程度的恢复。该神经在额颞入路或颞底入路时易造成损伤，表现为眼睑下垂，眼球运动障碍，瞳孔散大和复视。动眼神经断离后重建，功能可望恢复，但操作难度较大。

两侧滑车神经在脑干背侧四叠体下丘下方发出，在小脑上动脉和大脑后动脉之间穿过环池，沿小脑幕缘行至后床突外侧进入硬脑膜。该神经易被肿瘤包裹，从肿瘤包膜上游离时易造成损伤。颞下入路切开小脑幕暴露后颅窝时,小脑幕应在该神经与幕切迹"汇合"点之前,直视神经的情况下小心切开小脑幕。滑车神经受损的症状表现为复视,病人常将头部斜向对侧进行自我纠正。神经断离后吻合,神经功能多可恢复良好。

外展神经在脑干腹侧、桥脑下缘的桥延沟发出,向前上外侧穿过桥小脑角,进入桥前池,在中脑水平通过 dollar's 孔进入硬脑膜及海绵窦。枕下入路观察该神经,位于第七、八对脑神经和第九、十对神经之间的深面。

这三对脑神经均为运动神经,损伤后如仍保持神经的连续,术后其功能有望部分恢复。

海绵窦区肿瘤(脑膜瘤、神经鞘瘤)手术时易损伤动眼神经、滑车神经及外展神经。岩骨尖肿瘤,特别是此处的脑膜瘤及三叉神经鞘瘤手术易伤及动眼神经、滑车神经。较大的岩斜蝶区脑膜瘤、脊索瘤,往往同时伤及动眼神经、滑车神经及外展神经。当肿瘤较大,累及桥小脑角或斜坡时,易损伤外展神经,术后病人向侧方凝视时出现复视。脑干肿瘤,特别是中脑肿瘤累及动眼神经核,导致动眼神经麻痹。

术中应熟悉这些区域的解剖,精细操作、分离,尽量减轻或避免神经损伤。如有可能,行神经吻合重建。若神经重建困难,可通过眼肌手术有望矫正眼球运动功能。对于这些神经的不完全损伤,经 3~5 个月的神经营养或理疗等康复治疗后仍未恢复,也可通过眼肌手术矫正眼球运动功能。

4. 三叉神经 三叉神经是混合性神经,主要部分是感觉支,第一支传导角膜的感觉最为重要。三叉神经走行在内听道前方 1cm 处,但常有显著变异。枕下入路时,较大的感觉支常挡住其前部的运动支。该神经从岩尖的 Mechel's 窝进入后颅窝,向内、下及向后进入桥脑。

三叉神经在中、大型桥小脑角肿瘤,海绵窦区肿瘤以及累及岩骨内侧、斜坡和幕缘的肿瘤手术中易受损。三叉神经受损后出现面部痛觉减退,角膜感觉丧失。如合并面神经麻痹,眼睑无法闭合时,术后病人极易出现角膜炎,甚至角膜溃疡,必要时应缝合眼睑。术中三叉神经断离时应吻合重建。

5. 面神经和前庭蜗神经 面神经和前庭蜗神经起源于桥脑下缘脑干的侧面。其中面神经在前庭蜗神经前方 1~2cm 处从桥延沟侧面发出,在延髓侧面与第Ⅸ、Ⅹ神经最突出的神经根上方上行进入内听道。

在桥小脑角手术中,蜗神经与内听动脉易受损。面神经损伤后病人的患侧面容不整,眼睑闭合不全,嚼物嵌留等,对病人精神影响极大,术中应尽可能保持面神经的解剖完整性,为功能恢复提供解剖基础。面神经功能障碍,分为功能性和器质性两种。在面神经走行的任何节段都可能受到损伤。切除斜坡和桥脑小脑角肿瘤的过程中,面神经可能在脑干端或内听道端受损。中颅窝入路切除硬脑膜内、外肿瘤时,直接暴露于硬脑膜外的膝状神经节没有颅骨保护,牵拉岩大神经时可导致其损伤。有时电灼脑膜中动脉岩骨支也可造成面神经缺血性损伤。

如术中发生面神经断离,可通过改变面神经在颞骨中的走行,将其松解后进行端端吻合,效果最佳。如果两断端之间距离太宽,可取腓神经或耳大神经作为移植替代物进行吻合。一期修复面神经,5% 的病人会出现永久的功能缺失。如果找不到神经近端,也可术后早期行面-舌下神经或面-副神经吻合,可使面神经功能恢复至 House-Brackmamn 分级的Ⅲ级水平。面神经受损合并三叉神经感觉支障碍,会造成角膜溃疡,甚至失明,后果非常严重,必须加强相应的护理。如果估计神经功能不能很快恢复,可涂眼膏并缝合眼睑。术中面神经尚未离断,术后一年神经功能缺损无明显改善者,可行面-副神经吻合术。

一侧神经性耳聋时,病人不能辨别声音的方向,可以通过使用 CROS(对侧声音传递)助听器来矫正。若术中咽鼓管受到破坏,病人可合并传导性耳聋。术后 2~3 个月植入鼓膜穿刺管可以使后者完全恢复。要注意确保鼓膜穿刺时没有脑脊液漏入中耳。

6. 舌咽神经、迷走神经 这两组脑神经在小脑下脚和橄榄之间从延髓侧面发出。第四脑室脉络丛位于其后方。两组神经在岩下窦前面和乙状窦后面走行,并一起穿过颈静脉孔。其中舌咽神经位于迷走神经前面,通过一束纤维组织与迷走神经分开。单侧舌咽神经和迷走神经麻痹可产生咽下困难和发音困难,易发生误吸,导致坠入性肺炎。

舌咽和迷走等后组脑神经,经常被下斜坡、枕大孔、颞骨岩部以及咽周围等部位的肿瘤累及。在分离肿瘤过程中,必须小心地分离神经,并用棉条覆盖加以保护。术前必须认真评价后组脑神经功能。如果术前已经有麻痹或估计术后将出现麻痹,应向病人讲明手术后行气管切开的必要性。通常舌咽和迷走神经合并损伤时是后颅窝手术中最严重的并发症,常会引起致命性的后果。病人不能正常吞咽,气道失去保护和单侧声带麻痹。早期行气管切开术可保证病人呼吸道通畅。因吞咽困难不能进食者,术后可通过鼻胃管保证营养,神经功能恢复后或对侧代偿后才可撤掉鼻饲。如果一侧迷走神经受到永久性损伤,应向损伤侧的声带注入 Teflon。

7. **副神经**　副神经由两部分组成,一部分为颅内部分,从迷走神经根的尾侧向上走行,负责咽喉部的运动;另一部分为脊髓部分,负责支配胸锁乳突肌及斜方肌。脊髓部分的神经根位于齿状韧带的后面,形成一个主干通过枕大孔进入后颅窝。切除桥小脑角肿瘤抬起小脑时,在后颅窝底部可见副神经拐向颈静脉孔。该神经损伤可导致病人患侧肩部下垂。胸锁乳突肌和斜方肌同时还接受 C_{2-3} 神经的神经支配。副神经常用于面-副神经吻合。

8. **舌下神经**　舌下神经在延髓下段从橄榄外侧沟发出,穿过延髓池,经舌下神经管出颅。该神经多受到枕大孔区肿瘤、斜坡脊索瘤、软骨肉瘤及转移病灶侵袭。舌下神经常被用于面神经的修复。

如果没有舌咽及迷走神经的功能障碍,单侧舌部功能丧失常可被代偿。但若同时伴有舌咽神经和迷走神经麻痹,则会导致严重的吞咽障碍和构音障碍。舌下神经是单纯运动性神经,再生力强,常用于面神经的重建和修复。

术中神经生理监测应被视为颅底手术的常规。术中监测脑神经反应及脑干通路,可使术者及时发现并避免脑神经的损伤。运动性脑神经的诱发电位还可帮助辨认包裹在肿瘤中的脑神经,并确保术中神经的完整性。术中监测需要有经验的神经生理学医师与神经外科医师间的密切配合。

七、颅底重建相关的术后并发症

肿瘤切除后,需要颅底重建。重建颅底的目的是将暴露的鼻旁窦和咽腔与蛛网膜下腔及脑内的大血管隔离。隔离失败可导致严重的并发症,如颈动脉破裂,脑脊液漏或颅内感染。另外,重建的目的还包括美容及功能性因素。颅底重建的方法包括:填充游离脂肪、筋膜或肌瓣、局部翻转皮瓣以及带有微血管的游离皮瓣移植。术中不能将硬脑膜严密缝合,脑脊液腔与感染腔隙相通,可造成手术残腔的严重感染,却不易从外观察觉。为了使术中修补欠佳的硬脑膜闭合,术后可行腰椎穿刺,持续脑脊液引流。脑脊液的引流量应通过严格计量而不是单纯调整引流瓶的高度,以每 8 小时 30～50ml 脑脊液为宜。定期复查 CT,根据硬脑膜外气体的情况进行调整。

八、术中大血管损伤的处理

在切除颅底肿瘤时多有涉及颈内或椎基底动脉的情况(如岩骨或高颈髓节段肿瘤手术),而需要对颈内或椎基底动脉进行分离。如在必要情况下需切断脑内较大血管时,必须行术中血管重建以保证脑组织的血供。术中锐性分离优于钝性分离,锐性分离一旦造成血管小的撕裂,可在两个阻断夹间直接缝合。当从动脉钝性分离肿瘤和粘连时,造成不规则的撕裂,缝合修补较困难。颈内动脉损伤通常源于使用微型骨钻磨前床突所致,这时需用静脉修补破口以维持血管的正常管径和通畅。

(潘亚文)

参 考 文 献

[1] 赵继宗.颅脑肿瘤外科学[M].北京:人民卫生出版社,2004.

[2] 牛亚丽,黄革,王建秋,等.老年人眶颅沟通性肿瘤的影像学研究进展[J].中国老年学杂志,2018,38(04):1004-1006.

[3] 梁申芝,朱豫,杨子涛,等.正常人视神经高分辨力 MRI 及多平面重建技术研究[J].中国实用眼科杂志,2017,35(6):579-581.

[4] 李成,张虹,吴宇平,等.经颅入眶治疗颅眶沟通性脑膜瘤的临床分析[J].四川生理科学杂志,2017,39(04):220-222.

[5] 史剑波,许庚.经鼻内镜鼻眼相关外科的现状与挑战[J].中华耳鼻咽喉头颈外科杂志,2017,(9):641-644.

[6] 蒋瑛,郑尧定,邹可为,等.眼眶占位性病变的诊断与手术治疗综述[J].现代实用医学,2015,(9):1254-1255.

[7] Yu B,Ma Y,Tu Y,et al. The Outcome of Endoscopic Transethmosphenoid Optic Canal Decompression for Indirect Traumatic Optic Neuropathy with No-Light-Perception[J]. Bmc Ophthalmology,2016,18(1):152.

［8］ Thapa AJ,Lei BX,Zheng MG,et al. The Surgical Treatment of Posttraumatic Skull Base Defects with Cerebrospinal Fluid Leak. Journal of neurological surgery［J］. Part B,Skull base,2018,79:205-216.

［9］ Raza SM,Bell D,Freeman JL,et al. Multimodality Management of Recurrent Skull Base Chordomas:Factors Impacting Tumor Control and Disease-Specific Survival［J］. Operative neurosurgery,2018,15:131-143.

［10］ Link MJ,Lund-Johansen M,Lohse CM,et al. Quality of Life in Patients with Vestibular Schwannomas Following Gross Total or Less than Gross Total Microsurgical Resection:Should We be Taking the Entire Tumor Out?［J］. Neurosurgery,2018,82: 541-547.

［11］ Hedjrat A,Schwager K,Hofmann E,et al. Postoperative Cochlear Obliteration after Retrosigmoid Approach in Patients with Vestibular Schwannoma. Journal of neurological surgery［J］. Part B,Skull base,2018,79:343-348.

［12］ Farhoud A,Khedr W,Aboul-Enein. H. Surgical Resection of Cerebellopontine Epidermoid Cysts:Limitations and Outcome. Journal of neurological surgery［J］. Part B,Skull base,2018,79:167-172.

第二十六章

脑室内肿瘤的外科治疗

第一节 概 述

脑室肿瘤(ventricular tumors)由位于脑室内或起源于构成脑室的神经结构的各种良、恶性肿瘤组成。其约占颅内肿瘤的1%,在中枢神经系统肿瘤中约占10%。最常见的脑室内肿瘤包括胶样囊肿、颅咽管瘤、星形细胞瘤、脉络丛乳突状瘤、室管膜瘤、表皮样囊肿和皮样囊肿;第二常见的肿瘤包括脑膜瘤、垂体瘤和蛛网膜囊肿。尽管脑室内肿瘤多为良性,但由于其生长缓慢所致,发现时多具有较大的体积,症状发展至晚期,以脑脊液通路闭塞导致的阻塞性脑积水为最显著的表现。由于其位置较深、邻近间脑和脑干等重要结构,对于手术具有相当挑战性。本章节主要介绍侧脑室肿瘤及第三脑室肿瘤。

一、原发性和继发性脑室肿瘤

根据脑室肿瘤的起源,可以分为原发性和继发性脑室内肿瘤。

1. 原发性 也称为真性脑室肿瘤,为起源于脑室壁、延伸至脑室系统的肿瘤。其多为良性,预后较好,如胶样囊肿、脉络丛乳头状瘤、室管膜瘤、脑膜瘤、颅咽管瘤、皮样及表皮样囊肿等。

2. 继发性 也称为假性或室旁性脑室肿瘤,多起源于与脑室系统相邻的结构,但其主要部分位于脑室腔内。如胶质瘤、垂体腺瘤和蛛网膜囊肿。常引起邻近脑室受压、移位,肿瘤中心可位于脑室系统外,周围脑组织可有广泛水肿,为脑实质肿瘤的特征之一。

二、脑室肿瘤的临床特点

脑室肿瘤可有多种多样的临床表现,因为其位于大脑深部,且脑室系统与神经、血管等重要的结构相邻所致。症状可分为两类:脑脊液循环改变所引起的症状和肿瘤对周围神经结构挤压和破坏所致的症状。多数病人早期出现头昏头疼,时隐时现呈间歇性发作,经对症治疗可暂时缓解或不治而自行缓解。

1. 脑脊液循环改变所引起的症状 脑室肿瘤发生早期,由于脑室内脑脊液的调整与缓冲,可维持正常颅内压而不引起症状。此外,由于良性肿瘤生长缓慢,病人可适应逐渐改变的颅内压,因此可长期不出现症状,通常在因其他原因体检时发现。根据肿瘤的性质和部位,发病早晚、缓急也各不相同。第三、四脑室的肿瘤易阻塞室间孔和中脑导水管,其症状出现早且严重,急性表现为突发的头痛、恶心、呕吐,极端情况下可导致意识障碍甚至猝死,可见于胶样囊肿。此外还包括记忆障碍和步态紊乱。

2. 肿瘤对周围神经结构挤压和破坏所致的症状 肿瘤压迫或侵犯邻近组织可出现偏瘫、锥体束征(基底节或脑干受压),亦可表现频繁呕吐(第四脑室底),部分病人可以癫痫起病(皮层受累)。

这些症状可由几个重要临床综合征组成:中脑肿瘤所致的运动、感觉障碍和帕里诺(Parinaud's)综合征;第四脑室的成神经管细胞瘤导致的小脑性共济失调。

3. 其他特殊的症状

(1) 部分病人可有明显的强迫头位或体位,系由于肿瘤悬于脑室内,类似活瓣作用而引起体位性高颅压所致。

(2) 富血管且生长迅速者易发生肿瘤卒中,或在剧烈运动受加速度的剪力影响,以蛛网膜下腔出血突然起病,症状迅速发展。

（3）颅咽管瘤可能导致内分泌功能障碍,尿崩,发育迟缓,甲状腺功能减退,性腺功能减退（女性无月经,男性阳痿、毛发脱落）等。

（4）神经精神症状:部分病人可出现癫痫、认知障碍、性情改变及无意识的记忆障碍,因此术前应该进行神经心理学测试以便术后更详细地评估这些功能障碍。

三、脑室肿瘤的影像学评估

MRI 是对脑室内肿瘤进行影像学评估的"金标准",可以提供血运、大小、侵犯范围、邻近结构、血管分布、周围水肿、周围脑室及脑的形态的重要信息;首次影像学诊断多为 CT。影像学特征见表 26-1-1。

表 26-1-1　脑室肿瘤的影像学特征

肿瘤类型	MRI	CT
胶样囊肿	多位于室间孔 T_1 高信号,均匀 T_2 低信号信号,均匀,有高信号环包围	等至轻度高密度 钙化少见
颅咽管瘤	囊性、实性混杂 实性部分信号不均匀 显著强化	囊性和钙化的实性成分混杂 实性部分强化 钙化
低级别星形细胞瘤	T_1 低信号 T_2 高信号 轻度强化或无强化	低密度 钙化（15%,少枝胶质细胞瘤多见） 轻度强化或无强化
间变星形细胞瘤	T_1 低信号 T_2 高信号 不均匀强化	不均匀强化 钙化少见
胶质母细胞瘤	T_1 低信号,不均匀 T_2 高信号 以坏死为中心的环形强化	中心坏死区域低密度改变 外周不均匀强化
室管膜瘤	T_1、T_2 低、等信号,不均匀 囊变、坏死、出血、新生血管和含铁血黄素沉积 不均匀强化	均匀强化 囊变、钙化
室管膜下瘤	分叶状 T_1 低信号,均匀 T_2 高信号 轻度强化或无强化	边界清楚 等或高密度 轻度强化或无强化
海绵状血管瘤	混杂信号 轻度强化或无强化 微小出血表现为含铁血黄素环	卵圆形、边界清晰 高密度 无瘤内出血或占位效应
脑膜瘤	T_1 等信号,均匀 T_2 高信号,均匀 均匀增强	边界清晰 高密度
中枢神经细胞瘤	囊变、钙化、中央坏死的混杂信号 中度强化	高密度 钙化
成松果体细胞瘤	T_1 低信号 T_2 高信号 均匀强化	边界清晰 低至高密度 钙化 均匀强化
成松果体母细胞瘤	T_1 低至等信号 T_2 高信号 软脑膜侵犯	边界不清 均匀强化

续表

肿瘤类型	MRI	CT
脉络丛乳头状瘤	T_1、T_2 等信号 均匀强化 无法鉴别乳头状瘤或癌	边界清楚 等至高密度 均匀钙化(对称) 瘤内出血
中枢神经细胞瘤	混杂信号 实质部分 T_1、T_2 等或稍高信号 囊变、钙化、血管流空影 肥皂泡样改变	等或高密度,不均匀 囊变、钙化 轻至中等强化

四、不同性质脑室肿瘤的特征

(一) 脑膜瘤

约占颅内肿瘤的 1%~5%。起源于脉络组织或脉络丛基质,后者来源于与脑膜相同的细胞层。好发于中年女性,多位于侧脑室的三角区,左侧好发,可累及双侧。由于肿瘤的占位效应,多可导致梗阻性脑积水。肿瘤多由脉络膜动脉供血,增强检查可见粗大的脉络膜动脉向肿瘤供血,对于帮助在手术中找到肿瘤血管蒂有着重要的意义(图 26-1-1)。

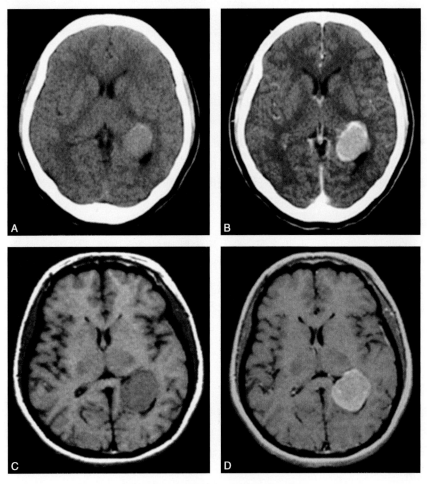

图 26-1-1　左侧侧脑室三角区脑膜瘤
病人女性,40 岁。A. CT 显示左侧侧脑室三角区可见一圆形稍高密度影,边界清楚,内有点状斑化影;B. 增强扫描可见病灶均匀中度强化;C. MRI 显示左侧侧脑室三角区一不规则等 T_1 异常信号影,信号均匀,边界清楚;D. 注药后不均匀强化

（二）胶质瘤

被认为是起自室管膜基质的神经胶质细胞,其确诊需要进行 IDH 突变和 1p/19q 联合缺失的分子病理检测,具体分子病理分型见相关章节(图 26-1-2)。

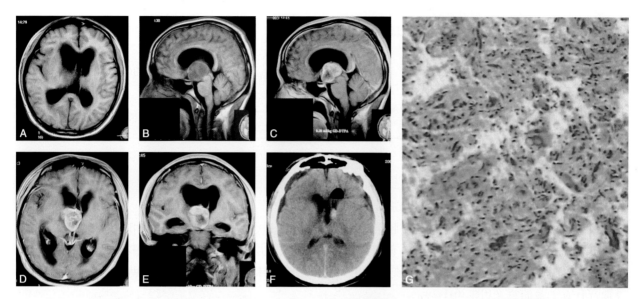

图 26-1-2 第三脑室胶质母细胞瘤

病人男性,26 岁。嗜睡一个月,头痛 7 天。A、B. MRI 平扫可见Ⅲ脑室肿瘤;C~E. 增强扫描后肿瘤明显强化,边界尚清,侧脑室扩大明显;F. 手术后一天复查 CT,可见肿瘤影像消失,右额硬脑膜下少量积液,脑室缩小,侧脑室左额角少量积气;G. 右额开颅,经右侧脑室额角切除肿瘤,病理报告为胶质母细胞瘤

毛细胞星形细胞瘤,WHO Ⅰ 级,良性缓慢生长的肿瘤,通常来源于中脑、丘脑、下丘脑,可扩展到第三脑室。最常见于小脑内向外延伸至第四脑室,也可沿第四脑室顶部向外扩展,多有囊性成分。安全的全切或次全切是手术的目标,大多数残余肿瘤的进展风险较低。

高级别胶质瘤(WHO Ⅲ级或Ⅳ级),通常起源于胼胝体、丘脑或透明隔。好发于侧脑室前角,其临床表现多源于对周围重要结构组织的压迫或浸润。总体预后较差,其治疗策略由多方面决定,根据病人的年龄、神经功能、神经心理状态、肿瘤位置、大小、浸润程度等来选择根治性切除、诊断性活检及辅助放化疗的多种组合。

（三）室管膜瘤

良性缓慢生长的非侵袭性肿瘤,小儿多见,约占颅内肿瘤的 2%～9%。室管膜瘤(RELA 融合基因阳性)在儿童室管膜瘤中占多数,WHO 分级 Ⅱ～Ⅲ级,预后较其他室管膜瘤差。大多数位于第四脑室,起源于顶或底壁的室管膜细胞,多表现为梗阻性脑积水及其导致的颅内压增高和认知障碍。多在脑室底部具有血管蒂,是其与薄弱组织相连的唯一部位。由于其与周围重要组织结构黏连紧密,如脑干,切除这些肿瘤的时候可在重要结构表面保留肿瘤的较小薄片。以显微外科手术为主要治疗方式,有报道可经内镜完全切除肿瘤。对于浸润性肿瘤,不建议积极切除,术后需根据具体情况选择是否进行辅助放疗(图 26-1-3)。

（四）脉络丛乳头状瘤

为 WHO Ⅰ 级肿瘤,常见于小儿,约占颅内肿瘤的 0.5%～0.6%。起源于脉络丛上皮,其中 50% 位于第四脑室(成人),其次在侧脑室的三角区和体部(儿童)。肿瘤呈不规则,小分叶表现,状如菜花,因有过量脑脊液产生,常合并有交通性脑积水,当肿瘤切除后,脑积水可完全消失(图 26-1-4)。

（五）胶样囊肿

又称神经上皮肿瘤,是生长缓慢的良性肿瘤,约占颅内病变 0.5%～1%。主要来源于第三脑室顶部的室间孔,可能起源于形成脉络组织顶板的原始神经上皮。肿块一般如樱桃大小,囊壁薄,内含独特的黏性胶样物质,放置后可发生凝固。囊肿可达到相当大的体积,易有囊内出血,可致室间孔突然闭塞引起危及

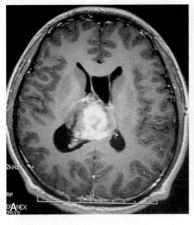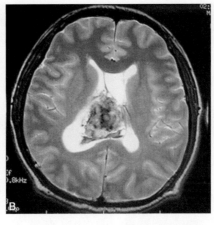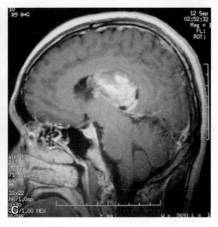

图 26-1-3　右侧脑室室管膜瘤

病人男性,34 岁。头疼恶心一周。MRI 增强扫描可见右侧侧脑室病灶,边界欠清,信号不均匀,第三脑室向对侧移位,右侧侧脑室枕角扩大

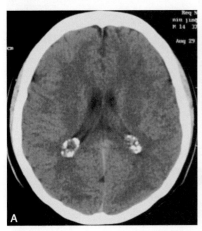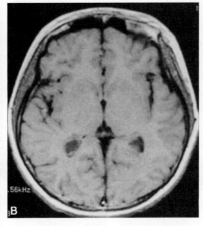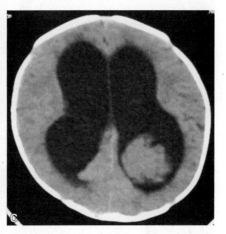

图 26-1-4　左侧脑室脉络丛乳头状瘤

病儿男性,3 个月。视力下降 1 周(双眼不追物)。A. CT 平扫可见双侧侧脑室脉络丛钙化;B. 但是在 MRI 的 T1WI 仅可见低信号;C. CT 平扫可见左侧侧脑室等密度占位病变,边界尚清,双侧侧脑室扩张

生命的急性脑积水,多由腰椎穿刺术、分流功能障碍和出血后脑脊液动力学改变引起肿瘤的移位。较小的囊肿(<10mm)的风险较低。多数病人以头痛起病,可呈间歇性,可引起颅内压增高及压迫导致的神经功能障碍。需要与第三脑室囊性肿瘤、后循环动脉瘤、神经囊尾蚴病及椎基底动脉延长扩张症进行鉴别,这些病变的体积并不会随时间而显著增加,然而也存在着囊内出血的风险。治疗包括保守治疗、显微外科治疗或经内镜治疗,手术需避免囊肿破裂,以免导致脑室炎及脑膜炎(图 26-1-5)。

(六) 颅咽管瘤

良性缓慢生长,约占颅内肿瘤的 1.2%~4.6%,其发病年龄有 2 个高峰,即 5~10 岁和 45~60 岁。颅咽管瘤一般在鞍内、鞍上生长,多起源于来自鞍旁的外胚层起源的拉特克(Rathke)囊,组织学类型以釉质瘤性颅咽管瘤最为常见,大部分病变为上皮增生,角蛋白分化的鳞状上皮区域变为由立方状上皮和柱状上皮组成的囊状结构。其引起的症状主要包括阻塞脑脊液通路和压迫周围重要结构,其具有包裹和取代神经血管的倾向使其容易复发和更具侵袭性,因此放疗在未全切病人的残留肿瘤治疗中有着重要意义。肿瘤常向后上方常突入并充满第三脑室,阻塞室间孔,常引起脑积水及颅内压增高症状。压迫视交叉的前、后方和视神经,病人出现视力障碍。颅咽管瘤还可以压迫下丘脑,引起内分泌症状。脂肪抑制 MRI 扫描,病灶呈低信号,可供鉴别诊断,显微外科手术是首选的治疗方法,内镜手术可适用于诊断和治疗囊性鞍内肿瘤。手术切除困难,复发常见,但因肿瘤生长缓慢,存活期相对较长(图 26-1-6)。

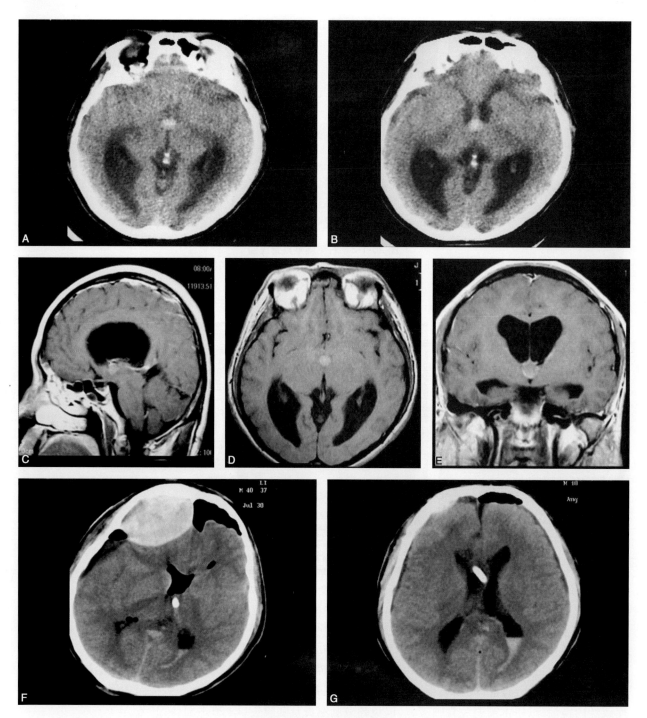

图 26-1-5 室间孔胶样囊肿

病人男性,40岁。头痛伴视物模糊1个月。A. CT平扫可见室间孔小圆片样等信号影,边界尚清楚,中线结构基本居中;B.增强扫描病灶强化不明显,约1.6cm×1.5cm×1.1cm大小,侧脑室扩大;C~E. MRI增强扫描可见病灶位于第三脑室前部,双侧脑室对称扩大;F.右额开颅第三脑室探查,终板造瘘术。手术后因脑脊液过度引流,复查CT发现右额硬脑膜外血肿,脑室恢复正常;G.再次手术清除血肿后,侧脑室置引流管

(七)中枢神经细胞瘤

中枢神经细胞瘤(central neurocytoma, CN)是一种少见的良性肿瘤,约占原发颅内肿瘤的0.1%~0.5%,好发于青年。其常见发病部位为侧脑室近室间孔区,主要表现为因阻塞室间孔引起脑积水及颅内压增高的相关症状,以头晕头痛最为常见。肿瘤边界清楚,分叶状,瘤内可存在多处囊样区域,呈"蜂窝状"或"丝瓜瓤"样改变,半数病例可见钙化,绝大多数伴有脑积水或单侧脑室扩大。需依靠免疫组化与少枝胶质细胞瘤、室管膜瘤相鉴别,他们在影像学和光镜下有相似的表现,而SYN阳性为CN特有,而GFAP、

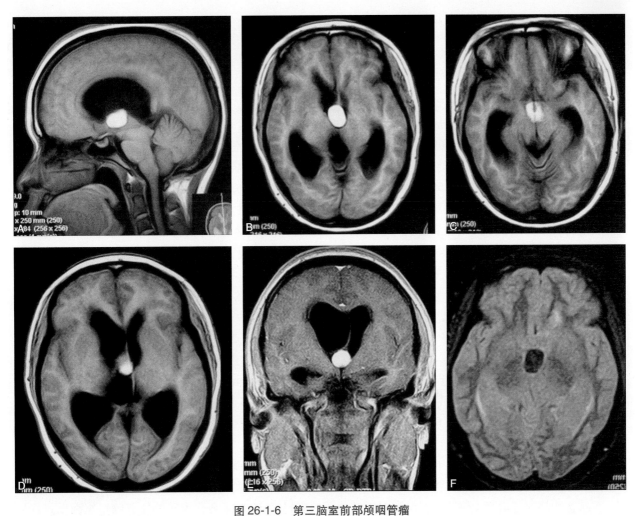

图 26-1-6　第三脑室前部颅咽管瘤

病人女性,34 岁。间断性头痛半年余。A~D. MRI 平扫第三脑室内可见直径 1.5cm,圆形短 T_1,稍长 T_2 信号影,边缘光滑,双侧脑室明显扩大;E.增强扫描病变强化不明显;F.脂肪抑制扫描病灶呈低信号

Olig-2 常为阴性。手术是最主要的治疗方式,其目的是解除颅高压症状、建立有效的脑脊液循环通路、为后续的放疗等提供条件。一般预后较好,其生存率主要与手术切除程度有关(图 26-1-7)。

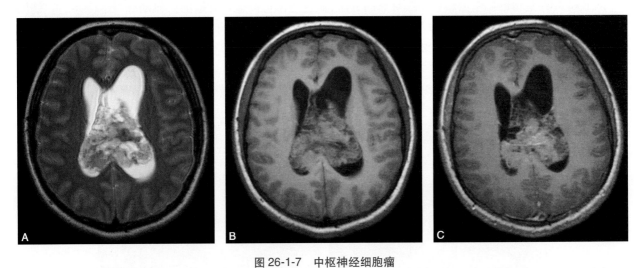

图 26-1-7　中枢神经细胞瘤

病人女,31 岁。间断性头痛 2 年余,视物不清 5 个月,MRI 示"双侧脑室占位,考虑中枢神经细胞瘤"。A. T_2WI 肿瘤呈稍高或高信号,可见血管影流空;B. T_1WI FLAIR 肿瘤信号不均匀,囊样变区及脑脊液呈低信号;C. T1WI 增强肿瘤呈轻到中度强化,信号不均匀,与侧脑室壁广泛粘连

其余肿瘤可参阅其他章节,这里不再赘述。

（王磊 范梓文）

第二节 侧脑室肿瘤

侧脑室肿瘤(lateral ventricular tumor)指的是在侧脑室生长或起源于侧脑室壁,肿瘤主体位于侧脑室的肿瘤,占颅内肿瘤的0.81%~1.6%。侧脑室内肿瘤来自室管膜和室管膜下、脉络丛的蛛网膜和上皮。最常见于侧脑室颞角和三角区。侧脑室内肿瘤在儿童和青少年的发病高于成年人,在成年人占颅内肿瘤的3%,在儿童和青少年占16%。25%儿童和青少年的侧脑室肿瘤,49%的成年人侧脑室肿瘤位于侧脑室。最常见的侧脑室肿瘤是室管膜瘤、星形细胞瘤、少突胶质细胞瘤、脉络丛乳头状瘤和脑膜瘤。相对少见的肿瘤,如室管膜下巨细胞星形细胞瘤、室管膜下瘤、神经细胞瘤、脉络丛癌、畸胎瘤、脉络丛囊肿、黄肉芽肿、成血管母细胞瘤、海绵状血管瘤、表皮囊肿、转移癌和原发黑色素瘤等。有些侧脑室周围的胶质瘤也可向脑室内生长,手术切除方法与大脑半球胶质瘤基本相同。本节着重讨论位于侧脑室内的脑膜瘤、室管膜瘤和脉络丛乳头状瘤。

一、常见的侧脑室肿瘤

（一）侧脑室脑膜瘤

1. 侧脑室脑膜瘤的临床特点 侧脑室内脑膜瘤(lateral ventricular meningioma)发生于脑室脉络丛的蛛网膜细胞,约占颅内脑膜瘤的4%~5%,左侧略多于右侧,肿瘤多为纤维型,质地较硬,多位于侧脑室三角部,也可向侧脑室体部或向下角生长,偶尔也见向侧脑室额角发展,其血供多来自脉络膜前动脉和脉络膜后动脉。

侧脑室内脑膜瘤是在脑室内生长,早期神经系统损害不明显,就诊时肿瘤多已较大,多数病人已出现颅内压增高的表现,临床常表现为头痛、视盘水肿。病人头痛为阵发性,多由于变换体位时肿瘤压迫室间孔,引起急性颅内压增高。侧脑室脑膜瘤对大脑皮质损害轻微,晚期才会因为压迫邻近脑组织而出现轻微面瘫与肢体乏力等定位症状或体征。侧脑室脑膜瘤病人还可能因局限性脑积水和周围脑组织受压出现癫痫、情绪障碍、视力减退及同向偏盲等。位于优势半球的肿瘤病人还可有感觉性或运动性失语。肿瘤侵及内囊纤维束时可出现对侧肢体偏瘫,图26-2-1中DTI检查显示肿瘤破坏皮质脊髓束。肿瘤位于优势半球时,还可以出现感觉性或运动性失语。破坏视觉通路还可出现同向性偏盲。

CT和MRI是诊断脑室内脑膜瘤最可靠的方法,血管造影可以显示肿瘤的供血动脉(图26-2-2)。侧脑室脑膜瘤的供血动脉为脉络膜前动脉和脉络膜后动脉。CT扫描可以了解肿瘤的大小、位置、与室间孔的关系,以及是否合并脑积水。平扫多可见脑室内均匀一致的稍高于脑组织密度的肿块,无明显钙化。增强

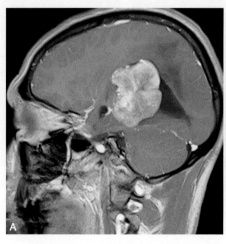
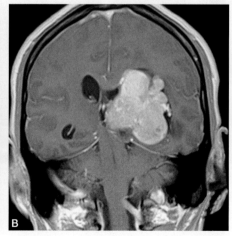

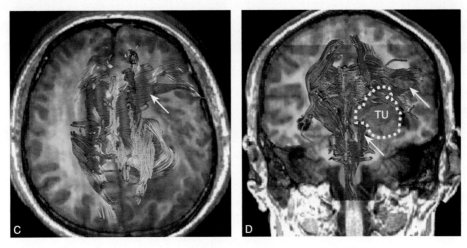

图 26-2-1　DTI 检查可见肿瘤破坏皮质脊髓束的完整性

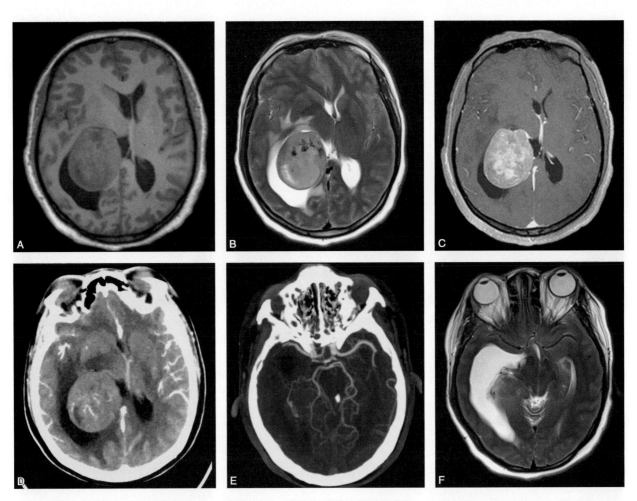

图 26-2-2　脑室内脑膜瘤的影像表现

A. T_1 加权 MRI 平扫见肿瘤位于侧脑室三角区,质地均匀,信号与周围脑组织相当,室间孔堵塞;B. T_2 加权 MRI 平扫见肿瘤信号较不均匀,肿瘤周围脑组织受压水肿;C. T_1 加权 MRI 增强扫描示肿瘤强化明显,与周围结构界限清晰;D. CT 增强检查示肿瘤中等强化;E. CTA 检查示肿瘤供血动脉增粗迂曲;F. T_2 加权 MRI 平扫见侧脑室颞角积水后 CT 扫描表现为中等度强化,有时病灶中心可强化不均。肿瘤还可引起侧脑室局部扩大和脉络丛钙化点的移位。侧脑室脑膜瘤的 MRI 与其他部位脑膜瘤基本相似,与 CT 相比能更清楚地显示肿瘤轮廓和周围水肿带,更好地显示肿瘤与室间孔、脑室壁及周围重要脑组织结构的关系。脑血管造影可以显示肿瘤的供血动脉为脉络膜前动脉和脉络膜后动脉,可见动脉增粗迂曲,伴有或不伴有异常新生血管,肿瘤较大时还可见大脑前动脉及大脑中动脉移位。

2. **侧脑室脑膜瘤的治疗方式**　侧脑室脑膜瘤好发于侧脑室三角区,多起于侧脑室脉络丛,肿瘤生长缓慢,可充满侧脑室三角区、枕角和颞角。如肿瘤阻塞室间孔会造成颅内压增高。手术全切肿瘤是可能的,而且预后良好,因此手术切除是首选治疗方案。对于无明显症状、体积较小(最大径小于 3cm)的脑室内脑膜瘤也可考虑伽马刀等立体定向放射治疗。

3. **侧脑室脑膜瘤的手术要点**　侧脑室内脑膜瘤的手术入路较多,如枕叶入路、顶叶入路、颞中回入路、颞枕入路和纵裂入路等,各有优缺点。侧脑室三角区脑膜瘤常采用顶上小叶(顶间沟)入路,位于侧脑室颞角者可采用颞中回入路,但该入路易造成视放射损伤,优势半球手术可导致语言功能障碍,术前可行功能 MRI 检查,术中可在唤醒麻醉下行语言区定位,以确定皮层造瘘口(图 26-2-3)。侧脑室前部的肿瘤可采用纵裂胼胝体入路。无论采用哪种入路均应力求在非功能区切开。侧脑室内较小的脑膜瘤一般边界比较清楚,与周围脑组织无粘连,可切断其供血动脉及脉络丛后将肿瘤整块取出。对于较大的肿瘤尤其是肿瘤与脑室内壁粘连紧密时,不可强行分离,应先行包膜内分块大部切除肿瘤,在显微镜下仔细分离和切除剩余的肿瘤组织。术中应注意利用棉片保护室间孔,防止血液流入对侧脑室及第三脑室,手术结束后应将脑室内的血块或血液冲洗干净。

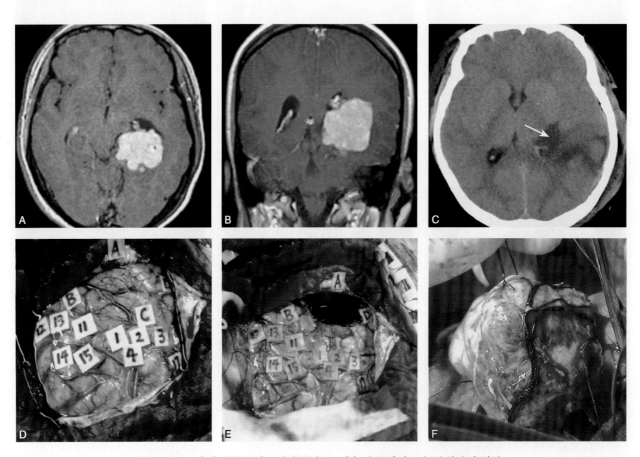

图 26-2-3　术中唤醒麻醉下确定语言区,选择皮层造瘘口切除脑室内肿瘤

4. **侧脑室脑膜瘤的预后**　侧脑室脑膜瘤全切术后预后良好,一般不会复发。未能全切的侧脑室脑膜瘤病人可进行辅助性放疗,或行立体定向放射外科治疗能降低复发率、延长生存时间。

（二）侧脑室室管膜瘤

1. 侧脑室室管膜瘤的临床特点 侧脑室室管膜瘤起自侧脑室壁室管膜细胞或脉络丛,以侧脑室额角及体部多见,肿瘤生长缓慢,可充满全部侧脑室,少数瘤体可经过室间孔进入第三脑室内。

侧脑室室管膜瘤病人主要表现为颅内压增高症状和肿瘤局部压迫所致的症状。如果肿瘤生长缓慢,在造成脑脊液循环障碍之前症状多不明显。由于肿瘤在脑室内有一定的活动度,可随着体位的改变产生发作性头疼伴呕吐。当肿瘤的体积增大引起脑脊液循环受阻时,出现持续头疼、呕吐等一系列颅内压增高的症状。早期肿瘤较小时对脑组织压迫较轻微,局部症状多不明显,肿瘤生长较大时,尤其当压迫丘脑、内囊和基底节或肿瘤向脑实质内侵犯时,可表现对侧轻偏瘫、偏侧感觉障碍和中枢性面瘫等。

CT 和 MRI 是诊断脑室内室管膜瘤最可靠的方法(图 26-2-4、图 26-2-5)。CT 平扫脑室内室管膜瘤呈菜花状的等密度或混杂密度肿块,周围可见局灶性脑室扩张,约 20% 肿瘤有单发或多发点状钙化,增强扫描肿瘤呈中等强化。侧脑室室管膜瘤的 MRI 比 CT 能更清楚地显示肿瘤轮廓和周围水肿带,更好地显示肿瘤与室间孔、脑室壁及周围重要脑组织结构的关系,肿瘤实性部分有条状或点状钙化,周围水肿较轻或无水肿。

2. 侧脑室室管膜瘤的治疗方式 侧脑室室管膜瘤起自侧脑室壁,多发生于侧脑室前角或侧脑室体部,一经诊断应及时手术治疗,手术目的是切除肿瘤并解除脑脊液循环通路梗阻。

3. 侧脑室室管膜瘤的手术要点 切除侧脑室室管膜瘤时,进入侧脑室后,如室间孔通畅,应放入棉条将室间孔堵住,防止切除肿瘤时出血,经室间孔流向脑室系统,造成脑室系统梗阻,以及因血液刺激造成病

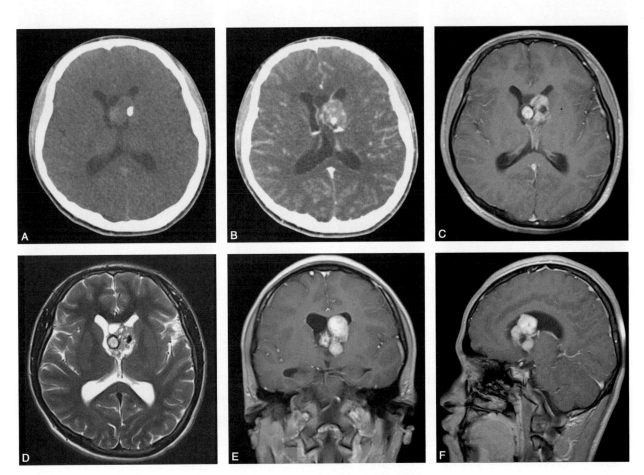

图 26-2-4 脑室内室管膜瘤的影像表现

A. CT 平扫示肿瘤位于脑室内,密度与周围脑组织相当,内有钙化;B. CT 增强检查示肿瘤中等强化,不均匀;C、E、F. T_1 加权 MRI 增强扫描见肿瘤位于脑室内,质地均匀,有分叶;D. T_2 加权 MRI 平扫见肿瘤信号较不均匀

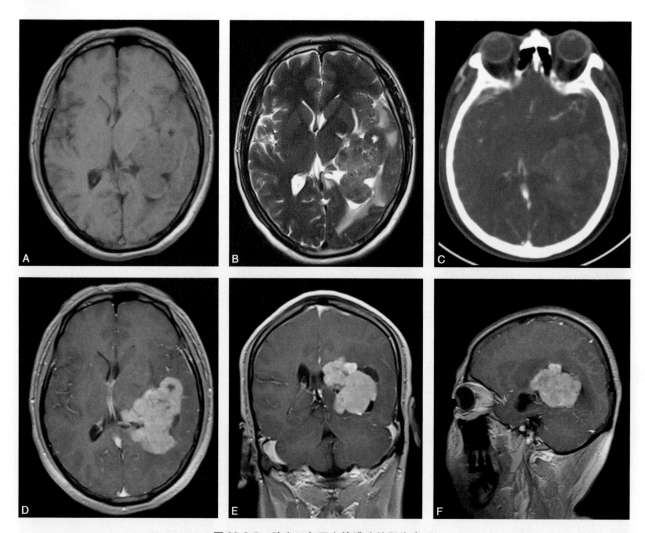

图 26-2-5 脑室三角区室管膜瘤的影像表现
A. T$_1$ 加权 MRI 平扫见左侧脑室三角区等信号分叶状病变；B. T$_2$ 加权 MRI 平扫见肿瘤信号欠均匀；C. CT 增强扫描示肿瘤位于脑室内，中等强化；D、E、F. T$_1$ 加权 MRI 增强扫描见肿瘤位于脑室内，质地均匀，有分叶，增强明显

人术后发热。沿瘤壁分离。瘤基底较小，肿瘤可活动者，可自瘤基底电灼剪断，将肿瘤完整切除。肿瘤较大、基底又宽，需行肿瘤分块切除。对向第三脑室生长的肿瘤也应一并切除，打通脑脊液循环通路。恶性室管膜瘤（室管膜母细胞瘤）常充满侧脑室体部，甚至压迫丘脑，如肿瘤可分离，周围解剖关系清楚，可以分离后切除。反之，完全切除多有困难，不可勉强。

4. 侧脑室室管膜瘤的预后 室管膜瘤的治疗，手术切除是最重要的方式，40%~60%的病人可以达到全切除。手术全切除并经术后 MRI 检查证实的病人 5 年生存率为 60%~89%，预后较好；未全切的病人 5 年生存率为 21%~46%。对于未能行肿瘤全切除的病人，术后应行放化疗。

（三）侧脑室脉络丛乳头状瘤

1. 侧脑室脉络丛乳头状瘤的临床特点 脉络丛乳头状瘤占成人颅内肿瘤的 0.5%~0.6%，占儿童颅内肿瘤的 2%~5%。在 2 岁以内的儿童中多见。脉络丛乳头状瘤起源于脉络丛上皮或脑室壁胶质细胞，可分泌脑脊液，肿瘤生长缓慢，较少恶变。脉络丛乳头状瘤多在脑室内，乳头状或结节状，色灰红或粉红，与脑组织分界清楚，不侵入脑组织，质硬易撕碎，易脱落，很少发生囊变和出血坏死。具有特征性的纤维血管中心和明显的纤维型神经胶质细胞结构（与室管膜瘤鉴别），角蛋白和白蛋白阳性。

侧脑室脉络丛乳头状瘤具有分泌脑脊液的功能，肿瘤也会引起脑脊液循环梗阻，为此主要表现为梗阻性和/或交通性脑积水和颅内压增高。在婴儿表现为头颅增大和前囟张力增高，较大的儿童和成人则出现头痛、呕吐、视盘水肿、阵发性昏迷、癫痫。生长于侧脑室者多有对侧轻度锥体束征，可有发育迟缓、精神症状和行为异常。

　　CT 和 MRI 是诊断侧脑室内脉络丛乳头状瘤最可靠的方法,血管造影可以显示肿瘤的供血动脉(图 26-2-6,图 26-2-7)侧脑室脉络丛乳头状瘤 CT 平扫可见等或高密度肿块,边界清楚、不规则分叶状,可伴病理性钙化(约 1/4)和囊变,可有脑室扩张,增强后明显均匀强化。乳头状瘤多局限于脑室内且无明显中线结构移位。MRI 可见病变边界清楚、等或低 T_1WI、等或略高 T_2WI 信号的分叶状肿块,脑脊液渗入乳头之间使肿瘤呈"花瓣状";可见脑室扩大和显著脑积水;增强扫描肿瘤可明显强化。脑血管造影可显示肿瘤染色、肿瘤供血动脉,脉络膜前动脉或脉络膜后动脉扩张并向肿瘤供血。

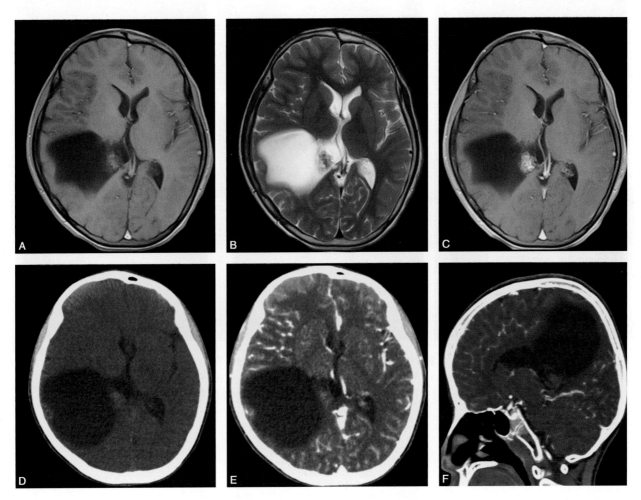

图 26-2-6　脑室脉络丛乳头状瘤的影像表现
A. T_1 加权 MRI 平扫见右侧脑室等信号病变,侧脑室明显扩张;B. T_2 加权 MRI 平扫见肿瘤信号欠均匀,脑室明显扩张,皮质受压;C. T_1 加权 MRI 增强扫描见肿瘤强化明显,三角区梗阻;D. CT 平扫示肿瘤为等密度;E、F. CT 增强扫描示肿瘤位于脑室内,中等强化

　　2. 侧脑室脉络丛乳头状瘤的治疗方式　侧脑室的脉络丛乳头状瘤多发生于儿童,常位于三角区,多属良性,在侧脑室与脉络丛相连而往往呈游离状。除少数与脑室壁粘连甚紧外,多数情况可望全切,病人可能治愈。如不能全切肿瘤,应争取打通脑脊液循环通路。有脑积水时,须行脑脊液分流术。

　　3. 侧脑室脉络丛乳头状瘤的手术要点　侧脑室脉络丛乳头状瘤多位于侧脑室三角区,手术入路与侧脑室脑膜瘤相同。但穿刺脑室时,有时因脑脊液蛋白含量高而呈黄色。有时肿瘤与脉络丛仅一系带相连。此时电灼连接处的蒂部,即可完全切除肿瘤。但少数脉络丛乳头状瘤与脑室壁粘连较紧或呈浸润性生长,只能分块切除,避免损伤中线深部脑组织。

　　4. 侧脑室脉络丛乳头状瘤的预后　除少数与脑室壁粘连甚紧外,多数情况可望全切,病人可能治愈。

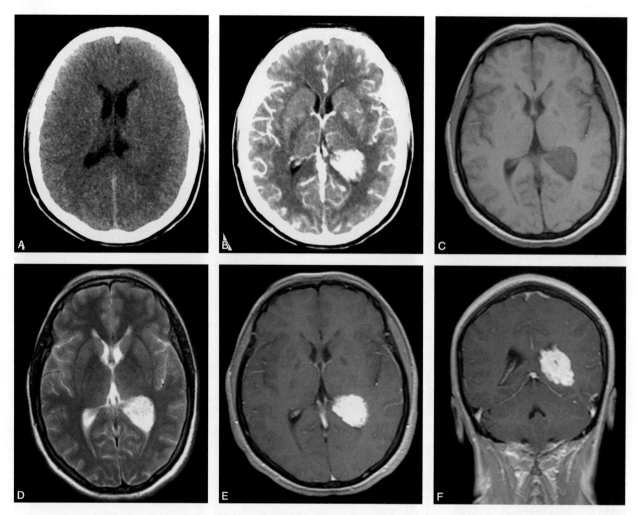

图 26-2-7　脑室脉络丛乳头状瘤的影像表现
A. CT 平扫示肿瘤为等密度病变；B. CT 增强扫描示肿瘤位于脑室内，中等强化；C. T₁ 加权 MRI 平扫见左侧脑室等信号病变，填充脑室；D. T₂ 成像显示肿瘤为较高信号；E、F. T₁ 加权 MRI 增强扫描见肿瘤强化明显，呈花瓣样

放疗对脉络丛乳头状瘤基本无效。

二、侧脑室肿瘤的手术前评估

　　确定手术方案时，应对病人的全身情况及临床资料进行综合考虑。CT 和 MRI 检查是必要的，依此确定肿瘤位于侧脑室的位置，以决定手术入路。同是对肿瘤性质做出尽量准确的诊断。脑血管造影对肿瘤定性诊断是有帮助的。侧脑室脑膜瘤的脉络膜前动脉增粗，并可见肿瘤染色。根据病人的一般状况以及侧脑室内肿瘤的位置、大小及供血情况选择手术时机、手术入路及合理的切口，特别是对年幼儿童，由于长期呕吐，进食差，多有不同程度的营养不良及水、电解质紊乱，应予以积极纠正。病人颅内压增高明显时可先行脑室引流，以缓解颅内高压，减少脑组织淤血及水肿，便于手术的顺利进行。

三、侧脑室肿瘤的手术入路

　　手术切除肿瘤是原发脑室内肿瘤的主要治疗方式，原则上应全切除肿瘤并恢复脑脊液循环通路。侧脑室位于大脑深部，被脑结构和神经传导纤维包绕（图 26-2-8），脑室内肿瘤手术时需要充分掌握脑室各部分的解剖以及与周围脑组织的位置关系。原则上，侧脑室肿瘤切除时手术入路应力求避开脑皮质重要功能区（运动区、语言区、视放射、运动纤维、记忆回路、丘脑、基底核等），并要紧靠肿瘤主体。手术入路的选择应根据肿瘤的位置、大小、脑室的形态、供血动脉的来源以及已对脑结构形成的影响而定（表 26-2-1）。

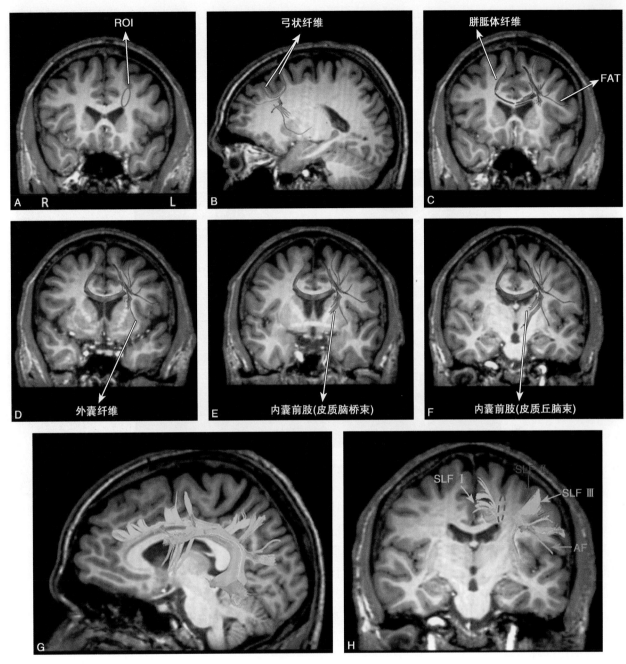

图 26-2-8 侧脑室上方和侧方神经传导纤维

表 26-2-1 侧脑室肿瘤的手术入路选择

肿瘤部位	手术入路	肿瘤部位	手术入路
额角	前纵裂经胼胝体		后纵裂经楔前叶入路
	经额叶皮层		经外侧裂
体部	前纵裂经胼胝体	颞角	经颞叶皮层
	经额叶皮层		经外侧裂
	后纵裂经胼胝体		经颞上沟
	经顶叶皮层	枕角	后纵裂经胼胝体
三角区	经顶叶皮层		经枕叶皮层
	后纵裂经胼胝体		

（引自 Vikram 等，Clinical Neurology and Neurosurgery，2010；Aaron A. Cohen-Gadol 主编，The Neurosurgical Atalas）

　　侧脑室三角区肿瘤的手术入路按途经的脑组织结构可以划分为直接入路和自然间隙入路。直接入路通常经脑表面皮质造瘘,通常以最短路径直达肿瘤,操作简单;自然间隙入路巧妙地利用脑组织的自然间隙、裂隙,避开重要解剖结构,以最小的损伤间接到达脑室病变,最大程度地减轻手术并发症。总体而言(图 26-2-9):位于侧脑室前角的肿瘤,推荐采用大脑纵裂前经胼胝体入路或经额上沟入路;位于侧脑室体部的肿瘤,推荐采用大脑纵裂前经胼胝体入路;位于侧脑室颞角的肿瘤,推荐采用经侧裂入路和经枕颞沟入路;位于侧脑室三角区的肿瘤,推荐采用大脑纵裂后经扣带回入路和经顶内沟入路;位于侧脑室枕角的肿瘤,推荐采用大脑纵裂后经扣带回入路。

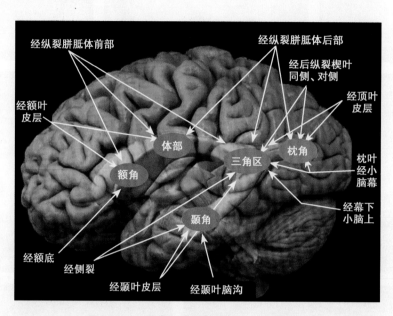

图 26-2-9　不同侧脑室部位的手术入路选择

　　1. 经额叶皮层入路　经额叶皮层入路经额中回前部皮层切口进入侧脑室可用于切除额角或单侧前体部肿瘤,以及起源于第三脑室前方并通过室间孔延伸至单侧侧脑室肿瘤。该入路尤其适合于有脑积水或因患侧侧脑室部分梗阻出现脑室扩大者。与经胼胝体入路比较,该入路的主要优点是为巨大肿瘤的暴露提供更好的条件。缺点在于暴露对侧侧脑室较困难,术后癫痫发生率较高。虽然切开额中回不太可能出现明显的神经功能损害表现。但切开任何一侧额中回均可造成术后短时间内注意力不集中。若切口靠后,则易损伤辅助运动区或运动前区,有可能造成术后轻偏瘫;若切口在优势半球,术后则还可能出现短暂的语言功能障碍。由于可能损伤运动或感觉皮层,故可导致严重的神经功能障碍,该手术入路不适合侧脑室体部中段肿瘤切除。

　　2. 经顶叶皮层入路　经顶上小叶皮层入路主要用于切除侧脑室三角区或侧脑室体部及后部的肿瘤,经顶叶皮层是到达侧脑室三角区最近的手术入路。由于顶枕开颅具有易于操作、暴露良好、避免损伤胼胝体、纹状区及语言中枢等优点,因此该入路适合在肿瘤体积较大、血供丰富、室壁受到侵袭、术前已存在视野缺损的情况下采用。于中央后回至顶枕沟之间靠近中线切开部分顶上小叶可以直接到达侧脑室三角区及体部的交界处,对三角区前壁外侧的丘脑枕、内侧壁的胼胝体隆起和禽距、底壁的侧副三角暴露良好。其主要缺点是:不能早期阻断供瘤的脉络膜前动脉;由于切开顶叶皮质可能出现失用、失算及癫痫等并发症;即使切口位置较高,未直接损伤视辐射纤维,但是当肿瘤侵袭室壁结构向脑表面生长而出现不可逆的视野缺损时,术中过多牵拉脑组织依旧可能间接损伤视辐射,造成永久的视野缺失。在中央后回 10～20mm 处切开顶间沟进入侧脑室三角区,可以缩短进入侧脑室三角区的距离,尽可能减少对顶上小叶及顶下小叶的损伤。

　　3. 经颞叶皮层入路　虽然经颞后或颞下入路均可到达侧脑室颞角和三角区,但经颞中回入路在许多外科医生看来还是更为理想,尤其是对于脉络膜肿瘤更是如此。肿瘤较小并主要位于侧脑室颞角者,也可选择颞下回入路。当肿瘤体积较大、位于三角区前下部、生长至颞角后 1/3,尤其是发生脑积水使得侧脑室颞角扩大时,颞中回后部的皮质切口可以使得进入三角区的路径最短。在大脑的优势半球侧,颞中回后部与颞上回、角回及缘上回统称为 Wernicke 区,损伤后可能会出现语言障碍,所以该入路一般适用于非优势半球侧肿瘤的切除。解剖研究表明,Meyer 氏袢在颞叶走行于颞上回、颞中回深部的外矢状层中,而颞下沟以下无视辐射纤维走行。将皮质造瘘的部位选择在颞下回、颞底梭状回、枕颞沟、侧副沟等,可以最大限度地减少视辐射的损伤。经颞皮质入路操作简单、手术路径短、可早期处理脉络膜前动脉、充分利用扩大的脑室颞角,适用于室壁受到侵袭、继发脑积水、术前已有视野缺损、语言障碍的病人。但随着对颞叶牵拉的增加,可能损伤梭状回语言区和 Labbe 静脉,导致语言障碍及脑水肿。

4. 经枕叶皮层入路 经枕入路仅仅适用于起自侧脑室三角区后内侧并向后延伸向四叠体的肿瘤,此时术前纹状区受到肿瘤侵袭,牵拉甚至切除部分枕叶脑组织不会造成视力的额外损害。该入路对丘脑枕、穹窿脚、胼胝体隆起等部位显露较好,并且该入路经枕叶直接造瘘,具有操作简单、方便切除三角区后部及枕角病变等优势。但视辐射纤维在枕叶走行于枕角外侧壁,最后终止于枕叶内侧面距状沟上下的上唇和下唇,在术前未出现视野缺损的情况下不易采用该手术入路,以避免造成额外的损伤。当肿瘤体积较大伴同向性偏盲时,需要切除部分枕叶脑组织,角回通常距离枕叶大约 3.5cm,优势半球侧行枕叶部分切除时可能会损伤角回,引起语言障碍。

5. 经胼胝体入路 胼胝体切开的部位位于其膝部和体部的前 2/3,手术可分为前部入路和后部入路。胼胝体前部入路可用于切除侧脑室体部中部及侧脑室额角肿瘤。因为不需要过多地牵拉大脑半球,尤其适用于中线附近较小的肿瘤。在切除侧脑室体部中段的肿瘤时,经兴奋运动区的皮层切口是手术禁忌,故很多作者都提倡该入路。靠近优势半球的小肿瘤可采用对侧大脑半球与大脑镰之间的间隙经胼胝体行肿瘤切除,以减少因对优势半球脑组织过度的牵拉和部分桥静脉的切断所致的神经功能障碍。

胼胝体后部入路可用于切除侧脑室三角区或侧脑室体部后部肿瘤。经该入路能够早期处理脉络膜后动脉,因此特别适用于由脉络膜后动脉供血的肿瘤。对于侧脑室三角区巨大的肿瘤,由于损伤胼胝体压部的可能性增大而易引起失读症和失认症,所以不宜经胼胝体切除。与经皮层入路相比经胼胝体入路的优势在于:易于到达双侧脑室;由于没有脑皮层切口,术后癫痫发作机会小;若侧脑室大小正常或仅轻度扩张,经胼胝体入路更容易到达手术区;由于该入路中的纵裂、透明隔间隙、穹窿间隙无重要的解剖结构和生理功能,手术对神经纤维所造成的损伤小,从而保留术区正常的解剖和神经功能。

胼胝体纤维作为半球间的联络纤维基本的功能是将一侧的信息传递至另一侧。切开胼胝体可能导致失连接综合征,但临床症状往往较轻,一般不会给病人带来明显的不便。有报道切开胼胝体体部的前三分之一,临床上没有观察到明显的神经功能障碍。经胼胝体入路可能损伤靠近中线部位的桥静脉,这些是重要的引流静脉,过多的损伤可能会导致静脉高压和基底节区脑梗死。尽管许多神经外科医生手术时牺牲了冠状缝前的桥静脉,病人术后并无不良反应,但目前还是提倡尽可能地保留所有的桥静脉。虽经胼胝体入路手术对脑组织损伤小,但也有少量引起神经功能损伤的报道,包括轻偏瘫、失语、缄默、虚构症、记忆力减退、实体感觉缺失和失读症等。

6. 经外侧裂及颞上沟后部入路 外侧裂远端入路对三角区的暴露良好,充分解剖外侧裂,可见颞横回位于颞叶外侧裂面,向上对应于中央后回,斜向后内侧走行,解剖定位明确,是听觉中枢所在的部位。颞横回最内侧的前端对应于岛叶后界于岛叶后端沿颞横回长轴方向进入侧脑室三角区,可以避免直接损伤视辐射。但切除体积较大的肿瘤的最下部分时依旧可能会对视辐射造成损伤;另外,显露外侧裂远端深部较为困难,术中对顶叶、颞叶的牵拉可能导致格斯特曼(Gerstmann)综合征、一过性不完全性耳聋、失语、同向性偏盲等并发症。所以,该入路仅适合靠近中线、体积较小的肿瘤的切除。该入路优点是皮质切口小,解剖定位明确。可以早期暴露脉络丛使得室内的解剖结构变得清晰。当侧裂池较宽大的情况下同样可以应用此入路来切除优势半球侧的肿瘤,当非优势半球侧侧裂池狭窄时可经颞上沟后部切口进入三角区。

7. 后纵裂经楔前叶入路 后纵裂经楔前叶入路适用于侧脑室三角区内侧壁的小型肿瘤,尤其是那些位于优势半球侧的肿瘤。侧脑室三角区内侧壁无视辐射纤维走行,纵裂入路以较短的路径进入三角区内侧壁,避免视辐射的损伤。同时,该入路可以早期处理脉络膜后动脉,避免损伤大脑皮质、语言中枢及胼胝体,极大地降低了癫痫、语言障碍、视觉分离及听觉分离的风险。脑功能成像研究表明楔前叶可能与认知功能相关。后纵裂楔前叶入路不足之处是病人多采取坐位,肌肉内静脉丛、板障静脉、导静脉和硬脑膜静脉窦的损伤容易引起静脉空气栓塞,随血流阻塞右心室流出道,严重者诱发右心衰竭而死亡。由于瘤周水肿明显,脑组织肿胀造成患侧脑组织不易牵拉,操作空间及角度狭小,当肿瘤体积较大时,暴露肿瘤的外侧需要充分牵拉枕叶及枕叶内侧静脉,加大了视野缺损的风险。

8. **后纵裂对侧楔叶入路** 当肿瘤体积较小、位于优势半球、边界清楚、脑室较大时,在神经导航引导下选择后纵裂对侧楔前叶入路,可以安全、精确地切除侧脑室三角区内的肿瘤,该入路牵开病变对侧枕叶脑组织,切开大脑镰,在神经导航技术的引导下识别胼胝体压部、对侧顶枕动脉和顶枕沟等解剖学标志,在对侧楔前叶上垂直于顶枕沟做一大约 15mm 的切口,进入患侧侧脑室三角区,对三角区、颞角后部、丘脑枕、脉络丛暴露良好,操作间隙及手术视野较同侧入路更充分。该手术入路可以避免损伤大脑皮质、视辐射纤维、纹状区皮质、语言中枢及胼胝体,极大地降低发生癫痫、视野缺损、语言障碍、视觉分离及听觉分离的风险。该入路不足之处是牵拉健侧枕叶脑组织可能造成潜在的视觉通路的损害,导致术后视野缺损,术中牵拉扩大楔前叶切口时还有可能损伤顶枕动脉。大脑镰的后 1/3 尤其是其下部 2/3 的区域内有大脑镰静脉湖不规则分布于其中,当此部分大脑镰静脉湖较发达时,切开大脑镰可能导致大量出血。

9. **小脑上经小脑幕侧副沟入路** 小脑上经小脑幕入路最早被应用于侧脑室颞角中后部的肿瘤的切除。枕下正中切口,于横窦下切开硬脑膜,通过小脑幕及小脑上表面的自然裂隙,由外向内切开小脑幕;向幕下方向牵拉小脑幕和小脑,暴露颞底内侧区后部,可见侧副沟位于梭状回后部和海马旁回之间,从而经侧副沟由底壁进入侧脑室三角区,适用于优势半球侧三角区下部生长的肿瘤,尤其适合在熟悉相关解剖知识及辅助以神经导航系统的情况下采用。颞叶底面的侧副沟皮质向上内陷形成侧副三角,构成三角区的底壁,无视辐射纤维通过,经侧副沟进入三角区可以有效地避免损伤运动区、感觉区及视辐射,还可以避免因牵拉枕叶和颞叶而造成的视觉中枢和语言中枢的损伤;但由于操作距离较长,小脑幕静脉窦发达时出血较多,进入三角区后存在损伤房内侧静脉和房外侧静脉的风险,且颞底内侧区沟回结构复杂,易造成额外的损伤。

四、侧脑室肿瘤手术的关颅

切除肿瘤后应彻底止血,脑室内手术止血最好以电灼为主。禁用过氧化氢及明胶海绵,因关闭硬脑膜后,脑室内充满脑脊液,粘贴不牢的明胶海绵可能被脑脊液漂浮起来,如明胶海绵阻塞室间孔等脑室系统可造成脑积水,增加发生脑室炎的机会。用生理盐水反复冲洗脑室直到冲洗盐水清亮,止血满意后,再向脑室内注满静滴用生理盐水,严密缝合硬脑膜防止脑室塌陷。可用硅胶管置于脑室内,接闭式引流瓶外引流,减少术后血肿的可能性。关颅时应力争做到对硬脑膜,骨瓣、皮瓣解剖复位。

五、侧脑室肿瘤手术后并发症的预防

1. 进入侧脑室后应尽快地将脑室孔以棉条封闭,防止出血或肿瘤囊液进入脑室系统,引起脑室系统梗阻或产生无菌性脑膜炎。

2. 侧脑室壁的丘纹静脉以及大脑内静脉术中应保护好,特别是打通室间孔时尤应注意,勿使其遭损伤。

3. 与肿瘤有关系的脉络丛,在切除肿瘤后常有出血,可以电灼。

4. 侧脑室手术止血必须彻底,这是关系手术成功非常关键的一步。侧脑室内手术后是否放引流管,依手术者习惯而定,但不能做为止血欠佳之依赖。如置脑室内引流管,术后可留 24～48 小时。引流管的位置要保持适当,不可过低,以防止脑脊液过分外引流,引起术后低颅压和颅内血肿。

5. 避免术后脑积水的方法有,放置脑室外引流、脑室内不要放置明胶海绵止血、肿瘤切除后充分冲洗脑室等。放置脑室外引流的目的是引流含血的脑脊液,防止术后出血积存在脑室系统中,出现脑室刺激性高热,或引起脑积水(图 26-2-10)。放置引流管,使硬脑膜缝合不紧密,易出现脑脊液漏或皮下积液。另外,外引流改变了脑脊液自然的循环方式,影响脑脊液正常通路的建立。因此,对侧脑室肿瘤术后是否常规放置引流管,有不同看法。

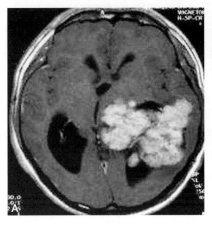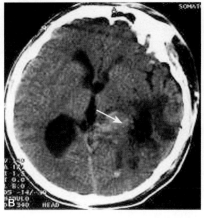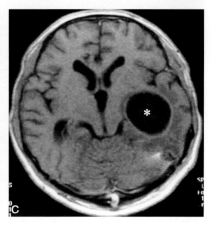

图 26-2-10　侧脑室三角区脑膜瘤术后局限性脑室扩张
原因在于手术中脑脊液循环通路未打开

（李飞　冯华）

第三节　第三脑室肿瘤

第三脑室肿瘤是手术治疗的颅内病变之一，其位于深部中心，邻近重要的解剖结构，如丘脑、下丘脑、垂体柄、视交叉和大脑内静脉等，其功能涉及人的意识的初步保存，并进一步提炼、加工成记忆、情感、人格等。在这个区域手术操作，要求外科医师应避免对周围血管、神经结构任何细微的损害。在考虑保护解剖功能问题的同时，还要获得尽可能大的操作空间是个难题。本节探讨第三脑室相关的外科解剖、病理学和手术入路。

一、第三脑室解剖

第三脑室通过室间孔两侧脑室相通，通过中脑导水管与第四脑室相通，可分为前、后、侧、底（尾）、顶（颅）界（图 26-3-1）。

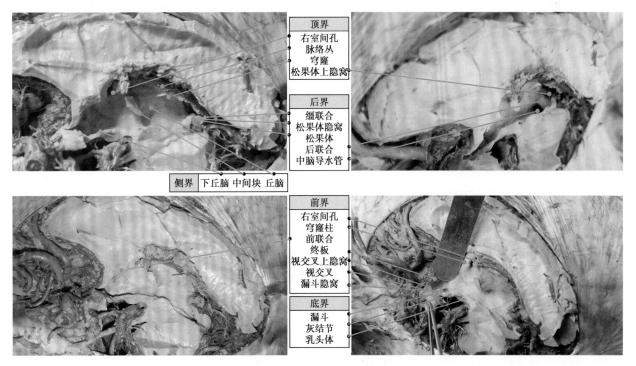

图 26-3-1　第三脑室解剖图

1. **前界**　由视交叉和 Monro 孔(室间孔)之间区域组成,包括视交叉、终板、前连合和穹窿柱。

2. **后界**　由中脑导水管和松果体上隐窝的区域组成,包括后联合,松果体和缰联合。

3. **侧界**　包括丘脑和下丘脑,双侧由丘脑间粘合(见于 75% 的人群)进行连接。

4. **顶界**　由室间孔延伸至松果体上隐窝,从下往上共有五层,包括脉络丛层、两层脉络膜层及其间包裹的血管层(由脉络膜后内侧动脉及大脑内静脉组成的中间帆)、穹窿层。

5. **底界**　中脑导水管到视交叉的区域组成,包括后穿质、乳头体、灰结节和漏斗。

许多血管穿行于第三脑室,在病理条件下,外科手术处理这些结构都是非常危险的。从第三脑室头端到其尾端,包括已离开大脑镰的硬脑膜静脉窦,走行于胼胝体与扣带回之间的胼周动脉,脉络膜后内侧动脉,在脉络膜内穿行中央帆的大脑内静脉,以及穿行第三脑室底部的 Willis 环的分枝血管等。

大脑深部的静脉主要收集脑深部的血液,包括隔静脉(septal vein)、丘脑纹状体静脉(thalamostriate vein)、大脑内静脉(internal cerebral vein)、基底静脉和大脑大静脉。隔静脉接受胼胝体和额叶深部血液,在侧脑室前角内壁向后走行;丘脑纹状体静脉接纳丘脑、纹状体、胼胝体、穹窿和侧脑室的血液,在侧脑室底壁尾状核与丘脑之间的沟内。丘脑纹状体静脉向前、向内在室间孔后壁与隔静脉汇合,汇合成静脉角(呈 U 型,可在脑血管造影、CT 或 MRI 上很好地识别),拐向后下方,成大脑内静脉,大脑内静脉在中线两旁,左右各一条,各距中线约 2mm,沿着第三脑室顶向后走行,在胼胝体压部下两侧汇合成大脑大静脉。基底静脉(basal veins of rosenthal)起自前穿孔质,接受前穿孔质、基底核、灰结节、乳头体、颞叶深部和岛叶的血液,绕大脑脚向后上方在环池内走行,汇入大脑大静脉(galen veins)。大脑大静脉接受四叠体、松果体、小脑上面和枕叶内下面的血液,在胼胝体压部下,走行于四叠体池内。其后端固定于大脑镰与小脑天幕连接部前缘,汇合下矢状窦成直窦。

二、第三脑室肿瘤

第三脑室的肿瘤主要来源于三个不同的区域:①来自脑室周围组织,多为鞍区或鞍上,扩张至脑室,如颅咽管瘤、垂体腺瘤和视神经胶质瘤;②来自脑室壁,如下丘脑、丘脑神经胶质瘤、松果体区肿瘤和室管膜瘤;③自脑室内发生,较少见,如脉络丛肿瘤和脑膜瘤。

胶样囊肿、室管膜瘤、颅咽管瘤、胶质瘤如第一节所述,其他主要肿瘤还包括:

1. **第三脑室顶盖肿瘤**　来源于第三脑室顶盖的肿瘤多数属于神经胶质肿瘤,具有异质性。低级别胶质瘤常呈弥散性和侵袭性生长,可导致脑神经麻痹和梗阻性脑积水引起的颅内高压,CT 和 MRI 上无对比增强及坏死区域。恶性脑干胶质瘤具备恶性肿瘤的所有特征,病人多大于 40 岁,组织学显示核异质性、细胞变形及旺盛的有丝分裂。影像学显示环形增强及中心。其组织病理学特征与其他胶质瘤类似,根据病人的神经功能及病变的组织学特征、大小和侵袭性,治疗可包括显微外科手术、内镜手术、诊断性活检、放射治疗等。

2. **转移瘤**　转移瘤通过第三脑室底部和侧壁侵入。转移瘤在成人脑部肿瘤中是最常见的。肺部、结肠、肾脏、乳腺部位的肿瘤容易发生脑转移。组织学显示为大量的与原发病变相似的未分化细胞。病人预后差,经常死于继发系统的疾病。

3. **生殖细胞瘤**　鞍上生殖细胞瘤可侵犯第三脑室前部。青年男性生殖细胞瘤病人病变侵入第三脑室底部,经常伴随视力损害、阳痿和糖尿病三联征。生殖细胞瘤有两种典型的细胞:有明显核仁的、大的卵圆形细胞和淋巴细胞。颅咽管瘤由中线突起,可以向第三脑室内生长,属先天性颅内肿瘤。

4. **垂体腺瘤**　鞍上垂体腺瘤经常造成视力下降,视野缺损,内分泌紊乱,头痛和脑脊液循环通路障碍。经蝶和经颅手术治疗是最常见的治疗方法。大部分肿瘤的组织学特征为,以血管为基底小片状肿瘤细胞嵌入其中。大部分病例中缺少正常垂体腺的小叶状细胞。

5. **皮样或表皮样囊肿**　发生在第三脑室前部的表皮样囊肿和皮样囊肿比较少见。在此区域,上述两种病变是实性病变而不是囊性病变。表皮样囊肿的典型成分为,分化的鳞状上皮细胞和大量的角质脱屑。皮样囊肿的典型成分为真皮的附属物,包括汗腺、皮脂腺、发囊和脂肪。

6. **神经囊尾蚴病**　神经囊尾蚴病是发生在脑囊尾蚴病流行的地区,常见于蛛网膜下腔和脑实质,也可进入第三脑室前部,阻碍脑脊液流动而产生症状。

7. **炎性病变**　侵犯第三脑室前部的炎性病变很少见。典型的脑脓肿起源于脑实质内白质和灰质的交界处,不断扩大而侵及第三脑室,目前尚无报道起源于第三脑室内的脓肿。各种肉芽肿疾病,包括结核、真菌感染及无痛性细菌感染,都可通过周围组织侵犯第三脑室。类肉瘤病经常侵及中枢神经系统,并通过累及第三脑室下壁及下丘脑影响第三脑室。组织细胞增多症是另一个致使下丘脑功能障碍的病因,必须仔细与其他第三脑室周围疾病进行鉴别诊断。

三、第三脑室前部肿瘤的手术入路

因第三脑室肿瘤的手术暴露和切除都很困难,尽管有各种不同的手术入路,但要获得比较宽阔的术野并不容易,需予以重视。因此,选择合理的手术入路是第三脑室肿瘤手术成功的关键。在选择手术入路时,肿瘤的解剖位置、大小,以及肿瘤的病理性质都必须予以考虑。

手术入路应距肿瘤最近,而且能清楚地显露肿瘤,同时对周围组织损伤最小。如肿瘤仅位于鞍上,未造成室间孔梗阻,应采用额叶下经终板入路;位于第三脑室前部、侵犯鞍区、伴侧脑室扩大的肿瘤,多选择右额造瘘经侧脑室室间孔入路(经前皮质入路),为了使肿瘤显露更佳,可将室间孔向前切开;肿瘤位于第三脑室前部或第三脑室内、肿瘤影响室间孔使侧脑室变大,可选择额部或额顶部经胼胝体入路,手术时须注意严格在中线操作,并尽量减少对胼胝体和穹窿体的损伤。应当指出:在顶部经胼胝体入路,如果对大脑半球牵拉较重,影响了中央静脉回流,术后可能会发生偏瘫。

根据肿瘤位于第三脑室的位置分类,其主要手术入路包括:①前部:经前皮质入路、经前纵列胼胝体脉络膜入路、额叶下经终板入路、经胼胝体穹窿间入路、内镜下经颞经蝶骨下视交叉入路;②鞍旁:内镜下经鼻经终板入路;③后部:经后纵列胼胝体入路、经后皮质胼胝体入路、小脑上经脑室入路、枕部经小脑幕入路;④松果体区:经幕下小脑上入路、后纵裂经胼胝体入路。

本节重点介绍后经前皮质入路、经前纵列胼胝体入路和内镜下经鼻经终板入路。

(一) 经前皮质入路

使用神经导航技术有助于建立适当的手术通路及角度,可先经脑沟、额叶皮质(多为右侧)造瘘进入侧脑室前部,打开脑室室管膜后,脑脊液会自然流出,同时暴露出室间孔区。在穹窿侧面切开脉络组织,分开大脑内静脉及脉络膜后内动脉后进入第三脑室,该方法可得到略微倾斜的视图,适用于肿瘤位于侧脑室前角,或肿瘤阻塞 Monro 孔(室间孔)造成侧脑室扩大者。对肿瘤较小,侧脑室体积正常者,此入路会造成较大的脑皮质损害,特别是肿瘤位于优势半球时,影响比较大。

Monro 孔的定位方法:在冠状缝前 1cm,中线旁 3.5cm,指向外耳道方向,穿刺针尖指向对侧内眦。

1. **术前准备**　根据 CT 或 MRI 确定肿瘤与室间孔的位置关系,室间孔梗阻状况以及侧脑室扩大程度。脑血管造影可以了解肿瘤的血液供应状况,便于术前鉴别肿瘤的病理性质,还可以确定大脑深部的引流静脉(尤其是大脑大静脉)与肿瘤的关系。

2. **手术步骤**　病人取仰卧位,头部向病灶对侧旋转 30°。这一开颅较一般探查鞍部的额部入路切口要大,骨窗也较大。切口位于发际内,可到冠状缝。翻开头皮和帽状腱膜后,应用高速颅钻钻一孔,铣刀切下骨窗。骨窗的位置:中线在矢状窦旁,后缘可以抵冠状缝。目的是保证能从额中回进入侧脑室。"U"形剪开硬脑膜并翻向中线。

剪开硬脑膜后,先于额中回穿侧脑室额角,获得脑脊液后,依穿刺诱导方向进入侧脑室。在额中回中部、矢状窦外侧 3cm,沿矢状方向切开皮层蛛网膜 2~3cm,根据脑室穿刺的方向及深度作为标准,依脑沟分开脑组织,进入侧脑室;或电灼切开 3~4cm 皮层,造瘘进入侧脑室。进入侧脑室前,可先看到室管膜,彻底止血,然后将瘘壁四周衬以棉条支承造瘘口,防止脑脊液流失,瘘口的四周塌陷。

手术显微镜下打开室管膜进入侧脑室,即有大量脑脊液流出。脉络丛及室间孔位于手术野的前方,放出部分脑脊液即可探查肿瘤。在室间孔后方可见丘纹静脉。透明隔位于室间孔前上方,丘脑位于后下方,尾状核位于外侧。内囊膝部位于室间孔外侧的侧脑室壁。在多数情况下室间孔需要扩大,如欲经室间孔显露第三脑室前部,并无大困难。如显露欠佳可切开室间孔前上方,也可向室间孔后方(避开丘纹静脉)

切开,扩大室间孔 0.5cm。肿瘤如位于第三脑室内的前上部,室间孔扩大不明显,也可经透明隔进入第三脑室。找到室间孔后,上方为透明隔。沿透明隔基底纵向切开。在两层透明隔之间严格沿中线钝性分入,经第三脑室顶进入第三脑室。操作时注意勿伤及第三脑室顶部下表面的大脑内动脉,伤及大脑内静脉会造成病人在手术后意识障碍。将脑室内用棉条保护好后,肿瘤暴露后,实性肿瘤可瘤内分块切除;穿刺囊性肿瘤,抽出囊液,待瘤体缩小后,分块切除肿瘤。

止血后关颅。脑室内手术止血必须彻底,因为术后脑室内的积血会造成病人高热或血块阻塞脑室系统形成脑积水。在手术显微镜下电灼止血是确切可靠的方法。手术中,室间孔或导水管上口以棉条封闭,防止出血沿脑室系统向下流。根据术者的习惯,术毕可以放硅胶管在脑室内做外引流。术后引流 24～48 小时后拔除。但引流管位置要能维持正常颅压,防止脑脊液过度外引流造成术后低颅压血肿。

3. 注意事项

① 皮质造瘘于额中回中部进行,后方不可超过冠状缝,防止损伤运动区。

② 如肿瘤较大不能全切除时,应尽量打通脑脊液循环通路,必要时可切开透明隔形成直径 1.0cm 瘘口。

③ 术前、术中和术后均应常规应用肾上腺皮质激素。术后注意观察病人有无尿崩和水电解质紊乱,并应及时予以纠正。

④ 术中应随时防止损伤下丘脑。对于肿瘤较大,与周围粘连甚紧的肿瘤,不宜勉强全切,减少对下丘脑的损伤。

（二）经前纵裂胼胝体入路

1. 经前纵裂胼胝体入路   Busch 在 1944 年首先描述了经胼胝体自穹窿间进入第三脑室的手术入路。经前纵裂胼胝体脉络膜入路(anterior interhemispheric transcallosal transchoroidal approach)可以切除第三脑室前上方的肿瘤,适用于第三脑室不扩大或稍大者,而且此入路对脑组织损伤小,术后病人恢复较好。尤其是肿瘤位于优势半球时,这一入路可减少对神经功能的损害。

双侧侧脑室前角的中间是透明隔、室间孔、穹窿柱,外侧为尾状核头。大的前角肿瘤,往往压迫室间孔,引起梗阻性脑积水,且推挤中央区的传导束靠近中央区皮质。经前纵列胼胝体脉络膜入路适用于侧脑室前角和侧脑室体的肿瘤,特别是通过这一入路,可以达到第三脑室前上部分。在脑室正常或只轻微扩大时,该入路比额中回入路好,可以避免切开额部脑皮质,但是牺牲了很大部分胼胝体。胼胝体向前切开时必须保护其膝部,特别是在喙部和前联合附近;向后不要超过顶间联合,压部必须保留。

（1）术前准备:术前应进行 MRI 和脑血管造影检查,一方面可以对肿瘤部位和性质充分估计,另外还可以了解肿瘤的血管分布情况。更重要的是,脑血管造影的静脉窦期,可显示皮层静脉向上矢状窦引流状况,为开颅设计头皮切口提供了参考资料,使手术入路尽量避开这些静脉。

（2）手术步骤:病人仰卧,头顶抬高 20°。右额顶过中线马蹄形切口 5cm × 4cm,冠状缝前占 2/3,冠状缝后占 1/3。切口可稍过中线。设计头皮切口时,可参考脑血管造影静脉窦期。切开头皮,钻 2 孔,抵达矢状窦旁后停止,用剥离子在颅骨和硬脑膜之间分离通过矢状窦。然后,确保铣刀的顶端的保护头位于硬脑膜窦外,继续将对侧的颅骨铣开。为了避免矢状窦损伤,开颅时也可钻 6 孔,可在中线矢状窦旁两侧分别钻孔,在颅骨和硬脑膜之间分离,越过中线至对侧矢状窦旁。铣刀切开,取下骨片。

可"U"形或十字形剪开硬脑膜,基底位于矢状窦。硬脑膜切口尽量靠近矢状窦旁,以便充分显露大脑纵裂和大脑镰。剪开硬脑膜后可将硬脑膜瓣缝穿一针向对侧牵拉,充分暴露中线。选择无引流静脉处的大脑纵裂进入。用脑压板将右侧大脑半球稍加牵拉,以自动脑压板固定,即可显露胼胝体。在手术显微镜下,可以清楚地辨认双侧平行卧于胼胝上的胼周动脉。于两侧胼周动脉之间切开胼胝体 2～2.5cm。切开时要保证在中线进行,大脑镰有助于确保中线方向。

先进入右侧侧脑室,如术前诊断正确的话,室间孔一般有扩大,很容易发现从室间孔突出的肿瘤。如必须显露第三脑室前下方时,可在室间孔前上方的穹窿柱切开,以扩大室间孔。经室间孔和第三脑室顶切除肿瘤,要注意保护丘纹静脉、大脑内静脉不被损伤。找到肿瘤后可取活检或切除。未能全切肿瘤,室间孔梗阻得不到解除时,可行透明隔造瘘,使双侧脑室相通,打通脑脊液循环通路。

切除肿瘤应尽量避免损伤肿瘤周围的室管膜,使出血减少到最低程度。防止因出血阻塞脑室系统,造成术后梗阻性脑积水。肿瘤切除后充分电灼止血。尽量不要使用明胶海绵,以免其脱落阻塞脑室系统。由于切除肿瘤减压和打通脑室系统解除梗阻脑积水,脑室可能塌陷,尤其是患侧。为防止脑室过度塌陷造成术后血肿,应严格缝合硬脑膜,并在硬脑膜下灌注生理盐水。如脑室内放置引流管,术后也应保持一定的高度,不可因压力低过度引流,造成脑室塌陷。

（3）注意事项：①切忌盲目牵拉肿瘤,否则会造成周围组织及血管的严重损伤。②手术应严格沿中线进行,无论是从前向后或从后向前。③尽量控制及减少术中的出血,使视野保持清晰。④术中操作应轻柔有序,有张有弛,减轻对周围组织的牵拉,防止脑组织的损伤。⑤在切除肿瘤时宜分块进行,先瘤内后瘤壁,由浅入深。当肿瘤与周围组织粘连严重时,不可强行剥离,注意保护颅内重要的回流静脉。⑥肿瘤切除后,严密止血,反复用生理盐水冲洗。确认脑脊液循环是否已恢复通畅。

2. **经前纵列胼胝体前部入路**　采用平卧体位胼胝体前部入路(anterior transcallosal approach in horizotal position)时,将病人头部向对侧倾斜、自手术床面抬高30°~45°。这一体位和入路只有具备丰富手术经验的高年资医师方可采用,其优点是手术者的双手都在大脑纵裂同一水平面上操作,省去了脑室内操作的许多麻烦。另外,一般采用右侧位,右(同)侧非优势大脑半球开颅,降低手术中对优势半球脑组织的损害。同时,大脑镰作为天然的脑牵开器,并利用大脑半球的重力自然下垂,减少了手术中对脑组织的牵拉。

（1）经胼胝体入路进入同侧侧脑室(右)。选择中央静脉前方,自纵裂小心分开到达胼胝体,在病灶对侧置放脑压板,放在大脑镰表面,不要压迫上矢状窦。病灶同侧,将脑压板置于皮层的引流静脉之间,轻轻牵拉。

（2）经胼胝体入路进入对侧侧脑室(左)。左侧侧脑室病灶,也可以经中线到达。在病灶同侧的大脑镰和上矢状窦表面置放脑压板。轻轻牵拉病灶对侧的大脑内侧面。为扩大手术野,可以切开部分大脑镰。

（3）经纵裂胼胝体入路进入双侧侧脑室。这种入路还适用于双侧侧脑室的肿瘤;或者第三脑室肿瘤通过 Monro 氏孔进入侧脑室的肿瘤。

（三）内镜下经鼻经终板入路

内镜下经鼻经终板入路有利于切除具有向第三脑室扩展趋势的鞍旁病变,通常为颅咽管瘤、垂体腺瘤和 Rathke 囊肿。该入路的解剖轨迹沿肿瘤长轴,破坏性最小。主要缺点在于难以显微切除黏附于第三脑室壁、视觉通路和穿通血管的致密肿瘤,新的具有角度的内镜及内镜下显微手术器械有助于克服这些困难。

（四）术后处理

术后应严密监测急性进展的出血、脑积水和硬脑膜下血肿,部分病人可留置脑室内导管监测颅内压及引流手术相关碎屑(病人头部抬高20°~30°,颅内压保持在10~15mmHg 之间)。术后24小时内,应该行CT 扫描评估脑出血、脑室大小、无症状性缺血或水肿以及肿瘤切除程度(有无明显残留)。病人应在术后3 天开始活动,并尽早拔出脑室内引流管,预防感染和脑室炎。

包括部分未能解除脑室系统梗阻(肿瘤部分切除)的病人在内,一些病人术后可能还需进行永久性分流手术,该手术可以改善病人的语言功能、运动功能及认知能力。

（王磊　梁宇超）

参 考 文 献

[1] 赵继宗. 颅脑肿瘤外科学[M]北京:人民卫生出版社,2004.

[2] 秦振伟,潘亚文. 侧脑室三角区肿瘤手术相关入路研究进展[J]. 中华解剖与临床杂志,2016,22(2):176-179.

[3] Reilly P L,Wormald P J,Marshall L F. Youmans and Winn neurological surgery[M]. 2016.

[4] Louis D N,Perry A,Reifenberger G,et al. The 2016 World Health Organization classification of tumors of the central nervous system:a summary[J]. Acta neuropathologica,2016,131(6):803-820.

[5] Patel Prayash,Cohen-Gadol Aaron A,Boop Frederick,et al. Technical strategies for the transcallosal transforaminal approach to third ventricle tumors:expanding the operative corridor. [J]. J Neurosurg Pediatr,2014,14(4):365-371.

[6] Faquini I, Fonseca RB, Vale de Melo SL, et al. Trigone ventricular meningiomas: Is it possible to achieve good results even in the absence of high tech tools? [J]. Surgical neurology international, 2015, 6: 180.

[7] Sampath R, Katira K, Shi R, et al. Radio-anatomic measurements and statistical generation of a safe surgical corridor to enter the ventricular trigone while avoiding injury to the optic radiations [J]. Journal of neurological surgery Part A, Central European neurosurgery, 2014, 75(6): 453-461.

[8] Xie T, Zhou L, Zhang X, et al. Endoscopic Supracerebellar Transtentorial Approach to Atrium of Lateral Ventricle: Preliminary Surgical and Optical Considerations [J]. World Neurosurg, 2017, 105: 805-811.

第四篇

临床相关问题

第二十七章

颅脑肿瘤术后常见并发症及处理

颅脑肿瘤开颅术后可能会出现各种并发症,而这些并发症会直接影响病人的预后。有些并发症比较轻微,经处理后甚至可以不留任何不良结局;而另一些却可能造成严重后果,甚至造成病人死亡。这些术后并发症包括颅内压增高、颅内出血、感染、脑积水、脑脊液漏、脑缺血、凝血功能障碍、代谢紊乱等。认真对待,了解并采取必要的措施,不少并发症可以在很大程度上避免。而减少并发症是提高手术质量重要的一环。

周密的术前准备、微创理念、爱伤观念的贯彻实施以及精细的手术操作等是降低术后并发症发生的关键。术后严密观察病情变化和及时准确的治疗,是将术后并发症的损害降低到最小的重要措施。神经外科医师的责任心、理念、经验、手术操作技巧等则是保证上述措施落实的基础。"预防"的作用远大于"治疗",所以,应当树立"防"胜于"治"的理念,在围术期尽最大努力减少并发症的发生。本章重点介绍一些术后并发症的发生原因、预防措施和处理原则。

第一节　开颅术后颅内压升高

许多颅脑肿瘤术前都伴有不同程度的颅内压增高,开颅切除肿瘤的同时也会解除病人的高颅内压状态。然而,在某些情况下,手术后病人的颅内压不仅未降低,甚至比术前更加严重。开颅手术后颅内压增高使脑灌注压降低,严重时影响脑代谢,一旦发生脑疝,将危及病人的生命。因此,及时发现和处理术后颅内压增高非常重要。

一、术后颅内压升高的主要原因

1. **颅内出血**　颅内出血是术后颅内压升高的常见原因。出血多发生在术后几小时至几天内。由于出血量或出血部位的不同,导致的症状和体征也有很大差异,包括意识水平的变化、肢体偏瘫、失语、瞳孔变化等。如考虑存在颅内压增高的情况,应积极行头部 CT 扫描。对于颅内血肿较大甚至已经造成脑疝时,应及时手术清除。某些部位的血肿虽然体积不大,但会造成严重的后果,比如鞍区血肿可导致视力下降甚至失明,也应尽早清除。

2. **脑水肿**　术野周围发生脑水肿是开颅术后常见的反应。另外,脑水肿还与手术中脑组织暴露时间过长、脑组织牵拉过度、脑血管损伤、静脉回流不畅等因素有关。脑水肿多发生于术后 2~3 天,一般可持续 1 周至 10 天(图 27-1-1)。有些年轻的病人术后脑水肿发生的较早,术后即可出现(图 27-1-2)。单纯限局性脑水肿经脱水和激素治疗可好转。广泛脑水肿或合并脑出血、病人意识恶化、保守治疗无效时,应去骨片减压。

3. **静脉回流受阻**　静脉回流受阻也会引起颅内压升高,如阻断 Labbe 静脉后颞叶脑组织肿胀,甚至发生淤血性梗死,严重时可形成颞叶钩回疝。术中或术后病人头位不当而导致颈静脉局部被压迫,也会因脑静脉回流不畅而产生颅内压增高。

心肺功能不全或淤血性心力衰竭使静脉回流不畅,也可发生脑水肿。中心静脉压监测或放置 Swan-Ganz 导管,有助于及时发现静脉回流障碍,防止脑水肿的发生。

4. **脑积水**　术后局部脑室扩大和交通性脑积水都会使颅内压升高。中线部位的肿瘤手术后容易出

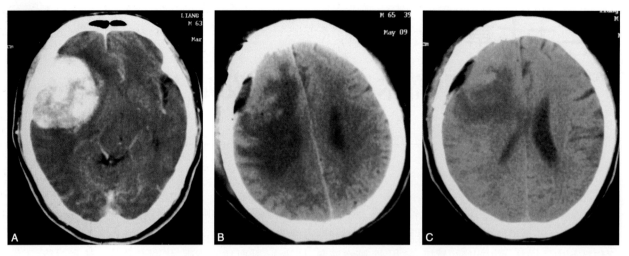

图 27-1-1   右额颞脑膜瘤

A. 女性,68 岁,CT 显示右额颞脑膜瘤;B. 手术全切肿瘤后 3 天,左侧肢体肌力Ⅲ级,CT 扫描见右额顶大面积脑水肿,
侧脑室被挤压而消失;C. 手术后两周,病人左侧肢体肌力基本正常,复查 CT 脑水肿基本消失。脑水肿与切除肿瘤时
侧裂静脉受损有关

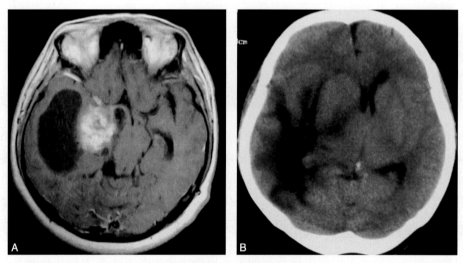

图 27-1-2   右颞胶质瘤

A. 男性,38 岁,MR 显示右颞胶质瘤;B. 术后当天 CT 显示右颞脑水肿,中线结构明显左移

现梗阻性脑积水。头部 CT 和 MRI 检查可明确诊断,并有可能发现脑积水的原因,为进一步治疗提供依据,详见本章第八节。

5. **发热**   发热状态下,脑血流和脑代谢都会增加,颅内压亦会随之升高。如颅内同时存在积气,升高的体温使积气体积膨胀,会加剧颅内压增高。因此,如术后早期病人高热,应及时明确发热原因,并采取积极措施降低体温。

6. **二氧化碳潴留**   术后颅内压升高时,还应想到病人体内二氧化碳潴留的可能性。在气管插管、气管切开或使用性能良好的呼吸机情况下,因有良好的监护,很少发生通气不良和二氧化碳潴留。但某些开颅术后病人拔除气管插管后,由于麻醉药、麻醉性镇痛药和肌肉松弛剂等产生中枢性或外周性呼吸抑制,同时自主呼吸或辅助呼吸不够,有可能发生通气不足,导致血二氧化碳浓度升高,引起脑血管扩张、颅内压升高。病人多表现为意识淡漠、反应迟钝。纠正的方法是立即进行过度换气。当血二氧化碳浓度低于 20mmHg 时,脑血管收缩后颅内压降低。因此在拔除气管插管后,如果病人术前呼吸功能差,或合并肺部感染时,应监测血气指标。遇有异常时,应及时纠正。

过度换气降低颅内压的效果,取决于脑血管对二氧化碳浓度的反应。脑损伤和脑血管病变,血管反应性降低,此时单纯过度换气并不能降低颅内压,需同时应用脱水剂和激素。

7. 脑血管自动调节功能障碍　如果脑血管自动调节功能出现异常,则不能根据血压的变化而自动收缩和扩张,从而使脑血管处于麻痹状态,随血压升高被动地扩张,导致颅内血容量增多,颅内压升高。这种异常多见于脑外伤、巨大动静脉畸形及血二氧化碳蓄积等情况。

术中若暂时阻断脑供血,去除阻断则可发生再灌注性脑充血。例如颈动脉内膜剥脱术暂时阻断颈动脉血流,当血流恢复后,脑组织可能发生反应性充血,引起脑肿胀和颅内压增高。许多麻醉药物如氟烷亦能增加脑血流,从而使颅内压升高。一些降低血压的药物如硝酸甘油也能升高颅内压。

二、颅内压监测

开颅术后颅内压增高的临床表现与一般颅内压高无差异,早期可无临床症状。由于病人术后短时间内仍受麻醉药物的影响,使临床判断术后早期颅内压增高有一定困难。颅内压监测(ICP monitoring)则可客观地反映出颅内压的变化,有助于对开颅术后颅内压升高做出早期诊断。

颅内压监测有三种途径。最简单的是硬脑膜下压力监测,方法是在硬脑膜下腔置一根软管,管的另一端与液压式传感器相连接。脑脊液压力变化以曲线方式记录。此种传感器测压范围较小(<40mmHg)。二是利用 Camino 装置测定脑组织压。导管内置光导纤维,头端带有压力传感器,插入脑实质内,另一端连接监测装置,以压力曲线连续记录脑脊液压力变化(图27-1-3)。三是将压力监测器放在脑室内,不仅能监测脑脊液压力,颅压高时还可放出脑脊液,减低颅内压。压力传感器应放置在外耳道水平,使颅内压不受头部位置变化影响。导管可以留置数日,但需应用抗生素预防感染。以上三种方法,均可进行连续监测颅内压,以便当病人术后出现颅内压增高时能得到及时处理。

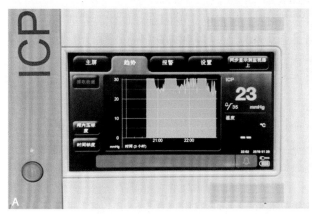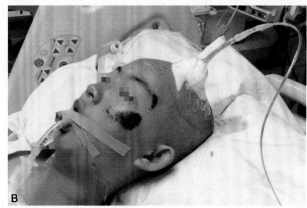

图 27-1-3　颅压监测器
A. 颅内压显示板;B.插入侧脑室的颅内压转换器

三、处理措施

治疗颅内压升高的目的是维持正常脑灌注压,避免发生脑疝和严重的脑缺血。头部 CT 扫描可以明确原因,如术后血肿、术后水肿和脑积水等,为病因治疗提供依据。如暂时无法确定颅内压升高的原因,可先依据经验进行治疗。保持呼吸道通畅,过度换气可以降低血中二氧化碳浓度,简便安全。渗透性利尿药尤其是甘露醇,是最常用的降颅压药物,它不易通过血-脑脊液屏障,主要作用于血-脑脊液屏障正常的脑组织。呋塞米和高张钠也可以用于降颅压。亚低温治疗可以降低脑代谢,保护脑细胞。麻醉药物可减少术后病人躁动和肌肉收缩,也有助降低颅内压。以上措施可依据病人的具体情况单独或联合采用。

第二节　开颅术后血肿

术后血肿(postoperative hematoma)是颅脑手术后严重的并发症。由于颅内可代偿空间有限,20~30ml

术后血肿即可造成病情恶化。如发现或处理不及时,对病人术后康复极为不利,甚至危及病人生命。

一、术后颅内血肿发生原因

1. 术中止血不彻底,是发生术后颅内血肿最常见的原因。神经外科手术止血比较困难,完全切除肿瘤后,残腔脑表面的止血不彻底;或肿瘤部分切除,肿瘤残面出血都会造成硬脑膜下或脑内血肿。硬脑膜下引流和颅内压监测装置也会引起脑内血肿。

2. 术中过度牵拉脑组织,损伤主要静脉使脑静脉血回流受阻,如颞下入路损伤 Labbe 静脉后,术后脑组织发生淤血性坏死。这种血肿多发生于脑内,同时伴有脑挫伤。

3. 头皮或颞肌止血不彻底、板障渗血、关颅过程中血液流入骨瓣下、硬脑膜悬吊不确实、硬脑膜剥离等都可能造成术后硬脑膜外血肿。因此在开关颅过程中应严格止血、妥当悬吊硬膜、注意防止硬脑膜的过度剥离,板障渗血处可用骨蜡封堵。

4. 脑组织塌陷,皮质引流静脉断裂,出现远隔手术区部位血肿。多发生于伴有颅压增高的病人,如切除颅后窝肿瘤后,脑脊液梗阻解除、颅压下降,幕上脑组织塌陷,皮质引流静脉断裂,出现远隔手术区部位血肿。为防止此类情况的发生,术中注意避免导致颅压下降过快,如术中释放脑脊液时不宜过快、脑脊液量不宜过多等。

5. 病人凝血功能异常、脑动脉硬化、糖尿病等均可使术中止血困难,易发生术后血肿。病人术前合并肝炎、肝功能异常;或刚接受完化疗的病人,免疫功能和骨髓功能受到抑制;长期服用阿司匹林等抑制血小板功能的药物,都可能影响病人的凝血功能,发生术后血肿。

6. 手术中止血方法不当,如过分依赖止血药物、生物胶;关颅时病人血压过低;手术结束不久,病人突然癫痫大发作。这些情况都可能是造成手术后血肿的原因。

病人术中发生弥散性血管内凝血时,可导致脑内多发性出血,使术中止血困难。血化验检查可发现血纤维蛋白原减少、纤维蛋白降解产物增多。手术中大量输血发生溶血反应,也可以导致凝血功能障碍。病人合并高血压和动脉硬化,也是影响术中止血的重要原因。对于各种可能影响凝血功能的并发症,术前应给予充分的纠正。

二、术后血肿临床表现

开颅术后血肿可以发生在头皮帽状腱膜下、硬脑膜外、硬脑膜下和脑内。开颅手术后血肿多发生在手术后 3 天内,个别病例可发生在手术后 1 周,如颅内大动脉(颈内动脉)破裂后应用生物胶修补。术后早期幕上血肿表现为手术结束后,病人意识迟迟不清醒;或术后病人已麻醉清醒,继之意识逐渐变差,肢体运动障碍,病理征阳性。颅后窝的术后血肿,病情变化快,病人可能突然呼吸停止。

上述开颅后临床表现,也可发生在手术后脑水肿、原发脑损伤和脑积水等手术后并发症中。CT 扫描可为术后血肿、局部脑水肿以及脑积水提供可靠的鉴别诊断依据。

三、开颅术后不同部位血肿的处理

1. **帽状腱膜下血肿**　开颅术后单纯帽状腱膜下血肿(subgaleal hematoma)一般不会危及病人生命,但会影响伤口愈合,增加感染的机会。帽状腱膜下出血还会流入硬脑膜外造成硬脑膜外血肿。术中仔细止血,帽状腱膜下血肿是可以预防的。头皮深部肌肉的血管和头皮主要动脉如眶上、颞浅、枕动脉出血是帽状腱膜下血肿的主要来源。为彻底止血,头皮应双层缝合。帽状腱膜缝合的针距为1cm。头皮缝合可防止皮缘渗血。如敷料无渗血,24 小时内不要拆除敷料,以保证头皮止血效果,并避免伤口污染。

发生帽状腱膜下血肿一般不需要切开止血,少量出血可吸收,出血量较多时,可穿刺抽出积血,然后加压包扎。

2. **硬脑膜外血肿**　开颅手术后硬脑膜外会有少量血液积聚,但一般不会对硬脑膜造成压迫。开关颅时如有骨瓣边缘出血,可应用骨蜡止血。沿骨窗四周悬吊硬脑膜等是防止发生硬脑膜外血肿的可靠措施,这一步骤应在开颅时进行。如果开颅时不及时悬吊硬脑膜，手术过程中出血可能会流入硬脑膜外形成血肿（图27-2-1，图27-2-2）。

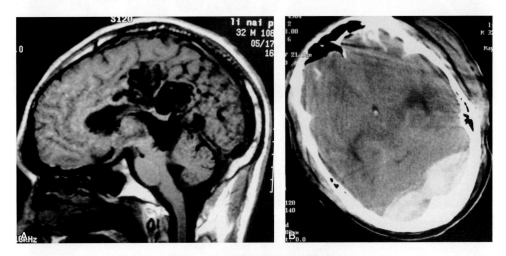

图27-2-1　胼胝体巨大动静脉畸形

A.术前MRI；B.行双侧顶枕开颅畸形血管切除，手术后6小时麻醉未醒，复查CT，显示双枕骨窗外硬脑膜外血肿；手术清除血肿后病人清醒

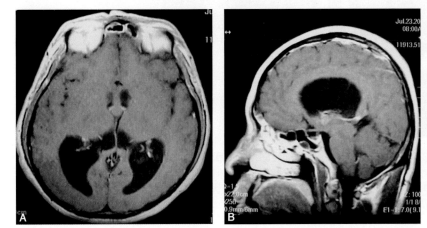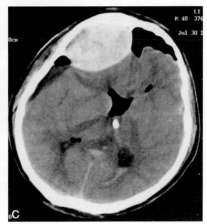

图27-2-2　室间孔肿瘤合并梗阻性脑积水

病人男性，40岁，双侧脑室扩大。A.术前MRI轴位；B.术前MRI矢状位；C.右额开颅肿瘤切除后，CT显示右额硬脑膜外血肿和脑室内血肿，额部原术野有积气

在骨瓣中央钻孔，悬吊硬脑膜能使硬脑膜与颅骨内面紧贴，可有效地减少手术部位硬脑膜外积血。

硬脑膜外不应放置过多的明胶海绵和其他止血材料，因为这些止血材料本身有占位效应，若放置过多、术后复查CT时，表现为硬脑膜受压现象。切开的硬脑膜边缘和其表面出血可电凝止血。为避免过多电凝硬脑膜，影响硬脑膜缝合，剪开硬脑膜时，对硬脑膜切口边缘出血可以先采用银夹暂时夹闭，待缝合硬脑膜时，再电凝出血点。

术中应用头架固定头部时，若头钉穿破颅骨后，板障出血可渗入骨板下方、或因头钉刺破硬脑膜造成硬膜外出血，甚至造成硬脑膜与颅内板剥离，逐渐形成血肿。预防办法是按要求装置头架，头钉的固定点应避开颞肌和颅骨薄弱点，防止头钉穿破颅骨。尤其对婴幼儿开颅时更应警惕，须使用儿童专用的头架。

对伴有梗阻性脑积水的颅后窝肿瘤，手术切除肿瘤后，流失大量脑脊液，虽然脑积水得以改善，但有时会引起硬脑膜的剥离，造成远隔部位硬脑膜外血肿，手术中出现急性颅内压增高（图27-2-3）。为防止上述意外发生，切除颅后窝肿瘤前先行侧脑室-腹腔分流术，既可缓解颅内压增高，又能防止一次手术脑脊液迅速流失造成颅内血肿。

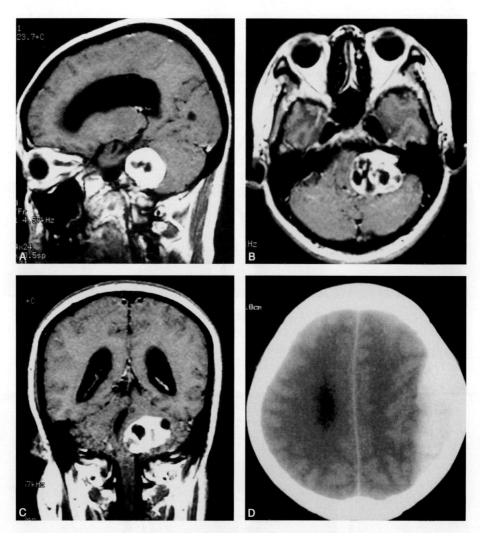

图 27-2-3　MR 显示左侧前庭神经鞘瘤伴脑积水

A. 病人女性,86 岁,MR 矢状位;B. MR 轴位肿瘤将Ⅳ脑室挤向右侧;C. MR 冠状位显示导水管被肿瘤推向对侧;D. 手术后 4 小时病人未清醒,左侧瞳孔散大,CT 显示左顶硬脑膜外血肿。急诊行左顶开颅,清除硬脑膜外血肿 100ml

　　3. 硬脑膜下/脑内血肿　发生术后硬脑膜下/脑内血肿(subdural hematoma/intracerebral hematoma)有三种常见原因:①肿瘤切除后关闭硬脑膜前,止血不彻底,血肿位于硬脑膜下和脑内肿瘤残腔;②术中主要静脉损伤或对脑组织牵拉过重,脑组织挫伤较重,血肿多在硬脑膜下和/或脑内(图 27-2-4);③脑积水病人经脑室腹腔分流术后;或伴脑积水的颅后窝肿瘤切除后,脑积水得以改善,但脑脊液过度引流,还可能肿瘤切除后过度减压,使颅内动力平衡突然发生变化,脑组织明显塌陷移位,造成大脑皮质桥静脉断裂,出现硬脑膜下血肿,甚至发生于远隔部位(图 27-2-5)。

　　硬脑膜下血肿较大时其占位效应明显,临床症状迅速恶化,可在手术后几小时出现。第三种原因造成的血肿可能发生在术中,表现为术中脑急性膨出。出现上述异常情况,须立即在术野中探查,有条件的情况下使用术中 B 超进行探查。如未见异常,可迅速关颅后行 CT 检查。

　　术后颅内血肿量较大时(幕上血肿 30ml,幕下血肿 10ml),占位效应明显者,须立即手术清除血肿。再次手术时注意仔细止血,并清除硬脑膜下血肿及坏死脑组织。再次开颅手术,会增加伤口感染的机会,术后可给予抗生素。术后少量硬脑膜下血肿,病人无临床症状,可严密观察,血肿有自行吸收可能,但少数可发展为慢性硬脑膜下血肿。

　　4. 脑室内血肿　术中脑室未开放,一般不会发生脑室内血肿(ventricular hemotoma)。脑室一旦开放,应及时用棉条将脑室破口封闭,以防血液流入脑室。

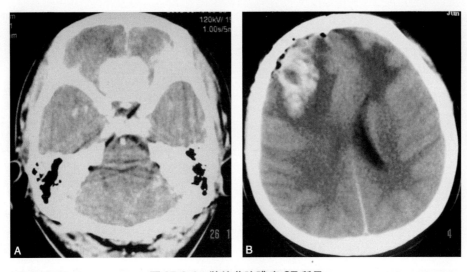

图 27-2-4 鞍结节脑膜瘤 CT 所见
A. 术前 CT;B. 右额开颅肿瘤全切,手术后两天病人意识逐渐变差,CT 显示术后右额脑内血肿

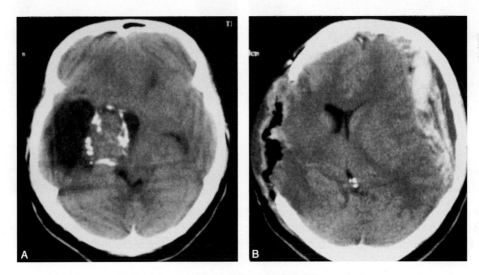

图 27-2-5 CT 显示右颞星形细胞瘤伴囊变和钙化
A. 术前 CT;B. 手术切除肿瘤后仍脑压高,去骨片减压。手术后发生远隔部位左侧硬脑膜下血肿

　　脑室内手术止血较脑表面困难,当切除脑室内肿瘤或血管畸形时,对术野必须仔细止血。因为脑室内含脑脊液,止血材料,尤其是明胶海绵会因脑脊液而飘浮、失去压迫止血作用。脑室内止血应尽量采用电凝和止血纱布(surgicel)。脑室内的手术操作过程中,需随时以棉片阻塞室间孔和导水管开口,以防血液进入脑室系统(图 27-2-6)。

　　如脑室开放,术中可于脑室内放置引流管,头皮另行切口将其穿出。脑室引流除引流血性脑脊液外,还可连接颅压监测器检测脑室内压力。术后 CT 随访,可估计脑室内积血量,观察出血吸收情况。脑室内出血会造成脑脊液循环通路受阻或脑脊液吸收障碍,形成术后脑积水,需早期处理并密切观察病情变化。

四、开颅术后血肿的预防

　　1. 术前评价时应详细地询问病史,检查病人的心血管功能和凝血功能,血小板计数应在 100×10^9 以上,凝血酶原时间(PT)和部分凝血致活酶时间(PTT)正常。如病人的凝血功能异常,应充分纠正。

　　2. 术中针对不同组织采用正确的止血方法。手术操作的每一步都应彻底止血后再向下进行。

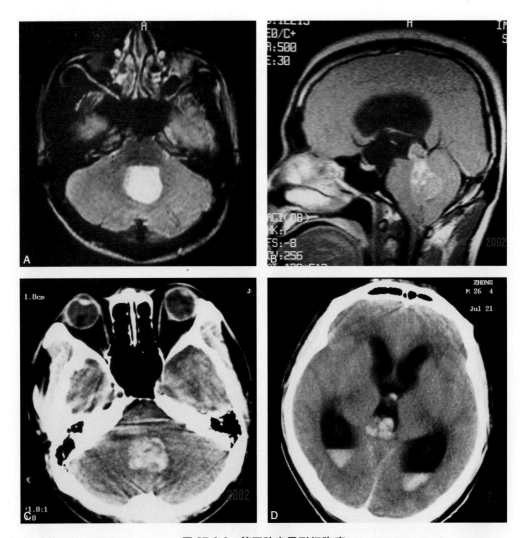

图 27-2-6　第四脑室星形细胞瘤

病人男性,26 岁,导水管梗阻,双侧侧脑室扩大。A. MRI T2 像;B. MRI T1 像;C. 枕下正中开颅,肿瘤切除。手术后两天病人神志不清,行 CT 扫描,显示第四脑室血肿;D. 导水管逆流至双侧侧脑室枕角,行侧脑室穿刺引流术后,病人神志逐渐清楚

3. 严格执行开、关颅的技术操作规范,对每个步骤都应确切认真。正确地应用止血材料,详见第六章。

4. 肿瘤切除后仔细止血。应使用生理盐水冲洗术野,对任何微小的出血(有人称为"冒烟")都应寻找来源认真处理,直到冲洗盐水清澈。

5. 关闭硬脑膜前,应用生理盐水将硬脑膜下间隙充满,置换出颅内积气。

6. 关颅时应将病人血压恢复至接近术前正常水平,以判断止血情况。

7. 施行脑积水分流术和伴脑积水的颅后窝肿瘤切除术,应注意不要快速放除脑脊液。行侧脑室-腹腔分流术时,应采用压力适当的分流管。颅后窝开颅术后严格缝合硬脑膜,防止脑脊液外溢。

8. 术后运送病人时,应小心搬动病人头部,避免强烈震动头部。

术后血肿是严重的并发症,处理不及时会造成病人死亡。开颅术后应高度警惕,一旦发现术后血肿,影响病人的生命体征,应及时开颅清除血肿。紧急情况下,处理颅后窝术后血肿时,甚至可以在 ICU 或病房将伤口立即拆开,使术野迅速减压,然后再去手术室进一步处理,以争取时间挽救病人生命。

第三节　开颅术后气颅

开颅手术打开硬脑膜和蛛网膜后,空气进入颅腔,并置换蛛网膜下腔的脑脊液。关闭硬脑膜后在蛛网膜下腔和硬脑膜下腔积聚一定量的气体,称为气颅。这种情况既可见于幕上开颅手术,又可见于幕下开颅手术,病人坐位手术时更明显。缝合硬脑膜时,术野中气体置换不充分,或术中额窦、乳突气房开放、术后脑脊液漏,也会加重颅内积气。应用"笑气"做为麻醉剂时,N_2O 从脑组织中弥散出来,滞留在蛛网膜下腔,由于 N_2O 积滞也可导致颅内压增高。

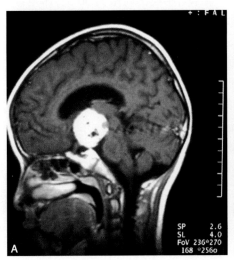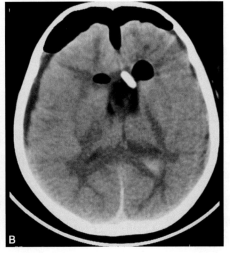

图 27-3-1　畸胎瘤
A.病儿 7 岁,女性,尿崩两个月,MRI 提示为畸胎瘤;B.冠切开颅,胼胝体入路切除肿瘤。手术后七天 CT 发现为额部气颅

通常,开颅手术后 CT 检查总会显示颅内少量的积气,很少造成脑移位,几天后气体可自行吸收,一般不会使病情加重。但如果术后颅内积气过多,加之病人术后发热或合并脑水肿,则可能会促进颅内压增高。颅内积气达到一定量时可引起占位效应,使颅内结构移位,病人出现临床症状,称为张力性气颅。病人术后早期淡漠和麻醉苏醒缓慢,应行 CT 检查以除外张力性气颅。张力性气颅 CT 表现为术野低密度,可合并少量出血,中线移位,脑室受压(图 27-3-1、图 27-3-2)。

如出现张力性气颅,需经开颅的骨孔穿刺,把气体释放出来。穿刺释放颅内积气无效时,应再次开颅放出积气,重新缝合硬脑膜,并修补开放的额窦和乳突气房。为减少术后颅内积气,缝合硬脑膜时应由低位到高位进行,在缝合硬脑膜前最后一针时用生理盐水填满硬脑膜下腔,充分置换出原有积气。

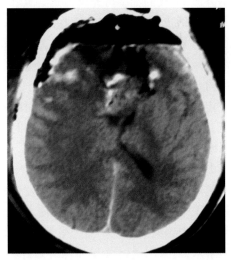

图 27-3-2　冠状开颅纵裂入路,第三脑室前部颅咽管瘤切除术后额部气颅

第四节　开颅术后感染

与手术相关的感染有头皮切口感染、脑膜炎、脑脓肿等中枢神经系统感染。另外,开颅手术后还可能继发中枢神经系统、呼吸系统、泌尿系统等的感染。以中枢神经系统感染最常见。根据文献报告,感染一

般发生在术后30天之内;体内有植入物如分流管、人工颅骨,术后一年内感染,均可认为与手术有关。

一、与开颅手术相关感染

(一) 开颅术后感染的原因

主要包括头皮消毒不彻底、术前上呼吸道感染未得到彻底控制、慢性肺部疾病、泌尿系统的感染等。术前检查发现病人正在罹患全身或局部感染时,应待炎症控制后再行手术。如需在体内置入异物,如分流管、颅骨修补材料,可使用抗生素、生理盐水浸泡和冲洗。

(二) 手术后感染的时限

1991年Ronald认为,在体内没有置入异物的情况下,手术后感染的时限为30天;体内置入异物者,手术后一年发生感染者都为手术后感染。有文献报告,开颅术后切口感染率为8%,手术后脑膜炎发生率为6%。

(三) 与开颅手术相关感染的范围

1. 切口感染　开颅术后切口感染发生于头皮和帽状腱膜。帽状腱膜缝合不良、皮下缝线残端过长、遗留头皮缝线未拆除等,都是造成切口感染最常见的原因。手术后去骨片减压、硬脑膜缝合不严(例如:经岩骨入路时)、手术后脑脊液外溢,都是造成切口感染的重要诱因。枕下正中开颅,特别在儿童,由于枕骨粗隆处头皮较薄,如缝合不严密,容易发生脑脊液漏,进而导致切口感染。

切口感染早期症状多不明显,数日后头皮出现红肿,渗出不明显。如头皮下积脓,病人会出现发热、白细胞增高。此时需行穿刺抽吸放出脓(积)液,并行细菌培养。选用适当的抗生素,如治疗及时,有些头皮感染不需切开引流。

头皮感染转为慢性,伤口经久不愈,应拍颅骨平片或CT骨窗扫描,以确定是否存在颅骨骨髓炎。如有骨髓炎,应及时去除骨瓣。通常骨瓣去除后伤口很快愈合。骨瓣去除后影响病人外貌,脑组织失去保护,可在感染控制后6~12个月施行颅骨修补术。对感染过的伤口再次开颅手术时,要特别注意预防切口感染的发生。为降低切口感染发生,术中必须确切止血,不留死腔,准确分离,并尽量减少损伤头皮。

2. 细菌性脑膜炎　开颅术后细菌性脑膜炎的发生与手术室环境、无菌手术技术紧密相关。病原菌可来自皮肤、手术器械、术中异体组织的植入如放置脑室引流管或手术区留置引流管。开颅时鼻旁窦和乳突气房开放,潜伏的细菌可能成为感染源。

术后化脓性脑膜炎多发生在术后3天,病人表现为突然高热、颈强直、精神淡漠、脑脊液白细胞数增多,氯化物、糖定量降低,蛋白量增高。脑脊液应行细菌培养,针对细菌对抗生素敏感程度,选用透过血-脑脊液屏障能力较强的抗生素,如头孢噻肟(cefotaxime)、头孢呋辛(cefuroxime)、万古霉素(vancomycin)等控制颅内感染。

定时腰椎穿刺放出炎性脑脊液,对脑室炎的病人进行脑室引流等,均能有效降低颅内压并引流感染脑脊液,对治疗也有帮助。颅内存在异物时,使化脓性脑膜炎治疗极为困难,必要时应去除。

术后化脓性脑膜炎影响病人康复。急性化脓性脑膜炎治疗不及时或细菌对抗生素耐药会转变为慢性脑膜炎,经久不愈。能有效通过血-脑脊液的抗生素类型较少,使化脓性脑膜炎的治疗往往成为临床棘手的问题。因此,预防化脓性脑膜炎的发生显得尤为重要,其方法包括:①不断改进手术室的无菌环境。现代化的手术室应有净化空气系统,使手术野区域几乎近于无微尘埃存在,减少手术间空气中的细菌,可有效地降低颅内感染的概率。②严格无菌手术操作。③预防性使用抗生素。为预防术后化脓性脑膜炎,对无污染手术,可采用通过血-脑脊液屏障好的抗生素如头孢曲松或头孢呋辛,在切皮前半小时快速静脉滴注,保证整个手术过程高血药浓度。如手术超过4小时,可再补充一个剂量。病人术后不再使用抗生素。如术后病人发热,可行腰椎穿刺进行脑脊液细胞数、生化及细菌培养和药敏等项检查。如证实为化脓性脑膜炎,可选用敏感抗生素治疗。④术中尽量减少暴露范围,提倡微创手术。在保证手术安全的前提下,加快手术速度,缩短手术时间。有资料表明,感染率与手术时间成正比,即随着手术时间的延长,感染发生的机会明显增加。⑤切除肿瘤后,以加有抗生素的生理盐水或温热的生理盐水反复冲洗术野。⑥尽量不放置引流管(条)。如放置引流管,术后也应尽早拔除。⑦严密缝合硬脑膜、帽状腱膜,防止脑脊液漏。

3. 硬脑膜外积脓　术后硬脑膜外积脓局限于硬脑膜外腔,多伴有游离骨瓣骨髓炎。如硬脑膜缝合不严,则感染可能向硬脑膜下扩散。病人表现为局部炎症和体温升高。对开颅手术后切口长期不愈合者,需拍 X 线头颅平片,以除外颅骨骨髓炎。CT 检查可见硬脑膜外有积脓征象。硬脑膜外积脓会妨碍骨瓣愈合。除应用抗生素治疗外,必要时应去除骨瓣,清除硬脑膜外积脓,刮除炎性肉芽组织彻底清创。

4. **开颅术后脑脓肿**　术后脑脓肿为罕见并发症,多与脑室引流管和硬脑膜下引流的放置时间较长有关。硬脑膜下引流的目的是引流积脓,引流物应每天进行培养。开颅术后病人如出现顽固性发热、癫痫、药物控制不佳时,应及时行 CT 或 MRI 检查(图 27-4-1)。确诊为脑脓肿可先给予抗感染治疗,待脓肿局限后、或伴有颅内压增高时可手术切除脓肿,并彻底冲洗,严密缝合硬脑膜。

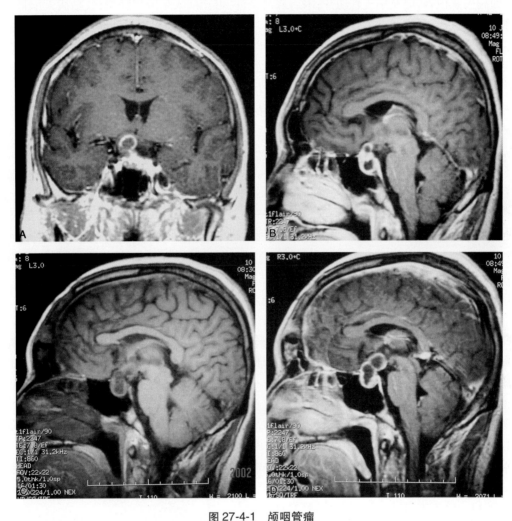

图 27-4-1　颅咽管瘤

病人男性,43 岁,A、B. MRI 冠状位及矢状位,额部开颅手术切除肿瘤后,病人发热伴视力下降,双颞偏盲;C. 复查 MRI 显示开颅术后鞍上等 T_1、等 T_2 信号;D. 加强扫描后病变周围增强,病灶内液平征,考虑为脓肿,二次手术探查清除鞍区脓肿

5. **无菌性脑膜炎**　无菌性或称为非细菌性脑膜炎在各种开颅术后均可能发生,尤以儿童颅后窝手术后常见。Ross 等对开颅术后 28 例无菌性脑膜炎和 18 例细菌性脑膜炎对比研究,发现两组在临床表现,如头痛、颈强直、恶心和呕吐或精神状态改变等方面都没有统计学差异,但术后伴脑脊液漏者多为细菌性脑膜炎。在无菌性脑膜炎病例中,脑脊液的白细胞计数较低。最有力的鉴别依据是血和脑脊液的培养出现细菌,即可排除无菌性脑膜炎诊断。另外,术后 3~4 天血和脑脊液 C 反应蛋白浓度水平较高者提示细菌感染的可能。基因扩增技术(PCR)也有参考价值。

发生无菌性脑膜炎的机制尚不清楚。大多数人认为是由于非细菌性物质(如血液或肿瘤内容物)对脑膜的刺激。无菌性脑膜炎康复过程差异很大,有的时间可能很长,应用抗炎药物对缩短病程帮助不大,可采用支持治疗或激素治疗,直到病情缓解。

二、肺部感染

肺炎是开颅术后常见的严重并发症。麻醉诱导时病人误吸、术后病人意识不清、后组脑神经麻痹、长期卧床等都是造成肺炎的重要诱因。术前伴有慢性阻塞性肺疾病的病人术后更易发生肺部感染。术后肺炎影响病人的气体交换,造成缺氧,继而加重脑水肿。为降低术后肺炎的发生,应注意以下几点:术后拔管时,应彻底吸除口腔和气管内分泌物,防止误吸;伴有后组脑神经损伤者,咳嗽反射差、吞咽发呛者应注意及时吸痰;如病人意识差,应及早气管切开;术后病情允许,可让病人采取半卧位;鼓励病人早日下床活动。

发生肺炎后应进行痰培养并使用敏感的抗生素。定时雾化吸入和翻身叩背是治疗肺炎的重要辅助措施。

三、泌尿系感染

慢性泌尿系感染可能是术后泌尿系感染的主要诱因,术前应彻底控制。发生泌尿系感染后,除全身应用抗生素外,还可进行膀胱冲洗。

四、败血症

上述各部位的感染均可导致败血症,静脉和动脉插管维持时间过长亦可发生败血症。对于长期保留在病人体内的静脉通道(周围性或中心性),应每隔3~7天更换导管。一旦出现不明原因发热应立即拔除通道,同时对拔除的导管顶端进行细菌培养,可能对判断感染的原因有所帮助。

(王江飞 张伟 王洪军)

第五节 开颅术后脑脊液漏

开颅术后脑脊液漏是指脑脊液通过硬脑膜漏口流入筋膜下间隙,容易发生切口和脑膜感染。脑脊液丢失过多时,病人可出现低颅压头痛。严密地缝合硬脑膜是预防这种脑脊液漏的关键。开颅过程中,如果止血时硬脑膜被广泛烧灼后皱缩,将难以严密地缝合。在这些情况下,可以用人工硬脑膜来保证硬脑膜严密缝合。

另外一种脑脊液漏发生于开颅时乳突气房和鼻旁窦开放时,由于未能用骨蜡封闭好,硬脑膜又缝合不严密,脑脊液经鼻旁窦和乳突气房漏出,发生脑脊液耳漏和鼻漏。这种情况在颅底手术多见。一旦术后出现脑脊液耳漏或鼻漏,术者应分析造成脑脊液漏口可能位置。颅中窝或桥小脑角开颅手术时乳突气房开放,脑脊液可沿耳咽管流至鼻腔,出现脑脊液鼻漏。脑脊液耳漏发生率较低,因为鼓膜将中耳和外部隔开,只有鼓膜破裂时脑脊液才会从外耳道流出。开颅时额窦开放,脑脊液经额窦进入鼻腔,病人可出现脑脊液鼻漏。预防脑脊液鼻、耳漏的方法是以骨蜡封闭乳突气房和额窦,并严密修补硬脑膜,以防止脑脊液渗漏。术中硬脑膜缺损时,可用筋膜或人工硬脑膜修补。有免缝合的人工硬脑膜材料,直接铺在缺损的硬脑膜上,不必缝合即可使硬脑膜封闭,是防止脑脊液漏的理想材料。

当行去骨片减压后,脑压仍高时会出现脑脊液自切口外漏,甚至造成切口感染。在这种情况下,单纯补缝头皮漏口处或应用静脉脱水剂是不够的,可采用腰椎穿刺置管

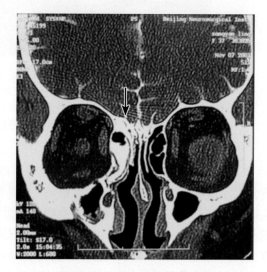

图 27-5-1 脑池造影 CT 扫描
确定脑脊液的漏口位于右侧筛板(图中黑色箭头所指),右侧筛窦内部分被脑脊液充满

在蛛网膜下腔持续脑脊液引流，有利于切口愈合。

开颅术后脑脊液鼻（耳）漏的诊断。鼻孔流出的脑脊液糖定量检查在 1.9mmol/L（38mg%）以上者有助于脑脊液鼻漏的诊断。脑脊液漏确诊可行脑池造影 CT 扫描，具体方法是：经腰椎穿刺注入水溶性非离子型造影剂，如 Ulravisit（优微显），头低俯卧位半小时后行 CT 扫描，可发现脑脊液的漏口（图 27-5-1）。

开颅术后脑脊液鼻（耳）漏的治疗。持续腰椎穿刺引流并保持头高位，可有效减少渗漏，促进漏口愈合，有的瘘口可自动闭合。如引流数日后渗漏未减轻，则须手术修补漏口。瘘口修补办法：原切口开颅探查，用骨蜡重新封闭乳突气房或额窦，严格修补并缝合硬脑膜。术后脑脊液漏合并脑膜炎时应给予抗感染治疗。如伤口渗出脑脊液，则须重新严密缝合伤口。缝合伤口时应慎用局麻药，避免局麻药进入脑脊液导致病人脊髓休克、呼吸衰竭或脑神经麻痹。脑脊液丢失过多，会引起低颅压，应注意补充液体。

第六节　开颅术后脑梗死

开颅术后脑梗死并不少见，可分为全脑梗死和局灶性脑梗死。有研究表明，脑灌注压必须高于 88mmHg 以上才能保证脑的血液供应，而监测动脉血压和颅内压有助于判断脑灌注压。

一、开颅术后脑梗死的原因

1. 高龄病人开颅术后易发脑梗死，这与老年性脑动脉硬化、脑血管侧支循环功能较差有关。在硬化的动脉附近进行操作时，可能导致血管内栓子脱落，术后发生缺血性脑梗死。

2. 术前一个月内 TIA 发作 2 次以上者，提示病人血流动力学状态不稳定。术前低血压、高碳酸血症（$PaCO_2>48mmHg$）、低碳酸血症（$PaCO_2<38mmHg$）、红细胞压积下降、贫血等，都是诱发缺血性脑梗死的危险因素。

3. 开颅切除肿瘤时，为减少肿瘤出血，运用控制性低血压，脑血流降低，也可能导致术后脑缺血甚至脑梗死。

4. 术中脑压板应用不当会造成局灶性脑梗死。使用脑压板在脑表面产生的压力，可传导到邻近的脑组织。牵拉脑组织时压力过大，时间过长，使受压脑动脉闭塞，降低局部脑血流量（rCBF），从而引发脑缺血。Rosenorn 等在动物实验中，逐步提高脑压板对脑组织的压力，观察造成脑损伤的神经病理学改变，揭示鼠的 rCBF、局部脑灌注压（rCPP）和牵拉时间的阈值分别为 20~28ml/（100g·min）、20mmHg 和 7~10 分钟。如果脑压板的压力为 40mmHg，并历时 18 分钟，皮质 rCBF 降至 0~18ml/（100g·min）［平均（4±1.2）ml/（100g·min）］，可导致脑压板下脑皮质全层损伤；脑压板的压力为 30mmHg，历时 30 分钟，rCBF 降至 0~40ml/（100g·min）［平均（20±2.7）ml/（100g·min）］，脑压板下脑皮质各层均见损伤；在动物实验中，使用脑压板对颞叶皮质施加 30mmHg 和 40mmHg 的压力，发现即使最高血压为 80~100mmHg，脑压板下的脑组织仍无血流。在脑皮质缺血发生过程中，局部皮质静脉、动脉及其穿通支的血流停滞起着很重要的作用。研究发现人脑的 rCPP 和时间的阈值分别为 10~13ml/（100g·min）、6~8 分钟。脑压板顶端的压力较之中央区的压力要高。因此，术中应间断性运用脑压板，以避免术后出现脑梗死。显微手术中应用自动脑压板，使术者在有限的空间操作时，避免被助手的手遮挡术野，与手持脑压板相比，其稳定性好，对脑的压力小。

5. **术中主要脑动脉及其穿支的损伤**　进行肿瘤分离和切除的过程中，损伤肿瘤周围动脉穿通支或止血不当，伤及主要脑动脉如大脑中动脉分支，是造成术后脑梗死的重要原因。颅后窝手术时，损伤椎-基底动脉的终末支后，会导致小脑或脑干梗死，术后出现严重的脑干梗死综合征。小脑梗死后脑水肿压迫脑干，术后病情会急性恶化，多见于前庭神经鞘瘤手术后。及时行脑室穿刺脑脊液引流，必要时开颅切除坏死液化脑组织，可能挽救一部分病人的生命。

幕上开颅手术时，如额、颞叶胶质瘤手术切除时，大脑中动脉可能被肿瘤包裹，如造成大脑中动脉的误

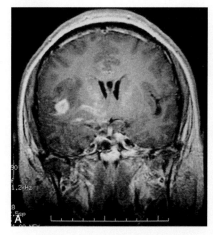
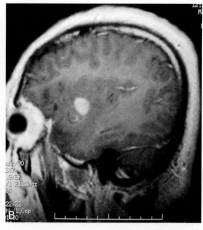
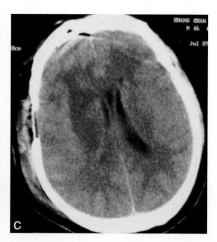

图 27-6-1 右岛叶星形细胞瘤

病人男性,46 岁,MRI 显示右岛叶星形细胞瘤Ⅲ级。A.冠状位;B.矢状位;右额颞开颅肿瘤切除,去骨片减压。手术后病人左侧偏瘫,神志不清。C.后第二天 CT 显示底节区低密度,右侧脑室受压,考虑为大脑中动脉痉挛受损所至

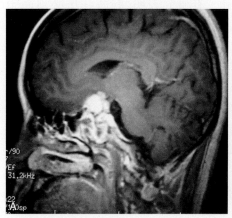
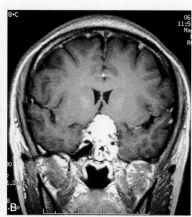
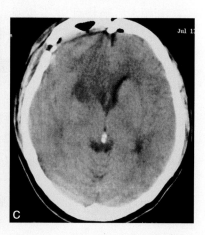

图 27-6-2 鞍隔脑膜瘤

病人女性,41 岁。A.矢状位 MRI,B.冠状位 MRI;C.右额开颅肿瘤切除。手术后病人未清醒,CT 扫描显示右额低密度,考虑为大脑前动脉损伤造成脑梗死

伤,可出现手术后底节或内囊脑梗死(图 27-6-1)。切除蝶骨嵴或鞍区脑膜瘤时,肿瘤与颈内动脉、大脑前动脉、大脑中动脉相邻,操作不注意会使其被伤(图 27-6-2)。手术时颈内动脉主干受损的病人脑灌注压明显降低;颅内压明显升高而使脑灌注不足,发生广泛性脑梗死,会出现大脑半球水肿,CT 显示大面积低密度病变,药物治疗无效时,应去骨片减压(图 27-6-3)。大脑前动脉和大脑中动脉及其分支受损后,会出现相应部位的脑梗死。

6. 术中静脉损伤 脑静脉损伤可由其他侧支静脉代偿,侧支静脉代偿不足时,可因血细胞的渗出引起脑水肿和脑内出血,最终出现出血性梗死。出血性梗死的部位和程度与引流静脉的引流范围及侧支静脉的多少有关,术中短时间内大量脑脊液流失,脑组织移位,使引流静脉扭曲,也可造成出血性脑梗死。影响到侧裂的手术,如经翼点入路夹闭动脉瘤、额颞部胶质瘤切除术等手术,过多的损伤侧裂静脉,手术后会发生脑水肿,病人出现偏瘫(失语),甚至意识障碍等神经功能缺损。颞下入路抬起颞叶损伤 Labbe 静脉,术后常会发生颞叶出血性梗死(图 27-6-4)。幕上脑膜瘤切除手术时损伤了中央静脉,手术后也会发生严重的脑水肿。

颅后窝静脉系统的侧支循环较丰富,因静脉移位梗阻引起的脑梗死发生率较低。通畅的横窦被阻断,术中可出现小脑肿胀和小脑膨出,可切除小脑外 1/3,避免脑干急性受压,造成严重后果。

7. 术中病人颈静脉被压静脉回流不畅,病人心功能不全,女性病人口服避孕药后和产褥期血液的高凝状态,都可能是造成开颅术后脑梗死的原因。

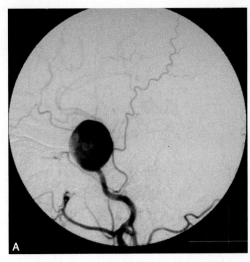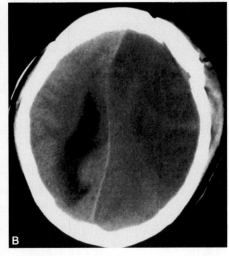

图 27-6-3　颈内动脉动脉瘤手术后发生大面积脑梗死
A. 术前左侧颈内动脉动脉造影；B. 术后 CT 显示大面积低密度病变

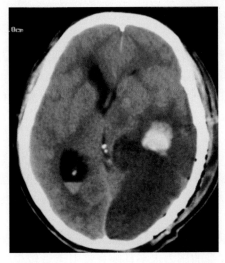

图 27-6-4　颞下入路抬起颞叶损伤 Labbe 静脉，术后发生颞叶出血性脑梗死

二、术后脑梗死的诊断

术后脑梗死多发生在术后 2~3 天。病人意识混浊，严重者可昏迷，出现肢体运动障碍，伴有颅内压增高时甚至可能发生脑疝。头颅 CT 检查与术前相比，出现新的低密度病灶。

三、脑梗死的预防

1. 术前对血流动力学状态不稳定的病人适量输液、口服抗血小板凝集药物，对预防术后脑梗死的发生有一定帮助。

2. 麻醉时应用利妥醚酯可减少术后脑梗死的发生。术中维持正常血压，输入适量的液体，维持正常血气，纠正贫血，都是预防脑梗死发生的重要措施。

3. 手术操作应注意的事项

（1）体位：摆放病人体位时应稍抬高头部，防止颈静脉受压，保证脑静脉回流通畅。

（2）正确使用脑压板：间断地运用脑压板可以预防发生术后局部脑梗死。术者要随时注意脑压板的位置，尽量减小脑压板对脑的压迫。应用腰椎穿刺持续引流，放除蛛网膜下腔脑脊液，使脑充分回缩，得到尽可能大的操作空间，尽量避免过度牵拉脑组织来获得手术空间。

（3）开颅术后，扩容可采用晶体液和胶体液，维持较高的血容量，以增加脑血流，使脑血管处于扩张状态。同时与升压措施相结合，可以增加潜在血管痉挛的脑组织血供。进行升压和扩容治疗时，应注意漂浮导管（Swan-Ganz 导管）监测心排血量，并根据 Starling 曲线评价病人心肌收缩能力。脑梗死发生后再应用预防药物疗效多不明显。

（4）良性有边界的肿瘤，譬如脑膜瘤和神经纤维瘤，通常肿瘤与正常的血管、神经之间有一层蛛网膜相隔，切除肿瘤时尽量保护蛛网膜的完整，进而可使重要的神经、血管得以保护。尤其在切除鞍区、蝶骨嵴肿瘤时，更须小心保护颈内动脉及其分支。

（5）切除边界不清的胶质瘤时，须注意重要的动脉被肿瘤包裹，应注意避免伤及大脑中动脉、大脑前动脉。

（6）使用超声吸引器（CUSA）时应保持在肿瘤内切除肿瘤，穿破肿瘤壁即有损伤肿瘤周围血管、神经的可能。

四、治疗

1. 药物治疗 经确诊为术后脑梗死,应立即给予脱水、保护脑细胞、溶栓等治疗。

(1) 脱水治疗:CT 见有大面积脑水肿时,可静脉滴注甘露醇和激素,减轻脑水肿。

(2) 溶栓治疗:脑主要动脉及其主要分支引起的轻度到中度的缺血性脑梗死,在急性期可进行溶栓治疗。动脉内注溶栓剂如尿激酶,可使血管再通,但有导致脑出血的可能。但有人认为溶栓治疗不适合于完全性卒中。

(3) 脑保护剂的使用:巴比妥类药物对预防和治疗脑缺血发作有一定作用。常规应用戊巴比妥(Pentobarbital)和硫喷妥钠(Thiopental)。依托咪酯(Etomidate)可以保护缺血的脑组织,并有轻度的镇静作用。

(4) 亚低温治疗:正常体温下脑组织只能耐受数分钟的严重缺氧。脑组织耐受缺氧的能力随体温的降低呈线性增加。当体温降至 33℃以下时,对脑细胞有较好的保护作用,术后脑梗死的病人可试用。

2. 去骨瓣减压 术后出现大脑半球的缺血性梗死,占位效应明显,或经保守治疗后颅内压增高无法控制,可以行去骨瓣减压术。小脑梗死后的恶性水肿,可行枕下去骨瓣减压。如有出血性梗死,还需同时清除血肿和液化坏死脑组织。

第七节 开颅术后脑积水

开颅术后早期出现脑积水,提示脑室系统被肿瘤阻塞未得到解决或出血造成脑室系统梗阻。病人表现为头痛、呕吐、精神淡漠、反应迟钝或尿失禁。以上症状多为隐匿性,且缓慢加重。脑室穿刺压力正常或轻度升高。术后晚期出现脑积水,多因脑室系统肿瘤复发或继发性蛛网膜炎至脑脊液吸收障碍。头颅 CT 或 MRI 检查可明确诊断。开颅术后脑积水可分为三种类型,介绍如下。

一、交通性脑积水

开颅术后交通性脑积水多因手术时血液流入蛛网膜下腔或脑室内,影响蛛网膜颗粒对脑脊液的吸收所致。自发性蛛网膜下腔出血和术后脑膜炎也可能导致广泛脑积水。病人表现为淡漠,反应迟钝,二便失禁等症状。CT 检查可见脑室系统全部、均匀扩大(图 27-7-1)。

应用 Camino 脑室引流系统可以同时进行脑室引流并监测颅内压。引流阈值可以根据理想颅内压值设定,脑室内压高于此值时即可对脑脊液进行引流。达到病人能耐受的压力水平且脑脊液引流量较少时,可以间断闭管,最后拔除脑室引流。如脑室引流放置一周仍无法拔除,应考虑行分流手术。

二、局限性脑积水

局限性脑积水多因室间孔及其邻近部位的手术操作造成室间孔或导水管阻塞所致。病人表现为颅内压升高症状,CT 或 MRI 可见一侧或双侧侧脑室局部扩大。治疗方法:患侧脑室穿刺引流,引流可保留一周。如拔除引流后颅压增高症状未缓解,应行侧脑室-腹腔分流手术。

三、假性脑膜膨出

开颅手术时硬脑膜未严密缝合或行去骨瓣减压术,脑脊液溢出至骨瓣下、骨瓣外或帽状腱膜下间隙,可造成头皮下积液。如未及时处理,硬脑膜内外长期交通,可导致部分病人出现假性脑膜膨出(pseudomeningocele)。病人表现为术后颅内压仍较高,脑组织"疝"出等。CT 检查可见皮下囊肿,经头皮穿刺抽出脑脊液,蛋白含量通常较高。伴有脑积水时应先行予以解决,待颅内压力正常后再行硬脑膜修补术。修补硬脑膜后,还须警惕脑积水的发生。

四、硬脑膜下积液

手术后脑组织与硬脑膜之间蓄积脑脊液称为硬脑膜下积液,或硬脑膜下水肿,CT 扫描可确诊。手术

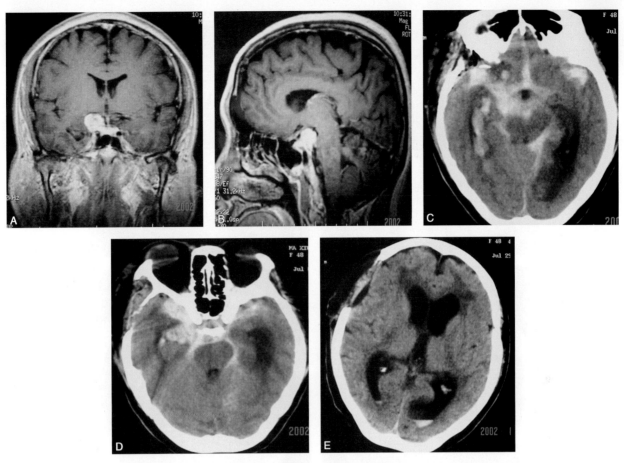

图 27-7-1　开颅术后交通性脑积水

病人女性,48 岁,既往高血压,最高 180/110mmHg。MRI 显示右侧鞍旁脑膜瘤,边界清,直径 2.8cm,周围水肿不明显,右颈内动脉与肿瘤毗邻(A. 轴位;B. 矢状位);C、D 右翼点入路,肿瘤切除术。手术后病人清醒。手术后 7 天病人意识不清,CT 显示广泛蛛网膜下腔出血,右侧侧裂明显,遂原切口探查,清除积血,去骨片减压。二次手术中侧脑室颞角开放;E. 手术后 1 个月复查 CT 显示交通性脑积水,脑室枕角积血,脑室系统全部均匀扩大,再行侧脑室-腹腔分流手术

后硬脑膜下积液常见于脑室极度扩大者行分流手术时采用了不适合的分流管所致(图 27-7-2)。有时手术中脑室开放,脑脊液可蓄积在硬脑膜下而形成硬脑膜下积液(图 27-7-3)。

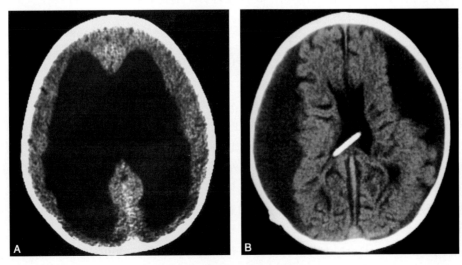

图 27-7-2　脑室极度扩大的脑积水
A. 手术前 CT;B. 分流手术后,脑脊液过度引流造成硬脑膜下积液

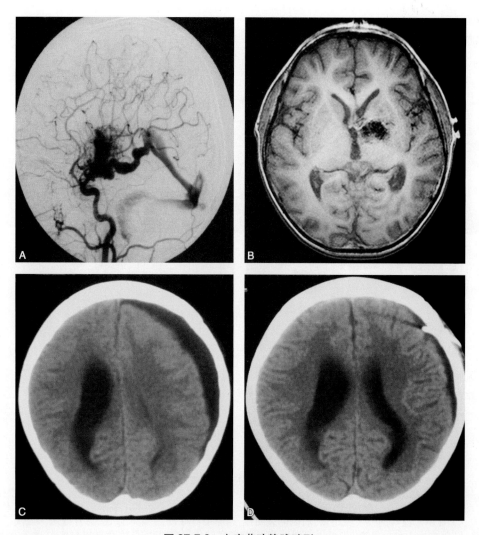

图 27-7-3   左底节动静脉畸形

病儿女性,7 岁,手术全切畸形血管团,手术中脑室开放。手术后 1 周后病儿开始出现右侧
肢体力弱。A. 术前左颈动脉造影;B. 术前 MRI 轴位;C. CT 检查发现左侧额部硬脑膜下积
液;D. 行穿刺引流积液,1 周后复查 CT,积液消失,病儿偏瘫恢复

如积液尚未引起脑中线结构移位,可不给予特殊处理,CT 随访观察,待其自行吸收。如脑中线结构发
生移位、病人出现神经系统症状,应行穿刺引流。

第八节   开颅术后癫痫

开颅术后病人可出现癫痫发作,称为术后癫痫。对于大脑半球脑膜瘤、胶质瘤、鞍区肿瘤、颅后窝髓母
细胞瘤等,病人术前虽未发生过癫痫,术后癫痫的发生率却较高,称为潜在癫痫。发生癫痫的原因可能与
手术操作有关,如未缝合硬脑膜,应用明胶海绵等止血材料,以及出血等因素。术中行脑室引流或脑室腹
腔分流术后的病人其术后癫痫的发生率也较高。另外,术后早期出现酸中毒和低钠血症也可诱发癫痫。
术后几个月发生的迟发癫痫则与幕上脑出血、脑膜炎和脑积水有关。

术后早期发生癫痫,不利于病人的术后康复。癫痫大发作会引起脑缺氧、术后血肿等并发症,因此应
积极、有效地预防术后癫痫的发生。

术前有癫痫病史的病人,术后应继续进行抗癫痫药物治疗。麻醉药物可抑制癫痫的发生,但因手术当
日禁食,病人已"漏"服抗癫痫药,术中应静脉滴注抗癫痫药物,术后继续给予适量的抗癫痫药以维持有效
的血药浓度。一般认为对潜在癫痫的病人,尤其是患凸面脑膜瘤者,即便无癫痫病史,术前一周也应开始

预防性抗癫痫药物治疗。

常用的抗癫痫药物如苯妥英钠、卡马西平和丙戊酸钠类等都能很好地预防癫痫发作。预防术后发作，应从术前及术中开始应用此类药物，术后才能达到足够的血药浓度。常用方法如：术中需给予苯妥英钠100~280mg（或按千克体重）静脉注射，术后继以100mg 每 8 小时一次维持静滴或丙戊酸钠（德巴金）800mg（或按千克体重）术中静脉注射，术后继续静脉泵入或口服以维持有效血药浓度。

苯妥英钠副作用包括神经毒性和造血系统抑制，使血白细胞、血红蛋白和血小板降低，造成皮疹及肝脏损害，牙龈增厚及毛孔增粗等。皮疹在停药后数日可消失。卡马西平的副作用与苯妥英钠近似，口服给药可出现胃肠道反应。另外，服用卡马西平还可出现感觉异常。丙戊酸钠为原发性强直-阵挛发作和失神发作的首选药物，对于局限性发作和症状性全身性发作，其作用较前两者稍差，但肝损作用较前两者轻，所以也被列入一线抗癫痫药物。苯巴比妥（鲁米那）有抑制代谢和催眠作用。随用药时间延长，催眠作用减轻，但有可能出现药物蓄积。目前，鲁米那已不再列入一线抗癫痫药物。

由于苯妥英钠副作用较多，肝损副作用较大，所以术后癫痫的首选药物为卡马西平；应用抗癫痫药物时尽量避免不必要的更换和两种药物的同时使用；如需更换药物时，两种抗癫痫药物应同时服用数日，待第二种药物的血药浓度达到有效范围后再逐渐停止第一种药物；应定期进行血药浓度、肝功能和血象检查，如发现异常应及时调整抗癫痫药物使用；尽量避免突然停药；术前无癫痫发作者，术后应预防性使用抗癫痫药物 1~2 周；术前已有癫痫发作者，术后应使用抗癫痫药物至少 1~2 年，若无癫痫发作可逐渐停药。如服药期间出现癫痫发作，应首先检查血药浓度是否在有效范围，若未达到中毒剂量仍可适当增加服用剂量，否则可在医师的指导下更换抗癫痫药物。

另外，术前存在潜在性癫痫的病人，开颅术后低钠血症，酸中毒会促进癫痫发生。术前有癫痫病史的病人术后更易发生癫痫。维持水电解质平衡、预防高热和感染、术中精细操作和尽量减少破坏脑组织，可减少术后癫痫发生。

第九节　开颅术后凝血功能异常

一、开颅手术对凝血功能的影响

手术创伤可促使受损组织和血小板释放凝血酶原激酶和血管收缩因子，促进凝血。手术时间长、术中输血较多、组织损伤严重时，血液呈高凝状态并可诱发弥散性血管内凝血（DIC）。高凝状态、酸中毒和失血可使凝血时间缩短，可能并发深静脉血栓（deep vein thrombosis，DVT）和肺动脉栓塞（pulmonary embolus）。有报告，经超声波检查证实的深静脉血栓占神经外科手术 19%~80%，有临床表现的深静脉血栓占神经外科病人的 2.3%，其中 1.8%发生肺栓塞。肺栓塞的死亡率高达 9%~80%。

二、深静脉血栓和肺栓塞的处理

开颅术后病人血液处于高凝状态，加之病人卧床，活动少等因素，下肢深静脉易形成血栓，尤其在老年病人中发生率更高。病人表现为不明原因的发热，下肢压痛和肿胀。遇此情况，应及时进行多普勒超声或静脉造影检查以明确诊断。

下肢深静脉血栓形成是开颅术后常见的并发症，血栓形成过程不易发觉。多发生在术后 1 周。深部血栓脱落会造成肺栓塞，严重的可危及病人生命。一旦发现血栓形成，可应用肝素行抗凝治疗或在下腔静脉内安置滤过装置以防肺栓塞的发生。病人应卧床、禁止活动，直到临床证明血栓已经消融。为预防双下肢深静脉血栓发生，术后病人可穿着弹力袜，尽早下床活动，瘫痪肢体可行被动运动。出现下肢静脉血栓可选用低分子肝素治疗。

如手术时间很长，则更易发生深静脉血栓，病人在术中或术后卧床时，使用间歇性腓肠肌泵，可有效地预防术后深静脉血栓形成。有人建议，术中和术后应用小剂量肝素，每 12 小时 8 000U，可以预防深静脉血栓的形成。但也有人认为术后 10~14 天内不宜进行抗凝治疗，避免颅内出血。

剧烈胸痛、胸膜摩擦音、心电显示右心室高电压、低血压、心动过缓、低氧血症等均提示肺栓塞的发生。术后早期出现肺动脉栓塞者处理较为困难。放置 Greeenfield 滤器是较为有效的方法。

三、弥散性血管内凝血

近年来,开颅术中、术后并发弥散性血管内凝血(disseminated intravascular coagulation, DIC)已越来越引起人们的重视。DIC 通常发生在严重创伤、败血症、大量输血和溶血反应之后。DIC 可导致凝血因子的消耗和纤溶系统的激活。凝血和纤溶过程的相互作用,决定了病人的临床表现。DIC 的主要表现是出血性休克和急性肾衰,病人出现全身瘀斑,静脉穿刺针眼处渗血。诊断 DIC 需检测血纤维蛋白定量、PT、PTT、血小板计数、血中纤维蛋白降解产物。治疗上可采用补充新鲜冰冻血浆、纤维蛋白原和血小板。应用肝素和 6-氨基己酸治疗 DIC 目前仍存在争议。

对患有先天凝血功能障碍的病人行神经外科手术时,应在术前补充新鲜血浆和相应的凝血因子。

四、其他疾病对凝血功能的影响

颅脑肿瘤显微手术已较少需要大量输血。若术中输血量超过 2 000ml,将有可能影响病人的凝血功能。肝脏疾病、消耗性凝血疾病、血小板功能障碍、凝血因子 V 和凝血因子Ⅷ缺乏,术前应用双香豆素或阿司匹林等,都可造成术中止血困难。

饮食摄入不足、胆道梗阻、吸收障碍、不适当应用抗生素使菌群失调等可引起维生素 K 缺乏。凝血酶原、凝血因子Ⅶ、Ⅸ、Ⅹ的合成均需维生素 K 的参与。合并严重肝脏疾病的病人,除Ⅷ因子外,各凝血因子均减少,还可能存在低纤维蛋白原血症。对于肝脏疾病合并凝血功能异常者,应补给新鲜冰冻血浆和维生素 K。

双香豆素有拮抗维生素 K 的作用,抑制凝血因子Ⅱ、Ⅶ、Ⅹ、Ⅺ的激活。停止应用双香豆素,并给予维生素 K 后,凝血功能可以在 6~12 小时内逐渐恢复正常,如同时给以新鲜血浆可迅速纠正凝血异常。

第十节   开颅术后代谢紊乱

一、水电解质代谢紊乱

术前全身状态较好的病人,开颅手术后一般不会发生水电解质紊乱。下列情况在术后早期较易发生水电解质异常:术前存在慢性脱水未及时纠正;并发肾上腺皮质功能不全;合并内分泌疾病需行颅脑手术者;应用脱水剂如甘露醇、呋塞米时间较长。术中补充水过多会导致稀释性低血钠,在老年人中更易发生。但应用甘露醇和其他渗透性利尿药物时,因使血容量减少,会掩盖低钠血症,检查血钠水平虽然正常,但体内钠是缺乏的。肾功能正常的病人可通过水的加快排出,维持体内钾钠平衡。如果肾功能不全或补水量过多,则会出现明显的低钠血症,表现为神志淡漠、甚至肺水肿和癫痫发作。麻醉医师应准确估计失血量,确定补充液体的成分和数量,使补液尽可能精确。

开颅术后低钠血症(hyponatremia),也见于抗利尿激素分泌失调综合征(syndrome of inappropriate secretion of antidiuretic hormone, SIADH)或尿崩症(diabetes insipidus),多发于垂体和下丘脑周围手术后。SIADH 多见于神经系统肿瘤术后,表现为体内水分潴留过多。治疗措施是:严格限制水摄入,应用渗透性利尿剂和适当补充高渗盐水。尿崩症可选用垂体后叶素(尿崩停),精氨酸加压素(如弥凝)等治疗。

甘露醇用量过大可造成急性肾小管坏死,应保持血浆渗透压低于 38mOsm/L,以避免此种情况发生。长时间的低血压和低血容量也会造成肾功能衰竭,进一步加重水电解质失衡,应引起注意。

二、血糖代谢紊乱

术前有糖尿病的病人,开颅术中和术后不能进食时,使用胰岛素维持正常血糖,并需及时检测血糖和尿糖。病人进食后,应恢复术前的糖尿病治疗计划。应用激素会加重糖代谢紊乱,对于 1 型糖尿病病人,术后应尽量避免使用激素或减少其用量。术后应用激素也可能激活隐性糖尿病。高血糖可造成脑局部酸中毒,加重术后局部脑组织缺血。同时,糖是人体的主要能量来源,也应避免低血糖的发生。

三、酸中毒

任何低血流脑灌注状态,如手术中血管内凝血、术中控制性低血压、术后颅内压升高导致脑组织灌注压降低等,均会发生酸中毒(acidosis)。处理方法是升高动脉压或降低颅内压,升高脑灌注压,纠正酸中毒。有人建议使用能进入血-脑脊液屏障渗透到中枢神经系统细胞内的碱制剂三羟甲基氨基甲烷(THAM)治疗脑组织酸中毒。

四、垂体功能低下

病人术前垂体功能低下(hypopituitarism),术后常会出现肾上腺皮质功能不全和甲状腺功能低下的症状,表现为嗜睡、水电解质失调和液体潴留,可适当补充糖皮质激素(地塞米松、泼尼松)和甲状腺素予以纠正。

第十一节　其他系统并发症

开颅术后病人还会发生身体其他系统性并发症,影响病人康复,应及时诊治。

一、心血管系统并发症

术中和术后可突发心肌梗死,老年人更为多见。如病人在术前6个月内发生过心肌梗死,围术期内再次发生的可能性很大。病人术后出现偶发心律失常,可能是因代谢紊乱或药物影响引起的。对此类病人,应在术中和术后加强心电监测。如病情允许,最好将手术推迟至心功能恢复数月之后进行。

对需行开颅手术的老年病人,如术前存在充血性心力衰竭,监测中心静脉压和肺动脉楔压,可能在出现临床症状前发现心力衰竭。术前治疗心功能不全的药物术后需继续应用。

二、肺部并发症

病人开颅术后应尽早拔除气管插管。极少数病人术后会出现喉痉挛或支气管痉挛。有时再次插管较困难,应急行气管切开术,保持呼吸道通畅。拔除气管插管时吸痰不彻底,误吸胃内容物,或痰栓形成,均会导致吸入性肺炎。治疗可应用抗生素和激素,辅以吸氧和间断吸痰等措施。锁骨下静脉和颈静脉放置导管,有时会出现血胸和气胸。应在麻醉诱导前放置,并且应用X线摄像确认其位置。术后早期出现低血压和低氧血症,应检查病人肺功能并除外气胸。

全麻术后肺不张是肺功能不全最常见的原因。术中病人侧卧位,手术时间较长时更易发生,侧卧位时位于下方的肺脏充气困难,出现单侧肺不张。俯卧位和仰卧位不易出现肺不张。气管插管过深而进入一侧支气管,也会发生单侧肺不张,应立即调整插管长度,并给予正压通气。

三、上消化道出血

鞍区和颅后窝手术,或长期大量应用激素的病人,易出现消化道应激性溃疡出血。严重消化道出血可造成病人死亡。出现消化道出血时,应禁食,采用抑酸药抑制胃酸分泌,如奥美拉唑、法莫替丁等,并行胃肠持续减压。出血量较大,血红蛋白很低时,应输全血。

四、泌尿系统

开颅术后留置导尿管导尿,以精确计算尿量。通常尿管留置到术后第二、三天,病人可以自主排尿时可拔除。如发生泌尿系感染,可先给予口服抗生素治疗。

术前有泌尿系统感染,应延期手术妥善治疗。渗透性利尿药如甘露醇和某些抗生素对肾脏有毒性作用,术后应密切监测肾功能。

五、内分泌系统

术前仔细询问病史,特别是鞍区肿瘤的病人应进行有关内分泌检查,并给予适当的治疗,可以避免术后发生内分泌功能紊乱等不良反应。鞍区肿瘤手术后可能并发垂体功能低下,通过检测激素水平和电解质可以明确诊断。病人术前长期接受激素治疗,术后会出现肾上腺皮质功能不全。术前病人甲状腺功能不全,尽管症状十分轻微,术后也会加重,应给予治疗。术后持续性高血压,应警惕嗜铬细胞瘤的存在。

第十二节　开颅术后少见并发症

一、皮质盲

多见于术中大脑后动脉、基底动脉及其分支直接受损或脑血管痉挛,导致枕叶缺血,或手术伤及枕叶皮质,导致病人术后出现皮质盲,表现为同向性偏盲,严重者甚至双目失明。部分病例可逐渐改善。

二、静脉空气栓塞

取坐位行颅后窝手术时,如静脉窦损伤,破口处进入空气,可形成空气栓塞。栓子阻塞肺动脉,病人呼吸困难、全身青紫、呼吸道血性分泌物,右心衰竭,并可迅速致病人死亡。采取坐位手术时,应特别小心避免损伤静脉窦及大脑静脉。一旦损伤,应及时用明胶海绵压迫并缝合封闭破口,同时控制大幅度呼吸动作,病人取右侧卧可延缓空气进入肺动脉,减轻症状。

三、体位性压疮

取坐位手术时,病人体重主要落在臀部,如果手术时间长,病人没有被充分垫衬,可能出现压疮。腓总神经受到体位性牵拉或直接压迫时也容易受损。

坐位手术时使颈部过屈可能损伤颈髓,或因解剖异常血管受压,出现不完全四肢瘫。坐位还可出现面和舌部淤血。因静脉回流受阻,面部及颈周围组织可出现水肿和肿胀,有时术后需要延期拔除气管插管。

四、小脑性缄默症

儿童颅后窝肿瘤切除术后,出现罕见的完全性语言丧失,称小脑性缄默症(cerebellar mutism)。多见于年龄在2~11岁的病人,无明显性别差异。好发于涉及中线结构的小脑肿瘤,如髓母细胞瘤、囊性小脑星形细胞瘤和室管膜瘤,肿瘤体积通常较大。

小脑性缄默症典型表现是,手术清醒后言语正常,18~72小时后病人逐渐变得缄默。意识水平不受影响,语言理解能力正常。病人可用一种非言语方式与他人沟通。与术前状态相比,没有新的脑干、脑神经或小脑功能障碍,没有颅内高压症状。这种缄默可持续4天至12周。也有文献报道,病人术后苏醒时无神经功能缺失,随后出现假性延髓性麻痹,伴脑神经功能障碍、情绪不稳定、言语不清和共济失调,一段时间后症状自动缓解。小脑性缄默的解剖学基础或生理学机制尚不清楚。目前尚没有特殊的预防和治疗方法。

目前,神经外科已进入微创手术时代,手术并发症不断降低。但任何手术都会有创伤。病人手术后能否顺利康复,不仅与医师的手术理念及操作技巧有关,还与麻醉措施、术后并发症的及时诊治,以及病人的个体化体质密切相关。有些术后并发症可以治愈;而有些术后并发症则不易治疗,甚至会影响病人的生命。本章介绍了开颅术后并发症的发生的原因和治疗方法,临床医师在手术前应充分估计到术后可能发生的并发症,并主动采取相应的预防措施,一旦出现术后不良反应,应积极治疗。

术后并发症可能发生在病房、手术室、麻醉恢复室、ICU等医院的不同地方,因此,神经外科医师需要在不同的环境中,与相关科室医生协同处理病人的各种医疗问题。掌握较全面的医学知识和正确有效的治疗方法是神经外科医生不可忽视的基本功。

(王江飞 张伟)

参 考 文 献

[1] 赵继宗. 颅脑肿瘤外科学[M]. 北京:人民卫生出版社,2004:1018-1044.

[2] Post KD,Friedman E,McComick P. Postoperative complications in intracranial neurosurgery[J]. Thieme,1993.

[3] Steiger HJ,Uhl E. Risk control and quality management in neurosurgery[M]. New York:Springer Wien,2001.

[4] Apuzzo MLJ. Brain Surgery(Complication avoidance and management)[M]. New York:Churchill Livigstone,1993:1-163.

第二十八章

脑胶质瘤相关性癫痫

一、概述

脑胶质瘤相关性癫痫（glioma related epilepsy，GRE）特指由脑胶质瘤引发的症状性癫痫。临床中超过半数的脑胶质瘤病人以癫痫起病，其发病机制部分类似于原发性癫痫，但同时也存在区别于原发性癫痫的独特发生机制。脑胶质瘤相关性癫痫的诊断涵盖"胶质瘤"和"癫痫"两个定义，临床上推荐结合影像学及神经电生理学检查结果确定诊断。其治疗策略包括手术治疗、药物治疗及其他治疗。

本章所述的胶质瘤指成人弥漫性胶质瘤，包括 2016 年 WHO 分类中的 Ⅱ～Ⅲ 级星形细胞瘤、少突胶质细胞瘤和Ⅳ级胶质母细胞瘤。低级别胶质瘤指 WHO Ⅱ 级弥漫性胶质瘤，高级别胶质瘤指 WHO Ⅲ～Ⅳ级弥漫性胶质瘤。

二、流行病学与临床特点

癫痫是脑胶质瘤病人最常见的临床症状之一，幕上胶质瘤病人其癫痫发生率超过 50%，总体癫痫发病率高达 65%～90%。癫痫发作常是病人的首发唯一症状，也可伴随其他症状同时出现。低级别胶质瘤病人中的癫痫发生率可达 60%～90%。而高级别胶质瘤的癫痫发病率明显较低，如胶质母细胞瘤病人的癫痫发生率仅为 30%～35%，这种发病率上的差别应该是低级别与高级别胶质瘤在癫痫发生机制差异上的一种反映。

肿瘤部位也与癫痫的发病率有关。表浅部位胶质瘤的癫痫发生率远高于深部病变，完全位于白质内的病变则很少伴发癫痫。一般来说，枕叶肿瘤的癫痫发生率最低，而额、颞、顶叶肿瘤的癫痫发生率相对较高。此外，肿瘤的部位也与癫痫的发作类型有关，额叶胶质瘤多表现为癫痫大发作；中央区及顶叶胶质瘤多导致癫痫局灶性发作；颞叶胶质瘤可表现为伴有幻嗅的精神运动性发作；而枕叶肿瘤的临床癫痫伴发率较低，部分肿瘤累及视觉皮层可能诱发癫痫视幻觉发作。生长缓慢的肿瘤（主要是低级别胶质瘤）在癫痫发生率上明显高于生长迅速的肿瘤（主要是高级别胶质瘤）。病人的年龄、肿瘤的病理类型、定位深浅以及肿瘤体积均是影响癫痫发生的危险因素。

三、发病机制

脑胶质瘤相关性癫痫的发病机制目前仍不明确。当前相关理论主要可归纳为"肿瘤本身"和"肿瘤周边"两个方面：肿瘤自身的因素包括肿瘤的位置、大小、病理学特征、对血-脑脊液屏障的破坏程度以及肿瘤细胞的分子遗传学改变等；肿瘤微环境的因素则包括神经递质及其受体的改变，离子通道的改变，瘤周缺氧、水肿、酸中毒、代谢性改变，免疫及炎性反应，神经元及神经胶质细胞超微结构的改变以及突触囊泡的功能异常等（图 28-0-1）。

1. **肿瘤类型**　低级别胶质瘤生长相对缓慢，通过机械挤压周边相对正常脑区，并使之去神经支配，导致周围正常神经元电活动异常，从而诱发癫痫。弥漫性星形细胞瘤和少突胶质细胞肿瘤呈浸润性生长，肿瘤细胞间散布着具有正常功能的神经元组织，而后者可能受到表型异常的胶质细胞群调节。以上原因使低级别胶质瘤更易于发生癫痫。高级别胶质瘤病人的癫痫发生率仅约 30%，组织损伤如坏死或含铁血黄素沉积是癫痫发生的主要原因。

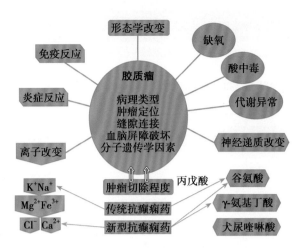

图 28-0-1 胶质瘤相关性癫痫的潜在发病机制及药物作用机制

2. 瘤周微环境作用 瘤周组织的形态学变化,如异常神经元迁徙、突触囊泡变化、缝隙连接通道蛋白的高表达(加强了细胞间的联系)、局部伽马氨基丁酸(GABA)和谷氨酸浓度变化(抑制和兴奋机制失衡)与癫痫产生密切相关。已有研究证实合并难治性癫痫的胶质瘤病人其瘤周谷氨酸浓度明显升高。正常脑组织和肿瘤组织血管生成的差异使瘤内血流灌注减少和代谢增加,在肿瘤和毗邻脑区内产生短暂或长期的缺氧区,改变了间质液的 pH 而产生酸中毒,引起细胞肿胀并破坏胶质细胞,增强了神经元的兴奋性而诱发癫痫。酸性条件更易激活星形细胞瘤细胞膜的 Na^+ 通道引起 Na^+ 内流而产生癫痫。研究发现脑胶质瘤病人血-脑脊液屏障的内皮细胞紧密连接存在结构缺陷,可能与产生癫痫有关。

3. 遗传因素 异柠檬酸脱氢酶 1(IDH1)的突变产物 D2-羟基戊二酸(D2-HG)可以发挥类似于谷氨酸对门冬氨酸(NMDA)受体的活性作用,增强神经元的兴奋性,从而诱导癫痫发作。此外,另一种肿瘤抑制基因 LGI1(富亮氨酸胶质瘤失活基因 1)可以影响胶质瘤进展、肿瘤细胞侵袭和迁移。该基因在胶质母细胞及其他高级别胶质瘤细胞系中不表达或呈低表达,可能影响癫痫的发生。

4. 大脑功能网络理论 人脑是一个复杂的网络,具有多种重要的网络属性,网络内部神经元的同步化既是正常功能和信息加工所必需的,也可能反映了与癫痫有关的异常动力学变化。脑肿瘤可以影响大脑内部广泛的功能网络,而并非仅仅影响病变及其邻近部位。现代神经网络理论可以帮助我们理解胶质瘤相关性癫痫的形成机制,比如,低级别胶质瘤易同时累及皮质和皮质下白质纤维结构,临床上除了癫痫外常不伴神经缺失症状,与大脑功能网络的可塑性有关。大脑功能网络是一动态而非静态的复杂结构,肿瘤和手术可能使网络的自然平衡和同步化发生变化,产生的可塑性有利于功能保留,而网络失衡后由于代偿机制产生的过度同步化可能是癫痫的产生原因之一。

四、诊断

脑胶质瘤相关性癫痫的诊断涵盖"胶质瘤"和"癫痫"两个定义(图 28-0-2)。

胶质瘤的诊断包括定位、定性诊断。术前病人必须进行病史采集、查体、MRI 检查(包括 DWI、Flair 和 T1 增强);根据需要选择性进行 CT、MRS 和 MRI 灌注成像、PET 检查;胶质瘤累及功能区时应进行 DTI 和 fMRI 检查,构建传导束和功能区。如果仍不能诊断时可行活检手术,依靠病理学检查明确诊断。根据 2016 年版 WHO 中枢神经系统肿瘤分类标准,病理学诊断应当包括胶质瘤组织病理与分子病理检查,特别要关注与 GRE 相关性高的 IDH 基因突变情况。术后诊断主要依靠病理学诊断结果,同时也应结合术后最新影像学检查资料。

在癫痫的诊断方面,胶质瘤病人常规需行癫痫病史和发作症状学问诊,有癫痫发作或可疑癫痫发作的胶质瘤病人需进行 2 小时以上长程视频脑电图检查。根据临床症状、电生理检查与 MRI 等影像学检查结果确定癫痫诊断。癫痫发作类型的界定应参照 2017 年 ILAE 分类标准进行。

对于癫痫发作症状和发作间期脑电图均不典型的病人,为鉴别非痫性发作,根据需要可选择发作期头皮脑电图检查。当癫痫发作的症状学和发作间期头皮脑电图所提示的癫痫灶位置与 MRI 显示胶质瘤病灶部位不一致时,也应当进行发作期头皮脑电图以进一步明确癫痫灶与肿瘤病变的位置关系,必要时还可以进行 PET、发作期 SPECT、脑磁图等检查。如所有无创检查结果均提示癫痫灶位置与胶质瘤部位相矛盾,根据需要可进行颅内埋藏电极脑电图检查,以判断癫痫与胶质瘤相关性。

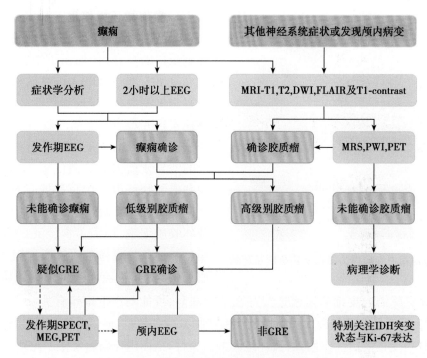

图 28-0-2 脑胶质瘤相关性癫痫的诊断流程图

五、治疗

（一）手术治疗

1. 手术原则 在术后癫痫的控制上,胶质瘤全切除显著优于次全切除,实现肿瘤全切除后超过 2/3 的脑胶质瘤相关性癫痫病人在术后可以达到无癫痫发作,因此在安全可行的情况下,应尽可能做最大程度病灶切除,以利于术后癫痫控制。然而,对于功能区胶质瘤病人,手术的切除范围往往相对有限,不利于术后癫痫控制,术后仅 35%~58% 病人可达无癫痫发作,对这类病人,应充分利用现有技术在保护脑功能的前提下尽可能多地切除胶质瘤,以减少术后癫痫发作。

与单纯病灶切除相比,癫痫外科手术技术的应用可以提高术后癫痫控制率,特别是颞叶胶质瘤相关癫痫的病人,行肿瘤切除并联合钩回、杏仁核及海马切除和/或颞叶前部皮质切除后,更利于胶质瘤相关癫痫的控制。但对于罹患优势半球颞叶胶质瘤的年轻病人,手术是否保留其海马结构,需结合病人的功能 MRI 结果以及病人对记忆以及学习能力的实际需求酌情考量。

对于伴发顽固性癫痫的脑胶质瘤病人,建议酌情采用术中皮质脑电图（ECoG）或深部脑电（SEEG）监测,指导癫痫灶切除范围,以改善病人癫痫预后,提高长期癫痫治愈率。

2. 术中癫痫的控制 对功能区脑胶质瘤病人,在行术中电刺激定位功能区时,可能会诱发术中癫痫发作。对需行术中电刺激定位功能区的病人,可于麻醉诱导后常规预防性给予静脉抗癫痫药物。当术中电生理监测或症状观察提示病人出现癫痫发作时,应用冰林格液或冰生理盐水快速冲洗局部皮质,可控制大部分癫痫发作。术中癫痫难以控制者可以应用抗癫痫药物、镇静药物或者肌松药物终止发作。

3. 难治性胶质瘤相关癫痫的手术治疗 对于接受过手术治疗的胶质瘤相关癫痫病人,术后无诱因的癫痫复发或加重往往提示肿瘤的复发或进展。对术后存在频繁的药物难治性癫痫发作的病人,如果证据提示胶质瘤复发,综合评估病人情况后,可考虑行二次手术治疗。如未发现肿瘤复发的证据,可按照难治性癫痫进行全面评价,对于药物难治性癫痫频繁发作,显著影响病人生活质量的,也可考虑手术治疗。

（二）药物治疗

对于脑肿瘤癫痫病人如何使用抗癫痫药物（antiepileptic drugs，AEDs）尚无明确标准。对于脑胶质瘤病人,由于手术不能完全治愈肿瘤,而术后化疗药物与 AEDs 存在相互作用,AEDs 的使用原则也相对特殊。当前国内外在脑肿瘤病人的癫痫用药原则上仍类似于原发性癫痫,即针对癫痫发作类型对症用药。

随着最新研究的进展和新型抗癫痫药物的涌现,国内外各神经学科专家在脑肿瘤病人围术期癫痫用药原则上基本达成共识。

1. AEDs 简介　AEDs 可分为传统抗癫痫药物和新型抗癫痫药物,当前主要介绍以下九种神经外科常用 AEDs。传统药物:丙戊酸钠(sodium valproate,VPA)、卡马西平(carbamazepine,CBZ)、苯巴比妥(phenobarbitone,PB)、苯妥英钠(phenytoin,PHT);新型药物:左乙拉西坦(levetiracetam,LEV)、奥卡西平(oxcarbazepine,OXC)、拉莫三嗪(lamotrigine,LTG)、托吡酯(topiramate,TPM)、加巴喷丁(gabapentin,GBP)。以上各药物的代谢动力学特征参见表 28-0-1。

表 28-0-1　神经外科常用 AEDs 的药物代谢动力学特征

	生物利用度	一级动力学	血浆蛋白结合率	半衰期	达峰时间	活性代谢产物	对肝酶的作用
丙戊酸钠	70%~100%	否	90%~95%	8~15h	1~4h	有	抑制
卡马西平	75%~85%	是	65%~85%	25~34h	4~8h	有	诱导
苯巴比妥	80%~90%	是	45%~50%	40~90h	1~6h	无	诱导
苯妥英钠	95%	否	90%	12~22h	3~9h	无	诱导
左乙拉西坦	95%~100%	是	0%	6~8h	0.6~1.3h	无	无
奥卡西平	80%~95%	是	40%	8~25h	4.5~8h	有	弱诱导
拉莫三嗪	98%	是	55%	15~30h	2~3h	无	无
托吡酯	80%~90%	是	13%	20~30h	2~4h	无	抑制
加巴喷丁	50%~60%	否	0%	5~7h	2~3h	无	无

2. 选药原则　脑肿瘤病人的癫痫选药原则为根据癫痫发作类型对症用药(表 28-0-2)。临床经验一般认为 VPA 可作为癫痫全面性发作的一线用药,而 CBZ 可作为癫痫局灶性发作的一线用药。对于控制效果不佳者,可使用新型 AEDs 用于添加治疗。LEV 单药治疗可完全控制大部分肿瘤相关癫痫的发作。VPA 与 LEV 联合使用,对单药治疗效果不佳的病人具有良好的疗效,而且没有发现额外的药物毒副作用。

表 28-0-2　根据癫痫发作类型的选药原则

发作类型	一线用药	二线用药	三线用药	相对禁忌药物
强直阵挛	VPA	LEV、TPM	PB、PHT	
强直	VPA	LEV、LTG、TPM	PB、PHT	CBZ、OXC
阵挛	VPA、TPM	LEV、LTG		CBZ、OXC、PHT、GBP
失神	VPA、LTG	TPM		CBZ、OXC、PB、GBP
失张力	VPA、LTG	LEV、TPM	PB	CBZ、OXC
部分性	CBZ、VPA OXC、LTG	LEV、GBP、TPM	PHT、PB	

3. AEDs 与化疗药物的相互作用　AEDs 与化疗药物之间的相互作用有可能引起严重的不良反应,这些药物之间的相互影响既不利于癫痫发作的控制,又不利于脑肿瘤的化疗,而且还可能会增加彼此的毒副作用。很多 AEDs 能够以诱导或抑制的方式影响肝脏的细胞色素 P-450 酶系统,并由此被分成酶诱导性的 AEDs 和酶抑制性的 AEDs。传统的 AEDs 如卡马西平、苯巴比妥、苯妥英都是肝药酶诱导剂,它们能够引起某些经过细胞色素 P-450 酶系统进行代谢的化疗药物血浆中浓度和抗肿瘤活性的下降,如亚硝基脲类、紫杉醇、环磷酰胺、鬼臼乙叉苷类、托泊替康、依立替康和甲氨蝶呤等。与此同时,AEDs 与化疗药物之间的相互作用也影响了自身的抗癫痫效果。但是,对于酶抑制性的 AEDs 来说,在与化疗药物同时应用的情况下,就能够增加某些经过细胞色素 P-450 酶系统进行代谢的化疗药物的血浆浓度,进而增加这些化疗药物

的毒性作用。如 VPA 就是一种典型的酶抑制性 AEDs,它可以通过抑制亚硝基脲类和鬼臼乙叉苷类的代谢,进而增加这些化疗药物对骨髓的毒性作用。近年来国外推出的新一代 AEDs,如 LEV、LTG 和 GBP 等就不经过肝脏细胞色素 P-450 酶系统的代谢,也就不会与肿瘤的化疗药物发生相互影响,因此更适合于与抗肿瘤药物同时使用。

4. **AEDs 的围术期用药时间** 目前尚无直接证据证明对于没有癫痫症状的脑肿瘤病人预防性应用 AEDs 的效果,而且由此带来的副作用比其在原发性癫痫病人中的应用更为常见。因此,对于没有癫痫发作病史的脑胶质瘤病人,术前无需预防性使用 AEDs,但术后建议预防性使用 AEDs。胶质瘤病人术后 AEDs 的用药时间也被逐渐缩短,一般认为,针对无癫痫发作病史的病人,术后 2 周内无癫痫发作,即可逐渐减量停药;针对术前有癫痫发作者,术后 3 个月无癫痫发作,复查脑电图,结果阴性即可逐渐减量停药。临床中存在诸多癫痫预后不良的危险因素(表 28-0-3),神经外科医师应当综合考虑,必要时延长病人的术后用药时间。

表 28-0-3 AEDs 停药时间与术后癫痫危险因素

时间段	肿瘤伴发癫痫*	肿瘤未伴发癫痫#
发病~入院	AEDs	-
术后 2 周	AEDs	AEDs 减量
术后 2 周~1 个月	AEDs	AEDs 停用
术后 1~3 个月	AEDs 减量	-
术后 3~6 个月	AEDs 停用	-
术后 6~12 个月	-	-

* 危险因素:①癫痫病史>6 个月;②癫痫发作频率>1 次/月;③癫痫部分性发作;④肿瘤位于颞叶(尤其伴海马硬化者);⑤肿瘤次全切除;⑥低级别胶质瘤 Ki-67 表达≥10%;⑦术后 2 周后出现≥1 次非诱导性癫痫发作

\# 危险因素:①肿瘤位于颞叶(尤其伴海马硬化者);②肿瘤位于运动区需功能监测;③术中皮质暴露时间>4 小时;④肿瘤侵犯皮质或手术损伤皮质严重;⑤术中损伤引流静脉或皮质供血动脉,预期会有明显脑水肿或皮质梗死;⑥肿瘤全切除;⑦复发肿瘤手术;⑧术后脑水肿严重或消退时间过晚;⑨术后有硬膜下或脑内出血;⑩术后 2 周后出现≥1 次非诱导性癫痫发作

(三) 其他治疗

脑胶质瘤的放射治疗对于术后癫痫发作具有一定的抑制作用,但癫痫的控制与磁共振上肿瘤病变的缩小并不相关。对于成人低级别胶质瘤术后的病人,尤其存在 1p19q 缺失时,推荐术后进行常规放疗,可控制癫痫发作。对于合并高危因素的胶质瘤癫痫病人,推荐进行术后早期放疗。

病人术后常规使用化疗药能提高病人癫痫控制率,但需在监测 AEDs 的血药浓度的基础上,充分考虑与化疗药物的相互作用,避免发生双向毒副作用。脑胶质瘤病人手术或放化疗后结合生酮饮食作辅助疗法可抑制胶质瘤细胞增殖,同时具有一定降低 GRE 发作频率和严重程度的作用。

(四) 术后早期癫痫发作的处理

胶质瘤术后出现即刻或早期癫痫发作时,应根据情况进行心电图、血常规、尿常规、血糖、肝肾功能及电解质检查,以除外因心脏意外、低血糖或电解质紊乱引起的非癫痫发作。首次癫痫发作控制后应进行头颅 CT 或 MRI,以除外是否存在颅内出血、梗死等情况。病人情况允许时,应进行 2 小时以上的脑电图检查,以观察异常脑电活动与脑水肿及残存肿瘤的关系。术后预防性应用 AEDs 者,一般暂不改变 AEDs 的治疗方案。未预防应用 AEDs 者,应进行单种 AED 治疗。术后早期出现多次发作者应监测 AEDs 血药浓度并根据结果调整剂量,一旦控制欠佳应添加另一种 AED 联合治疗。

六、预后

癫痫发作严重影响病人的生活质量,以癫痫为首发症状的脑胶质瘤病人,术后总体癫痫控制率为 65%~71%,约有三分之一的病人癫痫控制效果不佳,部分发展为难治性癫痫,是影响病人无进展生存期和总生存期的危险因素之一。低级别胶质瘤中,癫痫呈全面发作、病人年龄较大、肿瘤全切除以及 Ki-67 低

表达是病人术后癫痫预后的保护性因素。EGFR、MGMT 基因高表达和手术非全切除是高级别胶质瘤病人术后癫痫控制不佳的危险因素。脑胶质瘤的手术切除程度对病人术后癫痫的预后转归尤为重要,肿瘤全切加上规范的药物及综合治疗是控制术后癫痫发作的关键。

（游赣　樊星　Zhiyi Sha）

参 考 文 献

［1］ Di CB,Albini M,D'Elia A,et al. Epileptic seizures heralding a relapse in high grade gliomas［J］. Seizure,2017,51:157-162.

［2］ ShinJY,KizilbashSH,RobinsonSI,et al,A. Seizures in patients with primary brain tumors:what is their psychosocial impact?［J］. J Neurooncol,2016,128:285-291.

［3］ Chen H,Judkins J,Thomas C,et al. Mutant IDH1 and seizures in patients with glioma［J］. Neurology,2017,88:1805-1813.

［4］ Li Y,Shan X,Wu Z,et al. IDH1 mutation is associated with a higher preoperative seizure incidence in low-grade glioma:A systematic review and meta-analysis［J］. Seizure,2018,55:76-82.

［5］ D'Andrea G,Familiari P,Di Lauro A,et al. Safe Resection of Gliomas of the Dominant Angular Gyrus Availing of Preoperative FMRI and Intraoperative DTI:Preliminary Series and Surgical Technique［J］. World Neurosurg,2016,87:627-639.

［6］ Scheffer IE,Berkovic S,Capovilla G,et al. ILAE classification of the epilepsies:Position paper of the ILAE Commission for Classification and Terminology［J］. Epilepsia,2017,58:512-521.

［7］ Fisher RS,Cross JH,French JA,et al. Operational classification of seizure types by the International League Against Epilepsy:Position Paper of the ILAE Commission for Classification and Terminology［J］. Epilepsia,2017,58:522-530.

［8］ Fisher RS,Cross JH,D'Souza C,et al. Instruction manual for the ILAE 2017 operational classification of seizure types［J］. Epilepsia,2017,58:531-542.

［9］ Cavanna AE,Seri S. Neurophysiological investigations for the diagnosis of non-epileptic attack disorder in neuropsychiatry services:from safety standards to improved effectiveness［J］. Acta Neuropsychiatr,2016,28:185-194.

［10］ Armstrong TS,Grant R,Gilbert MR,et al. Epilepsy in glioma patients:mechanisms,management,and impact of anticonvulsant therapy［J］. Neuro Oncol,2016,18:779-789.

［11］ Kim YH,Kim T,Joo JD,et al. Survival benefit of levetiracetam in patients treated with concomitant chemoradiotherapy and adjuvant chemotherapy with temozolomide for glioblastoma multiforme［J］. Cancer,2015,121:2926-2932.

第二十九章

胶质瘤的假性进展

脑胶质瘤除达到全切的 WHO Ⅰ级肿瘤外,对于未能完全切除的 WHO Ⅱ级胶质瘤以及高级别胶质瘤,术后均需行辅助性放射治疗和/或化疗等综合治疗。值得注意的是,辅助性放射治疗、化疗以及免疫治疗等治疗后,胶质瘤假性进展(pseudoprogression)问题不容忽视。假性进展通常被认为是胶质瘤放射治疗后的早期/延迟治疗反应表现,与肿瘤真性进展的影像学表现十分相似,常难以鉴别,但两者的治疗和预后却截然不同。因此,早期鉴别假性进展和真性进展,对于制定治疗方案至关重要。近年来,随着免疫治疗在胶质瘤的快速进展和广泛应用,免疫治疗相关的假性进展问题也逐渐出现,不容临床忽视。本章将从假性进展的定义、发生率、发生机制、鉴别诊断以及治疗预后等方面进行简述。

一、假性进展的定义和发生率

关于胶质瘤假性进展的定义尚无最终定论。目前认为,根据 MacDonald 判定标准,在放射治疗(或同步放化疗)结束后 3~4 个月内,头部 MRI 复查提示病灶长径总和较基线增加大于 20% 或出现新病灶,但无明显的占位效应且临床症状无进展,则可考虑为疑似假性进展,可继续进行 2 个疗程化疗后再复查头部 MRI,若病灶长径总和无变化或变小,则诊断为肿瘤假性进展。

免疫治疗相关的假性进展与常规放化疗中的假性进展在临床表现和定义上有一定差异。2012 年,PD-1/PD-L1 抗体为代表的免疫治疗在黑色素瘤病人中的成功应用,开创了肿瘤免疫治疗的新时代,也使得免疫相关疗效评价标准(immune-related response criteria, irRC)应运而生。研究发现,接受 ipilimumab(伊匹单抗,CTLA-4 抗体)治疗的黑色素瘤病人,治疗后出现肿瘤病灶增大随后缩小的现象,相关活检证实增大的病灶为炎症细胞浸润或坏死组织。这提示除传统化疗的三种反应模式以外[肿瘤缩减(有效)/肿瘤长大(进展)/肿瘤无明显变化(稳定)],还存在第四种独特的免疫相关的反应模式。免疫治疗相关的假性进展定义为肿瘤免疫治疗应答后肿瘤负荷增加或出现新病灶。短期肿瘤负荷增加是因为免疫细胞浸润而非肿瘤细胞生长,而新病灶的出现是病灶发生免疫细胞浸润的局部炎症反应。

病理是诊断胶质瘤假性进展的金标准。一般情况下,假性进展的病理特征包括以下方面:①纤维蛋白样坏死和透明质化伴反应性胶质化的血管壁;②免疫组化 MIB-1 细胞增殖指数低;③出现反应性胶质化的小血管,血管内皮细胞丰满,但不符合微血管增生的特征。

免疫治疗相关的胶质瘤假性进展的病理学特征有:①由于反应性改变导致的细胞增多,偶见不典型细胞;②组织细胞和小胶质细胞增多伴少量淋巴细胞;③没有活动性复发性胶质瘤的证据;④MIB-1 细胞增殖指数为 3%~5%。

胶质瘤治疗过程中假性进展的发生率约 9%~30%,从临床症状恶化中恢复过来平均需要 7 个月。一项荟萃分析结果提示,约有 36% 的高级别胶质瘤病人在治疗中出现假性进展。值得注意的是,低级别胶质瘤假性进展的临床表现与高级别胶质瘤有所不同。低级别胶质瘤接受放射治疗后约有 20% 的病例出现假性进展,发生假性进展的中位时间是放射治疗后 12 个月,过程持续约 6 个月。MGMT 启动子甲基化的病人和 IDH 突变的病人更容易发生假性进展,发生假性进展的病人较未发生者的预后可能更好。随着免疫治疗在肿瘤中的广泛应用,免疫治疗相关的假性进展的病例报道也逐渐增多。根据目前有限的报道,体部实体瘤免疫治疗发生假性进展的时间大约在治疗后 6 个月内,并与预后呈正相关。目前在脑胶质瘤免疫治疗相关的假性进展仅限于个案报道,发生率和临床特点尚未全面阐述清楚。

因为缺乏有效的鉴别诊断方法,假性进展的确诊较为困难,尤其发生在放射治疗后3个月内,往往给医师的判断造成困惑。为了避免误判复发,神经肿瘤的疗效评价建议采用RANO标准:除非病理学证实复发,对放射治疗结束后3个月内的疑似影像学改变不首先考虑复发。

由于免疫治疗的疗效起效较缓慢,一般在治疗2~3个月后复查MRI,评估其疗效。相比与传统治疗,免疫治疗还可能出现这两种结果:超级反应和延迟反应。而为了适应中枢系统免疫治疗中遇到的新问题,2015年RANO工作组制定了关于神经系统肿瘤免疫治疗的疗效评价系统(iRANO)。

二、假性进展的发生机制

假性进展的发生机制尚未完全阐述清楚。一般认为,假性进展是由于放化疗导致肿瘤细胞和内皮细胞的损伤和坏死,这种细胞损伤的增加可能导致继发性反应,如水肿和血管通透性异常增加,从而导致假性反应的发生。目前,比较认可的假说有两种。

1. **血管损伤假说** 放射治疗导致的辐射损伤是一个复杂的、动态的相互作用的结果。在辐射区域中的各种细胞(如肿瘤细胞、内皮细胞和神经胶质细胞等)均会受到辐射损伤,但是内皮细胞的克隆性死亡导致的血管内皮细胞损伤可能是导致急性和亚急性放射损伤的关键。中枢系统放射性损伤假说认为:放射诱导的内皮细胞死亡,导致血-脑脊液屏障损伤,同时伴随着血管源性水肿、缺血和缺氧。在此过程中,血小板和白细胞均被认为发挥了重要作用。由于低氧反过来导致血管内皮生长因子(VEGF)上调,从而增加了血管系统的通透性,进一步导致了脱髓鞘和组织坏死。VEGF的上调是导致假性进展中增强剂增强和水肿的主要原因。值得注意的是,放射治疗自身也会通过胶质瘤细胞上调VEGF分泌,从而降低肿瘤细胞和内皮细胞的凋亡,并增加血管生成。这个机制可能有胶质瘤放射治疗抵抗的主要原因,因此,通过抑制VEGF信号通路联合放射治疗是一个有吸引力的治疗策略。

2. **内皮细胞凋亡假说** 除了细胞死亡之外,辐射也可以诱导内皮细胞凋亡。辐射诱发凋亡过程的主要是膜损伤和较少的DNA损伤模式。辐射引起的膜损伤导致酸性鞘磷脂酶的激活和神经酰胺产生。神经酰胺介导的三个主要级联反应激活:有丝分裂原激活、蛋白激酶8途径与线粒体途径和死亡受体途径。神经酰胺的另一种来源是来自辐射引起的DNA损伤导致的自神经酰胺合成酶的激活。这条通路需要新的蛋白合成,而且是促进凋亡效应的主要原因。最后,辐射引起的DNA损伤可能通过p53依赖的线粒体和死亡受体途径来诱导内皮细胞凋亡。有研究表明,蛋白激酶对放射性损伤具有作用,这些保护作用可能通过蛋白激酶依赖的下调酸性鞘磷脂酶活性和抑制神经酰胺依赖的细胞凋亡产生。另外,作为蛋白激酶活性的激活子,成纤维生长因子也具有抑制放射导致的内皮细胞死亡的作用。因为替莫唑胺诱导的DNA损伤和放射治疗导致的DNA和细胞膜损伤相互协同,导致内皮细胞死亡增加,从而导致细胞通透性增加,加剧低氧和坏死。这些分子通路也解释了同步放化疗中发生假性进展的比例较单纯放射治疗中高的原因。

研究者发现,接受免疫治疗后高达10%的肿瘤病人经历了肿瘤病灶先增大再减小的假性进展现象。这种现象可能是因为在接受免疫治疗后,肿瘤组织募集了大量T细胞,并进入肿瘤组织内,从而产生了水肿和坏死。这也从一定程度上解释了为什么肿瘤细胞在免疫治疗后的初始阶段,肿瘤体积增大,若随后出现肿瘤体积缩小,则考虑为免疫治疗相关性假性进展。在免疫治疗中发生假性进展的肿瘤病人预后相对较好,但是仍需大规模的前瞻性临床研究来进一步验证。

三、假性进展的鉴别诊断

因为胶质母细胞瘤生长迅速,需要诱导新生血管以维持氧合和营养供应。新生肿瘤血管内皮细胞异常及通透性增加,是导致肿瘤造影剂增强、中心坏死和血管过多灌注的主要原因。假性进展也具有血管内皮细胞通透性异常和组织水肿体积变大的特征,因此,常规磁共振成像很难鉴别胶质瘤治疗中假性进展与真性进展。

磁共振灌注成像是鉴别辐射效应与肿瘤进展的有效手段之一。动态磁敏感对比增强灌注成像(dynamic susceptibility contrast-enhanced,DSC)是目前最常用的方法,并成为鉴别假性进展与肿瘤复发的主要手段之一。主要的观察参数是相对脑血容量(rCBV)。研究证明,和真性进展相比,在放射性坏死和假性进展中 rCBV 相对较低,其准确度达到 90% 以上。该技术的一个重要限制是其结果是半定量的(为相对CBV),并且当有造影剂从血管内到血管外渗漏的时候,将会出现与假设的模型相反的结果。在 DSC 之前,通过预先用药来饱和组织和使用泄漏校正算法可以(部分地)克服该缺陷。然而,由于存在着无法定量和重复性欠佳等问题,通过建立 rCBV 阈值来精确诊断假性进展目前还难以实现。

　　另一种灌注成像技术是动态对比增强磁共振成像(dynamic contrast enhancement magnetic,DCE)。DCE 是通过造影剂注射后(通常 5 分钟或更长)的 T1 加权成像,评估造影剂通过血-脑脊液屏障的的渗透。容积转运常数(K^{trans})是测量血管通透性最常用参数,也能够代表血流和血管表面积。在放射性坏死和假性进展中,容积转运常数相对较低。虽然 DCE 可以通过定量或半定量分析,但是非常依赖于所使用的药代动力学模型,所以容积转运常数变化很大,目前尚未建立统一的容积转运常数的阈值来鉴别诊断假性进展。在 DSC 无法解释的情况下,比如由于易感伪影,如出血或手术止血夹,也可以考虑用 DCE 来帮助鉴别。DCE 诊断的精确率和 DSC 基本相似,准确率可达到 89%,特异性达到 85%。

　　动脉自旋标记技术(arterial spin labeling,ASL)是一种无创灌注 MRI 技术。ASL 是以可自由弥散的水为内在示踪剂的 MR 灌注成像方法,它利用反转脉冲标记上游动脉血中的水质子,将下游成像层所获标记图像与没有标记的对照组减影而获得器官的血流量。与灌注成像方法相比,它的优点是不用静脉注射造影剂,可以使用于肾功能不全病人。因为不受血液脑屏障破坏导致的泄漏效应的影响,ASL 在脑血流量(CBF)定量方面可能具有更精确量化的优点。一些研究已经表明 DSC 和 ASL 在诊断和分级各种肿瘤的精确度是相似的。目前关于 ASL 鉴别假性进展和放射性坏死的应用经验尚不多,一项研究发现,ASL 与 DSC 在鉴别假性进展和放射性坏死方面具有高度的线性相关性,认为 ASL 在鉴别肿瘤复发和放射性坏死方面具有一定的优势。

　　磁共振波谱(magnetic resonance spectroscopy,MRS)是利用磁共振化学位移现象来测定组成物质的分子成分的一种检测方法。在肿瘤组织中,胆碱(CHO)升高,反映细胞膜转数增加。辐射坏死的特征包括不同程度的 N-乙酰天门冬氨酸(NAA)减少,缺乏明显 CHO 升高,和脂乳酸盐峰的存在。由于 MRS 对技术参数有强烈的依赖,测量的数值跟所选择的图像内体积有关,在鉴别假性进展和真性进展的实际临床应用中尚存在着一定不确定性。一项荟萃分析结果显示,MRS 在高级别胶质瘤治疗反应中具有较高的确诊率,其中敏感度为 91%,特异性为 95%。在另一项荟萃分析中,用 CHO/NAA 比值来鉴别复发性胶质瘤和放射性坏死,发现其敏感性和特异性稍低,分别是 88% 和 86%。虽然有人提出代谢物浓度变化比值高于 50% 作为诊断胶质瘤的阈值,但是对技术的强烈依赖和受肿瘤类型的影响,显著影响了 MRS 在鉴别假性进展和真性进展中的应用。

　　弥散加权成像(diffusion-weighted imaging,DWI)是一种在分子水平上,反映活体组织中水分子无规则热运动状况的分子成像技术。由于水分子运动在快速生长组织可剧烈减少,因此 DWI 可作为肿瘤细胞的潜在生物标志物。胶质瘤表观扩散系数(ADC)和增殖指数之间显示一致的相关性。在胶质母细胞瘤的治疗中,真性进展中的 ADC 值一般比假性进展较低,因此,ADC 已被提议作为假性进展的鉴别诊断方法之一。用于鉴别假性进展的 ADC 阈值在不同的研究中有一定差异,而且依赖于 B 值,具有高($3\,000S/MM^2$)B 值可能更准确,具有较小的信噪比。DWI 在鉴别放射性坏死和胶质瘤复发中的敏感性在 71%~82% 之间,特异性在 84%~87% 之间,虽然低于 MRS 和 MRI 灌注技术,但相比于常规磁共振技术仍有优势。因为在肿瘤或坏死组织中,其扩散性可能从细胞毒性水肿演变为液化,在感兴趣区域的差异可能对结果造成一定影响。所以,用 ADC 的平均值测量具有异质性的肿瘤时,尤其是异质性肿瘤或坏死组织,精确度有限。多模态方法,例如,使用组合弥散和灌注可能增加准确性。对于胶质瘤的抗血管生成治疗(如贝伐单抗),弥散评估可能会混淆。因为低 ADC 可以被认为是凝固性坏死的一个特征,而且在胶质母细胞瘤复发中也存在着 ADC 降低。

　　正电子发射计算机断层扫描(positron emission tomography,PET)是鉴别假性进展最有前途的方法之一。使用 PET 分子成像技术可以提供肿瘤新陈代谢相关的补充信息,可能在神经肿瘤治疗后,特别是在

MRI 模棱两可的情况下,可能会对临床决策有一定帮助。鉴于常规 MRI 的局限性,代谢成像可能对假性进展的鉴别诊断提供有价值的信息;特别是具有氨基酸示踪剂的 PET 应用价值更高。由于肿瘤中氨基酸摄取增加,而在放射性坏死中降低,赖氨酸标记的 PET 在假性进展的诊断中具有一定的作用。应用最广泛的氨基酸 PET 的示踪剂是 ^{11}C-甲基蛋氨酸(^{11}C-MET),但是其半衰期只有 20 分钟,所以只可以用于具有回旋加速器的 PET 中心。^{18}F 酪氨酸(^{18}F-FET)半衰期较长,可达 110 分钟,在临床实践中优于 ^{11}C-MET。此外,在高、低级别胶质瘤,复发胶质瘤以及放射性坏死中观察到的 ^{18}F-FET 吸收动力学也不同。最近一项大规模的队列研究提示,^{18}F-FET PET 在鉴别胶质瘤真性进展和假性进展中的精确度为 85%。还有一种 ^{18}F 标记的氨基酸类似物苯丙氨酸(^{18}F-FDOPA),主要用于测量多巴胺在基底神经节的合成,也越来越广泛地用于脑肿瘤显像的示踪剂。一项超过 100 例的临床研究显示 ^{18}F-FDOPA PET 在鉴别胶质母细胞瘤假性进展和真性进展的精确率可以达到 82%。

纹理分析与机器学习在鉴别胶质瘤假性进展方面也取得了一定的进展。"纹理"指的是信号强度的空间排列。在影像学中,纹理分析是一个综述术语。评估和量化成像的计算方法超出人眼可以观察到的特征。而通过机器学习而建立的数据模型,能够在影像学的纹理分析中发挥重要作用。利用 T_1 加权、T_2 加权和 T_2 FLAIR 等 MRI 序列来鉴别胶质母细胞瘤和假性进展,精确度可达到 86%。通过建立出具有优良性能的学习模型,鉴别假性进展的灵敏度和特异性分别为 89.91% 和 93.72%。

总之,随着影像学技术的不断发展,假性进展的鉴别诊断也有了巨大进步。但是由于不同机构的设备、软件以及影像处理方法存在着一定差异,导致这些先进的影像学技术最大缺点是缺乏标准化,难以形成统一的诊断标准,造成了目前这些影像学技术在鉴别假性进展中尚缺乏一致的标准和意见。病理诊断仍然是确诊假性进展的金标准,但在实际临床实践中较难实现。

四、假性进展的治疗

对于假性进展的治疗,目前尚未形成定论。一般认为,在同步放化疗治疗结束后的 6 个月以内,出现了影像学进展而不能明确是否是假性进展时,若无临床症状或症状轻微,应继续标准化治疗或免疫治疗,继续定期随访观察。对于可疑肿瘤进展病人,可应用大剂量类固醇激素短期试验性治疗,如果治疗效果明显,考虑为假性进展,应继续目前的标准化治疗,同时进一步定期随访观察。对于占位效应明显,激素治疗效果不佳的病人,考虑真性进展,若手术相对安全可以考虑再次手术缓解病人症状,且可以根据术后组织病理结果制定下一步治疗方案。然而,有研究报道指出,虽然手术大部分切除病变后能够改善严重占位引起的神经系统并发症,但是与活检或部分切除相比,并不能显著延长病人的总生存期。

抗血管生成药物能够改善部分假性进展病人的影像学表现和临床症状。低剂量的贝伐单抗治疗可以改善放射性坏死病人的影像学和临床症状,但是其作用机制仍未完全阐明。高压氧治疗放射性坏死的确切疗效和作用机制尚在探索中。维生素 E 对放射性坏死也有一定治疗作用,但其治疗作用尚未得到广泛的认可。

(代从新　王裕　马文斌)

参 考 文 献

[1] Melguizo-Gavilanes I,Bruner J M,Guha-Thakurta N,et al. Characterization of pseudoprogression in patients with glioblastoma:is histology the gold standard? [J]. Journal of Neuro-Oncology,2015,123(1):141-150.

[2] Ranjan S,Quezado M,Garren N,et al. Clinical decision making in the era of immunotherapy for high grade-glioma:report of four cases[J]. BMC Cancer,2018,18(1).

[3] van West S E,de Bruin H G,van de Langerijt B,et al. Incidence of pseudoprogression in low-grade gliomas treated with radiotherapy[J]. Neuro-Oncology,2016:w194.

[4] Ellingson B M,Wen P Y,Cloughesy T F. Modified Criteria for Radiographic Response Assessment in Glioblastoma Clinical Trials[J]. Neurotherapeutics,2017,14(2):307-320.

[5] Okada H,Weller M,Huang R,et al. Immunotherapy response assessment in neuro-oncology:a report of the RANO working group[J]. The Lancet Oncology,2015,16(15):e534-e542.

［6］ Chiou V L,Burotto M. Pseudoprogression and Immune-Related Response in Solid Tumors［J］. J Clin Oncol,2015,33(31): 3541-3543.

［7］ Zhang H,Ma L,Wang Q,et al. Role of magnetic resonance spectroscopy for the differentiation of recurrent glioma from radiation necrosis:a systematic review and meta-analysis［J］. Eur J Radiol,2014,83(12):2181-2189.

［8］ Chu H H,Choi S H,Ryoo I,et al. Differentiation of true progression from pseudoprogression in glioblastoma treated with radiation therapy and concomitant temozolomide:comparison study of standard and high-b-value diffusion-weighted imaging［J］. Radiology,2013,269(3):831-840.

［9］ Kebir S,Fimmers R,Galldiks N,et al. Late Pseudoprogression in Glioblastoma:Diagnostic Value of Dynamic O-(2-［18F］fluoroethyl)-L-Tyrosine PET［J］. Clin Cancer Res,2016,22(9):2190-2196.

［10］ Herrmann K,Czernin J,Cloughesy T,et al. Comparison of visual and semiquantitative analysis of 18F-FDOPA-PET/CT for recurrence detection in glioblastoma patients［J］. Neuro Oncol,2014,16(4):603-609.

［11］ Chen X,Wei X,Zhang Z,et al. Differentiation of true-progression from pseudoprogression in glioblastoma treated with radiation therapy and concomitant temozolomide by GLCM texture analysis of conventional MRI［J］. Clin Imaging,2015,39(5): 775-780.

［12］ Mehta S,Shah A,Jung H. Diagnosis and treatment options for sequelae following radiation treatment of brain tumors［J］. Clin Neurol Neurosurg,2017,163:1-8.

第三十章

神经肿瘤随访与复发处理

脑肿瘤由于其位置的特殊性,多数肿瘤不能行完整切除,尤其是呈侵袭性生长的位置深在、位于重要功能区的恶性肿瘤,能够达到 R1 切除(肉眼全切)已属不易。因此,总体而言脑肿瘤比人体其他部位肿瘤更容易复发,比如弥漫性胶质瘤,几乎所有病人治疗后均会复发,而且复发往往伴随着肿瘤生物学的恶性进展,治疗变得更加棘手。但是脑肿瘤的复发有别于其他肿瘤,大多数是原位复发,很少像肺癌、乳腺癌、肝癌等体部实体瘤向其他器官和组织远处转移。因而,复发脑肿瘤的治疗策略仍以局部治疗为主,如再次手术和/或再程放射治疗;因目前多数化疗或靶向治疗的药物总体疗效仍有限,仅作为辅助性治疗。

鉴于脑肿瘤高复发的特征,其治疗后的定期随访尤为重要,随访频率应比体部大多数类型肿瘤更高。以下归纳了常见脑肿瘤的随访周期建议:

(1) 低级别胶质瘤:建议规范治疗结束后每隔 3~6 个月随诊复查一次,持续 5 年,超过 5 年可以每年复查一次。

(2) 高级别胶质瘤:建议规范治疗结束后 2~6 周内进行第一次随诊复查,以后每间隔 2~4 个月复查一次,持续 3 年,超过 3 年每间隔 6 个月复查。

(3) 室管膜瘤:建议规范治疗结束后每间隔 3~4 个月随诊复查,持续 1 年;然后每隔 4~6 个月复查,持续 1 年;2 年之后可以 6~12 个月复查一次。WHO Ⅰ级室管膜下瘤可适当放宽。

(4) 髓母细胞瘤:建议规范治疗结束后每间隔 3 个月随诊复查,持续 2 年;2 年后每间隔 6~12 个月复查一次。

(5) 脑膜瘤:建议手术切除后 3~6 个月随诊复查一次,持续 1 年;然后 6~12 个月复查一次,持续 4 年;5 年以后可以间隔 1~3 年复查 1 次。WHO Ⅰ级脑膜瘤可以适当放宽。

(6) 原发中枢神经系统淋巴瘤:建议规范治疗结束后每间隔 3 个月随诊复查,持续 2 年;然后每间隔 6 个月复查,持续 4 年;5 年后可以每年复查一次。

鉴于我国的国情,一部分病人可能难以做到以上随访要求,但对于恶性脑肿瘤或术后有残留的良性肿瘤,首次手术治疗后三个月内应做第一次复查,此后每年至少复查一次。应注意的是,以上建议是针对接受规范治疗情况下的常规复查,因各地医疗条件和治疗技术的不均衡,随访策略也应考虑到实际情况。但如果出现肿瘤复发相关的临床症状,就需要及时复查,以免耽误治疗。复查主要以头部增强 MRI 检查为主,但如果是淋巴瘤、室管膜瘤、生殖细胞肿瘤等易发生脑脊液播散的肿瘤类型,则需要进行全脑全脊髓 MRI 检查。而其他复查手段应根据具体肿瘤情况选用,如 PET-CT、脑脊液检查、血清标志物、裂隙灯检查等用于监测和发现肿瘤播散。

目前,对于颅脑肿瘤复发的治疗尚缺乏较高级别的循证医学证据。目前多参考美国 NCCN 指南并结合国内经验制定治疗方案。

一、脑胶质瘤

脑胶质瘤是一类高复发率、预后不良的原发性恶性肿瘤,WHO Ⅱ级星形细胞瘤的中位生存期约 7~10 年,少突胶质细胞瘤中位生存期约 10~15 年,而 WHO Ⅲ级星形细胞瘤的中位生存期约 3.5 年,胶质母细胞瘤仅 1~2 年。低级别胶质瘤复发后常转化为高级别胶质瘤,有统计研究发现,低级别胶质瘤 5 年内复发病人近一半转化为高级别胶质瘤。

关于复发胶质瘤的治疗,再手术切除仍然是可选的治疗手段,尤其是复发 GBM,更大范围切除是提高生存期的主要手段,再手术可平均延长生存期 4~8 个月。手术目的包括:获取组织学和生物学信息,明确是复发还是假性进展;减小肿瘤负荷,缓解症状,为术后进行其他治疗创造条件。

值得注意的是,并不是所有复发病例都适合手术,复发脑胶质瘤的手术治疗必须个体化,应该考虑病人年龄、功能状态、组织学类型、初始治疗反应、复发类型(局部还是弥漫性)、第一次手术和再次手术的时间间隔、既往治疗方式等。适于再手术的病人应满足以下条件:①出现神经功能障碍,影像学肿瘤复发明确;②预计生存期超过 6 个月;③病人的一般身体情况能够耐受手术。一些新型手术辅助技术有助于实现最大范围安全切除复发脑胶质瘤。

再放射治疗也是可供选择的治疗方式。但应该充分考虑复发肿瘤的位置、大小,距离上一次放射治疗的间隔时间(不小于 1 年)、首次放射治疗的范围、剂量以及周围正常组织的耐受量等。对于较小类圆形的局限性复发病灶,建议采用立体定向放射外科(SRS)或大分割 SRT 技术。有研究显示,放射治疗联合贝伐珠单抗及 TMZ 能够延长部分病人的 PFS 和 OS。

直到目前,尚未形成复发脑胶质瘤的标准治疗方案。对于高级别复发脑胶质瘤,建议入组适当可行的临床试验,如果无合适的临床试验,可参考 NCCN 指南推荐方案。

1. **低级别脑胶质瘤可选方案**　①放射治疗加辅助 PCV 治疗;②放射治疗加 TMZ 辅助治疗;③同步放化疗加 TMZ 辅助治疗;④对于以往没有使用过 TMZ 的病人还可以使用 TMZ;⑤洛莫司汀或卡莫司汀单药治疗;⑥PCV 联合方案治疗;⑦以卡铂或者顺铂为基础的化疗方案。

2. **间变性脑胶质瘤可选方案**　①TMZ;②洛莫司汀或卡莫司汀单药治疗;③PCV 联合方案治疗;④贝伐单抗;⑤贝伐单抗加化疗(伊利替康,卡莫司汀/洛莫司汀,TMZ,卡铂);⑥伊利替康;⑦环磷酰胺;⑧以卡铂或顺铂为基础的化疗方案;⑨依托泊苷。

3. **GBM 可选方案**　①贝伐单抗;②贝伐单抗加化疗(伊利替康,卡莫司汀/洛莫司汀,TMZ,卡铂);③TMZ;④洛莫司汀或卡莫司汀单药治疗;⑤PCV 联合方案治疗;⑥环磷酰胺;⑦以卡铂或顺铂为基础的化疗方案。

二、室管膜瘤

室管膜瘤是一类生长相对缓慢的胶质来源肿瘤,WHO 将其分为 Ⅰ~Ⅲ级。总的室管膜瘤 5 年生存率 61%~70%,WHO Ⅱ级室管膜瘤的 5 年和 10 年的生存率分别为 73.1% 和 63.4%,而 WHO Ⅲ级室管膜瘤为 49% 和 42.1%。复发室管膜瘤治疗方案选择,需充分结合病人的病理类型、肿瘤切除程度、KPS 评分及年龄等因素决定。总体原则是若具备手术条件,尽可能再手术切除,如果第一次术后没有进行过放射治疗,术后可以行常规放射治疗或 SRS。室管膜瘤对化疗不敏感,目前也没有标准的化疗方案。在复发手术后出现再次进展时,或全脑全脊髓播散的情况下,可采用铂类药物、依托泊苷、洛莫司汀、卡莫司汀以及 TMZ 等药物进行化疗,或接受可行的药物临床试验。

三、原发性中枢神经系统淋巴瘤

原发性中枢神经系统淋巴瘤(PCNSL)主要位于深部脑白质、胼胝体、基底节及丘脑,可多发,易出现脑内播散。活检明确诊断后首选大剂量甲氨蝶呤(MTX)为基础的联合化疗,不能耐受化疗或化疗后进展者需要及时采用放射治疗控制肿瘤的进展。年龄和 KPS 评分是最重要的两个预后因素,其他还包括肿瘤位置深在、脑脊液蛋白水平、LDH 水平等。根据以上因素进行 RPA 危险度分级,将 PCNSL 分为 Ⅰ 类,年龄小于 50 岁,中位生存期为 8.5 年;Ⅱ 类,年龄大于等于 50 岁,KPS 评分大于等于 70 分,中位生存期为 3.2 年;Ⅲ 类,年龄大于等于 50 岁,KPS 评分小于 70 分,中位生存期为 1.1 年。

复发的 PCNSL 根据首次治疗情况制定治疗方案。如果病人首次治疗已经使用过高剂量 MTX,并且肿瘤控制超过 1 年的,可以再次考虑使用高剂量 MTX,也可以联合利妥昔单抗;如果肿瘤对首次高剂量 MTX 反应差或肿瘤控制时间不超过一年后进展,应该考虑全脑放射治疗或受累野放射治疗,也可以联合化疗同时使用,其他化疗药物还包括高剂量阿糖胞苷、替莫唑胺及铂类等。另外,高剂量的化疗联合干细胞移植在经过适应证挑选的病人也可以考虑。

四、髓母细胞瘤

儿童髓母细胞瘤总体 5 年生存率在 65%~79%,其中预后最好的 Wnt 型 5 年生存率超过 90%,因此目前有的研究中心对该型肿瘤选择术后观察,暂不给予放化疗。成人髓母细胞瘤大多病人在 5 年后复发,病人 10 年生存率 48%~55%。髓母细胞瘤复发后治疗首选再手术,原则是安全情况下最大程度切除肿瘤,如果没有全脑全脊髓播散,术后可以考虑放射治疗或放化同步治疗,也可单独化疗;但如果有全脑全脊髓播散,应给予化疗。对于成人病人,首次治疗未行化疗的,可以考虑给予高剂量环磷酰胺联合或不联合依托泊苷化疗,或以铂类为基础联合环磷酰胺和依托泊苷化疗,如果病人首次已经化疗,可以考虑高剂量环磷酰胺联合或不联合依托泊苷化疗,或者单药依托泊苷或替莫唑胺。另外,如果病人经过治疗后肿瘤达到完全缓解,而且没有经过高剂量化疗,可以考虑高剂量化疗联合干细胞移植。

对于其他类型脑肿瘤复发的治疗,因缺乏可靠的循证医学证据,治疗方案可参考以上肿瘤的治疗模式制定方案,尤其是参考相对成熟的胶质瘤。脑膜瘤等偏良性肿瘤复发同样首先考虑再手术切除,如果能够完整切除不需要后续放化疗,如果有残留再考虑局部放射治疗,联合或不联合化疗。但如果复发肿瘤病人身体条件差、复发肿瘤难以行根治性的治疗策略,可以考虑给予以提高病人生活质量为目的的姑息治疗。随着病人生存期的逐渐提高,术后康复治疗越来越受到重视,神经肿瘤病人术后大多存在不同程度的神经功能、智力认知和社会心理方面的障碍,日常活动和社会参与度受到限制,生活质量降低。根据病人病情制定适当的康复治疗能使大多数病人获得不同程度生活质量的提高。值得提出的是,颅脑肿瘤是需要多学科综合治疗的疾病,许多其他的治疗模式也在被个体化的应用,如电场治疗(TTF)、近距离放射治疗、放射治疗联合高压氧治疗、化疗联合激素治疗等,疗效因人差异较大。多学科诊疗模式(MDT)的理念应贯穿规范化诊疗与随访的全过程。颅脑肿瘤 MDT 的目标是整合神经肿瘤相关多学科优势,以病人为中心,提供一站式医疗服务,实现最佳序贯治疗。复发颅脑肿瘤常规治疗无效且需要纳入新型药物临床试验的病例,建议进行 MDT 讨论。

(刘彦伟 王永志 江涛)

参 考 文 献

[1] 中国医师协会神经外科医师分会脑胶质瘤专业委员会.胶质瘤多学科诊治(MDT)中国专家共识[J].中华神经外科杂志,2018,34:113-118.

[2] 《中国中枢神经系统胶质瘤诊断与治疗指南》编写组.中国中枢神经系统胶质瘤诊断与治疗指南(2015)[J].中华医学杂志,2016,96:485-509.

[3] Nabors L B,Portnow J,Ammirati M,et al. NCCN Guidelines Insights:Central Nervous System Cancers, Version 1. 2017[J]. J Natl Compr Canc Netw,2017,15(11):1331-1345.

[4] Jennifer M G,Joseph M P,Joachim M B. Malignant brain tumor[M]. USA:Springer,2017.

[5] Wann A,Tully P A,Barnes E H,et al. Outcomes after second surgery for recurrent glioblastoma:a retrospective case-control study[J]. J Neurooncol,2018,137(2):409-415.

[6] Perrini P,Gambacciani C,Weiss A,et al. Survival outcomes following repeat surgery for recurrent glioblastoma:a single-center retrospective analysis[J]. J Neurooncol,2017,131(3):585-591.

[7] Minniti G,Agolli L,Falco T,et al. Hypofractionated stereotactic radiotherapy in combination with bevacizumab or fotemustine for patients with progressive malignant gliomas[J]. J Neurooncol,2015,122(3):559-566.

[8] Thiel E,Korfel A,Martus P,et al. High-dose methotrexate with or without whole brain radiotherapy for primary CNS lymphoma (G-PCNSL-SG-1):a phase 3,randomised,non~inferiority trial[J]. Lancet Oncol,2010,11(11):1036-1047.

[9] Morris P G,Correa D D,Yahalom J,et al. Rituximab,methotrexate,procarbazine,and vincristine followed by consolidation reduced-dose whole-brain radiotherapy and cytarabine in newly diagnosed primary CNS lymphoma:final results and long-term outcome[J]. J Clin Oncol,2013,31(31):3971-3979.

第三十一章

缓和医疗与安宁疗护

第一节 定　义

缓和医疗(palliative care),旧译作姑息治疗,是给予那些生存期有限的病人(包括恶性肿瘤以及非肿瘤,如恶性肿瘤被确诊为晚期时,慢性充血性心力衰竭晚期,慢性阻塞性肺疾病末期等)及其家人进行全面的综合治疗和照护,尽力帮助终末期病人拥有最好的生存质量,也帮助家人度过这个极其苦难的时期。它通过镇痛、控制各种症状、减轻精神、心理、灵性痛苦来实现这一目标。

缓和医疗是减轻痛苦、追求临终的安详与尊严为目的的学科,是一门医学专业技术与人文结合的学科。缓和医疗是老年医学科及肿瘤科医师的基本技能。实际上,所有的临床工作人员都应该拥有缓和医疗的理念和知识,这样才能够面对和帮助走向生命终点的病患和家人。

安宁疗护(hospice),旧译作临终关怀,它是指人在最后的阶段(一般指生命最后的半年)照顾。因为这个阶段的照顾和急性医疗不同,病人的需求,处理措施,处理场所也会不同,因此单独提出。2017年2月9日国家卫生与计划生育委员会发布了《安宁疗护中心基本标准和管理规范(试行)》和《安宁疗护实践指南(试行)》以指导各地加强安宁疗护中心的建设和管理。

终末期病人需要特别的照护,而非是通过急性治愈性医疗手段可以很好解决的(图31-1-1)。

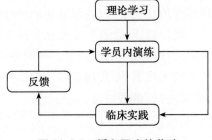

图31-1-1　缓和医疗的范畴

第二节　缓和医疗的本质与意义

缓和医疗与现行医疗有什么不同吗?它到底有何作用?为什么我们需要这个学科?

缓和医疗在本质和意义上与现行医疗没有任何冲突。它并不需要任何超越现行医疗的新药或者新技术,本质上将它和现行医疗无异——二者的本质都是"帮助"。

需要指出的是,现行医疗更重视治愈,工作的焦点在于"正确诊断""正确治疗"和"治疗有效",帮助人们更好地活下去!而缓和医疗的对象则是那些已经明确生命时间有限的病人和他们的家人,它的目标已不是治愈,也不是去设法纠正那些导致病人不好的原发疾病(那些原发疾病已经被认定没有更好的方法可以使用,如末期心衰,恶性肿瘤晚期没有抑制肿瘤的有效方法),而是积极地帮助这些正在走向生命尽头的人们,以比较有质量的方式走向他们的终点。

缓和医疗存在的意义就在于能够正视"死亡"(因为医务人员们往往都是害怕谈论并回避这个话题),聚焦于"死亡"这个事实,用心陪伴和帮助这些走向生命终点的人们以及他们痛苦焦灼的家人,帮助病人达到"善终",帮助他们达到"生死两相安"。

世界卫生组织(WHO)对缓和治疗的定义中指出它"适用于疾病晚期,与其他治疗相结合以延长病人生命"。有证据支持早期使用缓和治疗可以提高病人生活质量,并减少肺癌病人所需的住院治疗而且有专业和经验丰富的缓和医疗治疗团队参与时,可能会更好地改善肿瘤病人症状并提高护理人员满意度以及降低医疗花费。

第三节　缓和医疗的原则

1. **以病人为中心**　而非以病人家属为中心。
2. **关注病人的意愿、舒适和尊严**　以病人为中心的具体内容就是尊重病人的意愿,而非首先考虑病人家属的意愿、舒适和尊严。
3. **不是以治疗疾病为焦点**　因为那些导致病况的疾病已经被认定没有更好的方法可以使用。
4. **接受不可避免的死亡**　除了病人本人和他们的家人需要接受这一事实,更要指出的是医务人员。医师更需要学会接受死亡接近的事实,积极面对和准备,而非试图用"先进的医疗科技手段"抗拒。
5. **不加速也不延缓死亡**　不应该使用药物加速病人死亡(如安乐死),也不应该对那些心肺复苏支持系统无法带来益处的病人使用心肺复苏术。死亡是自然的过程,应该得到尊重,而非"用科技反抗"。

第四节　缓和医疗的发展和国内外现状

现代缓和医疗的起点是 1967 年英国 Cicely Saunders 女士在伦敦建立 St. christopher 临终关怀院。随着时代的不断发展,美国以及世界多个国家都开始发展缓和医疗。2014 年世界卫生大会发布的国际决议呼吁各国将缓和医疗融入到本国的医疗体系中。

(一) 国际现状

死亡质量已经在国际上得到越来越广泛的重视。经济学人智库 2010 发布的全球 40 个国家及地区死亡质量的调查结果在全球引发了提供缓和医疗的政策辩论。此后,意大利、日本、俄罗斯、新加坡、瑞典等国都已制定新的或更新其指导方针、法律或全国计划。2015 年由经济学人智库发布 2015 年度死亡质量指数,该数据使用 20 项定性和定量指标对 80 个国家及地区进行评估,这些指标涵盖五大类别:姑息与医疗环境、人力资源、医疗护理的可负担程度、护理质量以及公众参与水平。调查结果显示:中国大陆排名第71 位。其中英国排名第 1 位,新加坡、蒙古、南非、马来西亚、泰国、越南、印度、韩国、日本死亡质量均强于我国。中国台湾排在第 6 位,中国香港排名第 22 位。

(二) 中国大陆地区安宁缓和医疗发展情况

华语地区,包括中国大陆地区,中国香港地区,中国台湾地区,新加坡等都是在 20 世纪 80 年代开始发展缓和医疗。缓和医疗的普及在中国大陆一直很缓慢,治愈性治疗方法占医疗战略的主要地位,非常缺乏缓和医疗理念,缓和医疗/安宁疗护服务总体的供应非常有限,而且质量不高。

1988 年 7 月原天津医学院成立临终关怀研究中心,1990 年我国将 WHO 癌症三阶梯止痛方案推向全国。昆明市第三人民医院在 1996 年就开设了"关怀科",四川大学华西第四医院姑息关怀科,复旦大学附属肿瘤医院姑息治疗科,大连市中心医院关爱病房,中国医科大学附属盛京医院宁养病房,北京市西城区德胜社区卫生服务中心关爱病房,郑州市第九人民医院的姑息治疗暨宁养关爱病区等陆续开设。上海市通过 2012 年和 2014 年市政府实施缓和医疗项目,已全面完成 17 个区县 76 个试点机构建设任务。但长期以来缺乏国家缓和医疗战略或指导方针,护理质量不均衡,没有具体标准可以遵循。2017 年 2 月,国家卫生计生委发布了《安宁疗护实践指南(试行)》,从此开始了国家层面的安宁疗护建设。2017 年北京市卫生计生委也开始了北京市安宁疗护试点工作,自此,在上海普陀区,北京海淀区,四川德阳,河南洛阳,长春五个地区的安宁疗护试点工作开始运行。

全国有包括北京协和医学院,北京大学医学部,中国医科大学,四川大学华西医学中心等十几所大学开设了"姑息医学"或称"舒缓医学"的课程,大多是面向本科生或研究生选修课。

第五节 实施缓和医疗的核心技术

要具体实施缓和医疗,应做到以下几方面:①充分地沟通:病人/家属/医疗团队之间进行,这对病人和家人都非常重要;②处理病人的躯体痛苦症状;③理/社会/灵性关怀:这一部分特别重要,有一定难度,需要特别学习和不断练习;④照顾焦灼的家人,使他们心安。

针对神经系统恶性肿瘤人群实施缓和医疗,在技术层面上与其他疾病没有本质区别。但由于疾病特点导致的症状谱会有所不同。在沟通时,要考虑到这些病人会较早出现疾病或者治疗相关的功能障碍,例如躯体运动受限,认知功能受限等,因此生前预嘱在这类人群中显得尤为重要。

(一) 缓和医疗的症状处理

症状控制是缓和医疗的基础和核心内容。首先让病人的身体尽可能地舒服,减轻症状是对病人进行心理、灵性和社会层面进行照顾的基础。

神经系统恶性肿瘤病人根据疾病性质、部位、治疗等的不同,而表现出很多不同症状,其中头痛、癫痫、静脉血栓栓塞、疲劳、情绪和行为障碍是常见的问题。对症处理是帮助终末期病人的第一步,对症处理的药物需要不断调整至最佳效果。

在终末期病人症状非常严重,控制病情造成病人痛苦,家属极度焦虑的时候,专业的症状控制知识是非常必要的,例如持续深度镇静(continuous deep sedation,CDS)。

(二) 沟通

1. 沟通的必要性 面对"生死大事",要沟通的点就更多。尤其是生命期很短的脑部恶性肿瘤,或者病人的生活质量会因为疾病进展或者治疗带来巨大影响的,如果沟通不及时,内容不详尽,对方没弄明白,都可能会导致病人及其家属产生比较强烈的情绪反应。

2. 沟通的内容

(1) 目前治疗。

(2) 治疗计划。

(3) 未来预期发展。

(4) 费用。

(5) 医疗技术层面之外,帮助病人家属接受病人生命有限、即将离世的事实,以及在这种时期家属需要做的具体事情。

(6) 如何和家属配合,让病人本人知道自己的生命有限或者即将到达终点,陪伴病人,必要时建议病人做这个时期非常必要的、重要的事情。

(7) 帮助病人和家属确定最佳照顾地点。

(8) 帮助他们明确"病人"(和/或家庭)希望的病人死亡地点。

(9) 对家庭内部意见不一致的,帮助临床决策(家庭会议)。

3. 沟通技能及习得方法 沟通是一门临床技能,需要学习和不断练习。目前仅有有限的医学院校开设了沟通课,而且课时也非常有限。跟国外多年持续的沟通课程的安排相比,我们的差距还很大,但至少我们开始知道沟通是可以通过学习习得的,这一点已经跟之前有很大的不同(图31-5-1)。

4. 告知坏消息 这个内容每天遇到,不能回避,但医师们都打怵,也不知道到底该如何告知。

其实,这个过程有章可循,下面是其中一个方法:SPIKES 模型

(1) Setting:准备。

(2) Perception:弄清楚,病人知道多少,希望知道多少。

(3) Invitation:询问病人是否愿意就这个话题进行讨论。

(4) Knowledge:给予信息。

(5) Emotions/empathy:对病人的心情做出回应。

(6) Strategy and summary:询问当前对病人有帮助的是什么,制定计划。

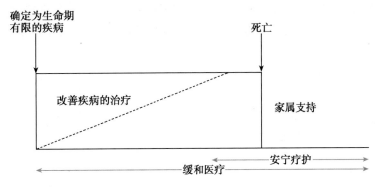

图 31-5-1 沟通的学习方法

S(Setting):提前收集病人详细疾病信息、病人及家属的社会状况、心理状态等。选择一个安静的环境,减少被打扰,将手机调成静音,请病人或家属坐下,告知人也应坐下与被告知人视线相平。

P(Perception):指了解病人或家属对疾病的认识情况,目的是弄清被告知者已知道什么。

I(Invitation):询问病人是否希望在这个话题上展开。我们往往忽略这一点,导致病人被动接受。

K(Knowledge):从病人希望的"起点"开始告知分享信息。医师们都非常擅长"告诉病人",有太多的东西需要说,但请从被告知者希望知道的地方说起,目的性强、效率高。过程要一点一点进行,注意对方的反应(是否听懂?情绪是否很强烈?是否希望继续听下去等),要有充分地停顿。

E(Empathy):指和病人或家属共情,对方的情绪反应给以回应。

S(Strategy/Summary):问问病人此时对他最有用的是什么?总结、制定出治疗及随诊计划。情况复杂,不可能一次性全部说完,后续我们要做什么,应该让对方清楚,尤其是预约下一次见面会让对方非常踏实。

按照模型开始学习(角色扮演,需要有教师指导进行)和练习是初学者非常好的一个进入困难沟通学习的方法,跟随它,"沟通"变得简单了!

5. **家庭会议** 医患双方都需要家庭会议。家属希望参加家庭会议,是因为:①他们需要自主和掌控的感觉;②家人需要理解疾病和治疗选择;③他们需要讨论治疗目标;④从医师 那里得到与他们的目标相一致的现实的期盼;⑤他们想要积极地参与到照顾病患的实际行动中来;⑥他们希望重新寻找希望。

医方则在下述情况下,应该启动家庭会议:①转科/转诊;②重要医疗决策的关键点:入 ICU …;③(肿瘤病人)疾病确诊之后;④疾病进展(恶化)/治疗出现并发症;⑤病人与家庭/家庭与医疗团队间有矛盾;⑥病人需要考虑末期照顾的具体决策。

家庭会议也是有章可循的。下面介绍一个家庭会议的模型。

(1) 会前会,充分准备。

(2) 会议开始,问候,介绍会议目的和计划。

(3) 来自病人和家庭的观点。

(4) 确定需要讨论的具体内容。

(5) 就相关医学事实进行沟通(澄清病人是照顾的中心)。

(6) 对情感进行回应,处理冲突。

(7) 确定下一步计划,勾画将要做的具体事情。

(8) 感谢各位的参与。

(9) 沟通,小结,文字工作。

步骤清晰后,演练、实践、反馈、改进,相信一定会有收获和进步。

（三）缓和医疗中的社会心理灵性照顾

正如缓和医疗的定义所指出的:缓和医疗是"通过控制各种症状,减轻精神、心理、灵性痛苦"尽力帮助终末期病人和家属获得最好的生存质量。

可以看出,症状控制非常重要,是第一步,但在症状控制或尽可能地控制之后,针对病人及家属精神、心理及灵性层面的痛苦进行照顾是面对末期病人更难的一个话题,对他们又是最重要的话题。

当一位病人问您:"大夫,你说我怎么就会得上这个病呢?"

当一位家属说:"大夫,我妈妈什么时候会好起来啊?"

这些问题不再是"事实层面"上的问题,你的回答不是告诉他"脑肿瘤的原因还不清楚",也不是"你妈妈的病情很重,只要我们共同努力会好起来的"! 这些问题属于社会/灵性层面的痛苦的表达,我们需要做的是倾听,同理,而非"解释"和简单地"回答"。

学习应对这些问题,就是学习心理/社会/灵性照顾的过程。建议参阅相关参考书目了解进一步内容。

(四) 家属支持

家属不是一个人,而是数目很大的一类人群。他们的哀伤,不舍,纠结,困惑,还有愤怒,他们需要帮助。需要我们去应对,当然对家属的帮助更主要的是通过对病人的有效帮助,让他们能够知道自己可以为自己重病的家人做什么,让他们看到自己的家人得到善终。

主动沟通,积极倾听,运用同理都是非常重要的帮助家人的有效手段。

除了医师、护士,志愿者在家属支持中也起到非常重要的作用。

第六节　关 于 临 终

临终也是医师并不愿意面对的一个场景,但我们又常常不得不面对。当前医学教育中缺少关于生命和死亡的相关教育。除了如何延迟死亡,如何判断死亡,我们知道的太有限了。想想看,如果是我们自己或家人面临死亡这个事件,我们会想什么? 要求什么? 该注意些什么? 作为医师,应该熟悉和掌握这部分内容,这对我们处理死亡事件中的各种关系以及情绪是非常重要的。

现在还有医师、家属认为"隐瞒病情""避免谈及死亡话题"就是表示"爱""孝"和"保护",但死亡这件大事岂是可以逃避和隐瞒的呢? 死亡的当事人需要知道真相,他们或许还有许多事情要安排和表达。

(一) 未完成的心愿

1. 对于病人来说,怎么样过最后有限的日子,生命才有意义,或者说,他准备怎么过最后一段日子。

2. 在弥留之际,她/他要和不要什么。

3. 病人即将离世、无法与人沟通的时候,希望她/他的亲友知道和记得我好爱你,我原谅你,我喜欢你。

(二) 关于离世方式的选择

医务人员应该告知"面对终点"选项不是唯一。除了去 ICU 接受气管插管/心脏按压/电击等有创救治措施,还有"不采用有创救治措施,尽量减轻病人痛苦地离去"这样一个选择,让病人及家属有选择的机会。

病人和他的家人有权利知道如何让自己的亲人尽量减少痛苦地离去。建议组织家人召开家庭会议,讨论如何让自己的亲爱的人尽量在减少痛苦中离去的相关事宜。围绕"让病人减少痛苦,平安"去沟通,多能得到认同。

(三) 关于告别,需要思考的事情

1. 关于遗嘱,遗产等最后的嘱托和交待。

2. 关于是否要在临终前急救及器官捐赠的细节

(1) 这点很重要! 如果病人本人没有表达,由家人代为选择往往会让家人留有各种遗憾和悔恨。

(2) "捐献器官"是很多人的向往,但手续和细节还是比较复杂的,应该提前讨论、准备。

3. **关于告别仪式**　病人本人和家人有什么样的愿望? 在医院和在家中离世告别仪式会有所不同。病人和家人应该有机会就此话题沟通。

(1) 安葬的选择:安葬的方式、地点、费用等细节。

(2) 遗体需要转运的相关细节:对于离世后遗体安放有特殊需求的家庭,应该事先得到医院或城市、

国家关于遗体搬运的相关规定。使他们能够从容地做好相应的准备。

（宁晓红 刘帅）

参 考 文 献

［1］ 宁晓红,曲璇.安宁缓和医疗症状处理手册［M］.北京:中国协和医科大学出版社,2017.

［2］ 宁晓红.临床实践中的缓和医疗［M］.北京:中国协和医科大学出版社,2017.

［3］ Pace A,Dirven L,Koekkoek JAF,et al. European Association for Neuro-Oncology(EANO)guidelines for palliative care in adults with glioma［J］. Lancet Oncol,2017,18(6):330-340.

［4］ Temel JS,Greer JA,Muzikansky A,et al. Early palliative care for patients with metastatic non-small-cell lung cancer［J］. N Engl J Med,2010,363(9):733.

［5］ Organization W H. Strengthening of Palliative Care as a Component of Integrated Treatment throughout the Life Course［J］. Journal of Pain & Palliative Care Pharmacotherapy,2014.

［6］ Twycross R WA. Introducing palliative care［M］. 5th ed. Amersham:Halstan Printing Group,2016.

［7］ Zimmermann C,Riechelmann R,Krzyzanowska M,et al. Effectiveness of specialized palliative care:a systematic review［J］. JAMA,2008,299(14):1698-1709.

第三十二章

脑胶质瘤临床试验：常见障碍与对策

过去几十年中，尽管在理解胶质母细胞瘤（GBM）的分子遗传学方面取得了长足的进展，但这些成果并没能推动治疗水平的提高和病人生存的改善。目前，MGMT 启动子甲基化 GBM 病人的中位生存期为 23 个月，其 5 年生存率约 14%；MGMT 非甲基化病人预后更差，其中位生存期仅为 13 个月，5 年生存率仅 8%。本章分析了目前临床试验设计中存在的常见障碍，并探讨了克服这些障碍的新方法。

第一节　胶质瘤临床试验中常见问题

一、实验动物模型问题

GBM 鼠类模型是实现转化研究的重要支柱。U87MG 是人胶质瘤最常用的细胞系之一，由美国种质保藏中心（ATCC）向全世界研究人员开放提供。然而，利用这一细胞系建立的模型近年来开始受到质疑。近期，有研究通过基因图谱和转录组分析发现，ATCC 所提供的 U87MG 的 DNA 测序图谱与原始 U87MG 细胞系并不相同，尽管 DNA 图谱显示它仍然是 GBM 细胞系，但其种系来源已难以明确。这种变异可能是由于 U87 细胞在世界各地的不同实验室中被广泛使用，以及血清培养条件下产生的遗传漂变（genetic drift）所致，这些差异显然会对相关试验的可重复性产生潜在的影响。为了解决这一问题，许多科学期刊都要求研究者对所使用的细胞株进行种系鉴定。最近，有研究将肿瘤干细胞与传统血清培养的肿瘤细胞系进行了比较，结果显示肿瘤干细胞能够更准确地代表原发肿瘤的表型和基因型，这一潜在的更为可靠的模型可能更有助于对原发肿瘤生物学的理解。

二、血-脑脊液屏障的规避

神经肿瘤治疗领域的一个重大阻碍就是血-脑脊液屏障及血-肿瘤屏障的存在，这是神经肿瘤所特有的问题，并不影响其他器官癌症治疗水平的发展。形成血-脑脊液屏障的内皮细胞之间的连接极为紧密，这种完整的紧密连接使得亲水性物质几乎不可能通过细胞旁转运途径实现转运，跨细胞转运途径也受到了限制。血-脑屏障作为生理结构存在很多的优点：它限制了血液与大脑间离子和液体的交换；通过载体介导的转运为大脑提供包含葡萄糖、氨基酸、单羧酸、核苷酸、嘌呤、胺类以及维生素在内的各种营养素；通过 ATP 结合盒（ABC）转运体和外排性转运体清除代谢废物及潜在的毒性代谢产物。然而，由于物质进出大脑要受到如此严格的限制，很难找到合适的系统性治疗性药物有效治疗神经胶质瘤。神经胶质瘤对周边血-脑屏障存在破坏，GBM 与紧密连接蛋白的下调存在关联，并能够通过基质金属蛋白酶 MMP-9 对基底膜蛋白进行降解。此外，新生血管渗漏、水通道蛋白 4 的弥散性上调和再分布以及构成紧密连接复合体的蛋白 Claudin 和 Occludin 表达的降低，都会导致 GBM 病人血-脑屏障和血-肿瘤屏障通透性的增强。

然而，肿瘤对血-脑屏障的破坏是不均匀的，同时，由于对外排性转运体的多因素依赖性以及随血-肿瘤屏障状态变动而引发的脑血流动力学改变，血-脑屏障通透性的增强并不能保证化疗药物以其最佳药代动力学发挥作用。外排转运体在 GBM 中经常表现为上调，这会使已经成功到达脑实质的药物再度回流到脉管系统，形成化疗耐药性。在紫杉醇、多西他赛、伊马替尼、拓扑替康和替莫唑胺等药物的应用中均可观察到这种反流现象。近年来,已有一些创新性的研究致力于规避血-脑屏障,它们所采用的手段包括使用 IL-2、RMP7 和 TNF-α/IFN-γ 等药物诱发内皮层的短暂炎症反应、高渗性内皮脱水、动脉内注射、手术放置微型泵行肿瘤内注射、脑室内及鞘内化疗注射、鼻内给药、手术放置卡莫司汀植入剂、使用对外排性转运体抑制剂、药物结合配体/亲脂性载体及使用病毒载体介导转运。

三、临床试验设计缺陷

近日一项研究,对 2005 年 1 月至 2016 年 12 月期间在美国进行的 417 项 GBM 临床试验进行了分析,发现有 45 项研究因故提前终止。终止的最主要原因是治疗缺乏收益。其他原因包括治疗无效、资金不足、药物供应、行政原因(如首席研究员离职)以及安全问题。该分析还发现,有相当大比例的 GBM 病人(占所有参与临床试验病人的 28%)被纳入了疗效评价呈阴性的 III 期临床试验,其可能的主要原因是早期的试验阶段未能对疗效不佳的药物进行早期排除。作者还指出,现有不少临床设计对 II 期临床试验存在着过多依赖,实际上它并不能为治疗决策提供足够有用的信息。此外,不同期临床试验之间的结果评价标准不一致也是一个问题,各期临床试验选用的终点事件经常存在差异(比如 II 期临床试验用无进展生存期,III 期临床试验选择总生存期)。

现有临床试验体系的还有一个缺陷,是缺乏以广而告之的形式对临床试验的结果进行统一的报告。2005 年,国际医学期刊编辑委员会开始要求临床试验要注册;2007 年,要求必须在 ClinicalTrials. gov 上报告临床试验结果。然而实际上,研究者们在进行结果报告时并没有严格遵守委员会的要求,而且通常只是对统计数据进行概括性的汇总,缺乏深入的分析。这样就不利于未来临床试验的发展,无论试验结果是阳性还是阴性,因为不了解试验有/没有取得临床收益的原因,人们就无法期望能从这样的结果报告中获得足够的信息。如果不从历史中学习,就注定要重蹈覆辙。

四、I 期临床研究的病人纳入问题

从历史上看,大多数 I 期临床试验把原发性脑肿瘤病人排除在外,而这些 I 期临床试验却广泛涵盖了其他器官的原发性肿瘤。造成这种差别待遇的道理很多,但大多经不起推敲和时间的检验。理由之一是,原发性脑肿瘤病人常常需接受细胞色素 P450 酶诱导性抗癫痫药物(EIAED)的治疗,研究药物与 EIAED 的联合作用会进一步对病人的肝脏造成不良影响。然而,现在有更多其他类型的抗癫痫药物可供选择,而且预防性抗癫痫药物治疗也已不推荐用于没有癫痫病史的病人。因此,目前已经很少有原发性脑肿瘤病人仍在接受 EIAED 的治疗,而因此被排除在临床试验之外的病人也势必随之减少。

还有个理由也常被提起,因原发性脑肿瘤病人的预期寿命相较其他原发性肿瘤要短,理论上限制了评估药物毒性的必要时间。然而,已有研究表明,机体功能状态正常的复发性 GBM 病人的预期生存时间约 4~7 个月,这已经相当甚至优于其他实体瘤病人的预期生存时间。而且由于发病年龄相对较低(GBM 临床试验纳入病人的中位年龄约 55 岁),相较其他 I 期临床试验的纳入病例而言,脑肿瘤病人的病情更为稳定,通常没有并发症,而且几乎很少出现中枢神经系统外转移。关于纳入脑肿瘤病人参与 I 期临床试验的另一个关注点,是如何区分源自研究药物和源自肿瘤的神经毒性。然而,这一论点用在区分作用于其他器官的药物毒性(比如肝毒性)与肿瘤转移的影响(比如肿瘤肝转移)上也是一样的。神经肿瘤学专家与其他肿瘤学专家的密切合作将便于将原发性脑肿瘤病人纳入适宜的 I 期临床试验。替莫唑胺就是个鲜活的示例,其作为少数获得批准用于治疗高级别胶质瘤的药物之一,之所以能够被发现对脑肿瘤有疗效,就是因为当时 I 期临床试验中纳入了脑肿瘤病人。

五、治疗反应评估的不科学简化

开发一种能够用于新疗法临床反应评估的可靠手段是脑肿瘤临床试验所面临的一大挑战。由于脑组织的特殊性,使得脑肿瘤进展的直接影像学评估较为困难。比如,仅依靠 MRI 增强来判断肿瘤进展并不可靠,抗血管药物(如贝伐单抗)可以影响血管壁的通透性,进而改变影像学上显示的增强区域的大小。此外,肿瘤的非增强区域依然难以量化。1990 年,用于肿瘤治疗反应评估的 Macdonald 标准诞生了,该标

准需要结合肿瘤增强面积、神经功能状态改变以及糖皮质激素的使用对肿瘤治疗反应做出判断。然而，Macdonald 标准并没有给出一个可以持续用于神经肿瘤临床试验治疗反应评估的对肿瘤"进展"的定义，也并没能确定疾病或靶病变的可量化性，或者为疾病假性进展的鉴别诊断提供指导。此外，Macdonald 标准并没有考虑到抗血管治疗（如前文提到的贝伐单抗）影响血管壁通透性所导致的假性反应情况。

为了解决低级别胶质瘤的治疗反应评估标准问题，神经肿瘤学反应评估工作组（RANO）应时而生。RANO 标准于 2010 年公布，该标准根据增强百分比、T2/FLAIR 变化、有无新病变、类固醇使用和临床状态波动各项指标，将病人影像学提示的治疗反应分为完全缓解（CR）、部分缓解（PR）、病情稳定（SD）和病情进展（PD）。RANO 工作组之后继续致力于研究癫痫、实体肿瘤脑转移以及源自实体或血液肿瘤的软脑膜疾病，此外还专门设立了为接受免疫治疗病人提供影像学指南的 iRANO 工作组。在临床试验中应用统一的肿瘤进展评估方法，有助于研究者在判断试验药物反应时缩小误差范围。

第二节　新的临床试验设计方案

在各大肿瘤基因组测序项目（如 TCGA）的支持下，相关 GBM 分子基因信息的研究取得了引人注目的进展，然而这些进展大多没能实现临床转化，没能有效提高 GBM 的诊疗水平和改善病人预后。其中一大障碍就是开展相关临床试验的效率问题。达到临床试验的病人入组量一直是极具挑战性的工作，在美国，只有 8%～11% 的 GBM 病人参加了临床试验。许多临床试验是排他性的，只纳入新诊断的 GBM 病人或者复发的 GBM 病人。此外，随着对可作为潜在治疗靶点的分子生物标志物认识的深入，许多试验将按照病人的生物标志物特征而设定纳入及排除标准，这将会使许多病人没有机会参与任何临床试验，而临床试验以外的治疗方式又不能很好地延长他们的生存期。为了克服这些问题，研究者们正在考虑新的临床试验设计。

一、析因设计

析因试验不同于随机对照试验。随机对照试验是一个治疗组对应一个对照组，而析因试验是通过对两种或三种实验条件组合的比较来评估影响结果的主要效应和各种条件的相互作用。比如替莫唑胺，与另外两种新疗法混合进行试验。对照组单独使用替莫唑胺进行治疗，实验组的治疗方案则分别是替莫唑胺+药物 A、替莫唑胺+药物 B 以及替莫唑胺+药物 A+药物 B。当需要评估某一特定药物的疗效时，有该药物参与的所有治疗组合都应被一并分析。例如，在评估药物 A 的疗效时，替莫唑胺+药物 A 和替莫唑胺+药物 A+药物 B 的治疗组都应被纳入分析（因为组合中均包括药物 A）。这种类型试验设计的范例是一项比较剂量密集性替莫唑胺单药治疗及其与异维甲酸、塞来昔布和沙利度胺联合治疗 GBM 疗效的 Ⅱ 期临床试验。析因试验的优势是能够以更少的试验样本获得对治疗潜在收益的评估。

二、机会窗试验设计

机会窗试验设计需要利用病人接受手术干预前的时间进行试验药物的研究，可以选择在病人接受诊断性活检之后，接受进一步切除之前时间段进行。然而，在肿瘤切除前进行试验药物研究更常见于原发性脑肿瘤出现进展的病人。机会窗试验的时机选择至关重要，且其持续时间通常较短；一般在几天到 14 周。在试验设计中，把握好试验持续时间的平衡是重中之重，时间过短会使研究药物在肿瘤中难以达到稳定的状态，过长又可能导致肿瘤进一步发展。

机会窗试验是一种获取试验药物药代动力学和药物动力学（PK/PD）数据的绝佳方法，它不仅可以提供大量试验药物的 PK/PD 数据，也可以收集针对病人其他临床适应证的重新调整用途的药物的 PK/PD 数据，这些数据可以为昭示人体给药的前景。通过适当的生物标志物检测，PK/PD 测试有助于确定肿瘤组织中的靶向有效药物浓度和自由药物浓度，进而体现药物对血-脑脊液屏障的穿透性和生物利用度。PK/PD 测试与 Ⅰ 期临床试验的结合将有助于推进可植入装置的开发和使用，以便在不同治疗阶段和不同异质性的肿瘤区域对肿瘤组织进行重复取样。重复取样将使研究者能够验证肿瘤是否对治疗产生了反应，以及治疗反应的范围到底是遍及肿瘤整体还是限于肿瘤局部。它还可以在复发时提供有价值的分子生物学分析，使研究者洞察肿瘤随时间变化而产生耐药性的过程。这一试验形式可以对各种药物组合进行测试以判断肿瘤的敏感性，甚至可以根据已知的生物标志物设计药物的个性化组合。

最近美国德州 MD Anderson 癌症中心进行的一项研究，使用机会窗试验模型测试了帕博利珠单抗对复发 GBM 病人的免疫调节作用。这项Ⅱ期单臂临床试验纳入了 15 例复发 GBM 病人，这些病人在接受手术前最多接受两剂帕博利珠单抗治疗，之后始终接受帕博利珠单抗治疗直到出现肿瘤进展或不可接受的药物毒性反应。该药物总体表现耐受性良好，但对肿瘤微环境的分析显示：CD68+巨噬细胞丰富，效应 T 细胞缺乏，表明其作为 PD-1 阻断剂的活性相对有限。

三、分子标志物驱动的试验/桶式试验

多年来，对遗传生物标志物的深入了解，使得个体化医学的发展前景更加广阔。含有同类遗传生物标志物的病人亚群，可能对针对其相关通路的治疗更为敏感。这类临床试验在其他癌症中已经开展，其设计也是多种多样。比如在肺鳞癌病人中进行的生物标志物驱动的随机对照试验 LUNG-MAP；在乳腺癌病人中进行的适应性随机试验 I-SPY-2；以及美国国家癌症研究所的跨肿瘤篮式试验 NCI-MATCH，这一试验允许含有特定生物标志物的任何类型肿瘤病人（包括 GBM 病人）参与。然而，对 GBM 病人而言情况可能更为复杂。鉴于特定生物标志物与肿瘤生物学和自然史都有关联，可能会对临床试验终点（总生存期和/或无进展生存期）产生影响。比如，PI3K 阳性的 GBM 病人年龄大多较大，身体状态也相对较差，由于年龄本身是成人 GBM 病人的独立预后因素，如果不考虑这一点，一项以 PI3K 状态作为纳入标准的篮式试验可能会被错误地解释为与历史对照组相比表现不佳。最后，在设计这种生物标志物驱动的临床试验时，了解生物标志物亚群之间重叠的相对频率和程度也很重要。了解生物标志物频率有助于估计特定基因组亚群的应计权重，而了解生物标志物重叠频率和程度有助于治疗组的分配。

四、全球 GBM 适应性临床创新试验体系

全球 GBM 适应性临床创新试验体系（GBM AGILE）是来自世界各地的 130 多名肿瘤学家、统计学家、病理学家、神经外科医师、影像学家、翻译以及基础科学家共同的协作成果。传统的Ⅱ期和Ⅲ期试验通常包含由预设样本大小和病人群体组成的两个试验臂。随着适应性"平台试验"的发展，这一传统试验构成逐渐被摒弃，平台试验可以通过专门的贝叶斯统计工具（Bayesian statistical tools），在较少量病人的情况下，对一种疾病同时进行多种治疗方案的研究，从而探索最佳的治疗方法或治疗组合。之前的适应性平台试验很好的一个范例就是对乳腺癌病人的新型辅助治疗进行研究的 I-SPY-2 Ⅱ期平台试验。在这项试验中，女性病人被依据三种生物标志物分为 8 个遗传亚群和 10 个有临床意义的特征性分组。之后病人在治疗组内进行适应性随机化。如果某种治疗方法在至少一个特征组中显示出疗效，那么它们将从试验中"毕业"，进入单独的验证试验。与 I-SPY-2 试验类似，GBM AGILE 有一个筛选阶段，在筛选阶段展示出良好疗效的治疗方式将会进入确认/注册阶段。因此，GBM AGILE 是一项以总生存期为主要试验终点的Ⅱ/Ⅲ期、双阶段、贝叶斯自适应随机的多臂平台试验。

GBM AGILE 的当前目标是纳入所有按 WHO 诊断标准，免疫组化 IDH 野生型的 GBM，无论其是新诊断还是复发病人。纳入病例不考虑 MGMT 状态，尽管 MGMT 状态用作区分病人亚型的分层变量。根据 MGMT 状态，可以把病人划分为三种亚型：①新诊断 GBM，MGMT 启动子甲基化；②新诊断 GBM，MGMT 启动子非甲基化；③复发 GBM。所有治疗组都有一个共同的治疗控制标准：以放疗结合替莫唑胺治疗新诊断 GBM，CCNU 治疗复发性 GBM。如果治疗标准随着时间的推移发生变化，控制措施可能会做相应修正。实验组和对照组的随机化概率在试验最初是相等的，随后将根据当时可用的试验结果每月进行一次更新。由于烷化剂对 MGMT 启动子非甲基化的新诊断 GBM 疗效有限，所以这部分病人可能会设立一个无替莫唑胺的治疗组。而复发 GBM 病人可能会分出试验药物的单药治疗组或者试验药物与 CCNU 的结合治疗组。

与前面提到的 I-SPY-2 试验类似，GBM AGILE 也会设立被称为"signatures"的有临床意义的特殊分组，如"所有新诊断的病人"或者"所有 EGFR 受体阳性的复发病人"。病人只属于一个肿瘤亚型分组，但可以

同时属于多个特征性分组。实验药物只要在其中一个特征组中展现出疗效，就可以由第一阶段跨入第二阶段（确认阶段）。Signature 代表实验药物治疗能够达到最大成功概率的生物标志物特征，确认阶段将随机分配固定 40% 比例的存在该 signature 的病人，最多 50 名。GBM AGILE 的结构使得它具备能够在任何时间快速加入新实验组（累积率许可）的能力、更快的注册速度以及增加参与试验病人数量的潜力（更广泛的纳入标准）。该设计将使有效的治疗能够被快速推行，并在其被证实有效时更迅速地应用于常规临床治疗。GBM AGILE 将首先在美国开展，随后拓展至其他国家。

五、创新性 GBM 治疗的个体化筛选试验

另一个具有类似的结构的试验是创新性 GBM 治疗的个体化筛选试验（individualized screening trial of innovative glioblastoma therapy，INSIGhT）。INSIGhT 试验是一项基于生物标志物的、贝叶斯自适应随机、多臂的 II 期平台筛选试验，它主要面向的对象是 IDH 野生型、MGMT 启动子非甲基化的新诊断 GBM 病人，主要终点为总生存期。和 GBM AGILE 类似，INSIGhT 采用放疗结合替莫唑胺化疗后辅以替莫唑胺循环化疗作为对照，同时设计实验组，以不同的研究药物修改该标准方案进行研究。该临床试验有三个实验组，第一组使用来那替尼（neratinib，一种 EGFR，HER2 和 HER4 的抑制剂），第二组使用阿贝马西利布（abemaciclib，一种 CDK 4/6 抑制剂），它们将在标准放化疗后替代替莫唑胺进行辅助化疗；第三个实验组使用 CC-115（aTORC 1/2 和 DNA PK 抑制剂）在标准放化疗和辅助治疗中取代替莫唑胺进行治疗。和 GBM AGILE 一样，治疗组之间的初始随机化是相同的，之后再基于治疗对无进展生存率的影响的贝叶斯估计进行后续随机化。必要情况下，允许试验中的实验组出现增减。INSIGhT 试验于 2017 年 2 月 9 日开始招募预计 280 名参与者，研究完成日期初步预定为 2021 年 5 月。

六、结语

一些几十年前就开始困扰临床试验的障碍至今仍然存在。然而，对这些问题已经有了更多的认识，最新的临床试验设计的完善和创新带来了希望，开发更好的胶质瘤鼠类模型用于实验研究。对血-脑屏障和血-肿瘤屏障，以及在 GBM 形成过程中分子的通过有了更好的理解。随着理解的加深，越来越多的人也提出了规避这一障碍的方法。此外，更加清楚了解了过去在临床试验设计及结果报告上的缺陷，以便从错误中吸取教训。最新的 RANO 标准有助于更好地区分胶质瘤的假性进展与真性进展，并认识抗血管治疗和免疫治疗对胶质瘤影像学表现的影响。对 GBM 的理解也在不断提升，能够发出更强烈的呼吁，使肿瘤学界将原发性脑肿瘤病人纳入 I 期临床试验。综合这些因素，神经肿瘤学方面的临床试验设计取得了很大进展。探讨新的临床试验设计方案，包括机会窗试验、生物标志物驱动的个性化治疗、GBM AGILE 试验和 INSIGhT 试验。这些试验设计有望更快、更高效地测试新药，无效的药物将被快速排除，而有效的药物可以更早地惠及更多的病人。

（ Nicholas R. Metrus　W. K. Alfred Yung ）

参 考 文 献

[1] Stupp R，Mayer M，Kann R，et al. Neoadjuvant chemotherapy and radiotherapy followed by surgery in selected patients with stage IIIB non-small-cell lung cancer：a multicentre phase II trial[J]. Lancet Oncol，2009，10(8)：785-793.

[2] Hegi ME，Diserens AC，Gorlia T，et al. MGMT gene silencing and benefit from temozolomide in glioblastoma[J]. N Engl J Med，2005，352(10)：997-1003.

[3] Allen M，Bjerke H，Edlund S，et al. Origin of the U87MG glioma cell line：Good news and bad news[J]. Sci. Transl. Med，2016，8(354)：354re3.

[4] Benarroch EE. Blood-brain barrier：recent developments and clinical correlations[J]. Neurology，2012，78(16)：1268-1276.

[5] Hendricks BK，Cohen-Gadol AA，Miller JC. Novel delivery methods bypassing the blood-brain and blood-tumor barriers[J]. Neurosurg Focus，2015，38(3)：1-15.

[6] Anderson ML，Chiswell K，Peterson ED，et al Compliance with results reporting at ClinicalTrials. gov[J]. N Engl J Med，2015，372(11)：1031-1039.

［7］ Wen PY,Chang SM,Van den Bent MJ,et al. Response assessment in neuro-oncology clinical trials［J］. J Clin Onccol,2017,35 (21):2439-2449.

［8］ Alexander B,Sujuan B,Berger MS,et al. Adaptive Global Innovative Learning Environment for Glioblastoma:GBM AGILE［J］. Clin Cancer Res,2018,24(4):737-743.

［9］ Berry SM,Connor JT,Lewis RJ. The platform trial:an efficient strategy for evaluating multiple treatments［J］. JAMA,2015,313 (16):1619-1620.

第三十三章

临床试验相关伦理问题

第一节　临床试验概述

　　医学的发展和进步需要以研究为基础,不断创新。伦理学上可以接受涉及人体的生物医学研究/试验,并且也符合道德的要求,但是需要在发展医学知识与不伤害受试者之间做出平衡,只有做到对受试者可能造成的风险降至最低,伦理学上才可以接受。医学领域涉及人体的生物医学研究首次由希波克拉底著述中提出,认为动物实验结果不能代表在人体的效果,应当在人体进行相关(药物)实验。在 20 世纪 50 年代以前,主要开展的是观察性临床研究。世界上第一个临床随机对照试验(randomized controlled trial, RCT)于 1948 年在英国医学研究会领导下开展的,该研究证实了链霉素治疗肺结核的疗效。接着在 1951 年,宾夕法尼亚大学的 Robert Austrian 教授做了类似的研究,肯定了青霉素对肺炎球菌性肺炎的疗效。此后,RCT 在医学领域开始缓慢发展,根据临床研究依据来处理病人的观念逐步形成。迄今为止,大样本、多中心的 RCT 研究取代了分散、个案的观察性研究和临床经验总结。

　　虽然药物临床试验于 20 世纪开始起步,但是对临床试验的管理不足,试验方案科学依据不足,不规范,临床试验一直未引起足够的重视,甚至出现了严重违反医学伦理、骇人听闻的人体实验。在第二次世界大战期间,纳粹和日本 731 部队的人体实验,使得数以千万计的犹太人和中国人被强制实施了非人道的各种试验。这些所谓的科学家在科学的名义下,让无数无辜的生命惨遭践踏,并因此而丧失生命。为了避免如纳粹德国非人道的人体实验的悲惨后果,1948 年《纽伦堡法典》颁布。《纽伦堡法典》强调了受试者参加的研究必须是为了社会利益,研究风险和伤害要最小化,充分考虑了合理的风险/受益比,合格的研究者和合理的研究设计,受试者参加试验必须是自愿的。在此基础上,1964 年由世界医学协会组织讨论整理,颁发了《赫尔辛基宣言》,确定了进行人体研究的基本原则和依据,强调受试者可以随时无条件退出研究,并且首次提出了需要由独立的伦理委员会批准研究方案。

　　除去一些不人道的人体实验,另一类引起人们对人体研究重视的悲剧性事件是药物毒性作用的研究。1938 年一种由磺胺加乙烯二醇制成的治疗链球菌感染的复方制剂,导致美国数百名儿童死亡;1950—1960 年间,孕妇服用沙利度胺(反应停)导致数千名海豹肢儿童出生。此类悲剧催生了美国《食品药物和化妆品法》(1938 年),和"Kefarver-Harris 修正案"(1962 年)。前者要求申请上市的新药必须有药物的安全性检测,后者对人体使用的药物的批准制订了更严格的规定,要求新药在被用于人体之前,要有安全性和有效性的证明。

　　虽然国际社会对纳粹的非人道的人体实验在战后进行了惩罚,但是科学家忽视人体研究中对受试者的尊重的事件仍有发生。1960—1970 年,美国发生了 3 宗违反人体研究的不当行为:Willowbrook 州立学校给痴呆儿童接种肝炎病毒;犹太慢性病医院给终末期病人接种活的癌细胞;以及为了观察梅毒的自然病程不给黑人病人提供已经被证明有效的治疗,而进行所谓的"观察"改变的 Tuskegee 实验。这些案例使公众认识到,仅有《赫尔辛基宣言》是不够的,需要对临床研究质量进行全程管理。不但要考虑研究的科学性和伦理合理性,也要保证研究结果的可靠性。

　　美国于 1977 年提出"临床试验质量管理规范"(good clinical practice, GCP)这一概念,此后各国跟进,相继颁发自己国家的 GCP,对人体研究中保护受试者权益提出了一系列规范制度。1996 年,在日本召开了人用药品注册技术要求国际协调会议（Internationl council for harmonization,ICH）,ICH-GCP 使在全球无论何地进行的临床研究都遵守同样的规则成为可能。结合我国国情,在综合考虑 ICH-GCP 和其他国家 GCP 的基础之上,我国于 1998 年发布了《药品临床试验管理规范》。2003 年国家食品药品管理总局（China Food and Drug Administration,CFDA）颁布实施《药物临床试验质量管理规范》。2007 国家卫生部印发《涉及人的生物医学研究伦理审查办法（试行）》。2016 年国家卫生与计划生育委员会对《涉及人的生物医学研究伦理审查办法（试行）》进行了修改并正式颁发。

临床研究发展到今天,不但大多数国家有了自己的药物临床试验质量管理规范,有了对国际多中心临床试验统一的标准规范的 ICH-GCP,并且发展了对临床研究管理的认证机构,如亚太地区伦理委员会论坛（Forum for Ethical Review Committees in Asia and the Western Pacific Region,FERCAP）和人体研究保护项目认证协会（Association for the Accreditation of Human Research Protection Program,AAHRPP）,前者对审查临床研究的伦理委员会进行认证管理,后者对临床研究涉及的各个环节进行认证管理,确保对涉及人体研究中受试者保护的全方位落实。

第二节　临床试验方案设计中的伦理问题及审查重点

一、临床试验的风险

临床试验是指以人体（病人或健康受试者）为对象的试验、研究,意在发现或验证某种试验药物的临床医学、药理学、其他药效学作用、不良反应,或者试验药物的吸收、分布、代谢和排泄,以确定药物的安全性与疗效的系统性试验。医疗器械在国家批准正式上市使用前,也需要做临床试验。医疗器械的临床试验是指在经资质认定的医疗器械临床试验机构中,对拟申请注册的医疗器械在正常使用条件下的安全性和有效性进行确认或者验证的过程。医疗器械的临床试验应当在两个或者两个以上医疗器械临床试验机构中进行。

根据国家药监局对药物临床试验和医疗器械临床试验的定义,可以发现临床研究的目的是验证试验产品的安全性和有效性。在此背景下,对于试验产品有何不良反应,即其是否有预期的治疗作用,试验产品导致的不良反应是否对人体危害较大,是否会导致不可逆性损伤,还处于未知阶段。换句话说,参加试验的健康人/病人在接受试验用药品后发生下列严重不良事件的可能性不确定:死亡、危及生命、永久或者严重的残疾或者功能丧失、需要住院治疗或者延长住院时间,以及先天性异常或者出生缺陷等。即使是前期研究中收集了试验产品的安全性信息资料,对预期可能发生的严重不良事件有相应的防范与处理措施,但是考虑到个体差异,也可能发生其临床上的异常表现和严重程度超出了试验药物研究者手册已有的记载、已上市药品说明书或者产品特性描述等已有的信息资料的"可疑并且非预期的严重不良反应"（suspected unexpected serious adverse reaction,SUSAR）。

由于神经外科主要是治疗人体中枢神经以及与之相关的附属组织器官如脑血管、脑膜等结构的损伤、炎症、肿瘤、畸形和某些遗传代谢障碍或功能紊乱性疾病,神经外科临床研究如果发生不良事件,可能累及周围其他神经组织器官、导致相应的神经功能受损,继而引发相应部位肢体功能障碍。神经外科临床试验发生上述严重不良事件的可能性较其他专业概率更大。

二、研究方案设计中的伦理问题

大多数情况下研究方案经过专家的多次讨论与修改,一般不会存在问题。但是,由于受到经济利益的影响,一些研究项目的发起者为了降低成本和利益最大化,有意无意地减少样本量、压缩研究周期、删减保护受试者安全的随访检查等情况时有发生。按照有关法规和国际通行的准则要求,任何涉及人体的研究/试验都必须建立在有充足的前期试验资料证明其安全性与有效性的前提下方可开展,以评估其对人体受试者的风险是否降到最小。在伦理审查实践中时常见到以下几种情况。

一些研究在前期研究结果尚未证实其有效性和没有进一步证实其安全性的情况下,同时申请开展后续研究,或者提供的样本量不足以证明试验产品的安全性;还有的硬性地将两个研究方案合二为一,以此来压缩研究周期。如"××××药物多中心、双盲、安慰剂/阳性药平行对照及延长至 N 周单臂、开放多中心研究"这样一个既包括"双盲平行对照研究部分"又有其后延长"单臂开放研究部分"的方案,其"单臂开放研究部分"给出的依据是"国外研究有类似设计",而不是基于科学性和伦理性。此类缺乏科学性的方案设计大大增加了受试者的风险。回顾人类新药研发临床试验的历史,临床研究中有悖于伦理原则的典型案例和行为均发生在西方国家,如治疗梅毒的药物试验、肝炎病毒活体试验等;近年来很多有国外背景的申办者发起的试验研究项目在知情同意告知内容中就包括有明显侵犯受试者权益的条款。

另一个值得注意的问题是研究对象的选择。临床试验或研究中对受试者的保护高于一切,而受试者中又特别要求注意对未成年人等弱势群体的保护,神经外科疾病病人中未成年人并不少见。在一些涉及未成年人的试验或研究项目中,保护弱势群体的原则要求常常被忽略,比如把在成年受试者人群试验的结果或成年动物实验研究的结果直接或以"相似"的理由用于未成年人群的临床试验或研究。

三、研究者的选择与团队资质

根据国家药监局《药物临床试验质量管理规范》《医疗器械临床试验质量管理规范》对研究者的要求,研究者需要具有在开展临床试验机构的执业资格和高级职称,以及临床试验所需的专业知识、培训经历等。通常情况下临床试验机构对本机构开展临床试验的主要研究者资质有严格的要求,研究团队由主要研究者负责组建。这些研究者与研究团队的成员,处理在该专业科室的试验或研究涉及的医疗技术问题均符合资质要求。近些年,跨学科的交流合作试验和研究增加,邀请相关专业科室人员加入研究团队时,可能发生的资质不合规的问题。在设计试验或研究方案时,必须考虑到不同职业者或资质人员的职责在临床试验设计的各个环节的分工,在研究者手册中明确记载并从制度上保证所涉及的细节得到实施,以确保受试者的安全。

其次,开展临床研究或医疗新技术,不但要考虑承担任务的科室人员的资质要求,还需要考虑在开展临床相关的工作中所涉及的具体医疗问题由相应的专业资质人员处理,避免违规行医情况发生。这种情况下,在研究或试验方案设计阶段,就应该考虑邀请具有胸外科或血管外科资质的人员参与研究团队或参与具体的医疗问题处理,以避免因执业资质发生违法及违规问题。

四、医疗新技术临床研究涉及的伦理问题

医疗新技术临床研究的目的是获取临床诊断治疗的新知识,可能是改进已有的手术方式,也可能是超说明书使用已有的器械/药物,探索可以普遍推广的知识或技术,获取较已有诊断治疗更佳的技术或方法。医疗新技术临床研究起始于创新性治疗,医师为治疗某一病人疾病或拯救病人生命的考虑,而去尝试新的治疗措施。此类现象常见于在常规处理措施解决不了的紧急情况下,或对通常的治疗措施无效/效果很差的疾病的治疗中。如果这些创新性治疗的预期效果是可以接受的,医师可能会考虑进行创新性试验性治疗,验证是否可以推广到更多的病人。由此可见,医疗新技术临床研究对风险的评估,仅基于该创新性治疗的少量病例,由于缺乏足够的病例支持对临床研究进行综合评估,病人受益可能是不确定的,风险可能很高。由于神经外科治疗措施失误后果的严重性和特殊性,要求研究者在开展医疗新技术的临床研究时,对研究中可能出现的风险要进行严格、严谨的科学论证,在研究方案中加以防范,设计好对风险的管控措施,避免高风险的临床研究的无序开展。

五、临床试验涉及的利益冲突的管理

科学研究的客观性是临床研究的根本,也是公众信任的基石。临床研究的利益冲突可能会影响研究的客观性与公正性,并可能危及受试者的安全。世界卫生组织(WHO)与国际医学科学组织委员会(CIOMS)在 2016 年颁发的《涉及人的健康相关研究国际伦理准则》中对利益冲突的不利影响进行了说明,并对如何管理利益冲突给出了指导性意见。我国《药物临床试验质量管理规范》(GCP)明确规定伦理委员会的组成和工作不应受任何参与试验研究人员的影响,《医疗器械临床试验质量管理规范》也指出临床

试验机构和研究者应当避免对受试者、申办者等临床试验参与者或者相关方产生不当影响或者误导。国家科学技术部《科研活动诚信指南》也有关于规避利益冲突的条款。

所谓利益冲突，是指个人的利益与其职责之间的冲突，即存在可能影响个人履行其职责的经济或其他的利益关系。当该利益不一定影响个人的判断，但可能导致个人判断的客观性受到质疑时，则存在利益冲突。当任何理智的人对该利益是否应该报告感到不确定时，则存在潜在的利益冲突。

利益冲突管理的核心仍然是受试者保护。研究者在接受申办者委托开展临床试验或研究，或者开展自主项目的创新性研究时，都必须考虑是否有个人利益存在其中，该利益关系是否会影响研究的客观性与公正性，第三方是否会对涉及利益冲突的研究结果提出质疑等问题。比较常见的情况有：研究者或近亲属在申办者方面担任要职，或持有较大股份；研究者的职务发明转让或部分转让，接受转让方成为申办者且申请在该知识产权的原拥有或拥有该知识产权的医疗机构申请开展临床试验。在国家鼓励科技创新的大背景下，研究者在开展涉及或可能涉及利益冲突的项目时，需要提供充分的依据证明受试者的安全和权益得到了保证，需要说明研究过程中如何保证该利益关系不影响受试者的安全和权益、不影响研究结果的客观性与准确性，所提供的依据是否可以解释所有质疑，研究结果是否可以重复。

第三节　知情同意书涉及的伦理问题及审查重点

知情同意书是医务人员在病人接受临床诊治、临床试验和研究过程中向病人告知其拥有的知情权和决定权，需要病人或者近亲属签订的法律文书。知情同意权包括两个部分，一是病人/受试者对临床治疗及试验相关信息的获悉权利，即知情权；二是对是否同意接受诊疗或参与临床试验做出自主选择，即自主决定权。知情权是受试者生命健康的基本保障，自主决定权是受试者人格尊严的体现。《侵权责任法》对此有明确规定。临床试验和研究是对尚未确认疗效的药物或者治疗手段、治疗技术的验证，可能成功，也可能失败，病人更应当在被充分告知的基础上理性地做出选择。医务人员对病人的充分告知避免了在法律上侵犯病人权利的嫌疑。

一、知情同意书中涉及的伦理问题

知情同意书是伦理委员会对临床试验进行伦理审查时，需重点审查的重要内容之一，对研究方案及科学性审查和对受试者保护的伦理审查。知情同意书的审查更加侧重于对受试者权益的保护和保障。在对知情同意书的伦理审查有两个要点：是否充分保障了受试者的权益；是否对受试者进行了充分告知。

（一）知情同意书中语言的通俗化问题

在临床试验中，知情同意实质上包含两个过程，一是研究者当面对受试者的告知并答疑，二是受试者对知情同意书的理解和接受。受试者在临床试验中拥有无条件的反悔权利，可以随时退出试验。与研究者当面告知相比，知情同意书对于受试者做出真实意愿表示更有意义。因此，知情同意书中语言表述的通俗化非常重要。医学是专业化程度超出一般人的学识范围的领域，知情同意书的通俗易懂是受试者表达其真实意思的重要条件。在知情同意书的通俗化问题上，具体有以下几个"标准"需要注意。

1. **使用中文**　知情同意书的书写应当使用中文，如确需使用英文缩写，应在第一次出现时使用中文，并注释英文缩写。

2. **解释专业术语**　知情同意书中出现非日常生活中可以经常遇到的专业术语时，如疾病名称、药物名称和治疗方法的名称等，必须用通俗语言予以解释。

3. **句式和表达方式**　在一些外资或国外申办方所发起的临床试验的知情同意书中，最常出见的问题就是用外文（英文）的表达方式书写中文知情同意书。英文的书面表达常使用复杂的甚至是多重从句，在主、谓、宾的表达次序上也同汉语不同。很多试验项目是将英文直译成中文，使得语言表达非常复杂，不符合通俗化的要求，应当本着"信达雅"的原则，翻译成具有基本文化程度的人可以理解的表达方式。

（二）充分全面告知风险问题

风险告知是临床试验知情同意中最为重要的一环。充分和全面的风险告知有两个基本功能，一是帮助受试者进行风险判断并作出是否参与试验的选择;二是减少申办者和研究者的知情告知法律风险,后者常常是申办者和研究者重视不足的地方。申办者和研究者从增加入组人数和入组概率考虑,往往希望尽可能少描述风险,打消受试者的顾虑,从而让受试者更容易接受临床试验而入组。但不充分的风险告知将给申办者和研究者带来更大的法律风险,有可能因此而承担侵犯受试者知情权的责任。风险告知应包括如下内容:

1. **药物不良反应**　上市药物的不良反应可以根据经批准的药物说明书的内容进行告知。非上市药物则根据前期的药物试验结果或者通用的药理就可能出现的不良反应进行告知,也可以参照同类已上市的药物的不良反应对受试者进行告知。

2. **医疗器械不良反应**　医疗器械临床试验的产品分为手术相关和非手术相关,血管介入手术的球囊、神经介入手术用品等属前者;试剂盒、止血带等属后者。医疗器械类临床试验除了要考虑器械本身的不良反应外,还要把涉及手术治疗的风险告知。

3. **医学检查风险**　无论是药物临床试验,还是医疗器械临床试验,在医学检查过程中也可能会出现一些不良反应,比如抽血的刺痛或晕血,磁共振检查的幽闭恐惧等,均需要在知情同意书中进行风险告知。

4. **安慰剂或空白对照风险**　实践中,安慰剂风险在知情同意书中常被忽视。绝大部分临床试验特别是药物临床试验在某一个阶段都会采取安慰剂对照或者空白对照,使受试者在试验期间没有任何治疗或者医学干预,有可能使受试者因未得到及时治疗而导致病情恶化。此类知情同意告知必须对受试者强调安慰剂或空白对照的可能后果,并向受试者讲清楚试验组和安慰剂组的分组方法,由受试者自己判断安慰剂的风险,以确定是否参加试验。无论什么样的试验或研究,知情同意告知应当真实陈述,绝对避免"本研究风险很小""本研究为观察性研究,没有风险"等表述。在知情同意过程和文书中不应当对风险的大小或者风险出现的可能性进行判断,避免对受试者无意的诱导。

(三) 受试者的受益问题

一个临床试验的受试者能否受益是知情同意书必须告知受试者的重要内容。根据国家卫生计生委《涉及人的生物医学研究伦理审查办法》的规定,合理的风险与受益比是审查临床试验项目的基本标准之一,伦理委员会必须对风险和受益进行评价。"受益"和"风险"是并存的,"受益"是指试验可能给受试者带来对疾病治疗的好处;"风险"则是为受试者带来"受益"的同时可能并存的"伤害"。因此,作为申办方和研究者对受益向受试者告知时,也要客观地告知可能存在的风险。申办方或研究者在知情同意书中常见的几个有关受益问题:

1. **免费治疗**　在很多药品或器械上市的临床试验中,往往把免费提供试验的药物或器械(包括对照组的药物或器械)在知情同意书中表述为受试者参加研究的受益,这是完全错误的。向受试者提供免费的研究药物或器械,是以上市为目的临床试验的基本要求,是试验项目的自身需要,绝非对受试者的恩赐。病人不可以想象,为了商家的经济利益,让受试者去承担试验费用。

2. **补助或补偿**　在健康人中进行的一期临床试验,申办方都会给予受试者一定金额的经济补偿。而在病人中进行的临床试验,一般情况下药物和治疗费用是免除的。为了确保随访的有效实施,需要受试者定期回医院接受访视,一般会根据访视次数,给予一定的交通补助。对于因临床试验而导致受试者受到伤害的,申办方要根据伤害的程度给予一定的补偿,一般通过申办方为项目加入的保险来支付。这些补助或补偿是申办方的临床试验自身需要,是必须承担的试验项目成本。有些申办方或研究者在知情同意书中把这些交通补助、对伤害的补偿表述为受试者的"受益",这是非常错误的。

无论是临床试验,还是临床研究,在招募材料(包括招募广告)和知情同意书中用任何形式对前述情况作出"免费"的表达都是错误的,伦理委员会不会予以认可。

(四) 不良事件的处理和急救

不良事件的发生和处理是临床试验中伦理委员会跟踪审查的一个重点内容。虽然不发生不良事件作为安全性评价是重要的,但是在医学领域不良事件的发生是常态,重要的是在不良事件发生后,研究者应当根据伦理委员会的要求及时报告申办方和伦理委员会。伦理委员会将根据不良事件的严重程度、不良事件是否与研究相关、不良事件的后果以及采取的措施等情况,对不良事件进行判断,并对是否继续该研究做出结论。对于受试者而言,其所获得的关于试验和研究的主要信息来源就是知情同意书。一旦发生不良事件,研究者如何按照知情同意书所写明的选择和研究方案中所记述的预案对受试者进行救治,这是受试者关心的核心权益。需要注意的是,不良事件发生后,受试者只要还在研究者的控制范围内,无论是否与试验或研究相关,研究者和医师必须予以积极救治。

(五) 关于赔偿问题

1. 赔偿范围　知情同意书中应当向受试者明确告知赔偿范围,而赔偿范围是"受试者受到与研究/试验相关的损害"。在有的知情同意书中表述的赔偿范围是"受试者受到与研究/试验药物/器械相关的损失"。后一种表述是伦理委员会所不能接受的。比如,在一项研究中,受试者是对照组,接受的参比药物或者安慰剂,但在研究过程中受试者因服用参比药物而发生严重不良反应,或者因接受安慰剂未能得到及时治疗,这些情形虽非由试验药物造成,但是受试者受到的损害是基于研究而发生的,应当得到赔偿。

2. 赔偿责任主体　赔偿责任主体是常被混淆的问题。赔偿责任主体就是试验的申办方。由企业发起的试验,企业是申办方,如果发生与研究相关的损害,作为申办方的企业承担赔偿责任。经常让研究者产生困惑的是,如果是一项研究者发起的科研试验,那么损害责任的赔偿主体应当是谁? 是研究者或者研究小组,还是医院,或者是政府科研项目批准部门? 判断试验损害的责任主体的标准在于,是以谁的名义实施的这项试验或者研究。研究者、研究小组、政府审批部门都不是赔偿责任主体,医院才是赔偿责任主体。

3. 保险问题　临床试验肯定存在风险,不同的临床试验风险大小和风险严重程度不同。因此,申办方为分散临床试验的风险,在发起一项临床试验时,往往会购买临床试验责任险。申办方的赔付能力以及是否购买保险也是伦理委员会审查的重点,以确保一旦发生严重不良事件,对受试者造成了伤害和损失时,申办方有能力给予及时的足额赔付。申办方是否购买保险,应在知情同意书中告知受试者,保险的内容也应当予以准确地表述。

二、知情同意过程中的伦理问题

临床试验知情同意最重要的伦理问题是确保受试者参加试验是其真实意愿的表达,是对临床试验有充分了解、在不受任何威逼和利诱、胁迫的情况下,自愿参加临床试验的。所谓"确保受试者的真实意思表示"包括两重含义,一是知情同意书的充分告知,二是知情同意过程中双方的平等和受试者做出判断的自由性。

(一) 知情同意告知人身份的伦理问题

知情同意告知的过程也是人与人沟通与交流的过程,研究者与受试者之间的沟通与交流,双方的身份关系可能影响到知情同意告知双方的平等、告知过程的公平,也会影响到受试者的自由判断。一般而言,参与试验的研究者才有可能更好地履行对受试者充分告知的义务,但如果研究者同时又是受试者的负责医师,研究者身份的竞合可能对受试者决定是否参与试验就可能产生一定的压力,受试者会有由于不参加试验而可能被自己的医师所忽视的担忧。这种担忧在受试者为重症病人或研究者/医师是一名知名医师的情况下,受试者(病人)可能会受到比较大的影响,甚至有可能违背自己真实意愿,勉强参加试验。为了尽量避免此类情形带给病人的压力,除了在知情同意告知的人选上尽量不选择病人的负责医师外,还应当在告知环境、告知语言等方面予以注意。

(二) 知情同意告知场所的伦理问题

知情同意告知场所对于受试者是否可以表达其真实意愿具有非常重要的影响。在告知场所选择上,病人首先要特别注意环境的私密性,其次还要让尽可能少的人参与告知过程,注意保密性。保密性涉及两个方面,对病情较轻、参与试验风险较低的病人,最好是一对一进行知情同意告知;对病情较重、参与试验的风险较大、预期不良反应严重的病人,建议由受试者主要家属陪同,共同参与知情告知为好,以一对多的方式告知,使告知的内容可以准确由受试者及其家属知情,并可以由受试者及其家属商量决定。

(三) 知情同意告诉过程的语言交流问题

为确保受试者对是否参加临床试验表达其真实意愿,而不受任何外界因素的影响,知情同意告知人的语言同样需要注意。伦理委员会可以按照要求对知情同意书书面用语进行全面、严格的审查,尽管伦理委员会很难对告知过程中告知人使用的口语进行监管,但伦理审查对告知现场的语言仍然有其要求:

1. **一致性要求** 告知人口语表达的内容应当与知情同意书书面内容一致,特别是涉及风险、救助、赔偿、费用等内容,严禁告知人超出知情同意书说明和/或承诺,一旦违反,在法律上视为欺骗,而以欺骗方式所取得的知情同意是无效的。

2. **非诱导性** 很多试验项目的知情同意书篇幅极长,知情同意告知过程通常都是择其要点予以告知。应避免只说好处,不说或少说风险;只向受试者告知可能获得的补偿,不告诉受试者应承担的费用;严禁对潜在受试者进行任何诱导。

3. **不威逼胁迫** 明显的威逼胁迫比较罕见,但在实践中常见另外一种威逼胁迫。告知者对病人强调医师对参加试验和未参加试验病人的对待可能不同,以使病人为获得医师更好的关注和照顾而参加临床试验,这种变相的威逼胁迫同样是被禁止的。

4. **告知人的倾听与病人的询问** 在知情同意过程中,一般比较关注的是告知人如何进行告知的,其实还要注意告知人是如何倾听的,告知人在向受试者告知后,必须认真倾听潜在受试者的诉说和疑问,并对潜在受试者的问题和疑惑予以解答。

(四) 特殊条款的说明问题

对于知情同意书的某些特殊条款,告知人在告知过程中应当进行特殊说明。所谓的"特殊条款"在不同的试验项目中是不同的,取决于某试验项目的特殊性或者与受试者权益相关的特殊条款。如果某试验项目中的排除标准含有生育计划适龄男女的,必须做特殊说明对潜在受试者是适龄男女并接受询问。

三、受试者选择及弱势群体保护

"公平选择受试者"是《涉及人的生物医学研究伦理审查办法》所确定的批准研究项目的基本标准之一。公平选择受试者应当做到以下三个方面。

1. **受试者的经济与社会条件的多样化** 由于参加临床试验的受试者与正常治疗的病人相比,需要承担更大的风险,家庭经济情况较好的受试者缺少参加临床试验的意愿,所以研究者常常面临入组不足的问题。研究者为加快入组速度,倾向于纳入一些家庭经济情况较差的受试者。虽然现实中存在这样的趋势,但是作为伦理考量,不应当将穷人或经济状况较差的人群作为一个天然的临床试验受试者群体,不能仅仅因为两个群体在意愿差异,而最终只选择一个群体,而不选择另外一个群体。

2. **不得"挑选"受试者** 虽然每个试验都有入选标准和排除标准,但实际情况是很多潜在的受试者都符合入组标准。一个有经验的研究者可以预判出哪些受试者更容易实现试验目标,哪些受试者不容易达到试验目标。研究者如果为了实现预期研究效果,有可能在受试者足够多的情况下,对符合要求的受试者进行"挑选"。此类做法对试验的科学性会带来质疑,科学性的缺失最终影响的是未来更多人的健康和生命安全。因此,研究者应当着眼于人类的终极利益,而不应该仅仅估计实现试验预期目标或申办方的利益。

3. **应尽量不选择弱势人群作为受试者** 一般认为把因各种因素导致病人不能完整、正确、清楚地表达自己真实意愿的一类人视为弱势人群,其中包括婴幼儿、儿童、未成年人、智力低下者、精神疾病病人、不能清楚表达自己意愿的重症病人、孕妇等,此外易受研究者压力和影响的人群也被纳入弱势人群,比如病情危急需立即抢救的病人、研究者的学生或者助手等。由于弱势人群可能不会很好地理解、思考和表达最有利于自己的选择和真实意愿,除必须选择弱势人群作为受试者的临床试验项目外,应尽可能不选择弱势人群作为受试者。

伦理审查对以弱势人群作为受试者试验项目时,首先要看项目是否满足三个基本要件:一是该试验就是为了此类弱势人群的疾病治疗而设计的;二是预期风险不大于最小风险;三是唯一性,试验不能在其他人群中开展;其次还要对试验前期数据的科学性审查,包括动物试验数据以及健康人试验数据等,通过这些审查来确定是否必要以弱势人群作为受试者,试验的安全性以及对受试者的影响程度;还应强化知情同意的告知。书面的知情同意书可以有针对弱势人群理解力的版本,比如儿童版的知情同意书,以书画的方式让儿童尽可能理解试验过程和风险、受益。当然最重要的还是监护人或法定代理人的同意;在研究方案中也应当明确对特定弱势人群的特殊保护措施。这些保护措施的等级和有效性要高于对普通受试人群,同时对启动这些特殊保护的条件都应当做一个明确的界定,保证弱势人群的安全。

第四节 研究实施过程中的伦理问题

一、研究方案的修改

在临床研究实施过程中根据研究过程中发现的问题,有时需要对研究方案进行修改,在保护受试者安全的同时,也要保证研究结果的科学可靠。如发生严重不良事件后,对入组标准或排除标准进行修改,降低容易发生严重不良事件的受试者入组的可能,或增加随访检查次数与内容,以便及时发现对受试者可能的伤害。诸如此类的调整或修改均不得以失去科学性为代价。

临床研究中保护受试者的安全与权益高于一切。

修改方案时,需要考虑的核心伦理问题是对受试者的保护是否减弱,包括已入组和即将招募的受试者。例如在发生涉及老年人的严重不良事件时,原因分析在排除了与试验产品相关的情况下,需要重新考虑入组年龄;如果除外年龄因素,需要重新考虑入组标准,避免入组更多易发并发症的病人,或入组病情严重的病人;还需要考虑对知情同意书做相应的修改,并重新告知已入组的受试者。

方案修改的出发点首先要考虑受试者的安全,其次才是研究设计的科学性与伦理合理性。实践中发现有的研究在伦理审查同意后,对研究方案中筛选及随访检查内容进行删减,这种修改可能导致未能及时发现不符合入组标准的受试者,不能及时发现研究导致的对受试者损伤。对于这种不符合伦理原则的修改,要绝对杜绝,伦理委员会也不会同意。

二、非预期严重不良事件

国家市场监督管理总局《药物临床试验质量管理规范》(修订草案征求意见稿)对可疑非预期严重不良反应(suspected unexpected serious adverse reaction,SUSAR)的定义:指临床表现的性质和严重程度超出了试验药物研究者手册、已上市药品的说明书或者产品特性摘要等已有的资料信息的可疑并且非预期的严重不良反应。发生非预期严重不良事件,提示研究对受试者的风险较预期增加,对此研究者首先需要考虑对受试者的保护:及时处理不良事件,为受试者提供最大程度的救治。同时,需要分析此类情况发生的原因、是否与参加临床研究有关,评估其他受试者发生的风险,判断是否有必要暂停研究,对所有入组受试者进行再审查并对结果进行分析总结,评估其他受试者的状况,以及非预期严重不良事件与研究的相关性。此外,还应该研究是否可以通过修改方案避免类似事件发生,是否需要对已经入组的受试者重新告知,保护受试者的知情权。

三、严重/持续违背方案

关于严重/持续违背方案、决定排除/剔除/中止等问题在《伦理委员会制度与操作规程》(第 3 版)中有着明确的描述。严重违背方案包括:研究纳入不符合纳入标准或符合排除标准的受试者,符合中止试验规定而未让受试者退出研究,给予错误治疗或剂量,给予方案禁止的合并用药等没有遵从方案开展研究的情况;或可能对受试者的权益/健康以及研究的科学性造成显著影响等违背 GCP 原则的情况。而研究者违背 GCP 原则、不遵从方案开展研究,可能对受试者的权益/健康以及研究的科学性造成显著影响的情况,或对违背方案事件不予纠正,重复出现同样的违背方案情况,属于持续违背方案。在研究方案中纳入排除标准与剔除、中止的规定是根据前期研究结果,经过综合分析可能存在的风险后,为了避免出现危及受试者生命安全的严重不良事件发生,而决定排除/剔除/中止,其目的是降低严重不良事件发生的概率。

上述列举的各种严重违背方案事件不但容易导致严重不良事件的发生,同时亦会影响研究结果的科学性。持续违背研究方案虽然有时非严重违背方案,如未进行入组前方案所规定的检查,或随访检查缺失,这些有意/无意的失误都不利于及时发现符合排除标准的受试者,不利于及时发现研究对受试者的损伤,即使是尿常规检查的缺失,也可能漏诊对肾功能的损伤。

四、中止/暂停已批准的临床研究

研究实施过程中,如果研究者或申办者出于某种原因计划中止/暂停已经批准的临床研究时,必须要考虑对已经入组受试者的保护:是否已经对入组受试者进行干预,干预是否完成;如果受试者未完成全部干预治疗,中止/暂停临床研究后这些受试者后续治疗如何安排;研究干预完成的受试者,其随访检查是否继续及具体谁是责任承担者;研究中止/暂停后采取的措施是否具有伦理合理性与科学依据;是否可以保护已经入组的受试者的安全与权益。

五、研究进展报告

研究进展报告是伦理委员会根据研究项目的风险,作出项目研究者向伦理委员会报告项目进展的时限要求的决定,时限要求最长不超过一年。根据研究进展报告的时限要求,不管研究是否启动,是否已经入组受试者,研究者都应该提交进展报告,如实报告研究的进展情况。在准备进展报告时,研究者需要总结研究实施过程中存在的问题,如是否滞后于研究计划;是否有严重不良事件发生;是否有违背研究方案的现象存在;并分析存在问题的原因,并及时采取措施加以纠正。

六、结题报告

研究结束后,研究者在起草总结报告时,要关注上次进展报告后严重不良事件与违背研究方案发生情况的同时,总结整个研究过程中出现的严重不良事件与违背研究方案的次数,分析严重不良事件发生的频次与类型;违背方案发生是否构成了持续违背与严重违背;评估这些事件对受试者的影响与对研究结果的影响程度,并及时采取有效措施对受试者保护进行最后的补救。同时,还需要分析发生上述事件的原因,做出改进计划,避免类似事件在以后的研究中重复发生。

第五节 临床试验相关的法律法规

自 1964 年世界医学协会联合大会发表《赫尔辛基宣言》(以下称《宣言》)以来的五十多年来,《宣言》所主张的伦理原则和精神得到了全世界各界的普遍认可,《宣言》已经成为全世界医师及从事和参与涉及人体受试者的医学研究人员必须接受的伦理原则。《宣言》对于医学研究起到了极为重要且不可替代的指导作用,此后世界各国制定的有关涉及人体受试者的医学研究的法律法规都遵守其制定的伦理原则。国际上普遍接受的《临床试验质量管理规范指导原则(ICH-GCP)》,我国《药物临床试验质量管理规范》《医疗器械临床试验质量管理规范》《药物临床试验伦理审查工作指导原则》《涉及人的生物医学研究伦理审查办法》和《关于深化审评审批制度改革鼓励药品医疗器械创新的意见》中体现了对伦理原则的遵守,对在我国开展临床试验和临床研究具有重要和实际的指导意义。

一、《赫尔辛基宣言》——涉及人体受试者的医学研究伦理原则

《宣言》是由世界医学会(World Medical Association,WMA)制定并于 1964 年 6 月在芬兰赫尔辛基召开的第 18 届世界医学会联合大会通过,至今修订过 9 次,最近一次修订版是 2013 年 10 月在巴西福塔雷萨召开的第 64 届世界医学会联合大会上通过的。《宣言》至今虽然历经五十年,但其主张的基本原则和精神始终没有变,经过几次修订不断完善,适应了因时代进步而产生的新问题。《宣言》是人类对涉及人体受试者的医学研究有关伦理原则的一项声明和倡议,得到了全世界从事临床医学和医学研究人员的广泛认同和支持,现在已经成为全世界从事相关人体实验和试验研究必须遵守的伦理准则。《宣言》对于医学研究具有着极为重要且不可替代的指导作用,此后世界各国制定的有关涉及人体受试者的医学研究的法律法规都遵守其制定的伦理原则。

《宣言》针对所有涉及人体受试者的医学研究,包括对人类已知的人体器官、组织等数据的研究。《宣言》所倡导的伦理原则作为一个整体,前后内容不可分割,不可断章取义。世界医学会是全世界医师的学术组织,制定宣言的最初出发点是针对医师,但由于《宣言》倡导的伦理原则代表了人类文明和进步,得到了全世界各界的普遍认可,至今《宣言》也已经成为全世界医师以外从事和参与涉及人体受试者的医学研究人员必须接受的伦理原则。

1. 《宣言》倡导的一般原则

(1) 医学研究应符合的伦理标准,能够促进并确保对所有人体受试者的尊重、保护他们的健康和权利。

(2) 不能把医学研究目的凌驾于受试者个体的权利和利益之上。

(3) 参与医学研究的医师有责任保护受试者的生命、健康、尊严、公正、自主决定权、隐私和个人信息。即使受试者给予同意的承诺,也不允许将这些责任转由受试者承担。

(4) 必须确保因参与研究而受伤害的受试者得到适当的补偿和治疗。

2. 关于风险、负担和获益的关系 在开展所有涉及人体受试者的医学研究项目前,研究者必须认真评估该研究对个人和群体造成的可预见的风险和负担,只有在研究目的的重要性高于受试者的风险和负担的情况下,医学研究才可以开展。研究方案必须将风险最小化,方案实施后研究者必须对风险进行持续监控、评估和记录。

3. 科学要求和研究方案 研究方案应包括与方案相关的伦理考虑的表达,应表明《宣言》中的原则是如何得到体现的;方案还应包括有关资金来源、隶属机构、潜在利益冲突、对受试者的诱导,以及对因参与研究而造成的伤害所提供的治疗和/或补偿条款等。

4. 知情同意

(1) 如果潜在受试者与医师有依赖关系,在设法获得其参与研究想法的知情同意时,知情同意必须由一位合适的、有资质的、且完全独立于该研究项目之外的人来获取。

(2) 如果潜在受试者不具备知情同意能力,医师必须从其法定代理人那里征得知情同意;而对不具备知情同意能力的潜在受试者能够表达是否参与研究的决定时,医师还必须征询受试者本人的同意,受试者的异议应当得到尊重。

(3) 当研究涉及身体或精神上不具备知情同意能力的受试者(无意识病人)时,只限于阻碍知情同意的身体或精神正是研究目标人群的情况下,方可把该病人视为潜在受试者。

5. 关于安慰剂使用 一种新干预措施的获益、风险、负担和有效性,必须与已被证明的最佳干预措施进行对照试验,但下列情况可以除外:①在缺乏已被证明有效的干预措施的情况下,在研究中使用安慰剂或无干预处理是可以接受的;②或有强有力的、科学合理的方法论支持的证据,使用任何比现有最佳干预低效的干预措施、或使用安慰剂、或无干预处理的方案,对于明确一种新的干预措施的有效性和安全性是极为必要的。

6. 临床实践中未经证明的干预措施 对个体的病人进行治疗时,如果被证明有效的干预措施不存在或其他已知干预措施无效,医师在征得专家意见并得到病人或其法定代理人的知情同意后,可以使用尚未被证明有效的干预措施,前提是根据医师的判断这种干预措施有希望挽救生命、重建健康或减少痛苦。

二、临床试验质量管理规范指导原则(ICH-GCP)

人用药品注册技术要求国际协调会议(International Council for Harmonization, ICH)是由欧盟、日本和美国等西方国家发起并建立的国际协调机制,主要目的是为这些国家在药物研发方面提供统一的管理标准。ICH 参考了世界卫生组织现行的 GCP,制定了 ICH-GCP 以促进这些国家管理当局在其权限内相互接受临床试验数据。在 20 世纪 70 年代成立并制定了 ICH-GCP,到 2016 年是最新的 R2 版本。ICH-GCP 是临床试验设计、实施、记录和报告的国际性伦理和科学质量标准,为保护受试者的权利、安全性和健康以及临床试验数据的可信性,向国际社会和公众提供了保证。该临床试验管理规范完全体现了《宣言》的伦理原则和对受试者权利保护的精神,第一次规范了药物不良反应、不良事件、公正见证人等相关定义。

ICH-GCP 对临床试验的原则:

1. 临床试验的实施应符合源自《宣言》的伦理原则,与 GCP 和适用管理要求相一致。

2. 对受试者的权利、安全和健康的考虑最重要,应当高于对科学和社会的利益的考虑。

3. 关于破盲问题,ICH-GCP 要求研究者在需要时应当立即记录并向申办者解释试验药品的任何提前破盲,并采取措施。

4. 出于由潜在受试者完全独立决定是否参与试验,ICH-GCP 要求无论是研究人员或是试验职员,都不应强迫或不正当地影响受试者对参加或继续参加试验做出决定。

5. ICH-GCP 要求知情同意书等受试者的口述或书面资料,都不应当包含会引起受试者放弃或看来像是放弃任何合法权益的语言,或者免除或看来像是免除研究者、机构、申办者或他们的代理由于疏忽应负责任的语言。

6. 知情同意书等关于试验的口述和书面资料所用的语言应当是非技术术语性的实用语言,对于受试者或受试者的合法代表或公正的见证人是易懂的。

7. 研究者或研究者指定的人应当让受试者或受试者的合法代表有充足的时间和机会询问关于试验的详细情况和决定是否参加试验。应当耐心回答关于试验的所有问题,让受试者或受试者的合法可接受代表满意;如果受试者不具备阅读能力,在整个知情同意讨论期间必须有一位公正的见证人在场。

三、药物临床试验质量管理规范

国家食品药品监督管理总局于 2003 年发布了本版规范,规定了临床试验用药品由申办者准备和提供,进行临床试验前,申办者必须提供试验药物的临床前研究资料,包括处方组成、制造工艺和质量检验结果。

1. 申办者所提供的临床前资料必须符合进行相应各期临床试验的要求,同时还应提供试验药物已完成和其他地区正在进行与临床试验有关的有效性和安全性资料。

2. 临床试验药物的制备,应当符合《药品生产质量管理规范》。

3. 研究者或其指定的代表必须向受试者说明有关临床试验的详细情况:①受试者参加试验应是自愿的,而且有权在试验的任何阶段随时退出试验而不会遭到歧视或报复,其医疗待遇与权益不会受到影响,以及受试者预期可能的受益和风险,告知受试者可能被分配到试验的不同组别;②必须给受试者充分的时间以便考虑是否愿意参加试验,对无能力表达同意的受试者,应向其法定代理人提供上述介绍与说明;③如发生与试验相关的损害时,受试者可以获得治疗和相应的补偿;④经充分和详细解释试验的情况后获得知情同意书。

4. 在临床试验过程中如发生严重不良事件,研究者应立即对受试者采取适当的治疗措施,同时报告药品监督管理部门、卫生行政部门、申办者和伦理委员会。

5. 研究者应保证将数据真实、准确、完整、及时、合法地载入病历和病例报告表。

6. 研究者在临床试验过程中,不得向受试者收取试验用药所需的费用。

7. 病例报告表中的数据来自原始文件并与原始文件一致,试验中的任何观察、检查结果均应及时、准确、完整、规范、真实地记录于病历和正确地填写至病例报告表中,不得随意更改,确因填写错误,做任何更正时应保持原记录清晰可辨,更正者要签署姓名和时间。

8. 为保护受试者隐私,病例报告表上不应出现受试者的姓名,研究者应按受试者的代码确认其身份并记录。多中心试验的计划和组织实施应让试验方案由各中心的主要研究者与申办者共同讨论认定,伦理委员会批准后执行。

四、《医疗器械临床试验质量管理规范》

国家食品药品监督管理总局总结了十几年的实践经验,2016 年重新修订了《医疗器械临床试验质量管理规范》(以下简称《规范》)。这次修订最突出的特点是体现了鼓励医疗器械创新、为国外新产品的引进国内市场提供了便捷通道。

1.《规范》对申办者规定,在临床试验前,申办者应当准备充足的试验用医疗器械,以便在临床试验时免费提供给受试者;医疗器械临床试验应当在两个或者两个以上医疗器械临床试验机构中进行。

2. 在受试者权益保障方面,《规范》要求应当尽量避免选取未成年人、孕妇、老年人、智力障碍人员、处于生命危急情况的病人等作为受试者;确需选取时,应当遵守伦理委员会提出的有关附加要求,在临床试验中针对其健康状况进行专门设计,并应当有益于其健康;受试者参与临床试验前,研究者应当充分向受试者或者无民事行为能力人、限制民事行为能力人的监护人说明临床试验的详细情况,包括已知的、可以预见的风险和可能发生的不良事件等。受试者或者其监护人、研究者都需要在知情同意书上签署姓名和日期;知情同意书应当写明包括试验的资金来源、可能存在的利益冲突。

3.《规范》强调了对研究者及研究方案与药物临床试验类似的一系列要求,并由专人详细记录过程:①用于临床试验的医疗器械不得向受试者收取任何费用;未经申办者和伦理委员会的同意,不得偏离方案或者实质性改变方案;②参与试验的人员,不得强迫或者以其他不正当方式诱使受试者参加试验;③临床试验中发现试验用医疗器械预期以外的不良事件时,应当和申办者共同对知情同意书相关内容进行修改,并报伦理委员会审查同意;④对于死亡事件,临床试验机构和研究者应当向伦理委员会和申办者提供所需要的全部资料,研究者应当保证将临床试验数据准确、完整、清晰、及时地载入病例报告表,同时保留原始记录;⑤应当确保临床试验所形成数据、文件和记录的真实、准确、清晰、安全;⑥申办者应当参照国家食品药品监督管理总局有关医疗器械说明书和标签管理的规定,对试验用医疗器械作适当的标识,并标注"试验用"。

4. 研究者不得把试验用医疗器械转交任何非临床试验参加者。

五、药物临床试验伦理审查工作指导原则

为加强药物临床试验伦理审查工作的指导和监督管理,规范伦理委员会对药物临床试验的伦理审查工作,保证药物临床试验符合科学和伦理要求,国家食品药品监督管理局于 2010 年制定了本指导原则。

1. 文件对饱受科学界争议的伦理委员会审查是否包括试验方案的科学性问题做出了明确规定,文件第二条规定"伦理委员会对药物临床试验项目的科学性、伦理合理性进行审查"。

2. 强调伦理委员会须在遵守国家宪法、法律、法规和有关规定的前提下,独立开展药物临床试验的伦理审查工作,并接受药品监督管理部门的指导和监督。

3. 对伦理委员会组成人员提出要求,应由多学科背景,包括从事医药相关专业人员、非医药专业人员、法律专家,以及独立于研究/试验单位之外的人员,至少 5 人,且性别均衡。

4. 伦理委员会的组成和工作不应受任何参与试验者的影响。

5. 伦理委员会对药物临床试验进行审查监督可以行使如下权力　批准/不批准一项药物临床试验、对批准的临床试验进行跟踪审查、终止或暂停已经批准的临床试验。

6. 伦理审查时应根据试验的风险程度,决定年度定期跟踪审查的频率,一般至少每年一次。审查研究进展情况后,需要再次评估试验的风险与受益。

7. 严重不良事件的审查包括严重不良事件的程度与范围、试验风险受益的影响,以及受试者的医疗保护措施。

8. 伦理审查还应对临床试验进行中发生的不依从/违背方案事件进行审查,审查该事件是否影响受试者的安全和权益、是否影响试验的风险受益。

六、涉及人的生物医学研究伦理审查办法

2016 年国家卫生计生委针对涉及人的生物医学研究伦理审查出台了此规定,其中与临床试验研究有关的一些问题与以往的规定相比做了许多调整。

1. 文件对关于伦理委员会及伦理审查更加严格地明确了"未设立伦理委员会的医疗卫生机构,不得开展涉及人的生物医学研究工作"的规定。

2. 文件强调涉及人的生物医学研究应当符合以下六大伦理原则:①知情同意原则,尊重和保障受试

者是否参加研究的自主决定权,允许受试者在任何阶段无条件退出研究;②控制风险原则,将受试者人身安全、健康权益放在优先地位,其次才是科学和社会利益;③免费和补偿原则,对受试者参加研究不得收取任何费用,对于受试者在受试过程中支出的合理费用还应当给予适当补偿;④保护隐私原则,未经授权不得将受试者个人信息向第三方透露;⑤依法赔偿原则和特殊保护原则。

3. 对涉及人的生物医学研究项目的负责人在申请伦理审查时应当向伦理委员会提交的伦理审查申请表,其中必须包括研究项目负责人信息、研究项目所涉及的相关机构的合法资质证明以及研究项目经费来源说明。

4. **要重点审查以下内容** 研究者的资质、经验、技术能力等是否符合试验要求;研究方案是否科学,并符合伦理原则的要求;中医药项目研究方案的审查,还应当考虑其传统实践经验;受试者可能遭受的风险程度与研究预期的受益相比是否在合理范围之内;知情同意书提供的有关信息是否完整易懂,获得知情同意的过程是否合规恰当;是否有对受试者个人信息及相关资料的保密措施;受试者的纳入和排除标准是否恰当、公平;对受试者在研究中可能承受的风险是否有预防和应对措施;研究是否涉及利益冲突;研究是否存在社会舆论风险;需要审查的其他重点内容。

5. **伦理委员会批准试验或研究项目的基本标准** 坚持生命伦理的社会价值、研究方案科学、公平选择受试者、合理的风险与受益比例、知情同意书规范、尊重受试者权利和遵守科研诚信规范。

6. 文件第二十三条对伦理委员会作出审查决定与以往不同,规定了"应当得到伦理委员会全体委员的二分之一以上同意。伦理审查时应当通过会议审查方式,充分讨论达成一致意见"。

七、关于深化审评审批制度改革鼓励药品医疗器械创新的意见

为促进药品医疗器械产业结构调整和技术创新,提高产业竞争力,满足公众临床需要,2017 年中共中央办公厅和国务院办公厅印发了《关于深化审评审批制度改革鼓励药品医疗器械创新的意见》,对以往国家有关部委(局)相关文件对药品医疗器械的临床试验的几个重要问题提出了新的意见,本文摘录了其中与临床试验有关的几个意见。

1. 具备临床试验条件的机构在食品药品监管部门指定网站登记备案后,可接受药品医疗器械注册申请人委托开展临床试验。临床试验主要研究者应具有高级职称,参加过 3 个以上临床试验。注册申请人可聘请第三方对临床试验机构是否具备条件进行评估认证。

2. 与以往法规不同的是,该文件对在我国境内开展多中心临床试验和国家级多中心临床研究在伦理审查环节做出了新的规定。一是对多中心临床试验项目,经组长单位伦理审查通过后,其他成员单位应认可组长单位的审查结论,不再重复审查。二是国家临床医学研究中心及承担国家科技重大专项和国家重点研发计划支持项目的临床试验机构,应整合资源建立统一的伦理审查平台,逐步推进伦理审查互认。

3. 受理临床试验申请后一定期限内,食品药品监管部门未给出否定或质疑意见即视为同意,注册申请人可按照提交的方案开展临床试验。

4. 在境外多中心取得的临床试验数据,符合中国药品医疗器械注册相关要求的,可用于在中国申报注册申请。

5. 对正在开展临床试验的用于治疗严重危及生命且尚无有效治疗手段疾病的药品医疗器械,经初步观察可能获益,符合伦理要求的,经知情同意后可在开展临床试验的机构内用于其他病人,其安全性数据可用于注册申请。

6. 临床试验项目未通过检查的,相关数据不被接受;存在真实性问题的,应及时立案调查,依法追究相关非临床研究机构和临床试验机构责任人、虚假报告提供责任人、注册申请人及合同研究组织责任人的责任;拒绝、逃避、阻碍检查的,依法从重处罚。注册申请人主动发现问题并及时报告的,可酌情减免处罚。

7. 严格控制口服制剂改注射制剂,口服制剂能够满足临床需求的,不批准注射制剂上市。严格控制肌内注射制剂改静脉注射制剂,肌内注射制剂能够满足临床需求的,不批准静脉注射制剂上市。大容量注射剂、小容量注射剂、注射用无菌粉针之间互改剂型的申请,无明显临床优势的不予批准。

(宋茂民 白彩珍 田燕刚)

参 考 文 献

［1］　熊宁宁,李昱,王思成,等.伦理委员会制度与操作规程［M］.第3版.北京:科学出版社,2014.

［2］　樊啸,杨晓光,宋茂民,等.违背方案伦理审查的分析与建议［J］.医学与哲学,2017,38(6A):22-24.

［3］　郑逸飞,姜柏生,张馥敏,等.论药物临床试验中知情同意权的内涵及保护［J］.中国卫生事业管理,2011,4(274):278-279.

［4］　国家食品药品监督管理总局(CFDA).医疗器械临床试验质量管理规范［EB/OL］.CFDA网.http://samr.cfda.gov.cn/WS01/CL0053/148101.html.2016-03-23.

［5］　白彩珍,任佩娟,宋茂民.基于案例的临床试验伦理审查重点分析与建议［J］.中华医院管理杂志,2014,30(6):460-462.

［6］　白彩珍,樊啸,任佩娟,等.国内外企业发起临床试验知情同意书的问题对照分析及提示［J］.中国新药杂志,2015,24(15):1750-1753.

［7］　张迪.创新性疗法的伦理挑战［J］.医学与哲学,2017,38(570):29-31.

［8］　熊宁宁,李昱,王思成,等.伦理委员会制度与操作规程.第3版.北京:科学出版社,2014.

索 引

648